实用妇产科常见疾病诊断与治疗

（上）

屈兴玲等◎主编

吉林科学技术出版社

图书在版编目（CIP）数据

实用妇产科常见疾病诊断与治疗/ 屈兴玲等主编. --
长春 :吉林科学技术出版社，2016.8
ISBN 978-7-5578-1204-1

Ⅰ.①实… Ⅱ.①屈…Ⅲ.①妇产科病—常见病—诊
疗Ⅳ.①R71

中国版本图书馆CIP数据核字(2016) 第204980号

实用妇产科常见疾病诊断与治疗

SHIYONG FUCHANKE CHANGJIAN JIBING ZHENDUAN YU ZHILIAO

主　　编　屈兴玲等
出 版 人　李　梁
责任编辑　韩　捷　王旭辉
封面设计　长春创意广告图文制作有限责任公司
制　　版　长春创意广告图文制作有限责任公司
开　　本　787mm×1092mm　1/16
字　　数　710千字
印　　张　36.5
版　　次　2016年8月第1版
印　　次　2017年6月第1版第2次印刷

出　　版　吉林科学技术出版社
发　　行　吉林科学技术出版社
地　　址　长春市人民大街4646号
邮　　编　130021
发行部电话/传真　0431-85635177　85651759　85651628
　　　　　　　　　　　　85652585　85635176
储运部电话　0431-86059116
编辑部电话　0431-86037565
网　　址　www.jlstp.net
印　　刷　虎彩印艺股份有限公司

书　　号　ISBN 978-7-5578-1204-1
定　　价　145.00元
如有印装质量问题　可寄出版社调换
因本书作者较多，联系未果，如作者看到此声明，请尽快来电或来函与编辑
部联系，以便商洽相应稿酬支付事宜。
版权所有　翻印必究　举报电话：0431-86037565

前言

　　随着医学突飞猛进，妇产科新技术，新治疗手段不断完善和发展，本书编者根据近些年来在一线工作的经验和实践，用通俗易懂的语言，介绍了女性各生理阶段及病例特点，较详细的介绍了妇产科常见病的自我检查与防治，月经及月经病阴道异常出血的防治，还有孕期保健与妊娠常见病的处理，孕期合并症的处理。结合我国开放二胎生育，介绍了计划生育与不孕症等，内容丰富，实用性强，不仅是临床妇科医生工作中很好的参考书，更为广大女性朋友为自己保驾护航，健康美丽的生活提供了很好的妇科自我保健知识，必将成为女性朋友的良师益友。

　　编者大多来自临床一线，能在百忙之中抽出时间来编写此书对此表示感谢。在编写过程中难免会有些不足之处，恳请广大同行批评指正，使此书更加完善具体。

编者

2016 年 8 月

目 录

上篇　产科常见疾病诊断与治疗

下篇　妇科常见疾病诊断与治疗

参考文献

第二节　内生殖器

●子宫体和子宫颈之间的狭窄部分为峡部。

●子宫内膜功能层受卵巢性激素影响发生周期变化而脱落；子宫颈黏膜柱状上皮在子宫颈阴道部转化为复层鳞状上皮。

●输卵管为肌性管道，受精常发生于壶腹部。

●卵巢是性腺器官，皮质是其主体，由各级发育卵泡及黄体等组成。

女性内生殖器（internal genitalia）位于真骨盆内，包括阴道、子宫、输卵管和卵巢。

一、阴道（vagina）

阴道是性交器官，也是月经血排出及胎儿娩出的通道。

1. 位置和形态　位于真骨盆下部中央，为一上宽下窄的管道，前壁长 7～9 cm，与膀胱和尿道相邻；后壁长 10～12 cm，与直肠贴近。上端包绕子宫颈阴道部，下端开口于阴道前庭后部。子宫颈与阴道间的圆周状隐窝，称为阴道穹隆（vaginal fornix）。按其位置分为前、后、左、右 4 部分，其中后穹隆最深，与盆腔最低的直肠子宫陷凹紧密相邻，临床上可经此穿刺或引流。

2. 组织结构　阴道壁自内向外由黏膜、肌层和纤维组织膜构成。黏膜层由非角化复层鳞状上皮覆盖，无腺体，淡红色，有许多横行皱襞，有较大伸展性，受性激素影响有周期性变化。肌层由内环和外纵两层平滑肌构成，纤维组织膜与肌层紧密粘贴。阴道壁富有静脉丛，损伤后易出血或形成血肿。

二、子宫（uterus）

子宫是孕育胚胎、胎儿和产生月经的器官。

1. 形态　子宫是有腔壁厚的肌性器官，呈前后略扁的倒置梨形，重约 50～70 g，长 7～8 cm，宽 4～5 cm，厚 2～3 cm，容量约 5 ml。子宫上部较宽，称为子宫体（corpus uten），子宫体顶部称为子宫底（fundus uteri）。宫底两侧称为子宫角（cornua uteri）。子宫下部较窄呈圆柱状，称为子宫颈（cervix uten），习称宫颈。子宫体与子宫颈的比例因年龄和卵巢功能而异，青春期前为 1:2，育龄期妇女为 2:1，绝经后为 1:1。

子宫腔（uterine cavity）为上宽下窄的三角形，两侧通输卵管，尖端朝下接子宫颈管。子宫体与子宫颈之间形成最狭窄的部分，称为子宫峡部（isthmus uteri），在非孕期长约 1 cm，其上端因解剖上狭窄，称为解剖学内口；其下端因在此处子宫内膜转变为子宫颈黏膜，称为组织学内口。妊娠期子宫峡部逐渐伸展变长，妊娠末期可达 7～10 cm，形成子宫下段，成为软产道的一部分。子宫颈内腔呈梭形，称为子宫颈管（cervical canal），成年妇女长 2.5～3.0 cm，其下端称为子宫颈外口，通向阴道。子宫颈以阴道为界，分为上下两部，上部占子宫颈的 2/3，两侧与子宫主韧带相连，称为子宫颈阴道上部；下部占子宫颈的 1/3，伸入阴道内，称为子宫颈阴道部。未产妇的子宫颈外口呈圆形；经产妇受分娩影响形成横裂，将子宫颈分为前唇和后唇。

2. 组织结构　子宫体和子宫颈的组织结构不同。

（1）子宫体：宫体壁由 3 层组织构成，由内向外分为子宫内膜层、肌层和浆膜层。

1) 子宫内膜层：衬于宫腔表面，无内膜下层组织。子宫内膜分为 3 层：致密层、海绵层和基底层。内膜表面 2/3 为致密层和海绵层，统称为功能层，受卵巢性激素影响，发生周期变化而脱落。基底层为靠近子宫肌层的 1/3 内膜，不受卵巢性激素影响，不发生周期变化。

2) 子宫肌层：较厚，非孕时厚约 0.8 cm，由大量平滑肌组织、少量弹力纤维与胶原纤维组成，分为 3 层：内层肌纤维环行排列，痉挛性收缩可形成子宫收缩环；中层肌纤维交叉排列，在血管周围形成"8"字形围绕血管，收缩时可压迫血管，有效地制止子宫出血；外层肌纤维纵行排列，极薄，是子宫收缩的起始点。

3) 子宫浆膜层：为覆盖宫底部及其前后面的脏腹膜。在子宫前面，近子宫峡部处的腹膜向前反折覆盖膀胱，形成膀胱子宫陷凹。在子宫后面，腹膜沿子宫壁向下，至子宫颈后方及阴道后穹隆再折向直肠，形成直肠子宫陷凹（rectouterine pouch），也称道格拉斯陷凹（Douglas pouch）。

(2) 子宫颈：主要由结缔组织构成，含少量平滑肌纤维、血管及弹力纤维。子宫颈管黏膜为单层高柱状上皮，黏膜内腺体分泌碱性黏液，形成黏液栓堵塞子宫颈管。黏液栓成分及性状受性激素影响，发生周期性变化。子宫颈阴道部由复层鳞状上皮覆盖，表面光滑。子宫颈外口柱状上皮与鳞状上皮交接处是子宫颈癌的好发部位。

3. 位置 子宫位于盆腔中央，前为膀胱，后为直肠，下端接阴道，两侧有输卵管和卵巢。子宫底位于骨盆入口平面以下，子宫颈外口位于坐骨棘水平稍上方。当膀胱空虚时，成人子宫的正常位置呈轻度前倾前屈位。子宫的正常位置依靠子宫韧带及骨盆底肌和筋膜的支托，任何原因引起的盆底组织结构破坏或功能障碍均可导致子宫脱垂。

4. 子宫韧带 共有4对。

(1) 圆韧带（round ligament）：呈圆索状得名，由平滑肌和结缔组织构成，全长10～12 cm。起自宫角的前面、输卵管近端的稍下方，在阔韧带前叶的覆盖下向前外侧走行，到达两侧骨盆侧壁后，经腹股沟管止于大阴唇前端。有维持子宫前倾位置的作用。

(2) 阔韧带（broad ligament）：位于子宫两侧呈翼状的双层腹膜皱襞，由覆盖子宫前后壁的腹膜自子宫侧缘向两侧延伸达盆壁而成，能够限制子宫向两侧倾斜。阔韧带有前后两叶，其上缘游离，内2/3部包绕输卵管（伞部无腹膜遮盖），外1/3部包绕卵巢动静脉，形成骨盆漏斗韧带（infundibulopelvic ligament），又称卵巢悬韧带（suspensory ligament of ovary），内含卵巢动静脉。卵巢内侧与宫角之间的阔韧带稍增厚，称为卵巢固有韧带或卵巢韧带。卵巢与阔韧带后叶相接处称为卵巢系膜。输卵管以下、卵巢附着处以上的阔韧带称为输卵管系膜，内含中肾管遗迹。在宫体两侧的阔韧带中有丰富的血管、神经、淋巴管及大量疏松结缔组织，称为宫旁组织。子宫动静脉和输尿管均从阔韧带基底部穿过。

(3) 主韧带（cardinal ligament）：又称子宫颈横韧带。在阔韧带的下部，横行于子宫颈两侧和骨盆侧壁之间。为一对坚韧的平滑肌和结缔组织纤维束，是固定子宫颈位置、防止子宫下垂的主要结构。

(4) 宫骶韧带（uterosacral ligament）：起自子宫体和子宫颈交界处后面的上侧方，向两侧绕过直肠到达第2、3骶椎前面的筋膜。韧带外覆腹膜，内含平滑肌、结缔组织和支配膀胱的神经，广泛性子宫切除术时，可因切断韧带和损伤神经引起尿潴留。宫骶韧带短厚有力，向后向上牵引子宫颈，维持子宫前倾位置。

三、输卵管（oviduct, fallopian tube）

输卵管为一对细长而弯曲的肌性管道，为卵子与精子结合场所及运送受精卵的通道。位于阔韧带上缘内，内侧与子宫角相连通，外端游离呈伞状，与卵巢相近，全长8～14 cm。根据输卵管的形态，由内向外分为4部分：①间质部（interstitial portion）：潜行于子宫壁内的部分，长约1 cm，管腔最窄；②峡部（isthmic portion）：在间质部外侧，细而较直，管腔较窄，长2～3 cm；③壶腹部（ampulla portion）：在峡部外侧，壁薄，管腔宽大且弯曲，长5～8 cm，内含丰富皱襞，受精常发生于此；④伞部（fimbrial portion）：在输卵管最外侧端，长1～1.5 cm，开口于腹腔，管口处有许多指状突起，有"拾卵"作用。

输卵管由 3 层构成：外层为浆膜层，为腹膜的一部分；中层为平滑肌层，该层肌肉的收缩有协助拾卵、运送受精卵及一定程度地阻止经血逆流和宫腔内感染向腹腔内扩散的作用；内层为黏膜层，由单层高柱状上皮覆盖。上皮细胞分为纤毛细胞、无纤毛细胞、楔状细胞和未分化细胞 4 种。纤毛细胞的纤毛摆动，能协助运送受精卵；无纤毛细胞有分泌作用，又称分泌细胞；楔形细胞可能是无纤毛细胞的前身；未分化细胞又称游走细胞，是上皮的储备细胞。输卵管肌肉的收缩和黏膜上皮细胞的形态、分泌及纤毛摆动，均受性激素的影响而有周期性变化。

四、卵巢（ovary）

卵巢为一对扁椭圆形的性腺，是产生与排出卵子，并分泌甾体激素的性器官。由外侧的骨盆漏斗韧带（卵巢悬韧带）和内侧的卵巢固有韧带悬于盆壁与子宫之间，借卵巢系膜与阔韧带相连。卵巢前缘中部有卵巢门，神经血管通过骨盆漏斗韧带经卵巢系膜在此出入卵巢；卵巢后缘游离。卵巢的大小、形状随年龄大小而有差异。青春期前卵巢表面光滑；青春期开始排卵后，表面逐渐凹凸不平。育龄期妇女卵巢大小约 4 cm×3 cm×1 cm，重约 5～6 g，灰白色；绝经后卵巢逐渐萎缩变小变硬，盆腔检查时不易触到。

卵巢表面无腹膜，由单层立方上皮覆盖，称为生发上皮。上皮的深面有一层致密纤维组织，称为卵巢白膜。再往内为卵巢实质，又分为外层的皮质和内层的髓质。皮质是卵巢的主体，由大小不等的各级发育卵泡、黄体和它们退化形成的残余结构及间质组织组成；髓质与卵巢门相连，由疏松结缔组织及丰富的血管、神经、淋巴管以及少量与卵巢韧带相延续的平滑肌纤维构成。

（高帆）

第三节　血管、淋巴及神经

●盆腔静脉的数目多于动脉，并在相应器官及其周围形成静脉丛。
●女性生殖器官各部的淋巴回流途径不尽相同。
●女性生殖器官由躯体神经和自主神经共同支配。

女性生殖器官的血管与淋巴管相伴行，各器官间静脉及淋巴管以丛、网状相吻合。

一、动脉

女性内、外生殖器官的血液供应主要来自卵巢动脉、子宫动脉、阴道动脉及阴部内动脉。

1. 卵巢动脉　自腹主动脉发出。在腹膜后沿腰大肌前行，向外下行至骨盆缘处，跨过输尿管和髂总动脉下段，经骨盆漏斗韧带向内横行，再向后穿过卵巢系膜，分支经卵巢门进入卵巢。卵巢动脉在进入卵巢前，尚有分支走行于输卵管系膜内供应输卵管，其末梢在宫角附近与子宫动脉上行的卵巢支相吻合。

2. 子宫动脉　为髂内动脉前干分支，在腹膜后沿骨盆侧壁向下向前行，经阔韧带基底部、宫旁组织到达子宫外侧，相当于子宫颈内口水平约 2 cm 处，横跨输尿管至子宫侧缘，此后分为上下两支：上支较粗，沿宫体侧缘迂曲上行，称为子宫体支，至宫角处又分为宫底支（分布于宫底部）、输卵管支（分布于输卵管）及卵巢支（与卵巢动脉末梢吻合）；下支较细，分布于子宫颈及阴道上段，称为子宫颈－阴道支。

3. 阴道动脉　为髂内动脉前干分支，分布于阴道中下段前后壁、膀胱顶及膀胱颈。阴道动脉与子宫颈－阴道支和阴部内动脉分支相吻合。阴道上段由子宫动脉子宫颈－阴道支供应，阴道中段由阴道动脉供应，阴道下段主要由阴部内动脉和痔中动脉供应。

4. 阴部内动脉　为髂内动脉前干终支，经坐骨大孔的梨状肌下孔穿出骨盆腔，环绕坐骨棘背面，经坐骨小孔到达坐骨肛门窝，并分出 4 支：①痔下动脉：分布于直肠下段及肛门部；

②会阴动脉：分布于会阴浅部；③阴唇动脉：分布于大、小阴唇；④阴蒂动脉：分布于阴蒂及前庭球。

二、静脉

盆腔静脉与同名动脉伴行，但数目比其动脉多，并在相应器官及其周围形成静脉丛，且相互吻合，使盆腔静脉感染容易蔓延。卵巢静脉与同名动脉伴行，右侧汇入下腔静脉，左侧汇入左肾静脉，故左侧盆腔静脉曲张较多见。

三、淋巴

女性生殖器官和盆腔具有丰富的淋巴系统，淋巴结通常沿相应的血管排列，成群或成串分布，其数目及确切位置变异很大。分为外生殖器淋巴与盆腔淋巴两组。

1. 外生殖器淋巴　分为深浅两部分。

（1）腹股沟浅淋巴结：分上下两组，上组沿腹股沟韧带排列，收纳外生殖器、阴道下段、会阴及肛门部的淋巴；下组位于大隐静脉末端周围，收纳会阴及下肢的淋巴。其输出管大部分汇入腹股沟深淋巴结，少部分汇入髂外淋巴结。

（2）腹股沟深淋巴结：位于股静脉内侧，收纳阴蒂、腹股沟浅淋巴，汇入髂外及闭孔等淋巴结。

2. 盆腔淋巴　分为3组：①髂淋巴组由闭孔、髂内、髂外及髂总淋巴结组成；②骶前淋巴组位于骶骨前面；③腰淋巴组（也称腹主动脉旁淋巴组）位于腹主动脉旁。

阴道下段淋巴主要汇入腹股沟浅淋巴结。阴道上段淋巴回流基本与子宫颈淋巴回流相同，大部汇入髂内及闭孔淋巴结，小部汇入髂外淋巴结，经髂总淋巴结汇入腰淋巴结和（或）骶前淋巴结。子宫底、输卵管、卵巢淋巴大部分汇入腰淋巴结，小部分汇入髂内外淋巴结。子宫体前后壁淋巴可分别回流至膀胱淋巴结和直肠淋巴结。子宫体两侧淋巴沿圆韧带汇入腹股沟浅淋巴结。当内外生殖器官发生感染或癌瘤时，往住沿各部回流的淋巴管扩散或转移。

四、神经

女性内、外生殖器官由躯体神经和自主神经共同支配。

1. 外生殖器的神经支配　主要由阴部神经支配。由第Ⅱ、Ⅲ、Ⅳ骶神经分支组成，含感觉和运动神经纤维，走行与阴部内动脉途径相同。在坐骨结节内侧下方分成会阴神经、阴蒂背神经及肛门神经（又称痔下神经）3支，分布于会阴、阴唇及肛门周围。

2. 内生殖器的神经支配　主要由交感神经和副交感神经支配。交感神经纤维由腹主动脉前神经丛分出，进入盆腔后分为两部分：①卵巢神经丛：分布于卵巢和输卵管；②骶前神经丛：大部分在子宫颈旁形成骨盆神经丛，分布于子宫体、子宫颈、膀胱上部等。骨盆神经丛中含有来自第Ⅱ、Ⅲ、Ⅳ骶神经的副交感神经纤维及向心传导的感觉纤维。子宫平滑肌有自主节律活动，完全切除其神经后仍能有节律性收缩，还能完成分娩活动。临床上可见低位截瘫产妇仍能自然分娩。

（高帆）

第四节　骨盆

● 真骨盆是胎儿娩出的骨产道。

● 坐骨棘和骶棘韧带宽度是判断中骨盆是否狭窄的重要指标。

● 女性骨盆的任何大小、形状异常均影响分娩过程。

女性骨盆（pelvis）是躯干和下肢之间的骨性连接，是支持躯干和保护盆腔脏器的重要器官，同时义是胎儿娩出时必经的骨性产道，其大小、形状直接影响分娩过程。通常女性骨盆较男性骨盆宽而浅，有利于胎儿娩出。

一、骨盆的组成

1. **骨盆的骨骼** 骨盆由骶骨 (os sacrum)、尾骨 (os coccyx) 及左右两块髋骨 (os coxae) 组成。每块髋骨又由髂骨（os ilium）、坐骨 (os ischium) 和耻骨 (os pubis) 融合而成；骶骨由 5～6 块骶椎融合而成，呈楔（三角）形，其上缘明显向前突出，称为骶岬 (promontor)，是妇科腹腔镜手术的重要标志之一及产科骨盆内测量对角径的重要据点。尾骨由 4～5 块尾椎合成。

2. **骨盆的关节** 包括耻骨联合 (pubic symphysis)、骶髂关节 (sacroiliac joint) 和骶尾关节 (sacrococcygeal joint)。在骨盆的前方两耻骨之间由纤维软骨连接，称为耻骨联合，妊娠期受女性激素影响变松动，分娩过程中可出现轻度分离，有利于胎儿娩出。在骨盆后方，两髂骨与骶骨相接，形成骶髂关节。骶尾关节有一定活动度，分娩时尾骨后移可加大出口前后径。

3. **骨盆的韧带** 连接骨盆各部之间的韧带中，有两对重要的韧带，一对是骶、尾骨与坐骨结节之间的骶结节韧带 (sacrotuberous ligament)，另一对是骶、尾骨与坐骨棘之间的骶棘韧带 (sacrospinous ligament)，骶棘韧带宽度即坐骨切迹宽度，是判断中骨盆是否狭窄的重要指标、妊娠期受性激素影响，韧带松弛，有利于分娩。

二、骨盆的分界

以耻骨联合上缘、髂耻缘及骶岬上缘的连线为界，将骨盆分为假骨盆和真骨盆两部分。假骨盆又称大骨盆，位于骨盆分界线之上，为腹腔的一部分，其前方为腹壁下部、两侧为髂骨翼，其后方为第 5 腰椎。假骨盆与产道无直接关系，但假骨盆某些径线的长短可作为了解真骨盆大小的参考。真骨盆又称小骨盆，是胎儿娩出的骨产道 (bony birth canal)。真骨盆有上、下两口，上口为骨盆入口 (pelvic inlet)，下口为骨盆出口 (pelvic outlet)，两口之间为骨盆腔 (pelvic cavilv)。骨盆腔后壁是骶骨和尾骨，两侧为坐骨、坐骨棘和骶棘韧带，前壁为耻骨联合和耻骨支。坐骨棘位于真骨盆中部，肛诊或阴道诊可触及。两坐骨棘连线的长度是衡量中骨盆横径的重要径线，同时坐骨棘又是分娩过程中衡量胎先露部下降程度的重要标志。耻骨两降支的前部相连构成耻骨弓。骨盆腔呈前浅后深的形态，其中轴为骨盆轴，分娩时胎儿沿此轴娩出。

三、骨盆的类型

根据骨盆形状（按 Callwell 与 Moloy 分类），分为 4 种类型。

1. **女型 (gynecoid type)** 骨盆入口呈横椭圆形，入口横径较前后径稍长。骨盆侧壁直，坐骨棘不突出，耻骨弓较宽，坐骨棘间径≥10 cm。最常见，为女性正常骨盆，我国妇女占 52%～58.9%。

2. **扁平型 (platypelloid type)** 骨盆入口呈扁椭圆形，入口横径大于前后径。耻骨弓宽，骶骨失去正常弯度，变直向后翘或深弧形，故骨盆浅。较常见，我国妇女占 23.2%～29%。

3. **类人猿型 (anthropoid type)** 骨盆入口呈长椭圆形，入口前后径大于横径。骨盆两侧壁稍内聚，坐骨棘较突出，坐骨切迹较宽，耻骨弓较窄，骶骨向后倾斜，故骨盆前部较窄而后部较宽。骨盆的骶骨往往有 6 节，较其他类型深。我国妇女占 14.2%～18%。

4. **男型 (android type)** 骨盆入口略呈三角形，两侧壁内聚，坐骨棘突出，耻骨弓较窄，坐骨切迹窄呈高弓形，骶骨较直而前倾，致出口后矢状径较短。骨盆腔呈漏斗形，往往造成难产。少见，我国妇女仅占 1%～3.7%。

上述 4 种基本类型只是理论上的归类，临床所见多是混合型骨盆。骨盆的形态、大小除有种族差异外，其生长发育还受遗传、营养与性激素的影响。

（高帆）

第五节　骨盆底

●骨盆底的功能是维持盆腔脏器的正常位置。

●在骨盆底肌肉中，肛提肌起最重要的支持作用。

●分娩可以损伤骨盆底组织。

骨盆底（pelvic floor）由多层肌肉和筋膜构成，封闭骨盆出门，承托并保持盆腔脏器（如内生殖器、膀胱及直肠等）于正常位置：若骨盆底结构和功能出现异常，可导致盆腔脏器膨出、脱垂或引起功能障碍；分娩可以不同程度地损伤骨盆底组织或影响其功能。

骨盆底前方为耻止骨联合和耻骨弓，后方为尾骨尖，两侧为耻骨降支、坐骨升支和坐骨结节两侧坐骨结节前缘的连线将骨盆底分为前后两个三角区：前三角区为尿生殖三角，向后下倾斜，有尿道和阴道通过；后三角区为肛门三角，向前下倾斜，有肛管通过。骨盆底由外向内分为 3 层。

一、外层

外层位于外生殖器及会阴皮肤及皮下组织的下面，由会阴浅筋膜及其深面的 3 对肌肉及一括约肌组成。此层肌肉的肌腱汇合于阴道外口与肛门之间，形成中心腱。

1. 球海绵体肌　覆盖前庭球和前庭大腺，向前经阴道两侧附于阴蒂海绵体根部，向后与肛门外括约肌交叉混合。此肌收缩时能紧缩阴道，故又称阴道括约肌。

2. 坐骨海绵体肌　始于坐骨结节内侧，沿坐骨升支及耻骨降支前行，向上止于阴蒂海绵体（阴蒂脚处）。

3. 会阴浅横肌　从两侧坐骨结节内侧面中线向中心腱汇合。

4. 肛门外括约肌　为围绕肛门的环形肌束，前端汇合于中心腱。

二、中层

中层为泌尿生殖膈。由上、下两层坚韧的筋膜及其间的一对会阴深横肌及尿道括约肌组成，役盖于由耻骨弓、两侧坐骨结节形成的骨盆出口前部三角形平面的尿生殖膈上，又称三角韧带，其中有尿道和阴道穿过。

1. 会阴深横肌　自坐骨结节的内侧面伸展至中心腱处。

2. 尿道括约肌　环绕尿道，控制排尿。

三、内层

内层为盆膈（pelvic cliaphragm）是骨盆底最坚韧的一层，由肛提肌及其内、外面各覆一层筋膜组成。自前向后依次有尿道、阴道和直肠穿过。

肛提肌（levalor ani muscle）是位于骨盆底的成对扁阔肌，向下、向内合成漏斗形，肛提肌构成骨盆底的大部分。每侧肛提肌自前内向后外由 3 部分组成：①耻尾肌：为肛提肌的主要部分，肌纤维起自耻骨降支内侧，绕过阴道、直肠，向后止于尾骨，其中有小部分肌纤维止于阴道及直肠周围，经产妇耻尾肌容易受损伤而可致膀胱、直肠脱垂；②髂尾肌：起自腱弓（即闭孔内肌表浅筋膜的增厚部分）后部，向中间及向后走行，与耻尾肌汇合，绕肛门两侧，止于尾骨；③坐尾肌：起自两侧坐骨棘，止于尾骨与骶骨。在骨盆底肌肉中，肛提肌起最重要的支持作用。又因肌纤维在阴道和直肠周围交织，加强肛门和阴道括约肌的作用。

骨盆腔从垂直方向可分为前、中、后 3 部分，当骨盆底组织支持作用减弱时，容易发生相应部位器官松弛、脱垂或功能缺陷。在前骨盆腔，可发生膀胱和阴道前壁脱垂；在中骨盆腔，可发生子宫和阴道穹隆脱垂；在后骨盆腔，可发生直肠和阴道后壁脱垂。

会阴（perineum）有广义与狭义之分。广义的会阴是指封闭骨盆出口的所有软组织，前起自耻骨联合下缘，后至尾骨尖，两侧为耻骨降支、坐骨升支、坐骨结节和骶结节韧带、狭义的会阴是指位于阴道口和肛门之间的楔形软组织，厚 3 ～ 4 cm，又称为会阴体（perineal body)，由表及里为皮肤、皮下脂肪、筋膜、部分肛提肌和会阴中心腱由会阴中心腱由部分肛提肌及其筋膜和会阴浅横肌、会阴深横肌、球海绵体肌及肛门外括约肌的肌腱共同交织而成。会阴伸展性大，妊娠后期会阴组织变软，有利于分娩。分娩时需保护会阴，避免发生裂伤。

（高帆）

第六节　邻近器官

● 各邻近器官的解剖和病理变化可影响女性生殖器官。
● 女性生殖器官手术时应避免损伤邻近器官。

女性生殖器官与尿道、膀胱、输尿管、直肠及阑尾相邻。当女性生殖器官出现病变时，常会累及邻近器官，增加诊断与治疗上的难度，反之亦然。女性生殖器官的发生与泌尿系统同源，故女性生殖器官发育异常时，也可能伴有泌尿系统的异常。

1. **尿道（urethra）**　一肌性管道，始于膀胱三角尖端，穿过泌尿生殖膈，终于阴道前庭部的尿道外口，长 4～5 cm，直径约 0.6 cm。由两层组织构成，即内面的黏膜和外面的肌层。黏膜衬于腔面，与膀胱黏膜相延续。肌层又分为两层，内层为纵行平滑肌，排尿时可缩短和扩大尿道管腔；外层为横纹肌，称尿道括约肌，由"慢缩型"肌细胞构成，可持久收缩保证尿道长时间闭合，但尿道快速闭合需借助尿道周围的肛提肌收缩。肛提肌及盆筋膜对尿道有支持作用，在腹压增加时提供抵抗而使尿道闭合，如发生损伤可出现张力性尿失禁。由于女性尿道短而直，与阴道邻近，容易引起泌尿系统感染。

2. **膀胱（urinary bladder）**　一囊状肌性器官。排空的膀胱位于耻骨联合和子宫之间，膀胱充盈时可凸向盆腔甚至腹腔。膀胱分为顶、底、体和颈 4 部分。前腹壁下部腹膜覆盖膀胱顶，向后移行达子宫前壁，两者之间形成膀胱子宫陷凹。膀胱底部内面有一三角区称为膀胱三角，三角的尖向下为尿道内口，三角底的两侧为输尿管口，膀胱收缩时该三角为等边三角形，每边长约 2.5 cm。膀胱底部与子宫颈及阴道前壁相连，其间组织疏松，盆底肌肉及其筋膜受损时，膀胱与尿道可随子宫颈及阴道前壁一并脱出。

3. **输尿管（ureter）**　一对圆索状肌性管道，管壁厚 1 mm，由黏膜、肌层、外膜构成。全长约 30 cm，粗细不一，内径最细 3～4 mm，最粗 7～8 mm。起自肾盂，在腹膜后沿腰大肌前面偏中线侧下行（腰段）；在骶髂关节处跨髂外动脉起点的前方进入骨盆腔（盆段），并继续在腹膜后沿髂内动脉下行，到达阔韧带基底部向前内方行，在子宫颈部外侧约 2.0 cm，于子宫动脉下方穿过，位于子宫颈阴道上部的外侧 1.5～2.0 cm 处，斜向前内穿越输尿管隧道进入膀胱。在施行高位结扎卵巢血管、结扎子宫动脉及打开输尿管隧道时，应避免损伤输尿管。输尿管行程和数目可有变异，且可随子宫发育异常连同该侧肾脏一并缺如。在输尿管走行过程中，支配肾、卵巢、子宫及膀胱的血管在其周围分支并相互吻合，形成丰富的血管丛营养输尿管，在盆腔手术时应注意保护输尿管血运，避免因缺血形成输尿管瘘。

4. **直肠（rectum）**　于盆腔后部，上接乙状结肠，下接肛管，前为子宫及阴道，后为骶骨，全长 15～20 cm。直肠前面与阴道后壁相连，盆底肌肉与筋膜受损伤，常与阴道后壁一并脱出。肛管长 2～3 cm，借会阴体与阴道下段分开，阴道分娩时应保护会阴，避免损伤肛管。

5. **阑尾（vermiform appendix）**　为连于盲肠内侧壁的盲端细管，形似蚯蚓，其位置、长短、粗细变异很大，常位于右髂窝内，下端有时可达右侧输卵管及卵巢位置，因此，妇女患阑尾炎时有可能累及右侧附件及子宫，应注意鉴别诊断，并且如果发生在妊娠期，增大子宫将阑尾推向外上侧，容易延误诊断。阑尾也是黏液性肿瘤最常见的原发部位，故卵巢黏液性癌手术时应常规切除阑尾。

（高帆）

第二章 妊娠诊断

妊娠期全过程从末次月经第一日开始计算，平均280日，即40周。临床上分为3个时期：13周末之前称为早期妊娠（first trimester），第14～27周末称为中期妊娠（second trimester），第28周及其后称为晚期妊娠（third trimester）。

第一节 早期妊娠的诊断

一、症状与体征

1. 停经（cessation of menstruation） 育龄有性生活史的健康妇女，平时月经周期规则，一旦月经过期，应考虑到妊娠。停经10日以上，尤应高度怀疑妊娠。若停经2个月以上，则妊娠的可能性更大。停经是妊娠最早的症状，但不是妊娠的特有症状。

2. 早孕反应（morning sickness） 在停经6周左右出现畏寒、头晕、流涎、乏力、嗜睡、食欲缺乏、喜食酸物、厌恶油腻、恶心、晨起呕吐等症状，称为早孕反应。多在停经12周左右自行消失。

3. 尿频（frequency of urination） 前倾增大的子宫在盆腔内压迫膀胱所致，当子宫增大超出盆腔后，尿频症状自然消失。

4. 乳房变化 自觉乳房胀痛。检查乳房体积逐渐增大，有明显的静脉显露，乳头增大，乳头乳晕着色加深。乳晕周围皮脂腺增生出现深褐色结节，称为蒙氏结节（Montgomery's tubercles）。哺乳妇女妊娠后乳汁明显减少。

5. 妇科检查 阴道黏膜和宫颈阴道部充血呈紫蓝色。停经6～8周时，双合诊检查子宫峡部极软，感觉宫颈与宫体之间似不相连，称为黑加征（Hegar sign）。子宫逐渐增大变软，呈球形。停经8周时，子宫为非孕时的2倍，停经12周时为非孕时的3倍，在耻骨联合上方可以触及。

二、辅助检查

1. 妊娠试验（pregnancy test） 受精卵着床后不久，即可用放射免疫法测出受检者血中β-hCG增高。临床上多用早早孕试纸法检测受检者尿液，结果阳性结合临床表现可以确诊为妊娠。滋养细胞产生的hCG对诊断妊娠有极高的特异性，很少出现假阳性。

2. 超声检查

(1)B型超声检查：诊断早期妊娠快速、准确。阴道超声较腹部超声诊断早孕可提前1周。阴道B型超声最早在停经4～5周时，宫腔内见到圆形或椭圆形妊娠囊（gestational sac，GS）。停经5周时，妊娠囊内见到胚芽和原始心管搏动，可以确诊为宫内妊娠、活胎。停经12周时，测量胎儿头臀长度（crown-rump length，CRL）能较准确地估计孕周。

(2)超声多普勒法：用超声多普勒仪在子宫区内，能够听到有节律、单一高调的胎心音，胎心率为150～160次/分，可以确诊为早期妊娠、活胎。

3. 宫颈黏液检查 宫颈黏液量少且黏稠，涂片干燥后光镜下见到排列成行的珠豆状椭圆体，这种结晶见于黄体期，也可见于妊娠期。若黄体期宫颈黏液稀薄，涂片干燥后光镜下出现羊齿植物叶状结晶，基本能排除早期妊娠。

4. 基础体温（basal body temperature，BBT）测定 双相型体温的已婚妇女出现高温相18天持续不降，早孕可能性大。高温相持续超过3周，早期妊娠的可能性更大。

根据症状和体征怀疑早孕者，尽快做妊娠试验以明确妊娠。停经6～7周B型超声检查可以明确宫内妊娠，排除异位妊娠，了解胚胎发育情况，确定孕周，同时可以鉴别和排除子宫肌瘤、卵巢囊肿等病理情况。

（高帆）

第二节　中、晚期妊娠的诊断

一、病史与症状

有早期妊娠的经过，感到腹部逐渐增大。初孕妇于妊娠 20 周自觉胎动，经产妇略早些感觉到。胎动随妊娠进展逐渐增强，至妊娠 32～34 周达高峰，妊娠 38 周后逐渐减少。正常胎动每小时 3～5 次。

二、体征与检查

1. 子宫增大　腹部检查时见增大子宫，手测子宫底高度或尺测耻上子宫长度可以估计胎儿大小及孕周（表 1）。子宫底高度因孕妇的脐耻间距离、胎儿发育情况、羊水量、单胎、多胎等有差异。不同孕周的子宫底增长速度不同，同时受孕妇营养、胎儿发育情况及羊水量的影响。正常情况下，子宫长度在妊娠 36 周时最高，至妊娠足月时略有下降。妊娠 20～24 周时增长速度较快，平均每周增长 1.6 cm，至 36～40 周增长速度减慢，每周平均增长 0.25 cm。

表 1　不同妊娠周数的子宫底高度及子宫长度

妊娠周数	手测子宫底高度	尺测子宫长度(cm)
12 周末	耻骨联合上 2～3 横指	
16 周末	脐耻之间	
20 周末	脐下 1 横指	18 (15.3～21.4)
24 周末	脐上 1 横指	24 (22.0～25.1)
28 周末	脐上 3 横指	26 (22.4～29.0)
32 周末	脐与剑突之间	29 (25.3～32.0)
36 周末	剑突下 2 横指	32 (29.8～34.5)
40 周末	脐与剑突之间或略高	33 (30.0～35.3)

2. 胎动 (fetal movement, FM)　是指胎儿的躯体活动，因冲击子宫壁而使孕妇感觉到。有时在腹部检查可以看到或触到胎动。

3. 胎体　妊娠 20 周后，经腹壁能触到子宫内的胎体。妊娠 24 周后触诊能区分胎头、胎背、胎臀和胎儿肢体。胎头圆而硬，有浮球感；胎背宽而平坦；胎臀宽而软，形状不规则；胎儿肢体小且有不规则活动。随妊娠进展，通过四步触诊法能够查清胎儿在子宫内的位置。

4. 胎心音　听到胎心音能够确诊为妊娠且为活胎。于妊娠 12 周用多普勒胎心听诊仪能够探测到胎心音；妊娠 18～20 周用一般听诊器经孕妇腹壁能够听到胎心音。胎心音呈双音，似钟表"滴答"声，速度较快，正常时每分钟 120～160 次。妊娠 24 周前，胎心音多在脐下正中或偏左、偏右听到；妊娠 24 周后，胎心音多在胎背所在侧听得最清楚。头先露时胎心在脐下，臀先露时在脐上，肩先露时在脐周围听得最清楚。胎心音应与子宫杂音、腹主动脉音、脐带杂音相鉴别。子宫杂音 (uterine souffle) 为血液流过扩大的子宫血管时出现的柔和吹风样低音响，腹主动脉音为单调的咚咚样强音响，这两种杂音均与孕妇脉搏数一致。脐带杂音 (umbilical souffle) 为脐带血流受阻出现的与胎心率一致的吹风样低音响，改变体位后可消失。若持续存在脐带杂音，应注意有无脐带缠绕的可能。

三、辅助检查

1. 超声检查　B 型超声检查不仅能显示胎儿数目、胎产式、胎先露、胎方位、有无胎心搏动、胎盘位置及分级、羊水量、胎儿有无畸形，还能测量胎头双顶径、股骨长等多条径线，了解胎儿生长发育情况。

2. 胎儿心电图　常用间接法检测胎儿心电图，通常于妊娠 12 周后即能显示较规律的图形，于妊娠 20 周后的成功率更高。对诊断胎心异常有一定价值。

（高帆）

第三节　胎姿势、胎产式、胎先露、胎方位

妊娠 28 周以前胎儿小，羊水相对较多，胎儿在子宫内活动范围较大，胎儿位置不固定。妊娠 32 周后，胎儿生长迅速，羊水相对减少，胎儿与子宫壁贴近，胎儿的姿势和位置相对恒定。

1. **胎姿势** (fetal attitude)　胎儿在子宫内的姿势称为胎姿势。正常胎姿势为胎头俯屈，颏部贴近胸壁，脊柱略前弯，四肢屈曲交叉于胸腹前，其体积及体表面积均明显缩小，整个胎体成为头端小、臀端大的椭圆形。

2. **胎产式** (fetal lie)　胎体纵轴与母体纵轴的关系称为胎产式。胎体纵轴与母体纵轴平行者，称为纵产式 (longitudinal lie)，占足月妊娠分娩总数的 99.75%；胎体纵轴与母体纵轴垂直者，称为横产式 (transverse lie)，仅占足月分娩总数的 0.25%；胎体纵轴与母体纵轴交叉者，称为斜产式。斜产式属暂时的，在分娩过程中多转为纵产式，偶尔转成横产式。

3. **胎先露** (fetal presentation)　最先进入骨盆入口的胎儿部分称为胎先露。纵产式有头先露和臀先露，横产式为肩先露。根据胎头屈伸程度，头先露分为枕先露、前囟先露、额先露及面先露。臀先露分为混合臀先露、单臀先露、单足先露、双足先露。横产式时最先进入骨盆的是胎儿肩部，为肩先露。偶见胎儿头先露或臀先露与胎手或胎足同时入盆，称为复合先露。

4. **胎方位** (fetal position)　胎儿先露部的指示点与母体骨盆的关系称为胎方位。枕先露以枕骨、面先露以颏骨、臀先露以骶骨、肩先露以肩胛骨为指示点。每个指示点与母体骨盆入口左、右、前、后、横而有不同胎位。头先露、臀先露各有 6 种胎方位，肩先露有 4 种胎方位。如枕先露时，胎头枕骨位于母体骨盆的左前方，应为枕左前位，余类推。

（高帆）

第三章 产前保健

产前保健包括对孕妇的定期产前检查,指导孕期营养和用药,及时发现和处理异常情况;对胎儿宫内情况进行监护,保证孕妇和胎儿的健康,直至安全分娩。美国妇产科学院(2002年)把产前保健定义为:从妊娠开始到分娩前的整个时期,对孕妇及胎儿进行健康检查以及对孕妇进行心理上的指导,包括孕前检查、及时诊断早孕、首次产前检查和随后的产前检查。

围生医学(perinatology)又称围产医学,是研究在围生期内加强对围生儿及孕产妇卫生保健的一门科学,对降低围生期母儿死亡率和病残儿发生率、保障母儿健康具有重要意义。围生期(perinatalperiod)是指产前、产时和产后的一段时期,这段时期孕产妇要经历妊娠期、分娩期和产褥期3个阶段。国际上对围生期的规定有4种:①围生期Ⅰ:从妊娠满28周(即胎儿体重≥1 000 g或身长≥35 cm)至产后1周。②围生期Ⅱ:从妊娠满20周(即胎儿体重≥500 g或身长≥25 cm)至产后4周。③围生期Ⅲ:从妊娠满28周至产后4周。④围生期Ⅳ:从胚胎形成至产后1周。我国现阶段采用围生期Ⅰ来计算围生期死亡率,而临床上围生期死亡率是衡量产科和新生儿科质量的重要指标,因此,产前保健是围生期保健的关键。

第一节 孕妇监护和管理

一、孕妇监护

规范的产前检查(antenatal care)是孕妇监护的主要方法。

(一)产前检查的时间

首次产前检查的时间应从确诊早孕时开始。主要目的是:①确定孕妇和胎儿的健康情况;②估计孕期及胎龄;③制定接下来的产科检查计划。首次产前检查应行盆腔双合诊检查并测量基础血压,检查心肺,测尿蛋白和尿糖。对有遗传病家族史孕妇,应由专科医师作遗传咨询。首次产前检查未发现异常者,应于妊娠20～36周为每4周检查一次,妊娠36周以后每周检查一次,即于妊娠20、24、28、32、36、37、38、39、40周,共行产前检查9次。高危孕妇应酌情增加产前检查次数。

(二)首次产前检查

应详细询问病史,进行系统的全身检查、产科检查和必要的辅助检查。

1. 病史

(1)年龄:年龄过小容易发生难产;35岁以上初孕妇容易并发妊娠期高血压疾病、产力异常等。

(2)职业:如接触有毒物质的孕妇,应检测血常规和肝功能。

(3)推算预产期(expected date of confinement, EDC):按末次月经(last menstrualperiod, LMP)第一日算起,月份减3或加9,日数加7。如末次月经第一日是2007年9月10日,预产期应为2008年6月17日。若孕妇只知农历日期,应先换算成公历再推算预产期。实际分娩日期与推算的预产期可能相差1～2周。若孕妇记不清末次月经日期或哺乳期尚未转经而受孕者,可根据早孕反应开始出现时间、胎动开始时间、手测宫底高度、尺测子宫长度和B型超声测得胎头双顶径值推算出预产期。

(4)月经史和孕产史:月经周期延长者的预产期需相应推迟。经产妇应了解有无难产史、死胎死产史、分娩方式及有无严重出血史,了解出生时新生儿情况。

(5)既往史和手术史:了解妊娠前有无高血压、心脏病、糖尿病、血液病、肝肾疾病、结核病等和作过何种手术。

(6)本次妊娠过程:了解妊娠早期有无病毒感染及用药史;妊娠晚期有无阴道流血、

头痛、眼花、心悸、气短、下肢浮肿等症状。

（7）家族史：询问家族中有无妊娠合并症、双胎妊娠及其他遗传性疾病等。对有遗传疾病家族史者，可以在妊娠早期行绒毛活检，或在妊娠中期作羊水染色体核型分析，以减少遗传病儿的出生率。

（8）丈夫健康情况：着重询问有无遗传性疾病等。

2. 全身检查　观察孕妇发育、营养及精神状态；注意步态及身高，身材矮小（＜145 cm）常伴有骨盆狭窄；注意心脏有无病变，必要时应在妊娠20周以后行胸部X线检查；注意脊柱及下肢有无畸形；检查乳房发育情况、乳头大小及有无乳头凹陷；测量血压，正常血压不应超过140/90 mmHg；注意有无水肿，妊娠晚期仅踝部或小腿下部水肿，经休息后能消退，不属于异常；测量体重，于妊娠晚期每周增加不应超过500 g，超过者多有水肿或隐性水肿。

3. 产科检查　包括腹部检查、产道检查、阴道检查和肛门指诊检查。

（1）腹部检查：孕妇排尿后仰卧在检查床上，头部稍垫高，暴露腹部，双腿略屈曲稍分开，使腹肌放松。检查者应站在孕妇的右侧。

1）视诊：注意腹部形状和大小。腹部过大、宫底过高者，可能为多胎妊娠、巨大胎儿、羊水过多；腹部过小、宫底过低者，可能为胎儿生长受限（fetal growth restriction, FGR）、孕周推算错误等；腹部两侧向外膨出伴宫底位置较低者，胎儿可能是肩先露；尖腹（多见于初产妇）或悬垂腹（多见于经产妇），应想到可能伴有骨盆狭窄。

2）触诊：先用软尺测子宫长度及腹围，子宫长度是指从宫底到耻骨联合上端的距离，腹围是指绕脐一周的数值。随后进行四步触诊法（four maneuvers of Leopold）检查子宫大小、胎产式、胎先露、胎方位及胎先露是否衔接。在作前3步手法时，检查者面向孕妇，作第4步手法时，检查者面向孕妇足端。

第一步手法：检查者两手置于宫底部，手测宫底高度，根据其高度估计胎儿大小与妊娠周期是否相符。然后以两手指腹相对交替轻推，判断在宫底部的胎儿部分，若为胎头则硬而圆且有浮球感，若为胎臀则柔软而宽且形态不规则。

第二步手法：确定胎产式后，检查者两手掌分别置于腹部左右侧，轻轻深按进行检查。触到平坦饱满部分为胎背，并确定胎背向前、向侧方或向后。触到可变形的高低不平部分为胎儿肢体，有时能感到胎儿肢体在活动。

第三步手法：检查者右手拇指与其他4指分开，置于耻骨联合上方握住胎先露部，进一步查清是胎头或胎臀，左右推动以确定是否衔接。若胎先露部仍可以左右移动，表示尚未衔接入盆；若不能被推动，则已衔接。

第四步手法：检查者左右手分别置于胎先露部的两侧，沿骨盆入口向下深按，进一步核实胎先露部的诊断是否正确，并确定胎先露部入盆程度。先露为胎头时，一手能顺利进入骨盆入口，另手则被胎头隆起部阻挡，该隆起部称胎头隆突。枕先露时，胎头隆突为额骨，与胎儿肢体同侧；面先露时，胎头隆突为枕骨，与胎背同侧。

3）听诊：胎心在靠近胎背上方的孕妇腹壁上听得最清楚。枕先露时，胎心在脐右（左）下方；臀先露时，胎心在脐右（左）上方；肩先露时，胎心在靠近脐部下方听得最清楚。听诊部位取决于先露部和其下降程度。

（2）骨盆测量：骨盆大小及其形状对分娩有直接影响，是决定胎儿能否顺利经阴道分娩的重要因素。产前检查时必须作骨盆测量。骨盆测量分外测量和内测量两种：

1）骨盆外测量（external pelvimetry）：产前检查应常规行骨盆外测量，能间接判断骨盆大小及其形状，操作简便，用骨盆测量器测量以下径线：

①髂棘间径（interspinal diameter, IS）：孕妇取伸腿仰卧位。测量两髂前上棘外缘

的距离，正常值为 23 ~ 26 cm。

②髂嵴间径 (intercristal diameter, IC)：孕妇取伸腿仰卧位。测量两髂嵴外缘最宽的距离，正常值为 25 ~ 28 cm。

③骶耻外径 (external conjugate, EC)：孕妇取左侧卧位，右腿伸直，左腿屈曲，测量第 5 腰椎棘突下至耻骨联合上缘中点的距离，正常值为 18 ~ 20 cm。第 5 腰椎棘突下相当于米氏菱形窝 (Michaelis thomboid) 的上角。此径线间接推测骨盆入口前后径长度，是骨盆外测量中最重要的径线。骶耻外径与骨质厚薄有关，骶耻外径值减去 1/2 尺桡周径 (围绕右侧尺骨茎突测得的前臂下端周径) 值，即相当于骨盆入口前后径值。

④坐骨结节间径 (intertuberal diameter, IT) 或称出口横径 (transverse outlet, TO)：孕妇取仰卧位，两腿向腹部弯曲，双手抱双膝，测量两坐骨结节内侧缘的距离，正常值为 8.5 ~ 9.5 cm。也可用检查者的手拳概测，能容纳成人横置手拳则属正常。此径线直接测出骨盆出口的横径长度。若此径值 < 8 cm，应加测出口后矢状径。

⑤出口后矢状径 (posterior sagittal diameter of outlet)：为坐骨结节间径中点至骶骨尖端的长度。检查者戴手套的右手示指伸入孕妇肛门向骶骨方向，拇指置于孕妇体外骶尾部，两指共同找到骶骨尖端，用骨盆出口测量器一端放在坐骨结节间径中点，另一端放在骶骨尖端处，即可测量出口后矢状径，正常值为 8 ~ 9 cm。此值不小能弥补稍小的坐骨结节间径。出口后矢状径与坐骨结节间径值之和 > 15 cm，表示骨盆出口狭窄不明显。

⑥耻骨弓角度 (angle of pubic arch)：两手拇指指尖斜着对拢放置在耻骨联合下缘，左右两拇指平放在耻骨降支上，测量所得的两拇指间角度为耻骨弓角度，正常值为 90°，小于 80° 为不正常。此角度反映骨盆出口横径的宽度。

2) 骨盆内测量 (internal pelvimetry)：测量时孕妇取仰卧截石位。妊娠 24 ~ 36 周、阴道松软时测量为宜，过早测量阴道较紧，近预产期测量容易引起感染。主要测量的径线有：

①对角径 (diagonal conjugate, DC)：为骶岬上缘中点到耻骨联合下缘的距离，正常值为 12.5 ~ 13 cm，此值减去 1.5 ~ 2 cm 为骨盆入口前后径的长度，称为真结合径 (true conjugate)，正常值为 11 cm。检查者将一手示、中指伸入阴道，用中指指尖触到骶岬上缘中点，示指上缘紧贴耻骨联合下缘，另一手示指标记此接触点，抽出阴道内的手指，测量其中指尖到此接触点的距离，即为对角径。测量时若中指指尖触不到骶岬上缘，表示对角径值 > 12.5 cm。但骨盆入口最短前后径并不是对角径和真结合径，而是产科结合径 (obstetrical conjugate)，此值无法用手指直接测出，可通过对角径减去 2.5 cm 左右间接得出，正常值为 10 cm，该数值取决于耻骨联合高度和倾斜度。

②坐骨棘间径 (biischial diameter)：测量两坐骨棘间的距离，正常值为 10 cm。方法为一手示、中指放入阴道内，触及两侧坐骨棘，估计其间的距离。也可用中骨盆测量器，所得数值较精确。坐骨棘间径是中骨盆最短的径线，此径线过小会影响分娩过程中胎头的下降。

③坐骨切迹 (incisura ischiadica) 宽度：代表中骨盆后矢状径，其宽度为坐骨棘与骶骨下部间的距离，即骶棘韧带宽度。将阴道内的示指置于韧带上移动，能容纳 3 横指 (5.5 ~ 6 cm) 为正常，否则为中骨盆狭窄。

(3) 阴道检查：在妊娠早期初诊时，应作盆腔双合诊检查。妊娠 24 周左右首次产前检查时需测量对角径。妊娠最后一个月内应避免阴道检查。

(4) 肛门指诊检查：可以了解胎先露部、骶骨前面弯曲度、坐骨棘间径、坐骨切迹宽度以及骶尾关节活动度，并测量出口后矢状径。

4. 辅助检查常规检查 红细胞计数、血红蛋白值、血细胞比容、白细胞总数及分类、血小板数、血型、肝功能、肾功能、糖耐量、宫颈细胞学检查、阴道分泌物、尿蛋白、尿糖、尿液镜检，根据具体情况作下列检查：①出现妊娠合并症，按需要进行血液化学、电解质测定以及胸部 X 线透视、心电图、乙型肝炎抗原抗体等项检查；②对胎位不清、听不清胎心者，应行 B 型超声检查；③对高龄孕妇、有死胎死产史、胎儿畸形史和患遗传性疾病的孕妇，应作唐氏筛查、检测血甲胎蛋白（alpha fetoprotein，AFP）、羊水细胞培养行染色体核型分析等。

（三）复诊产前检查

每次复诊是为了了解前次产前检查后有何不适，以便及时发现异常情况，确定孕妇和胎儿的健康情况。

1. 询问孕妇有无异常情况出现，如头痛、眼花、浮肿、阴道出血、阴道分泌物异常、胎动变化等，经检查后给予相应的处理。

2. 检查胎儿　包括胎心率、胎儿大小（包括生长速度）、胎位、胎动及羊水量，必要时行 B 型超声检查。

3. 检查孕妇　测量血压、体重（包括增长速度），检查有无水肿及其他异常，复查有无尿蛋白。

4. 进行孕妇卫生宣教，并预约下次复诊日期。

二、孕妇管理

我国已普遍实行孕产期系统保健的三级管理，推广使用孕产妇系统保健手册，着重对高危妊娠进行筛查、监护和管理，以达到降低孕产妇及围生儿患病率、提高母儿生活质量的目标。

1. **实行孕产妇系统保健的三级管理**　对孕产妇开展系统管理，为的是做到医疗与预防能紧密结合，加强产科工作的系统性以保证质量，并使有限的人力物力发挥更大的社会和经济效益。如今，在我国城市开展医院三级分工（市、区、街道）和妇幼保健机构三级分工（市、区、基层卫生院），在农村也开展了三级分工（县医院和县妇幼保健站、乡卫生院、村妇幼保健人员），实行孕产妇划片分级分工，并健全相互间挂钩、转诊等制度，及早发现高危孕妇并转至上级医院进行监护处理。

2. **使用孕产妇系统保健手册**　建立孕产妇系统保健手册制度，是为了加强对孕产妇系统管理，提高产科防治质量，降低"三率"（孕产妇死亡率、围生儿死亡率和病残儿出生率）。保健手册需从确诊早孕时开始建册，系统管理直至产褥期结束（产后满 6 周）。手册应记录每次产前检查时的结果及处理情况，在医院住院分娩时必须交出保健手册，出院时需将住院分娩及产后母婴情况填写完整后将手册交还给产妇，由产妇交至居住的基层医疗保健组织，以便进行产后访视（共 3 次，分别是出院 3 日内、产后 14 日、产后 28 日），产后访视结束后将保健手册汇总至县、区妇幼保健所进行详细的统计分析。

3. **对高危妊娠进行筛查、监护和管理**　通过系统的产前检查，尽早筛查出具有高危因素的孕妇，及早给予诊治，以不断提高高危妊娠管理的"三率"（高危妊娠检出率、高危妊娠随诊率、高危妊娠住院分娩率），这是降低孕产妇死亡率、围生儿死亡率和病残儿出生率的重要手段。

（高帆）

第二节　评估胎儿健康的技术

高危孕妇应于妊娠 32 ~ 34 周开始评估胎儿健康状况，合并严重并发症孕妇应于妊娠 26 ~ 28 周开始监测。

一、胎儿宫内情况的监护

胎儿宫内情况的监护，包括确定是否是高危儿和胎儿宫内情况的监护。

（一）确定是否为高危儿

高危儿包括：①孕龄＜ 37 周或≥ 42 周；②出生体重＜ 2 500 g；③大于孕龄儿；④出

生后 1 分钟 Apgar 评分≤ 3 分；⑤产时感染；⑥高危产妇的新生儿；⑦手术产儿；⑧新生儿的兄姐有新生儿期死亡。

（二）胎儿宫内情况的监护

1. 妊娠早期 行妇科检查确定子宫大小及是否与孕周相符；B 型超声检查最早在妊娠第 5 周见到妊娠囊；超声多普勒法最早在妊娠第 7 周能探测到胎心音。

2. 妊娠中期 借助手测宫底高度或尺测子宫长度和腹围，判断胎儿大小及是否与孕周相符；胎头双顶径值从妊娠 22 周起每周增加 0.22 cm；于妊娠 20、24、28 周行产前检查时监测胎心率。

3. 妊娠晚期

（1）定期产前检查：手测宫底高度或尺测子宫长度和腹围，胎动计数，胎心监测。B 型超声检查不仅能测得胎头双顶径（biparietal diameter，BPD）值，且能判定胎位（fetalposition）及胎盘位置、胎盘成熟度。

（2）胎动计数：胎动监测是评价胎儿宫内情况最简便有效的方法之一。随着孕周增加，弱的胎动被强的胎动替代，至妊娠足月时，胎动又因羊水量减少和空间减小而逐渐减少。若胎动计数＞ 30 次 / 12 小时为正常，＜ 10 次 / 12 小时提示胎儿缺氧。胎动可通过孕妇自测或 B 型超声检查监测。

（3）羊膜镜检查（amnioscopy）：正常见羊水呈透明淡青色或乳白色及胎发、漂浮胎脂片。胎儿宫内缺氧时混有胎粪，呈黄色、黄绿色甚至深绿色。

（4）胎儿影像学监测及血流动力学监测：

1）胎儿影像学监测：B 型超声是目前使用最广泛的胎儿影像学监护仪器，可以观察胎儿大小（包括胎头双顶径、腹围、股骨长）、胎动及羊水情况；还可以进行胎儿畸形筛查，发现胎儿泌尿系统、消化系统和胎儿体表畸形，其中胎儿心脏超声是目前最先进的超声仪器。

2）血流动力学监测：彩色多普勒超声检查能监测胎儿脐动脉和大脑中动脉血流。脐动脉血流常用指标有 S/D（收缩期 / 舒张期比值）、PI（搏动指数）、RI（阻力指数），随孕期增加，这些指标值应下降。尤其在舒张末期脐动脉无血流时，提示胎儿将在 1 周内死亡。

（5）胎儿电子监护：胎儿电子监护仪在临床广泛应用，能够连续观察和记录胎心率（fetal heart rate，FHR）的动态变化，也可了解胎心与胎动及宫缩之间的关系，评估胎儿宫内安危情况。

1）监测胎心率：

①胎心率基线（FHR-baseline，BFHR）：是指在无胎动和无子宫收缩影响时，10 分钟以上的胎心率平均值。正常变异的胎心率基线由交感神经和副交感神经共同调节。胎心率基线包括每分钟心搏次数（beat per minute，bpm）及 FHR 变异（FHR variability）。正常 FHR 为 120 ～ 160 bpm；FHR ＞ 160 bpm 或＜ 120 bpm，历时 10 分钟，称为心动过速（tachycardia）或心动过缓（bradycardia）。FHR 变异是指 FHR 有小的周期性波动。胎心率基线摆动（baseline oscillation）包括胎心率的摆动幅度和摆动频率。摆动幅度指胎心率上下摆动波的高度，振幅变动范围正常为 10 ～ 25 bpm。摆动频率是指 1 分钟内波动的次数，正常为≥ 6 次。基线波动活跃则频率增高，基线平直则频率降低或消失，基线摆动表示胎儿有一定的储备能力，是胎儿健康的表现。FHR 基线变平即变异消失，提示胎儿储备能力丧失。

②胎心率一过性变化：受胎动、宫缩、触诊及声响等刺激，胎心率发生暂时性加快或减慢，随后又能恢复到基线水平，称为胎心率一过性变化。是判断胎儿安危的重要指标。

加速（acceleration）：指宫缩时胎心率基线暂时增加 15 bpm 以上，持续时间＞ 15 秒，是胎儿良好的表现，原因可能是胎儿躯干局部或脐静脉暂时受压。散发的、短暂的胎心率加速是无害的。但脐静脉持续受压则发展为减速。

减速（deceleration）：指随宫缩出现的暂时性胎心率减慢，分 3 种：

i）早期减速（early deceleration，ED）：特点是 FHR 曲线下降几乎与宫缩曲线上升同时开始，FHR 曲线最低点与宫缩曲线高峰相一致，即波谷对波峰，下降幅度＜ 50 bpm，持续时间短，恢复快，子宫收缩后迅速恢复正常。一般发生在第一产程后期，为宫缩时胎头受压引起，不受孕妇体位或吸氧而改变。

ii）变异减速（variable deceleration. VD）：特点是胎心率减速与宫缩无固定关系，下降迅速且下降幅度大（＞ 70 bpm），持续时间长短不一，但恢复迅速。一般认为宫缩时脐带受压兴奋迷走神经引起。

iii）晚期减速（late deceleration，LD）：特点是 FHR 减速多在宫缩高峰后开始出现，即波谷落后于波峰，时间差多在 30 ～ 60 秒，下降幅度＜ 50 bpm，胎心率恢复水平所需时间较长。晚期减速一般认为是胎盘功能不良、胎儿缺氧的表现。

2）预测胎儿宫内储备能力：

①无应激试验（non-stress test，NST）：是指在无宫缩、无外界负荷刺激下，对胎儿进行胎心率宫缩图的观察和记录，以了解胎儿储备能力。本试验是以胎动时伴有一过性胎心率加快为基础，故又称为胎儿加速试验（fetal acceleration test）。孕妇取半卧位，一个探头放在胎心音区，另一个宫缩压力探头放在宫底下 3 指处，连续监护 20 分钟胎心率。若胎儿在睡眠中，可延长监测时间为 40 分钟或催醒胎儿。一般认为 20 分钟至少有 3 次以上胎动伴胎心率加速＞ 15 bpm，持续时间＞ 15 秒为正常，称为反应型（reaction pattern），一周后再复查；若胎动数与胎心率加速数少于前述情况或胎动时无胎心率加速，称为无反应型（non reaction pattern），应寻找原因。无应激试验方法简单、安全，可在门诊进行，并可作为缩宫素激惹试验前的筛选试验。

②缩宫素激惹试验（oxytocin challenge test，OCT）：又称为宫缩应激试验（contraction stress test，CST），其原理为诱发宫缩，并用胎儿监护仪记录胎心率变化，了解胎盘于宫缩时一过性缺氧的负荷变化，测定胎儿的储备能力。有两种方法可以诱导宫缩产生：静脉内滴注缩宫素；乳头刺激法，透过衣服摩擦乳头 2 分钟直到产生宫缩。

宫缩应激试验的诊断标准（美国妇产科协会，1999）为：

i）阴性：无晚期减速和明显的变异减速，提示胎盘功能良好，1 周内无胎儿死亡危险，1 周后重复本试验。

ii）阳性：超过 50% 宫缩有晚期减速，即使宫缩频率少于 10 分钟 3 次。

iii）可疑阳性：有间隙的晚期减速或有明显的变异减速。

iv）可疑的过度刺激：宫缩频率＞ 1 次 / 2 分钟，或每次宫缩持续时间＞ 90 秒，且每次宫缩胎心均减速。

v）试验不满意：宫缩 10 分钟＜ 3 次，或产生不能解释的结果。

3）胎儿生物物理监测：1980 年 Manning 利用胎儿电子监护仪和 B 型超声联合检测胎儿宫内缺氧和胎儿酸中毒情况。综合监测比任何单独监测更准确。Manning 评分法（表 2）满分为 10 分，10 ～ 8 分无急慢性缺氧，8 ～ 6 分可能有急或慢性缺氧，6 ～ 4 分有急或慢性缺氧，4 ～ 2 分有急性缺氧伴慢性缺氧，0 分有急慢性缺氧。

二、胎盘功能检查

通过胎盘功能检查也可以间接了解胎儿在宫内的健康状况。有多种检查方法可供选择：

1. 胎动　与胎盘血管状态关系密切，胎盘功能低下时，胎动＜ 10 次 / 12 小时。

2. 孕妇尿雌三醇值　评估胎儿胎盘单位功能。24 小时尿＞ 15 mg 为正常值，10 ～ 15 mg 为警戒值，＜ 10 mg 为危险值。也可测尿雌激素 / 肌酐比值，＞ 15 为正常值，10 ～ 15 为警戒值，＜ 10 为危险值。有条件者还可测血清游离雌三醇值，正常足月妊娠时临界值为

mg，特别是在妊娠前 3 个月。孕早期叶酸缺乏，容易发生胎儿神经管缺陷畸形。叶酸的重要来源是谷类食品。在妊娠前 3 个月最好口服叶酸 5 mg，每日 1 次。

（3）维生素 C：为形成骨骼、牙齿、结缔组织所必需。我国推荐孕妇每日膳食中维生素 C 供给量为 80 mg。多吃新鲜水果和蔬菜，建议口服维生素 C 200 mg，每日 3 次。

（4）维生素 D：主要是维生素 D_2 和 D_3。我国推荐孕妇每日膳食中维生素 D 的供给量为 10 μg。鱼肝油含量最多，其次为肝、蛋黄、鱼。若孕妇缺乏维生素 D，可影响胎儿骨骼发育。

（高帆）

第四节　产科合理用药

妊娠期是个特殊的生理期，期间各系统均有明显的适应性改变，药物在孕妇体内发生的药代动力学和药效变化也会与非妊娠期有明显的差异；另外某些药物还可通过胎盘屏障，对胚胎、胎儿甚至出生的新生儿产生不良影响。所以孕产妇要合理用药。孕产妇用药原则是：能用一种药物，避免联合用药；能用疗效比较肯定的药物，避免用尚难确定对胎儿有无不良影响的新药；能用小剂量药物，避免用大剂量药物；严格掌握药物剂量和用药持续时间，注意及时停药。若病情所需，在妊娠早期应用对胚胎、胎儿有害的致畸药物，应先终止妊娠，随后再用药。

1. 药物代谢在孕妇体内的变化　妊娠期间，孕妇体内雌、孕激素水平大幅度增加，使肠蠕动减弱，药物在消化道内停留时间延长。有些药物在解毒时，葡萄糖醛酸药物的结合能力被抑制，而导致药物在体内蓄积增加。雌激素水平的增加，胆汁在肝脏内淤积，也使药物在肝脏的清除速度下降。妊娠期间一般肾脏的滤过率会有所增加，使药物经肾脏的排除加快。但如果发生妊娠并发症导致肾功能受损，药物排除会受影响。另外，妊娠期血容量的增加虽然会使有些药物在血中的浓度下降，但血容量增加也会使白蛋白浓度降低，白蛋白同一些药物的结合量也会减少，使血中游离药物浓度相对增加。

2. 药物对不同妊娠时期的影响　妊娠期间，药物可影响母体内分泌、代谢等，间接影响胚胎、胎儿，也可通过胎盘屏障直接影响胎儿。最严重的药物毒性是影响胚胎分化和发育，导致胎儿畸形和功能障碍，与用药时的胎龄密切相关。着床前期是指卵子受精至受精卵着床于子宫内膜前的这段时期，指受精后 2 周内。此期的受精卵与母体组织尚未直接接触，还在输卵管腔或宫腔分泌液中，故着床前期用药对其影响不大，药物影响囊胚的必备条件是药物必须进入分泌液中一定数量才能起作用，若药物对囊胚的毒性极强，可以造成极早期流产。晚期囊胚着床后至 12 周左右是药物的致畸期，是胚胎、胎儿各器官处于高度分化、迅速发育、不断形成的阶段，首先是心脏、脑开始分化发育，随后是眼、四肢等。此时孕妇用药，其毒性能干扰胚胎、胎儿组织细胞的正常分化，任何部位的细胞受到药物毒性的影响，均可能造成某一部位的组织或器官发生畸形。药物毒性作用出现越早，发生畸形可能越严重。妊娠 12 周以后直至分娩，胎儿各器官已形成，药物致畸作用明显减弱。但对于尚未分化完全的器官，如生殖系统，某些药物还可能对其产生影响，而神经系统因在整个妊娠期间持续分化发育，故药物对神经系统的影响可以一直存在。分娩期用药也应考虑到对即将出生的新生儿有无影响。

3. 药物对胎儿的危害性等级　美国食品和药物管理局（Food and Drug Administration, FDA）根据药物对胎儿的致畸情况，将药物对胎儿的危害性等级分为 A、B、C、D、X 5 个级别。

（1）A 级：经临床对照研究，无法证实药物在妊娠早期与中晚期对胎儿有危害作用，对胎儿伤害可能性最小，是无致畸性的药物。如适量维生素。

(2) B级：经动物实验研究，未见对胎儿有危害。无临床对照实验，未得到有害证据。可以在医师观察下使用。如青霉素、红霉素、地高辛、胰岛素等。

(3) C级：动物实验表明，对胎儿有不良影响。由于没有临床对照实验，只能在充分权衡药物对孕妇的益处、胎儿潜在利益和对胎儿危害情况下，谨慎使用。如庆大霉素、异丙嗪、异烟肼等。

(4) D级：有足够证据证明对胎儿有危害性。只有在孕妇有生命威胁或患严重疾病，而其他药物又无效的情况下考虑使用。如硫酸链霉素、盐酸四环素等。

(5) X级：各种实验证实会导致胎儿异常。在妊娠期间禁止使用。如甲氨蝶呤、己烯雌酚等。

在妊娠前 12 周，以不用 C、D、X 级药物为好。

4. 孕妇常用药对胎儿的影响 见表 3。

表 3　孕妇用药对胎儿的影响

药名	给药时期	不良影响
甲氨蝶呤	妊娠早期	无脑儿，脑积水，腭裂，流产
环磷酰胺	妊娠早期	四肢及鼻畸形，腭裂，耳缺如
己烯雌酚	妊娠期	女胎青春期患阴道腺病，男胎女性化，睾丸发育不全
雄激素	妊娠早期	女胎男性化
丙硫氧嘧啶	妊娠期	成骨迟缓，智力低下，甲状腺肿
肾上腺皮质激素	妊娠早期	腭裂，无脑儿，并指畸形，死胎，成骨迟缓
苯巴比妥	妊娠期	四肢畸形，肝、脑缺如
华法林	妊娠早期	小头畸形，大脑发育不良，先天性失明
链霉素	妊娠期	耳聋

（高帆）

第五节　孕期常见症状及其处理

1. 便秘 便秘在妊娠期间常见。肠蠕动及肠张力减弱，排空时间延长，水分被肠壁吸收，加之增大妊娠子宫及胎先露部对肠道下段压迫，常会引起便秘。排便习惯正常的孕妇可以在妊娠期预防便秘，每日清晨饮一杯开水，多吃易消化的、含有纤维素多的新鲜蔬菜和水果，并且每日进行适当的运动，养成按时排便的良好习惯。必要时口服缓泻剂，如车前番泻颗粒 5 g 每日 1 次，不咀嚼，足量水冲服；比沙可啶 5～10 mg，整片吞服，每日 1 次。或用开塞露、甘油栓，使粪便润滑容易排出。禁用峻泻剂，也不应灌肠，以免引起流产或早产。

2. 痔疮 痔静脉曲张可在妊娠期间首次出现，妊娠也可使已有的痔疮复发和恶化。系因增大妊娠子宫或妊娠期便秘使痔静脉回流受阻，引起直肠静脉压升高。除多吃蔬菜和少吃辛辣食物外，通过温水浸泡、服用缓泻剂车前番泻颗粒可缓解痔疮引起的疼痛和肿胀感。

3. 消化系统 症状妊娠早期恶心、呕吐常见，应少食、多餐，忌油腻的食物。给予维生素 B_6 10～20 mg，每日 3 次口服；消化不良者，口服维生素 B_1 20 mg、干酵母 3 片及胃蛋白酶 0.3 g，饭时与稀盐酸 1 ml 同服，每日 3 次。呕吐症状严重，属妊娠剧吐，按该病治疗。另外由于妊娠子宫使胃上移，胃内容物反流至食管下段，加之食管下段括约肌松弛，会引起胃灼热，避免饭后弯腰和平躺可减缓症状，或服用抑酸剂或氢氧化铝。

4. 腰背痛 妊娠期间关节韧带松弛，增大妊娠子宫向前突使躯体重心后移，腰椎向前突，使背肌处于持续紧张状态，孕妇常出现轻微腰背痛。休息时，腰背部垫枕头可缓解疼痛，必要时应卧床休息、局部热敷及服止痛药物。若腰背痛明显者，应及时查找原因，按病因治疗。

5. 下肢及外阴静脉曲张 静脉曲张因股静脉压力增高，随妊娠次数增多逐渐加重。于妊娠末期,应尽量避免长时间站立,下肢绑以弹性绷带,晚间睡眠时应适当垫高下肢以利于静脉回流。分娩时应防止外阴部曲张的静脉破裂。

6. 贫血 孕妇于妊娠后半期对铁的需求量增多,单靠饮食补充明显不足,应自妊娠4～5个月开始补充铁剂,如富马酸亚铁0.2 g或硫酸亚铁0.3 g,每日1次口服预防贫血。若已出现贫血,应查明原因,以缺铁性贫血最常见,应加大剂量,口服富马酸亚铁0.4 g或硫酸亚铁0.6 g,另外补充维生素C和钙剂能增加铁的吸收。

7. 下肢肌肉痉挛 是孕妇缺钙的表现,肌肉痉挛多发生在小腿腓肠肌,于妊娠后期多见,常在夜间发作,多能迅速缓解。已出现下肢肌肉痉挛的孕妇应及时补钙,复方氨基酸螯合钙胶囊1粒,每日2次口服。

8. 下肢浮肿 孕妇于妊娠后期常有踝部、小腿下半部轻度浮肿,休息后消退,属正常现象。睡眠取左侧卧位,下肢垫高15°能使下肢血液回流改善,浮肿减轻。若下肢浮肿明显,休息后不消退,应考虑到妊娠期高血压疾病、妊娠合并肾脏疾病等。

9. 仰卧位低血压 于妊娠末期,孕妇若较长时间取仰卧位姿势,由于增大妊娠子宫压迫下腔静脉,使回心血量及心排出量突然减少,出现低血压,此时孕妇改为左侧卧位,血压迅即恢复正常。

10. 假丝酵母菌性阴道炎 25%近足月孕妇的阴道分泌物中可培养出白假丝酵母菌。多数孕妇无症状,部分孕妇有阴道分泌物增多、外阴瘙痒伴疼痛和红肿,给予阴道内放置克霉唑栓剂等。

(高帆)

第四章 正常分娩

妊娠满 28 周（196 日）及以上，胎儿及其附属物从临产开始到全部从母体娩出的过程，称为分娩（delivery）。妊娠满 28 周至不满 37 足周（196～258 日）期间分娩，称为早产（premature delivery）；妊娠满 37 周至不满 42 足周（259～293 日）期间分娩，称为足月产（term delivery）；妊娠满 42 周（294 日）及以后分娩，称为过期产（postterm delivery）。

第一节 分娩动因

分娩发动原因复杂，至今不明，不少学说试图解释，但均难以完整地阐明，公认是多因素综合作用的结果。

一、机械性理论

随妊娠进展，子宫发生相应变化。妊娠早、中期子宫处于静息状态，对机械性和化学性刺激不敏感，加之宫颈解剖结构稳定，保证子宫能够耐受胎儿及其附属物的负荷。据统计，95% 的妊娠子宫能保持稳定状态至足月分娩，5% 发生早产。妊娠末期子宫腔内压力升高，子宫肌壁和蜕膜受压，刺激肌壁的机械感受器，同时胎先露部压迫子宫下段及宫颈内口，发生机械性扩张作用，通过交感神经传至下丘脑，使神经垂体释放缩宫素，引起子宫收缩。过度增大的子宫（如双胎妊娠、羊水过多）导致早产支持机械性理论，但发现孕妇血中缩宫素增高却是在分娩发动之后，故不能认为机械性理论是分娩发动的始发原因。

二、内分泌控制理论

1. 孕妇方面

（1）前列腺素（prostaglandin, PG）：已确认 PG 不仅能促宫颈成熟，还能诱发宫缩，但其合成与调节步骤尚不甚了解。妊娠期子宫平滑肌、蜕膜、绒毛膜、羊膜、脐带、血管、胎盘均能合成和释放 PG，但 PG 进入血循环中迅即灭活，只能在合成组织及其附近发挥作用，因此能够引起宫缩的 PG 必定产生于子宫本身。临产前，蜕膜及羊膜中 PG 的前身物质花生四烯酸明显增加，在前列腺素合成酶作用下形成 PG，而子宫肌细胞内含有丰富的 PG 受体，PG 直接作用于该受体使子宫收缩，导致分娩发动。但实验发现分娩发动前母血中未见 PG 明显增高，不能认为 PG 是分娩发动的始发原因。

（2）缩宫素（oxytocin）与缩宫素受体（oxytocin receptor）：足月孕妇应用缩宫素成功引产的历史悠久，有学者提出分娩发动前极短时间内子宫缩宫素受体增加 50 倍或更多，子宫对缩宫素敏感性明显增加。但此时孕妇血中缩宫素水平并未升高，不能认为缩宫素是分娩发动的始发原因。

（3）雌激素（estrogen）与孕激素（progesterone）：人类妊娠处于高雌激素状态，至今无足够证据确认雌激素能发动分娩。孕酮是抑制子宫收缩的主要激素，既往认为孕酮撤退与分娩发动相关，近年观察发现分娩时产妇血中未发现孕酮水平降低。

（4）内皮素（endothelin, ET）：内皮素是子宫平滑肌的强诱导剂，子宫平滑肌有内皮素受体。通过自分泌和旁分泌形式，在产生 ET 的子宫局部直接对平滑肌产生收缩作用，还通过刺激妊娠子宫和胎儿胎盘单位，合成和释放 PG，间接诱发宫缩。

2. 胎儿方面 胎儿成熟在分娩发动中发挥怎样的作用尚不清楚。动物实验证实，胎儿下丘脑 - 垂体 - 肾上腺轴及胎盘、羊膜和蜕膜的内分泌活动与分娩发动有关。胎儿随妊娠进展需氧和营养物质不断增加，胎盘供应相对不足，胎儿腺垂体分泌促肾上腺皮质激素（adrenocorticotropic hormone, ACTH），刺激肾上腺皮质产生皮质醇，皮质醇经胎儿胎盘单位合成雌激素，从而激发宫缩。临床观察无脑儿时常有雌激素低水平和孕期延长，推断

（1）骨盆轴（pelvic axis）：连接骨盆各平面中点的假想曲线，称为骨盆轴。此轴上段向下向后，中段向下，下段向下向前。分娩时，胎儿沿此轴完成一系列分娩机制，助产时也应按骨盆轴方向协助胎儿娩出。

（2）骨盆倾斜度（inclination of pelvis）：指妇女站立时，骨盆入口平面与地平面所形成的角度一般为60°。若骨盆倾斜度过大，影响胎头衔接和娩出。

（二）软产道

软产道是由子宫下段、宫颈、阴道及骨盆底软组织构成的弯曲通道。

1. 子宫下段的形成　由非孕时长约1 cm的子宫峡部伸展形成。妊娠12周后的子宫峡部已扩展成宫腔的一部分，至妊娠末期被逐渐拉长形成子宫下段。临产后的规律宫缩使子宫下段快速拉长达7～10 cm，肌壁变薄成为软产道的一部分。由于子宫肌纤维的缩复作用，子宫上段肌壁越来越厚，子宫下段肌壁被牵拉越来越薄。由于子宫上下段的肌壁厚薄不同，在两者间的子宫内面形成一环状隆起，称为生理缩复环（physiologic retraction ring）。正常情况下，此环不易自腹部见到。

2. 宫颈的变化

（1）宫颈管消失（effacement of cervix）：临产前的宫颈管长2～3 cm，初产妇较经产妇稍长。临产后的规律宫缩牵拉宫颈内口的子宫肌纤维及周围韧带，加之胎先露部支撑使前羊水囊呈楔状，致使宫颈内口水平的肌纤维向上牵拉，使宫颈管形成如漏斗形，此时宫颈外口变化不大，随后宫颈管逐渐短缩直至消失。初产妇多是宫颈管先短缩消失，宫口后扩张；经产妇多是宫颈管短缩消失与宫口扩张同时进行。

（2）宫口扩张（dilatation of cervix）：临产前，初产妇的宫颈外口仅容一指尖，经产妇能容一指。临产后，子宫收缩及缩复向上牵拉使得宫口扩张。由于子宫下段的蜕膜发育不良，胎膜容易与该处蜕膜分离而向宫颈管突出形成前羊水囊，再加上胎先露部衔接更使前羊水滞留于前羊膜囊，共同协助扩张宫口。胎膜多在宫口近开全时自然破裂，破膜后，胎先露部直接压迫宫颈，扩张宫口的作用更显著。产程不断进展，当宫口开全（10 cm）时，妊娠足月胎头方能通过。

3. 骨盆底、阴道及会阴的变化　前羊水囊及胎先露部下降先将阴道上部撑开。破膜后胎先露部下降直接压迫骨盆底，使软产道下段形成一个向前弯的长筒，前壁短后壁长，阴道外口开向前上方，阴道黏膜皱襞展平更使腔道加宽。肛提肌向下及向两侧扩展，肌束分开，肌纤维拉长，使5 cm厚的会阴体变薄到仅2～4 mm，以利胎儿通过。阴道及骨盆底的结缔组织和肌纤维于妊娠期增生肥大，血管变粗，血运丰富，组织柔软。分娩时，会阴体虽能承受一定压力，若保护不当，也易造成裂伤。

三、胎儿

胎儿能否顺利通过产道，还取决于胎儿大小、胎位及有无造成分娩困难的胎儿畸形。

1. 胎儿大小　胎儿大小是决定分娩难易的重要因素之一。胎儿过大致胎头径线大时，尽管骨盆大小正常，也可因相对性骨盆狭窄造成难产。

（1）胎头颅骨：由两块顶骨、额骨、颞骨及一块枕骨构成。颅骨间膜状缝隙为颅缝，两顶骨之间为矢状缝，顶骨与额骨之间为冠状缝，枕骨与顶骨之间为人字缝，颞骨与顶骨之间为颞缝，两额骨之间为额缝。两颅缝交界处较大空隙为囟门，位于胎头前方菱形为前囟（大囟门），位于胎头后方三角形为后囟（小囟门）。颅缝与囟门均有软组织覆盖，使骨板有一定活动余地，胎头也有一定可塑性。在分娩过程中，通过颅骨轻度移位重叠使头颅变形，缩小头颅体积，有利于胎头娩出。

（2）胎头径线：主要有：①双顶径（biparietal　diameter，BPD）：为两侧顶骨隆突间的距离，是胎头最大横径，临床常用B型超声检测此值作为判断胎儿大小，妊娠足月时平均约 9.3 cm；②枕额径（occipito frontal diameter）：为鼻根上方至枕骨隆突间的距离，胎头以此径衔接，妊娠足月时平均约 11.3 cm；③枕下前囟径（suboccipitobregmatic diameter）：又称小斜径，为前囟中央至枕骨隆突下方相连处之间的距离，胎头俯屈后以此径通过产道，妊娠足月时平均约 9.5 cm；④枕颏径（occipito mental diameter）：又称大斜径，为颏骨下方中央至后囟顶部间的距离，妊娠足月时平均约 13.3 cm。

2. 胎位 产道为一纵行管道。若为纵产式（头先露或臀先露），胎体纵轴与骨盆轴相一致，容易通过产道。枕先露是胎头先通过产道，较臀先露容易，矢状缝和囟门是确定胎位的重要标志。头先露时，由于分娩过程中颅骨重叠，使胎头变形、周径变小，有利于胎头娩出。臀先露时，较胎头周径小且软的胎臀先娩出，阴道扩张不充分，当胎头娩出时头颅又无变形机会，使随后胎头娩出困难。肩先露时，胎体纵轴与骨盆轴垂直，分娩更困难，妊娠足月胎儿不能通过产道，对母儿威胁极大。

3. 胎儿畸形 若胎儿畸形造成某一部分异常发育，如脑积水、联体儿（conjoined twins）等，由于胎头或胎体过大，通过产道常发生困难。

四、精神心理因素

虽然分娩是生理现象，但对于产妇确实是一种持久而强烈的应激源。分娩应激既可以产生生理上的，也可以产生精神心理上的。产妇的一系列精神心理因素，能够影响机体内部的平衡、适应力和健康。产科工作者必须认识到，影响分娩的因素，除了产力、产道、胎儿之外，还有精神心理因素。

相当数量的初产妇是从各种渠道了解有关分娩时的负面诉说，害怕和恐惧分娩的一切过程，怕陌生的环境、怕自己不能坚持、怕疼痛、怕出血、怕发生难产、怕胎儿性别不理想、怕胎儿畸形、怕有生命危险，致使临产后情绪紧张，常常处于焦虑、不安和恐惧的精神心理状态。表现出听不进医护人员的解释，不配合相关的分娩动作。现已证实，产妇的这种情绪改变会使机体产生一系列变化，如心率加快、呼吸急促、肺内气体交换不足，致使子宫缺氧收缩乏力、宫口扩张缓慢、胎先露部下降受阻、产程延长、产妇体力消耗过多，同时也促使产妇神经内分泌发生变化，交感神经兴奋，释放儿茶酚胺，血压升高，导致胎儿缺血缺氧，出现胎儿窘迫。

鉴于待产室的孤独环境，产房频繁叫嚷的噪声，加之宫缩逐渐变频变强，均能加剧产妇自身的紧张恐惧。在分娩过程中，产科工作者应该耐心安慰产妇，鼓励孕妇进食，保持体力，讲解分娩是生理过程，教会孕妇掌握分娩时必要的呼吸技术和躯体放松技术。开展家庭式产房，允许丈夫、家人或有经验的人员陪伴分娩（Doula 制度），使产妇精神状态良好，体力充沛，顺利度过分娩全过程。研究表明陪伴分娩能缩短产程，降低剖宫产率，减少围生期母儿病率等。可见精神心理因素至关重要。

（高帆）

第三节 枕先露的分娩机制

分娩机制（mechanism of labor）是指胎儿先露部随骨盆各平面的不同形态，被动进行的一连串适应性转动，以其最小径线通过产道的全过程。临床上枕先露 95.55% ～ 97.55%，又以枕左前位最多见，故以枕左前位的分娩机制为例说明。

1. 衔接 胎头双顶径进入骨盆入口平面，胎头颅骨最低点接近或达到坐骨棘水平，称为衔接（engagement）。胎头取半俯屈状态以枕额径进入骨盆入口，由于枕额径大于骨盆入口前后径，胎头矢状缝坐落在骨盆入口右斜径上，胎头枕骨在骨盆左前方。经产妇多在分娩开始后胎头衔接，部分初产妇在预产期前 1 ～ 2 周内胎头衔接。若初产妇已临产而胎头仍未衔接，应警惕存在头盆不称。

2. 下降 胎头沿骨盆轴前进的动作称为下降（descent），是胎儿娩出的首要条件。下降动作贯穿于分娩全过程，与其他动作相伴随。下降动作呈间歇性，宫缩时胎头下降，间歇时胎头又稍回缩。促使先露下降的因素有：①宫缩时通过羊水传导，压力经胎轴传至胎头；②宫缩时宫底直接压迫胎臀；③胎体伸直伸长；④腹肌收缩使腹压增加。初产妇胎头下降速度因宫口扩张缓慢和软组织阻力大较经产妇慢。临床上注意观察胎头下降程度，作为判断产程进展的重要标志。

3. 俯屈 当胎头以枕额径进入骨盆腔降至骨盆底时，原处于半俯屈的胎头枕部遇肛提肌阻力，借杠杆作用进一步俯屈（flexion），使下颏接近胸部，以胎头最小的枕下前囟径取代较长的枕额径，变胎头衔接时的枕额周径（平均 34.8 cm）为枕下前囟周径（平均 32.6 cm），以适应产道，有利于胎头继续下降。

4. 内旋转 胎头围绕骨盆纵轴旋转，使其矢状缝与中骨盆及骨盆出口前后径相一致的动作称为内旋转（internal rotation）。内旋转动作从中骨盆平面开始至骨盆出口平面完成，以适应中骨盆及骨盆出口前后径大于横径的特点，有利于胎头下降。枕先露时，胎头枕部到达骨盆底最低位置，肛提肌收缩力将胎头枕部推向阻力小、部位宽的前方，枕左前位的胎头向前旋转 45°。胎头向前向中线旋转 45° 时，后囟转至耻骨弓下。胎头在第一产程末完成内旋转动作。

5. 仰伸 完成内旋转后，当完全俯屈的胎头下降达阴道外口时，宫缩和腹压继续迫使胎头下降，而肛提肌收缩力又将胎头向前推进。两者的共同作用（合力）使胎头沿骨盆轴下段向下向前的方向转向前，胎头枕骨下部达耻骨联合下缘时，以耻骨弓为支点，使胎头逐渐仰伸（extention），胎头的顶、额、鼻、口、颏依次由会阴前缘娩出。当胎头仰伸时，胎儿双肩径沿左斜径进入骨盆入口。

6. 复位及外旋转 胎头娩出时，胎儿双肩径沿骨盆入口左斜径下降。胎头娩出后，为使胎头与胎肩恢复正常关系，胎头枕部再向左旋转 45°，称为复位（restitution）。胎肩在盆腔内继续下降，前（右）肩向前向中线旋转 45° 时，胎儿双肩径转成与骨盆出口前后径相一致的方向，胎头枕部需在外继续向左旋转 45° 以保持胎头与胎肩的垂直关系，称为外旋转（external rotation）。

7. 胎肩及胎儿娩出 胎头完成外旋转后，胎儿前（右）肩在耻骨弓下先娩出，随即后（左）肩从会阴前缘娩出。胎儿双肩娩出后，胎体及胎儿下肢随之取侧位顺利娩出。至此，胎儿娩出过程全部完成。

必须指出：分娩机制各动作虽分别介绍，却是连续进行的，下降动作始终贯穿于分娩全过程。

（高帆）

第四节　先兆临产、临产与产程

一、先兆临产

出现预示不久将临产的症状，称为先兆临产（threatened labor）。

1. 假临产（false labor） 孕妇在分娩发动前，常出现假临产。假临产的特点有：①宫缩持续时间短（＜ 30 秒）且不恒定，间歇时间长且不规律，宫缩强度不增加。②宫缩时不适主要集中在下腹部，宫颈管不短缩，宫口不扩张。③常在夜间出现，清晨消失。④给予强镇静药物能抑制宫缩。

2. 胎儿下降感（lightening） 又称轻松感。孕妇感觉上腹部受压感消失，进食量较前增多，呼吸较前轻快，系胎先露部进入骨盆入口，使宫底位置下降的缘故。

3. **见红（show）**　在临产前 24～48 小时内，因官颈内口附近的胎膜与该处的子宫壁分离，毛细血管破裂有少量出血，与宫颈管内黏液栓相混并排出，称为见红，是分娩即将开始比较可靠的征象。若阴道流血超过平时月经量，不应视为见红，应考虑妊娠晚期出血，如前置胎盘、胎盘早剥等。

二、临产的诊断

临产（in labor）开始的标志为规律且逐渐增强的子宫收缩，持续 30 秒或 30 秒以上，间歇 5～6 分钟，并伴随进行性宫颈管消失、宫口扩张和胎先露部下降。用强镇静药物不能抑制临产。

三、总产程及产程分期

总产程（total stage of labor）即分娩全过程，是指从开始出现规律宫缩直到胎儿胎盘娩出。分为 3 个产程（labor）：

1. **第一产程（first stage of labor）**　又称宫颈扩张期。指临产开始直至宫口完全扩张即开全（10 cm）为止。初产妇的宫颈较紧，宫口扩张缓慢，需 11～12 小时；经产妇宫颈较松，宫口扩张较快，需 6～8 小时。

2. **第二产程（second stage of labor）**　又称胎儿娩出期。从宫口完全扩张到胎儿娩出的过程。初产妇需 1～2 小时，不应超过 2 小时；经产妇通常数分钟即可完成，也有长达 1 小时者，但不应超过 1 小时。

3. **第三产程（third stage of labor）**　又称胎盘娩出期。从胎儿娩出后到胎盘胎膜娩出，即胎盘剥离和娩出的过程，需 5～15 分钟，不应超过 30 分钟。

（高帆）

第五节　第一产程的临床经过及处理

一、临床表现

1. **规律宫缩**　产程开始时，出现伴有疼痛的子宫收缩，习称"阵痛"。开始时宫缩持续时间较短（约 30 秒）且弱，间歇期较长（5～6 分钟）。随产程进展，持续时间渐长（50～60 秒）且强度增加，间歇期渐短（2～3 分钟）。当宫口近开全时，宫缩持续时间可达 1 分钟或更长，间歇期仅 1～2 分钟。

2. **宫口扩张（dilatation of cervix）**　宫口扩张是临产后规律宫缩的结果。通过肛诊或阴道检查，可以确定宫口扩张程度。当宫缩渐频并增强时，宫颈管逐渐短缩直至消失，宫口逐渐扩张。宫口扩张规律是：潜伏期扩张速度较慢，进入活跃期后加快，当宫口开全时，宫颈边缘消失，子宫下段及阴道形成宽阔筒腔，有利于胎儿通过。若临床观察发现宫口不能如期扩张，可能存在宫缩乏力、胎位异常、头盆不称等原因。

3. **胎头下降程度**　是决定能否经阴道分娩的重要观察项目。通过阴道检查，能够明确胎头颅骨最低点的位置，并能协助判断胎位。

4. **胎膜破裂（rupture of membranes）**　简称破膜，胎儿先露部衔接后，将羊水阻断为前后两部，在胎先露部前面的羊水，称为前羊水，约 100 ml，形成的前羊水囊称为胎胞，宫缩时胎胞楔入官颈管内，有助于扩张宫口。当羊膜腔内压力增加到一定程度时，胎膜自然破裂。正常破膜多发生在宫口近开全时。

二、产程观察及处理

为了细致观察产程，做到检查结果记录及时，发现异常能尽早处理，目前多采用产程图（partogram），产程图的横坐标为临产时间（小时），纵坐标左侧为宫口扩张程度（cm），纵坐标右侧为先露下降程度（cm），画出宫口扩张曲线和胎头下降曲线，使产程进展一目了然。第一产程期间必须观察和重视的项目包括：

用消毒干纱球盖住阴道口，防止冲洗液流入阴道。最后以 0.1% 苯扎溴铵（benzalkonium bromide）液冲洗或涂以聚维酮碘（povidone iodine）消毒，取下阴道口纱球和臀下便盆或塑料布，铺消毒巾于臀下。接产者准备接产。

4. 接产

（1）会阴撕裂诱因：会阴水肿、会阴过紧缺乏弹性、耻骨弓过低、胎儿过大、胎儿娩出过快等均易造成会阴撕裂。接产者在接产前应作出正确判断。

（2）接产要领：保护会阴并协助胎头俯屈，让胎头以最小径线（枕下前囟径）在宫缩间歇时缓慢通过阴道口，是预防会阴撕裂的关键，产妇屏气必须与接产者配合。胎肩娩出时也要注意保护好会阴。

（3）接产步骤：接产者站在产妇右侧，当胎头拨露使阴唇后联合紧张时，开始保护会阴。方法是：在会阴部铺盖消毒巾，接产者右肘支在产床，右手拇指与其余四指分开，利用手掌大鱼际肌顶住会阴部。每当宫缩时应向上向内方托压，左手同时下压胎头枕部，协助胎头俯屈和使胎头缓慢下降。宫缩间歇时，保护会阴的右手稍放松，以免压迫过久过紧引起会阴水肿。当胎头枕部在耻骨弓下露出时，左手应按分娩机制协助胎头仰伸。此时若宫缩强，应嘱产妇哈气消除腹压，并嘱产妇在宫缩间歇时稍向下屏气，使胎头缓慢娩出，以免过强的产力造成会阴撕裂。若胎头娩出发现脐带绕颈一周且较松时，可用手将脐带顺胎肩推上或从胎头退下，若脐带绕颈过紧或绕颈 2 周及 2 周以上，应快速松解脐带，立刻用两把血管钳夹住一段脐带从中间剪断，注意不要伤及胎儿颈部。

胎头娩出后，右手仍应注意保护会阴，不要急于娩出胎肩，而应先以左手自鼻根向下颌挤压，挤出口鼻内的黏液和羊水，然后协助胎头复位及外旋转，使胎儿双肩径与骨盆出口前后径相一致。接产者左手向下轻压胎儿颈部，协助前肩从耻骨弓下先娩出，再托胎颈向上使后肩从会阴前缘缓慢娩出。双肩娩出后，保护会阴的右手方可放松，然后双手协助胎体及下肢相继以侧位娩出。

（4）会阴切开指征：会阴过紧或胎儿过大，估计分娩时会阴撕裂不能避免者，或母儿有病理情况急需结束分娩者。

（5）会阴切开术（episiotomy）：包括会阴后一侧切开术（postero-lateral episiotomy）和会阴正中切开术（median episiotomy）。

1）会阴左侧后一侧切开术：阴部神经阻滞及局部浸润麻醉生效后，术者于宫缩时以左手示、中两指伸入阴道内，撑起左侧阴道壁，右手用钝头直剪自会阴后联合中线向左侧 45°（会阴高度膨隆为 60°～70°）剪开会阴，长 4～5 cm。切开后用纱布压迫止血。胎盘娩出后缝合。

2）会阴正中切开术：局部浸润麻醉后，术者于宫缩时沿会阴后联合正中垂直剪开 2 cm。此法优点为剪开组织少、出血不多、术后组织肿胀及疼痛轻微，切口愈合快；缺点为切口有自然延长撕裂至肛门括约肌的危险。胎儿大、接产技术不熟练者禁用此术。

（高帆）

第七节　第三产程的临床经过及处理

一、临床表现

胎儿娩出后，宫底降至脐平，产妇略感轻松，宫缩暂停数分钟后再次出现。由于宫腔容积突然明显缩小，胎盘不能相应缩小与子宫壁发生错位而剥离，剥离面出血形成胎盘后血肿。子宫继续收缩，剥离面积继续扩大，直至胎盘完全剥离而娩出。胎盘剥离征象有：①宫体变硬呈球形，下段被扩张，宫体呈狭长形被推向上，宫底升高达脐上；②剥离的胎盘降至子宫下段，阴道口外露的一段脐带自行延长；③阴道少量流血；④接产者用手掌尺侧在产妇耻骨联合上方轻压子宫下段时，宫体上升而外露的脐带不再回缩。根据剥离开始部位及排出方式有两种：①胎儿面娩出式（Schultze mechanism）：多见，胎盘从中央开始剥离，而后向周围剥离，其特点是胎盘胎儿面先排出，随后见少量阴道流血；②母体面娩出式（Duncan mechanism）：少见，胎盘从边缘开始剥离，血液沿剥离面流出，其特点是胎盘母体面先排出，胎盘排出前先有较多量阴道流血。

二、处理

1. 新生儿处理

（1）清理呼吸道：断脐后继续清除新生儿呼吸道黏液和羊水，用新生儿吸痰管或导管轻轻吸除咽部及鼻腔的黏液和羊水，以免发生吸入性肺炎。当确认呼吸道通畅而仍未啼哭时，可用手轻拍新生儿足底。新生儿大声啼哭后即可处理脐带。

（2）处理脐带：用两把血管钳钳夹脐带，两钳相隔 2～3 cm，在其中间剪断。用 75%乙醇消毒脐带根部及其周围，在距脐根 0.5 cm 处用无菌粗线结扎第一道，再在结扎线外 0.5 cm 处结扎第二道，在第二道结扎线外 0.5 cm 处剪断脐带，挤出残余血液，用 20% 高锰酸钾（potassium permanganate）液或 5% 聚维酮碘溶液消毒脐带断面，待脐带断面干后，以无菌纱布覆盖，再用脐带布包扎。需要注意的是必须扎紧脐带防止出血，又要避免用力过猛造成脐带断裂；消毒时药液不可接触新生儿皮肤，以免皮肤灼伤；处理脐带时新生儿要保暖。目前还有用气门芯、脐带夹、血管钳等方法取代双重结扎脐带法，均有脐带脱落早和感染发生率低的效果。

（3）新生儿阿普加评分（Apgar score）及其意义：虽然判断新生儿窒息及严重程度有多种方法，但目前仍普遍采用新生儿阿普加评分法。该评分法是以出生后一分钟内的心率、呼吸、肌张力、喉反射及皮肤颜色 5 项体征为依据，每项为 0～2 分，满分为 10 分（表 4）。8～10 分属正常新生儿。4～7 分为轻度窒息，又称青紫窒息，需清理呼吸道、人工呼吸、吸氧、用药等措施才能恢复。0～3 分为重度窒息，又称苍白窒息，缺氧严重需紧急抢救，行喉镜在直视下气管内插管并给氧。对缺氧较严重的新生儿，应在出生后 5 分钟、10 分钟时再次评分，直至连续两次评分均≥8 分。1 分钟评分是出生当时的情况，反映在宫内的情况；5 分钟及以后评分是反映复苏效果，与预后关系密切。新生儿阿普加评分以呼吸为基础，皮肤颜色最灵敏，心率是最终消失的指标。临床恶化顺序为皮肤颜色→呼吸→肌张力→反射→心率。复苏有效顺序为心率→反射→皮肤颜色→呼吸→肌张力。肌张力恢复越快，预后越好。

表 4　新生儿阿普加评分法

体征	0 分	1 分	2 分
每分钟心率	0＜100 次	≥100 次	
呼吸	0	浅慢，不规则	佳
肌张力	松弛	四肢稍屈曲	四肢屈曲，活动好
喉反射	无反射	有些动作	咳嗽，恶心
皮肤颜色	全身苍白	躯干红，四肢青紫	全身粉红

（4）处理新生儿：擦净新生儿足底胎脂，打新生儿足印及产妇拇指印于新生儿病历上。对新生儿做详细体格检查，系以标明新生儿性别、体重、出生时间、母亲姓名和床号的手腕带和包被。将新生儿抱给母亲，进行首次吸吮乳头。

2. 协助胎盘娩出

正确处理胎盘娩出，能够减少产后出血的发生。接产者不应在胎盘尚未完全剥离时用力按揉、下压宫底或牵拉脐带，以免引起胎盘部分剥离而出血或拉断脐带，甚至造成子宫内翻（inversion of uterus）。当确认胎盘已完全剥离时，于宫缩时以左手握住宫底（拇指置于子宫前壁，其余4指放在子宫后壁）并按压，同时右手轻拉脐带，协助娩出胎盘。当胎盘娩出至阴道口时，接产者用双手捧住胎盘，向一个方向旋转并缓慢向外牵拉，协助胎盘胎膜完整剥离排出。若发现胎膜部分断裂，用血管钳夹住断裂上端的胎膜，再继续向原方向旋转，直至胎膜完全排出。胎盘胎膜排出后，按摩子宫刺激其收缩以减少出血，同时注意观察并测量出血量。

3. 检查胎盘、胎膜 将胎盘铺平，先检查胎盘母体面胎盘小叶有无缺损。疑有缺损用Kustner牛乳测试法，从脐静脉注入牛乳，若见牛乳自胎盘母体面溢出，则溢出部位为胎盘小叶缺损部位。然后将胎盘提起，检查胎膜是否完整，再检查胎盘胎儿面边缘有无血管断裂，能够及时发现副胎盘（succenturiate placenta）。副胎盘为一小胎盘，与正常胎盘分离，但两者间有血管相连。若有副胎盘、部分胎盘残留或大部分胎膜残留时，应在无菌操作下徒手入宫腔取出残留组织。若手取胎盘困难，用大号刮匙清宫。若确认仅有少许胎膜残留，可给予子宫收缩剂待其自然排出。

4. 检查软产道 胎盘娩出后，应仔细检查会阴、小阴唇内侧、尿道口周围、阴道、阴道穹隆及宫颈有无裂伤。若有裂伤，应立即缝合。

5. 预防产后出血 正常分娩出血量多不超过300 ml。遇有产后出血高危因素（有产后出血史、分娩次数≥5次、多胎妊娠、羊水过多、巨大儿、滞产等）产妇，可在胎儿前肩娩出时静注缩宫素（oxytocin）10～20 U，也可在胎儿娩出后立即经脐静脉快速注入内加缩宫素10 U的0.9%氯化钠注射液20 ml，均能促使胎盘迅速剥离减少出血。若胎盘未完全剥离而出血多时，应行手取胎盘术。若第三产程超过30分钟，胎盘仍未排出且出血不多时，应排空膀胱后，再轻轻按压子宫及静注子宫收缩剂，仍不能使胎盘排出时，应行手取胎盘术。若胎盘娩出后出血较多时，可经下腹部直接在宫体肌壁内或肌注麦角新碱0.2～0.4 mg，并将缩宫素20 U加于5%葡萄糖液500 ml内静脉滴注。

[附] **手取胎盘术**（manual removal of placenta）

若检查发现宫颈内口较紧者，应肌注阿托品（atropine）0.5 mg及哌替啶（pethidine）100 mg。术者更换手术衣及手套，外阴再次消毒后，将一手手指并拢呈圆锥状直接伸入宫腔，手掌面向着胎盘母体面，手指并拢以手掌尺侧缘缓慢将胎盘从边缘开始逐渐自子宫壁分离，另手在腹部协助按压宫底。待确认胎盘已全部剥离方可取出胎盘。取出后应立即肌注子宫收缩剂。操作必须轻柔，避免暴力强行剥离或用手指抠挖子宫壁导致穿破子宫。若找不到疏松的剥离面无法分离者，可能是胎盘植入（placenta increta），不应强行剥离。取出的胎盘应立即检查是否完整。若有缺损，应再次徒手伸入宫腔，清除残留胎盘及胎膜，但应尽量减少进入宫腔操作的次数。

（高帆）

第八节　分娩镇痛

分娩时的剧烈疼痛可以导致体内一系列神经内分泌反应，使产妇发生血管收缩、胎盘血流减少、酸中毒等，对产妇及胎儿产生相应影响，因此良好的分娩镇痛非常有意义。分娩镇痛的必备条件有：①对产妇及胎儿不良作用小；②药物起效快，作用可靠，便于给药；③避免运动阻滞，不影响宫缩和产妇运动；④产妇清醒，能配合分娩过程。分娩疼痛主要来自子宫收缩、宫颈扩张、盆底组织受压、阴道扩张、会阴拉长，其主要感觉神经传导至胸$_{11}$～骶$_4$脊神经后，经脊髓上传至大脑痛觉中枢，因此若予以镇痛，须将神经阻滞范围控制在胸$_{11}$～骶$_4$之间。多数镇痛药均有直接抑制胎儿呼吸中枢和循环中枢的作用，也能使产妇缺氧、发生低血压和高碳酸血症而影响胎儿。

目前常用的分娩镇痛药物有：强镇痛药哌替啶（pethidine），局麻药利多卡因（lidocaine）、布比卡因（bupivacaine），全麻药氧化亚氮（nitrous oxide）、氟烷（halothane）、恩氟烷（enflurane）等均能通过胎盘进入胎儿体内。若麻醉深、使用时间长，均会抑制胎儿及产妇呼吸及循环。哌替啶属麻醉性镇静药，能提高痛阈，抑制痛觉，但镇痛常不完全，且对胎儿有呼吸抑制作用。阻滞麻醉用药利多卡因、布比卡因镇痛确切，并能保持产妇清醒，不易对胎儿产生呼吸抑制作用，以硬膜外麻醉镇痛效果最好。吸入镇痛是指吸入亚麻醉剂量药物，如氧化亚氮经流量挥发器给予，其浓度为 40% ～ 50%，但需与恩氟烷合用，应用时需防止产妇缺氧或过度通气，优点是起效快，苏醒快。

分娩镇痛时机：一般宫口开大 3 ～ 5 cm 开始用药，过早可能抑制必要的痛反射而影响产程，太迟常不能达到满意镇痛效果。给药途径有吸入、全身给药或局部用药等。以局部镇痛为首选，方法较多，其中硬膜外镇痛被认为是最有效的分娩镇痛方法，不仅镇痛效果理想，万一自然分娩失败，还可继续用于剖宫产麻醉，对胎盘功能不全的胎儿也有益处，但其起效相对较慢，且可能出现对宫缩的感觉消失、低血压、尿潴留、寒战（局麻药的中枢毒性反应）、腹肌收缩无力等副作用。值得注意的是，上述副作用均是在药物选择和剂量不当的情况下才有可能发生。

分娩镇痛研究进展，包括：①连续硬膜外镇痛：指经硬膜外途径连续输入稀释局麻药和脂溶性阿片类镇痛药。其优点为镇痛平面恒定，能减少对运动的阻滞，增加镇痛效果，降低低血压发生率以及局麻药的血药浓度和全身浓度，减少感染和导管移位引起高平面阻滞，母婴耐受良好；缺点在于产程中镇痛需求发生变化时，难以及时调整给药量。常用药物为布比卡因、芬太尼（fentanyl）及哌替啶。②产妇自控硬膜外镇痛：易于掌握用药剂量、便于自行给药为其优点，能减少用药剂量，从而减轻相应副反应。③腰麻 - 硬膜外联合阻滞：优点是镇痛起效快，用药剂量少，运动阻滞较轻。适用于提供持续性运动及满意的第一产程镇痛。第二产程宫缩强烈时，往往需要联合应用局麻药和镇痛药。④微导管连续蛛网膜下腔麻醉镇痛：用 28 G 导管将舒芬太尼和布比卡因按比例注入蛛网膜下腔镇痛。⑤"可行走的硬膜外镇痛"：能减轻硬膜外镇痛的运动阻滞程度，产妇在产程早期能下床活动，有助于减少长时间神经阻滞及器械引产机会。上述镇痛方法均适用于第一、二产程。

（高帆）

第五章　正常产褥

从胎盘娩出至产妇全身各器官除乳腺外恢复至正常未孕状态所需的一段时期，称为产褥期（puerperium），通常规定为6周。

第一节　产褥期母体变化

一、生殖系统的变化

1. **子宫**　产褥期子宫变化最大。子宫在胎盘娩出后逐渐恢复至未孕状态的全过程，称为子宫复旧（involution of uterus），需时6周，主要变化为宫体肌纤维缩复和子宫内膜再生。

（1）宫体肌纤维缩复：子宫复旧不是肌细胞数目减少，而是肌浆中的蛋白质被分解排出，使细胞质减少致肌细胞缩小。被分解的蛋白及其代谢产物通过肾脏排出体外。随着宫体肌纤维不断缩复，子宫体积及重量均发生变化。胎盘娩出后，宫体逐渐缩小，于产后1周子宫缩小至约妊娠12周大小，在耻骨联合上方可触及。于产后10日，子宫降至骨盆腔内，腹部检查触不到宫底。子宫于产后6周恢复到孕前大小。子宫重量也逐渐减少，分娩结束时约为1 000 g，产后1周时约为500 g，产后2周时约为300 g，产后6周恢复至50～60 g。

（2）子宫内膜再生：胎盘、胎膜从蜕膜海绵层分离娩出后，遗留的蜕膜分为2层，表层发生变性、坏死、脱落，形成恶露的一部分自阴道排出；接近肌层的子宫内膜基底层逐渐再生新的功能层，内膜缓慢修复，约于产后第3周，除胎盘附着部位外，宫腔表面均由新生内膜覆盖，胎盘附着部位全部修复需至产后6周。

（3）子宫血管变化：胎盘娩出后，胎盘附着面立即缩小，面积仅为原来的一半。子宫复旧导致开放的螺旋动脉和静脉窦压缩变窄，数小时后血管内形成血栓，出血量逐渐减少直至停止。若在新生内膜修复期间，胎盘附着面因复旧不良出现血栓脱落，可导致晚期产后出血。

（4）子宫下段及宫颈变化：产后子宫下段肌纤维缩复，逐渐恢复为非孕时的子宫峡部。胎盘娩出后的宫颈外口呈环状如袖口。于产后2～3日，宫口仍可容纳2指。产后1周后宫颈内口关闭，宫颈管复原。产后4周宫颈恢复至非孕时形态。分娩时常发生宫颈外口3点及9点处轻度裂伤，使初产妇的宫颈外口由产前圆形（未产型），变为产后"一"字形横裂（已产型）。

2. **阴道**　分娩后阴道腔扩大，阴道黏膜及周围组织水肿，阴道黏膜皱襞因过度伸展而减少甚至消失，致使阴道壁松弛及肌张力低。阴道壁肌张力于产褥期逐渐恢复，阴道腔逐渐缩小，阴道黏膜皱襞约在产后3周重新显现，但阴道于产褥期结束时仍不能完全恢复至未孕时的紧张度。

3. **外阴**　分娩后外阴轻度水肿，于产后2～3日内逐渐消退。会阴部血液循环丰富，若有轻度撕裂或会阴后一侧切开缝合后，均能在产后3～4日内愈合。处女膜在分娩时撕裂，形成为残缺的处女膜痕。

4. **盆底组织**　分娩可造成盆底肌及其筋膜弹性减弱，且常伴有盆底肌纤维的部分撕裂。若能于产褥期坚持做产后健身操，在产褥期内盆底肌有可能恢复至接近未孕状态。若盆底肌及其筋膜发生严重撕裂造成骨盆底松弛，加之产褥期过早参加重体力劳动；或者分娩次数过多，加之间隔时间短，盆底组织难以完全恢复正常，均是导致阴道壁脱垂及子宫脱垂的重要原因。

二、乳房的变化

产后乳房的主要变化是泌乳。妊娠期孕妇体内雌激素、孕激素、胎盘生乳素升高，使乳腺发育及初乳形成。当胎盘剥离娩出后，产妇血中雌激素、孕激素及胎盘生乳素水平急剧下降，抑制下丘脑分泌的催乳激素抑制因子(prolactin inhibiting factor, PIF)释放，在催乳激素作用下，乳汁开始分泌。婴儿每次吸吮乳头时，来自乳头的感觉信号经传入神经纤维到达下丘脑，通过抑制下丘脑分泌的多巴胺及其他催乳激素抑制因子，使腺垂体催乳激素呈脉冲式释放，促进乳汁分泌。吸吮乳头还能反射性地引起神经垂体释放缩宫素(oxytocin)，缩宫素使乳腺腺泡周围的肌上皮收缩，使乳汁从腺泡、小导管进入输乳导管和乳窦而喷出乳汁，此过程又称为喷乳反射。吸吮是保持乳腺不断泌乳的关键环节。不断排空乳房也是维持乳汁分泌的重要条件。由于乳汁分泌量与产妇营养、睡眠、情绪和健康状况密切相关，保证产妇休息、足够睡眠和可口营养丰富饮食，并避免精神刺激至关重要。

胎盘剥离娩出后，产妇进入以自身乳汁哺育婴儿的哺乳期。母乳喂养对母儿均有益处。哺乳有利于产妇生殖器官及有关器官组织得以更快恢复。初乳(colostrum)是指产后7日内分泌的乳汁，因含β-胡萝卜素呈淡黄色，含较多有形物质，故质稠。初乳中含蛋白质及矿物质较成熟乳多，还含有多种抗体，尤其是分泌型IgA (sIgA)。脂肪和乳糖含量较成熟乳少，极易消化，是新生儿早期最理想的天然食物。接下来的4周内乳汁逐步转变为成熟乳，蛋白质含量逐渐减少，脂肪和乳糖含量逐渐增多。初乳及成熟乳均含大量免疫抗体，有助于新生儿抵抗疾病的侵袭。母乳中还含有矿物质、维生素和各种酶，对新生儿生长发育有重要作用。鉴于多数药物可经母血渗入乳汁中，故产妇于哺乳期间用药时，必须考虑该药物对新生儿有无不良影响。

三、循环系统及血液的变化

子宫胎盘血循环终止且子宫缩复，大量血液从子宫涌入产妇体循环，加之妊娠期潴留的组织间液回吸收，产后72小时内，产妇循环血量增加15%～25%，应注意预防心衰的发生。循环血量于产后2～3周恢复至未孕状态。

产褥早期血液仍处于高凝状态，有利于胎盘剥离创面形成血栓，减少产后出血量。血纤维蛋白原、凝血酶、凝血酶原于产后2～4周内降至正常。血红蛋白水平于产后1周左右回升。白细胞总数于产褥早期仍较高，可达(15～30)×10⁹/L，一般1～2周恢复正常。淋巴细胞稍减少，中性粒细胞增多。血小板数增多。红细胞沉降率于产后3～4周降至正常。

四、消化系统的变化

妊娠期胃肠肌张力及蠕动力均减弱，胃液中盐酸分泌量减少，产后需1～2周逐渐恢复。产后1～2日内产妇常感口渴，喜进流食或半流食。产褥期活动减少，肠蠕动减弱，加之腹肌及盆底肌松弛，容易便秘。

五、泌尿系统的变化

妊娠期体内潴留的多量水分主要经肾排出，故产后1周内尿量增多。妊娠期发生的肾盂及输尿管扩张，产后需2～8周恢复正常。在产褥期，膀胱肌张力降低，对膀胱内压的敏感性降低，加之外阴切口疼痛、不习惯卧床排尿、器械助产、区域阻滞麻醉，均可能增加尿潴留的发生，尤其在产后24小时内。

六、内分泌系统的变化

产后雌激素及孕激素水平急剧下降，至产后1周时已降至未孕时水平。胎盘生乳素于产后6小时已不能测出。催乳激素水平因是否哺乳而异，哺乳产妇的催乳激素于产后下降，但仍高于非孕时水平，吸吮乳汁时催乳激素明显增高；不哺乳产妇的催乳激素于产后2周降至非孕时水平。

月经复潮及排卵时间受哺乳影响。不哺乳产妇通常在产后6～10周月经复潮，在产后10周左右恢复排卵。哺乳产妇的月经复潮延迟，有的在哺乳期间月经一直不来潮，平均在产后 4～6 个月恢复排卵。产后较晚月经复潮者，首次月经来潮前多有排卵，故哺乳产妇月经虽未复潮，却有受孕可能。

七、腹壁的变化

妊娠期出现的下腹正中线色素沉着，在产褥期逐渐消退。初产妇腹壁紫红色妊娠纹变成银白色陈旧妊娠纹。腹壁皮肤受增大的妊娠子宫影响，部分弹力纤维断裂，腹直肌出现不同程度分离，产后腹壁明显松弛，腹壁紧张度需在产后 6～8 周恢复。

（高帆）

第二节　产褥期临床表现

1. 生命体征　产后体温多数在正常范围内。体温可在产后 24 小时内略升高，一般不超过 38℃，可能与产程延长致过度疲劳有关。产后 3～4 日出现乳房血管、淋巴管极度充盈，乳房胀大，伴 37.8～39℃ 发热，称为泌乳热（breast fever），一般持续 4～16 小时，体温即下降，不属病态，但需排除其他原因尤其是感染引起的发热。产后脉搏在正常范围内。产后腹压降低，膈肌下降，由妊娠期的胸式呼吸变为胸腹式呼吸，呼吸深慢，每分钟 14～16 次。血压于产褥期平稳，变化不大。

2. 子宫复旧　胎盘娩出后，子宫圆而硬，宫底在脐下一指。产后第 1 日略上升至脐平，以后每日下降 1～2 cm，至产后 10 日子宫降入骨盆腔内。

3. 产后宫缩痛（after-pains）　在产褥早期因子宫收缩引起下腹部阵发性剧烈疼痛，称为产后宫缩痛。于产后 1～2 日出现，持续 2～3 日自然消失。多见于经产妇。哺乳时反射性缩宫素分泌增多使疼痛加重。不需特殊用药。

4. 恶露　产后随子宫蜕膜脱落，含有血液、坏死蜕膜等组织经阴道排出，称为恶露（lochia）。因其颜色、内容物及时间不同，恶露分为：

（1）血性恶露（lochia rubra）：因含大量血液得名，色鲜红，量多，有时有小血块。镜下见多量红细胞、坏死蜕膜及少量胎膜。血性恶露持续 3～4 日。出血逐渐减少，浆液增加，转变为浆液恶露。

（2）浆液恶露（lochia serosa）：因含多量浆液得名，色淡红。镜下见较多坏死蜕膜组织、宫腔渗出液、宫颈黏液，少量红细胞及白细胞，且有细菌。浆液恶露持续 10 日左右，浆液逐渐减少，白细胞增多，变为白色恶露。

（3）白色恶露（lochia alba）：因含大量白细胞，色泽较白得名，质黏稠。镜下见大量白细胞、坏死蜕膜组织、表皮细胞及细菌等。白色恶露约持续 3 周干净。

正常恶露有血腥味，但无臭味，持续 4～6 周，总量为 250～500 ml。若子宫复旧不全（subinvolution）或宫腔内残留胎盘、多量胎膜或合并感染时，恶露增多，血性恶露持续时间延长并有臭味。

5. 褥汗　产后一周内皮肤排泄功能旺盛，排出大量汗液，以夜间睡眠和初醒时更明显，不属病态。

（高帆）

第三节　产褥期处理及保健

一、产褥期处理

产褥期母体各系统变化很大，虽属生理范畴，处理不当易发生感染和其他病理情况。

1. 产后 2 小时内的处理　产后 2 小时内极易发生严重并发症，如产后出血、子痫、产后心力衰竭等，故应在产房严密观察生命体征、子宫收缩情况及阴道流血量，并注意宫底高度及膀胱是否充盈等。最好用弯盘放于产妇臀下收集阴道流血量。若发现子宫收缩乏力，应按摩子宫并肌注子宫收缩剂（缩宫素或麦角新碱）。若阴道流血量虽不多，但子宫收缩不良、宫底上升者，提示宫腔内有积血，应挤压宫底排出积血，并给予子宫收缩剂。若产妇自觉肛门坠胀，多有阴道后壁血肿，应进行肛查确诊后给予及时处理。在此期间还应协助产妇首次哺乳。若产后2小时一切正常，将产妇连同新生儿送回病室，仍需勤巡视。

2. 饮食　产后1小时可让产妇进流食或清淡半流食，以后可进普通饮食。食物应富有营养、足够热量和水分。若哺乳，应多进食蛋白质、热量丰富的食物，并适当补充维生素和铁剂，推荐补充铁剂3个月。

3. 排尿与排便　产后5日内尿量明显增多，应鼓励产妇尽早自行排尿。产后4小时内应让产妇排尿。若排尿困难，除鼓励产妇坐起排尿，解除怕排尿引起疼痛的顾虑外，可选用以下方法：①用热水熏洗外阴，用温开水冲洗尿道外口周围诱导排尿。热敷下腹部，按摩膀胱，刺激膀胱肌收缩。②针刺关元、气海、三阴交、阴陵泉等穴位。③肌注甲硫酸新斯的明1 mg兴奋膀胱逼尿肌促其排尿。若使用上述方法均无效时应予导尿，留置导尿管1～2日，并给予抗生素预防感染。

产后因卧床休息、食物缺乏纤维素，加之肠蠕动减弱，产褥早期腹肌、盆底肌张力降低，容易发生便秘，应鼓励产妇多吃蔬菜及早日下床活动。若发生便秘，可口服缓泻剂车前番泻颗粒（agiolax）。

4. 观察子宫复旧及恶露　每日应于同一时间手测宫底高度，以了解子宫复旧情况。测量前应嘱产妇排尿。每日应观察恶露数量、颜色及气味。若子宫复旧不全，红色恶露增多且持续时间延长时，应及早给予子宫收缩剂。若合并感染，恶露有腐臭味且有子宫压痛，应给予广谱抗生素及甲硝唑控制感染。

5. 会阴处理　用0.05%聚维酮碘液擦洗外阴，每日2～3次，平时应尽量保持会阴部清洁及干燥。会阴部有水肿者，可用50%硫酸镁液湿热敷，产后24小时后可用红外线照射外阴。会阴部有缝线者，应每日检查切口有无红肿、硬结及分泌物。于产后3～5日拆线。若伤口感染，应提前拆线引流或行扩创处理，并定时换药。

6. 观察情绪变化　经历妊娠及分娩的激动与紧张后，精神极度放松；对哺育新生儿的担心；产褥期的不适等，均可造成产妇情绪不稳定，尤其在产后3～10日，可表现为轻度抑郁。应帮助产妇减轻身体不适，并给予精神关怀、鼓励、安慰，使其恢复自信。抑郁严重者，需服抗抑郁药物治疗。

7. 乳房护理　推荐母乳喂养，按需哺乳，废弃定时哺乳。母婴同室，做到早接触、早吸吮。重视心理护理的同时，指导正确哺乳方法。于产后半小时内开始哺乳，此时乳房内乳量虽少，可通过新生儿吸吮动作刺激泌乳。哺乳的时间及频率取决于新生儿的需要及乳母感到奶胀的情况。哺乳前，母亲应洗手并用温开水清洁乳房及乳头。哺乳时，母亲及新生儿均应选择最舒适位置，一手拇指放在乳房上方，余四指放在乳房下方，将乳头和大部分乳晕放入新生儿口中，用手扶托乳房，防止乳房堵住新生儿鼻孔。让新生儿吸空一侧乳房后，再吸吮另侧乳房。哺乳后佩戴合适棉质乳罩。每次哺乳后，应将新生儿抱起轻拍背部1～2分钟，排出胃内空气以防吐奶。对于阳光照射有限的新生儿，美国儿科协会推荐最初2个月每日补充维生素D 200 IU。哺乳期以10个月至1年为宜。乳汁确实不足时，应及时补充按比例稀释的牛奶。哺乳开始后，遇下述情况应分别处理：

（1）乳胀：多因乳房过度充盈及乳腺管阻塞所致。哺乳前湿热敷3～5分钟，并按摩、拍打抖动乳房，频繁哺乳、排空乳房。

（2）催乳：若出现乳汁不足，鼓励乳母树立信心，指导哺乳方法，按需哺乳、夜间哺乳，适当调节饮食，猪蹄炖烂吃肉喝汤。

（3）退奶：产妇因病不能哺乳，应尽早退奶。最简单的退奶方法是停止哺乳，不排空乳房，少进汤汁，但有半数产妇会感到乳房胀痛。佩带合适胸罩，口服镇痛药物，2～3日后疼痛减轻。目前不推荐用雌激素或溴隐亭退奶。其他的退奶方法有：①生麦芽 60～90 g，水煎当茶饮，每日一剂，连服 3～5 日；②芒硝 250 g 分装两纱布袋内，敷于两乳房并包扎，湿硬时更换；③维生素 B6 200 mg 口服，每日 3 次，共 5～7 日。

（4）乳头皲裂：轻者可继续哺乳。哺乳前湿热敷 3～5 分钟，挤出少许乳汁，使乳晕变软，以利新生儿含吮乳头和大部分乳晕。哺乳后挤少许乳汁涂在乳头和乳晕上，短暂暴露和干燥，也可涂抗生素软膏或 10% 复方安息香酸酊。皲裂严重者应停止哺乳，可挤出或用吸乳器将乳汁吸出后喂给新生儿。

二、产褥期保健

产褥期保健的目的是防止产后出血、感染等并发症产生，促进产后生理功能恢复。

1. 饮食起居 合理饮食，保持身体清洁，产妇居室应清洁通风，注意休息，至少 3 周以后才能进行全部家务劳动。

2. 适当活动及做产后健身操 产后尽早适当活动，经阴道自然分娩的产妇，产后 6～12 小时内即可起床轻微活动，于产后第 2 日可在室内随意走动，按时做产后健身操。行会阴后一侧切开或行剖宫产的产妇，可适当推迟活动时间。待拆线后伤口不感疼痛时，也应做产后健身操。做产后健身操有利于体力恢复、排尿及排便，避免或减少静脉栓塞的发生，且能使骨盆底及腹肌张力恢复。产后健身操的运动量应循序渐进。

3. 计划生育指导 若已恢复性生活，应采取避孕措施，原则是哺乳者以工具避孕为宜，不哺乳者可选用药物避孕。

4. 产后检查 包括产后访视和产后健康检查两部分。产妇出院后，由社区医疗保健人员在产妇出院后 3 日内、产后 14 日和产后 28 日分别做 3 次产后访视，了解产妇及新生儿健康状况，内容包括：①了解产妇饮食、睡眠及心理状况；②检查两乳房，了解哺乳情况；③观察子宫复旧及恶露；④观察会阴切口、剖宫产腹部切口等，若发现异常应给予及时指导。

产妇应于产后 6 周去医院常规随诊，包括全身检查及妇科检查。前者主要测血压、脉搏，查血、尿常规，了解哺乳情况，若有内科合并症或产科合并症应作相应检查；后者主要观察盆腔内生殖器是否已恢复至非孕状态；同时应带婴儿来医院做一次全面检查。

［附］母乳喂养

世界卫生组织已将保护、促进和支持母乳喂养作为卫生工作的重要环节。母乳喂养对母婴健康均有益。

1. 对婴儿有益 ①提供营养及促进发育：母乳中所含营养物质最适合婴儿的消化吸收，生物利用率高，其质与量随婴儿生长和需要发生相应改变。②提高免疫功能，抵御疾病：母乳中含有丰富的免疫蛋白和免疫细胞，前者如分泌型免疫球蛋白、乳铁蛋白、溶菌酶、纤维结合蛋白、双歧因子等；后者如巨噬细胞、淋巴细胞等。母乳喂养能明显降低婴儿腹泻、呼吸道和皮肤感染率。③有利于牙齿的发育和保护：吸吮时的肌肉运动有助于面部正常发育，且可预防因奶瓶喂养引起的龋齿。④母乳喂养时，婴儿与母亲皮肤频繁接触、母婴间情感联系对婴儿建立和谐、健康的心理有重要作用。

2. 对母亲有益 ①有助于防止产后出血：吸吮刺激使催乳激素产生的同时促进缩宫素的产生，缩宫素使子宫收缩，减少产后出血。②哺乳期闭经：哺乳者的月经复潮及排卵较不哺乳者延迟，母体内的蛋白质、铁和其他营养物质通过产后闭经得以储存，有利于产后恢复，有利于延长生育间隔。③降低母亲患乳腺癌、卵巢癌的危险性。此外，母乳温度适宜，喂养婴儿方便。

（高帆）

第六章　遗传咨询、产前筛查与产前诊断

出生缺陷 (birth defects) 是指出生前已经存在（在出生前或出生后数年内可以发现）的结构或功能异常，其产生原因包括遗传、环境以及两者的共同作用。提高人口素质，实行优生优育是我国的一项基本国策，出生缺陷的防治越来越受到重视。出生缺陷的预防可分三级：一级预防是受孕前干预，防止出生缺陷胎儿的发生；二级预防为产前干预，是在出生缺陷胎儿发生之后，通过各种手段检出严重缺陷的胎儿，阻止其出生；三级预防是出生后干预，在缺陷儿出生之后，及时检测诊断，给予适当的治疗，防止致残。遗传咨询、产前遗传学筛查和产前诊断是出生缺陷一级和二级预防的主要方法。三级预防不在本章讨论的范畴。

第一节　遗传咨询

一、概念

遗传咨询 (genetic counselling) 是由从事医学遗传的专业人员或咨询医师，对咨询者就其提出的家庭中遗传性疾病的发病原因、遗传方式、诊断、预后、复发风险率、防治等问题予以解答，并就咨询者提出的婚育问题提出医学建议。其目的是及时确定遗传性疾病患者和携带者，并对其生育患病后代的发生风险进行预测，商讨应采取的预防措施，从而减少遗传病儿的出生，降低遗传性疾病的发生率，提高人群遗传素质和人口质量。遗传咨询是预防遗传性疾病中十分重要的环节。

二、遗传咨询的对象

遗传咨询的对象包括：①遗传病或先天畸形的家族史或生育史；②子女有不明原因智力低下；③不明原因的反复流产、死胎、死产或新生儿死亡；④孕期接触不良环境因素及患有某些慢性病；⑤常规检查或常见遗传病筛查发现异常；⑥其他需要咨询情况，如婚后多年不育，或孕妇年龄＞35 岁。

三、人类遗传性疾病的风险评估

人类遗传性疾病分 5 类：①染色体病；②单基因遗传病；③多基因遗传病；④体细胞遗传病；⑤线粒体遗传病。体细胞遗传病和线粒体遗传病多发生在成人，目前尚无产前诊断方法，不在本节讨论。

1. 染色体病　是导致新生儿出生缺陷最多的一类遗传性疾病。染色体异常包括染色体数目异常和结构异常两类。绝大多数由亲代的生殖细胞染色体畸变引起，极少部分由父母一方染色体平衡易位引起，根据核型分析可判断子代的遗传风险。绝大多数染色体病在妊娠早期以死胎流产而被淘汰，仅少数可维持宫内生存到胎儿成熟。目前对先天性染色体疾病尚无有效的治疗方法。因此，主要的处理原则是争取早期诊断，及时终止妊娠，达到优生优育的目的。

2. 单基因遗传病　许多遗传病的染色体外观正常，但染色体上的基因发生突变，由单个基因突变引起的疾病叫单基因病。其遗传方式遵循孟德尔法则，可分为常染色体显性或隐性遗传、性连锁显性或隐性遗传等。这类单基因病较少见，但由于疾病可遗传，危害很大。根据家族中的发病情况可以推算出子女的发病风险。

3. 多基因遗传病　人类一些遗传性状或某些遗传病的遗传基础不是一对基因，而是几对基因，这种遗传方式称为多基因遗传 (polygenic inheritance)。多基因病是有一定家族史，但没有单基因遗传中所见到的系谱特征的一类疾病，往往是许多基因和环境因素相互作用的结果。其遗传特点有：①畸形显示从轻到重的连续过程，病情越重，说明有越多的基因缺陷。②常有性别差异，如足内翻多见于男性，腭裂多见于女性。③累加效应。

四、遗传咨询步骤

1. 明确诊断 首先通过家系调查、家谱分析、临床表现和实验室检查等手段,包括生化、染色体、基因等检查,明确是否存在遗传性疾病。收集详细的病史资料,了解夫妇双方三代直系血亲相关疾病状况。若咨询者为近亲结婚,对其遗传性疾病的影响应作正确的估计。同时,根据其临床表现进行系统的体格检查和实验室检查,以明确诊断。

2. 确定遗传方式,评估遗传风险 根据遗传性疾病的类型和遗传方式,可以预测该疾病患者子代再发风险率。各种致畸因素对胚胎或胎儿的影响则应根据致畸因素的毒性、接触方式、剂量、持续时间以及胎龄等因素,综合分析其对胚胎、胎儿的影响作出判断。

3. 近亲结婚对遗传性疾病的影响 近亲结婚是指夫妇有共同祖先,有血缘关系,当一方为某种致病基因的携带者,另一方很可能也是携带者,婚后所生的子女中常染色体隐性遗传病发生率将会明显升高。

4. 提出医学建议 预防遗传病,产前诊断并不是唯一的选择,有些夫妇宁愿领养一个孩子或者选择用捐精者的精子进行人工授精。因此,在进行遗传咨询时,必须确信咨询者充分理解提出的各种选择。在面临较高风险时,通常有如下选择:

(1) 不能结婚:①直系血亲和三代以内旁系血亲;②男女双方均患相同的遗传性疾病,或男女双方家系中患相同的遗传性疾病;③严重智力低下者,常有各种畸形,生活不能自理,男女双方均患病无法承担家庭义务及养育子女,其子女智力低下概率也大,故不能结婚。

(2) 暂缓结婚:可以矫正的生殖器畸形,在矫正之前暂缓结婚,畸形矫治后再结婚。

(3) 可以结婚,但禁止生育:①男女一方患严重的常染色体显性遗传性疾病,如强直性肌营养不良、先天性成骨发育不全等,目前尚无有效的治疗方法。子女发病率高,且产前不能作出诊断。②男女双方均患严重的相同的常染色体隐性遗传病,如男女均患白化病,若致病基因相同,子女发病率几乎100%。③男女一方患严重的多基因遗传病,如精神分裂症、躁狂忧郁性精神病、原发性癫痫等,又属于该病的高发家系,后代再现风险率高,若病情稳定,可以结婚,但不能生育。

(4) 限制生育:对于产前能够作出准确诊断或植入前诊断的遗传病,可在获取确诊报告后对健康胎儿作选择性生育。对产前不能作出诊断的X连锁隐性遗传可在作出性别产前诊断后,选择性生育。

(5) 人工授精:夫妇双方都是常染色体隐性遗传病的携带者;或者男方为常染色体显性遗传病患者;或男方为能导致高风险、可存活出生畸胎的染色体平衡易位携带者等,采用健康捐精者的精液人工授精,可以预防遗传病的发生。

(6) 捐卵者卵子体外受精,子宫内植入:适用于女方为常染色体显性遗传病患者,或可导致严重畸形的染色体平衡移位携带者等情况。

五、遗传咨询类别和对策

常分为婚前咨询、孕前咨询、产前咨询和一般遗传咨询。

1. 婚前咨询 婚前医学检查:通过询问病史、家系调查、家谱分析,再借助全面的医学检查,确诊遗传缺陷,并根据其传播规律,推算出影响下一代优生的风险度,提出对结婚、生育的具体指导意见,从而减少甚至可以避免遗传病儿的出生。婚前医学检查常常是防治遗传性疾病延续的第一关。婚前咨询涉及的内容是婚前医学检查发现男女一方或双方以及家属中有遗传性疾病,回答能否结婚、能否生育等具体问题。

2. 孕前咨询 我国新的《婚姻法》取消了强制性婚前检查,孕前咨询为此提供了新的选择,对于婚前检查的项目均可在孕前得到检查,同时,可以检查各种结婚后新发生的疾病,如性传播性疾病等。对于神经管缺陷高发的地区,如果在孕前开始补充叶酸,可降低70%先天性神经管畸形的发生。因此,计划妊娠和孕前咨询是预防神经管畸形的关键。

3. **产前咨询** 遗传咨询的主要问题有：①夫妻一方或家属曾有遗传病儿或先天畸形儿，下一代患病概率有多大，能否预测出来；②已生育过患儿，再生育是否仍为患儿；③妊娠期间，尤其在妊娠前3个月接触过放射线、化学物质、服用过药物或感染过风疹、弓形虫等病原体，是否会导致畸形。

4. **一般遗传咨询** 主要咨询的内容为：①夫妇一方有遗传病家族史，该病能否累及本人及其子女；②生育过畸形儿是否为遗传性疾病，能否影响下一代；③夫妻多年不孕或习惯性流产，希望获得生育指导；④夫妻一方已确诊为遗传病，询问治疗方法及疗效；⑤夫妻一方接受放射线、化学物质或有害生物因素影响，是否会影响下一代。

六、遗传咨询必须遵循的原则

在遗传咨询过程中，必须遵循下述原则：

1. **尽可能收集证据的原则** 为获得准确诊断，除要了解有关病例资料外，还须尽可能多地获得其他资料，如死者照片、尸检报告、医院记录以及以往基因诊断为携带者检测报告等，这些均可能为诊断提供肯定或否定的信息。流产、死胎等不良分娩史也有重要的意义。

2. **非指令性咨询的原则** 在遗传咨询的选择中，往往没有绝对正确方案，也没有绝对错误方案。因此，非指令性咨询的原则一直是医学遗传咨询遵循的原则，同时也被世界卫生组织遗传咨询专家委员会所认可。在2003年我国卫生部颁布的《产前诊断管理办法》中明确提出医生可以提出医学建议，患者及其家属有知情选择权。

3. **尊重患者的原则** 忧虑、有罪感、羞耻感等是咨询者在咨询过程中常见的现象，在对疾病不了解和等待诊断结果期间更是如此。因此，在咨询过程中，必须将咨询者本人的利益放在第一位，针对所暴露出的疑问，有目的地予以解释，最大限度地减少咨询者及其家属的忧虑。

（高帆）

第二节 产前筛查

产前筛查（prenatal screen）是采用简便、可行、无创的检查方法，对发病率高、病情严重的遗传性疾病（如唐氏综合征）或先天畸形（神经管畸形等）进行产前筛查，检出子代具有出生缺陷高风险的人群。筛查出可疑者再进一步确诊，是防治出生缺陷的重要步骤。

理论上防止缺陷胎儿出生，最理想的方法是对每一个胎儿直接作遗传病或先天性畸形的产前诊断。出生缺陷发病率较低，目前产前诊断方法往往是有且复杂，每检出一例出生缺陷需付出高昂费用。因此，目前采用两个步骤进行检查，首先采用经济、简便、无创伤及安全的生化检测进行初步检查，产前筛查出高风险人群；再用各种产前诊断方法对高风险人群进行确诊试验，这样可达到事半功倍的效果。

遗传筛查方案应符合下述标准：①被筛查疾病在人群中，应有较高发病率并严重影响健康，筛查出能有进一步确诊方法；②筛查方法应是非创伤性、容易实施且价格便宜；③筛查方法应统一，易推广；④易为被筛查者接受，被筛查者应自愿参与，做到知情选择；⑤为被筛查者提供全部有关的医学信息和咨询服务。

产前筛查试验不是确诊试验，筛查阳性结果意味患病风险升高，并非诊断疾病；阴性结果提示风险无增加，并非正常。因此，筛查结果阳性患者需进一步行确诊试验，染色体病高风险患者需要行胎儿核型分析。目前广泛应用产前筛查的疾病有唐氏综合征和神经管畸形的筛查。

一、唐氏综合征筛查

以唐氏综合征为代表的染色体疾病是产前筛查的重点。唐氏综合征的筛查方式很多，根据检查方法分为孕妇血清学检查和超声检查，根据筛查时间分为孕早期筛查和孕中期筛查。

1. 妊娠中期筛查 妊娠中期血清学筛查通常采用三联法，即甲胎蛋白（AFP）、绒毛膜促性腺激素（hCG）和游离雌三醇（uE3）。唐氏综合征患儿 AFP 降低、hCG 升高、uE3 降低，根据三者的变化，结合孕妇年龄、孕龄等情况，计算出唐氏综合征风险度。当风险阈值设定为 35 岁孕妇的风险度（妊娠中期为 1∶280）时，阳性率约 5%，能检出 60% ~ 75% 唐氏综合征和部分其他非整倍体染色体畸形。

2. 妊娠早期筛查 妊娠早期行唐氏综合征筛查有很多优势，如阳性结果孕妇有更长时间进行进一步确诊和处理。妊娠早期筛查方法包括孕妇血清学检查、超声检查，或两者结合。常用血清学检查指标有 β-hCG 和妊娠相关蛋白 A(PAPP-A)。超声检查的指标有胎儿颈项后透明带宽度（NT）。有报道提示联合应用血清学和颈项透明层的方法，唐氏综合征检出率达 85% ~ 90%。

3. 染色体病的高危因素 在根据上述血清学和超声等方法判断胎儿发生染色体病风险度的过程中，还要考虑使胎儿发生畸形风险增加的高危因素。

(1) 孕妇年龄 > 35 岁的单胎妊娠，妊娠中期发生 21-三体综合征风险为 1∶280，发生非整倍体畸形风险为 1∶132；妊娠晚期发生 21-三体风险为 1∶384，发生非整倍体畸形风险为 1∶204。

(2) 孕妇年龄 > 31 岁双卵双胎妊娠，其中一胎发生 21-三体的风险比单胎高。根据 1997 年 Meyer 等计算，孕妇年龄在 31 岁时，妊娠中期一胎发生 21-三体的风险为 1∶190。

(3) 前一胎常染色体三体史。曾妊娠一次常染色体三体的妇女，再次妊娠发生染色体畸形风险约为 1∶100 或更高（根据年龄计算）。

(4) 前一胎 X 染色体三体（47, XXX 或 47, XXY）者，多余 X 染色体可能来自母系或父系，因此，再次发生染色体非整倍体畸形风险也为 1∶100。前一胎为 47, XYY 或 45, XO 者，再次妊娠发生畸形风险没有增加，因多余 Y 染色体来自父系，父系错误很少重复。

(5) 夫妇一方染色体易位。子代发生异常风险应根据异常染色体位置、父母性别差异等具体分析。实际发生存活的异常胎儿风险多低于理论的风险，因部分异常胎儿流产或死亡。在平衡易位中，子代发生异常的风险为 5% ~ 30%。不孕患者存活子代中发生异常的风险为 0 ~ 5%，这些异常易导致胚胎发育停滞或死胎。

(6) 夫妇一方染色体倒置。子代发生染色体异常风险取决于异常染色体位置、倒置染色体大小等。新生儿出生后检测到染色体异常风险为 5% ~ 10%。

(7) 前一胎染色体三倍体。复发风险为 1% ~ 1.5%。

(8) 妊娠早期反复流产。非整倍体畸形是妊娠早期流产的主要原因之一，发生染色体畸形风险增高。同时，夫妇染色体畸形（如易位、倒置）也可导致妊娠早期流产。因此，建议检测夫妇染色体。

(9) 夫妇非整倍体异常。21-三体或 47, XXX 女性和 47, XXY 男性具有生育能力，30% 风险出现非整倍体的子代。男性为 21-三体或 47, XXY 者往往不孕。

(10) 产前超声检查发现胎儿存在严重结构畸形。该胎儿发生染色体畸形风险大大提高，不管孕妇年龄或血清学筛查是否异常。

二、神经管畸形筛查

1. 血清学筛查 约 95% 神经管畸形患者没有该疾病家族史，但绝大部分患者的血清和羊水中 AFP 水平升高，血清 AFP 可作为神经管畸形（NTDs）的筛查指标。筛查应在妊娠 14 ~ 22 周进行，阳性率为 3% ~ 5%，敏感性至少 90%，阳性预测值为 2% ~ 6%。影响孕妇血清 AFP 水平的因素包括孕龄、孕妇体重、种族、糖尿病、死胎、多胎、胎儿畸形、胎盘异常等。2003 年，美国妇产科医师协会（The American College of Obstetriciansand Gynecologists, ACOG）建议所有孕妇均应在妊娠中期进行血清学的 AFP 检查。

2. 超声筛查　99% 神经管畸形可通过妊娠中期超声检查获得诊断。有学者认为孕妇血清 AFP 升高、超声检查正常的患者不必检查羊水 AFP。3%～5% 神经管畸形患者因非开放性畸形，羊水 AFP 水平在正常范围。

三、先天性心脏病

先天性心脏病多无遗传背景，发病率约 0.7%。若前一胎发生先天性心脏病儿、某些特殊类型心脏病儿，以后发生同类型心脏畸形风险升高。

对有先天性心脏病分娩史的孕妇，妊娠 20～22 周时应进行胎儿超声心动图检查。此时期所有心脏结构均能通过超声检查。一旦发现异常，有足够时间终止妊娠。但部分心脏血流异常，特别是发育不良或闭锁等疾病可能在妊娠晚期出现。因此对心脏血流异常的高危胎儿，如左（右）心脏发育不良、主动脉缩窄、主动脉瓣或肺动脉瓣狭窄等，在妊娠 20～22 周常规心脏超声心动图检查后，在妊娠晚期应复查。

（高帆）

第三节　产前诊断

产前诊断（prenatal diagnosis）又称宫内诊断（intrauterine diagnosis）或出生前诊断（antenatal diagnosis），是指在胎儿出生之前应用各种先进的检测手段，如影像学、生物化学、细胞遗传学及分子生物学等技术，了解胎儿在宫内的发育状况，例如观察胎儿有无畸形，分析胎儿染色体核型，监测胎儿的生化项目和基因等，对先天性和遗传性疾病作出诊断，为胎儿宫内治疗（手术、药物、基因治疗等）及选择性流产创造条件。

一、产前诊断的对象

1. 35 岁以上的高龄孕妇。

2. 生育过染色体异常儿的孕妇。

3. 夫妇一方有染色体平衡易位。

4. 生育过无脑儿、脑积水、脊柱裂、唇腭裂、先天性心脏病儿者，其子代再发生几率增加。

5. 性连锁隐性遗传病基因携带者，男性胎儿有 1/2 发病，女性胎儿有 1/2 携带者，应作胎儿性别预测。

6. 夫妇一方有先天性代谢疾病，或已生育过病儿的孕妇。

7. 在妊娠早期接触过化学毒物、放射性物质，或严重病毒感染的孕妇。

8. 有遗传性家族史或近亲婚配史的孕妇。

9. 原因不明的流产、死产、畸胎或有新生儿死亡史的孕妇。

10. 本次妊娠有羊水过多、羊水过少、发育受限等，疑有畸胎的孕妇。

二、产前诊断常用的方法

1. 观察胎儿的结构　利用超声、X 线检查、胎儿镜、磁共振成像等，观察胎儿结构有无畸形。

2. 染色体核型分析　利用羊水、绒毛、胎儿细胞培养，检测胎儿染色体疾病。

3. 基因检测　利用 DNA 分子杂交、限制性内切酶、聚合酶链反应技术、原位荧光杂交等技术，检测胎儿基因的核苷酸序列，诊断胎儿基因疾病。

4. 检测基因产物　利用羊水、羊水细胞、绒毛细胞或血液，进行蛋白质、酶和代谢产物检测，诊断胎儿神经管缺陷、先天性代谢疾病等。

三、产前诊断的疾病

1. 染色体病 包括染色体数目异常和结构异常两类。染色体数目异常包括整倍体（如一倍体、二倍体或三倍体等）和非整倍体（如 21- 三体、18- 三体、13- 三体、47,XXX 综合征、45,XO 综合征等）；结构异常包括染色体部分缺失、易位、倒位、环形染色体等。绝大多数染色体病在妊娠早期即因死胎、流产而被淘汰，总自然淘汰率为 94%，仅 6% 染色体异常胎儿可维持宫内生存到胎儿成熟。

2. 性连锁遗传病 以 X 连锁隐性遗传病居多，如红绿色盲、血友病等。致病基因在 X 染色体上，携带致病基因男性必定发病，携带致病基因女性为携带者，生育男孩可能一半患病，一半健康者；生育女孩表型均正常，但可能一半为携带者，故判断为男胎后，应行人工流产终止妊娠。患性连锁遗传病男性与正常女性婚配，生育的男孩均不患病，生育的女孩均为杂合体，故判断为女孩后，应行人工流产终止妊娠。

3. 遗传性代谢缺陷病 多为常染色体隐性遗传病。因基因突变导致某种酶缺失，引起代谢抑制、代谢中间产物累积而出现临床表现。除极少数疾病在早期用饮食控制法（如苯丙酮尿症）、药物治疗（如肝豆状核变性）外，至今尚无有效治疗方法，故开展遗传性代谢缺陷病的产前诊断极为重要。

4. 先天畸形 特点是有明显结构改变，如无脑儿、脊柱裂、唇腭裂、先天性心脏病、髋关节脱臼等。

四、染色体病的产前诊断

近年分子细胞遗传学进展迅速，如荧光原位杂交技术、引物原位 DNA 合成技术、聚合酶链反应技术等，使染色体核型分析更准确、快速。染色体病的产前诊断主要依靠细胞遗传学方法，因此必须获得胎儿细胞和胎儿染色体。

1. 羊水穿刺 行染色体检查一般在妊娠 14～20 周进行。在超声引导下羊水穿刺的并发症很少见，约 1%～2% 孕妇发生阴道少量流血或羊水泄漏，绒毛膜羊膜炎发生率＜0.1%，导致流产风险为 0.5% 左右。

2. 绒毛穿刺取样 绒毛穿刺取样在妊娠 10～13 周进行。根据胎盘位置选择最佳穿刺点，经宫颈或经腹穿刺取样。该法具有快速、避免母体细胞污染等优点。但分裂指数低、染色体形态差，并可出现滋养细胞层细胞核型与胎儿细胞核型不符现象，发生率为 2%～3%，临床应用受到一定限制。

3. 经皮脐血穿刺技术 又称为脐带穿刺。该法特点有：①快速核型分析：胎儿血细胞培养 48 小时后，即可进行染色体核型分析，可避免绒毛或羊水细胞中假嵌合体现象或培养失败。②胎儿血液系统疾病的产前诊断：如溶血性贫血、自身免疫性血小板减少性紫癜、血友病、地中海贫血等。③可对胎儿各种贫血进行宫内输血治疗。

4. 胎儿组织活检 可用于一些家族性遗传病的产前诊断。

5. 胚胎植入前诊断 某些遗传性疾病可采用体外受精方法，在植入前进行遗传学诊断，以减少人工流产率和预防遗传的目的。目前报道能做植入前诊断的疾病包括囊性纤维变性、脆性 X 综合征、假肥大型营养不良症、常见的染色体数目异常等。目前使用植入前诊断技术，包括聚合酶链反应和荧光原位杂交，可使植入前诊断准确性达 90% 以上。但植入后的胚胎在发育过程中可能受有害的外环境影响，仍可发生染色体镶嵌体异常，故对作过植入前诊断的病例主张在妊娠期行羊水或绒毛取样作产前诊断。

6. 母血胎儿细胞和游离 DNA 提取 在妊娠过程中，少量胎儿细胞（如滋养细胞、胎儿有核红细胞和淋巴细胞）和血浆游离 DNA 可通过胎盘进入母体循环系统。目前发展很多技术从母血中分离胎儿细胞和游离 DNA，从而达到产前诊断的目的。常用技术有密度梯度或蛋白分离技术、荧光激活细胞分选术、磁激活细胞分离法等。

五、性连锁遗传病的产前诊断

性连锁遗传病儿须确定胎儿性别，以便决定取舍。常用 Y 染色体特异性探针进行原位杂交，或 Y 染色体特异性序列的聚合酶链反应扩增等方法处理羊水或胎儿血液。亦有报道根据母血胎儿细胞提取获得诊断。在妊娠中期超声检查也可获得诊断。

六、遗传性代谢缺陷病的产前诊断

基因突变导致某种酶或结构蛋白缺失，引起代谢过程受阻，代谢中间产物积累而出现症状。测定培养的羊水细胞或绒毛细胞特异酶活性是产前诊断的经典方法。但有些遗传性代谢缺陷病的酶缺陷病不在羊水细胞和绒毛细胞中表达，不能用此技术行产前诊断。可行基因诊断，利用分子生物学技术在 DNA 分子水平上对待测得的基因进行分析，对有关遗传性代谢缺陷病做出基因诊断。常用的产前基因诊断技术有：快速 DNA 斑点杂交法、限制性内切酶酶谱分析、寡核苷酸探针杂交法、DNA 限制性片段长度多态性分析、聚合酶链反应等。

七、先天性畸形的产前诊断

各种因素导致的出生缺陷，表现为子代结构畸形和功能异常，其中结构异常可通过影像学获得诊断。妊娠期胎儿超声检查可发现许多严重结构畸形以及各种细微变化，逐渐成为产前诊断重要的手段之一。超声诊断出生缺陷存在以下特点：①出生缺陷必须存在解剖异常。超声诊断是从形态学观察，且畸形必须明显到足以让超声影像所分辨和显现。②超声诊断与孕龄有关。有些畸形可在妊娠早期获得诊断（如脊柱裂、全前脑、右位心、连体双胎等）；有些迟发性异常在妊娠晚期才能诊断（如脑积水、肾盂积水、多囊肾等）；还有些畸形在妊娠早期出现，以后随访时消失（如小型脐膨出、脑膨出等）。③胎儿非整倍体畸形往往伴有结构畸形。若超声检查发现与染色体疾病有关的结构畸形，应建议行胎儿染色体核型分析。

（高帆）

第七章 多胎妊娠与巨大胎儿

第一节 多胎妊娠

一次妊娠宫腔内同时有两个或两个以上胎儿时称为多胎妊娠（multiple pregnancy）。双胎妊娠多见。Hellin 根据大量资料推算出自然状态下，多胎妊娠发生公式为：$1:80^{n-1}$（n 代表一次妊娠的胎儿数）。近年辅助生殖技术广泛开展，多胎妊娠发生率明显增高。多胎妊娠易引起妊娠期高血压疾病等并发症，属高危妊娠范畴。本节主要讨论双胎妊娠（twin pregnancy）。

一、双胎类型及特点

1. 双卵双胎 两个卵子分别受精形成的双胎妊娠，称为双卵双胎（dizygotic twin）。双卵双胎约占双胎妊娠的 70%，与应用促排卵药物、多胚胎官腔内移植及遗传因素有关。两个卵子分别受精形成两个受精卵，各自的遗传基因不完全相同，故形成的两个胎儿有区别，如血型、性别不同或相同，但指纹、外貌、精神类型等多种表型不同。胎盘多为两个，也可融合成一个，但血液循环各自独立。胎盘胎儿面有两个羊膜腔，中间隔有两层羊膜、两层绒毛膜。

2. 单卵双胎 由一个受精卵分裂形成的双胎妊娠，称为单卵双胎（monozygotic twin）。单卵双胎约占双胎妊娠 30%。形成原因不明，不受种族、遗传、年龄、胎次、医源的影响。一个受精卵分裂形成两个胎儿，具有相同的遗传基因，故两个胎儿性别、血型及外貌等相同。由于受精卵在早期发育阶段发生分裂的时间不同，形成下述 4 种类型。

（1）双羊膜囊双绒毛膜单卵双胎：分裂发生在桑椹期（早期胚泡），相当于受精后 3 日内，形成两个独立的受精卵、两个羊膜囊。两个羊膜囊之间，隔有两层绒毛膜、两层羊膜，胎盘为两个。此种类型约占单卵双胎的 30%。

（2）双羊膜囊单绒毛膜单卵双胎：分裂发生在受精后第 4～8 日，胚胎发育处于胚泡期，即已分化出滋养细胞，羊膜囊尚未形成。胎盘为一个，两个羊膜囊之间仅隔有两层羊膜，此种类型约占单卵双胎的 68%。

（3）单羊膜囊单绒毛膜单卵双胎：受精卵在受精后第 9～13 日分裂，此时羊膜囊已形成，两个胎儿共存于一个羊膜腔内，共有一个胎盘。此类型占单卵双胎的 1%～2%。

（4）联体双胎：受精卵在受精第 13 日后分裂，此时原始胚盘已形成，机体不能完全分裂成两个，形成不同形式的联体儿（conjoined twins），极罕见。

二、诊断

1. 病史及临床表现 双卵双胎多有家族史，孕前曾用促排卵药或体外受精多个胚胎移植。早孕反应重。中期妊娠后体重增加迅速，腹部增大明显，下肢水肿、静脉曲张等压迫症状出现早且明显，妊娠晚期常有呼吸困难，活动不便。

2. 产科检查 子宫大于停经周数，妊娠中晚期腹部可触及多个小肢体或 3 个以上胎极；胎头较小，与子宫大小不成比例；不同部位可听到两个胎心，其间有无音区，或同时听诊 1 分钟，两个胎心率相差 10 次以上。双胎妊娠时胎位多为纵产式，以两个头位或一头一臀常见。

3. B 型超声检查 对诊断及监护双胎有较大帮助。孕 6～7 周时宫腔内可见两个妊娠囊，孕 9 周时可见两个原始心管搏动。可筛查胎儿结构畸形，如联体双胎、开放性神经管畸形等。判断双胎类型，胎儿性别不一致，可以确诊为双卵双胎；胎儿性别一致，根据两个羊膜囊间隔厚度估计，间隔厚度＞2 mm 提示双羊膜囊、双绒毛膜双胎，间隔厚度＜2 mm 提示双羊膜囊、单绒毛膜双胎。B 型超声还可帮助确定两个胎儿的胎位。

三、并发症

1. 孕妇的并发症

(1) 妊娠期高血压疾病：是双胎妊娠最重要的并发症，比单胎妊娠多 3～4 倍，且发病早、程度重，容易出现心肺并发症。

(2) 妊娠期肝内胆汁淤积症：其发生率是单胎的 2 倍，胆酸常高出正常值 10 倍以上，易引起早产、胎儿窘迫、死胎、死产，围生儿死亡率增高。

(3) 贫血：双胎妊娠并发贫血是单胎的 2.4 倍，与铁及叶酸缺乏有关。

(4) 羊水过多：双胎妊娠羊水过多发生率约 12%，单卵双胎常在妊娠中期发生急性羊水过多，与双胎输血综合征及胎儿畸形有关。

(5) 胎膜早破：约 14% 双胎妊娠并发胎膜早破，可能与宫腔内压力增高有关。

(6) 宫缩乏力：双胎妊娠子宫肌纤维伸展过度，常发生原发性宫缩乏力，致产程延长。

(7) 胎盘早剥：是双胎妊娠产前出血的主要原因，与妊娠期高血压疾病发生率增加可能有关。第一胎儿娩出后，宫腔容积骤然缩小，是胎盘早剥另一常见原因。

(8) 产后出血：经阴道分娩的双胎妊娠平均产后出血量 ≥500 ml，与子宫过度膨胀、产后宫缩乏力加之胎盘附着面积增大有关。

(9) 流产：双胎妊娠的流产率高于单胎 2～3 倍。流产与胚胎畸形、胎盘发育异常、胎盘血液循环障碍、宫腔内容积相对狭窄可能有关。

2. 围生儿并发症

(1) 早产：约 50% 双胎妊娠并发早产，多因胎膜早破或宫腔内压力过高及严重母儿并发症所致。

(2) 胎儿生长受限：其原因尚不清楚，可能与胎儿拥挤、胎盘占蜕膜面积相对小有关。此外，两个胎儿间生长不协调，与双胎输血综合征、一胎畸形或一胎胎盘功能严重不良有关。有时妊娠早中期双胎中的一个胎儿死亡，可被另一胎儿压成薄片，称为纸样胎儿。

(3) 双胎输血综合征 (twin to twin transfusion syndrome, TTTS)：是双羊膜囊单绒毛膜单卵双胎的严重并发症。通过胎盘间的动一静脉吻合支，血液从动脉向静脉单向分流，使一个胎儿成为供血儿，另一个胎儿成为受血儿，造成供血儿贫血、血容量减少，致使生长受限、肾灌注不足、羊水过少，甚至因营养不良而死亡；受血儿血容量增多、动脉压增高、各器官体积增大、胎儿体重增加，可发生充血性心力衰竭、胎儿水肿、羊水过多。双羊膜囊单绒毛膜单卵双胎的两个胎儿体重相差 ≥20%、血红蛋白相差 >50 g/L，提示双胎输血综合征。

(4) 脐带异常：单羊膜囊双胎易发生脐带互相缠绕、扭转，可致胎儿死亡。脐带脱垂也是双胎常见并发症，多发生在双胎胎位异常或胎先露未衔接出现胎膜早破时，以及第一胎儿娩出后，第二胎儿娩出前，是胎儿急性缺氧死亡的主要原因。

(5) 胎头交锁及胎头碰撞：前者多发生在第一胎儿为臀先露、第二胎儿为头先露者，分娩时第一胎儿头部尚未娩出，而第二胎儿头部已入盆，两个胎头颈部交锁，造成难产；后者两个胎儿均为头先露，同时入盆，胎头碰撞难产。

(6) 胎儿畸形：发生率是单胎的两倍，有些畸形为单卵双胎所特有，如联体双胎、无心畸形等。

四、处理

1. 妊娠期处理及监护

(1) 补充足够营养：进食含高蛋白质、高维生素以及必需脂肪酸的食物，注意补充铁、叶酸及钙剂，预防贫血及妊娠期高血压疾病。

(2) 防治早产：是双胎产前监护的重点，双胎孕妇应增加每日卧床休息时间，减少活动量，产兆若发生在 34 周以前，应给予宫缩抑制剂。一旦出现宫缩或阴道流液，应住院治疗。

对可疑早产孕妇，可检测宫颈及阴道分泌物胎儿纤维连结蛋白，若阴性表明不需干预治疗，若阳性应考虑预防性使用宫缩抑制剂，并动态观察宫颈变化。

（3）及时防治妊娠期并发症：妊娠期应注意血压及尿蛋白变化，发现妊娠期高血压疾病及时治疗。有学者提出，妊娠 20 周开始每日口服钙剂 2 g 可预防妊娠期高血压疾病。妊娠期间应注意孕妇瘙痒主诉，动态观察血胆酸及肝功能变化，发现妊娠期肝内胆汁淤积症应及早治疗。

（4）监护胎儿生长发育情况及胎位变化：发现胎儿畸形，尤其是联体双胎，应及早终止妊娠，无明显畸形，定期（每 3～4 周一次）B 型超声监测胎儿生长情况，发现双胎输血综合征，可在胎儿镜下用激光凝固胎盘表面可见的血管吻合支，使胎儿存活率提高。B 型超声发现胎位异常，一般不予纠正。妊娠末期确定胎位，对选择分娩方式有帮助。

2. 终止妊娠的指征　①合并急性羊水过多，压迫症状明显，孕妇腹部过度膨胀，呼吸困难，严重不适；②胎儿畸形；③母亲有严重并发症，如子痫前期或子痫，不允许继续妊娠时；④已到预产期尚未临产，胎盘功能减退者。

3. 分娩期处理　多数双胎妊娠能经阴道分娩。产程中应注意：①产妇应有良好体力，保证产妇足够的摄入量及睡眠十分重要；②严密观察胎心变化；③注意宫缩及产程进展，对胎头已衔接者，可在产程早期行人工破膜，加速产程进展，如宫缩仍乏力，可在严密监护下，给予低浓度缩宫素静脉滴注；④第二产程必要时行会阴后一侧切开，减轻胎头受压。第一胎儿娩出后，胎盘侧脐带必须立即夹紧，以防第二胎儿失血。助手应在腹部固定第二胎儿为纵产式，并密切观察胎心、宫缩及阴道流血情况，及时阴道检查了解胎位及排除脐带脱垂，及早发现胎盘早剥。若无异常，等待自然分娩，通常在 20 分钟左右第二个胎儿娩出，若等待 15 分钟仍无宫缩，可行人工破膜并静脉滴注低浓度缩宫素，促进子宫收缩。若发现脐带脱垂、胎盘早剥，立即用产钳助产或臀牵引，迅速娩出胎儿。若胎头高浮，应行内转胎位术及臀牵术。若第二胎儿为肩先露，先行外转胎位术，不成功改用联合转胎位术娩出胎儿。

双胎妊娠有下列情况之一，应考虑剖宫产：①第一胎儿为肩先露、臀先露；②宫缩乏力致产程延长，经保守治疗效果不佳；③胎儿窘迫，短时间内不能经阴道结束分娩；④联体双胎孕周＞26 周；⑤严重妊娠并发症需尽快终止妊娠，如重度子痫前期、胎盘早剥等。

无论阴道分娩还是剖宫产，均需积极防治产后出血：①临产时应备血；②胎儿娩出前需建立静脉通道；③第二胎儿娩出后立即使用宫缩剂，并使其作用维持到产后 2 小时以上。

（高帆）

第二节　巨大胎儿

胎儿体重达到或超过 4 000 g 称为巨大胎儿（fetal macrosomia）。近年因营养过剩而致巨大胎儿的孕妇有逐渐增多趋势。20 世纪 90 年代巨大胎儿的发生率比 20 世纪 70 年代增加一倍。国内发生率约 7%，国外发生率为 15.1%，男胎多于女胎。巨大胎儿手术产率及死亡率均较正常胎儿明显增高，当产力、产道、胎位均正常时，常因胎儿过大导致头盆不称而发生分娩困难，如肩难产。

一、高危因素

①糖尿病孕妇巨大胎儿发生率为 26%，而无糖尿病孕妇仅为 5%～8%；②孕妇营养过剩、肥胖、体重过重等；③身材高大父母巨大儿发生率高，不同民族、不同种族巨大胎儿发生率不尽相同；④巨大胎儿多见于经产妇，有资料报道胎儿体重随分娩次数增加而增加；⑤少数过期妊娠胎盘功能正常，胎儿体重随孕期延长而增加，过期妊娠巨大儿发生率较足月

妊娠增加 3～7 倍，肩难产发生率增加 2 倍；⑥羊水过多孕妇巨大儿发生率高。

二、对母儿影响

1．对母体影响 头盆不称发生率明显增加。经阴道分娩主要危险是肩难产，其发生率与胎儿体重成正比。肩难产处理不当可发生严重的阴道损伤和会阴裂伤甚至子宫破裂；子宫过度扩张、子宫收缩乏力、产程延长，易导致产后出血。胎先露长时间压迫产道，发生尿瘘或粪瘘。

2．对胎儿影响 胎儿大，常需手术助产，可引起颅内出血、锁骨骨折、臂丛神经损伤等产伤，严重时甚至死亡。

三、诊断

1．病史及临床表现 孕妇多有巨大胎儿分娩史、糖尿病史或为过期妊娠。孕妇多肥胖或身材高大，孕期体重增加迅速，常在孕晚期出现呼吸困难，腹部沉重及两肋部胀痛等症状。

2．腹部检查 腹部明显膨隆，宫高＞35 cm。触诊胎体大，先露部高浮，若为头先露，多数胎头跨耻征为阳性。听诊时胎心清晰，但位置较高。

3．B 型超声检查 B 超常提示羊水过多，胎体大，胎头双顶径常＞10 cm，此时需进一步测量胎儿肩径及胸径，若肩径及胸径大于头径者，发生难产的几率较高。

四、处理

1．妊娠期 发现胎儿巨大或有分娩巨大儿史者，应检查孕妇有无糖尿病，若为糖尿病应积极治疗，并于妊娠 36 周后，根据胎儿成熟度、胎盘功能及糖尿病控制情况，择期终止妊娠。

2．分娩期 估计非糖尿病孕妇胎儿体重≥4 500 g，糖尿病孕妇胎儿体重≥4 000 g，正常女性骨盆，为防止母儿产时损伤应行剖宫产结束分娩。第一产程及第二产程延长，估计胎儿体重＞4 000 g，胎头停滞在中骨盆，也应行剖宫产。若胎头双顶径已达坐骨棘下 3 cm、宫口已开全者，应作较大的会阴后一侧切开，以产钳助产，同时做好处理肩难产的准备工作。分娩后应行宫颈及阴道检查，了解有无软产道损伤，并预防产后出血。

3．新生儿处理 预防新生儿低血糖，应在生后 30 分钟监测血糖。于出生后 1～2 小时开始喂糖水，及早开奶。轻度低血糖者口服葡萄糖纠正，严重者静脉输注。新生儿易发生低钙血症，应补充钙剂，多用 10% 葡萄糖酸钙 1 ml/kg 加入葡萄糖液中静脉滴注。

五、肩难产

凡胎头娩出后，胎儿前肩被嵌顿在耻骨联合上方，用常规助产方法不能娩出胎儿双肩，称为肩难产（shoulder dystocia）。其发生率国外报道 0.15%～0.6%，国内报道 0.15%。肩难产发生率胎儿体重≥4 000 g 为 3%～12%，胎儿体重≥4 500 g 为 8.4%～14.6%。

（一）病因

可能发生肩难产的因素有：①巨大胎儿；②B 型超声测定胎儿胸径大于胎头双顶径 1.3 cm、胸围大于头围 1.6 cm 或肩围大于头围 4.8 cm；③糖尿病孕妇的巨大胎儿，其躯干比胎头长得更快；④骨盆狭窄，特别是扁平骨盆；⑤骨盆倾斜度过大、耻骨联合位置过低。

（二）对母儿影响

肩难产发生时，胎肩不能及时娩出，对母儿易产生严重影响。

1．对母体影响 产后出血是母体最主要的危险，通常是子宫收缩乏力、宫颈和阴道裂伤所致，严重时造成会阴Ⅲ度及Ⅳ度裂伤、生殖道瘘、产褥感染等严重并发症。

2．胎儿及新生儿的影响 可造成胎儿窘迫、胎死宫内、新生儿窒息、臂丛神经损伤、肱骨骨折、锁骨骨折、颅内出血、肺炎、神经系统异常，甚至死亡。

（三）诊断

当较大胎头娩出后，胎颈回缩，使胎儿颏部紧压会阴，胎肩娩出受阻，能除外胎儿畸形，即可诊断为肩难产。

（四）处理

肩难产一旦发生，一般的助产手法难奏效。缩短胎肩娩出的时间，是新生儿能否存活的关键。发生肩难产后，通常采用下述方法助产。

1. **屈大腿法（Mc Robert 法）** 让产妇双腿极度屈曲贴近腹部，双手抱膝，减小骨盆倾斜度，使腰骶部前凹变直，骶骨位置相对后移，骶尾关节稍增宽，使嵌顿在耻骨联合上方的前肩自然松解，同时适当用力向下牵引胎头而娩出前肩。

2. **压前肩法** 助手在产妇耻骨联合上方触到胎儿前肩部位并向后下加压，使双肩径缩小，同时助产者牵拉胎头，两者相互配合持续加压与牵引，注意不能用暴力。

3. **旋肩法（Wood 法）** 当后肩已入盆时，助产者以食、中指伸入阴道紧贴胎儿后肩的背面，将后肩向侧上旋转，助手协助将胎头同方向旋转，当后肩逐渐旋转至前肩位置时娩出。操作时胎背在母体右侧用左手，胎背在母体左侧用右手。

4. **牵后臂娩后肩法** 助产者的手沿骶骨伸入阴道，握住胎儿后上肢，沿胎儿胸前滑过，娩出胎儿后肩及后上肢，再将胎肩旋转至骨盆斜径上，牵引胎头使前肩入盆后即可娩出。

5. **断锁骨法** 以上方法无效时，可剪断胎儿锁骨，娩出后缝合软组织，锁骨能自愈。

在行上述处理时，将会阴后一侧切开足够大，并加用麻醉。应做好新生儿复苏，认真检查软产道裂伤，预防产后出血及产褥感染。

（高帆）

第八章 羊水量异常

妊娠期凡能引起羊水产生和吸收失衡的因素，均可导致羊水过多或羊水过少。

第一节 羊水过多

妊娠期间羊水量超过2 000 ml，称为羊水过多（polyhydramnios）。发生率为0.5%～1%。羊水量在数日内急剧增多，称为急性羊水过多；羊水量在较长时期内缓慢增多，称为慢性羊水过多。羊水过多时羊水外观、性状与正常者并无差异。

一、病因

约1/3羊水过多的原因不明，称为特发性羊水过多。2/3羊水过多可能与胎儿畸形及妊娠合并症、并发症有关。

1. 胎儿畸形 羊水过多孕妇中约25%合并胎儿畸形，以中枢神经系统和消化道畸形最常见。中枢神经系统畸形多见于无脑儿、脊柱裂等神经管缺陷。因脑脊膜暴露，脉络膜组织增殖，渗出液增加，导致羊水过多，以及胎儿缺乏中枢吞咽功能，无吞咽反射，同时抗利尿激素缺乏，导致尿量增多，使羊水量增加。消化道畸形以食管及十二指肠闭锁最常见，因胎儿不能吞咽羊水，导致羊水积聚而发生羊水过多。18-三体、21-三体、13-三体胎儿可出现吞咽羊水障碍，引起羊水过多。

2. 多胎妊娠 双胎妊娠羊水过多的发生率约为单胎妊娠的10倍，以单卵双胎居多，此时两个胎儿间血液循环相互沟通，占优势胎儿（多为体重较大胎儿）的循环血量多，尿量增加，使羊水形成过多。

3. 胎盘脐带病变 胎盘绒毛血管瘤直径＞1 cm时，15%～30%合并羊水过多。巨大胎盘、脐带帆状附着也能导致羊水过多。

4. 母儿血型不合 母儿血型不合时，胎儿免疫性水肿、胎盘绒毛水肿影响液体交换，导致羊水过多。

5. 孕妇患病 糖尿病孕妇的胎儿血糖也增高，产生渗透性利尿及胎盘胎膜渗出增加，使羊水过多。妊娠期高血压疾病、急性病毒性肝炎、重度贫血时，均容易发生羊水过多。

二、诊断

1. 临床表现

（1）急性羊水过多：较少见。多发生在妊娠20～24周。羊水急速增多，子宫于数日内明显增大，产生一系列压迫症状。孕妇感腹部胀痛，行动不便，表情痛苦，因横膈抬高，出现呼吸困难，甚至发绀，不能平卧。检查见腹壁皮肤紧绷发亮，严重者皮肤变薄，皮下静脉清晰可见。巨大子宫压迫下腔静脉，影响静脉回流，出现下肢及外阴部水肿及静脉曲张。子宫明显大于妊娠月份，胎位不清，胎心遥远或听不清。

（2）慢性羊水过多：较多见。多发生在妊娠晚期，数周内羊水缓慢增多，症状较缓和，孕妇多能适应，仅感腹部增大较快，临床上无明显不适或仅出现轻微压迫症状，如胸闷、气急，但能忍受。测量子宫长度及腹围大于同期妊娠，腹壁皮肤发亮、变薄。触诊时感子宫张力大，有液体震颤感，胎位不清，胎心遥远。

2. 辅助检查

（1）B型超声检查：是羊水过多的重要辅助检查方法，能了解羊水量和胎儿情况，如无脑儿、脊柱裂、胎儿水肿及双胎等。B型超声诊断羊水过多的标准有两个：①测量羊水最大暗区垂直深度（羊水池）（amniotic fluid volume，AFV）：＞7 cm诊断为羊水过多，也有学者认为＞8 cm才能诊断为羊水过多。②计算羊水指数（arnniotic fluid index，AFI）：将孕妇腹部经脐横线与腹白线作为标志线，分为4个区，4个区羊水最大暗区垂直深度之和，即为羊水指数。国内资料羊水指数＞18 cm诊断为羊水过多。国外资料羊水指数＞20 cm

诊断羊水过多。经比较，AFI 明显优于 AFV。

(2) 甲胎蛋白(alpha fetoprotein,AFP) 测定：母血、羊水中 AFP 明显增高提示胎儿畸形。胎儿神经管畸形（无脑儿、脊柱裂）、上消化道闭锁等羊水 AFP 呈进行性增加。羊水 AFP 平均值超过同期正常妊娠平均值 3 个标准差以上；孕妇血清 AFP 平均值超过同期正常妊娠平均值 2 个标准差以上，有助于临床诊断。

(3) 孕妇血糖检查：必要时行葡萄糖耐量试验，以排除妊娠期糖尿病。

(4) 孕妇血型检查：胎儿水肿应检查孕妇 Rh、ABO 血型，排除母儿血型不合。

(5) 胎儿染色体检查：需排除胎儿染色体异常时，可作羊水细胞培养，或采集胎儿血培养，作染色体核型分析，了解染色体数目、结构有无异常。

三、鉴别诊断

诊断羊水过多时，应与葡萄胎、双胎妊娠、巨大胎儿等相鉴别。

四、对母儿影响

1. 对母体影响 羊水过多时子宫张力增高，孕妇易并发妊娠期高血压疾病，是正常妊娠的 3 倍。胎膜早破、早产发生率增加。突然破膜宫腔内压力骤然降低，易发生胎盘早剥。子宫肌纤维伸展过度可致产后子宫收缩乏力，产后出血发生率明显增多。

2. 对胎儿影响 胎位异常增多；破膜时多量羊水流出可引起脐带脱垂、胎儿窘迫及早产。围生儿死亡率是正常妊娠的 7 倍。

五、处理

处理取决于胎儿有无畸形、孕周及孕妇自觉症状严重程度。

1. 羊水过多合并胎儿畸形 一经确诊胎儿畸形、染色体异常，应及时终止妊娠。方法有：

(1) 人工破膜引产破膜时需注意：①行高位破膜，用高位破膜器自宫口沿胎膜向上送入 15 ~ 16 cm 处刺破胎膜，使羊水缓慢流出，避免宫腔内压力骤然下降引起胎盘早剥。②放羊水后腹部放置沙袋以防血压骤降，甚至休克。③严格无菌操作，羊水流出过程中密切观察孕妇血压、心率变化。④注意阴道流血及宫高变化，及早发现胎盘早剥。⑤破膜后多能自然临产，若 12 小时后仍未临产，静脉滴注缩宫素诱发宫缩。

(2) 经羊膜腔穿刺放出适量羊水后，注入依沙吖啶 50 ~ 100 mg 引产。

2. 羊水过多合并正常胎儿

(1) 对孕周 < 37 周、胎肺不成熟者，应尽量延长孕周。自觉症状轻应注意休息，低盐饮食，必要时给予镇静剂。每周复查 B 型超声了解羊水指数及胎儿生长情况。自觉症状严重应经腹羊膜腔穿刺放羊水，缓解压迫症状。在 B 型超声监测下，避开胎盘部位以 15 ~ 18 号腰椎穿刺针，经腹羊膜腔穿刺放羊水，速度不宜过快，每小时约 500 ml，一次放羊水量不超过 1 500 ml。穿刺放羊水时，应注意严格消毒预防感染，密切观察孕妇血压、心率、呼吸变化，监测胎心，酌情给予镇静剂预防早产。必要时 3 ~ 4 周后再次放羊水，以降低宫腔内压力。

(2) 应用前列腺素合成酶抑制剂：吲哚美辛有抗利尿作用。妊娠晚期羊水主要由胎儿尿液形成，抑制胎儿排尿能使羊水量减少。用量为吲哚美辛 2.2 ~ 2.4 mg/(kg•d)，分 3 次口服。用药期间每周需做一次 B 型超声监测羊水量。有报道，吲哚美辛有使胎儿动脉导管闭合的作用，不宜长期应用。

(3) 病因治疗：积极治疗糖尿病、妊娠期高血压疾病等合并症，母儿血型不合可以行宫内输血。

(4) 分娩期处理：妊娠足月或自然临产，可行人工破膜，终止妊娠。此时应警惕脐带脱垂和胎盘早剥发生。若破膜后子宫收缩乏力，可静脉滴注低浓度缩宫素加强宫缩，密切观察产程。胎儿娩出后及时应用缩宫素，预防产后出血发生。

（高帆）

第二节 羊水过少

妊娠晚期羊水量少于 300 ml 者称为羊水过少 (oligohydramnios)。发生率为 0.4%～4%。羊水过少严重影响围生儿预后，羊水量少于 50 ml，围生儿死亡率高达 88%，应高度重视。

一、病因

羊水过少主要与羊水产生减少或羊水吸收、外漏增加有关。部分羊水过少原因不明。常见原因有：

1. 胎儿畸形　以胎儿泌尿系统畸形为主，如胎儿肾缺如、肾发育不全、输尿管或尿道梗阻引起少尿或无尿，导致羊水过少。

2. 胎盘功能减退　过期妊娠、胎儿生长受限、妊娠期高血压疾病、胎盘退行性变均能导致胎盘功能减退，胎儿宫内慢性缺氧引起胎儿血液重新分配，为保障胎儿脑和心脏血供，肾血流量降低，胎儿尿生成减少导致羊水过少。

3. 羊膜病变　有学者认为某些原因不明的羊水过少与羊膜本身病变可能有关。

4. 胎膜早破　羊水外漏速度超过羊水生成速度，导致羊水过少。

5. 孕妇患病　孕妇脱水、血容量不足时，孕妇血浆渗透压增高能使胎儿血浆渗透压相应增高，尿液形成减少。孕妇服用某些药物（如利尿剂、吲哚美辛），也能引起羊水过少。

二、临床表现及诊断

1. 临床表现　羊水过少的临床症状多不典型。孕妇于胎动时感腹痛，胎盘功能减退时常有胎动减少。检查见宫高腹围较同期妊娠小，合并胎儿生长受限更明显，有子宫紧裹胎儿感。子宫敏感，轻微刺激可引发宫缩，临产后阵痛明显，且宫缩多不协调。阴道检查时，发现前羊膜囊不明显，胎膜紧贴胎儿先露部，人工破膜时羊水量极少。

2. B 型超声检查　妊娠晚期羊水最大暗区垂直深度（AFV）≤ 2 cm 为羊水过少，≤ 1 cm 为严重羊水过少。羊水指数（AFI）≤ 8 cm 为可疑羊水过少，≤ 5 cm 诊断为羊水过少。B 型超声检查能较早地发现胎儿生长受限，以及胎儿肾缺如、肾发育不全、输尿管或尿道梗阻等畸形。B 型超声检查已成为确诊羊水过少不可缺少的辅助检查方法。

3. 直接测量羊水量　破膜时羊水量少于 300 ml 即可诊断为羊水过少。本法缺点为不能早期诊断。

4. 胎心电子监护仪检查　羊水过少的主要威胁是脐带及胎盘受压，使胎儿储备力减低，NST 呈无反应型，一旦子宫收缩脐带受压加重，出现胎心变异减速和晚期减速。

三、对母儿影响

1. 对胎儿影响　羊水过少围生儿发病率和死亡率明显增高。轻度羊水过少围生儿死亡率增高 13 倍，重度羊水过少围生儿死亡率增高 47 倍，死因主要是胎儿缺氧和胎儿畸形。羊水过少发生在妊娠早期，胎膜与胎体粘连造成胎儿畸形，甚至肢体短缺；发生在妊娠中、晚期，子宫外压力直接作用于胎儿，引起胎儿肌肉骨骼畸形（如斜颈、曲背、手足畸形等）。现已证实，妊娠期间吸入羊水有助于胎肺膨胀及发育，羊水过少可能导致胎儿肺发育不全。可见羊水过少是胎儿危险的重要信号。

2. 对孕妇影响　手术产率和引产率均增加。

四、处理

根据胎儿有无畸形和孕周大小选择治疗方案。

1. 羊水过少合并胎儿畸形　一经确诊胎儿畸形，应尽早终止妊娠。多选用经腹羊膜腔穿刺注入依沙吖啶引产。

2. 羊水过少合并正常胎儿

（1）终止妊娠：妊娠已足月，应终止妊娠。合并胎盘功能不良、胎儿窘迫或破膜时羊水少且胎粪严重污染，估计短时间不能结束分娩，应行剖宫产术，能显著降低围生儿死亡率。胎儿贮备力尚好，无明显宫内缺氧，人工破膜后密切观察产程进展，连续监测胎心变化，观察羊水性状。

（2）增加羊水量期待治疗：妊娠未足月，胎肺不成熟，应行增加羊水量期待治疗，延长孕周。经羊膜腔灌注液体解除脐带受压，能使胎心变异减速发生率、羊水胎粪污染率及剖宫产率降低，提高围生儿存活率。羊膜腔灌注的具体方法：常规消毒腹部皮肤，在 B 型超声引导下行羊膜腔穿刺，以每分钟 10～15 ml 速度输入 37℃ 0.9% 氯化钠注射液 200～300 ml。与此同时，应选用宫缩抑制剂预防流产或早产。

（高帆）

第九章 胎儿发育异常及死胎

第一节 胎儿生长受限

胎儿生长受限（fetal growth restriction，FGR）是指胎儿受各种不利因素影响，未能达到其潜在所应有的生长速率。表现为足月胎儿出生体重 < 2 500 g；或胎儿体重低于同孕龄平均体重的两个标准差；或低于同孕龄正常体重的第10百分位数。曾称为胎儿宫内发育迟缓，因迟缓有描述智力功能落后之嫌，故弃用。其发病率3% ～ 10%，我国发病率平均6.39%。胎儿生长受限围生儿患病率和死亡率均高于正常体重儿，对远期体格与智能发育也有一定影响。

一、病因

影响胎儿生长的因素，包括母亲营养供应、胎盘转运和胎儿遗传潜能。其病因复杂，约40%患者病因尚不明确。主要危险因素有：

1. 孕妇因素 最常见，占50% ～ 60%。

（1）营养因素：孕妇偏食、妊娠剧吐以及摄入蛋白质、维生素及微量元素不足，胎儿出生体重与母体血糖水平呈正相关。

（2）妊娠并发症与合并症：并发症如妊娠期高血压疾病、多胎妊娠、前置胎盘、胎盘早剥、过期妊娠、妊娠期肝内胆汁淤积症等，合并症如心脏病、慢性高血压、肾炎、贫血、抗磷脂抗体综合征等，均可使胎盘血流量减少，灌注下降。

（3）其他：孕妇年龄、地区、体重、身高、经济状况、子宫发育畸形、吸烟、吸毒、酗酒、宫内感染、母体接触放射线或有毒物质等。

2. 胎儿因素 研究证实，生长激素、胰岛素样生长因子、瘦素等调节胎儿生长的物质在脐血中降低，可能会影响胎儿内分泌和代谢。胎儿基因或染色体异常、先天发育异常时，也常伴有胎儿生长受限。

3. 胎盘因素 胎盘各种病变导致子宫胎盘血流量减少，胎儿血供不足。

4. 脐带因素 脐带过长、脐带过细（尤其近脐带根部过细）、脐带扭转、脐带打结等。

二、分类及临床表现

胎儿发育分三阶段。第一阶段（妊娠17周之前）：主要是细胞增殖，所有器官的细胞数目均增加。第二阶段（妊娠17 ～ 32周）：细胞继续增殖并增大。第三阶段（妊娠32周之后）：细胞增生肥大为其主要特征，胎儿突出表现为糖原和脂肪沉积。胎儿生长受限根据其发生时间、胎儿体重以及病因分为3类：

1. 内因性均称型FGR 属于原发性胎儿生长受限。在胎儿发育的第一阶段，抑制生长因素即发生作用。因胎儿在体重、头围和身长三方面均受限，头围与腹围均小，故称均称型。其病因包括基因或染色体异常、病毒感染、接触放射性物质及其他有毒物质。

特点：体重、身长、头径相称，但均小于该孕龄正常值。外表无营养不良表现，器官分化或成熟度与孕龄相符，但各器官的细胞数量均减少，脑重量轻，神经元功能不全和髓鞘形成迟缓；胎盘小，但组织无异常。胎儿无缺氧表现。胎儿出生缺陷发生率高，围生儿病死率高，预后不良。产后新生儿多有脑神经发育障碍，伴小儿智力障碍。

2. 外因性不均称型FGR 属于继发性胎儿生长受限。胚胎早期发育正常，至孕晚期才受到有害因素影响，如合并妊娠期高血压疾病等所致的慢性胎盘功能不全。

特点：新生儿外表呈营养不良或过熟儿状态，发育不均称，身长、头径与孕龄相符而体重偏低。胎儿常有宫内慢性缺氧及代谢障碍，各器官细胞数量正常，但细胞体积缩小，以肝脏为著。胎盘体积正常，但功能下降，伴有缺血缺氧的病理改变，常有梗死、钙化、胎膜黄染等，加重胎儿宫内缺氧，使胎儿在分娩期对缺氧的耐受力下降，导致新生儿脑神经受损。新生儿在出生后躯体发育正常，容易发生低血糖。

3．外因性均称型 FGR 为上述两型的混合型。其病因有母儿双方因素，多系缺乏重要生长因素，如叶酸、氨基酸、微量元素或有害药物影响所致。在整个妊娠期间均产生影响。

特点：新生儿身长、体重、头径均小于该孕龄正常值，外表有营养不良表现。各器官细胞数目减少，导致器官体积均缩小，肝脾严重受累，脑细胞数也明显减少。胎盘小，外观正常。胎儿少有宫内缺氧，但存在代谢不良。新生儿的生长与智力发育常常受到影响。

三、诊断

孕期准确诊断 FGR 并不容易，往往需要在分娩后才能确诊。密切关注胎儿发育情况是提高 FGR 诊断率及准确率的关键。没有高危因素的孕妇应在孕早期明确孕周，并通过孕妇体重和子宫长度的变化，初步筛查出 FGR，进一步经超声检查确诊。有高危因素的孕妇还需从孕早期开始定期行超声检查，根据各项衡量胎儿生长发育指标及其动态情况，及早诊断 FGR。

1．临床指标 测量子宫长度、腹围、体重，推测胎儿大小。

(1) 子宫长度、腹围值连续 3 周测量均在第 10 百分位数以下者，为筛选 FGR 指标，预测准确率达 85% 以上。

(2) 计算胎儿发育指数。胎儿发育指数＝子宫长度 (cm) － 3×（月份＋1），指数在 －3 和 ＋3 之间为正常，小于 －3 提示可能为 FGR；

(3) 于孕晚期，孕妇每周增加体重 0.5 kg。若体重增长停滞或增长缓慢时，可能为 FGR。

2．辅助检查

(1) B 型超声测量：①测头围与腹围比值 (HC/AC)：胎儿头围在孕 28 周后生长减慢，而胎儿体重仍按原速度增长，故只测头围不能准确反映胎儿生长发育的动态变化，应同时测量胎儿腹围和头围 (HC/AC)，比值小于正常同孕周平均值的第 10 百分位数，即应考虑可能为 FGR，有助于估算不均称型 FGR。②测量胎儿双顶径 (BPD)：正常孕妇孕早期每周平均增长 3.6～4.0 mm，孕中期 2.4～2.8 mm，孕晚期 2.0 mm。若能每周连续测量胎儿双顶径，观察其动态变化。发现每周增长＜2.0 mm，或每 3 周增长＜4.0 mm，或每 4 周增长＜6.0 mm，于妊娠晚期双顶径每周增长＜1.7 mm，均应考虑有 FGR 的可能。③羊水量与胎盘成熟度：多数 FGR 出现羊水过少、胎盘老化的 B 型超声图像。

(2) 彩色多普勒超声检查：脐动脉舒张期末波缺失或倒置，对诊断 FGR 意义大。妊娠晚期脐动脉 S/D 比值≤3 为正常值，脐血 S/D 比值升高时，也应考虑有 FGR 的可能。

四、处理

1．寻找病因 对临床怀疑 FGR 的孕妇，应尽可能找出可能的致病原因，如及早发现妊娠期高血压疾病，行 TORCH 感染检查、抗磷脂抗体测定，超声检查排除胎儿先天畸形，必要时脐血穿刺行染色体核型分析。

2．孕期治疗 治疗越早，效果越好，孕 32 周前开始疗效佳，孕 36 周后疗效差。

(1) 一般治疗：卧床休息，均衡膳食，吸氧，左侧卧位改善子宫胎盘血液循环。

(2) 补充营养物质：口服复合氨基酸片 1 片，每日 1～2 次；脂肪乳注射剂 250～500 ml 静脉滴注，3 日一次，连用 1～2 周；10% 葡萄糖注射液 500 ml 加维生素 C 或能量合剂，每日一次，连用 10 日；叶酸 5～10 mg，每日 3 次，连用 15～30 日，适量补充维生素 E、维生素 B 族、钙剂、铁剂、锌剂等；

(3) 药物治疗：β-肾上腺素激动剂能舒张血管、松弛子宫，改善子宫胎盘血流，促进胎儿生长发育，硫酸镁能恢复胎盘正常的血流灌注。丹参能促进细胞代谢、改善微循环、降低毛细血管通透性，有利于维持胎盘功能，用法：右旋糖酐 40 500 ml 加复方丹参注射液 4 ml 静脉滴注。低分子肝素、阿司匹林用于抗磷脂抗体综合征引起 FGR 者有效。

3. 胎儿安危状况监测　NST、胎儿生物物理评分、脐动脉彩色多普勒超声检查以及测定某些胎盘激素和酶等。

4. 产科处理

(1) 继续妊娠指征：胎儿状况良好，胎盘功能正常，妊娠未足月、孕妇无合并症及并发症者，可以在密切监护下妊娠至足月，但不应超过预产期。

(2) 终止妊娠指征：①治疗后 FGR 无改善，胎儿停止生长 3 周以上；②胎盘提前老化，伴有羊水过少等胎盘功能低下表现；③NST、胎儿生物物理评分及脐动脉 S/D 比值测定等，提示胎儿缺氧；④妊娠合并症、并发症病情加重，妊娠继续将危害母婴健康或生命者，均应尽快终止妊娠。一般在孕 34 周左右考虑终止妊娠，如孕周未达 34 周者，应促胎肺成熟后再终止妊娠。

(3) 分娩方式选择：FGR 胎儿对缺氧耐受力差，胎儿胎盘贮备不足，难以耐受分娩过程中子宫收缩时的缺氧状态，应适当放宽剖宫产指征。

1) 阴道产：胎儿情况良好，胎盘功能正常，胎儿成熟，Bishop 宫颈成熟度评分 ≥ 7 分，羊水量及胎位正常，无其他禁忌者，可经阴道分娩；若胎儿难以存活，无剖宫产指征时予以引产。

2) 剖宫产：胎儿病情危重，产道条件欠佳，阴道分娩对胎儿不利，均应行剖宫产结束分娩。

（高帆）

第二节　胎儿先天畸形

胎儿先天畸形是出生缺陷的一种，指胎儿在宫内发生的结构异常。发生原因甚多，主要为遗传、环境、食品、药物、病毒感染、母儿血型不合等。

发生胎儿畸形的孕妇多无不适，诊断的关键在于妊娠期间进行必要的产前超声扫描。据我国卫生部出生缺陷监测机构进行的调查资料，全国出生缺陷总发生率 13.07‰，男性 13.1‰，女性 12.5‰，其缺陷发生顺序为无脑儿、脑积水、开放性脊柱裂、脑脊膜膨出、腭裂、先天性心脏病、21-三体综合征、腹裂、脑膨出。在围生儿死亡中胎儿先天畸形占第一位，因此临床医生对此类疾病应给予关注。

一、无脑儿

无脑儿（anencephalus）是先天畸形胎儿中最常见的一种。女胎比男胎多 4 倍，由于缺少头盖骨，双眼突出，颈短，脑部发育极原始，脑髓暴露，不可能存活。若伴羊水过多常为早产，不伴羊水过多常为过期产。由于 B 型超声诊断准确率提高，现基本能早期诊断。无脑儿有两种类型，一种是脑组织变性坏死突出颅外，另一种是脑组织未发育。

（一）诊断

腹部扪诊时，胎头较小。肛门检查和阴道检查时可扪及凹凸不平的颅底部。无脑儿应与面先露、小头畸形、脑脊膜膨出相区别。

无脑儿垂体及肾上腺发育不良，孕妇尿 E3 值常呈低值。无脑儿脑膜直接暴露在羊水中，使羊水甲胎蛋白呈高值。孕 14 周后，B 型超声探查见不到圆形颅骨光环，头端有不规则"瘤结"。

（二）处理

无脑儿一经确诊应引产。因头小不能扩张软产道而致胎肩娩出困难，有时需耐心等待。也有因伴有脑脊膜膨出造成分娩困难，可行毁胎术或穿刺脑膨出部位放出其内容物后再娩出。

二、脊柱裂

脊柱裂（spinabifida）属脊椎管部分未完全闭合的状态。

脊柱裂有 3 种：①脊椎管缺损，多位于腰骶部，外面有皮肤覆盖，称为隐性脊柱裂，脊髓和脊神经多正常，无神经症状。②两个脊椎骨缺损，脊膜可从椎间孔突出，表面可见皮肤包着的囊，囊大时可含脊膜、脊髓及神经，称为脊髓脊膜膨出，多有神经症状。③形成脊髓部分的神经管缺失，停留在神经褶和神经沟阶段，称为脊髓裂，同时合并脊柱裂。

脊柱在孕 8～9 周开始骨化，如两半椎体不融合则形成脊柱裂，多发生在胸腰段。孕 18～20 周是发现的最佳时机，B 型超声探及某段脊柱两行强回声的间距变宽，或形成角度呈 V 或 W 形，脊柱短小、不完整、不规则弯曲，或伴有不规则的囊性膨出物。严重者应终止妊娠。

三、脑积水

脑积水（hydrocephalus）是指脑室内外有大量脑脊液（500～3 000 ml）蓄积于颅腔内，致颅缝明显变宽，颅腔体积增大，囟门显著增大，常压迫正常脑组织。脑积水常伴有脊柱裂、足内翻等畸形。脑积水可致梗阻性难产、子宫破裂、生殖道瘘等，对母亲有严重危害。

（一）诊断

在耻骨联合上方触到宽大、骨质薄软、有弹性的胎头。且大于胎体并高浮，跨耻征阳性。阴道检查盆腔空虚，胎先露部过高，颅缝宽，颅骨软而薄，囟门大且紧张，胎头有如乒乓球感觉。B 型超声检查：孕 20 周后，颅内大部分被液性暗区占据，中线漂动，胎头周径明显大于腹周径，应考虑为脑积水。

（二）处理

因胎儿不能正常生长，处理时应以产妇免受伤害为原则。头先露，确诊后引产，宫口扩张 3 cm 时行颅内穿刺放液，或临产前 B 型超声监视下经腹行脑室穿刺放液，缩小胎头娩出胎儿。

四、联体儿

联体儿（conjoined twins）极少见，系单卵双胎在孕早期发育过程中未能分离，或分离不完全所致，多数性别相同。分为：①相等联体儿：头部、胸部、腹部等联体。②不等联体儿：常为寄生胎。腹部检查不易与双胎妊娠相区别。B 型超声诊断不困难。处理原则：一旦发现为联体儿，应尽早终止妊娠。足月妊娠应行剖宫产术。

（高帆）

第三节 死胎

妊娠 20 周后胎儿在子宫内死亡，称为死胎（fetal death）。胎儿在分娩过程中死亡，称为死产（stillbirth），亦是死胎的一种。

一、病因

1. 胎盘及脐带因素 如前置胎盘、胎盘早剥、脐带帆状附着、血管前置、急性绒毛膜羊膜炎、脐带过短、脐带根部过细、脐带打结、脐带扭转、脐带脱垂、脐带绕颈缠体等，胎盘大量出血或脐带异常，导致胎儿宫内缺氧。

2. 胎儿因素 如胎儿严重畸形、胎儿生长受限、胎儿宫内感染、严重遗传性疾病、母儿血型不合等。

3. 孕妇因素 严重的妊娠合并症、并发症，如妊娠期高血压疾病、抗磷脂抗体综合征、过期妊娠、糖尿病、慢性肾炎、心血管疾病、全身和腹腔感染、各种原因引起的休克等。子宫局部因素有：子宫张力过大或收缩力过强、子宫肌瘤、子宫畸形、子宫破裂等致局部缺血而影响胎盘、胎儿。

二、临床表现

死胎在宫腔内停留过久能引起母体凝血功能障碍。胎儿死亡后约 80% 在 2～3 周内自然娩出，若死亡后 3 周胎儿仍未排出，退行性变的胎盘组织释放凝血活酶进入母血循环，激活血管内凝血因子，引起弥散性血管内凝血（DIC），消耗血中纤维蛋白原及血小板等凝血因子。胎死宫内 4 周以上，DIC 发生机会明显增多，可引起分娩时的严重出血。

三、诊断

孕妇自觉胎动停止，子宫停止增长，检查时听不到胎心，子宫大小与停经周数不符，B型超声检查胎心和胎动消失。胎儿死亡过久见颅板塌陷，颅骨重叠，呈袋状变形。

四、处理

死胎一经确诊，应尽早引产，经羊膜腔注入依沙吖啶引产。或用地诺前列酮促宫颈成熟，再用缩宫素静脉滴注引产。应严密观察，防止并发症。产后仔细检查胎盘、脐带及胎儿，寻找死胎发生的原因。

胎儿死亡 4 周尚未排出者，应行凝血功能检查。若纤维蛋白原＜1.5 g/L，血小板＜100×10^9/L 时，可用肝素治疗，剂量为每次 0.5 mg/kg，每 6 小时给药一次。用药期间以试管凝血时间监测。一般用药 24～48 小时后，可使纤维蛋白原和血小板恢复到有效止血水平，然后再引产，并备新鲜血，注意预防产后出血和感染。

（高帆）

第十章　胎儿窘迫与胎膜早破

第一节　胎儿窘迫

胎儿窘迫(fetal distress)是指胎儿在子宫内因急性或慢性缺氧危及其健康和生命的综合症状,发病率为2.7%～38.5%。急性胎儿窘迫多发生在分娩期;慢性胎儿窘迫常发生在妊娠晚期,慢性胎儿窘迫在临产后往往表现为急性胎儿窘迫。

一、病因

母体血液含氧量不足、母胎间血氧运输及交换障碍、胎儿自身因素异常,均可导致胎儿窘迫。

1. 胎儿急性缺氧　系因母胎间血氧运输及交换障碍或脐带血循环障碍所致。常见因素有:①前置胎盘、胎盘早剥;②脐带异常,如脐带绕颈、脐带真结、脐带扭转、脐带脱垂、脐带血肿、脐带过长或过短、脐带附着于胎膜等;③母体严重血循环障碍致胎盘灌注急剧减少,如各种原因导致休克等;④缩宫素使用不当,造成过强及不协调宫缩,宫内压长时间超过母血进入绒毛间隙的平均动脉压;⑤孕妇应用麻醉药及镇静剂过量,抑制呼吸。

2. 胎儿慢性缺氧　①母体血液含氧量不足,如合并先天性心脏病或伴心功能不全、肺部感染、慢性肺功能不全、哮喘反复发作及重度贫血等;②子宫胎盘血管硬化、狭窄、梗死,使绒毛间隙血液灌注不足,如妊娠期高血压疾病、妊娠合并慢性高血压、慢性肾炎、糖尿病、过期妊娠等;③胎儿严重的心血管疾病、呼吸系统疾病,胎儿畸形,母儿血型不合,胎儿宫内感染、颅内出血及颅脑损伤,致胎儿运输及利用氧能力下降等。

二、病理生理变化

胎儿对宫内缺氧有一定的代偿能力。轻度缺氧时,二氧化碳蓄积及呼吸性酸中毒使交感神经兴奋,肾上腺儿茶酚胺及肾上腺素分泌增多,致血压升高、胎心率加快。重度缺氧时,转为迷走神经兴奋,心功能失代偿,心率由快变慢。无氧糖酵解增加,丙酮酸及乳酸堆积,胎儿血pH值下降,出现混合性酸中毒。缺氧使肠蠕动亢进,肛门括约肌松弛,胎粪排出污染羊水,呼吸运动加深,羊水吸入,出生后可出现新生儿吸入性肺炎。缺氧使肾血管收缩,血流量减少,胎儿尿形成减少而致羊水量减少。妊娠期慢性缺氧使胎儿生长受限,分娩期急性缺氧可发生缺血缺氧性脑病及脑瘫等终生残疾。

三、临床表现及诊断

1. 急性胎儿窘迫　主要发生在分娩期。多因脐带异常、前置胎盘、胎盘早剥、宫缩过强、产程延长及休克等引起。

(1) 胎心率异常:胎心率变化是急性胎儿窘迫的重要征象。正常胎心率为120～160 bpm,规律。缺氧早期,胎心率于无宫缩时加快,>160 bpm;缺氧严重时胎心率<120 bpm。胎儿电子监护可出现多发晚期减速、重度变异减速;胎心率<100 bpm,基线变异<5 bpm,伴频繁晚期减速提示胎儿缺氧严重,可随时胎死宫内。

(2) 羊水胎粪污染:根据程度不同,羊水污染分3度:Ⅰ度浅绿色,常见胎儿慢性缺氧;Ⅱ度深绿色或黄绿色,提示胎儿急性缺氧;Ⅲ度呈棕黄色,稠厚,提示胎儿缺氧严重。当胎先露部固定,胎心率<100 bpm而前羊水清时,应在无菌条件下,在宫缩间歇时稍向上推胎先露部,观察后羊水性状。

(3) 胎动异常:缺氧初期为胎动频繁,继而减弱及次数减少,进而消失。

(4) 酸中毒:采集胎儿头皮血进行血气分析,若pH<7.20(正常值7.25～7.35),PO_2<10 mmHg(正常值15～30 mmHg),PCO_2>60 mmHg(正常值35～55 mmHg),可诊断为胎儿酸中毒。

2. 慢性胎儿窘迫　主要发生在妊娠末期,常延续至临产并加重。多因妊娠期高血压疾病、慢性肾炎、糖尿病等所致。

（1）胎动减少或消失：胎动＜ 10 次／ 12 h 为胎动减少，为胎儿缺氧的重要表现，临床常见胎动消失 24 小时后胎心消失，应予警惕。监测胎动的方法：嘱孕妇每日早、中、晚自行计数胎动各 1 小时，3 小时胎动之和乘以 4 得到 12 小时的胎动计数。胎动过频或胎动减少均为胎儿缺氧征象，每日监测胎动可预测胎儿安危。

（2）胎儿电子监护异常：胎儿缺氧时，胎心率可出现下述异常情况：① NST 无反应型：即持续监护 20 ～ 40 分钟，胎动时胎心率加速≤ 15 bpm，持续时间≤ 15 秒；②在无胎动与宫缩时，胎心率＞ 180 bmp 或＜ 120 bpm 持续 10 分钟以上；③基线变异频率＜ 5 bpm；④ OCT 可见频繁重度变异减速或晚期减速。

（3）胎儿生物物理评分低：根据 B 型超声监测胎动、胎儿呼吸运动、胎儿肌张力、羊水量及胎儿电子监护 NST 结果进行综合评分（每项 2 分）：≤ 3 分提示胎儿窘迫，4 ～ 7 分为胎儿可疑缺氧。

（4）胎盘功能低下：24 小时尿雌三醇（E_3）＜ 10 mg 或连续监测减少＞ 30%，尿雌激素／肌酐比值＜ 10；妊娠特异 p1 糖蛋白（SP_1）＜ 100 mg/L；胎盘生乳素＜ 4 mg/L，均提示胎盘功能不良。

（5）羊水胎粪污染：羊膜镜检查见羊水呈浅绿色、深绿色及棕黄色。

四、处理

1. 急性胎儿窘迫　应采取果断措施，改善胎儿缺氧状态。

（1）一般处理：左侧卧位。应用面罩或鼻导管给氧，10 L/min，吸氧 30 分／次，间隔 5 分钟。纠正脱水、酸中毒及电解质紊乱。

（2）病因治疗：若为不协调性子宫收缩过强，因缩宫素使用不当，应停用缩宫素，并给予单次静脉或皮下注射特布他林，或哌替啶 100 mg 肌内注射，也可给予硫酸镁肌内注射或静脉滴注抑制宫缩。若为羊水过少，有脐带受压征象，可经腹羊膜腔输液。

（3）尽快终止妊娠

1）宫口未开全：应立即行剖宫产，指征有：①胎心率＜ 120 bpm 或＞ 180 bpm，伴羊水污染Ⅱ度；②羊水污染Ⅲ度，伴羊水过少；③胎儿电子监护 CST 或 OCT 出现频繁晚期减速或重度变异减速；④胎儿头皮血 pH ＜ 7.20。

2）宫口开全：骨盆各径线正常，胎头双顶径已达坐骨棘平面以下，应尽快经阴道助娩。无论阴道分娩或剖官产均需做好新生儿窒息抢救准备。

2. 慢性胎儿窘迫　应针对病因，根据孕周、胎儿成熟度及胎儿缺氧程度决定处理。

（1）一般处理：左侧卧位。定时吸氧，每日 2 ～ 3 次，每次 30 分钟。积极治疗妊娠合并症及并发症。

（2）期待疗法：孕周小，估计胎儿娩出后存活可能性小，尽量保守治疗以期延长胎龄，同时促胎肺成熟，争取胎儿成熟后终止妊娠。

（3）终止妊娠：妊娠近足月，胎动减少，OCT 出现频繁晚期减速或重度变异减速、胎儿生物物理评分＜ 3 分者，均应行剖宫产术终止妊娠。

（屈兴玲）

第二节　胎膜早破

在临产前胎膜破裂，称为胎膜早破（premature rupture of membrane，PROM）。妊娠满 37 周后的胎膜早破发生率 10%；妊娠不满 37 周的胎膜早破发生率 2.0% ～ 3.5%。孕周越小，围生儿预后越差，胎膜早破可引起早产、脐带脱垂及母儿感染。

一、病因

导致胎膜早破的因素很多，常是多因素所致。常见因素有：

1. **生殖道病原微生物上行性感染** 引起胎膜炎，使胎膜局部张力下降而破裂。

2. **羊膜腔压力增高** 常见于双胎妊娠、羊水过多及妊娠晚期性交。

3. **胎膜受力不均** 头盆不称、胎位异常使胎先露部不能衔接，前羊水囊所受压力不均，导致胎膜破裂。

4. **营养因素** 缺乏维生素C、锌及铜，可使胎膜抗张能力下降，易引起胎膜早破。

5. **宫颈内口松弛** 常因手术创伤或先天性宫颈组织结构薄弱，使宫颈内口松弛，前羊水囊楔入，受压不均，加之此处胎膜接近阴道，缺乏宫颈黏液保护，易受病原微生物感染，导致胎膜早破。

6. **细胞因子** IL-6、IL-8、TNF-α升高，可激活溶酶体酶，破坏羊膜组织导致胎膜早破。

二、诊断

1. **临床表现** 孕妇突感有较多液体从阴道流出，有时可混有胎脂及胎粪，无腹痛等其他产兆。肛诊将胎先露部上推，见阴道流液量增加。阴道窥器检查见阴道后穹隆有羊水积聚或有羊水自宫口流出，即可确诊胎膜早破。伴羊膜腔感染时，阴道流液有臭味，并有发热、母儿心率增快、子宫压痛、白细胞计数增多、C-反应蛋白升高。隐匿性羊膜腔感染时，无明显发热，但常出现母儿心率增快。

2. **辅助检查**

(1) 阴道液pH值测定：正常阴道液pH值为4.5～5.5，羊水pH值为7.0～7.5。若pH≥6.5，提示胎膜早破，准确率90%。血液、尿液、宫颈黏液、精液及细菌污染可出现假阳性。

(2) 阴道液涂片检查：阴道液置于载玻片上，干燥后镜检可见羊齿植物叶状结晶为羊水，准确率95%。用0.5%硫酸尼罗蓝染色，于镜下见橘黄色胎儿上皮细胞，用苏丹Ⅲ染色见黄色脂肪小粒，均可确定为羊水。

(3) 羊膜镜检查：可直视胎先露部，看不到前羊膜囊，即可诊断为胎膜早破。

(4) 胎儿纤维结合蛋白（fetal fibronectin, fFN）测定：fFN是胎膜分泌的细胞外基质蛋白。当宫颈及阴道分泌物内fFN含量>0.05 mg/L时，胎膜抗张能力下降，易发生胎膜早破。

(5) 羊膜腔感染检测：①羊水细菌培养；②羊水涂片革兰染色检查细菌；③羊水白细胞IL-6测定：IL-6≥7.9 ng/ml，提示羊膜腔感染；④血C-反应蛋白>8 mg/L，提示羊膜腔感染。

(6) 超声检查：羊水量减少可协助诊断。

三、对母儿影响

1. **对母体影响** 破膜后，阴道内的病原微生物易上行感染，感染程度与破膜时间有关，若破膜超过24小时，感染率增加5～10倍。若突然破膜，有时可引起胎盘早剥。羊膜腔感染易发生产后出血。

2. **对胎儿影响** 胎膜早破时常诱发早产，早产儿易发生呼吸窘迫综合征。并发绒毛膜羊膜炎时，易引起新生儿吸入性肺炎，严重者发生败血症、颅内感染等危及新生儿生命。脐带受压、脐带脱垂可致胎儿窘迫。破膜时孕周越小，胎肺发育不良发生率越高。

四、治疗

1. **期待疗法** 适用于妊娠28～35周、胎膜早破不伴感染、羊水平段≥3 cm者。

(1) 一般处理：绝对卧床，保持外阴清洁，避免不必要的肛诊及阴道检查，密切观察产妇体温、心率、宫缩、阴道流液性状和血白细胞计数。

(2) 预防性应用：破膜超过12小时，应给予抗生素预防感染。

(3) 子宫收缩抑制剂的应用：有宫缩者，静脉滴注硫酸镁等。

(4) 促胎肺成熟：妊娠35周前，应给予倍他米松12 mg，静脉滴注，每日1次，共2次，或地塞米松 10 mg 静脉滴注，每日 1 次，共 2 次。

2．终止妊娠

（1）经阴道分娩：妊娠 35 周后，胎肺成熟，宫颈成熟，无禁忌证可引产。

（2）剖宫产：胎头高浮，胎位异常，宫颈不成熟，胎肺成熟，明显羊膜腔感染，伴有胎儿窘迫，抗感染同时行剖宫产术终止妊娠，作好新生儿复苏准备。

五、预防

加强围生期卫生宣教与指导，妊娠后期禁止性生活，避免突然腹压增加。积极预防与治疗下生殖道感染及牙周炎，补充足量的维生素、钙、锌及铜等营养素。宫颈内口松弛者，于妊娠 14 ～ 16 周行宫颈环扎术并卧床休息。

（屈兴玲）

第十一章 妊娠特有疾病

第一节 妊娠期高血压疾病

妊娠期高血压疾病（hypertensive disorders in pregnancy）是妊娠期特有的疾病。发病率我国 9.4% ～ 10.4%，国外 7% ～ 12%。本病命名强调生育年龄妇女发生高血压、蛋白尿症状与妊娠之间的因果关系。多数病例在妊娠期出现一过性高血压、蛋白尿症状，分娩后即随之消失。该病严重影响母婴健康，是孕产妇和围生儿病率及死亡率的主要原因。

一、高危因素与病因

1. 高危因素 流行病学调查发现如下高危因素：初产妇、孕妇年龄过小或大于 35 岁、多胎妊娠、妊娠期高血压病史及家族史、慢性高血压、慢性肾炎、抗磷脂抗体综合征、糖尿病、肥胖、营养不良、低社会经济状况，均与妊娠期高血压疾病发病风险增加密切相关。

2. 病因 妊娠期高血压疾病至今病因不明，多数学者认为当前较合理的原因如下：

（1）异常滋养层细胞侵入子宫肌层：研究认为子痫前期患者胎盘有不完整的滋养层细胞侵入子宫动脉，蜕膜血管与血管内滋养母细胞并存，子宫螺旋动脉发生广泛改变，包括血管内皮损伤、组成血管壁的原生质不足、肌内膜细胞增殖及脂类首先在肌内膜细胞其次在巨噬细胞中积聚，最终发展为动脉粥样硬化。动脉粥样硬化将导致动脉瘤性扩张，使螺旋动脉不能适应常规功能，同时动脉粥样硬化导致螺旋动脉腔狭窄、闭锁，引起胎盘血流量灌注减少，引发妊娠期高血压疾病一系列症状。

（2）免疫机制：妊娠被认为是成功的自然同种异体移植。胎儿在妊娠期内不受排斥是因胎盘的免疫屏障作用、母体内免疫抑制细胞及免疫抑制物的作用。

研究发现子痫前期呈间接免疫，镜下确定胎盘母体面表现急性移植排斥，针对胎盘抗原性形成的封闭抗体下降，使胎盘局部免疫反应与滋养细胞表达 TCX 抗原形成的保护性作用减弱。本病患者妊娠 12 ～ 24 周辅助性 T 细胞明显低于正常孕妇，血清 Th1/Th2 不平衡，Th2 呈高水平，从而使巨噬细胞被激活释放细胞因子如 TNF-α、IL-1，使血液中血小板源性生长因子、内皮素、纤溶酶原激活物抑制物 -1 等含量增加，造成毛细血管高凝状态及毛细血管通透性增加。子痫前期孕妇组织相容性抗原 $HLA-DR_4$ 明显高于正常孕妇。$HLA-DR_4$ 在妊娠期高血压疾病发病中的作用可能为：①直接作为免疫基因，通过免疫基因产物如抗原影响巨噬细胞呈递抗原；②与疾病致病基因连锁不平衡；③使母胎间抗原呈递及识别功能降低，导致封闭抗体产生不足，最终导致妊娠期高血压疾病的发生。

（3）血管内皮细胞受损：炎性介质如肿瘤坏死因子、白细胞介素 -6、极低密度脂蛋白等可能促成氧化应激，导致类脂过氧化物持续生成，产生大量毒性因子，引起血管内皮损伤，改变笑气产物，干扰前列腺素平衡。当血管内皮细胞受损时血管舒张因子前列环素（prostacyclin，PGI_2）分泌减少，由血小板分泌的血栓素 A_2（thrombinxone-A_2，TXA_2）增加，导致前列环素与血栓素 A2 比例下降，提高血管紧张素 II 的敏感性，使血压升高，导致一系列病理变化。研究认为这些炎性介质、毒性因子可能来源于胎盘及蜕膜。因此胎盘血管内皮损伤可能先于全身其他脏器。

（4）遗传因素：妊娠期高血压疾病的家族多发性提示遗传因素与该病发生有关。研究发现血管紧张素原基因变异 T_{235} 的妇女妊娠期高血压疾病的发生率较高。也有发现妇女纯合子基因突变有异常滋养细胞浸润。遗传性血栓形成可能发生子痫前期。单基因假设能够解释子痫前期的发生，但多基因遗传也不能排除。

（5）营养缺乏：已发现多种营养如低清蛋白血症、钙、镁、锌、硒等缺乏与子痫前期发生发展有关。研究发现妊娠期高血压疾病患者细胞内钙离子升高，血清钙下降，导致血管平滑肌细胞收缩，血压上升。对有高危因素的孕妇自孕 20 周起每日补钙 2 g 可降低妊娠期高血压疾病的发生率；硒可防止机体受脂质过氧化物的损害，提高机体的免疫功能，维持细胞膜的完整性，避免血管壁损伤。血硒下降可使前列环素合成减少，血栓素 A_2 增加；锌在核酸和蛋白质的合成中有重要作用；维生素 E 和维生素 C 均为抗氧化剂，可抑制磷脂过氧化作用，减轻内皮细胞的损伤。若自孕 16 周开始每日补充维生素 E 400 U 和维生素 C 100 mg 可使妊娠期高血压疾病的发生率下降 18%。

(6) 胰岛素抵抗：近年研究发现妊娠期高血压疾病患者存在胰岛素抵抗，高胰岛素血症可导致 NO 合成下降及脂质代谢紊乱，影响前列腺素 E_2 的合成，增加外周血管的阻力，升高血压。因此认为胰岛素抵抗与妊娠期高血压疾病的发生密切相关，但尚需进一步研究。其他因素如血清抗氧化剂活性、血浆高半胱氨酸浓度等的作用仍在研究。

二、病理生理变化及对母儿影响

本病基本病理生理变化是全身小血管痉挛，全身各系统各脏器灌流减少，对母儿造成危害，甚至导致母儿死亡。

1. **脑**　脑血管痉挛，通透性增加，脑水肿、充血、局部缺血、血栓形成及出血等。CT 检查脑皮质呈现低密度区，并有相应的局部缺血和点状出血，此病理改变与脑梗死区相关，并与昏迷及视力下降、失明相关。大范围脑水肿所致中枢神经系统症状主要表现为感觉迟钝、混乱。个别患者可出现昏迷，甚至发生脑疝。子痫前期脑血管阻力和脑灌注压均增加。子痫时脑血流可呈一侧灌注压正常，另一侧明显增加，高灌压可致明显头痛。研究认为子痫与脑血管自身调节功能丧失相关。

2. **肾脏**　肾小球扩张，内皮细胞肿胀，纤维素沉积于内皮细胞。血浆蛋白自肾小球漏出形成蛋白尿，蛋白尿的多少标志着妊娠期高血压疾病的严重程度。由于血管痉挛，肾血流量及肾小球滤过量下降，导致血浆尿酸浓度升高，血浆肌酐上升约为正常的 2 倍。肾脏功能严重损害可致少尿及肾衰竭，病情严重时由于肾实质损害，血浆肌酐可达到正常妊娠的数倍，甚至超过 2～3 mg/dl，若伴肾皮质坏死，肾功能损伤将无法逆转。

3. **肝脏**　子痫前期可出现肝功能异常，如磺溴酞钠分泌时间延长，各种转氨酶水平升高。血浆碱性磷酸酶升高。肝脏的特征性损伤是门静脉周围出血，严重时门静脉周围坏死。肝包膜下血肿形成，亦可发生肝破裂危及母儿生命。

4. **心血管**　血管痉挛，血压升高，外周阻力增加，心肌收缩力和射血阻力（即心脏后负荷）增加，心排出量明显减少，心血管系统处于低排高阻状态，心室功能处于高动力状态，加之内皮细胞活化使血管通透性增加，血管内液进入细胞间质，导致心肌缺血、间质水肿、心肌点状出血或坏死、肺水肿，严重时导致心力衰竭。

5. **血液**

(1) 容量：由于全身小血管痉挛，血管壁渗透性增加，血液浓缩，大部分患者血容量在妊娠晚期不能像正常孕妇增加 1 500 ml 达到 5 000 ml，血细胞比容上升。当血细胞比容下降时，多合并贫血或红细胞受损或溶血。

(2) 凝血：妊娠期高血压疾病患者伴有一定量的凝血因子缺乏或变异所致的高凝血状态，特别是重症患者可发生微血管病性溶血，主要表现血小板减少，血小板 $< 100 \times 10^9/L$，肝酶升高、溶血（即 HELLP 综合征），反映凝血功能的严重损害及疾病的严重程度。子痫前期或子痫出现微血管病性溶血，可伴有红细胞破坏的表现，即碎片状溶血，其特征为溶血、裂红细胞、球形红细胞、网状红细胞增多、血红蛋白尿及血红蛋白症。

6. **内分泌及代谢**　由于血浆孕激素转换酶增加，妊娠晚期盐皮质激素、去氧皮质酮升高可致钠潴留，以蛋白尿为特征的上皮受损降低血浆胶体渗透压，患者细胞外液可超过正常妊娠，但水肿与妊娠期高血压疾病的严重程度及预后关系不大。通常电解质与正常妊娠无明显差异。子痫抽搐后，乳酸性酸中毒及呼吸代偿性的二氧化碳丢失可致血中碳酸盐浓度降低，患者酸中毒的严重程度与乳酸产生的量及其代谢率以及呼出的二氧化碳有关。

7. 子宫胎盘血流灌注 血管痉挛导致胎盘灌流下降。异常滋养层细胞侵入使螺旋动脉平均直径仅为正常孕妇螺旋动脉直径 2/5，加之伴有内皮损害及胎盘血管急性动脉粥样硬化，使胎盘功能下降，胎儿生长受限，胎儿窘迫。若胎盘床血管破裂可致胎盘早剥，严重时母儿死亡。

三、分类与临床表现

妊娠期高血压疾病分类与临床表现见表 5。

表 5 妊娠期高血压疾病分类及临床表现

分类	临床表现
妊娠期高血压 (gestational hypertension)	妊娠期首次出现 BP ≥ 140/90 mmHg，并于产后 12 周恢复正常；尿蛋白（一）；少数患者可伴有上腹部不适或血小板减少。产后方可确诊
子痫前期 (preeclampsia)	
轻度	妊娠 20 周以后出现 BP ≥ 140/90 mmHg；尿蛋白 ≥ 0.3 g/24 h 或随机尿蛋白（+）；可伴有上腹不适、头痛等症状
重度	BP ≥ 160/110 mmHg；尿蛋白 ≥ 2.0 g/24 h 或随机尿蛋白 ≥（++）；血清肌酐 > 106 μmol/L，血小板 > 100×10⁹/L；血 LDH 升高；血清 ALT 或 AST 升高；持续性头痛或其他脑神经或视觉障碍；持续性上腹不适
子痫 (eclampsia)	子痫前期孕妇抽搐不能用其他原因解释
慢性高血压并发子痫前期 (preeclampsiasuperimposed upon chronic hypertension)	高血压孕妇妊娠 20 周以前无尿蛋白，若出现尿蛋白 ≥ 0.3g/24 h；高血压孕妇妊娠 20 周后突然尿蛋白增加或血压进一步升高或血小板 < 100×10⁹/L
妊娠合并慢性高血压 (chronic hypertension complicating pregnancy)	妊娠前或妊娠 20 周前舒张压 ≥ 90 mmHg（除外滋养细胞疾病），妊娠期无明显加重；或妊娠 20 周后首次诊断高血压并持续到产后 12 周后

● 通常正常妊娠、贫血及低蛋白血症均可发生水肿，妊娠期高血压疾病之水肿无特异性，因此不能作为其诊断标准及分类依据

● 血压较基础血压升高 30/15 mmHg，然而低于 140/90 mmHg 时，不作为诊断依据，但必须严密观察

● 重度子痫前期是妊娠 20 周后出现高血压、蛋白尿且伴随以下至少一种临床症状或体征者，见表 6。

子痫前可有不断加重的重度子痫前期，但子痫也可发生于血压升高不显著、无蛋白尿或水肿病例。通常产前子痫较多，约 25% 子痫发生于产后 48 小时。

子痫抽搐进展迅速，前驱症状短暂，表现为抽搐、面部充血、口吐白沫、深昏迷；随

之深部肌肉僵硬，很快发展成典型的全身高张阵挛惊厥、有节律的肌肉收缩和紧张，持续约 1～1.5 分钟，其间患者无呼吸动作；此后抽搐停止，呼吸恢复，但患者仍昏迷，最后意识恢复，但困惑、易激惹、烦躁。

表 6　重度子痫前期的临床症状和体征

收缩压 ≥160～180 mmHg 或舒张压 ≥110 mmHg
24 小时尿蛋白 >5.0 g 或随机尿蛋白（+++）以上
中枢神经系统功能障碍
精神状态改变和严重头痛（频发，常规镇痛药不缓解）
脑血管意外
视力模糊，眼底点状出血，极少数患者发生皮质性盲
肝细胞功能障碍，肝细胞损伤，血清转氨酶至少升高 2 倍
上腹部或右上象限痛等肝包膜肿胀症状，肝被膜下出血或肝破裂
少尿，24 小时尿量 <500 ml
肺水肿，心力衰竭
血小板 $<100 \times 10^9$/L
凝血功能障碍
微血管病性溶血（血 LDH 升高）
胎儿生长受限，羊水过少，胎盘早剥

四、诊断

根据病史、临床表现、体征及辅助检查即可作出诊断，同时应注意有无并发症及凝血机制障碍。

1. 病史　患者有本病的高危因素及上述临床表现，特别应注意有无头痛、视力改变、上腹不适等。

2. 高血压　高血压的定义是持续血压升高至收缩压 ≥140 mmHg 或舒张压 ≥90 mmHg。舒张压不随患者情绪变化而剧烈变化是妊娠期高血压诊断和评估预后的一个重要指标。若间隔 4 小时或 4 小时以上的两次测量舒张压 ≥90 mmHg，可诊断高血压。为确保测量准确性，袖带应环绕上臂周长至少 3/4，否则测量值偏高；若上臂直径超过 30 cm，应使用加宽袖带。

3. 尿蛋白　尿蛋白的定义是指 24 小时内尿液中蛋白含量 ≥300 mg 或相隔 6 小时的两次随机尿液蛋白浓度为 30 mg/L（定性+）。蛋白尿在 24 小时内有明显波动，应留取 24 小时尿作定量检查。避免阴道分泌物或羊水污染尿液。泌尿系感染、严重贫血、心力衰竭和难产均可导致蛋白尿。

4. 水肿　体重异常增加是多数患者的首发症状，孕妇体重突然增加 ≥0.9 kg/周，或 2.7 kg/4 周是子痫前期的信号。水肿特点是自踝部逐渐向上延伸的凹陷性水肿，经休息后不缓解。水肿局限于膝以下为"+"，延及大腿为"++"，延及外阴及腹壁为"+++"，全身水肿或伴有腹水为"++++"。

5. 辅助检查

（1）血液检查：包括全血细胞计数、血红蛋白含量、血细胞比容、血黏度、凝血功能，根据病情轻重可反复检查。

（2）肝肾功能测定：肝细胞功能受损可致 ALT、AST 升高。患者可出现清蛋白缺乏为主的低蛋白血症，白/球蛋白比值倒置。肾功能受损时，血清肌酐、尿素氮、尿酸升高，肌酐升高与病情严重程度相平行。尿酸在慢性高血压患者中升高不明显，因此可用于本病与慢性高血压的鉴别诊断。重度子痫前期与子痫应测定电解质与二氧化碳结合力，以早期发现酸中毒并纠正。

(3) 尿液检查:应测尿比重、尿常规,当尿比重 ≥ 1.02。时说明尿液浓缩,尿蛋白(＋)时尿蛋白含量 300 mg/24h,当尿蛋白(＋＋＋＋)时尿蛋白含量 5 g/24 h。尿蛋白检查在重度子痫前期患者应每日一次。

(4) 眼底检查:视网膜小动脉的痉挛程度反映全身小血管痉挛之程度,可反映本病的严重程度。通常眼底检查可见视网膜小动脉痉挛、视网膜水肿、絮状渗出或出血,严重时可发生视网膜脱离。患者可出现视力模糊或失明。

(5) 其他:心电图、超声心动图、胎盘功能、胎儿成熟度检查、脑血流图检查等,视病情而定。

五、鉴别诊断

子痫前期应与慢性肾炎合并妊娠相鉴别,子痫应与癫痫、脑炎、脑肿瘤、脑血管畸形破裂出血、糖尿病高渗性昏迷、低血糖昏迷相鉴别。

六、预测

目前尚无有效、可靠和经济的预测妊娠期高血压疾病的方法。下述方法有一定预测价值,应在妊娠中期进行。预测为阳性者,应密切随诊。

1. 平均动脉压(mean arterial pressure, MAP)测定 此法简单易行。计算公式为 MAP ＝(收缩压＋2× 舒张压)÷3。当 MAP ≥ 85 mmHg 时,表示有发生子痫前期的倾向。当 MAP ≥ 140 mmHg 时,易发生脑血管意外,导致孕妇昏迷或死亡。

2. 翻身试验(roll over test, ROT) 有妊娠期高血压疾病发生倾向的孕妇,血管紧张素Ⅱ的敏感性增加,仰卧时妊娠子宫压迫腹主动脉,血压升高。测定方法为:孕妇左侧卧位测血压直至血压稳定后,翻身仰卧 5 分钟再测血压,若仰卧位舒张压较左侧卧位 ≥ 20 mmHg,提示有发生子痫前期倾向,其阳性预测值 33%。

3. 尿酸测定 孕 24 周血清尿酸值 ＞ 5.9 mg/L,是 33% 子痫前期孕妇的预测值。

4. 血液流变学实验 低血容量及血液黏度高是发生妊娠期高血压病的基础。当血细胞比容 ≥ 0.35,全血黏度 ＞ 3.6,血浆黏度 ＞ 1.6 时,提示有发生子痫前期的倾向。

5. 尿钙测定 妊娠期高血压疾病患者尿钙排泄量明显降低。尿 Ca/Cr 比值降低早于妊娠期高血压疾病的发生,若 ≤ 0.04 有预测子痫前期的价值。

七、预防

做好预防工作,对降低妊娠期高血压疾病的发生、发展有重要作用。

1. 建立健全三级妇幼保健网,开展围妊娠期及围生期保健工作。

2. 加强健康教育,使孕妇掌握孕期卫生的基础知识,自觉进行产前检查。

3. 指导孕妇合理饮食与休息。孕妇应进食富含蛋白质、维生素、铁、钙、镁、硒、锌等微量元素的食物及新鲜蔬果,减少动物脂肪及过量盐的摄入,但不限制盐和液体摄入。保持足够的休息和愉快心情,坚持左侧卧位增加胎盘绒毛的血供。

4. 补钙预防妊娠期高血压疾病。对有妊娠期高血压疾病高危因素者,补钙可预防妊娠期高血压病的发生、发展。国内外研究表明,每日补钙 1 ～ 2 g 能有效降低妊娠期高血压疾病的发生。

八、治疗

妊娠期高血压疾病治疗的目的和原则是争取母体可以完全恢复健康,胎儿生后能够存活,以对母儿影响最小的方式终止妊娠。

1. 妊娠期高血压 可住院也可在家治疗。

(1) 休息:保证充足的睡眠,取左侧卧位,休息不少于 10 小时。左侧卧位可减轻子宫对腹主动脉、下腔静脉的压迫,使回心血量增加,改善子宫胎盘的血供。有研究发现左侧卧位 24 小时可使舒张压降低 10 mmHg。

（2）镇静：对于精神紧张、焦虑或睡眠欠佳者可给予镇静剂。如地西泮 2.5～5 mg，每日 3 次，或 5 mg 睡前口服。

（3）密切监护母儿状态：应询问孕妇是否出现头痛、视力改变、上腹不适等症状。嘱患者每日测体重及血压，每 2 日复查尿蛋白。定期监测血液、胎儿发育状况和胎盘功能。血压继续增高，按轻度子痫前期治疗。

（4）间断吸氧：可增加血氧含量，改善全身主要脏器和胎盘的氧供。

（5）饮食：应包括充足的蛋白质、热量，不限盐和液体，但对于全身水肿者应适当限制盐的摄入。

2. 子痫前期 应住院治疗，防止子痫及并发症发生。治疗原则为休息、镇静、解痉、降压、合理扩容和必要时利尿、密切监测母胎状态、适时终止妊娠。

（1）休息：同妊娠期高血压。

（2）镇静：适当镇静可消除患者的焦虑和精神紧张，达到降低血压，缓解症状及预防子痫发作的作用。

1）地西泮（diazepam）：具有较强的镇静、抗惊厥、肌肉松弛作用，对胎儿及新生儿的影响较小。用法：2.5～5 mg 口服，每日 3 次；或 10 mg 肌内注射或静脉缓慢推入（＞2 分钟）。必要时间隔 15 分钟后重复给药；亦可直肠给药，20 mg 加入 0.9% 氯化钠液保留灌肠。1 小时内用药超过 30 mg 可能发生呼吸抑制，24 小时总量不超过 100 mg。

2）冬眠药物：冬眠药物可广泛抑制神经系统，有助于解痉降压，控制子痫抽搐。用法：①哌替啶 50 mg，异丙嗪 25 mg 肌内注射，间隔 12 小时可重复使用，若估计 6 小时内分娩者应禁用。②哌替啶 100 mg，氯丙嗪 50 mg，异丙嗪 50 mg 加入 10% 葡萄糖 500 ml 内静脉滴注；紧急情况下，可将 1/3 量加入 25% 葡萄糖液 20 ml 缓慢静脉推注（＞5 分钟）。余 2/3 量加入 10% 葡萄糖 250 ml 静脉滴注。由于氯丙嗪可使血压急骤下降，导致肾及子宫胎盘血供减少，导致胎儿缺氧，且对母儿肝脏有一定的损害作用，现仅应用于硫酸镁治疗效果不佳者。

3）其他镇静药物：苯巴比妥钠、异戊巴比妥钠、吗啡等具有较好的抗惊厥、抗抽搐作用，可用于子痫发作时控制抽搐及产后预防或控制子痫发作。由于该药可致胎儿呼吸抑制，分娩 6 小时前宜慎重。

（3）解痉：首选药物为硫酸镁（magnesium sulfate）。

1）作用机制：①镁离子抑制运动神经末梢释放乙酰胆碱，阻断神经肌肉接头间的信息传导，使骨骼肌松弛；②镁离子刺激血管内皮细胞合成前列环素，抑制内皮素合成，降低机体对血管紧张素 II 的反应，从而缓解血管痉挛状态；③镁离子通过阻断谷氨酸通道阻止钙离子内流，解除血管痉挛、减少血管内皮损伤；④镁离子可提高孕妇和胎儿血红蛋白的亲和力，改善氧代谢。

2）用药指征：①控制子痫抽搐及防止再抽搐；②预防重度子痫前期发展成为子痫；③子痫前期临产前用药预防抽搐。

3）用药方案：静脉给药结合肌内注射。①静脉给药：首次负荷剂量 25% 硫酸镁 20 ml 加于 10% 葡萄糖注射液 20 ml 中，缓慢静脉注入，5～10 分钟推完；继之 25% 硫酸镁 60 ml 加入 5% 葡萄糖注射液 500 ml 静脉滴注，滴速为 1～2 g/h。②根据血压情况，决定是否加用肌内注射，用法为 25% 硫酸镁 20 ml 加 2% 利多卡因 2 ml，臀肌深部注射，每日 1～2 次。每日总量为 25～30 g，用药过程中可监测血清镁离子浓度。

4）毒性反应：正常孕妇血清镁离子浓度为 0.75～1 mmol/L，治疗有效浓度为 2～3.5 mmol/L，若血清镁离子浓度超过 5 mmol/L 即可发生镁中毒。首先表现为膝反射减弱或消失，继之出现全身肌张力减退、呼吸困难、复视、语言不清，严重者可出现呼吸肌麻痹，甚至呼吸停止、心脏停搏，危及生命。

5）注意事项：用药前及用药过程中应注意以下事项：定时检查膝腱反射是否减弱或消失；呼吸不少于 16 次 / 分；尿量每小时不少于 25 ml 或每 24 小时不少于 600 ml；硫酸镁治疗时需备钙剂，一旦出现中毒反应，，立即静脉注射 10% 葡萄糖酸钙 10 ml，1 g 葡萄糖酸钙静脉推注可以逆转轻至中度呼吸抑制。肾功能不全时应减量或停用硫酸镁；有条件时监测血镁浓度；产后 24 ～ 48 小时停药。

（4）降压药物：降压的目的是为了延长孕周或改变围生期结局。对于血压 ≥ 160/110 mmHg，或舒张压 ≥ 110 mmHg 或平均动脉压 ≥ 140 mmHg 者，以及原发性高血压、妊娠前高血压已用降压药者，须应用降压药物。降压药物选择的原则：对胎儿无毒副作用，不影响心排出量、肾血浆流量及子宫胎盘灌注量，不致血压急剧下降或下降过低。理想降压至收缩压 140 ～ 155 mmHg，舒张压 90 ～ 105 mmHg。

1）肼屈嗪（hydralazine）：周围血管扩张剂，能扩张周围小动脉，使外周阻力降低，从而降低血压，并能增加心排血量、肾血浆流量及子宫胎盘血流量。降压作用快，舒张压下降较显著。用法：每 15 ～ 20 分钟给药 5 ～ 10 mg，直至出现满意反应（舒张压控制在 90 ～ 100 mmHg）；或 10 ～ 20 mg，每日 2 ～ 3 次口服；或 40 mg 加入 5% 葡萄糖 500 ml 内静脉滴注。有妊娠期高血压疾病性心脏病心力衰竭者，不宜应用此药。妊娠早期慎用。副反应为头痛、心率加快、潮热等。

2）拉贝洛尔（labetalol）：为 α、β 能肾上腺素受体阻断剂，降低血压但不影响肾及胎盘血流量，并可对抗血小板凝集，促进胎儿肺成熟。该药显效快，不引起血压过低或反射性心动过速。用法：100 mg 口服，2 次 / 日，最大量 240 mg/d，或盐酸拉贝洛尔 20 mg 静脉注射，10 分钟后剂量加倍，最大单次剂量 80 mg，直到血压被控制。每日最大总剂量 220 mg。副反应为头皮刺痛及呕吐。

3）硝苯地平（nifedipine）：钙离子通道阻滞剂，可解除外周血管痉挛，使全身血管扩张，血压下降，由于其降压作用迅速，目前不主张舌下含化。用法：10 mg 口服，每日 3 次，24 小时总量不超过 60 mg。其副反应为心悸、头痛，与硫酸镁有协同作用。

4）尼莫地平（nimodipine）：亦为钙离子通道阻滞剂，其优点在于可选择性的扩张脑血管。用法：20 mg 口服，每日 2 ～ 3 次；或 20 ～ 40 mg 加入 5% 葡萄糖 250 ml 中静脉滴注，每日 1 次，每日总量不超过 360 mg，该药副反应为头痛、恶心、心悸及颜面潮红。

5）甲基多巴（methyldopa）：可兴奋血管运动中枢的 α 受体，抑制外周交感神经而降低血压，妊娠期使用效果较好。用法：250 mg 口服，每日 3 次。其副作用为嗜睡、便秘、口干、心动过缓。

6）硝普钠（sodium nitroprusside）：强有力的速效血管扩张剂，扩张周围血管使血压下降。由于药物能迅速通过胎盘进入胎儿体内，并保持较高浓度，其代谢产物（氰化物）对胎儿有毒性作用，不宜在妊娠期使用。分娩期或产后血压过高，应用其他降压药效果不佳时，方考虑使用。用法为 50 mg 加于 5% 葡萄糖注射液 1 000 ml 内，缓慢静脉滴注。用药不宜超过 72 小时。用药期间，应严密监测血压及心率。

7）肾素血管紧张素类药物：可导致胎儿生长受限、胎儿畸形、新生儿呼吸窘迫综合征、新生儿早发性高血压，妊娠期应禁用。

（5）扩容：一般不主张应用扩容剂，仅用于严重的低蛋白血症、贫血，可选用人血清蛋白、血浆、全血等。

（6）利尿药物：一般不主张应用，仅用于全身性水肿、急性心力衰竭、肺水肿、血容量过多且伴有潜在性肺水肿者。常用利尿剂有呋塞米、甘露醇等。

（7）适时终止妊娠：终止妊娠是治疗妊娠期高血压疾病的有效措施。

1）终止妊娠的指征：①子痫前期患者经积极治疗 24 ～ 48 小时仍无明显好转者；②子痫前期患者孕周已超过 34 周；③子痫前期患者孕龄不足 34 周，胎盘功能减退，胎儿已成熟者；④子痫前期患者，孕龄不足 34 周，胎盘功能减退，胎儿尚未成熟者，可用地塞米松促胎肺成熟后终止妊娠；⑤子痫控制后 2 小时可考虑终止妊娠。

2）终止妊娠的方式：①引产：适用于病情控制后，宫颈条件成熟者。先行人工破膜，羊水清亮者，可给予缩宫素静脉滴注引产。第一产程应密切观察产程进展状况，保持产妇安静和充分休息。第二产程应以会阴后一侧切开术、胎头吸引或低位产钳助产缩短产程。第三产程应预防产后出血。产程中应加强母儿安危状况及血压监测，一旦出现头痛、眼花、恶心、呕吐等症状，病情加重，立即以剖宫产结束分娩。②剖宫产：适用于有产科指征者，宫颈条件不成熟，不能在短时间内经阴道分娩，引产失败，胎盘功能明显减退，或已有胎儿窘迫征象者。

3）延长妊娠的指征：①孕龄不足 32 周经治疗症状好转，无器官功能障碍或胎儿情况恶化，可考虑延长孕周。②孕龄 32 ～ 34 周，24 小时尿蛋白定量＜ 5 g；轻度胎儿生长受限、胎儿监测指标良好；羊水轻度过少，彩色多普勒超声测量显示无舒张期脐动脉血返流；重度子痫前期经治疗后血压下降；无症状、仅有实验室检查提示胎儿缺氧经治疗后好转者。

产后子痫多发生于产后 24 小时直至 10 日内，故产后不应放松子痫的预防。

3. 子痫的处理 子痫是妊娠期高血压疾病最严重的阶段，是妊娠期高血压疾病所致母儿死亡的最主要原因，应积极处理。立即左侧卧位减少误吸，开放呼吸道，建立静脉通道。

（1）子痫处理原则：控制抽搐，纠正缺氧和酸中毒，控制血压，抽搐控制后终止妊娠。

1）控制抽搐：① 25% 硫酸镁 20 ml 加于 25% 葡萄糖液 20 ml 静脉推注（＞ 5 分钟），继之以 2 ～ 3 g/h 静脉滴注，维持血药浓度，同时应用有效镇静药物，控制抽搐；② 20% 甘露醇 250 ml 快速静脉滴注降低颅压。

2）血压过高时给予降压药。

3）纠正缺氧和酸中毒：面罩和气囊吸氧，根据二氧化碳结合力及尿素氮值给予适量 4% 碳酸氢钠纠正酸中毒。

4）终止妊娠：抽搐控制后 2 小时可考虑终止妊娠。对于早发性子痫前期治疗效果较好者，可适当延长孕周，但须严密监护孕妇和胎儿。

（2）护理：保持环境安静，避免声光刺激；吸氧，防止口舌咬伤；防止窒息；防止坠地受伤；密切观察体温、脉搏、呼吸、血压、神志、尿量（应保留导尿管监测）等。

（3）密切观察病情变化：及早发现心力衰竭、脑出血、肺水肿、HELLP 综合征、肾衰竭、DIC 等并发症，并积极处理。

九、HELLP 综合征

HELLP 综合征（hemolysis, elevated liver enzymes, and low platelets syndrome, HELLP syndrome）是妊娠期高血压疾病的严重并发症，本病以溶血、肝酶升高及血小板减少为特点，常危及母儿生命。国内报道重度妊娠期高血压疾病患者 HELLP 综合征的发病率约 2.7%，国外为 4% ～ 16%。其高危因素有多产妇、＞ 25 岁和既往不良妊娠史者。

（一）病因与发病机制

本病的主要病理改变与妊娠期高血压疾病相同，如血管痉挛、血管内皮损伤、血小板聚集与消耗、纤维蛋白沉积和终末器官缺血等，但发展为 HELLP 综合征的启动机制尚不清楚。血管内皮细胞损伤可引起管腔内纤维蛋白沉积，使管腔中流动的有形物质和损伤部位接触后遭到破坏，血小板被激活释放出缩血管物质，包括血栓素 A2，内皮素等，导致血管收缩，促使血管内皮进一步损伤，促进血小板凝集，增加了血小板消耗而使血小板减少；红细胞通过内皮损伤的血管和纤维蛋白网沉淀物时变形、破坏而发生溶血；血管内皮损伤，末梢血管痉挛,在门脉周围和(或)肝实质形成局灶性肝细胞坏死、出血和玻璃样物质沉积,肝窦内也有大片纤维素样物质沉着,甚至出现包膜下或肝实质内出血,引起肝酶升高和肝区疼痛,偶可导致肝包膜破裂。

HELLP 综合征的发生可能与自身免疫机制有关,研究表明该病患者血中补体被激活,过敏毒素、C_{3a}、C_{5a} 及终末 C_{5b-9} 补体复合物水平升高,可刺激巨噬细胞、白细胞及血小板合成血管活性物质,使血管痉挛性收缩,内皮细胞损伤引起血小板聚集、消耗,导致血小板减少、溶血及肝酶升高。

(二)对母儿影响

1. 对孕产妇影响 HELLP 综合征孕产妇可并发肺水肿、胎盘早剥、体腔积液、产后出血、弥散性血管内凝血(DIC)、肾衰竭、肝破裂等,剖宫产率高,死亡率明显增高。资料表明,多器官功能衰竭(MODS)及 DIC 是 HELLP 综合征所致最主要的死亡原因。

2. 对胎儿影响 因胎盘供血、供氧不足,胎盘功能减退,导致胎儿生长受限、死胎、死产、早产。

(三)临床表现

常见主诉为右上腹或上腹部疼痛、恶心、呕吐、全身不适等非特异性症状,少数可有轻度黄疸,查体可发现右上腹或上腹肌紧张,体重显著增加、水肿。如凝血功能障碍严重可出现血尿、消化道出血。多数患者有重度妊娠期高血压疾病的基本特征,约 20% 患者血压正常或轻度升高,15% 孕妇可既无高血压也无明显的蛋白尿。

本病可发生于妊娠中期至产后数日的任何时间,70% 以上发生于产前,产后发生 HELLP 综合征伴肾衰竭和肺水肿者危险性更大。

(四)诊断

本病表现多为非特异性症状,诊断的关键是对有右上腹或上腹部疼痛、恶心、呕吐的妊娠期高血压疾病患者保持高度警惕,通过实验室检查确诊。

1. 血管内溶血 血红蛋白 60 ~ 90 g/L,外周血涂片中见裂片红细胞、球形红细胞。血清总胆红素 > 20.5 μmol/L,以间接胆红素为主,血细胞比容 < 0.30,网织红细胞 > 0.015。

2. 肝酶升高 血清丙氨酸转氨酶、门冬氨酸转氨酶、乳酸脱氢酶均升高,其中乳酸脱氢酶升高出现最早。

3. 血小板减少 血小板计数 < $100×10^9$/L。根据血小板减少程度,将 HELLP 综合征分 3 级:Ⅰ级:血小板 ≤ $50×10^9$/L;Ⅱ级:血小板 > $50×10^9$/L, < $100×10^9$/L;Ⅲ级:血小板 > $100×10^9$/L, < $150×10^9$/L。

除血小板计数外,门冬氨酸转氨酶和和血乳酸脱氢酶水平与该病的严重程度也有密切关系,国外有研究将 AST > 2 000 U/L 及 LDH > 3 000 U/L 称为爆发型(fulminant type),爆发型死亡率接近 100%。

(五)鉴别诊断

HELLP 综合征与重度子痫前期、子痫、溶血性尿毒症性综合征、血小板减少性紫癜、妊娠期急性脂肪肝有极相似的临床表现和实验室结果,应予鉴别(表 7)。右上腹的症状和体征尚需和胆囊炎、肝炎、胃肠炎、胰腺炎等疾病相鉴别。

(六)治疗

1. 积极治疗妊娠期高血压疾病 以解痉、镇静、降压及合理扩容、必要时利尿为治疗原则。

2. 肾上腺皮质激素 可使血小板计数、乳酸脱氢酶、肝功能等各项参数改善,尿量增加,平均动脉压下降,并可促使胎儿肺成熟。孕期每 12 小时静滴地塞米松 10 mg,产后应继续应用 3 次，以免出现血小板再次降低、肝功恶化、少尿等危险。研究表明，大剂量地塞米松应用并未明显改善 HELLP 综合征疗效。

表 7　HELLP 综合征的鉴别诊断

	HELLP 综合征	血小板减少性紫癜	溶血性尿毒症性综合征	妊娠期急性脂肪肝
主要损害器官	肝脏	神经系统	肾脏	肝脏
妊娠期	中、晚期	中孕	产后	晚孕
血小板	↓	↓	↓	正常 / ↓
PT/APTT	正常	正常	正常	↓
溶血	＋	＋	＋	＋ / －
血糖	正常	正常	正常	↓
纤维蛋白原	正常	正常	正常	↓↓
肌酐	正常或↑	↑	↑	↑

注：PT：凝血酶原时间，APTT：活化部分凝血活酶时间

3. 控制出血、输注血小板　血小板＞ $40×10^9$/L 时不易出血。＜ $20×10^9$/L 或有出血时，应输浓缩血小板、新鲜冻干血浆，但预防性输血小板并不能预防产后出血的发生。

4. 血浆析出疗法　用新鲜冷冻血浆置换患者血浆，去除毒素、免疫复合物、血小板聚集抑制因子的危害，降低血液黏稠度，补充缺乏的血浆因子等。对改善 HELLP 综合征临床症状及降低围生期病死率极有效，但对纠正爆发型 HELLP 综合征无效。

5. 产科处理

（1）终止妊娠的时机：孕龄≥ 32 周或胎肺已成熟、胎儿宫内窘迫、先兆肝破裂及病情恶化者，应立即终止妊娠；病情稳定、妊娠＜ 32 周、胎肺不成熟及胎儿情况良好者，应考虑对症处理、延长孕周，通常在期待治疗 4 日内终止妊娠。

（2）分娩方式：HELLP 综合征不是剖宫产指征，分娩方式依产科因素而定。

（3）麻醉选择：因血小板减少，有局部出血危险，故阴部阻滞和硬膜外麻醉禁忌，阴道分娩宜采用局部浸润麻醉，剖宫产采用局部浸润麻醉或全身麻醉。

（屈兴玲）

第二节　妊娠期肝内胆汁淤积症

妊娠期肝内胆汁淤积症（intrahepatic cholestasis of pregnancy, ICP）是妊娠中、晚期特有的并发症，临床上以皮肤瘙痒和黄疸为特征，主要危害胎儿，使围生儿发病率和死亡率增高。本病具有复发性，本次分娩后可迅速消失，再次妊娠或口服雌激素避孕药时常会复发。ICP 发病率 0.8% ～ 12.0%，有明显地域和种族差异，以智利和瑞典发病率最高。

一、病因

目前尚不清楚，可能与女性激素、遗传及环境等因素有关。

1. 妊娠期胎盘合成雌激素，孕妇体内雌激素水平大幅增加，雌激素可使 Na^+-K^+-ATP 酶活性下降，能量提供减少，导致胆酸代谢障碍；雌激素可使肝细胞膜中胆固醇与磷脂比例上升，

流动性降低，影响对胆酸的通透性，使胆汁流出受阻；雌激素作用于肝细胞表面的雌激素受体，改变肝细胞蛋白质合成，导致胆汁回流增加。上述因素综合作用可能导致 ICP 的发生。临床研究发现：①高雌激素水平的多胎妊娠 ICP 的发生率比单胎妊娠高 6 倍；② ICP 仅在孕妇发生，并在产后迅速消失；③应用避孕药的妇女发生胆汁淤积性肝炎与 ICP 的临床表现类似，但测定 ICP 血中雌、孕激素与正常妊娠一样平行增加，且雌、孕激素的合成正常，提示雌激素不是 ICP 致病的唯一因素，可能是雌激素代谢异常及肝脏对妊娠期生理性增加的雌激素高敏感性引起的。

2．遗传与环境因素　流行病学研究发现，ICP 发病率与季节有关，冬季高于夏季，包括智利和瑞典在内的世界各地 ICP 发病率明显不同，且在母亲或姐妹中有 ICP 病史的妇女中 ICP 发生率明显增高，其完全外显及母婴垂直传播的特性符合孟德尔优势遗传规律，表明遗传与环境因素在 ICP 发生中起一定作用。

3．药物　一些减少胆小管转运胆汁的药物，如肾移植后服用的硫唑嘌呤可引起 ICP。

总之，ICP 可能是多因素引起，其中遗传因素决定患者的易患性，而非遗传性因素决定 ICP 的严重程度。

二、对母儿影响

1．对孕妇影响　ICP 患者脂溶性维生素 K 的吸收减少，致使凝血功能异常，导致产后出血，也可发生糖、脂代谢紊乱。

2．对胎婴儿影响　由于胆汁酸毒性作用使围生儿发病率和死亡率明显升高。可发生胎膜早破、胎儿宫内窘迫、自发性早产或孕期羊水胎粪污染。此外，尚有胎儿生长受限、不能预测的胎儿突然死亡、新生儿颅内出血、新生儿神经系统后遗症等。

三、临床表现

1．瘙痒　几乎所有患者首发症状为孕晚期发生无皮肤损伤的瘙痒，约 80% 患者在 30 周后出现，有的甚至更早。瘙痒程度不一，常呈持续性，白昼轻，夜间加剧。瘙痒一般先从手掌和脚掌开始，然后逐渐向肢体近端延伸甚至可发展到面部，但极少侵及黏膜，这种瘙痒症状常出现在实验室检查异常结果之前，平均约 3 周，亦有达数月者，于分娩后数小时或数日内迅速消失。

2．其他症状　严重瘙痒时引起失眠和疲劳、恶心、呕吐、食欲减退及脂肪痢。

3．体征　四肢皮肤可见抓痕；20% ～ 50% 患者在瘙痒发生数日至数周内出现轻度黄疸，部分病例黄疸与瘙痒同时发生，于分娩后数日内消退。同时伴尿色加深等高胆红素血症表现，ICP 孕妇有无黄疸与胎儿预后关系密切，有黄疸者羊水粪染、新生儿窒息及围生儿死亡率均显著增加。无急慢性肝病体征，肝大但质地软，有轻压痛。

四、诊断

根据典型临床症状和实验室检查结果，ICP 诊断并不困难。

1．临床表现　孕晚期出现皮肤瘙痒、黄疸等不适。

2．实验室检查

（1）血清胆酸测定：胆汁中的胆酸主要是甘胆酸（CG）及牛磺酸，其比值为 3：1，临床上常检测血清 CG 值了解血中胆酸水平，ICP 患者血 CG 浓度在 30 周时突然升高至 2 ～ 2.5 $\mu mol/L$，可达正常水平 100 倍左右，并持续至产后下降，5 ～ 8 周后恢复正常。血清胆酸升高是 ICP 最主要的特异性实验室证据，在瘙痒症状出现或转氨酶升高前几周血清胆酸就已升高，其水平越高，病情越重，出现瘙痒时间越早，因此测定母血胆酸是早期诊断 ICP 最敏感方法，对判断病情严重程度和及时监护、处理，均有参考价值。

（2）肝功能测定：大多数 ICP 患者的门冬氨酸转氨酶（AST）、丙氨酸转氨酶（ALT）轻至中度升高，为正常水平的 2 ～ 10 倍，ALT 较 AST 更敏感；部分患者血清胆红素轻一中度升高，很少超过 85.5 $\mu mol/L$，其中直接胆红素占 50% 以上。

(3) 病理检查：ICP 患者肝组织活检见肝细胞无明显炎症或变性表现，仅肝小叶中央区胆红素轻度淤积，毛细胆管胆汁淤积及胆栓形成。电镜切片发现毛细胆管扩张合并微绒毛水肿或消失。

五、鉴别诊断

诊断 ICP 需排除其他能引起瘙痒、黄疸和肝功能异常的疾病。ICP 患者无发热、急性上腹痛等肝炎表现，其症状和实验室检查异常在分娩后很快消失。若患者出现剧烈呕吐、精神症状或高血压，应考虑妊娠期急性脂肪肝和子痫前期；血压正常、无蛋白尿即减少了子痫前期性肝病的可能；转氨酶水平轻、中度升高应考虑妊娠合并肝炎，尤其是妊娠合并慢性肝炎，如无症状慢性丙型肝炎孕妇 ICP 发病率是正常孕妇的 20 倍。

六、治疗

治疗目的是缓解瘙痒症状，恢复肝功能，降低血胆酸水平，注意胎儿宫内状况的监护，及时发现胎儿缺氧并采取相应措施，以改善妊娠结局。

1．一般处理　适当卧床休息，取左侧卧位以增加胎盘血流量，给予吸氧、高渗葡萄糖、维生素类及能量既保肝又可提高胎儿对缺氧的耐受性。定期复检肝功能、血胆酸了解病情。

2．药物治疗　能使孕妇临床症状减轻，胆汁淤积的生化指标和围生儿预后改善，常用药物有：

(1) 腺苷蛋氨酸：治疗 ICP 的首选药物。该药可通过甲基化对雌激素代谢物起灭活作用，刺激膜磷脂生存，调节 Na^+-K^+-ATP 酶的活性，增加膜通透性，防止雌激素升高所引起的胆汁淤积，可保护雌激素敏感者的肝脏，临床中可改善 ICP 的症状，延缓病情进一步的发展。用量为每日 500 ～ 2 000 mg，静滴，连用 2 周后改口服。

(2) 熊去氧胆酸：服用后抑制肠道对疏水性胆酸重吸收，降低胆酸，改善胎儿环境从而延长胎龄。用量 15 mg/(kg·d) 分 3 次口服，共 20 日，间隔两周，再用 20 日。瘙痒症状和生化指标均有明显改善。

(3) 地塞米松：可诱导酶活性，能通过胎盘减少胎儿肾上腺脱氢表雄酮的分泌，降低雌激素的产生减轻胆汁淤积；能促进胎肺成熟，避免早产儿发生呼吸窘迫综合征；可使瘙痒症状缓解甚至消失。一般用量为每日 12 mg，连用 7 日。

(4) 苯巴比妥：此药可诱导酶活性和产生细胞素 P_{450}，从而增加胆汁流量，改善瘙痒症状，但生化参数变化不明显，用量每次 0.03 g，每日 3 次，连用 2 ～ 3 周。

3．产科处理

(1) 产前监护：从孕 34 周开始每周行 NST 试验，必要时行胎儿生物物理评分，以便及早发现隐性胎儿缺氧。NST 基线胎心率变异消失可作为预测 ICP 胎儿缺氧的指标。

(2) 适时终止妊娠：孕妇出现黄疸，胎龄已达 36 周；无黄疸、妊娠已足月或胎肺已成熟者；有胎盘功能明显减退或胎儿窘迫者应及时终止妊娠。应以剖宫产为宜，经阴道分娩会加重胎儿缺氧，甚至死亡。

（屈兴玲）

第三节　妊娠剧吐

少数孕妇早孕反应严重，频繁恶心呕吐，不能进食，以致发生体液失衡及新陈代谢障碍，甚至危及孕妇生命，称为妊娠剧吐 (hyperemesis gravidarum)，发生率 0.35% ～ 0.47%。

一、病因

至今病因尚不明确。鉴于早孕反应出现与消失的时间与孕妇血 hCG 值上升与下降的时间相一致，加之葡萄胎、多胎妊娠孕妇血 hCG 值明显升高，剧烈呕吐发生率也高，说明妊娠剧吐可能与 hCG 水平升高有关，但临床表现的程度与血 hCG 水平有时并不一定成正比。临床观察发现精神过度紧张、焦急、忧虑及生活环境和经济状况较差的孕妇易发生妊娠剧吐，提示此病可能与精神、社会因素有关。近年研究发现，妊娠剧吐可能与感染幽门螺旋杆菌有关。

二、临床表现

多见于年轻初孕妇，停经 40 日左右出现早孕反应，逐渐加重直至频繁呕吐不能进食，呕吐物中有胆汁或咖啡样物质。严重呕吐引起失水及电解质紊乱，动用体内脂肪，其中间产物丙酮聚积，引起代谢性酸中毒。患者体重明显减轻，面色苍白，皮肤干燥，脉搏细数，尿量减少，严重时出现血压下降，引起肾前性急性肾衰竭。

妊娠剧吐可致两种严重的维生素缺乏症。①维生素 B_1 缺乏可致 Wernicke 综合征，临床表现眼球震颤、视力障碍、共济失调、急性期言语增多，以后逐渐精神迟钝、嗜睡、个别发生木僵或昏迷。若不及时治疗，死亡率达 50%。②维生素 K 缺乏可致凝血功能障碍，常伴血浆蛋白及纤维蛋白原减少，孕妇出血倾向增加，可发生鼻出血、骨膜下出血，甚至视网膜出血。

三、诊断及鉴别诊断

根据病史、临床表现及妇科检查不难确诊。妊娠剧吐主要应与葡萄胎及可能引起呕吐的疾病如肝炎、胃肠炎等相鉴别。

除依据临床表现外，对妊娠剧吐患者还应行临床化验检查以协助了解病情。

1. 尿液检查　测定尿量、尿比重、酮体，注意有无蛋白尿及管型尿。

2. 血液检查　测定红细胞数、血红蛋白含量、血细胞比容、全血及血浆黏度，以了解有无血液浓缩。动脉血气分析测定血液 pH 值、二氧化碳结合力等，了解酸碱平衡情况。还应检测血钾、血钠、血氯含量及肝肾功能。

3. 必要时应行眼底检查及神经系统检查

四、治疗

对精神情绪不稳定的孕妇，给予心理治疗，解除其思想顾虑。患者应住院治疗，禁食，根据化验结果，明确失水量及电解质紊乱情况，酌情补充水分和电解质，每日补液量不少于 3 000 ml，尿量维持在 1 000 ml 以上。输液中应加入氯化钾、维生素 B_6、维生素 C 等，并给予维生素 B_1 肌内注射。止吐剂如异丙嗪、丙氯拉嗪、氯丙嗪或甲氧氯普胺等可肌内或静脉给药。对合并有代谢性酸中毒者，可给予碳酸氢钠或乳酸钠纠正。营养不良者，静脉补充氨基酸制剂、脂肪乳注射剂。一般经上述治疗 2～3 日后，病情多可好转。孕妇可在呕吐停止后，试进少量流质饮食，若无不良反应可逐渐增加进食量，同时调整补液量。

多数妊娠剧吐的孕妇经治疗后病情好转可以继续妊娠，如果出现：①持续黄疸；②持续蛋白尿；③体温升高，持续在 38℃ 以上；④心动过速（≥120 次/分）；⑤伴发 Wernicke 综合征等，危及孕妇生命时，需考虑终止妊娠。

（屈兴玲）

第十二章 妊娠晚期出血

第一节 胎盘早剥

妊娠 20 周以后或分娩期正常位置的胎盘在胎儿娩出前部分或全部从子宫壁剥离，称为胎盘早剥（placental abruption）。胎盘早剥是妊娠晚期严重并发症，具有起病急、发展快特点，若处理不及时可危及母儿生命。胎盘早剥的发病率：国外 1% ～ 2%，国内 0.46% ～ 2.1%。

一、病因

胎盘早剥确切的原因及发病机制尚不清楚，可能与下述因素有关。

1．孕妇血管病变 孕妇患严重妊娠期高血压疾病、慢性高血压、慢性肾脏疾病或全身血管病变时，胎盘早剥的发生率增高。妊娠合并上述疾病时，底蜕膜螺旋小动脉痉挛或硬化，引起远端毛细血管变性坏死甚至破裂出血，血液流至底蜕膜层与胎盘之间形成胎盘后血肿，致使胎盘与子宫壁分离。

2．机械性因素 外伤尤其是腹部直接受到撞击或挤压；脐带过短（＜ 30 cm）或脐带因绕颈、绕体相对过短时，分娩过程中胎儿下降牵拉脐带造成胎盘剥离；羊膜穿刺时刺破前壁胎盘附着处，血管破裂出血引起胎盘剥离。

3．宫腔内压力骤减 双胎妊娠分娩时，第一胎儿娩出过速；羊水过多时，人工破膜后羊水流出过快，均可使宫腔内压力骤减，子宫骤然收缩，胎盘与子宫壁发生错位剥离。

4．子宫静脉压突然升高 妊娠晚期或临产后，孕妇长时间仰卧位，巨大妊娠子宫压迫下腔静脉，回心血量减少，血压下降。此时子宫静脉淤血，静脉压增高，蜕膜静脉床瘀血或破裂，形成胎盘后血肿，导致部分或全部胎盘剥离。

5．其他 一些高危因素如高龄孕妇、吸烟、可卡因滥用、孕妇代谢异常、孕妇有血栓形成倾向、子宫肌瘤（尤其是胎盘附着部位肌瘤）等与胎盘早剥发生有关。有胎盘早剥史的孕妇再次发生胎盘早剥的危险性比无胎盘早剥史者高 10 倍。

二、病理

胎盘早剥主要病理改变是底蜕膜出血并形成血肿，使胎盘从附着处分离。按病理类型，胎盘早剥可分为显性、隐性及混合性 3 种。若底蜕膜出血量少，出血很快停止，多无明显的临床表现，仅在产后检查胎盘时发现胎盘母体面有凝血块及压迹。若底蜕膜继续出血，形成胎盘后血肿，胎盘剥离面随之扩大，血液冲开胎盘边缘并沿胎膜与子宫壁之间经宫颈管向外流出，称为显性剥离（revealed abruption）或外出血。若胎盘边缘仍附着于子宫壁或由于胎先露部固定于骨盆入口，使血液积聚于胎盘与子宫壁之间，称隐性剥离（concealed abruption）或内出血。由于子宫内有妊娠产物存在，子宫肌不能有效收缩以压迫破裂的血窦而止血，血液不能外流．胎盘后血肿越积越大，子宫底随之升高。当出血达到一定程度时，血液终会冲开胎盘边缘及胎膜而外流，称为混合型出血（mixed bleeding）。偶有出血穿破胎膜溢入羊水中成为血性羊水。

胎盘早剥发生内出血时，血液积聚于胎盘与子宫壁之间，随着胎盘后血肿压力的增加，血液浸入子宫肌层，引起肌纤维分离、断裂甚至变性，当血液渗透至子宫浆膜层时，子宫表面呈现紫蓝色瘀斑，称为子宫胎盘卒中（uteroplacental apoplexy），又称为库弗莱尔子宫（Couvelaire uterus）。有时血液还可渗入输卵管系膜、卵巢生发上皮下、阔韧带内。子宫肌层由于血液浸润，收缩力减弱，造成产后出血。

三、病理生理改变

严重的胎盘早剥可以引发一系列病理生理改变。从剥离处的胎盘绒毛和蜕膜中释放大量组织凝血活酶，进入母体血循环，激活凝血系统，导致弥散性血管内凝血（DIC），肺、肾等脏器的毛细血管内微血栓形成，造成脏器缺血和功能障碍。胎盘早剥持续时间越长，促凝物质不断进入母血，激活纤维蛋白溶解系统，产生大量的纤维蛋白原降解产物（FDP），引起继发性纤溶亢进。发生胎盘早剥后，消耗大量凝血因子，并产生高浓度 FDP，最终导致凝血功能障碍。

四、临床表现及分类

根据病情严重程度，Sher 将胎盘早剥分为 3 度。

Ⅰ度：多见于分娩期，胎盘剥离面积小，患者常无腹痛或腹痛轻微，贫血体征不明显。腹部检查见子宫软，大小与妊娠周数相符，胎位清楚，胎心率正常。产后检查见胎盘母体面有凝血块及压迹即可诊断。

Ⅱ度：胎盘剥离面为胎盘面积 1/3 左右。主要症状为突然发生持续性腹痛、腰酸或腰背痛，疼痛程度与胎盘后积血量成正比。无阴道流血或流血量不多，贫血程度与阴道流血量不相符。腹部检查见子宫大于妊娠周数，子宫底随胎盘后血肿增大而升高。胎盘附着处压痛明显（胎盘位于后壁则不明显），宫缩有间歇，胎位可扪及，胎儿存活。

Ⅲ度：胎盘剥离面超过胎盘面积 1/2。临床表现较Ⅱ度重。患者可出现恶心、呕吐、面色苍白、四肢湿冷、脉搏细数、血压下降等休克症状，且休克程度大多与阴道流血量不成正比。腹部检查见子宫硬如板状，于宫缩间歇时不能松弛，胎位扪不清，胎心消失。若患者无凝血功能障碍属Ⅲa，有凝血功能障碍属Ⅲb。

五、辅助检查

1. B 型超声检查 典型声像图显示胎盘与子宫壁之间出现边缘不清的液性低回声区，胎盘异常增厚或胎盘边缘"圆形"裂开。同时可见胎儿的宫内状况（有无胎动和胎心搏动），并可排除前置胎盘。需要注意的是，超声检查阴性结果不能完全排除胎盘早剥。

2. 实验室检查 包括全血细胞计数及凝血功能检查。Ⅱ度及Ⅲ度患者应检测肾功能及二氧化碳结合力，并做 DIC 筛选试验，包括血小板计数、凝血酶原时间、血纤维蛋白原测定。结果可疑者，进一步做纤溶确诊试验，包括凝血酶时间、优球蛋白溶解时间和血浆鱼精蛋白副凝试验。血纤维蛋白原 < 250 mg/L 为异常，< 150 mg/L 对凝血功能障碍有诊断意义。情况紧急时，可抽取肘静脉血 2 ml 于一干燥试管中，轻叩管壁，7 分钟后若无血块形成或形成易碎的软凝血块，表明凝血功能障碍。

六、诊断与鉴别诊断

依据病史、症状、体征，结合实验室检查结果作出临床诊断并不困难。Ⅰ度临床表现不典型，主要与前置胎盘鉴别，B 型超声检查有助于鉴别。Ⅱ度及Ⅲ度胎盘早剥症状与体征均较典型，诊断多无困难，主要与先兆子宫破裂鉴别。

七、并发症

1. DIC 胎盘早剥是妊娠期发生凝血功能障碍最常见原因，伴有死胎时约 1/3 患者可发生。临床表现为皮肤、黏膜及注射部位出血，子宫出血不凝或凝血块较软，甚至发生血尿、咯血和呕血。一旦发生 DIC，病死率较高，应积极预防。

2. 产后出血 胎盘早剥发生子宫胎盘卒中时，影响子宫肌层收缩导致产后出血，经治疗多可好转。若并发 DIC，产后出血的可能性更大且难以纠正。大量出血导致休克、多脏器功能衰竭、垂体及肾上腺皮质坏死。

3. 急性肾衰竭 主要原因是大量出血使肾灌注严重受损，导致肾皮质或肾小管缺血坏死，出现急性肾衰竭。胎盘早剥多伴发妊娠期高血压疾病、慢性高血压、慢性肾脏疾病等。肾血管痉挛也影响肾血流量。

4. 羊水栓塞 胎盘早剥时，羊水可经剥离面开放的子宫血管进入母血循环，羊水中有形成分形成栓子，栓塞肺血管导致羊水栓塞。

八、对母儿影响

胎盘早剥对母婴预后影响极大。贫血、剖宫产率、产后出血率、DIC 发生率均升高。胎盘早剥出血可引起胎儿急性缺氧，新生儿窒息率、早产率明显升高，围生儿死亡率约 11.9%，25 倍于无胎盘早剥者。近年发现胎盘早剥新生儿可有严重后遗症，表现为显著神经系统发育缺陷、脑性麻痹等。

九、治疗

胎盘早剥处理不及时，严重危及母儿生命，应及时诊断，积极治疗。

1. 纠正休克 对处于休克状态的危重患者，开放静脉通道，迅速补充血容量，改善血液循环。休克抢救成功与否，取决于补液量和补液速度。最好输新鲜血，既可补充血容量，又能补充凝血因子，应使血细胞比容提高到 0.30 以上，尿量 > 30 ml/h。

2. 及时终止妊娠 胎儿娩出前，胎盘剥离有可能继续加重。一旦确诊 II 型或 III 型胎盘早剥，应及时终止妊娠。根据孕妇病情轻重、胎儿宫内状况、产程进展、胎产式等决定终止妊娠方式。

(1) 阴道分娩：以外出血为主、I 度患者一般情况良好，宫口已扩张，估计短时间内能结束分娩，可考虑经阴道分娩。人工破膜使羊水缓慢流出，缩小子宫腔容积，用腹带裹紧腹部压迫胎盘，使其不再继续剥离，必要时静脉滴注缩宫素缩短第二产程。产程中应密切观察心率、血压、子宫底高度、阴道流血量以及胎儿宫内状况，一旦发现病情加重或出现胎儿窘迫征象，应行剖宫产结束分娩。

(2) 剖宫产：适用于：①II 度胎盘早剥，特别是初产妇，不能在短时间内结束分娩者；②I 度胎盘早剥，出现胎儿窘迫征象，需抢救胎儿者；③III 度胎盘早剥，产妇病情恶化，胎儿已死，不能立即分娩者；④破膜后产程无进展者。剖宫产取出胎儿与胎盘后，立即注射宫缩剂并按摩子宫。发现有子宫胎盘卒中，配以按摩子宫和热盐水纱垫湿热敷子宫，多数子宫收缩转佳。若发生难以控制的大量出血，可在输新鲜血、新鲜冰冻血浆及血小板的同时行子宫次全切除术。

3. 并发症的处理

(1) 凝血功能障碍：必须在迅速终止妊娠、阻断促凝物质继续进入母血循环的基础上，纠正凝血功能障碍：

1) 补充凝血因子：及时、足量输入新鲜血及血小板，是补充血容量和凝血因子的有效措施。同时输纤维蛋白原更佳。每升新鲜冰冻血浆含纤维蛋白原 3 g，补充 4 g 可使患者血浆纤维蛋白原浓度提高 1 g/L。

2) 肝素的应用：DIC 高凝阶段主张及早应用肝素，禁止在有显著出血倾向或纤溶亢进阶段应用肝素。

3) 抗纤溶药物的应用：应在肝素化和补充凝血因子的基础上，应用抗纤溶药物。常用药物有氨基己酸、氨甲环酸、氨甲苯酸等。

(2) 肾衰竭：患者尿量 < 30 ml/h，提示血容量不足，应及时补充血容量；血容量已补足而尿量 < 17 ml/h，可给予 20% 甘露醇 500 ml 快速静脉滴注，或呋塞米 20 ~ 40 mg 静脉推注，必要时可重复用药，通常 1 ~ 2 日尿量可恢复正常。短期内尿量不增且血清尿素氮、肌酐、血钾进行性升高，二氧化碳结合力下降，提示肾衰竭。出现尿毒症时，应及时行透析治疗。

(3) 产后出血：胎儿娩出后立即给予子宫收缩药物，如缩宫素、麦角新碱、米索前列醇等；胎儿娩出后人工剥离胎盘，持续子宫按摩等。若仍有不能控制的子宫出血，或血不凝、凝血块较软，应快速输新鲜血补充凝血因子，同时行子宫次全切除术。

十、预防

建立健全孕产妇三级保健制度，积极防治妊娠期高血压疾病、慢性高血压、肾脏疾病；

行外转胎位术纠正胎位时，动作应轻柔；羊膜穿刺应在 B 型超声引导下进行，以免误穿胎盘；应在宫缩间歇期行人工破膜；应鼓励孕妇在妊娠晚期或分娩期作适量活动，避免长时间仰卧；避免腹部外伤等。

（屈兴玲）

第二节　前置胎盘

妊娠 28 周后，胎盘附着于子宫下段，甚至胎盘下缘达到或覆盖宫颈内口，其位置低于胎先露部，称为前置胎盘（placenta previa）。前置胎盘是妊娠晚期严重并发症，也是妊娠晚期阴道流血最常见的原因。其发病率国外报道 0.5%，国内报道 0.24% ～ 1.57%。

一、病因

目前尚不清楚，高龄初产妇（＞ 35 岁）、经产妇及多产妇、吸烟或吸毒妇女为高危人群。其病因可能与下述因素有关。

1. 子宫内膜病变或损伤　多次刮宫、分娩、子宫手术史等是前置胎盘的高危因素。上述情况可损伤子宫内膜，引起子宫内膜炎或萎缩性病变，再次受孕时子宫蜕膜血管形成不良，胎盘血供不足，刺激胎盘面积增大延伸到子宫下段。前次剖宫产手术瘢痕可妨碍胎盘在妊娠晚期向上迁移，增加前置胎盘可能性。据统计发生前置胎盘的孕妇，85% ～ 95% 为经产妇。

2. 胎盘异常　双胎妊娠时胎盘面积过大，前置胎盘发生率较单胎妊娠高 1 倍；胎盘位置正常而副胎盘位于子宫下段接近宫颈内口；膜状胎盘大而薄扩展到子宫下段，均可发生前置胎盘。

3. 受精卵滋养层发育迟缓　受精卵到达子宫腔后，滋养层尚未发育到可以着床的阶段，继续向下游走到达子宫下段，并在该处着床而发育成前置胎盘。

二、分类

根据胎盘下缘与宫颈内口的关系，将前置胎盘分为 3 类。

1. 完全性前置胎盘（complete placenta previa）　又称中央性前置胎盘（central placenta previa），胎盘组织完全覆盖宫颈内口。

2. 部分性前置胎盘（partial placental previa）　胎盘组织部分覆盖宫颈内口。

3. 边缘性前置胎盘（marginal placental previa）　胎盘附着于子宫下段，胎盘边缘到达宫颈内口，未覆盖宫颈内口。

胎盘位于子宫下段，胎盘边缘极为接近但未达到宫颈内口，称为低置胎盘。胎盘下缘与宫颈内口的关系可因宫颈管消失、宫口扩张而改变。前置胎盘类型可因诊断时期不同而改变。如临产前为完全性前置胎盘，临产后因宫口扩张而成为部分性前置胎盘。目前临床上均依据处理前最后一次检查结果来决定其分类。

三、临床表现

1. 症状　前置胎盘的典型症状是妊娠晚期或临产时，发生无诱因、无痛性反复阴道流血。妊娠晚期子宫下段逐渐伸展，牵拉宫颈内口，宫颈管缩短；临产后规律宫缩使宫颈管消失成为软产道一部分。宫颈外口扩张，附着于子宫下段及宫颈内口的胎盘前置部分不能相应伸展而与其附着处分离，血窦破裂出血。前置胎盘出血前无明显诱因，初次出血量一般不多，剥离处血液凝固后，出血自然停止；也有初次即发生致命性大出血而导致休克。由于子宫下段不断伸展，前置胎盘出血常反复发生，出血量也越来越多。阴道流血发生迟早、反复发生次数、出血量多少与前置胎盘类型有关。完全性前置胎盘初次出血时间早，多在妊娠 28 周左右，称为"警戒性出血"。边缘性前置胎盘出血多发生在妊娠晚期或临产后，出血量较少。部分性前置胎盘的初次出血时间、出血量及反复出血次数，介于两者之间。

2．体征　患者一般情况与出血量有关，大量出血呈现面色苍白、脉搏增快微弱、血压下降等休克表现。腹部检查：子宫软，无压痛，大小与妊娠周数相符。由于子宫下段有胎盘占据，影响胎先露部入盆，故胎先露高浮，易并发胎位异常。反复出血或一次出血量过多可使胎儿宫内缺氧，严重者胎死宫内。当前置胎盘附着于子宫前壁时，可在耻骨联合上方听到胎盘杂音。临产时检查见宫缩为阵发性，间歇期子宫完全松弛。

四、诊断

1．病史及临床表现　对既往患者有多次刮宫、分娩史，子宫手术史，吸烟或滥用麻醉药物史，或高龄孕妇、双胎等病史，有上述症状及体征，可对前置胎盘的类型做出初步判断。

2．辅助检查　B型超声检查可清楚显示子宫壁、胎盘、胎先露部及宫颈的位置，并根据胎盘下缘与宫颈内口的关系，确定前置胎盘类型。阴道B型超声能更准确地确定胎盘边缘和宫颈内口的关系。B型超声诊断前置胎盘时，必须注意妊娠周数。妊娠中期胎盘占据子宫壁一半面积，因此胎盘贴近或覆盖宫颈内口机会较多；妊娠晚期胎盘占据宫壁面积减少到1/3或1/4。子宫下段形成及伸展增加宫颈内口与胎盘边缘间的距离，故原似在子宫下段的胎盘可随宫体上移而改变成正常位置胎盘。所以许多学者认为，妊娠中期B型超声检查发现胎盘前置者，不宜诊断为前置胎盘，而应称为胎盘前置状态。

3．产后检查胎盘和胎膜　对产前出血患者，产后应仔细检查胎盘胎儿面边缘有无血管断裂，可提示有无副胎盘；若前置部位的胎盘母体面有陈旧性黑紫色血块附着，或胎膜破口距胎盘边缘距离＜7 cm，则为前置胎盘。

五、鉴别诊断

前置胎盘主要应与Ⅰ型胎盘早剥、脐带帆状附着、前置血管破裂、胎盘边缘血窦破裂、宫颈病变等产前出血相鉴别。结合病史，通过B型超声检查及分娩后检查胎盘，一般不难鉴别。

六、对母儿影响

1．产后出血　子宫下段肌组织菲薄，收缩力较差，既不能使附着于此处的胎盘完全剥离，又不能有效收缩压迫血窦而止血，故常发生产后出血，量多且难于控制。

2．植入性胎盘　子宫下段蜕膜发育不良，胎盘绒毛可穿透底蜕膜侵入子宫肌层，形成植入性胎盘，使胎盘剥离不全而发生产后出血。

3．产褥感染　前置胎盘剥离面接近宫颈外口，细菌易经阴道上行侵入胎盘剥离面，加之多数产妇因反复失血而致贫血、体质虚弱，于产褥期容易发生感染。

4．早产及围产儿死亡率高　前置胎盘出血多可致胎儿窘迫，甚至缺氧死亡；为挽救孕妇或胎儿生命而终止妊娠，早产率增加。

七、处理

处理原则是抑制宫缩、止血、纠正贫血和预防感染。根据阴道流血量、有无休克、妊娠周数、产次、胎位、胎儿是否存活、是否临产及前置胎盘类型等综合做出决定。

1．期待疗法　应在保证孕妇安全的前提下尽可能延长孕周，以提高围生儿存活率。适用于妊娠＜34周、胎儿体重＜2 000克、胎儿存活、阴道流血量不多、一般情况良好的孕妇。

尽管国外有资料证明，前置胎盘孕妇的妊娠结局住院与门诊治疗并无明显差异，但我国仍应强调住院治疗。患者应取左侧卧位，绝对卧床休息，血止后方可轻微活动，禁性生活；定时间断吸氧每日3次，每次1小时，提高胎儿血氧供应；保持心态平静，适当给予地西泮等镇静剂；密切观察阴道流血量；禁止阴道检查及肛查；采用阴道B型超声检查时，操作应轻柔，减少出血机会；监护胎儿宫内情况，包括胎心率、胎动计数、行无应激试验等；纠正孕妇贫血状况，维持正常血容量，适当输血，使血红蛋白维持在≥100 g/L，血细胞比容＞0.30；给予广谱抗生素预防感染。

在期待治疗过程中，应用宫缩抑制剂赢得时间，常用药物有硫酸镁、利托君、沙丁胺醇等。估计孕妇近日需终止妊娠者，若胎龄＜34周，应促胎肺成熟。地塞米松每次5～10 mg，每日2次肌注，连用2～3日，有利于减少产后新生儿呼吸窘迫综合征的发生。情况紧急时，可羊膜腔内注入地塞米松10 mg。

妊娠35周以后，子宫生理性收缩频率增加，前置胎盘出血率随之上升，因此期待治疗至36周，各项指标均可说明胎儿已成熟者，可适时终止妊娠。资料表明孕36周以后主动结束妊娠的围生儿结局明显好于等待至36周以上自然临产者。

2. 终止妊娠

(1) 终止妊娠指征：孕妇反复发生多量出血甚至休克者，无论胎儿成熟与否，为了母亲安全应终止妊娠；胎龄达孕36周以上；胎儿成熟度检查提示胎儿肺成熟者；胎龄未达孕36周，出现胎儿窘迫征象，或胎儿电子监护发现胎心异常者；出血量多，危及胎儿；胎儿已死亡或出现难以存活的畸形，如无脑儿。

(2) 剖宫产：剖宫产可在短时间内娩出胎儿，迅速结束分娩，对母儿相对安全，是处理前置胎盘的主要手段。剖官产指征应包括：完全性前置胎盘，持续大量阴道流血；部分性和边缘性前置胎盘出血量较多，先露高浮，短时间内不能结束分娩；胎心异常。

术前积极纠正贫血，预防感染等，备血，做好处理产后出血和抢救新生儿的准备。

子宫切口的选择原则上应避开胎盘，可参考产前B型超声胎盘定位。胎盘附着于子宫后壁，选择子宫下段横切口；附着于侧壁，选择偏向对侧的子宫下段横切口；附着于前壁，根据胎盘边缘所在，选择子宫体部纵切口、子宫下段纵切口娩出胎儿。

胎儿娩出后，立即子宫肌壁注射官缩剂，如麦角新碱0.2～0.4 mg、缩官素10～20 U，迅速徒手剥离胎盘，并配以按摩子宫，以减少子宫出血。官缩剂不能奏效时，可选用前列腺素F2α 600 mg子宫肌壁注射。亦可采用以下方法：在吸收性明胶海绵上放凝血酶或巴曲酶，快速置胎盘附着部位再加湿热纱布垫压迫，持续10分钟；用可吸收线局部"8"字缝合开放血窦；官腔及子宫下段填纱条压迫，24小时后阴道取出。上述方法无效时，可结扎双侧子宫动脉、髂内动脉。经上述处理胎盘剥离面仍出血不止，应考虑子宫切除术。

行剖宫产开腹后注意检查子宫下段处，若有局限性怒张血管，应高度怀疑植入性胎盘，对于前置胎盘着床在前次剖宫产切口的妇女，伴随胎盘植入的可能性增加。此时不应急于切开宫壁，应备好大量血液和液体，做好一切抢救产妇和新生儿的准备，再次向家属交代病情。选择子宫体部纵切口取出胎儿，仔细检查胎盘是否植入。若为部分性植入可行梭形切口切除部分子宫肌组织，用可吸收线缝合止血；若为大部分植入、活动性出血无法纠正时，应行子宫次全或全切术。同时应积极抢救出血与休克，并以中心静脉压监测血容量，注意纠正心力衰竭、酸中毒，并给予抗生素预防感染。

(3) 阴道分娩：边缘性前置胎盘、枕先露、阴道流血不多、无头盆不称和胎位异常，估计在短时间内能结束分娩者，可予试产。人工破膜后，胎头下降压迫胎盘前置部位而止血，并可促进子宫收缩加快产程。若破膜后胎先露部下降不理想，仍有出血或分娩进展不顺利，应立即改行剖宫产术。

3. 紧急情况下的转运 患者阴道流血而当地无医疗条件处理，先输血输液，在消毒条件下用无菌纱布进行阴道填塞、腹部加压包扎以暂时压迫止血，迅速转送到上级医院治疗。

八、预防

搞好计划生育，推广避孕，避免多产、多次刮宫或引产，预防感染，减少子宫内膜损伤和子宫内膜炎的发生；拟受孕妇女应戒烟、戒毒，避免被动吸烟；加强孕妇管理，强调适时、必要的产前检查及正确的孕期指导，做到对前置胎盘的早期诊断，正确处理。

（屈兴玲）

第十三章 妊娠合并内科疾病

第一节 心脏病

妊娠期、分娩期及产褥期均可能使心脏病患者的心脏负担加重而诱发心力衰竭，是孕产妇死亡的重要原因之一。妊娠合并心脏病在我国孕产妇死因顺位中高居第2位，为非直接产科死因的第1位。我国在1992年报道妊娠合并心脏病发病率约为1.06%。

一、妊娠期心脏血管方面的变化

1. 妊娠期 随妊娠进展，胎盘循环建立，母体代谢增高，内分泌系统发生许多变化，因此母体对氧和循环血液的需求大大增加，在血容量、血流动力学等方面均发生一系列变化。

孕妇的总血容量较非孕期增加，一般于妊娠第6周开始，32～34周达高峰，较妊娠前增加30%～45%。此后维持在较高水平，产后2～6周逐渐恢复正常。血容量增加引起心排出量增加和心率加快。妊娠早期主要引起心排出量增加，妊娠4～6个月时增加最多，平均较孕前增加30%～50%。心排出量受孕妇体位影响极大，约5%孕妇可因体位改变使心排出量减少出现不适，如"仰卧位低血压综合征"。妊娠中晚期需增加心率以适应血容量增多，分娩前1～2个月心率每分钟平均约增加10次。对于血流限制性损害的心脏病，如二尖瓣狭窄及肥厚性心肌病患者，可能会出现明显症状甚至发生心力衰竭。

妊娠晚期子宫增大、膈肌上升使心脏向左向上移位，心尖搏动向左移位2.5～3 cm。由于心排出量增加和心率加快，心脏工作量增大，导致心肌轻度肥大。心尖第一心音和肺动脉瓣第二心音增强，并可有轻度收缩期杂音。这种心脏改变有时与器质性心脏病难以区别。增加妊娠期心脏病诊断的难度。

2. 分娩期 分娩期为心脏负担最重的时期。子宫收缩使孕妇动脉压与子宫内压之间压力差减小，且每次宫缩时有250～500 ml液体被挤入体循环，因此全身血容量增加；每次宫缩时心排血量约增加24%，同时有血压增高、脉压增宽及中心静脉压升高。第二产程时由于孕妇屏气，先天性心脏病孕妇有时可因肺循环压力增加，使原来左向右分流转为右向左分流而出现发绀。胎儿胎盘娩出后，子宫突然缩小，胎盘循环停止，回心血量增加。另外，腹腔内压骤减，大量血液向内脏灌注，造成血流动力学急剧变化。此时，患心脏病孕妇极易发生心力衰竭。

3. 产褥期 产后3日内仍是心脏负担较重的时期。除子宫收缩使一部分血液进入体循环外，孕期组织间潴留的液体也开始回到体循环。妊娠期出现的一系列心血管变化，在产褥期尚不能立即恢复到孕前状态。心脏病孕妇此时仍应警惕心力衰竭的发生。

二、妊娠合并心脏病的种类和对妊娠的影响

1975年以前妊娠合并心脏病以风湿性心脏病最多见。近30年随心血管外科发展，先天性心脏病已有可能获得早期根治或部分纠正，使越来越多的先天性心脏病女性能够获得妊娠和分娩机会。在妊娠合并心脏病患者中，先天性心脏病占35%～50%，位居第一。广谱抗生素的应用，风湿病减少，风湿性心脏病的发生率已显著下降。最常见的妊娠合并心脏病的种类及顺位是先天性心脏病、风湿性心脏病、妊娠期高血压疾病性心脏病、围生期心肌病、贫血性心脏病以及心肌炎等。不同类型心脏病的发病率，因不同国家及地区的经济发展水平有一定差异。在发达国家及我国经济较发达地区，风湿热已较少见。而在发展中国家及我国较贫困的边远地区，仍未摆脱风湿病困扰，风湿性心脏病合并妊娠者仍较常见。

1. 先天性心脏病 (congenital heart disease)

（1）左向右分流型先天性心脏病：

1）房间隔缺损（atrial septal defect）：是最常见的先天性心脏病，占20%左右。对妊娠的影响，取决于缺损的大小。一般缺损面积 < 1 cm² 者多无症状，只在体检时被发现。

为多基因遗传，双亲中任何一方患有先天性心脏病，其后代先心病及其他畸形的发生机会较对照组增加 5 倍，如室间隔缺损、肥厚型心肌病、马方综合征等均有较高的遗传性。

四、诊断

由于正常妊娠的生理性变化，可以表现一些酷似心脏病的症状和体征，如心悸、气短、踝部浮肿、乏力、心动过速等。心脏检查可以有轻度扩大、心脏杂音。妊娠还可使原有心脏病的某些体征发生变化，增加心脏病诊断难度。诊断时应注意以下有意义的诊断依据：

1. 妊娠前有心悸、气短、心力衰竭史，或曾有风湿热病史，体检、X 线、心电图检查曾被诊断有器质性心脏病。

2. 有劳力性呼吸困难，经常性夜间端坐呼吸、咯血，经常性胸闷胸痛等临床症状。

3. 有发绀、杵状指、持续性颈静脉怒张。心脏听诊有舒张期 2 级以上或粗糙的全收缩期 3 级以上杂音。有心包摩擦音、舒张期奔马律和交替脉等。

4. 心电图有严重心律失常，如心房颤动、心房扑动、III 度房室传导阻滞、ST 段及 T 波异常改变等。

5. X 线检查显示心脏显著扩大，尤其个别心腔扩大。超声心动图检查示心肌肥厚、瓣膜运动异常、心内结构畸形。

五、心脏病孕妇心功能分级

纽约心脏病协会（NYHA）依据患者生活能力状况，将心脏病孕妇心功能分为 4 级：

I 级：一般体力活动不受限制。

II 级：一般体力活动轻度受限制，活动后心悸、轻度气短，休息时无症状。

III 级：一般体力活动明显受限制，休息时无不适，轻微日常工作即感不适、心悸、呼吸困难，或既往有心力衰竭史者。

IV 级：一般体力活动严重受限制，不能进行任何体力活动，休息时有心悸、呼吸困难等心力衰竭表现。

这种心功能分级的优点是简便易行，不依赖任何器械检查，多年一直用于临床。其不足之处是主观症状和客观检查不一定一致，有时甚至差距很大。体力活动的能力受平时训练、体力强弱、感觉敏锐性的影响，个体差异很大。因此 NYHA 对心脏病心功能分级进行多次修订，1994 年采用并行的两种分级方案，即第一种是上述患者主观功能量（functional capacity），第二种是根据客观检查手段（心电图、负荷试验、X 线、超声心动图等）来评估心脏病严重程度。后者将心脏病分为 4 级：

A 级：无心血管病的客观依据。

B 级：客观检查表明属于轻度心血管病患者。

C 级：客观检查表明属于中度心血管病患者。

D 级：客观检查表明属于重度心血管病患者。

其中轻、中、重没有作出明确规定，由医师根据检查作出判断。分级将患者的两种分级并列。如心功能 II 级 C、I 级 B 等。

六、孕前咨询

心脏病患者进行孕前咨询十分必要。根据心脏病种类、病变程度、是否需手术矫治、心功能级别及医疗条件等，综合判断耐受妊娠的能力。

1. **可以妊娠** 心脏病变较轻、心功能 I ～ II 级，既往无心力衰竭史，亦无其他并发症者可以妊娠。

2. **不宜妊娠** 心脏病变较重、心功能 III ～ IV 级、既往有心力衰竭史、有肺动脉高压、右向左分流型先天性心脏病、严重心律失常、风湿热活动期、心脏病并发细菌性心内膜炎、急性心肌炎等，孕期极易发生心力衰竭，不宜妊娠。年龄在 35 岁以上，心脏病病程较长者，发生心力衰竭的可能性极大，不宜妊娠。

七、常见并发症

1. 心力衰竭　妊娠期血流动力学变化加重心脏负担，若心脏病患者原来心功能良好，多数可以度过妊娠期。若原有心功能受损，妊娠期可加重心功能不全，出现心房颤动、心动过速、急性肺水肿、心力衰竭。心力衰竭最容易发生在妊娠32～34周、分娩期及产褥早期。若出现下述症状与体征，应考虑为早期心力衰竭：①轻微活动后即出现胸闷、心悸、气短。②休息时心率每分钟超过110次，呼吸每分钟超过20次。③夜间常因胸闷而坐起呼吸，或到窗口呼吸新鲜空气。④肺底部出现少量持续性湿啰音，咳嗽后不消失。

2. 亚急性感染性心内膜炎　妊娠期、分娩期及产褥期易发生菌血症，如泌尿生殖道感染，已有缺损或病变的心脏易发生感染性心内膜炎。若不及时控制，可诱发心力衰竭。

3. 缺氧和发绀　妊娠时外周血管阻力降低，使发绀型先天性心脏病的发绀加重；非发绀型左至右分流的先天性心脏病，可因肺动脉高压及分娩失血，发生暂时性右至左分流引起缺氧和发绀。

4. 静脉栓塞和肺栓塞　妊娠时血液呈高凝状态，若合并心脏病伴静脉压增高及静脉淤滞者，有时可发生深部静脉血栓，虽不常见，一旦栓子脱落可诱发肺栓塞，是孕产妇的重要死亡原因之一。

八、防治

心脏病孕产妇的主要死亡原因是心力衰竭。对于有心脏病的育龄妇女，要求做到孕前咨询，以明确心脏病的类型、程度、心功能状态，并确定能否妊娠。妊娠者应从妊娠早期开始定期进行产前检查。是否进行系统产前检查的心脏病孕妇，心力衰竭发生率和孕产妇死亡率可相差10倍。

1. 妊娠期

(1)决定能否继续妊娠：凡不宜妊娠的心脏病孕妇，应在妊娠12周前行治疗性人工流产。妊娠超过12周时，终止妊娠必须行较复杂手术，其危险性不亚于继续妊娠和分娩。因此应密切监护，积极防治心力衰竭，使之度过妊娠与分娩期。对顽固性心力衰竭的病例，为减轻心脏负荷，应与内科医师配合，在严密监护下行剖宫取胎术。

(2)定期产前检查：能及早发现心衰的早期征象。在妊娠20周前，应每2周行产前检查1次。在妊娠20周后，尤其是32周后，发生心力衰竭的几率增加，产前检查应每周1次。发现早期心力衰竭征象，应立即住院。孕期经过顺利者，亦应在36～38周提前住院待产。

(3)防治心力衰竭：

1)休息：保证充分休息，每日至少10小时睡眠。避免过劳及情绪激动。

2)饮食：要限制过度加强营养而导致体重过度增长。以体重每月增长不超过0.5 kg，整个孕期不超过12 kg为宜。保证合理的高蛋白、高维生素和铁剂的补充，20周以后预防性应用铁剂防止贫血。适当限制食盐量、一般每日食盐量不超过4～5 g。

3)预防和治疗引起心力衰竭的诱因：预防上呼吸道感染，纠正贫血，治疗心律失常。孕妇心律失常发生率较高，对频繁的室性期前收缩或快速室性心率，必须用药物治疗。防治妊娠期高血压疾病和其他合并症与并发症。

4)动态观察心脏功能：定期进行超声心动图检查，测定心脏射血分数、每分心排出量、心脏排血指数及室壁运动状态，判断随妊娠进展的心功能变化。

5)心力衰竭的治疗：与未孕者基本相同。但应用强心药时应注意，孕妇血液稀释、血容量增加及肾小球滤过率增强，同样剂量药物在孕妇血中浓度相对偏低。同时孕妇对洋地黄类药物耐受性较差，需注意其毒性反应。不主张预防性应用洋地黄，早期心力衰竭者，可给予作用和排泄较快的制剂，以防止药物在体内蓄积。在产褥期随组织内水分一同进入循环引起毒性反应。如地高辛 0.25 mg，每日 2 次口服，2～3 日后可根据临床效果改为每日一次，不主张用饱和量，以备随孕周增加、心力衰竭加重时抢救用药，病情好转即停药。妊娠晚期发生心力衰竭，原则是待心力衰竭控制后再行产科处理，应放宽剖宫产指征。若为严重心力衰竭，经内科各种治疗措施均未能奏效，继续发展必将导致母儿死亡时，也可边控制心力衰竭边紧急剖官产，取出胎儿，减轻心脏负担，以挽救孕妇生命。

2．分娩期　于妊娠晚期，应提前选择好适宜的分娩方式。

（1）经阴道分娩及分娩期处理：心功能Ⅰ～Ⅱ级、胎儿不大、胎位正常、宫颈条件良好者，可考虑在严密监护下经阴道分娩。

1）第一产程：安慰及鼓励产妇，消除紧张情绪。适当应用地西泮、哌替啶等镇静剂。密切注意血压、脉搏、呼吸、心率。一旦发现心力衰竭征象，应取半卧位，高浓度面罩吸氧，并给去乙酰毛花苷 0.4 mg 加于 25% 葡萄糖注射液 20 ml 内缓慢静脉注射，必要时 4～6 小时重复给药一次。产程开始后即应给予抗生素预防感染。

2）第二产程：要避免用力屏气加腹压，应行会阴后一侧切开、胎头吸引或产钳助产，尽可能缩短第二产程。

3）第三产程：胎儿娩出后，产妇腹部放置沙袋，以防腹压骤降而诱发心力衰竭。为防止产后出血过多而加重心肌缺血，加重心力衰竭，可静脉注射或肌内注射缩宫素 10～20 U，禁用麦角新碱，以防静脉压增高。产后出血过多时，应及时输血、输液，注意输注速度不可过快。

（2）剖宫产：对有产科指征及心功能Ⅲ～Ⅳ级者，均应择期剖宫产。近年主张对心脏病产妇放宽剖宫产指征，减少产妇因长时间宫缩所引起的血流动力学改变，减轻心脏负担。麻醉方式可选择连续硬膜外阻滞麻醉，麻醉剂中不应加用肾上腺素，麻醉平面不宜过高。术中、术后应严格限制输液量。不宜再妊娠者，可同时行输卵管结扎术。

3．产褥期　产后 3 日内，尤其产后 24 小时内仍是发生心力衰竭的危险时期，产妇须充分休息并密切监护。产后出血、感染和血栓栓塞是严重的并发症，极易诱发心力衰竭，应重点预防。心功能Ⅲ级及以上者，不宜哺乳。不宜再妊娠者，可在产后 1 周行绝育术。

4．心脏手术指征　妊娠期血流动力学改变使心脏储备能力下降，影响心脏手术后的恢复，加之术中用药及体外循环对胎儿的影响，一般不主张在孕期手术，尽可能在幼年、孕前或延至分娩后再行心脏手术。若妊娠早期出现循环障碍症状，心脏瓣膜病孕妇不愿做人工流产，内科治疗效果不佳，可在孕期行瓣膜置换术和瓣膜切开术。人工瓣膜置换术后需长期应用抗凝剂，在妊娠后最好选用肝素而不用华法林，华法林能通过胎盘并进入母乳，有引起胎儿畸形及胎儿、新生儿出血的危险。

（屈兴玲）

第二节　急性病毒性肝炎

病毒性肝炎是由多种肝炎病毒引起、以肝实质细胞变性坏死为主要病变的一组传染病。分为甲型（HAV）、乙型（HBV）、丙型（HCV）、丁型（HDV）、戊型（HEV）、庚型（HGV）及输血传播型（TTV）肝炎 7 个类型，其中以乙型肝炎最常见。目前尚无特效抗病毒药。病毒性肝炎是对我国危害最严重的传染病之一。病毒性肝炎在孕妇中较常见，是肝病和黄疸的最常见原因，文献报道孕妇病毒性肝炎发病率为 0.8%～17.8%。重症肝炎是我国孕产妇死亡的主要原因之一。

一、妊娠期肝脏的生理变化

依据肝脏活检及电镜下观察，孕期肝细胞大小和形态略有改变，但无特异性。肝脏不增大，胎盘循环的出现使肝血流量相对减少。肝功能无改变或略有改变，孕晚期肝功能检查约半数血清总蛋白低于 60 g/L，主要由于血液稀释所致；白蛋白降低，球蛋白因网状内皮系统功能亢进略增加，白蛋白 / 球蛋白比值下降。少数孕妇血清丙氨酸转氨酶 (ALT) 和门冬氨酸转氨酶 (AST) 在妊娠晚期略升高。碱性磷酸酶 (ALP) 升高，其原因可能主要来自胎盘。凝血因子 II、V、VII、VIII、IX、X 均增加，纤维蛋白原约增加 50%。血清胆固醇、甘油三酯、总脂质、磷脂及 α、β 脂蛋白均增加。妊娠期雌激素水平升高，部分孕妇出现"肝掌"、"蜘蛛痣"，并随妊娠进展加重，分娩后 4～6 周消失。

二、妊娠对病毒性肝炎的影响

妊娠本身不增加对肝炎病毒的易患性，而妊娠期的生理变化及代谢特点，使肝脏抗病能力降低及肝脏负担增加，可使病毒性肝炎病情加重，增加诊断和治疗难度，重症肝炎及肝性脑病发生率较非妊娠期高 37～65 倍。妊娠并发症引起的肝损害，极易与急性病毒性肝炎混淆，使诊治难度增加。

三、病毒性肝炎对母儿的影响

1. 妊娠早期合并病毒性肝炎　妊娠早期病毒性肝炎可使妊娠反应加重，流产、胎儿畸形发生率约高 2 倍。

2. 妊娠晚期合并急性病毒性肝炎

(1) 妊娠期高血压疾病的发病率增加：可能与肝脏对醛固酮的灭活能力下降有关。

(2) 产后出血发生率增高：与肝病时凝血因子合成功能减退有关。同时重症肝炎发生率较高，为非孕妇女的 66 倍，在肝功能衰竭基础上出现凝血功能障碍。早产、死胎、死产的发生率均明显增高，新生儿患病率及死亡率也增高。有报道肝功能异常的孕产妇，其围生儿死亡率高达 46‰。

3. 肝炎病毒的母婴垂直传播　上一代将肝炎病毒传播到下一代，称为垂直传播。以乙型病毒性肝炎的垂直传播为主。

(1) 甲型病毒性肝炎 (viral hepatitis A)：由甲型肝炎病毒 (HAV) 引起，经粪 - 口途径传播。HAV 不能通过胎盘传给胎儿，故孕期患病不必人工流产或引产。但妊娠晚期患甲型肝炎，分娩过程中接触母体血液或受粪便污染可使新生儿感染。

(2) 乙型病毒性肝炎 (viral hepatitis B)：母婴传播是 HBV 传播的主要途径之一。母婴传播引起的 HBV 感染在我国约占婴幼儿感染的 1/3。母婴传播有 3 种途径：

1) 宫内传播：应用分子杂交法在引产胎儿肝、脾、肾、胎盘等组织中均检出 HBV-DNA，证明宫内感染的存在。近年研究证明，HBV 宫内感染率为 9.1%～36.7%。宫内传播的机制尚不清楚，可能由于胎盘屏障受损或通透性增强引起母血渗漏造成。

2) 产时传播：是 HBV 母婴传播的主要途径，占 40%～60%。胎儿通过产道时吞咽含 HBsAg 的母血、羊水、阴道分泌物，或在分娩过程中子宫收缩使胎盘绒毛破裂，母血漏入胎儿血循环。只要有 10^{-8} ml 母血进入胎儿体内即可使胎儿感染。

3) 产后传播：与接触母乳及母亲唾液有关。据报道，当母血 HBsAg、HBeAg、抗 HBc 均阳性时，母乳 HBV-DNA 出现率为 100%。

(3) 丙型病毒性肝炎 (viral hepatitis C)：已证实 HCV 存在母婴传播。晚期妊娠患丙型肝炎时约 2/3 发生母婴传播，受感染者约 1/3 将来发展为慢性肝病。但近年的国外文献报道丙型肝炎病毒在母婴间垂直传播的比率约 4%～7%，仅当母血清中检测到较高滴度的 HCV-RNA（超过 10^6 拷贝 / ml）时，才发生母婴传播，且有许多发生宫内感染的新生儿在生后一年内自然转阴。

(4) 丁型病毒性肝炎 (viral hepatitis D)：HDV 是一种缺陷性 RNA 病毒，必须依赖 HBV 重叠感染引起肝炎。传播途径与 HBV 相同，经体液、血行或注射途径传播。与 HBV 相比，母婴传播较少见。

(5) 戊型病毒性肝炎 (viral hepatitis E)：目前已有母婴间传播的病例报告，孕妇一旦感染，病情常常很危重，妊娠晚期发生急性感染后母亲的死亡率可达 15% ～ 25%，其抗原检测较困难，而抗体出现较晚，因此在疾病的急性期有时难以诊断，即使抗体阴性也不能排除诊断。

(6) 输血传播病毒引起的肝炎：也称己型肝炎，主要经输血传播。

(7) 庚型肝炎 (HGV)：可发生母婴传播，但有人认为，HGV 母婴传播虽较常见，但婴儿感染 HGV 后并不导致肝功能紊乱。慢性乙、丙型肝炎患者易发生 HGV 感染。

四、诊断

妊娠期诊断病毒性肝炎与非孕期相同，但比非孕期困难。发生在妊娠早期的早孕反应所致的消化道症状较明显，妊娠剧吐常有转氨酶升高，此时患肝炎常被忽视。妊娠晚期可伴有其他因素引起的肝功能异常，诊断亦较非孕期困难。应根据流行病学详细询问病史，结合临床症状、体征及实验室检查，进行综合判断。

1. 病史 有与病毒性肝炎患者密切接触史，半年内曾接受输血、注射血制品史等。

2. 临床表现 妊娠期出现不能用早孕反应或其他原因解释的消化系统症状，如食欲减退、恶心、呕吐、腹胀、肝区痛、乏力、畏寒、发热等，部分患者有皮肤巩膜黄染、尿色深黄。妊娠早、中期可触及肝大，并有肝区叩击痛。妊娠晚期受增大子宫影响，肝脏极少被触及。

3. 实验室检查

(1) 肝功能检查：血清 ALT 增高，如能除外其他原因，特别是数值很高（大于正常 10 倍以上）、持续时间较长，对病毒性肝炎有诊断价值。血清胆红素在 17 μmol/L (1 mg/dl) 以上、尿胆红素阳性、凝血酶原时间的测定等，均有助于肝炎的诊断。

(2) 血清病原学检测：

1) 乙型肝炎：① HBsAg：阳性是 HBV 感染的特异性标志，其滴定度随病情恢复而下降。慢性肝炎、无症状携带者可长期检出 HBsAg，但 HBsAg 滴度与病情无平行关系。其本身无传染性。② 抗 -HBs：阳性提示有过 HBV 感染，是保护性抗体，表示机体有免疫力，不易再次患乙型肝炎。此外，乙型肝炎预防接种后，检测抗 -HBs 是评价疫苗效果的标志之一。③ HBeAg：是核心抗原的亚成分，其阳性和滴度反映 HBV 复制及传染性强弱。急性乙型肝炎时 HBeAg 短暂阳性，若持续阳性提示转为慢性。在慢性 HBV 感染时，HBeAg 阳性表示肝细胞内有 HBV 活动性复制。当 HBeAg 转阴伴有抗 -HBe 出现时，表示 HBV 复制停止。抗 -HBe 出现于急性乙型肝炎恢复期，可持续较长时期。抗 -HBe 的出现表示血清中病毒颗粒减少或消失，传染性减低。④ HBcAg：为乙肝病毒的核心抗原，其相应抗体为抗 -HBc。一般血清中无游离的 HBcAg，仅在病毒颗粒中检测到，或应用电镜和酶免疫技术可检出肝细胞内的 HBcAg。HBcAg 阳性表示 HBV 在体内复制。抗 -HBc 包括抗 -HBc 总抗体、抗 -HBc IgM 和抗 -HBc IgG。抗 -HBc IgM 出现于乙型肝炎急性期，恢复后可持续数年或更长。慢性 HBV 感染者抗 -HBc 持续阳性。急性乙肝患者血清中可检测到高滴度抗 -HBc IgM，特别对 HBsAg 已转阴患者，抗 -HBc IgM 阳性可确诊为急性乙型肝炎。抗 -HBc IgG 主要见于恢复期和慢性感染。

应用 DNA 分子杂交和 PCR 技术检测 HBV-DNA 和 DNA 多聚酶，阳性为 HBV 存在且有病毒复制的直接标志。

2) 甲型肝炎：在潜伏期后期和急性早期可使用免疫电镜检测粪便中 HAV 颗粒，或用 cDNA-RNA 分子杂交技术和聚合酶链反应 (PCR) 技术检测血清或粪便中 HAV-RNA。用放射免疫分析法 (RIA) 和酶免疫分析 (EIA) 检测血清中抗 HAV 抗体。急性期患者血清中抗 -HAV IgM 在发病第 1 周即可阳性，1 ～ 2 个月抗体滴度和阳性率下降，于 3 ～ 6 个月后消失，对早期诊断十分重要，特异性高。抗 -HAV IgG 在急性期后期和恢复期早期出现，持续数年甚至终身，属保护性抗体，有助于了解既往感染情况及人群免疫水平。

3) 丙型肝炎：目前尚无检测 HCV 抗原的方法。血清中出现抗 -HCV 抗体可诊断为 HCV 感染。PCR 技术检测 HCV-RNA 阳性是病毒血症的直接证据。

4) 丁型肝炎：下列情况应考虑丁型肝炎的可能：HBsAg 携带者急性肝炎发作；乙型慢性活动性肝炎而无乙肝病毒复制；原有乙型肝炎发展为重症肝炎或肝衰竭。急性感染时抗 -HDV IgM 出现阳性，一般持续 2 ～ 4 周，随后抗 -HDV IgG 阳性。慢性感染时抗 -HDVIgM 持续阳性。测定抗 -HDV IgM 不仅有助于早期诊断，其滴度的下降或增高往往表示疾病的缓解或进展。另外，分子杂交技术、核酸印迹试验及 PCR 技术可测定血清或肝脏 HDV-RNA 的存在。

5) 戊型肝炎：潜伏期末期和急性期初期患者的粪便、急性期和恢复期血清处理后，可用免疫电镜检测到 27 ～ 34nm 病毒样颗粒。急性期血清内可检测出高滴度的抗 -HEV IgM，恢复期血清内可检测出低水平的抗 -HEV IgG。

（3）影像学检查：主要是超声检查，肝脾超声有助于鉴别诊断。

4. 妊娠合并肝炎的类型

（1）急性肝炎：起病急，常有食欲缺乏、厌油、恶心、呕吐，乏力、腹胀和肝区不适等消化道症状。约一周后皮肤黏膜出现黄疸、瘙痒，大便颜色变浅，尿呈茶水样。肝大，有压痛和叩痛。经过 2 ～ 6 周症状与体征逐渐消失。无黄疸型肝炎起病相对较慢，临床表现与上述基本相同，但因无黄疸，易被忽视。

（2）慢性活动性肝炎：病程常在半年以上，有乏力、厌食、腹胀、面色灰暗、"蜘蛛痣"、"肝掌"、肝脾大、肝功能持续异常等。

（3）急性重症肝炎：上述急性肝炎的症状明显加重，出现食欲极度减退、频繁呕吐、腹胀、腹水等，黄疸迅速加深，出现肝臭气味，肝脏进行性缩小。肝功能明显异常：酶胆分离、白蛋白 / 球蛋白倒置，血清总胆红素值＞ 171 μmol/L（10 mg/dl）。DIC 是妊娠期重症肝炎的主要死因，特别在妊娠晚期，极易出现全身出血倾向等凝血功能障碍，应进行凝血功能检查。迅速出现肝性脑病以及肝肾综合征引起急性肾衰竭。

五、鉴别诊断

1. 妊娠期肝内胆汁淤积症（intrahepatic cholestasis of pregnancy, ICP） 是发生在妊娠晚期、少数发生在妊娠 25 周之前、以瘙痒及黄疸为特点的疾病。分娩后数日内症状消失，胆酸明显升高，转氨酶轻度升高，胆红素正常或升高，血清病毒学检查抗原和抗体均阴性，肝活检主要为胆汁淤积。

2. 妊娠期急性脂肪肝（acute fatty liver of pregnancy, AFLP） 又称为妊娠特发性脂肪肝，是发生在妊娠晚期严重的肝功能障碍。多见于妊娠 30 周以上，尤其是妊娠 36 ～ 40 周，以初孕妇居多。起病急，病情重，病死率高。起病时常有上腹部疼痛、恶心、呕吐等消化道症状，进一步发展为急性肝功能衰竭，表现为凝血功能障碍、出血倾向、低血糖、黄疸、肝性脑病等。肝功能检查转氨酶升高，直接胆红素和间接胆红素均升高，但尿胆红素常阴性。可出现急性肾衰竭。肝脏活检示肝细胞严重脂肪变性为确诊依据。

3. HELLP 综合征 在重度子痫前期的基础上伴有溶血、肝酶升高和血小板减少为特征的综合征。本病有重度子痫前期的临床表现，同时出现乏力、右上腹疼痛不适，近期出现程度较轻黄疸，有血管内溶血特征以及出血倾向等，外周血涂片见破碎红细胞，总胆红素升高，以间接胆红素升高为主。血细胞比容＜ 0.30，网织红细胞＞ 0.015。妊娠结束后病情可迅速缓解。

4. 妊娠剧吐引起的肝损害 妊娠剧吐可致肝功能轻度异常，严重病例可引起肝肾功能受损。纠正酸碱失衡与水电解质紊乱后病情迅速好转，肝功能可以完全恢复。肝炎病毒血清标志物阴性有助于鉴别诊断。

5. **药物性肝损害** 对肝脏有损害的药物有氯丙嗪、异丙嗪、苯巴比妥类镇静药、甲巯咪唑、异烟肼、利福平、四环素等。药物性肝损害均有服药史，而无病毒性肝炎史，服药后迅速出现黄疸及转氨酶升高，可伴有皮疹、皮肤瘙痒、嗜酸粒细胞增多。停药后多可恢复。

六、治疗

1. **妊娠期轻症肝炎** 处理与非孕患者相同。卧床休息，避免过量活动；加强营养，高维生素、高蛋白、足量糖类、低脂肪饮食。应用保肝药物治疗。避免应用可能损害肝脏的药物（如镇静药、麻醉药、雌激素等）。注意预防感染，产时严格消毒，并用广谱抗生素，以防感染加重肝损害。有黄疸者应立即住院，按重症肝炎处理。

2. **妊娠期重症肝炎**

(1) 保肝治疗：高血糖素－胰岛素－葡萄糖联合应用，能改善氨基酸及氨的异常代谢，有防止肝细胞坏死和促进肝细胞再生的作用。高血糖素 1～2 mg、胰岛素 6～12 U 溶于10% 葡萄糖液 500 ml 内静脉滴注，2～3 周为一疗程。人血白蛋白注射液有促进肝细胞再生作用，每周 2～3 次，每次 5g，溶于 10% 葡萄糖液内静脉滴注。新鲜血浆 200～400 ml，每周 2～4 次，能促进肝细胞再生和补充凝血因子。门冬氨酸钾镁注射液能促进肝细胞再生，降低胆红素，使黄疸消退，用法为每日 40 ml，溶于 10% 葡萄糖液 500 ml 缓慢静脉滴注，因含钾离子，高钾血症重症肝炎患者慎用。

(2) 预防及治疗肝性脑病：为控制血氨，蛋白质摄入量每日应＜ 0.5 g/kg，增加糖类，使热量每日维持在 7 431.2 kJ（1 800 kcal）以上。保持大便通畅，减少氨及毒素吸收。口服新霉素或甲硝唑抑制大肠杆菌、减少游离氨及其他毒素形成。既往常用谷氨酸钠抑制血氨，此药为碱性，对有呼吸性或代谢性碱中毒的肝性脑病患者不利，原则上早期不用，大量应用还可引起水钠潴留。一般可用醋谷胺，常用 600 mg 静脉滴注；精氨酸 15～20 g 静脉滴注；六合氨基酸注射液 250 ml，加等量 10% 葡萄糖液稀释后静脉滴注，每日 1～2 次，能调整血清氨基酸比值，使肝性脑病患者清醒。

(3) 防治凝血功能障碍：补充凝血因子，输新鲜血、凝血酶原复合物、纤维蛋白原、抗凝血酶Ⅲ和维生素 K_1 等。有 DIC 者可在凝血功能监测下，酌情应用肝素治疗，目前可以应用低分子肝素减少出血风险。产前 4 小时至产后 12 小时内不宜应用肝素，以免发生产后出血。

(4) 并发肾衰竭的处理：按急性肾衰竭处理，严格限制入液量，一般每日入液量为 500 ml 加前一日尿量。呋塞米 60～80 mg 静脉注射，必要时 2～4 小时重复一次，2～3 次无效后停用。多巴胺 20～80 mg 或 654-2 40～60 mg 静脉滴注，扩张肾血管，改善肾血流。检测血钾浓度，防治高血钾。避免应用损害肾脏的药物。

3. **产科处理**

(1) 妊娠早期：妊娠早期患急性肝炎，若为轻症应积极治疗，可继续妊娠。慢性活动性肝炎，妊娠后对母儿威胁较大，适当治疗后应终止妊娠。

(2) 妊娠中、晚期：尽量避免终止妊娠，避免手术、药物对肝脏的影响。加强母儿监护，适时终止妊娠。

(3) 分娩期：经阴道分娩增加胎儿感染病毒几率，主张剖宫产，但并非剖宫产的绝对指征。经阴道分娩尽量避免损伤和擦伤，分娩前数日肌注维生素 K_1，每日 20～40 mg。备好新鲜血液。防止滞产，宫口开全后可行胎头吸引术或产钳术助产，缩短第二产程。防止产道损伤和胎盘残留。胎肩娩出后立即静脉注射缩宫素，以减少产后出血量。对重症肝炎，经积极控制 24 小时后迅速终止妊娠。因母儿耐受能力较差，过度体力消耗可加重肝脏负担，分娩方式以剖宫产为宜。术中尽可能减少出血及缩短手术时间。

(4) 产褥期：注意休息及营养，随访肝功能。应用对肝脏损害较小的广谱抗生素预防及控制感染，是防止肝炎病情恶化的关键。不宜哺乳者应及早回奶。回奶禁用雌激素等对肝脏有损害的药物，可口服生麦芽或乳房外敷芒硝。患肝炎妇女至少应于肝炎痊愈后半年，最好两年后再妊娠。

（5）分娩后新生儿处理：①主动免疫：新生儿出生后 24 小时内注射乙型肝炎疫苗 30 μg，生后 1 个月、6 个月再分别肌内注射 10 μg。新生儿对疫苗的免疫应答良好，体内产生抗 -HBs，可有效保护肝脏不受 HBV 感染，免疫率达 75%。②被动免疫：新生儿出生后立即注射乙型肝炎免疫球蛋白（HBIG）0.5 ml，生后 1 个月、3 个月再各注射 0.16 ml/kg。特别对乙型肝炎母亲所分娩的婴儿，可减少或阻止 HBV 进入肝脏，免疫率达 71%。③联合免疫：新生儿出生后 6 小时内和生后 3 ～ 4 周时各肌注 100 U HBIG，乙型肝炎疫苗仍按上述方法进行。免疫率高达 95%。经全程阻断，于生后 6 个月复查。

（6）产后哺乳问题：母血 HBsAg、HBeAg、抗 -HBc 3 项阳性及后 2 项阳性孕妇，均不宜哺乳；乳汁 HBV-DNA 阳性者不宜哺乳；有主张新生儿接受免疫，母亲仅为 HBsAg 阳性可为新生儿哺乳。

七、预防

1. 加强围生期保健　重视孕期监护，加强营养，摄取高蛋白、高糖类和高维生素食物。将肝功及肝炎病毒血清标志物检测列为产前常规检测项目，并定期复查。

2. 甲型肝炎　有甲型肝炎密切接触史的孕妇，接触后 7 日内可肌内注射丙种球蛋白 2 ～ 3 ml。其新生儿出生时及出生后 1 周各注射 1 次丙种球蛋白可以预防感染。甲型肝炎急性期禁止哺乳。

3. 乙型肝炎预防 HBV 母婴传播应从妊娠前开始。患急性肝炎妇女至少应于肝炎痊愈后半年，最好两年后再妊娠。夫妇一方患肝炎，应用避孕套以免交叉感染。对所有孕妇应筛查夫妇双方 HBsAg。进一步检查无症状携带者的血清标志物。HBsAg 及 HBeAg 阳性孕妇分娩时应注意隔离，防止产程延长、胎儿窘迫、羊水吸入、软产道裂伤。剖宫产可使胎儿接触大量母血，对预防胎儿感染的作用不大。

4. 丙型肝炎　尚无特异的免疫方法。减少医源性感染是预防丙肝的重要环节。保护易感人群可用丙种球蛋白进行被动免疫。对抗 -HCV 抗体阳性母亲的婴儿，在 1 岁前注射免疫球蛋白可对婴儿起保护作用。

（屈兴玲）

第三节　糖尿病

妊娠期间的糖尿病有两种情况，一种为妊娠前已有糖尿病的患者妊娠，又称糖尿病合并妊娠；另一种为妊娠前糖代谢正常或有潜在糖耐量减退，妊娠期才出现或发现糖尿病，又称为妊娠期糖尿病（gestational diabetes mellitus，GDM）。糖尿病孕妇中 80% 以上为 GDM，糖尿病合并妊娠者不足 20%。GDM 发生率世界各国报道 1% ～ 14%。我国发生率 1% ～ 5%，近年有明显增高趋势。GDM 患者糖代谢多数于产后能恢复正常，但将来患 2 型糖尿病机会增加。糖尿病孕妇的临床经过复杂，对母儿均有较大危害，必须引起重视。

一、妊娠期糖代谢的特点

在妊娠早中期，随孕周增加，胎儿对营养物质需求量增加，通过胎盘从母体获取葡萄糖是胎儿能量的主要来源，孕妇血浆葡萄糖水平随妊娠进展而降低，空腹血糖约降低 10%。系因：①胎儿从母体获取葡萄增加；②孕期肾血浆流量及肾小球滤过率均增加，但肾小管对糖的再吸收率不能相应增加，导致部分孕妇排糖量增加；③雌激素和孕激素增加母体对葡萄糖的利用。因此，空腹时孕妇清除葡萄糖能力较非孕期增强。孕妇空腹血糖较非孕妇低，这也是孕妇长时间空腹易发生低血糖及酮症酸中毒的病理基础。到妊娠中晚期，孕妇体内抗胰岛素样物质增加，如胎盘生乳素、雌激素、孕酮、皮质醇和胎盘胰岛素酶等使孕妇对胰岛素的敏感性随孕周增加而下降，为维持正常糖代谢水平，胰岛素需求量必须相应增加。对于胰岛素分泌受限的孕妇，妊娠期不能代偿这一生理变化而使血糖升高，使原有糖尿病加重或出现 GDM。

二、妊娠对糖尿病的影响

妊娠可使隐性糖尿病显性化，使既往无糖尿病的孕妇发生 GDM，使原有糖尿病患者的病情加重。孕早期空腹血糖较低，应用胰岛素治疗的孕妇如果未及时调整胰岛素用量，部分患者可能会出现低血糖。随妊娠进展，抗胰岛素样物质增加，胰岛素用量需要不断增加。分娩过程中体力消耗较大，进食量少，若不及时减少胰岛素用量，容易发生低血糖。产后胎盘排出体外，胎盘分泌的抗胰岛素物质迅速消失，胰岛素用量应立即减少。由于妊娠期糖代谢的复杂变化，应用胰岛素治疗的孕妇，若未及时调整胰岛素用量，部分患者可能会出现血糖过低或过高，严重者甚至导致低血糖昏迷及酮症酸中毒。

三、糖尿病对妊娠的影响

妊娠合并糖尿病对母儿的影响及影响程度取决于糖尿病病情及血糖控制水平。病情较重或血糖控制不良者，对母儿影响极大，母儿近、远期并发症仍较高。

1．对孕妇的影响

（1）高血糖可使胚胎发育异常甚至死亡，流产发生率达 15%～30%。糖尿病患者宜在血糖控制正常后再考虑妊娠。

（2）发生妊娠期高血压疾病的可能性较非糖尿病孕妇高 2～4 倍。GDM 并发妊娠高血压疾病可能与存在严重胰岛素抵抗状态及高胰岛素血症有关。糖尿病孕妇因糖尿病导致广泛血管病变，使小血管内皮细胞增厚及管腔变窄，组织供血不足。糖尿病合并肾脏病变时，妊娠期高血压疾病发病率高达 50% 以上。糖尿病孕妇一旦并发高血压，病情较难控制，对母儿极不利。

（3）感染是糖尿病主要的并发症。未能很好控制血糖的孕妇易发生感染，感染亦可加重糖尿病代谢紊乱，甚至诱发酮症酸中毒等急性并发症。与妊娠期糖尿病有关的感染有：外阴阴道假丝酵母菌病、肾盂肾炎、无症状菌尿症、产褥感染及乳腺炎等。

（4）羊水过多发生率较非糖尿病孕妇多 10 倍。其原因可能与胎儿高血糖、高渗性利尿致胎尿排出增多有关。糖尿病诊断越晚、孕妇血糖水平越高，羊水过多越常见。血糖得到控制，羊水量也能逐渐转为正常。

（5）因巨大儿发生率明显增高，难产、产道损伤、手术产几率增高，产程延长易发生产后出血。

（6）易发生糖尿病酮症酸中毒。由于妊娠期复杂的代谢变化，加之高血糖及胰岛素相对或绝对不足，代谢紊乱进一步发展到脂肪分解加速，血清酮体急剧升高，进一步发展为代谢性酸中毒。发生糖尿病酮症酸中毒的常见诱因有：①GDM 未得到及时诊断而导致血糖过高；②糖尿病患者未及时治疗或血糖控制不满意时妊娠，随孕周增加胰岛素用量未及时调整；③使用肾上腺皮质激素和 β-肾上腺素能受体兴奋剂干扰糖代谢；④合并感染时胰岛素未及时调整用量等。糖尿病酮症酸中毒对母儿危害大，不仅是孕妇死亡的主要原因，发生在孕早期还有胎儿致畸作用，发生在妊娠中晚期易导致胎儿窘迫及胎死宫内。

（7）GDM 孕妇再次妊娠时，复发率高达 33%～69%。远期患糖尿病几率增加，17%～63% 将发展为 2 型糖尿病。心血管系统疾病的发生率也高。

2．对胎儿的影响

（1）巨大胎儿发生率高达 25%～42%，其原因为孕妇血糖高，胎儿长期处于母体高血糖所致的高胰岛素血症环境中，促进蛋白、脂肪合成和抑制脂解作用，导致躯干过度发育。GDM 孕妇过胖或体重指数过大是发生巨大儿的重要危险因素。

（2）胎儿生长受限（FGR）发生率为 21%。妊娠早期高血糖有抑制胚胎发育的作用，导致孕早期胚胎发育落后。糖尿病合并微血管病变者，胎盘血管常出现异常，影响胎儿发育。

（3）易发生流产和早产。妊娠早期血糖高可使胚胎发育异常，最终导致胚胎死亡而流产。合并羊水过多易发生早产，并发妊娠期高血压疾病、胎儿窘迫等并发症时，常需提前终止妊娠，早产发生率为 10% ～ 25%。

（4）胎儿畸形率高于非糖尿病孕妇，严重畸形发生率为正常妊娠的 7 ～ 10 倍，与受孕后最初数周高血糖水平密切相关，是构成围生儿死亡的重要原因。以心血管畸形和神经系统畸形最常见。妊娠合并糖尿病患者应在妊娠期加强对胎儿畸形的筛查。

3. 对新生儿的影响

（1）新生儿呼吸窘迫综合征发生率增高。高血糖刺激胎儿胰岛素分泌增加，形成高胰岛素血症，后者具有拮抗糖皮质激素促进肺泡 II 型细胞表面活性物质合成及释放的作用，使胎儿肺表面活性物质产生及分泌减少，胎儿肺成熟延迟。

（2）新生儿低血糖。新生儿脱离母体高血糖环境后，高胰岛素血症仍存在，若不及时补充糖，易发生低血糖，严重时危及新生儿生命。

四、诊断

1. 病史 具有糖尿病高危因素，包括糖尿病家族史、年龄＞ 30 岁、肥胖、巨大儿分娩史、无原因反复流产史、死胎、死产、足月新生儿呼吸窘迫综合征儿分娩史、胎儿畸形史等。

2. 临床表现 妊娠期有三多症状（多饮、多食、多尿），或外阴阴道假丝酵母菌感染反复发作，孕妇体重＞ 90 kg，本次妊娠并发羊水过多或巨大胎儿者，应警惕合并糖尿病的可能。

3. 实验室检查

（1）尿糖测定：尿糖阳性者不要仅考虑妊娠期生理性糖尿，应进一步做空腹血糖检查及糖筛查试验。

（2）空腹血糖测定：两次或两次以上空腹血糖≥5.8 mmol/L 者，可诊断为糖尿病。

（3）糖筛查试验：我国学者建议在妊娠 24 ～ 28 周进行 GDM 筛查，50 g 葡萄糖粉溶于 200 ml 水中，5 分钟内服完，其后 1 小时血糖值≥ 7.8 mmol/L 为糖筛查阳性，应检查空腹血糖，空腹血糖异常可诊断为糖尿病，空腹血糖正常者再行葡萄糖耐量试验（oral glucosetolerance test，OGTT）。

（4）OGTT：我国多采用 75 g 糖耐量试验。指空腹 12 小时后，口服葡萄糖 75 g，其正常上限为：空腹 5.6 mmol/L，1 小时 10.3 mmol/L，2 小时 8.6 mmol/L，3 小时 6.7 mmol/L。其中有两项或两项以上达到或超过正常值，可诊断为妊娠期糖尿病。仅 1 项高于正常值，诊断为糖耐量异常。

五、妊娠合并糖尿病的分期

依据患者发生糖尿病的年龄、病程以及是否存在血管并发症等进行分期（White 分类法），有助于判断病情的严重程度及预后：

A 级：妊娠期出现或发现的糖尿病。

A1 级：经控制饮食，空腹血糖＜ 5.8 mmol/L，餐后 2 小时血糖＜ 6.7 mmol/L。

A2 级：经控制饮食，空腹血糖≥ 5.8 mmol/L，餐后 2 小时血糖≥ 6.7 mmol/L。

B 级：显性糖尿病，20 岁以后发病，病程＜10 年。

C 级：发病年龄 10 ～ 19 岁，或病程达 10 ～ 19 年。

D 级：10 岁前发病，或病程≥ 20 年，或合并单纯性视网膜病。

F 级：糖尿病性肾病。

R 级：眼底有增生性视网膜病变或玻璃体出血。

H 级：冠状动脉粥样硬化性心脏病。

T 级：有肾移植史。

六、处理

1. 糖尿病患者可否妊娠的指标

（1）糖尿病患者于妊娠前应确定糖尿病严重程度。D、F、R 级糖尿病一旦妊娠，对母儿危险均较大，应避孕，不宜妊娠。若已妊娠应尽早终止。

（2）器质性病变较轻、血糖控制良好者，可在积极治疗、密切监护下继续妊娠。

（3）从孕前开始，在内科医师协助下严格控制血糖值。确保受孕前、妊娠期及分娩期血糖在正常范围。

2. 糖代谢异常孕妇的管理

（1）妊娠期血糖控制满意标准：孕妇无明显饥饿感，空腹血糖控制在 3.3～5.6 mmol/L；餐前 30 分钟：3.3～5.8 mmol/L；餐后 2 小时：4.4～6.7 mmol/L；夜间：4.4～6.7 mmol/L。

（2）饮食治疗：饮食控制很重要。理想的饮食控制目标：既能保证和提供妊娠期间热量和营养需要，又能避免餐后高血糖或饥饿酮症出现，保证胎儿正常生长发育，多数 GDM 患者经合理饮食控制和适当运动治疗，均能控制血糖在满意范围。孕早期糖尿病孕妇需要热卡与孕前相同。孕中期以后，每周热量增加 3%～8%。其中糖类占 40%～50%，蛋白质占 20%～30%，脂肪占 30%～40%。控制餐后 1 小时血糖值在 8 mmol/L 以下。但要注意避免过分控制饮食，否则会导致孕妇饥饿性酮症及胎儿生长受限。

（3）药物治疗：口服降糖药在妊娠期应用的安全性、有效性未得到足够证实，目前不推荐使用。胰岛素是大分子蛋白，不通过胎盘，对饮食治疗不能控制的糖尿病，胰岛素是主要的治疗药物。

胰岛素用量个体差异较大，尚无统一标准可供参考。一般从小剂量开始，并根据病情、孕期进展及血糖值加以调整，力求控制血糖在正常水平。妊娠不同时期机体对胰岛素需求不同：①孕前应用胰岛素控制血糖的患者，妊娠早期因早孕反应进食量减少，需要根据血糖监测情况及时减少胰岛素用量。②随妊娠进展，抗胰岛素激素分泌逐渐增多，妊娠中、后期的胰岛素需要量常有不同程度增加。妊娠 32～36 周胰岛素用量达最高峰，妊娠 36 周后胰岛素用量稍下降，特别在夜间。妊娠晚期胰岛素需要量减少，不一定是胎盘功能减退，可能与胎儿对血糖利用增加有关，可在加强胎儿监护的情况下继续妊娠。

（4）妊娠期糖尿病酮症酸中毒的处理在监测血气、血糖、电解质并给予相应治疗的同时，主张应用小剂量正规胰岛素 0.1 U/(kg·h) 静滴。每 1～2 小时监测血糖一次。血糖 ＞13.9 mmol/L，应将胰岛素加入 0.9% 氯化钠注射液静滴，血糖 ≤13.9 mmol/L，开始将胰岛素加入 5% 葡萄糖氯化钠注射液中静滴，酮体转阴后可改为皮下注射。

3. 孕期母儿监护

妊娠早期妊娠反应可能给血糖控制带来困难，应密切监测血糖变化，及时调整胰岛素用量以防发生低血糖。每周检查一次直至妊娠第 10 周。妊娠中期应每两周检查一次，一般妊娠 20 周时胰岛素需要量开始增加，需及时进行调整。每月测定肾功能及糖化血红蛋白含量，同时进行眼底检查。妊娠 32 周以后应每周检查一次。注意血压、水肿、尿蛋白情况。注意对胎儿发育、胎儿成熟度、胎儿胎盘功能等监测，必要时及早住院。

4. 分娩时机

原则应尽量推迟终止妊娠的时间。血糖控制良好，孕晚期无合并症，胎儿宫内状况良好，应等待至妊娠 38～39 周终止妊娠。血糖控制不满意，伴血管病变、合并重度子痫前期、严重感染、胎儿生长受限、胎儿窘迫，应及早抽取羊水，了解胎肺成熟情况，并注入地塞米松促胎儿肺成熟，胎肺成熟后应立即终止妊娠。

5. 分娩方式　妊娠合并糖尿病本身不是剖宫产指征，有巨大胎儿、胎盘功能不良、胎位异常或其他产科指征者，应行剖宫产。对糖尿病病程＞10年，伴有视网膜病变及肾功能损害、重度子痫前期、有死胎、死产史的孕妇，应放宽剖宫产指征。

6. 分娩期处理

(1) 一般处理：注意休息、镇静，给予适当饮食，严密观察血糖、尿糖及酮体变化，及时调整胰岛素用量，加强胎儿监护。

(2) 阴道分娩：临产时情绪紧张及疼痛可使血糖波动，胰岛素用量不易掌握，严格控制产时血糖水平对母儿均十分重要。临产后仍采用糖尿病饮食，产程中一般应停用皮下注射正规胰岛素，静脉输注 0.9% 氯化钠注射液加正规胰岛素，根据产程中测得的血糖值调整静脉输液速度。血糖＞5.6 mmol/L，静滴胰岛素 1.25 U/h；孕妇血糖 7.8～10.0 mmol/L，静滴胰岛素 1.5 U/h；孕妇血糖＞10.0 mmol/L，静滴胰岛素 2 U/h。同时复查血糖，发现血糖异常继续调整。应在 12 小时内结束分娩，产程过长增加酮症酸中毒、胎儿缺氧和感染危险。

(3) 剖宫产：在手术前一日停止应用晚餐前精蛋白锌胰岛素，手术日停止皮下注射胰岛素，一般在早上监测血糖、尿糖及尿酮体。根据其空腹血糖水平及每日胰岛素用量，改为小剂量胰岛素持续静脉滴注。一般按 3～4 g 葡萄糖加 1 U 胰岛素比例配制葡萄糖注射液，并按每小时静脉输入 2～3 U 胰岛素速度持续静脉滴注，每 3～4 h 测血糖一次，尽量使术中血糖控制在 6.67～10.0 mmol/L。术后每 2～4 h 测一次血糖，直到饮食恢复。

(4) 产后处理：产褥期胎盘排出后，体内抗胰岛素物质迅速减少，大部分 GDM 患者在分娩后即不再需要使用胰岛素，仅少数患者仍需胰岛素治疗。胰岛素用量应减少至分娩前的 1/3～1/2，并根据产后空腹血糖值调整用量。多数在产后 1～2 周胰岛素用量逐渐恢复至孕前水平。于产后 6～12 周行 OGTT 检查，若仍异常，可能为产前漏诊的糖尿病患者。

(5) 新生儿出生时处理：新生儿出生时应留脐血，进行血糖、胰岛素、胆红素、血细胞比容、血红蛋白、钙、磷、镁的测定。无论出生时状况如何，均应视为高危新生儿，尤其是孕期血糖控制不满意者，需给予监护，注意保暖和吸氧，重点防止新生儿低血糖，应在开奶同时，定期滴服葡萄糖液。

（屈兴玲）

第四节　贫血

贫血是妊娠期较常见的合并症，属高危妊娠范畴。由于妊娠期血容量增加，且血浆增加多于红细胞增加，血液呈稀释状态，又称"生理性贫血"。贫血在妊娠各期对母、儿均可造成一定危害，在某些贫血较严重的国家和地区，是孕产妇死亡的重要原因之一。缺铁性贫血最常见。

一、贫血对妊娠的影响

1. 对孕妇的影响　贫血孕妇的抵抗力低下，对分娩、手术和麻醉的耐受能力也差，即使是轻度或中度贫血，孕妇在妊娠和分娩期间的风险也会增加。世界卫生组织资料表明，贫血使全世界每年数十万孕产妇死亡。例如：重度贫血可因心肌缺氧导致贫血性心脏病；胎盘缺氧易发生妊娠期高血压疾病或妊娠期高血压疾病性心脏病；严重贫血对失血耐受性降低，易发生失血性休克；贫血降低产妇抵抗力，容易并发产褥感染。

2. 对胎儿的影响　孕妇骨髓和胎儿在竞争摄取孕妇血清铁的过程中，胎儿组织占优势。而铁通过胎盘由孕妇运至胎儿是单向运输。胎儿缺铁程度不会太严重。当孕妇患重度贫血时，经胎盘供氧和营养物质不足以满足胎儿生长所需，容易造成胎儿生长受限、胎儿窘迫、早产或死胎。

二、妊娠期贫血的诊断标准

由于妊娠期血液系统的生理变化，妊娠期贫血的诊断标准不同于非孕妇女。世界卫生组织的标准为，孕妇外周血血红蛋白 < 110 g/L 及血细胞比容 < 0.33 为妊娠期贫血。我国多年一直沿用的标准为血红蛋白 < 100 g/L、红细胞计数 < 3.5×10^{12}/L 或血细胞比容 < 0.30。

妊娠期贫血的程度通常分为4度，轻度：RBC（3.0～3.5）×10^{12}/L，Hb 81～100 g/L；中度：RBC（2.0～3.0）×10^{12}/L，Hb 61～80 g/L；重度：RBC（1.0～2.0）×10^{12}/L，Hb 31～60 g/L；极重度：RBC < 1.0×10^{12}/L，Hb ≤ 30 g/L。

（一）缺铁性贫血

缺铁性贫血（iron deficiency anemia）是妊娠期最常见的贫血，占妊娠期贫血95%。由于胎儿生长发育及妊娠期血容量增加，对铁的需要量增加，尤其在妊娠后半期，孕妇对铁摄取不足或吸收不良，均可引起贫血。

【病因】

妊娠期铁的需要量增加是孕妇缺铁的主要原因。以每毫升血液含铁 0.5 mg 计算，妊娠期血容量增加需铁 650～750 mg。胎儿生长发育需铁 250～350 mg，故孕期需铁约 1 000 mg。孕妇每日需铁至少 4 mg。每日饮食中含铁 10～15 mg，吸收利用率仅为10%，即 1～1.5 mg，妊娠后半期铁的最大吸收率可达40%，仍不能满足需求，若不给予铁剂治疗，容易耗尽体内储存铁造成贫血。

【诊断依据】

1. 病史 既往有月经过多等慢性失血性疾病史；有长期偏食、孕早期呕吐、胃肠功能紊乱导致的营养不良病史等。

2. 临床表现 轻者无明显症状，或只有皮肤、口唇黏膜和睑结膜稍苍白；重者可有乏力、头晕、心悸、气短、食欲缺乏、腹胀、腹泻、皮肤黏膜苍白、皮肤毛发干燥、指甲脆薄以及口腔炎、舌炎等。

3. 实验室检查

（1）血象：外周血涂片为小红细胞低血红蛋白性贫血。血红蛋白 < 100 g/L，红细胞 < 3.5×10^{12}/L，血细胞比容 < 0.30，红细胞平均体积（MCV）< 80 f1，红细胞平均血红蛋白浓度（MCHC）< 32%，而白细胞计数及血小板计数均在正常范围。

（2）血清铁浓度能灵敏反映缺铁状况，正常成年妇女血清铁为 7～27 µmol/L。若孕妇血清铁 < 6.5 µmol/L，可以诊断为缺铁性贫血。

（3）骨髓象：红系造血呈轻度或中度增生活跃，以中、晚幼红细胞增生为主，骨髓铁染色可见细胞内外铁均减少，尤以细胞外铁减少明显。

【预防】

妊娠前积极治疗失血性疾病如月经过多等，以增加铁的贮备。孕期加强营养，鼓励进食含铁丰富的食物，如猪肝、鸡血、豆类等。在产前检查时，孕妇必须定期检测血常规，尤其在妊娠后期应重复检查。妊娠4个月起应常规补充铁剂，每日口服硫酸亚铁 0.3 g。

【治疗】

治疗原则是补充铁剂和去除导致缺铁性贫血的原因。一般性治疗包括增加营养和食用含铁丰富的饮食，对胃肠道功能紊乱和消化不良给予对症处理等。

1. 补充铁剂 以口服给药为主。硫酸亚铁 0.3 g，每日3次，同时服维生素C 0.3 g 和10%稀盐酸 0.5～2 ml 促进铁的吸收。也可选用10%枸橼酸铁铵 10～20 ml，每日3次口服。多糖铁复合物的不良反应较少，每次 150 mg，每日 1～2 次。对妊娠后期重度缺铁性贫血或因严重胃肠道反应不能口服铁剂者，可用右旋糖酐铁或山梨醇铁。两种制剂分别含铁 25 mg/ml 和 50 mg/ml。给药途径为深部肌内注射，首次给药应从小剂量开始，第一日 50 mg，若无副反应，第 2 日可增至 100 mg，每日 1 次。

2．输血 多数缺铁性贫血孕妇经补充铁剂后血象很快改善，不需输血。当血红蛋白＜60 g/L、接近预产期或短期内需行剖宫产术者，应少量、多次输红细胞悬液或全血，避免加重心脏负担诱发急性左心衰竭。

3．产时及产后的处理 中、重度贫血产妇于临产后应配血备用。严密监护产程，防止产程过长，可阴道助产缩短第二产程，但应避免发生产伤。积极预防产后出血，当胎儿前肩娩出后，肌内注射或静脉注射缩宫素 10～20 U。如无禁忌证，胎盘娩出后可肌注或静注麦角新碱 0.2 mg，同时用缩宫素 20 U 加于 5% 葡萄糖注射液中静脉滴注，持续至少 2 小时。出血多时应及时输血。产程中严格无菌操作，产时及产后应用广谱抗生素预防感染。

（二）巨幼细胞贫血

巨幼细胞贫血（megaloblastic anemia）是由叶酸或维生素 B_{12} 缺乏引起 DNA 合成障碍所致的贫血。外周血呈大细胞正血红蛋白性贫血。其发病率国外报道为 0.5%～2.6%，国内报道为 0.7%。

【病因】

叶酸与维生素 B_{12} 均为 DNA 合成过程中的重要辅酶。叶酸和（或）维生素 B_{12} 缺乏可使 DNA 合成障碍，全身多种组织和细胞均可受累，以造血组织最明显，特别是红细胞系统。由于细胞核成熟延缓，核分裂受阻，细胞质中 RNA 大量聚集，RNA 与 DNA 比例失调，使红细胞体积增大，而红细胞核发育处于幼稚状态，形成巨幼细胞。由于巨幼细胞寿命短而发生贫血。妊娠期本病 95% 是叶酸缺乏，少数孕妇因缺乏维生素 B_{12} 而发病。人体需要维生素 B_{12} 量很少，贮存量较多，单纯因维生素 B_{12} 缺乏而发病者较少。引起叶酸与维生素 B_{12} 缺乏的原因有：

1．来源缺乏或吸收不良 叶酸和维生素 B_{12} 存在于植物或动物性食物中，绿叶蔬菜、豆类及动物蛋白摄入不足的孕妇可引起本病。不当的烹调方法也可损失大量叶酸。孕妇患慢性消化道疾病可影响肠道吸收，加重叶酸和维生素 B_{12} 缺乏。

2．妊娠期需要量增加 正常成年妇女每日需叶酸 50～100 μg，而孕妇每日需叶酸 300～400 μg，多胎孕妇需要量更多。造成孕期发病或病情加重。

3．叶酸排泄增多 孕妇肾血浆流量增加，叶酸在肾内廓清加速，肾小管再吸收减少，叶酸从尿中排泄增多。

【巨幼细胞贫血对孕妇及胎儿的影响】

重度贫血时，贫血性心脏病、妊娠期高血压疾病、胎盘早剥、早产、产褥感染等疾病的发病率明显增多。叶酸缺乏可致胎儿神经管缺陷等多种畸形，已为许多研究所证实。胎儿宫内生长受限、死胎等的发生率也明显增多。

【临床表现与诊断】

1．贫血 本病多发生在妊娠中、晚期，起病较急，贫血多为中、重度。表现为乏力、头晕、心悸、气短、皮肤黏膜苍白等。

2．消化道症状 食欲缺乏、恶心、呕吐、腹泻、腹胀、厌食、舌炎、舌乳头萎缩等。

3．周围神经炎症状 手足麻木、针刺、冰冷等感觉异常以及行走困难等。

4．其他 低热、水肿、脾大、表情淡漠者也较常见。

5．实验室检查

（1）外周血象：为大细胞性贫血，血细胞比容降低，红细胞平均体积（MCV）＞100 fl，红细胞平均血红蛋白含量（MCH）＞32 pg，大卵圆形红细胞增多，中性粒细胞分叶过多，粒细胞体积增大，核肿胀，网织红细胞减少，血小板通常减少。

(2) 骨髓象：红细胞系统呈巨幼细胞增生，不同成熟期的巨幼细胞系列占骨髓细胞总数的30%～50%，核染色质疏松，可见核分裂。

(3) 叶酸及维生素 B_{12} 值：血清叶酸＜6.8 nmol/L、红细胞叶酸＜227 nmol/L 提示叶酸缺乏。血清维生素 B_{12}＜90 pg，提示维生素 B_{12} 缺乏。叶酸和（或）维生素 B_{12} 缺乏的临床症状、骨髓象及血象改变均相似，但维生素 B_{12} 缺乏常有神经系统症状，而叶酸缺乏无神经系统症状。

【防治】

1. 加强孕期营养指导，改变不良饮食习惯，多食新鲜蔬菜、水果、瓜豆类、肉类、动物肝及肾等食物。对有高危因素的孕妇，应从妊娠3个月开始，每日口服叶酸0.5～1 mg，连续服用8～12周。

2. 补充叶酸　确诊为巨幼细胞性贫血孕妇，应每日口服叶酸15 mg，或每日肌注叶酸10～30 mg，直至症状消失、贫血纠正。若治疗效果不显著，检查发现缺铁，应同时补给铁剂。有神经系统症状者，单独用叶酸有可能使神经系统症状加重，应及时补充维生素 B_{12}。

3. 维生素 B_{12}　100～200 μg 肌注，每日1次，2周后改为每周2次，直至血红蛋白值恢复正常。

4. 血红蛋白＜60 g/L 时，应少量间断输新鲜血或红细胞悬液。

5. 分娩时避免产程延长，预防产后出血，预防感染。

（三）再生障碍性贫血

再生障碍性贫血（aplastic anernia），简称再障，是因骨髓造血干细胞数量减少和质的缺陷导致造血障碍，引起外周全血细胞（红细胞、白细胞、血小板）减少为主要表现的一组综合征。国内报道，妊娠合并再障占分娩总数0.3‰～0.8‰。

【再障与妊娠的相互影响】

再障的病因较复杂，半数为原因不明的原发性再障，少数女性在妊娠期发病，分娩后缓解，再次妊娠时复发。目前认为妊娠不是再障的原因，但妊娠可能使原有病情加重。孕妇血液相对稀释，使贫血加重，易发生贫血性心脏病，甚至造成心力衰竭。由于血小板数量减少和质的异常，以及血管壁脆性及通透性增加，可引起鼻、胃肠道黏膜出血。由于外周血粒细胞、单核细胞及丙种球蛋白减少、淋巴组织萎缩，使孕妇防御功能低下，易引起感染。再障孕妇易发生妊娠期高血压疾病，使病情进一步加重。分娩后宫腔内胎盘剥离创面易发生感染，甚至引起败血症。颅内出血、心力衰竭及严重呼吸道、泌尿道感染或败血症常是再障孕产妇的重要死因。

一般认为，孕期血红蛋白＞60 g/L 对胎儿影响不大。分娩后能存活的新生儿一般血象正常，极少发生再障。孕期血红蛋白≤60 g/L 对胎儿不利，可导致流产、早产、胎儿生长受限、死胎及死产。

【临床表现及诊断】

主要表现为进行性贫血、皮肤及内脏出血及反复感染。可分为急性型和慢性型，孕妇以慢性型居多。贫血呈正细胞型、全血细胞减少。骨髓象见多部位增生减低或严重减低，有核细胞甚少，幼粒细胞、幼红细胞、巨核细胞均减少，淋巴细胞相对增高。

【处理】

应由产科医师及血液科医生共同管理，主要以支持疗法为主。

1. 妊娠期

(1) 治疗性人工流产：再障患者在病情未缓解之前应避孕，若已妊娠，在妊娠早期应做好输血准备的同时行人工流产。妊娠中、晚期孕妇，因终止妊娠有较大危险，应加强支持治疗，在严密监护下妊娠直至足月分娩。

（2）支持疗法：注意休息，增加营养，间断吸氧，少量、间断、多次输新鲜血，提高全血细胞，使血红蛋白＞ 60 g/L。或间断成分输血，输白细胞、血小板及红细胞悬液。

（3）出现明显出血倾向：给予肾上腺皮质激素治疗，如泼尼松 10 mg，每日 3 次口服，但皮质激素抑制免疫功能，易致感染，不宜久用。也可用蛋白合成激素，如羟甲烯龙 5 mg，每日 2 次口服，有刺激红细胞生成的作用。

（4）预防感染：选用对胎儿无影响的广谱抗生素。

2. 分娩期 尽量经阴道分娩，缩短第二产程，防止第二产程用力过度，造成脑等重要脏器出血或胎儿颅内出血。可适当助产，但要防止产伤。产后仔细检查软产道，认真缝合伤口，防止产道血肿形成。有产科手术指征者，行剖宫产术时一并将子宫切除为宜，以免引起产后出血及产褥感染。

3. 产褥期 继续支持疗法，应用宫缩剂加强宫缩，预防产后出血，广谱抗生素预防感染。

（屈兴玲）

第五节　特发性血小板减少性紫癜

特发性血小板减少性紫癜（idiopathic thrombocytopenic purpura, ITP）是一种常见的自身免疫性血小板减少性疾病。因免疫性血小板破坏过多致外周血血小板减少。临床主要表现为皮肤黏膜出血、月经过多，严重者可致内脏出血，甚至颅内出血而死亡。本病是产科常见的血液系统合并症。

一、发病机制

分为急性型与慢性型，急性型好发于儿童，慢性型多见于成年女性。慢性型与自身免疫有关，80%～90% 的患者血液中可测到血小板相关免疫球蛋白（platelet associated immunoglobulin, PAIg），包括 PA-IgG、PA-IgM、PA-C$_3$ 等。当结合了这些抗体的血小板经过脾、肝时，可被单核巨噬细胞系统破坏，使血小板减少。

二、ITP 与妊娠的相互影响

1. 妊娠对 ITP 的影响 妊娠本身通常不影响本病病程及预后。但妊娠有使稳定型 ITP 患者复发及使活动型 ITP 妇女病情加重的倾向，使 ITP 患者出血机会增多。

2. ITP 对妊娠的影响 ITP 对妊娠的影响主要是出血，尤其是血小板＜ $50×10^9$/L 的孕妇。在分娩过程中，孕妇用力屏气可诱发颅内出血，产道裂伤出血及血肿形成。若产后子宫收缩良好，产后大出血并不多见。ITP 患者妊娠时，自然流产和母婴死亡率均高于正常孕妇。曾有资料报道，ITP 孕妇若未行系统治疗，流产发生率 7%～23%，胎儿死亡率达 26.5%，孕妇死亡率 7%～11%。

3. ITP 对胎儿及新生儿的影响 由于部分抗血小板抗体能通过胎盘进入胎儿血循环，引起胎儿血小板破坏，导致胎儿、新生儿血小板减少。血小板＜ $50×10^9$/L 孕妇的胎儿（新生儿）血小板减少的发生率为 9%～45%。严重者有发生颅内出血的危险。血小板减少为一过性，脱离母体的新生儿体内抗体逐渐消失，血小板将逐渐恢复正常。胎儿及新生儿血小板减少几率与母体血小板不一定成正比。胎儿出生前，母体抗血小板抗体含量可间接帮助了解胎儿血小板状况。诊断胎儿血小板减少往往依赖胎儿头皮采血和经母体腹壁胎儿脐静脉穿刺抽血证实。

三、临床表现及诊断

主要表现是皮肤黏膜出血、月经过多和贫血。轻者仅有四肢及躯干皮肤的出血点、紫癜及瘀斑、鼻出血、牙龈出血，严重者可出现消化道、生殖道、视网膜及颅内出血。脾脏不大或轻度增大。实验室检查，血小板低于 $100×10^9$/L。一般血小板低于 $50×10^9$/L 时才有临床症状。骨髓检查，巨核细胞正常或增多，成熟型血小板减少。血小板抗体测定大部分为阳性。通过以上表现及实验室检查，本病的诊断并不困难。但应除外其他引起血小板减少的疾病，如再生障碍性贫血、药物性血小板减少、妊娠合并 HELLP 综合征、遗传性血小板减少等。

四、治疗

1. 妊娠期处理 ITP 患者一旦妊娠一般不必终止，只有当严重血小板减少未获缓解者，在妊娠初期就需要用肾上腺皮质激素治疗者，可考虑终止妊娠。妊娠期间治疗原则与单纯 ITP 患者相同，用药时尽可能减少对胎儿的不利影响。除支持疗法、纠正贫血外，可根据病情进行下述治疗：

(1) 肾上腺皮质激素：是治疗 ITP 的首选药物。孕期血小板 $< 50 \times 10^9/L$，有出血症状，可用泼尼松 $40 \sim 100$ mg/d。待病情缓解后逐渐减量至 $10 \sim 20$ mg/d 维持。该药能减轻血管壁通透性，减少出血，抑制抗血小板抗体的合成及阻断巨噬细胞破坏已被抗体结合的血小板。

(2) 输入丙种球蛋白：可竞争性抑制单核巨噬细胞系统的 Fc 受体与血小板结合，减少血小板破坏。大剂量丙种球蛋白 400 mg/(kg·d)，$5 \sim 7$ 日为一疗程。

(3) 脾切除：激素治疗血小板无改善，有严重出血倾向，血小板 $< 10 \times 10^9/L$，可考虑脾切除，有效率达 $70\% \sim 90\%$。手术最好在妊娠 $3 \sim 6$ 个月间进行。

(4) 输血小板：输入血小板会刺激体内产生抗血小板抗体，加快血小板破坏。因此，只有在血小板 $< 10 \times 10^9/L$、有出血倾向、为防止重要器官出血（脑出血）时，或手术、分娩时应用。可输新鲜血或血小板。

(5) 其他：免疫抑制剂及雄激素在妊娠期不主张使用。

2. 分娩期处理 分娩方式原则上以阴道分娩为主。ITP 孕妇的最大危险是分娩时出血。若行剖宫产，手术创口大、增加出血危险。另一方面，ITP 孕妇有一部分胎儿血小板减少，经阴道分娩时有发生新生儿颅内出血的危险，故 ITP 孕妇剖官产的适应证可适当放宽。剖官产指征为：血小板 $< 50 \times 10$ g/L；有出血倾向；胎儿头皮血或胎儿脐血证实胎儿血小板 $< 50 \times 10^9/L$。产前或术前应用大剂量皮质激素：氢化可的松 500 mg 或地塞米松 $20 \sim 40$ mg 静脉注射。并准备好新鲜血或血小板。防止产道裂伤，认真缝合伤口。

3. 产后处理 妊娠期应用皮质激素治疗者，产后应继续应用。孕妇常伴有贫血及抵抗力低下，产后应预防感染。产后立即抽新生儿脐血检测血小板，并动态观察新生儿血小板是否减少。必要时给予新生儿泼尼松或免疫球蛋白。ITP 不是母乳喂养的禁忌证，但母乳中含有抗血小板抗体，是否母乳喂养视母亲病情及胎儿血小板情况而定。

（屈兴玲）

第十四章　妊娠合并外科疾病

第一节　妊娠合并急性阑尾炎

急性阑尾炎（acute appendicitis）是妊娠期最常见的外科疾病。妊娠期急性阑尾炎的发病率与非孕期相同，国内资料 0.5‰～1‰。妊娠各期均可发生急性阑尾炎，但在妊娠前 6 个月常见，分娩期及产褥期少见。通常认为妊娠与急性阑尾炎的发生无内在联系。妊娠期阑尾炎临床表现不典型，增加诊断难度，使孕妇和胎儿的并发症和死亡率大大提高。因此应掌握妊娠期阑尾炎的特点，早期诊断和及时处理对预后有重要影响。

一、妊娠期阑尾位置的变化

妊娠初期阑尾的位置与非孕期相似，其根部在右髂前上棘至脐连线中外 1/3 处。随妊娠周数增加，盲肠和阑尾的位置向上、向外、向后移位。妊娠 3 个月末位于髂嵴下 2 横指，妊娠 5 个月末达髂嵴水平，妊娠 8 个月末上升至髂嵴上 2 横指，妊娠足月可达胆囊区。盲肠和阑尾在向上移位的同时，阑尾呈逆时针方向旋转，一部分被增大子宫覆盖。产后 10～12 日恢复到非孕时位置。

二、妊娠期阑尾炎特点

妊娠并不诱发阑尾炎，但由于妊娠期解剖生理的改变，所发生的阑尾炎有两个特点：一是诊断比较困难，二是炎症容易扩散。造成诊断比较困难的因素有：①早孕反应的恶心、呕吐与阑尾炎的症状相似；②增大子宫导致阑尾移位，使腹痛不局限于右下腹；③妊娠期白细胞计数也升高；④容易与其他妊娠期腹痛性疾病相混淆，如早产、肾绞痛、肾盂肾炎、胎盘早剥、子宫肌瘤变性等；⑤妊娠中晚期阑尾炎的症状不典型。导致炎症容易扩散的原因有：①妊娠期盆腔血液及淋巴循环旺盛，毛细血管通透性及组织蛋白溶解能力增强；②增大子宫将腹壁与发炎阑尾分开，使腹壁防卫能力减弱；③子宫妨碍大网膜游走，使大网膜不能抵达感染部位发挥防卫作用；④妊娠期类固醇激素分泌增多，抑制孕妇的免疫机制，促进炎症发展；⑤炎症波及子宫可诱发宫缩，宫缩又促使炎症扩散，易导致弥漫性腹膜炎；⑥症状及体征不典型，容易延误诊疗时机。

三、临床表现及诊断

在妊娠的不同时期，急性阑尾炎的临床表现有明显差别。

1. 妊娠早期急性阑尾炎　症状及体征与非孕期基本相同。常有转移性右下腹痛及消化道症状，包括恶心、呕吐、食欲缺乏、便秘和腹泻，急性阑尾炎早期体温正常或轻度升高（通常＜ 38℃）；若有明显体温升高（＞ 39℃）或脉率增快，提示有阑尾穿孔或合并腹膜炎。查体右下腹麦氏点或稍高处有压痛、反跳痛和肌紧张。超声检查有一定帮助。

2. 妊娠中、晚期急性阑尾炎　与非孕期表现不同。常无明显的转移性右下腹痛，腹痛和压痛的位置逐渐上升，甚至可达右肋下肝区。阑尾位于子宫背面时，疼痛可位于右侧腰部。增大子宫将壁层腹膜向前顶起，故压痛、反跳痛和肌紧张常不明显。妊娠期有生理性白细胞增加，故白细胞计数对诊断帮助不大，但白细胞计数＞ 15×10^9/L 时有诊断意义。也有白细胞升高不明显者。超声检查难以得到确诊。

四、鉴别诊断

1. 妊娠早期　需与右侧卵巢囊肿蒂扭转和右侧输卵管妊娠相鉴别。

2. 妊娠中晚期　应与右侧卵巢囊肿蒂扭转、右侧肾盂积水、右侧急性肾盂肾炎、右侧输尿管结石、急性胆囊炎相鉴别。妊娠晚期疼痛位于右上腹，还需与先兆临产、胎盘早剥、妊娠期急性脂肪肝、子宫肌瘤红色变性相鉴别。

3. 分娩期　需与子宫破裂相鉴别。

4. 产褥期　与产褥感染不易区分。

五、治疗

妊娠期急性阑尾炎不主张保守治疗。一旦确诊，应在积极抗感染治疗的同时，立即手术治疗，尤其在妊娠中、晚期。若一时难以确诊，又高度怀疑急性阑尾炎时，应尽早剖腹探查，有产科指征者可同时行剖宫产。

1．手术要求　在妊娠早期，手术要求与未孕时阑尾切除术相同。妊娠中、晚期按下述要求进行：

（1）麻醉：以连续硬膜外麻醉为宜。病情危重合并休克者，以气管内麻醉安全。

（2）体位：右侧臀部垫高 30°～45°或采取左侧卧位，使子宫坠向左侧，便于暴露阑尾，减少术中对子宫的刺激，并有利于防止仰卧位低血压综合征的发生。

（3）切口选择：妊娠早期可取麦氏切口。诊断不能肯定时行正中切口，有利于术中操作和探查。妊娠中、晚期采取右侧腹直肌旁切口，高度相当子宫体上 1/3 部位。

（4）术中操作：避开子宫找到盲肠及阑尾，在基底部结扎、切除阑尾，内翻缝合。最好不放置腹腔引流，以减少对子宫刺激引起早产。若腹腔炎症严重而局限，阑尾穿孔，盲肠壁水肿，应于其附近放置引流管，避免引流物直接与子宫壁接触。

（5）下述情况应先行剖宫产：①术中暴露阑尾困难；②阑尾穿孔并发弥漫性腹膜炎，盆腔感染严重，子宫已有感染征象；③近预产期或胎儿基本成熟，已具宫外生存能力。

（6）妊娠前半期可在腹腔镜下行阑尾切除术，妊娠后半期则应慎用。

2．术后处理

（1）继续抗感染治疗：需继续妊娠者，应选择对胎儿影响小、敏感的广谱抗生素，术前开始使用。阑尾炎时，厌氧菌感染占 75%～90%，应选择针对厌氧菌的抗生素。甲硝唑在妊娠各期对胎儿影响较小，可以应用。并同时与青霉素、氨苄西林、头孢菌素类等配伍使用。

（2）保胎治疗：若继续妊娠，术后 3～4 日内应给予抑制宫缩药及镇静药保胎治疗。根据妊娠不同时期，可给予肌注黄体酮、静脉滴注硫酸镁、口服或静脉滴注利托君等。

（屈兴玲）

第二节　妊娠合并急性胆囊炎和胆石病

妊娠期急性胆囊炎（acute cholecystitis）和胆石病（cholelithiasis）的发病率仅次于急性阑尾炎，70% 急性胆囊炎患者合并胆石病。

一、妊娠与急性胆囊炎和胆石病的相互影响

妊娠期本病发生率并无增加，但妊娠对本病有重要影响：①在体内孕激素作用下，血液及胆汁内胆固醇浓度增加，胆酸、胆盐可溶性发生改变，使胆固醇容易析出形成结晶；②孕激素使胆道平滑肌松弛，胆囊排空能力减弱，胆汁淤积，容易导致胆固醇沉积形成结石；③雌激素降低胆囊黏膜上皮对钠的调节，使黏膜吸收水分能力下降，影响胆囊浓缩功能。胆囊炎和胆石病可发生于妊娠各个时期，但以妊娠晚期更多见。

妊娠期患急性胆囊炎有发生坏死、穿孔及形成胆汁性腹膜炎的倾向。发热及疼痛有引起胎儿窘迫及诱发宫缩引起流产、早产的危险。

二、临床表现及诊断

妊娠期急性胆囊炎的表现与非孕期基本相同。在夜间或进油腻食物后发作，表现为突发右上腹绞痛，阵发性加重，疼痛可向右肩或右背部放射，常伴发热、恶心、呕吐。查体右上腹压痛、肌紧张，有时深吸气时胆囊区有触痛反应（Murphy 征阳性）。部分患者在右肋下缘可触及紧张而有触痛的胆囊。B 型超声检查是首选的辅助检查，可见胆囊体积增大、

壁厚,大部分患者显示有结石影像。白细胞计数升高,但常在妊娠期的正常范围内。肝功能异常表现为丙氨酸转氨酶(ALT)和门冬氨酸转氨酶(AST)轻度升高。

应注意与妊娠期急性脂肪肝、重度子痫前期、胃十二指肠溃疡穿孔、妊娠晚期阑尾炎、急性肠梗阻和急性胰腺炎等相鉴别。

三、治疗

1. 手术治疗　妊娠期或产褥期急性胆囊炎通常与胆石病或胆道阻塞有关,处理原则基本上与非孕期相似,以手术治疗摘除胆囊为主。因保守治疗在孕期内有较高的复发率,且复发后更容易导致早产以及胆囊摘除术更加困难。目前多主张腹腔镜下行胆囊摘除术。术后继续抗感染治疗,继续妊娠者给予保胎治疗。

2. 非手术治疗　仅适用于病情较轻者或术前的治疗。非手术治疗包括:

(1) 饮食控制:发作期应禁食水,必要时胃肠减压。缓解期给予低脂肪、低胆固醇饮食。

(2) 支持疗法:补充液体,纠正水、电解质紊乱及酸碱失衡。

(3) 对症治疗:发作期给予解痉、镇痛药物,如阿托品,必要时肌注哌替啶。缓解期给予利胆药物。

(4) 抗感染治疗:选用对胎儿影响小的广谱抗生素,如青霉素、氨苄西林、头孢菌素类和甲硝唑。

(屈兴玲)

第三节　妊娠合并肠梗阻

妊娠期肠梗阻(intestinal obstruction)较少见,发病率为0.018%～0.160%,多发生于妊娠晚期。肠梗阻多与既往手术粘连有关,也可由肠扭转、肠套叠、肿瘤等引起,但更少见。妊娠合并肠梗阻较非孕期病情重,死亡率高,主要与诊断、治疗不及时及术前准备不充分有关。

一、妊娠与肠梗阻的关系

妊娠不会引起肠梗阻,但妊娠期某些变化可能容易发生肠梗阻。如妊娠期子宫增大,挤压盆腔内肠管尤其乙状结肠;子宫增大牵拉粘连肠管,肠管位置变化发生扭曲或阻塞;妊娠期孕激素水平高,降低肠管平滑肌张力,抑制肠蠕动,甚至发生肠麻痹;肠系膜过长或过短,分娩后肠管位置发生变化等。

妊娠期容易发生肠梗阻的时期为:①妊娠中期子宫升入腹腔时;②妊娠近足月胎头入盆时;③产后子宫迅速缩小,肠袢急剧移位,腹腔内脏之间关系突然发生变化时。

二、临床表现及诊断

妊娠期受增大子宫影响,常使肠梗阻失去典型症状和体征,且这些症状容易与妊娠本身引起的胃肠道症状相混淆,加大诊断难度。肠梗阻主要症状包括:持续性或阵发性腹部绞痛,伴恶心、呕吐、腹胀、停止排气排便等。查体腹部可见肠型、肠蠕动波,听诊肠鸣音亢进、呈高调金属音,可闻及气过水声,叩诊呈鼓音,有腹部振水音,腹部压痛,严重者可有反跳痛和肌紧张。对怀疑肠梗阻的患者应行腹部X线检查,出现肠管扩张并有气液平面的肠袢有利于诊断。

三、治疗

原则是纠正肠梗阻引起的水、电解质紊乱及酸碱失衡,解除肠梗阻和进行恰当的产科处理。

1. 保守治疗　包括禁食及胃肠减压,根据脱水程度、尿量、尿比重、血清离子及血气结果,相应补充液体和电解质;应用广谱抗生素防治感染,首选氨苄西林或头孢菌素类,并加用甲硝唑。

2. 手术治疗 是否手术取决于肠梗阻类型及严重程度。绞窄性肠梗阻一经确诊应立即手术。单纯性粘连性肠梗阻、不完全性和麻痹性肠梗阻可在严密观察下保守治疗 12～24 小时，仍不缓解应行手术治疗。

3. 产科处理 肠梗阻经非手术治疗缓解者，可继续妊娠。肠梗阻发生于妊娠早期需手术治疗者，应先行人工流产，部分患者流产后梗阻可自行缓解。发生于妊娠中期，若无产科指征不必终止妊娠，术前术后应积极保胎治疗。妊娠晚期尤其是孕 34 周以后，估计胎儿肺已成熟，可先行剖宫产术再行肠梗阻手术。

（屈兴玲）

第十五章　异常分娩

异常分娩（abnormal labor）又称难产（dystocia）。影响分娩的主要因素为产力、产道、胎儿及精神心理因素，这些因素在分娩过程中相互影响。任何一个或一个以上的因素发生异常以及四个因素间相互不能适应，而使分娩进展受到阻碍，称异常分娩。当出现异常分娩时，要仔细分析四因素的关系，及时处理，以保障母儿安全。

第一节　产力异常

产力是分娩的动力，产力中以子宫收缩力为主，子宫收缩力贯穿于分娩全过程。在分娩过程中，子宫收缩的节律性、对称性及极性不正常或强度、频率有改变，称子宫收缩力异常，简称产力异常（abnormal uterine action）。子宫收缩力异常临床上分为子宫收缩乏力（简称宫缩乏力）和子宫收缩过强（简称宫缩过强）两类，每类又分为协调性子宫收缩和不协调性子宫收缩。

一、子宫收缩乏力

（一）原因

子宫收缩乏力（uterine inertia）多由几种因素引起，常见的原因如下：

1. 头盆不称或胎位异常　由于胎儿先露部下降受阻，不能紧贴子宫下段及宫颈内口，不能引起反射性子宫收缩，导致继发性宫缩乏力。

2. 子宫局部因素　子宫肌纤维过度伸展（如多胎妊娠、巨大胎儿、羊水过多等）使子宫肌纤维失去正常收缩能力。经产妇（multipara）使子宫肌纤维变性，结缔组织增生影响子宫收缩。子宫发育不良、子宫畸形（如双角子宫等）、子宫肌瘤等，均能引起宫缩乏力。

3. 精神因素　产妇恐惧及精神过度紧张使大脑皮质功能紊乱，睡眠减少，膀胱充盈，临产后进食不足以及过多地消耗体力，水及电解质紊乱，均可导致宫缩乏力。

4. 内分泌失调　临产后，产妇体内雌激素、缩宫素及前列腺素合成与释放减少，使缩宫素受体量少，肌细胞间隙连接蛋白数量减少。子宫平滑肌细胞 Ca^{++} 浓度降低、肌浆蛋白轻链激酶及 ATP 酶不足，均可影响肌细胞收缩，导致宫缩乏力。

5. 药物影响　临产后使用大剂量镇静剂、镇痛剂及麻醉药，如吗啡、氯丙嗪、硫酸镁、哌替啶、苯巴比妥钠等，可以使宫缩受到抑制。

（二）临床表现

1. 协调性宫缩乏力　其特点为子宫收缩具有正常的节律性、对称性和极性，但收缩力弱，宫腔内压力低于 15 mmHg，持续时间短，间歇期长且不规律，宫缩＜ 2 次 /10 分钟。当宫缩高峰时，宫体隆起不明显，用手指压宫底部肌壁仍可出现凹陷，此种宫缩乏力多属继发性宫缩乏力，临产早期宫缩正常，于第一产程活跃期后期或第二产程时宫缩减弱，常见于中骨盆与骨盆出口平面狭窄，胎先露部下降受阻，持续性枕横位或枕后位等。此种宫缩乏力对胎儿影响不大。

2. 不协调性宫缩乏力　多见于初产妇，其特点为子宫收缩的极性倒置，宫缩的兴奋点不是起自两侧宫角部，而是来自子宫下段的一处或多处冲动，子宫收缩波由下向上扩散，收缩波小而不规律，频率高，节律不协调；宫腔内压力达 20 mmHg，宫缩时宫底部不强，而是子宫下段强，宫缩间歇期子宫壁也不完全松弛，这种宫缩不能使宫口如期扩张，不能使胎先露部如期下降，属无效宫缩。此种宫缩乏力多属原发性宫缩乏力，故需与假临产鉴别。鉴别方法是给予强镇静剂哌替啶 100 mg 肌内注射。能使宫缩停止者为假临产，不能使宫缩停止者为原发性宫缩乏力。这些产妇往往有头盆不称和胎位异常，使胎先露部不能紧贴子宫下段及宫颈内口，不能引起反射性子宫收缩。产妇自觉下腹部持续疼痛、拒按，烦躁不安，严重者出现脱水、电解质紊乱、肠胀气、尿潴留；胎儿－胎盘循环障碍，出现胎儿宫内窘迫。产科检查：下腹部有压痛，胎位触不清，胎心不规律，宫口扩张早期缓慢或停滞，胎先露部下降延缓或停滞，潜伏期延长。

3. 产程曲线异常 产程图是产程监护和识别难产的重要手段，产程进展的标志是宫口扩张和胎先露部下降。宫缩乏力导致产程曲线异常有以下8种：

(1) 潜伏期延长 (prolonged latent phase)：从临产规律宫缩开始至宫口扩张3 cm称为潜伏期。初产妇潜伏期正常约需8小时，最大时限16小时，超过16小时称为潜伏期延长。

(2) 活跃期延长 (prolonged active phase)：从宫口扩张3 cm开始至宫口开全称为活跃期。初产妇活跃期正常约需4小时，最大时限8小时，若超过8小时，而宫口扩张速度初产妇 <1.2 cm/h，经产妇 <1.5 cm/h，称为活跃期延长。

(3) 活跃期停滞 (protracted active phase)：进入活跃期后，宫口不再扩张达2小时以上，称为活跃期停滞。

(4) 第二产程延长 (prolonged second stage)：第二产程初产妇超过2小时、经产妇超过1小时尚未分娩，称为第二产程延长。

(5) 第二产程停滞 (protracted second stage)：第二产程达1小时胎头下降无进展，称为第二产程停滞。

(6) 胎头下降延缓 (prolonged descent)：活跃期晚期及第二产程，胎头下降速度初产妇 <1.0 cm/h，经产妇 <2.0 cm/h，称为胎头下降延缓。

(7) 胎头下降停滞 (protracted descent)：活跃期晚期胎头停留在原处不下降达1小时以上，称为胎头下降停滞。

(8) 滞产 (prolonged labor)：总产程超过24小时。

以上8种产程进展异常，可以单独存在，也可以合并存在。

（三）对母儿影响

1. 对产妇的影响 由于产程延长，产妇休息不好，进食少，精神与体力消耗，可出现疲乏无力、肠胀气、排尿困难等，严重时可引起脱水、酸中毒、低钾血症，影响子宫收缩。由于第二产程延长，膀胱被压迫于胎先露部（特别是胎头）与耻骨联合之间，可导致组织缺血、水肿、坏死，形成膀胱阴道瘘或尿道阴道瘘。胎膜早破以及多次肛诊或阴道检查增加感染机会。产后宫缩乏力影响胎盘剥离、娩出和子宫壁的血窦关闭，容易引起产后出血。手术产率高，产褥期并发症亦增多。

2. 对胎儿的影响 协调性宫缩乏力容易造成胎头在盆腔内旋转异常，使产程延长，手术产率高，胎儿产伤增多；不协调性宫缩乏力不能使子宫壁完全放松，对胎盘－胎儿循环影响大，胎儿在子宫内缺氧，容易发生胎儿窘迫。胎膜早破易造成脐带受压或脱垂，发生胎儿窘迫甚至胎死宫内。

（四）预防

应对孕妇进行产前教育，进入产程后重视解除产妇不必要的思想顾虑和恐惧心理，使孕妇了解分娩是生理过程，增强其对分娩的信心。目前国内外均设康乐待产室（让其爱人及家属陪伴）和家庭化病房，有助于消除产妇的紧张情绪，可预防精神紧张所致的宫缩乏力。分娩前鼓励多进食，必要时静脉补充营养。避免过多使用镇静药物，注意检查有无头盆不称等，均是预防宫缩乏力的有效措施。注意及时排空直肠和膀胱，必要时可行温肥皂水灌肠及导尿。

（五）处理

1. 协调性宫缩乏力 一旦出现协调性宫缩乏力，首先应寻找原因，检查有无头盆不称与胎位异常，阴道检查了解宫颈扩张和胎先露部下降情况。若发现有头盆不称，估计不能经阴道分娩者，应及时行剖宫产术；若判断无头盆不称和胎位异常，估计能经阴道分娩者，应采取加强宫缩的措施。

（1）第一产程：

1）一般处理：消除精神紧张，鼓励多进食，注意营养与水分的补充。不能进食者静脉补充营养，静脉滴注 10% 葡萄糖注射液 500～1 000 ml 内加维生素 C 2 g。伴有酸中毒时应补充 5% 碳酸氢钠。低钾血症时应给予氯化钾缓慢静脉滴注。补充钙剂可提高子宫肌球蛋白及腺苷酶活性，增加间隙连接蛋白数量，增强子宫收缩。自然排尿困难者，先行诱导法，无效时及时导尿。破膜 12 小时以上应给予抗生素预防感染。

2）加强子宫收缩：经上述一般处理，子宫收缩力仍弱，确诊为协调性宫缩乏力，产程无明显进展，可选用下列方法加强宫缩：

①人工破膜：宫口扩张 ≥3 cm、无头盆不称、胎头已衔接者，可行人工破膜。破膜后，胎头直接紧贴子宫下段及宫颈内口，引起反射性子宫收缩，加速产程进展。现有学者主张胎头未衔接、无明显头盆不称者也可行人工破膜，认为破膜后可促进胎头下降入盆。破膜前必须检查有无脐带先露，破膜应在宫缩间歇、下次宫缩将开始时进行。破膜后术者手指应停留在阴道内，经过 1～2 次宫缩待胎头入盆后，术者再将手指取出。Bishop 提出用宫颈成熟度评分法，估计人工破膜加强宫缩措施的效果，见表 8。该评分法满分为 13 分。若产妇得分 ≤3 分，人工破膜均失败，应改用其他方法。4～6 分的成功率约为 50%，7～9 分的成功率约为 80%，>9 分均成功。

表 8　Bishop 宫颈成熟度评分法

指标	分数			
	0	1	2	3
宫口开大 (cm)	0	1～2	3～4	5～6
宫颈管消退 (%)（未消退为 2～3 cm）	0～30	40～50	60～70	80～100
先露位置（坐骨棘水平＝0）	−3	−2	1～0	＋1～＋2
宫颈硬度	硬	中	软	
宫口位置	后	中	前	

②缩宫素静脉滴注：适用于协调性宫缩乏力、宫口扩张 3 cm、胎心良好、胎位正常、头盆相称者。将缩宫素 2.5 U 加于 5% 葡萄糖注射液 500 ml 内，使每滴糖液含缩宫素 0.33 mU，从 4～5 滴/min 即 1～2 mU/min 开始，根据宫缩强弱进行调整，通常不超过 10～15 mU/min（30～45 滴/min），维持宫缩时宫腔内压力达 50～60 mmHg，宫缩间隔 2～3 分钟，持续 40～60 秒。对于不敏感者，可酌情增加缩宫素剂量。

应用缩宫素时，应有专人观察产程进展，监测宫缩、听胎心率及测量血压。评估宫缩强度的方法有 3 种：①触诊子宫；②电子监护；③应用 Montevideo 单位 (MU) 表示，置羊水中压力导管测子宫收缩强度 mmHg 数 ×10 分钟内宫缩次数，比如 10 分钟有 3 次宫缩，每次压力为 50 mmHg，就等于 150 MU。一般临产时子宫收缩强度为 80～120 MU，活跃期宫缩强度为 200～250 MU，应用缩宫素促进宫缩时必须达到 250～300 MU 时，才能引起有效宫缩。

若10分钟内宫缩超过5次、宫缩持续1分钟以上或听胎心率有变化,应立即停滴缩宫素。外源性缩宫素在母体血中的半衰期为1~6分钟,故停药后能迅速好转,必要时加用镇静剂。若发现血压升高,应减慢滴注速度。由于缩宫素有抗利尿作用,水的重吸收增加,可出现尿少,需警惕水中毒的发生。

③地西泮静脉推注:地西泮能使宫颈平滑肌松弛,软化宫颈,促进宫口扩张,适用于宫口扩张缓慢及宫颈水肿时。常用剂量为10 mg,间隔4~6小时可重复应用,与缩宫素联合应用效果更佳。

经上述处理,若产程仍无进展或出现胎儿窘迫征象时,应及时行剖宫产术。

(2)第二产程:若无头盆不称,于第二产程期间出现宫缩乏力时,也应加强宫缩,给予缩宫素静脉滴注促进产程进展。若胎头双顶径已通过坐骨棘平面,等待自然分娩,或行会阴后一侧切开以胎头吸引术或产钳术助产;若胎头仍未衔接或伴有胎儿窘迫征象,应行剖宫产术。

(3)第三产程:为预防产后出血,当胎儿前肩娩出时,可静脉推注麦角新碱0.2 mg或静脉推注缩宫素10 U,并同时给予缩宫素10~20 U静脉滴注,使宫缩增强,促使胎盘剥离与娩出及子宫血窦关闭。产程长、破膜时间长,给予抗生素预防感染。

2．不协调性宫缩乏力　处理原则是调节子宫收缩,恢复正常节律性及其极性。给予强镇静剂哌替啶100 mg、吗啡10~15 mg肌注或地西泮10 mg静脉推注,使产妇充分休息,醒后不协调性宫缩多能恢复为协调性宫缩。在宫缩恢复为协调性之前,严禁应用缩宫素。若经上述处理,不协调性宫缩未能得到纠正,或伴有胎儿窘迫征象,或伴有头盆不称,均应行剖宫产术。若不协调性宫缩已被控制,但宫缩仍弱时,可用协调性宫缩乏力时加强宫缩的各种方法。

二、子宫收缩过强

(一)协调性子宫收缩过强

【临床表现】

子宫收缩的节律性、对称性和极性均正常,仅子宫收缩力过强、过频,宫腔压力>50 mmHg。若产道无阻力,宫口迅速开全,分娩在短时间内结束,宫口扩张速度>5 cm/h(初产妇)或10 cm/h(经产妇),总产程<3 h结束分娩,称为急产(precipitate delivery)。经产妇多见,若伴有头盆不称、胎位异常或瘢痕子宫,有可能出现病理缩复环或发生子宫破裂。

【对母儿影响】

1．对产妇的影响　宫缩过强、过频,产程过快,可致初产妇宫颈、阴道以及会阴撕裂伤。如胎先露部下降受阻,可发生子宫破裂。接产时来不及消毒可致产褥感染。胎儿娩出后子宫肌纤维缩复不良,易发生胎盘滞留或产后出血。

2．对胎儿及新生儿的影响　宫缩过强、过频影响子宫胎盘血液循环,胎儿在宫内缺氧,易发生胎儿窘迫、新生儿窒息甚至死亡。胎儿娩出过快,胎头在产道内受到的压力突然解除,可致新生儿颅内出血。无准备的分娩,来不及接产,新生儿易发生感染。若坠地可致骨折、外伤。

【处理】

有急产史的孕妇,在预产期前1~2周应提前住院待产。临产后不应灌肠。提前做好接产及抢救新生儿窒息的准备。胎儿娩出时,勿使产妇向下屏气。若急产来不及消毒及新生儿坠地者,新生儿应肌注维生素K1 10 mg预防颅内出血,并尽早肌注精制破伤风抗毒素1 500 U。产后仔细检查宫颈、阴道、外阴,若有撕裂应及时缝合。若属未消毒的接产,应给予抗生素预防感染。

(二)不协调性子宫收缩过强

1. 强直性子宫收缩 (tetanic contraction of uterus)　通常不是子宫肌组织功能异常，几乎均由外界因素异常造成，例如临产后由于不适当地应用缩宫素，或对缩宫素敏感，以及胎盘早剥血液浸润子宫肌层等，使子宫强力收缩，宫缩间歇期短或无间歇，均可引起宫颈内口以上部分的子宫肌层出现强直性痉挛性收缩。

(1) 临床表现：产妇烦躁不安，持续性腹痛，拒按。胎位触不清，胎心听不清。有时可出现病理缩复环、肉眼血尿等先兆子宫破裂征象。

(2) 处理：一当确诊为强直性子宫收缩，应及时给予宫缩抑制剂，如25%硫酸镁20 ml加于25%葡萄糖注射液20 ml内缓慢静脉推注（不少于5分钟），或肾上腺素1 mg加于5%葡萄糖注射液250 ml内静脉滴注。若属梗阻性原因，应立即行剖宫产术。若胎死宫内可用乙醚吸入麻醉，若仍不能缓解强直性宫缩，应行剖宫产术。

2. 子宫痉挛性狭窄环 (constriction ring of uterus)　子宫壁局部肌肉呈痉挛性不协调性收缩形成的环状狭窄，持续不放松，称为子宫痉挛性狭窄环。狭窄环发生在宫颈、宫体的任何部分，多在子宫上下段交界处，也可在胎体某一狭窄部，以胎颈、胎腰处常见，多因精神紧张、过度疲劳以及不适当地应用宫缩剂或粗暴地进行阴道内操作所致。

(1) 临床表现：产妇出现持续性腹痛，烦躁不安，宫颈扩张缓慢，胎先露部下降停滞，胎心时快时慢。阴道检查时在宫腔内触及较硬而无弹性的狭窄环，此环与病理缩复环不同，特点是不随宫缩上升。

(2) 处理：应认真寻找导致子宫痉挛性狭窄环的原因，及时纠正。停止阴道内操作及停用缩宫素等。若无胎儿窘迫征象，给予镇静剂如哌替啶100 mg、吗啡10 mg肌注，也可给予宫缩抑制剂如沙丁胺醇4.8 mg口服，25%硫酸镁20 ml加于25%葡萄糖注射液20 ml内缓慢静注，等待异常宫缩自然消失。当宫缩恢复正常时，可行阴道助产或等待自然分娩。若经上述处理，子宫痉挛性狭窄环不能缓解，宫口未开全，胎先露部高，或伴有胎儿窘迫征象，均应立即行剖宫产术。若胎死宫内，宫口已开全，可行乙醚麻醉，经阴道分娩。

（屈兴玲）

第二节　产道异常

产道异常包括骨产道异常及软产道异常，临床上以骨产道异常多见，产道异常可使胎儿娩出受阻。

一、骨产道异常

骨盆径线过短或形态异常，致使骨盆腔小于胎先露部可通过的限度，阻碍胎先露部下降，影响产程顺利进展，称为狭窄骨盆。狭窄骨盆可以为一个径线过短或多个径线同时过短，也可以为一个平面狭窄或多个平面同时狭窄。当一个径线狭窄时，要观察同一个平面其他径线的大小，再结合整个骨盆腔大小与形态进行综合分析，作出正确判断。

（一）狭窄骨盆的分类

1. 骨盆入口平面狭窄 (contracted pelvic inlet)　分3级：Ⅰ级为临界性狭窄，骶耻外径18 cm，入口前后径10 cm，绝大多数可以经阴道自然分娩；Ⅱ级为相对性狭窄，骶耻外径16.5～17.5 cm，入口前后径8.5～9.5 cm，需经试产后才能决定是否可以经阴道分娩；Ⅲ级为绝对性狭窄，骶耻外径≤16.0 cm，入口前后径≤8.0 cm，必须以剖宫产结束分娩。扁平骨盆常见以下两种类型：

(1) 单纯扁平骨盆 (simple flat pelvis)：骨盆入口呈横扁圆形，骶岬向前下突出，使骨盆入口前后径缩短而横径正常。

(2) 佝偻病性扁平骨盆 (rachitic flat pelvis)：骨盆入口呈横的肾形，骶岬向前突，骨盆入口前后径短。骶骨变直向后翘。尾骨呈钩状突向骨盆出口平面。由于髂骨外展，使髂棘间径≥髂嵴间径；由于坐骨结节外翻，耻骨弓角度增大，骨盆出口横径变宽。

2. 中骨盆及骨盆出口平面狭窄 分3级：Ⅰ级：临界性狭窄，坐骨棘间径10 cm，坐骨结节间径7.5 cm；Ⅱ级：相对性狭窄，坐骨棘间径8.5～9.5 cm，坐骨结节间径6.0～7.0 cm；Ⅲ级：绝对性狭窄，坐骨棘间径≤8.0 cm，坐骨结节间径≤5.5 cm。我国妇女常见以下两种类型：

(1) 漏斗骨盆(funnel shaped pelvis)：骨盆入口各径线值正常。两侧骨盆壁向内倾斜，状似漏斗得名。其特点是中骨盆及骨盆出口平面均明显狭窄，使坐骨棘间径、坐骨结节间径缩短，耻骨弓角度<90°。坐骨结节间径与出口后矢状径之和<15 cm，常见于男型骨盆。

(2) 横径狭窄骨盆(transversely contracted pelvis)：与类人猿型骨盆类似。骨盆入口、中骨盆及骨盆出口横径均缩短，前后径稍长，坐骨切迹宽。测量骶耻外径值正常，但髂棘间径及髂嵴间径均缩短。中骨盆及骨盆出口平面狭窄，产程早期无头盆不称征象，当胎头下降至中骨盆或骨盆出口时，常不能顺利地转成枕前位，形成持续性枕横位或枕后位造成难产。

3. 骨盆三个平面狭窄 骨盆外形属女型骨盆，但骨盆入口、中骨盆及骨盆出口平面均狭窄，每个平面径线均小于正常值2 cm或更多，称为均小骨盆(generally contractedpelvis)，多见于身材矮小、体形匀称的妇女。

4. 畸形骨盆 骨盆失去正常形态称畸形骨盆。仅介绍下列两种：

(1) 骨软化症骨盆(osteomalacic pelvis)：现已罕见。系因缺钙、磷、维生素D以及紫外线照射不足，使成人期骨质矿化障碍，被类骨组织代替，骨质脱钙、疏松、软化。由于受躯干重力及两股骨向内上方挤压，使骶岬突向前，耻骨联合向前突出，骨盆入口平面呈凹三角形，坐骨结节间径明显缩短，严重者阴道不能容纳2指。一般不能经阴道分娩。

(2) 偏斜骨盆(obliquely contracted pelvis)：系一侧髂骨翼与髋骨发育不良所致骶髂关节固定，以及下肢和髋关节疾病，引起骨盆一侧斜径缩短的偏斜骨盆。

(二) 狭窄骨盆的临床表现

1. 骨盆入口平面狭窄的临床表现

(1) 胎头衔接受阻：一般情况下初产妇在预产期前1～2周胎头已衔接，若骨盆入口狭窄时，即使已经临产胎头仍未入盆，经检查胎头跨耻征阳性。胎位异常如臀先露、面先露或肩先露的发生率是正常骨盆的3倍。脐带脱垂发生率增加6倍。

(2) 若已临产，根据骨盆狭窄程度、产力强弱、胎儿大小及胎位情况不同，临床表现也不尽相同：①骨盆临界性狭窄：若胎位、胎儿大小及产力正常，胎头常以矢状缝在骨盆入口横径衔接，多取后不均倾势，即后顶骨先入盆，后顶骨逐渐进入骶凹处，再使前顶骨入盆，则矢状缝位于骨盆入口横径上成头盆均倾势。临床表现为潜伏期及活跃期早期延长，活跃期晚期产程进展顺利。若胎头迟迟不入盆，此时常出现胎膜早破，其发生率为正常骨盆的4～6倍。胎头又不能紧贴宫颈内口诱发反射性宫缩，常出现继发性宫缩乏力。潜伏期延长，宫颈扩张缓慢。②骨盆绝对性狭窄：若产力、胎儿大小及胎位均正常，但胎头仍不能入盆，常发生梗阻性难产。这种情况可出现病理缩复环，甚至子宫破裂。如胎先露部嵌入骨盆入口时间较长，血液循环障碍，组织坏死，可形成泌尿生殖道瘘。由于胎膜早破母儿可发生感染。在强大的宫缩压力下，胎头颅骨重叠，严重时可出现颅骨骨折及颅内出血。

2. 中骨盆平面狭窄的临床表现

(1) 胎头能正常衔接：潜伏期及活跃期早期进展顺利。当胎头下降达中骨盆时，由于内旋转受阻，胎头双顶径被阻于中骨盆狭窄部位之上，常出现持续性枕横位或枕后位。同时出现继发性宫缩乏力，活跃期晚期及第二产程延长甚至第二产程停滞。

(2) 胎头受阻于中骨盆：有一定可塑性的胎头开始变形，颅骨重叠，胎头受压，使软组织水肿，产瘤较大，严重时可发生脑组织损伤、颅内出血及胎儿宫内窘迫。若中骨盆狭窄程度严重，宫缩又较强，可发生先兆子宫破裂及子宫破裂。强行阴道助产，可导致严重软产道裂伤及新生儿产伤。

3. 骨盆出口平面狭窄的临床表现 骨盆出口平面狭窄与中骨盆平面狭窄常同时存在。若单纯骨盆出口平面狭窄者，第一产程进展顺利，胎头达盆底受阻，第二产程停滞，继发性宫缩乏力，胎头双顶径不能通过出口横径。强行阴道助产，可导致软产道、骨盆底肌肉及会阴严重损伤，胎儿严重产伤，对母儿危害极大。

（三）狭窄骨盆的诊断

在分娩过程中，骨盆是个不变因素。在估计分娩难易时，骨盆是首先考虑的一个重要因素。在妊娠期间应查清骨盆有无异常，有无头盆不称，及早做出诊断，以决定适当的分娩方式。

1. 病史 询问孕妇有无佝偻病、脊髓灰质炎、脊柱和髋关节结核以及外伤史。若为经产妇，应了解既往有无难产史及新生儿有无产伤等。

2. 检查 测量身高，孕妇身高＜145 cm应警惕均小骨盆。观察孕妇体形，步态有无跛足，有无脊柱及髋关节畸形，米氏菱形窝是否对称，有无尖腹及悬垂腹等。

3. 腹部检查

(1) 一般检查：观察腹型，尺测子宫长度及腹围，B型超声观察胎先露部与骨盆关系，还应测量胎头双顶径、胸径、腹径、股骨长，预测胎儿体重，判断能否通过骨产道。

(2) 胎位异常：骨盆入口狭窄往往因头盆不称、胎头不易入盆导致胎位异常，如臀先露、肩先露。中骨盆狭窄影响已入盆的胎头内旋转，导致持续性枕横位、枕后位等。

(3) 估计头盆关系：正常情况下，部分初孕妇在预产期前2周，经产妇于临产后，胎头应入盆。若已临产，胎头仍未入盆，则应充分估计头盆关系。检查头盆是否相称的具体方法：孕妇排空膀胱，仰卧，两腿伸直。检查者将手放在耻骨联合上方，将浮动的胎头向骨盆腔方向推压。若胎头低于耻骨联合平面，表示胎头可以入盆，头盆相称，称胎头跨耻征阴性；若胎头与耻骨联合在同一平面，表示可疑头盆不称，称胎头跨耻征可疑阳性；若胎头高于耻骨联合平面，表示头盆明显不称，称胎头跨耻征阳性。对出现跨耻征阳性的孕妇，应让其取两腿屈曲半卧位，再次检查胎头跨耻征，若转为阴性，提示为骨盆倾斜度异常，而不是头盆不称。

4. 骨盆测量

(1) 骨盆外测量：骨盆外测量的结果，可以间接反映出真骨盆的大小。骨盆外测量各径线＜正常值2 cm或以上为均小骨盆。骶耻外径＜18 cm为扁平骨盆。坐骨结节间径＜8 cm，耻骨弓角度＜90°，为漏斗型骨盆。骨盆两侧斜径（以一侧髂前上棘至对侧髂后上棘间的距离）及同侧直径（从髂前上棘至同侧髂后上棘间的距离）相差＞1 cm为偏斜骨盆。

(2) 骨盆内测量：骨盆外测量发现异常，应进行骨盆内测量。对角径＜11.5 cm，骶岬突出为骨盆入口平面狭窄，属扁平骨盆。中骨盆平面狭窄及骨盆出口平面狭窄往往同时存在，应测量骶骨前面弯度、坐骨棘间径、坐骨切迹宽度（即骶棘韧带宽度）。若坐骨棘间径＜10 cm，坐骨切迹宽度＜2横指，为中骨盆平面狭窄。若坐骨结节间径＜8 cm，应测量出口后矢状径及检查骶尾关节活动度，估计骨盆出口平面的狭窄程度。若坐骨结节间径与出口后矢状径之和＜15 cm，为骨盆出口平面狭窄。

（四）狭窄骨盆对母儿影响

1. 对产妇的影响 若为骨盆入口平面狭窄，影响胎先露部衔接，容易发生胎位异常，由于胎先露部被隔在骨盆入口之上，常引起继发性宫缩乏力，导致产程延长或停滞。若为中骨盆平面狭窄，影响胎头内旋转，容易发生持续性枕横位或枕后位。胎头长时间嵌顿于产道内，压迫软组织引起局部缺血、水肿、坏死、脱落，于产后形成生殖道瘘；胎膜早破及手术助产增加感染机会。严重梗阻性难产若不及时处理，可导致先兆子宫破裂，甚至子宫破裂，危及产妇生命。

2．对胎儿及新生儿的影响　头盆不称易发生胎膜早破、脐带脱垂，脐带脱垂发生率是正常产妇的 4～6 倍，导致胎儿窘迫，甚至胎儿死亡；产程延长，胎头受压，缺血、缺氧容易发生颅内出血；产道狭窄，手术助产机会增多，易发生新生儿产伤及感染。

（五）狭窄骨盆分娩时处理

首先应明确狭窄骨盆类别和程度，了解胎位、胎儿大小、胎心率、宫缩强弱、宫口扩张程度、胎先露下降程度、破膜与否，结合年龄、产次、既往分娩史进行综合判断，决定分娩方式。

1．一般处理　在分娩过程中，应安慰产妇，使其精神舒畅，信心倍增，保证营养及水分的摄入，必要时补液。还需注意产妇休息，要监测宫缩强弱，勤听胎心，检查胎先露部下降及宫口扩张程度。

2．骨盆入口平面狭窄的处理

（1）明显头盆不称（绝对性骨盆狭窄）：骶耻外径≤16 cm，骨盆入口前后径≤8.0 cm，胎头跨耻征阳性者，足月活胎不能入盆，不能经阴道分娩。应在临产后行剖宫产术结束分娩。

（2）轻度头盆不称（相对性骨盆狭窄）：骶耻外径16.5～17.5 cm，骨盆入口前后径8.5～9.5 cm，胎头跨耻征可疑阳性。足月活胎体重＜3 000 g，胎心率及产力均正常，应在严密监护下试产。胎膜未破者可在宫口扩张 3 cm时行人工破膜。若破膜后宫缩较强，产程进展顺利，多数能经阴道分娩。试产过程中若出现宫缩乏力，可用缩宫素静脉滴注加强宫缩。试产 2～4 小时，胎头仍迟迟不能入盆，宫口扩张缓慢，或伴有胎儿窘迫征象，应及时行剖宫产术结束分娩。若胎膜已破，为了减少感染，应适当缩短试产时间。

3．中骨盆及骨盆出口平面狭窄的处理　在分娩过程中，胎儿在中骨盆平面完成俯屈及内旋转动作。若中骨盆平面狭窄，则胎头俯屈及内旋转受阻，易发生持续性枕横位或枕后位。产妇多表现活跃期或第二产程延长及停滞、继发性宫缩乏力等。若宫口开全，胎头双顶径达坐骨棘水平或更低，可经阴道徒手旋转胎头为枕前位，待其自然分娩，或行产钳或胎头吸引术助产。若胎头双顶径未达坐骨棘水平，或出现胎儿窘迫征象，应行剖宫产术结束分娩。

诊断为骨盆出口狭窄，不应进行试产。临床上常用出口横径与出口后矢状径之和估计出口大小。若两者之和＞15 cm时，多数可经阴道分娩，有时需用胎头吸引术或产钳术助产，应做较大的会阴后侧切开，以免会阴严重撕裂。若两者之和＜15 cm，足月胎儿不易经阴道分娩，应行剖宫产术结束分娩。

4．骨盆三个平面狭窄的处理　主要是均小骨盆。若估计胎儿不大，胎位正常，头盆相称，宫缩好，可以试产，通常可通过胎头变形和极度俯屈，以胎头最小径线通过骨盆腔，可能经阴道分娩。若胎儿较大，有明显头盆不称，胎儿不能通过产道，应尽早行剖宫产术。

5．畸形骨盆的处理　根据畸形骨盆种类、狭窄程度、胎儿大小、产力等情况具体分析。若畸形严重，明显头盆不称者，应及早行剖宫产术。

二、软产道异常

软产道包括子宫下段、宫颈、阴道及外阴。软产道异常所致的难产少见，容易被忽视。应于妊娠早期了解软产道有无异常。

（一）外阴异常

1．会阴坚韧　多见于初产妇，尤其 35 岁以上高龄初产妇更多见。由于组织坚韧，缺乏弹性，会阴伸展性差，使阴道口狭小，在第二产程常出现胎先露部下降受阻，且可于胎头娩出时造成会阴严重裂伤。分娩时，应作预防性会阴后一侧切开。

2. 外阴水肿　妊娠期高血压疾病、重症贫血、心脏病及慢性肾炎孕妇在全身水肿的同时，可有重度外阴水肿，分娩时妨碍胎先露部下降,造成组织损伤、感染和愈合不良等。在临产前，可局部应用 50% 硫酸镁液湿热敷；临产后，仍有严重水肿者，可在严格消毒下进行多点针刺皮肤放液。分娩时，可行会阴后一侧切开。产后加强局部护理，预防感染。

3. 外阴瘢痕　外伤、药物腐蚀或炎症后遗症瘢痕挛缩，可使外阴及阴道口狭小，影响胎先露部下降。若瘢痕范围不大，分娩时，可作会阴后一侧切开。若瘢痕过大，扩张困难者，应行剖宫产术。

（二）阴道异常

1. 阴道横隔　横隔较坚韧，多位于阴道上、中段。在横隔中央或稍偏一侧常有一小孔，易被误认为宫颈外口。若仔细检查，在小孔上方可触及逐渐开大的宫口边缘，而该小孔的直径并不变大。阴道横隔影响胎先露部下降，当横隔被撑薄，此时可在直视下自小孔处将隔作 X 形切开。待分娩结束再切除剩余的隔，用可吸收线间断或连续锁边缝合残端。若横隔高且坚厚，阻碍胎先露部下降，则需行剖宫产术结束分娩。

2. 阴道纵隔　阴道纵隔若伴有双子宫、双宫颈，位于一侧子宫内的胎儿下降，通过该侧阴道分娩时，纵隔被推向对侧，分娩多无阻碍。当阴道纵隔发生于单宫颈时，有时纵隔位于胎先露部的前方，胎先露部继续下降，若纵隔薄可自行断裂，分娩无阻碍。若纵隔厚阻碍胎先露部下降时，须在纵隔中间剪断，待分娩结束后，再剪除剩余的隔，用可吸收线间断或连续锁边缝合残端。

3. 阴道囊肿和肿瘤　阴道壁囊肿较大时，阻碍胎先露部下降，此时可行囊肿穿刺抽出其内容物，待产后再选择时机进行处理。阴道内肿瘤阻碍胎先露部下降而又不能经阴道切除者，均应行剖宫产术，原有病变待产后再行处理。

（三）宫颈异常

1. 宫颈外口黏合 (conglutination of the external os)　多在分娩受阻时发现。当宫颈管已消失而宫口却不扩张，仍为一很小的孔，通常用手指稍加压力分离黏合的小孔，宫口即可在短时间内开全。但有时为使宫口开大，需行宫颈切开术。

2. 宫颈水肿　多见于扁平骨盆、持续性枕后位或滞产，宫口未开全过早使用腹压，致使宫颈前唇长时间被压于胎头与耻骨联合之间，血液回流受阻引起水肿，影响宫颈扩张。轻者可抬高产妇臀部，减轻胎头对宫颈压力，也可于宫颈两侧各注入 0.5% 利多卡因 5～10 ml 或地西泮 10 mg 静脉推注，待宫口近开全，用手将水肿的宫颈前唇上推，使其逐渐越过胎头，即可经阴道分娩。若经上述处理无明显效果，宫口不继续扩张，可行剖宫产术。

3. 宫颈坚韧　常见于高龄初产妇，宫颈缺乏弹性或精神过度紧张使宫颈挛缩，宫颈不易扩张。此时可静脉推注地西泮 10 mg。也可于宫颈两侧各注入 0.5% 利多卡因 5～10 ml，若不见缓解，应行剖宫产术。

4. 宫颈瘢痕　宫颈锥形切除术后、宫颈裂伤修补术后感染、宫颈深部电烙术后等所致的宫颈瘢痕，虽于妊娠后软化，若宫缩很强，宫口仍不扩张，不宜久等，应行剖宫产术。

5. 宫颈癌　此时宫颈硬而脆，缺乏伸展性，临产后影响宫口扩张，若经阴道分娩，有发生大出血、裂伤、感染及癌扩散等危险，不应经阴道分娩，应行剖宫产术，术后放疗。若为早期浸润癌，可先行剖宫产术，随即行广泛性子宫切除术及盆腔淋巴结清扫术。

6. 宫颈肌瘤　生长在子宫下段及宫颈部位的较大肌瘤，占据盆腔或阻塞于骨盆入口时，影响胎先露部进入骨盆入口，应行剖宫产术。若肌瘤在骨盆入口以上而胎头已入盆，肌瘤不阻塞产道则可经阴道分娩，肌瘤待产后再行处理。

7. 子宫下段异常 随着剖宫产率的增加，剖宫产术后并发症也随之升高，子宫下段切口感染，瘢痕较大，血管闭塞，血运障碍，子宫下段组织硬韧，遇到梗阻性难产可发生子宫下段破裂。分娩时要严密观察有无病理缩复环出现及血尿等，有异常及时处理。

（屈兴玲）

第三节 胎位异常

胎位异常（abnormal fetal position）包括胎头位置异常、臀先露及肩先露，是造成难产常见的因素。

一、持续性枕后位、枕横位

在分娩过程中，胎头以枕后位或枕横位衔接。在下降过程中，胎头枕部因强有力宫缩多能向前转 135°或 90°，转成枕前位自然分娩。仅有 5%～10% 胎头枕骨持续不能转向前方，直至分娩后期仍位于母体骨盆后方或侧方，致使分娩发生困难者，称为持续性枕后位（persistent occiput posterior position）或持续性枕横位（persistent occiputtransverse position）。国外报道发病率均为 5% 左右。

（一）原因

1. 骨盆异常 常发生于男型骨盆或类人猿型骨盆。这两类骨盆的特点是骨盆入口平面前半部较狭窄，不适合胎头枕部衔接，后半部较宽，胎头容易以枕后位或枕横位衔接。这类骨盆常伴有中骨盆平面及骨盆出口平面狭窄，影响胎头在中骨盆平面向前旋转，为适应骨盆形态而成为持续性枕后位或持续性枕横位。由于扁平骨盆前后径短小，均小骨盆各径线均小，而骨盆入口横径最长，胎头常以枕横位衔接，由于胎头俯屈不良，胎头旋转困难，使胎头呈持续枕横位。

2. 胎头俯屈不良 持续性枕后位、枕横位胎头俯屈不良，以枕额径（11.3 cm）通过产道，较枕下前囟径（9.5 cm）增加 1.8 cm，影响胎头在骨盆腔内旋转。若以枕后位衔接，胎儿脊柱与母体脊柱接近，不利于胎头俯屈，胎头前囟成为胎头下降的最低部位，而最低点又常转向骨盆前方，当前囟转至前方或侧方时，胎头枕部转至后方或侧方，形成持续性枕后位或持续性枕横位。

3. 子宫收缩乏力 影响胎头下降、俯屈及内旋转，容易造成持续性枕后位或枕横位。反过来，持续性枕后位或枕横位使胎头下降受阻，也容易导致宫缩乏力，两者互为因果关系。

4. 头盆不称 头盆不称时，骨盆腔容积小，使胎头下降与内旋转受阻，而呈持续性枕后位或枕横位。

5. 其他 前壁胎盘、膀胱充盈、子宫下段宫颈肌瘤均可影响胎头内旋转，形成持续性枕横位或枕后位。

（二）诊断

1. 临床表现 临产后胎头衔接较晚及俯屈不良，由于胎先露部不易紧贴子宫下段及宫颈内口，常导致协调性宫缩乏力及宫口扩张缓慢。若枕后位，因枕骨持续位于骨盆后方压迫直肠，产妇自觉肛门坠胀及排便感，致使宫口尚未开全时过早使用腹压，容易导致宫颈前唇水肿和产妇疲劳，影响产程进展。持续性枕后位，枕横位常致活跃期晚期及第二产程延长。若在阴道口虽已见到胎发，历经多次宫缩时屏气却不见胎头继续顺利下降时，应想到可能是持续性枕后位。

2. 腹部检查 在宫底部触及胎臀，胎背偏向母体后方或侧方，在对侧明显触及胎儿肢体。若胎头已衔接，有时可在胎儿肢体侧耻骨联合上方扪到胎儿额部。胎心在脐下一侧偏外方听得最响亮，枕后位时因胎背伸直，前胸贴近母体腹壁，胎心在胎儿肢体侧的胎胸部位也能听到。

3．**肛门检查或阴道检查**　枕后位时，盆腔后部空虚。若胎头矢状缝位于骨盆左斜径上，前囟在骨盆右前方，后囟（枕部）在骨盆左后方则为枕左后位，反之为枕右后位。查明胎头矢状缝位于骨盆横径上，后囟在骨盆左侧方，则为枕左横位，反之为枕右横位。当出现胎头水肿、颅骨重叠、囟门触不清时，需行阴道检查借助胎儿耳廓及耳屏位置及方向判定胎位，若耳廓朝向骨盆后方，诊断为枕后位；若耳廓朝向骨盆侧方，诊断为枕横位。

4．**B型超声检查**　根据胎头眼眶及枕部位置，能准确探清胎头位置。

（三）分娩机制

胎头多以枕横位或枕后位衔接．在分娩过程中，若不能转成枕前位时，其分娩机制如下：

1．**枕后位胎**　头枕部到达中骨盆向后行45°内旋转，使矢状缝与骨盆前后径一致。胎儿枕部朝向骶骨呈正枕后位。其分娩方式有：

（1）胎头俯屈较好：胎头继续下降，前囟先露抵达耻骨联合下时，以前囟为支点，胎头继续俯屈使顶部及枕部自会阴前缘娩出。继之胎头仰伸，相继由耻骨联合下娩出额、鼻、口、颏。此种分娩方式为枕后位经阴道助娩最常见的方式。

（2）胎头俯屈不良：当鼻根出现在耻骨联合下时，以鼻根为支点，胎头先俯屈，从会阴前缘娩出前囟、顶部及枕部，然后胎头仰伸，使鼻、口、颏部相继由耻骨联合下娩出。因胎头以较大的枕额周径旋转，胎儿娩出更加困难，多需手术助产。

2．**枕横位**　部分枕横位于下降过程中无内旋转动作，或枕后位的胎头枕部仅向前旋转45°成为持续性枕横位。持续性枕横位虽能经阴道分娩，但多数需用手或行胎头吸引术将胎头转成枕前位娩出。

（四）对母儿影响

1．**对产妇的影响**　胎位异常导致继发性宫缩乏力，使产程延长，常需手术助产，容易发生软产道损伤，增加产后出血及感染机会。若胎头长时间压迫软产道，可发生缺血坏死脱落，形成生殖道瘘。

2．**对胎儿的影响**　第二产程延长和手术助产机会增多，常出现胎儿窘迫和新生儿窒息，使围生儿死亡率增高。

（五）处理

持续性枕后位、枕横位在骨盆无异常、胎儿不大时，可以试产。试产时应严密观察产程，注意胎头下降、宫口扩张程度、宫缩强弱及胎心有无改变。

1．**第一产程**

（1）潜伏期：需保证产妇充分营养与休息。若有情绪紧张、睡眠不好可给予哌替啶或地西泮。让产妇向胎腹的方向侧卧，以利胎头枕部转向前方。若宫缩欠佳，应尽早静脉滴注缩宫素。

（2）活跃期：宫口开大3～4 cm产程停滞除外头盆不称可行人工破膜，使胎头下降，压迫宫颈，增强宫缩，推动胎头内旋转。若产力欠佳，静脉滴注缩宫素。若宫口开大＞1 cm/h，伴胎先露部下降，多能经阴道分娩。在试产过程中，出现胎儿窘迫征象，应行剖宫产术结束分娩。若经过上述处理效果不佳，每小时宫口开大＜1 cm或无进展时，则应剖宫产结束分娩。宫口开全之前，嘱产妇不要过早屏气用力，以免引起宫颈前唇水肿，影响产程进展。

2．**第二产程**　若第二产程进展缓慢，初产妇已近2小时，经产妇已近1小时，应行阴道检查。当胎头双顶径已达坐骨棘平面或更低时，可先行徒手将胎头枕部转向前方，使矢状缝与骨盆出口前后径一致，或自然分娩，或阴道助产（低位产钳术或胎头吸引术）。若转成枕前位有困难时，也可向后转成正枕后位，再以产钳助产。若以枕后位娩出时，需作较大的会阴后一侧切开，以免造成会阴裂伤。若胎头位置较高，疑有头盆不称，需行剖宫产术。

3. **第三产程** 因产程延长，容易发生产后宫缩乏力，胎盘娩出后应立即静注或肌注子宫收缩剂，以防发生产后出血。有软产道裂伤者，应及时修补。新生儿应重点监护。凡行手术助产及有软产道裂伤者，产后应给予抗生素预防感染。

二、胎头高直位

胎头呈不屈不仰姿势，以枕额径衔接于骨盆入口，其矢状缝与骨盆入口前后径相一致，称为高直位（sincipital presentation）。发病率国内文献报道为1.08%，国外资料报道为0.06%～1.6%。胎头枕骨向前靠近耻骨联合者称为胎头高直前位，又称枕耻位；胎头枕骨向后靠近骶岬者称为胎头高直后位，又称枕骶位。胎头高直位对母儿危害较大，应妥善处理。

（一）病因

胎头高直位的病因尚不清楚，可能与下列因素有关：

1. **头盆不称** 是胎头高直位发生最常见的原因。常见于骨盆入口平面狭窄、扁平骨盆、均小骨盆及横径狭小骨盆，特别是当胎头过大、过小及长圆形胎头时易发生胎头高直位。

2. **腹壁松弛及腹直肌分离** 胎背易朝向母体前方，胎头高浮，当宫缩时易形成胎头高直位。

3. **胎膜早破** 胎膜突然破裂，羊水迅速流出，宫缩时胎头矢状缝易固定于骨盆入口前后径上，形成胎头高直位。

（二）诊断

1. **临床表现** 当高直前位时，胎头入盆困难，活跃期早期宫口扩张延缓或停滞；一旦胎头入盆后，产程进展顺利；若胎头不能衔接，表现活跃期停滞。高直后位时，胎头不能通过骨盆入口，胎头不下降，先露部高浮，活跃期早期延缓和停滞，即使宫口开全，由于胎头高浮也易发生滞产、先兆子宫破裂或子宫破裂。

2. **腹部检查** 胎头高直前位时，胎背靠近腹前壁，不易触及胎儿肢体，胎心位置稍高在近腹中线听得最清楚。胎头高直后位时，胎儿肢体靠近腹前壁，有时在耻骨联合上方可清楚触及胎儿下颏。

3. **阴道检查** 胎头矢状缝与骨盆入口前后径一致，后囟在耻骨联合后，前囟在骶骨前，为胎头高直前位，反之为胎头高直后位。

（三）分娩机制

胎头高直前位临产后，胎儿脊柱朝向母体腹壁，有屈曲的余地，在宫缩的作用下，由于杠杆的作用，使胎头极度俯屈，以胎头枕骨在耻骨联合后方为支点，使前囟和额部先后沿骶岬下滑入盆衔接、下降，双顶径达坐骨棘平面以下时，待胎头极度俯屈的姿势纠正后，胎头不需内旋转或转45°，以正枕前位或枕前位经阴道分娩。高直后位临产后，胎头枕部及胎背与母体腰骶部贴近，较长的胎头矢状缝，置于较短的骨盆入口前口径上，妨碍胎头俯屈及下降，使胎头处于高浮状态迟迟不能入盆，即使入盆下降至盆底也难以向前旋转180°，故以枕前位娩出的可能性极小。

（四）处理

胎头高直前位时，若骨盆正常、胎儿不大、产力强，应给予充分试产机会，加强宫缩促使胎头俯屈，胎头转为枕前位可经阴道分娩或阴道助产。若试产失败再行剖宫产术结束分娩。胎头高直后位因很难经阴道分娩，一经确诊应行剖宫产术。

三、面先露

胎头以面部为先露时称为面先露（face presentation），多于临产后发现。面先露以颏骨为指示点，有颏左（右）前、颏左（右）横、颏左（右）后6种胎位，以颏左前及颏右后位较多见。我国 15 所医院统计发病率为 0.8‰ ～ 2.7‰，国外资料为 1.7% ～ 2.0%。经产妇多于初产妇。

（一）病因

1. **骨盆狭窄**　骨盆入口狭窄时，胎头衔接受阻，阻碍胎头俯屈，导致胎头极度仰伸。

2. **头盆不称**　临产后胎头衔接受阻，造成胎头极度仰伸。

3. **腹壁松弛**　经产妇悬垂腹时胎背向前反曲，胎儿颈椎及胸椎仰伸形成面先露。

4. **脐带过短或脐带绕颈**　使胎头俯屈困难。

5. **畸形**　无脑儿因无顶骨，可自然形成面先露。先天性甲状腺肿，胎头俯屈困难，也可导致面先露。

（二）诊断

1. **临床表现**　潜伏期延长、活跃期延长或停滞，胎头迟迟不能入盆。

2. **腹部检查**　因胎头极度仰伸入盆受阻，胎体伸直，宫底位置较高。颏前位时，耻骨联合上方为过度伸展的颈部，胎头轮廓不清。在孕妇腹前壁容易扪及胎儿肢体，因胸部向前挺，胎心由胸部传出，故在胎儿肢体侧的下腹部听得清楚。颏后位时，于耻骨联合上方可触及胎儿枕骨隆突与胎背之间有明显凹沟，胎心较遥远而弱。

3. **肛门检查及阴道检查**　可触到高低不平、软硬不均的颜面部，若宫口开大时可触及胎儿口、鼻、颧骨及眼眶，并依据颏部所在位置确定其胎位。

4. **B 型超声检查**　可以看到过度仰伸的胎头，确定胎头枕部及眼眶的位置，可以明确面先露并能确定胎位。

（三）分娩机制

在骨盆入口平面很少发生面先露，通常是额先露在胎头下降过程中胎头进一步仰伸而形成面先露。分娩机制包括：仰伸、下降、内旋转及外旋转。

颏右前位时，胎头以前囟颏径衔接于骨盆入口左斜径上，下降至中骨盆平面。胎头极度仰伸，颏部为最低点，向左前方转 45°，使颏部达耻骨弓下，形成颏前位。当先露部达盆底，颏部抵住耻骨弓，胎头逐渐俯屈，使口、鼻、眼、额、顶、枕相继自会阴前缘娩出，经复位及外旋转，使胎肩及胎体相继娩出。

颏后位时，若能向前内旋转 135°，可以颏前位娩出；若内旋转受阻，成为持续性颏后位，足月活胎不能经阴道自然娩出。

颏横位时，多数可向前转 90° 为颏前位娩出，而持续性颏横位不能自然娩出。

（四）对母儿影响

1. **对产妇的影响**　颏前位时，因胎儿颜面部不能紧贴子宫下段及宫颈内口，常引起宫缩乏力，致使产程延长；颜面部骨质不能变形，容易发生会阴裂伤。颏后位时，导致梗阻性难产，若不及时处理，造成子宫破裂，危及产妇生命。

2. **对胎儿及新生儿的影响**　由于胎头受压过久，可引起颅内出血、胎儿窘迫、新生儿窒息。胎儿面部受压变形，颜面皮肤青紫、肿胀，尤以口唇为著，影响吸吮，严重时可发生会厌水肿影响吞咽及呼吸。新生儿于生后保持仰伸姿势达数日之久。生后需加强护理。

（五）处理

颏前位时，若无头盆不称，产力良好，有可能经阴道自然分娩。若出现继发性宫缩乏力，第二产程延长，可用产钳助娩，但会阴后一侧切开要足够大。若有头盆不称或出现胎儿窘迫征象，应行剖宫产术。持续性颏后位时，难以经阴道分娩，应行剖宫产术结束分娩。颏横位若能转成颏前位，可以经阴道分娩，持续性颏横位常出现产程延长和停滞，应剖宫产结束分娩。

四、臀先露

臀先露（breech presentation）是最常见的异常胎位，占妊娠足月分娩总数的 3%～4%。围生儿死亡率增高，是枕先露的 3～8 倍。臀先露以骶骨为指示点，有骶左（右）前、骶左（右）横、骶左（右）后 6 种胎位。

（一）原因

妊娠 30 周以前，臀先露较多见，妊娠 30 周以后多能自然转成头先露。临产后持续为臀先露的原因尚不十分明确，可能的因素有：

1. 胎儿在宫腔内活动范围过大 羊水过多、经产妇腹壁松弛以及早产儿羊水相对偏多，胎儿易在宫腔内自由活动形成臀先露。

2. 胎儿在宫腔内活动范围受限 子宫畸形（如单角子宫、双角子宫等）、胎儿畸形（如无脑儿、脑积水等）、双胎妊娠及羊水过少等，容易发生臀先露。胎盘附着在宫底及宫角，臀先露的发生率为 73%，而头先露为 5%。

3. 胎头衔接受阻 狭窄骨盆、前置胎盘、肿瘤阻塞骨盆腔及巨大胎儿等，也易发生臀先露。

（二）分类

根据胎儿两下肢所取的姿势分类。

1. 单臀先露或腿直臀先露（frank breech presentation） 胎儿双髋关节屈曲，双膝关节直伸，以臀部为先露。此类最多见。

2. 完全臀先露或混合臀先露（complete breech presentation） 胎儿双髋关节及双膝关节均屈曲，有如盘膝坐，以臀部和双足为先露。此类较多见。

3. 不完全臀先露（incomplete breech presentation） 以一足或双足、一膝或双膝、一足一膝为先露。膝先露是暂时的，产程开始后转为足先露。此类较少见。

（三）诊断

1. 临床表现 孕妇常感肋下有圆而硬的胎头。先露部胎臀不能紧贴子宫下段及宫颈内口，常导致宫缩乏力，宫口扩张缓慢，致使产程延长。

2. 腹部检查 子宫呈纵椭圆形，在宫底部触到圆而硬、按压时有浮球感的胎头；若未衔接，在耻骨联合上方触到不规则、软而宽的胎臀，胎心在脐左（或右）上方听得最清楚。衔接后，胎臀位于耻骨联合之下，胎心听诊以脐下最明显。

3. 阴道检查 触及软而不规则的胎臀或触到胎足、胎膝。同时了解宫口扩张程度及有无脐带脱垂。若胎膜已破能直接触到胎臀、外生殖器及肛门，此时应注意与颜面相鉴别。若为胎臀，可触及肛门与两坐骨结节连在一条直线上，手指放入肛门内有环状括约肌收缩感，取出手指可见有胎粪。若为颜面，口与两颧骨突出点呈三角形，手指放入口内可触及齿龈和弓状的下颌骨。若触及胎足时，应与胎手相鉴别，胎足趾短而平齐，且有足跟，胎手指长，指端不平齐。

4. B 型超声检查 能准确探清臀先露类型以及胎儿大小、胎头姿势、胎儿畸形等。

（四）分娩机制

以骶右前位为例加以阐述。

1. 胎臀娩出 临产后，胎臀以粗隆间径衔接于骨盆入口右斜径，骶骨位于右前方。胎臀逐渐下降，前髋下降稍快故位置较低，抵达骨盆底遇到阻力后，前髋向母体右前方行 45°内旋转，使前髋位于耻骨联合后方，此时粗隆间径与母体骨盆出口前后径一致。胎臀继续下降，胎体稍侧屈以适应产道弯曲度，后髋先从会阴前缘娩出，随即胎体稍伸直，使前髋从耻骨弓下娩出。继之双腿双足娩出。当胎臀及两下肢娩出后，胎体行外旋转，使胎背转向前方或右前方。

2. 胎肩娩出 当胎体行外旋转的同时，胎儿双肩径衔接于骨盆入口右斜径或横径，并沿此径线逐渐下降，当双肩达骨盆底时，前肩向右旋转 45°转至耻骨弓下，使双肩径与骨盆出口前后径一致，同时胎体侧屈使后肩及后上肢从会阴前缘娩出，继之前肩及前上肢从耻骨弓下娩出。

3. 胎头娩出　当胎肩通过会阴时，胎头矢状缝衔接于骨盆入口左斜径或横径，并沿此径线逐渐下降，同时胎头俯屈。当枕骨达骨盆底时，胎头向母体左前方旋转 45°，使枕骨朝向耻骨联合。胎头继续下降，当枕骨下凹到达耻骨弓下时，以此处为支点，胎头继续俯屈，使额、面及额部相继自会阴前缘娩出，随后枕部自耻骨弓下娩出。

（五）对母儿影响

1. 对产妇的影响　胎臀形状不规则，不能紧贴子宫下段及宫颈内口，容易发生胎膜早破、继发性宫缩乏力及产程延长，使产后出血与产褥感染的机会增多，产伤和手术产率升高，若宫口未开全强行牵拉，容易造成宫颈撕裂甚至延及子宫下段。

2. 对胎儿及新生儿的影响　胎臀高低不平，对前羊膜囊压力不均匀，常致胎膜早破，发生脐带脱垂是头先露的 10 倍，脐带受压可致胎儿窘迫甚至死亡；胎膜早破，使早产儿及低体重儿增多。后出胎头牵出困难，常发生脊柱损伤、脑幕撕裂、新生儿室息、臂丛神经损伤、胸锁乳突肌损伤导致的斜颈及颅内出血，颅内出血的发病率是头先露的 10 倍，臀先露导致围产儿的发病率与死亡率均增高。

（六）处理

1. 妊娠期　于妊娠 30 周前，臀先露多能自行转为头先露。若妊娠 30 周后仍为臀先露应予矫正。常用的矫正方法有：

（1）胸膝卧位：让孕妇排空膀胱，松解裤带，胸膝卧位的姿势，每日 2 次，每次 15 分钟，连做 1 周后复查。这种姿势可使胎臀退出盆腔，借助胎儿重心改变，使胎头与胎背所形成的弧形顺着宫底弧面滑动完成。

（2）激光照射或艾灸至阴穴：近年多用激光照射两侧至阴穴（足小趾外侧，距趾甲角 1分），也可用艾灸条，每日 1 次，每次 15～20 分钟，5 次为一疗程。

（3）外转胎位术（external version）：应用上述矫正方法无效者，于妊娠 32～34 周时，可行外转胎位术，因有发生胎盘早剥、脐带缠绕等严重并发症的可能，应用时要慎重，术前半小时口服沙丁胺醇 4.8 mg。行外转胎位术时，最好在 B 型超声及胎儿电子监测下进行。孕妇平卧，两下肢屈曲稍外展，露出腹壁。查清胎位，听胎心率。操作步骤包括松动胎先露部（两手插入胎先露部下方向上提拉，使之松动）、转胎（两手把握胎儿两端，一手将胎头沿胎儿腹侧，保持胎头俯屈，轻轻向骨盆入口推移，另手将胎臀上推，与推胎头动作配合，直至转为头先露）。动作应轻柔，间断进行。若术中或术后发现胎动频繁而剧烈或胎心率异常，应停止转动并退回原胎位观察半小时。

2. 分娩期　应根据产妇年龄、胎产次、骨盆类型、胎儿大小、胎儿是否存活、臀先露类型以及有无合并症，于临产初期作出正确判断，决定分娩方式。

（1）择期剖宫产的指征：狭窄骨盆、软产道异常、胎儿体重大于 3 500 g、胎儿窘迫、妊娠合并症、高龄初产、有难产史、不完全臀先露等，均应行剖宫产术结束分娩。

（2）决定经阴道分娩的处理：

1）第一产程：产妇应侧卧，不宜站立走动。少做肛查，不灌肠，尽量避免胎膜破裂。一旦破膜，应立即听胎心。若胎心变慢或变快，应行阴道检查，了解有无脐带脱垂。若有脐带脱垂，胎心尚好，宫口未开全，为抢救胎儿，需立即行剖宫产术。若无脐带脱垂，可严密观察胎心及产程进展。当宫口开大 4～5 cm 时，胎足即可经宫口脱出至阴道。为了使宫颈和阴道充分扩张，消毒外阴之后，使用"堵"外阴方法。当宫缩时用无菌巾以手掌堵住阴道口，让胎臀下降，避免胎足先下降，待宫口及阴道充分扩张后才让胎臀娩出。此法有利于后出胎头的顺利娩出。在"堵"的过程中,应每隔 10～15 分钟听胎心一次,并注意宫口是否开全。宫口已开全再堵易引起胎儿窘迫或子宫破裂。宫口近开全时,要做好接产和抢救新生儿窒息的准备。

2) 第二产程:接产前,应导尿排空膀胱。初产妇应作会阴后一侧切开术。有 3 种分娩方式:①自然分娩:胎儿自然娩出,不作任何牵拉。极少见,仅见于经产妇、胎儿小、宫缩强、骨盆腔宽大者。②臀位助产:当胎臀自然娩出至脐部后,胎肩及后出胎头由接产者协助娩出。脐部娩出后,一般应在 2～3 分钟娩出胎头,最长不能超过 8 分钟。后出胎头娩出有主张用单叶产钳,效果佳。③臀牵引术:胎儿全部由接产者牵拉娩出,此种手术对胎儿损伤大,一般情况下应禁止使用。

3) 第三产程:产程延长易并发子宫收缩乏力性出血。胎盘娩出后,应肌注缩宫素或麦角新碱,防止产后出血。行手术操作及有软产道损伤者,应及时检查并缝合,给予抗生素预防感染。

五、肩先露

胎体纵轴与母体纵轴相垂直为横产式(transverse lie)。胎体横卧于骨盆入口之上,先露部为肩,称为肩先露(shoulder presentation)。占妊娠足月分娩总数的 0.25%。以肩胛骨为指示点,有肩左前、肩左后、肩右前、肩右后 4 种胎位。是对母儿最不利的胎位。除死胎及早产儿胎体可折叠娩出外,足月活胎不可能经阴道娩出。若不及时处理,容易造成子宫破裂,威胁母儿生命。

(一)病因

肩先露的常见原因:①早产儿;②前置胎盘;③羊水过多;④骨盆狭窄;⑤子宫异常或肿瘤,影响胎头入盆;⑥多产妇所致腹壁松弛,据统计产次≥4 次,肩先露发生率升高 10 倍。

(二)诊断

1. 临床表现 肩先露不能紧贴子宫下段及宫颈内口,缺乏直接刺激,容易发生宫缩乏力;胎肩对宫颈压力不均,容易发生胎膜早破。破膜后羊水迅速外流,胎儿上肢或脐带容易脱出,导致胎儿窘迫甚至死亡。随着宫缩不断加强,胎肩及胸廓一部分被挤入盆腔内,胎体折叠弯曲,胎颈被拉长,上肢脱出于阴道口外,胎头和胎臀仍被阻于骨盆入口上方,形成忽略性(嵌顿性)肩先露(neglectedshoulder presentation)。子宫收缩继续增强,子宫上段越来越厚,子宫下段被动扩张越来越薄,由于子宫上下段肌壁厚薄相差悬殊,形成环状凹陷,并随宫缩逐渐升高,甚至可以高达脐上,形成病理缩复环(pathologicretraction ring),是子宫破裂的先兆,若不及时处理,将发生子宫破裂。

2. 腹部检查 子宫呈横椭圆形,子宫底高度低于妊娠周数,子宫横径宽。宫底部及耻骨联合上方较空虚,在母体腹部一侧触到胎头,另侧触到胎臀。肩前位时,胎背朝向母体腹壁,触之宽大平坦;肩后位时,胎儿肢体朝向母体腹壁,触及不规则的小肢体。胎心在脐周两侧最清楚。根据腹部检查多能确定胎位。

3. 肛门检查或阴道检查 胎膜未破者,因胎先露部浮动于骨盆入口上方,肛查不易触及胎先露部。若胎膜已破、宫口已扩张者,阴道检查可触到肩胛骨或肩峰、锁骨、肋骨及腋窝。腋窝尖端指向胎儿肩部及头端位置,据此可决定胎头在母体左或右侧。肩胛骨朝向母体前或后方,可决定肩前位或肩后位。例如胎头在母体右侧,肩胛骨朝向后方,则为肩右后位。胎手若已脱出于阴道口外,可用握手法鉴别是胎儿左手或右手,因检查者只能与胎儿同侧的手相握。例如肩右前位时左手脱出,检查者用左手与胎儿左手相握,余类推。

4. B 型超声检查 能准确探清肩先露,并能确定具体胎位。

(三)处理

1. **妊娠期**　妊娠后期发现肩先露应及时矫正。可采用胸膝卧位、激光照射（或艾灸）至阴穴。上述矫正方法无效，应试行外转胎位术转成头先露，并包扎腹部以固定胎头。若行外转胎位术失败，应提前住院决定分娩方式。

2. **分娩期**　根据胎产次、胎儿大小、胎儿是否存活、宫口扩张程度、胎膜是否破裂、有无并发症等，决定分娩方式。

（1）足月活胎，伴有产科指征（如狭窄骨盆、前置胎盘、有难产史等），应于临产前行择期剖宫产术结束分娩。

（2）初产妇、足月活胎，临产后应行剖宫产术。

（3）经产妇、足月活胎，首选剖宫产术。若宫口开大 5 cm 以上，破膜不久，羊水未流尽，可在乙醚深麻醉下行内转胎位术，转成臀先露，待宫口开全助产娩出。

（4）双胎妊娠足月活胎，第二胎儿为肩先露，可行内转胎位术。

（5）出现先兆子宫破裂或子宫破裂征象，无论胎儿死活，均应立即行剖宫产术。术中若发现宫腔感染严重，应将子宫一并切除。

（6）胎儿已死，无先兆子宫破裂征象，若宫口近开全，在全麻下行断头术或碎胎术。术后应常规检查子宫下段、宫颈及阴道有无裂伤。若有裂伤应及时缝合。注意产后出血，给予抗生素预防感染。

六、复合先露

胎先露部（胎头或胎臀）伴有肢体（上肢或下肢）同时进入骨盆入口，称为复合先露（compound presentation）。临床以一手或一前臂沿胎头脱出最常见，多发生于早产者，发病率为 0.8‰～1.66‰。

（一）病因

胎先露部不能完全充填骨盆入口，或在胎先露部周围有空隙均可发生。以经产妇腹壁松弛者、临产后胎头高浮、骨盆狭窄、胎膜早破、早产、双胎妊娠及羊水过多等为常见原因。

（二）临床经过及对母儿影响

仅胎手露于胎头旁，或胎足露于胎臀旁者，多能顺利经阴道分娩。只有在破膜后，上臂完全脱出则能阻碍分娩。下肢和胎头同时入盆，直伸的下肢也能阻碍胎头下降，若不及时处理可致梗阻性难产，威胁母儿生命。胎儿可因脐带脱垂死亡，也可因产程延长、缺氧造成胎儿窘迫，甚至死亡等。

（三）诊断

当产程进展缓慢时，行阴道检查发现胎先露部旁有肢体而明确诊断。常见胎头与手同时入盆。诊断时应注意和臀先露及肩先露相鉴别。

（四）处理

发现复合先露，首先应查清有无头盆不称。若无头盆不称，让产妇向脱出肢体的对侧侧卧，肢体常可自然缩回。脱出肢体与胎头已入盆，待宫口近开全或开全后上推肢体，将其回纳，然后经腹部下压胎头，使胎头下降，以产钳助娩。若头盆不称明显或伴有胎儿窘迫征象，应尽早行剖宫产术。

（屈兴玲）

第四节　异常分娩的诊治要点

导致异常分娩的因素有产力、产道、胎儿及精神心理因素的异常，这几种因素的异常既互相影响又相互因果关系。臀先露及肩先露是单一胎位异常引起的难产，容易诊断；而最常见的头位难产最难诊断。关键问题是及早识别异常情况，及时作出正确判断，进行恰当处理，保证分娩顺利和母儿安全。

一、诊断

明显的胎位异常、胎儿发育异常，软产道或骨产道异常，在产前容易诊断。而多数的异常分娩发生在分娩过程中，必须仔细观察产程，绘制产程图，结合病史、体格检查，综合分析才能及时发现下列异常情况：

1. **产妇出现全身衰竭症状** 由于产程延长，产妇烦躁不安，体力衰竭，严重者出现脱水、代谢性酸中毒及电解质紊乱。由于自主神经功能紊乱引起肠蠕动减弱及膀胱平滑肌无力，导致肠胀气和尿潴留，应及时发现并予以纠正。

2. **胎头下降受阻** 临产后，一当发现胎头下降受阻，应想到骨盆狭窄、胎位异常、子宫收缩乏力、软产道异常、胎头过大、胎儿畸形、子宫痉挛狭窄环等。潜伏期胎头迟迟不入盆，应警惕宫缩乏力及头盆不称，应检查胎头有无跨耻征。活跃期及第二产程，胎头下降速度＜1 cm/h 或停留原处，最多见中骨盆狭窄及持续性枕后位及枕横位。

3. **宫颈口扩张延缓或停滞** 临产后，初产妇宫颈口扩张有明显的规律性，即潜伏期约 8 小时，可使宫颈口扩张至 3 cm，活跃期约需 4 小时，可使宫颈口开全。若进入活跃期，当初产妇宫颈口扩张速度＜1.2 cm/h 或经产妇宫颈口扩张速度＜1.5 cm/h 以至宫颈口停止扩张达 2 小时以上，产程无进展，提示可能有无效的子宫收缩或子宫收缩乏力，宫颈水肿、宫颈坚韧及宫颈疤痕，头盆不称，胎位异常、巨大儿，中骨盆或骨盆出口平面狭窄。

4. **子宫收缩力异常** 首先区别是协调性或不协调性子宫收缩乏力或过强。然后区分单纯性子宫收缩乏力或由其他原因所造成。临床上多见继发性宫缩乏力，当骨盆狭窄、头盆不称或胎位异常时，产程开始一段时间宫缩正常，随着产程进展，胎头下降受阻，使胎头不能紧贴子宫下段及宫颈内口，造成继发性子宫收缩乏力。产妇精神紧张或不适当地应用缩宫素，可出现子宫收缩不协调。如双胎妊娠及羊水过多时，子宫壁过度伸展致使子宫收缩乏力等，如不及时处理，可使产程延长。子宫收缩过强，胎头下降受阻，可发生先兆子宫破裂甚至子宫破裂。因此，必须及时发现子宫收缩力异常，查明原因，及时处理。

5. **胎膜早破** 头盆不称或胎位异常时，先露部与骨盆之间有空隙，前后羊水交通，致使前羊水囊压力不均，当宫缩时，胎膜承受压力过大而破裂。羊水过多、双胎妊娠、重度宫颈裂伤也容易发生胎膜早破，胎膜早破往往是异常分娩的征兆，必须查明有无头盆不称或胎位异常，破膜后应立即听胎心音，注意有无脐带脱垂。

6. **胎儿窘迫** 由于产程延长，导致胎儿缺氧，胎儿代偿能力下降或失代偿可出现胎儿窘迫征象（胎心率＞160 bpm 或＜120 bpm，胎心率快慢不规律，羊水污染，胎儿头皮血 pH＜7.24），应查清胎儿窘迫原因，及时处理。

二、处理

1. **一般处理** 首先解除产妇的恐惧与精神紧张，补充足够营养，鼓励进食，必要时给予 10% 葡萄糖液、维生素 C 和补充电解质。可给予温肥皂水灌肠清除粪便，出现尿潴留时应予以导尿。

2. **产科处理** 凡遇有先兆子宫破裂、骨盆明显狭窄或明显畸形、肩先露、额后位、高直后位、前不均倾位、初产妇混合臀位或足位、臀位伴有骨盆狭窄、巨大胎儿、联体胎儿等，均应考虑剖宫产术。若遇有轻度头盆不称，特别是骨盆入口平面临界性狭窄，要结合产力、胎位及胎儿大小等条件，给予充分试产的机会。对于中骨盆及出口平面的头盆不称及有妊娠合并症试产要慎重。

若有明显头盆不称、高直后位、额后位及前不均倾位均应剖宫产。第一产程末及第二产程出现胎头下降延缓或停滞，胎头可能是在中骨盆平面与出口平面受阻。若为持续性枕横位或枕后位，可考虑徒手旋转胎头至枕前位，胎头继续下降，当 S≥＋3，可自然分娩或行低位产钳及胎头吸引助产，若 S ≤ ＋2，应行剖宫产术。

在试产过程中，必须检查胎心。胎心率变快、转慢或不规律，特别是出现频繁的重度变异减速或晚期减速，胎心变异减小等，是胎儿窘迫的表现，应寻找原因，对症处理，若胎心仍不见好转，宫口已开全者，应经阴道助产手术，若估计短时间内不能经阴道分娩者，为抢救胎儿，应行剖宫产术。

试产时必须严密观察产力、胎心、宫口扩张和胎先露下降情况。试产时间不宜过长，一般 2～4 小时，人工破膜后不超过 2 小时。在试产过程中发现潜伏期及活跃期延长，宫口扩张延缓或停滞，胎头下降延缓或停滞等异常情况，首先应进行阴道检查，如发现有明显头盆不称应行剖宫产术；如无头盆不称，潜伏期延长，应使用镇静剂哌替啶 100 mg 或地西泮 10 mg 静脉推注，也可很快转入活跃期，如应用镇静剂后或转入活跃期出现子宫收缩乏力，可使用缩宫素加强产力，常用 2.5 U 缩宫素加入 5% 葡萄糖液 500 ml 内，调整滴数，使宫缩间隔 2～3 分钟，持续 1 分钟左右。宫口扩张 3～5 cm 时，可行人工破膜，如胎头下降顺利，可经阴道分娩；如应用缩宫素及人工破膜 2 小时，胎头仍下降不明显，要查明原因，如有明显头盆不称及明显胎位异常，仍需行剖宫产术。

（屈兴玲）

第十六章 分娩期并发症

第一节 产后出血

产后出血（postpartum hemorrhage）指胎儿娩出后 24 小时内失血量超过 500 ml，为分娩期严重并发症，居我国产妇死亡原因首位。其发病率占分娩总数的 2% ~ 3%，由于分娩时收集和测量失血量有一定难度，估计失血量偏少，实际发病率更高。

一、病因

子宫收缩乏力、胎盘因素、软产道裂伤及凝血功能障碍是产后出血的主要原因。这些原因可共存、互为因果或相互影响。

1. 子宫收缩乏力（uterine atony） 是产后出血最常见的原因。影响子宫肌收缩和缩复功能的因素，均可引起子宫收缩乏力性出血。常见因素有：

（1）全身因素：产妇精神过度紧张，对分娩恐惧；体质虚弱或合并慢性全身性疾病等。

（2）产科因素：产程延长使体力消耗过多；前置胎盘、胎盘早剥、妊娠期高血压疾病、宫腔感染等可引起子宫肌水肿或渗血，影响收缩功能。

（3）子宫因素：①子宫肌纤维过分伸展（多胎妊娠，羊水过多，巨大胎儿）；②子宫肌壁损伤（剖宫产史、肌瘤剔除术后、产次过多、急产等)；③子宫病变（子宫肌瘤、子宫畸形、子宫肌纤维变性等）。

（4）药物因素：临产后过多使用镇静剂、麻醉剂或子宫收缩抑制剂。

2. 胎盘因素

（1）胎盘滞留（retained placenta）：胎盘多在胎儿娩出后 15 分钟内娩出，若 30 分钟后胎盘仍不排出，胎盘剥离面血窦不能关闭而导致产后出血。常见原因有：①膀胱充盈：使已剥离胎盘滞留宫腔；②胎盘嵌顿：子宫收缩药物应用不当，宫颈内口附近子宫肌出现环形收缩，使已剥离的胎盘嵌顿于宫腔；③胎盘剥离不全：第三产程过早牵拉脐带或按压子宫，影响胎盘正常剥离，剥离不全部位血窦开放而出血。

（2）胎盘粘连（placenta accreta）或胎盘植入（placenta increta）：胎盘绒毛仅穿入子宫壁表层为胎盘粘连;胎盘绒毛穿人子宫壁肌层为胎盘植入。均可分为部分性或完全性。部分性胎盘粘连或植入表现为胎盘部分剥离，部分未剥离，导致子宫收缩不良，已剥离面血窦开放发生致命性出血。完全性胎盘粘连与植入因胎盘未剥离而无出血。常见原因有多次人工流产、宫腔感染损伤子宫内膜和原发性蜕膜发育不良等。

（3）胎盘部分残留：指部分胎盘小叶或副胎盘残留于宫腔，影响子宫收缩而出血。有时部分胎膜残留宫腔亦可引起出血。

3. 软产道裂伤 软产道裂伤后未及时检查发现，导致产后出血。常见原因有阴道手术助产（如产钳助产、臀牵引术等）、巨大儿分娩、急产，软产道组织弹性差而产力过强。

4. 凝血功能障碍（coagulation defects） 任何原发或继发的凝血功能异常，均能发生产后出血。原发性血小板减少、再生障碍性贫血等产科合并症，因凝血功能障碍引起产后切口及子宫血窦大量出血。胎盘早剥、死胎、羊水栓塞、重度子痫前期等产科并发症，可引起弥散性血管内凝血（DIC）而导致子宫大量出血。

二、临床表现

胎儿娩出后阴道多量流血及失血性休克等相应症状，是产后出血的主要临床表现。

1. 阴道多量流血 胎儿娩出后立即发生阴道流血，色鲜红，应考虑软产道裂伤；胎儿娩出后数分钟出现阴道流血，色暗红，应考虑胎盘因素；胎盘娩出后阴道流血较多，应考虑子宫收缩乏力或胎盘、胎膜残留；胎儿娩出后阴道持续流血且血液不凝，应考虑凝血功能障碍；失血表现明显，伴阴道疼痛而阴道流血不多，应考虑隐匿性软产道损伤，如阴道血肿。

2. 休克症状　出现烦躁、皮肤苍白湿冷、脉搏细数、脉压缩小时，产妇可能已处于休克早期。

三、诊断

1. 测量失血量有3种方法

(1) 称重法：失血量(ml)＝[胎儿娩出后接血敷料湿重(g)－接血前敷料干重(g)]/1.05(血液比重 g/ml)。

(2) 容积法：用产后接血容器收集血液后，放入量杯测量失血量。

(3) 面积法：可按接血纱布血湿面积粗略估计失血量。

2. 产后出血原因的诊断　根据阴道流血发生时间、量与胎儿、胎盘娩出之间的关系，能初步判断引起产后出血的原因。有时产后出血原因互为因果。

(1) 子宫收缩乏力：正常情况下胎盘娩出后，宫底平脐或脐下一横指，子宫收缩呈球状、质硬。子宫收缩乏力时，宫底升高，子宫质软、轮廓不清，阴道流血多。按摩子宫及应用缩宫剂后，子宫变硬，阴道流血减少或停止，可确诊为子宫收缩乏力。

(2) 胎盘因素：胎儿娩出后10分钟内胎盘未娩出，阴道大量流血，应考虑胎盘因素，如胎盘部分剥离、嵌顿、胎盘部分粘连或植入。胎盘残留是引起产后出血的常见原因，胎盘娩出后应常规检查胎盘及胎膜是否完整，确定有无残留。胎盘胎儿面如有断裂血管，应想到副胎盘残留的可能。

(3) 软产道裂伤：疑有软产道裂伤时，应立即仔细检查软产道，注意有无宫颈裂伤、阴道裂伤及会阴裂伤。宫颈裂伤常发生在宫颈3点与9点处，有时可上延至子宫下段、阴道穹隆。阴道、会阴裂伤按损伤程度分为4度：Ⅰ度裂伤指会阴部皮肤及阴道入口黏膜撕裂，出血不多；Ⅱ度裂伤指裂伤已达会阴体筋膜及肌层，累及阴道后壁黏膜，向阴道后壁两侧沟延伸并向上撕裂，解剖结构不易辨认，出血较多；Ⅲ度裂伤指裂伤向会阴深部扩展，肛门外括约肌已断裂，直肠黏膜尚完整；Ⅳ度裂伤指肛门、直肠和阴道完全贯通，直肠肠腔外露，组织损伤严重，出血量可不多。

(4) 凝血功能障碍：产妇持续阴道流血、血液不凝、止血困难、全身多部位出血时，根据病史及血小板计数、纤维蛋白原、凝血酶原时间等凝血功能检测可作出诊断。

四、处理

处理原则：针对出血原因，迅速止血；补充血容量，纠正失血性休克；防止感染。

1. 子宫收缩乏力　加强宫缩能迅速止血。导尿排空膀胱后可采用以下方法：

(1) 按摩子宫：胎盘娩出后，术者一手的拇指在前、其余四指在后，在下腹部按摩并压迫宫底，挤出宫腔内积血，按摩子宫应均匀而有节律，直至宫缩恢复正常为止。若效果不佳，可选用腹部-阴道双手压迫子宫法：一手戴无菌手套伸入阴道握拳置于阴道前穹隆，顶住子宫前壁，另一只手在腹部按压子宫后壁，使宫体前屈，两手相对紧压并均匀有节律地按摩子宫，直至宫缩恢复正常为止。

(2) 应用宫缩剂：①缩宫素(oxytocin) 10 U加于0.9%氯化钠注射液500 ml中静脉滴注。必要时缩宫素10 U直接行宫体注射。②麦角新碱0.2～0.4 mg肌注或静脉快速滴注，或加入25%葡萄糖注射液20 ml中静脉缓慢推注，心脏病、妊娠期高血压疾病和高血压患者慎用。③前列腺素类药物：米索前列醇200 μg舌下含化；卡前列甲酯栓1 mg置于阴道后穹隆；地诺前列酮0.5～1 mg直接行宫体注射。

(3) 宫腔纱条填塞法：助手在腹部固定子宫，术者用卵圆钳将无菌特制宽6～8 cm、长1.5～2 m、4～6层不脱脂棉纱布条填塞宫腔，自宫底由内向外填紧宫腔，压迫止血。若留有空隙可造成隐性出血。24小时后取出纱条，取出前静脉滴注缩宫素10 U，并给予抗生素预防感染。

(4) 结扎盆腔血管：经上述处理无效，出血不止，为抢救产妇生命，先经阴道结扎子宫动脉上行支，若无效可经腹结扎子宫动脉或髂内动脉。

(5) 髂内动脉或子宫动脉栓塞：行股动脉穿刺插入导管至髂内动脉或子宫动脉，注入明胶海绵栓塞动脉。栓塞剂可于 2～3 周后吸收，血管复通。适用于产妇生命体征稳定时进行。

(6) 切除子宫：经积极抢救无效、危及产妇生命时，应行子宫次全切除或子宫全切除术，以挽救产妇生命。

2. 胎盘因素　疑有胎盘滞留时应立即作阴道及宫腔检查，若胎盘已剥离则应立即取出胎盘。若为胎盘粘连，可行徒手剥离胎盘后取出。若剥离困难疑有胎盘植入，切忌强行剥离，以手术切除子宫为宜。胎盘和胎膜残留可行钳刮术或刮宫术。

3. 软产道损伤　应彻底止血，按解剖层次逐层缝合裂伤。宫颈裂伤＜1 cm 且无活动性出血不需缝合；若裂伤＞1 cm 且有活动性出血应缝合。缝合第一针应超过裂口顶端 0.5 cm，常用间断缝合；若裂伤累及子宫下段，缝合时应避免损伤膀胱和输尿管，必要时可经腹修补。修补阴道和会阴裂伤时，需按解剖层次缝合各层，缝合第一针应超过裂伤顶端，不留死腔，避免缝线穿透直肠黏膜。软产道血肿应切开血肿、清除积血，彻底止血、缝合，必要时可置橡皮引流。

4. 凝血功能障碍　首先应排除子宫收缩乏力、胎盘因素、软产道损伤等原因引起的出血。尽快输新鲜全血，补充血小板、纤维蛋白原或凝血酶原复合物、凝血因子。若并发 DIC 应按 DIC 处理。

5. 出血性休克处理　产后出血量多而急，产妇因血容量急剧下降而发生低血容量性休克。休克程度与出血量、出血速度和产妇自身状况相关。在治疗抢救中应注意：①正确估计出血量，判断休克程度；②针对出血原因行止血治疗的同时，积极抢救休克；③建立有效静脉通道，行中心静脉压监测，补充晶体平衡液及血液、新鲜冷冻血浆等，纠正低血压；④给氧，纠正酸中毒，应用升压药物及肾上腺皮质激素改善心、肾功能；⑤应用广谱抗生素防治感染。

五、预防

重视产前保健、正确处理产程和加强产后观察，能有效降低产后出血发病率。

1. 重视产前保健

(1) 加强孕前及孕期保健：有凝血功能障碍和相关疾病者，应积极治疗后再孕，必要时应在孕早期终止妊娠。

(2) 宣传计划生育，做好避孕宣教工作，减少人工流产次数。

(3) 对有产后出血危险的孕妇，要加强产前检查，督促提前到有抢救条件的医院住院分娩。

2. 正确处理产程

(1) 第一产程：重视产妇休息及饮食，防止疲劳和产程延长；合理使用子宫收缩剂和镇静剂。

(2) 第二产程：正确掌握会阴后一侧切开时机，认真保护会阴；阴道手术应规范、轻柔；正确指导产妇使用腹压，避免胎儿娩出过快。

(3) 第三产程：是预防产后出血的关键。胎儿娩出后，不过早牵拉脐带，可等待 15 分钟；若阴道流血量多应查明原因，及时处理；胎盘娩出后要仔细检查胎盘、胎膜，并认真检查软产道有无裂伤和血肿。

3. 加强产后观察　产后 2 小时是产后出血发生的高峰时段。产妇应在产房中观察 2 小时。注意观察会阴后一侧切开缝合处有无血肿，仔细观察产妇的生命体征、官缩及阴道流血情况，发现异常及时处理。离开产房前鼓励产妇排空膀胱，鼓励母亲与新生儿早接触、早吸吮，能反射性引起子宫收缩，减少出血量。

（屈兴玲）

第二节　羊水栓塞

羊水栓塞（amniotic fluid embolism）是指在分娩过程中羊水突然进入母体血循环引起急性肺栓塞、过敏性休克、弥散性血管内凝血（DIC）、肾衰竭或猝死的严重分娩并发症。羊水栓塞的发病率为 4 ~ 6/10 万。发生于足月妊娠时，产妇死亡率高达 80% 以上；也可发生于妊娠早、中期流产，病情较轻，死亡少见。近年研究认为，羊水栓塞主要是过敏反应，建议命名为"妊娠过敏反应综合征"。

一、羊水栓塞

（一）病因

一般认为羊水栓塞是由污染羊水中的有形物质（胎儿毳毛、角化上皮、胎脂、胎粪）进入母体血循环引起。羊膜腔内压力增高（子宫收缩过强）、胎膜破裂和官颈或官体损伤处有开放的静脉或血窦是导致羊水栓塞发生的基本条件。高龄初产妇和多产妇（较易发生子宫损伤）、自发或人为的过强宫缩、急产、胎膜早破、前置胎盘、胎盘早剥、子宫不完全破裂、剖宫产术等均可诱发羊水栓塞的发生。

（二）病理生理

羊水进入母体血循环后，通过阻塞肺小血管，引起变态反应并导致凝血机制异常，使机体发生一系列病理生理变化。

1. 肺动脉高压　羊水内的有形物质如胎儿毳毛、胎脂、胎粪、角化上皮细胞等直接形成栓子，经肺动脉进入肺循环，阻塞小血管并刺激血小板和肺间质细胞释放白三烯、$PGF_{2\alpha}$和 5- 羟色胺使肺小血管痉挛。同时羊水有形物质激活凝血过程，使肺毛细血管内形成弥散性血栓，进一步阻塞肺小血管。肺小血管阻塞反射性引起迷走神经兴奋，引起支气管痉挛和支气管分泌物增加，使肺通气、换气量减少。肺小血管阻塞引起的肺动脉压升高导致急性右心衰竭，继而呼吸循环功能衰竭、休克，甚至死亡。

2. 过敏性休克　羊水有形物质成为致敏原作用于母体，引起Ⅰ型变态反应，导致的过敏性休克，多在羊水栓塞后立即出现血压骤降甚至消失。休克后方有心肺功能衰竭表现。

3. 弥散性血管内凝血（DIC）　妊娠时母血呈高凝状态，羊水中含多量促凝物质，进入母血后易在血管内产生大量的微血栓，消耗大量凝血因子及纤维蛋白原，发生 DIC。DIC 时，由于大量凝血物质消耗和纤溶系统激活，产妇血液系统由高凝状态迅速转变为纤溶亢进，血液不凝固，极易发生严重产后出血及失血性休克。

4. 急性肾衰竭　由于休克和 DIC，肾急性缺血导致肾功能障碍和衰竭。

（三）临床表现

羊水栓塞起病急骤、来势凶险是其特点。多发生于分娩过程中，尤其是胎儿娩出前后的短时间内。典型临床经过分为三阶段：

1. 呼吸循环衰竭和休克　在分娩过程中，尤其是刚破膜不久，产妇突感寒战，出现呛咳、气急、烦躁不安、恶心、呕吐，继而出现呼吸困难、发绀、抽搐、昏迷；脉搏细数、血压急剧下降；听诊心率加快、肺底部湿啰音。病情严重者，产妇仅在惊叫一声或打一个哈欠后，血压迅速下降，于数分钟内死亡。

2. DIC 引起的出血　患者渡过呼吸循环衰竭和休克进入凝血功能障碍阶段，表现为难以控制的大量阴道流血、切口渗血、全身皮肤黏膜出血、血尿以及消化道大出血。产妇可死于出血性休克。

3. 急性肾衰竭　后期存活的患者出现少尿（或无尿）和尿毒症表现。主要为循环功能衰竭引起的肾缺血及 DIC 前期形成的血栓堵塞肾内小血管，引起缺血、缺氧，导致肾脏器质性损害。

羊水栓塞临床表现的三阶段通常按顺序出现，有时也可不完全出现，或出现的症状不典型，如钳刮术中发生羊水栓塞仅表现为一过性呼吸急促、胸闷后出现阴道大量流血。

（四）诊断

胎膜破裂后、胎儿娩出后或手术中产妇突然出现寒战、呛咳、气急、烦躁不安、尖叫、呼吸困难、发绀、抽搐、出血、不明原因休克等临床表现，应考虑为羊水栓塞，立即进行抢救。为确诊做如下检查：①血涂片查找羊水有形物质：采集下腔静脉血，镜检见到羊水成分可以确诊。②床旁胸部 X 线摄片：双肺弥散性点片状浸润影，沿肺门周围分布，伴右心扩大。③床旁心电图或心脏彩色多普勒超声检查：提示右心房、右心室扩大，ST 段下降。④与 DIC 有关的实验室检查等。

若患者死亡应行尸检。可见肺水肿、肺泡出血；心内血液查到羊水有形物质；肺小动脉或毛细血管有羊水有形成分栓塞；子宫或阔韧带血管内查到羊水有形物质。

（五）处理

一旦出现羊水栓塞的临床表现，应立刻抢救。抗过敏、纠正呼吸循环功能衰竭和改善低氧血症、抗休克、防止 DIC 和肾衰竭发生。

1. 抗过敏，解除肺动脉高压，改善低氧血症

（1）供氧：保持呼吸道通畅，立即行面罩给氧或气管插管正压给氧，必要时行气管切开术；保证供氧以改善肺泡毛细血管缺氧状况，预防及减轻肺水肿；改善心、脑、肾等重要脏器的缺氧状况。

（2）抗过敏：在改善缺氧同时，尽快给予大剂量肾上腺糖皮质激素抗过敏、解痉，稳定溶酶体，保护细胞。氢化可的松 100～200 mg 加于 5%～10% 葡萄糖注射液 50～100 ml 快速静脉滴注，再用 300～800 mg 加于 5% 葡萄糖注射液 250～500 ml 静脉滴注，日量可达 500～1 000 mg；或地塞米松 20 mg 加于 25% 葡萄糖注射液静脉推注后，再加 20 mg 于 5%～10% 葡萄糖注射液中静脉滴注。

（3）缓解肺动脉高压：解痉药物能改善肺血流灌注，预防右心衰竭所致的呼吸循环衰竭。①盐酸罂粟碱：为首选药物，30～90 mg 加于 10%～25% 葡萄糖注射液 20 ml 缓慢静脉推注，日量不超过 300 mg。可松弛平滑肌、扩张冠状动脉、肺和脑小动脉，降低小血管（发育畸形、瘢痕或肿瘤所致）、胎位异常（肩先露、额先露）、巨大胎儿、胎儿畸形（脑积水、联体儿）等，均可因胎先露下降受阻，为克服阻力子宫强烈收缩，使子宫下段过分伸展变薄发生子宫破裂。

2. 瘢痕子宫 剖宫产或子宫肌瘤剔除术后的子宫肌壁留有瘢痕，于妊娠晚期或分娩期宫腔内压力增高可使瘢痕破裂。前次手术后伴感染及切口愈合不良者再次妊娠，发生子宫破裂的危险性更大。

3. 子宫收缩药物使用不当 分娩前肌注缩宫素或静脉滴注过量缩宫素或使用前列腺素栓剂、其他子宫收缩药物使用不当，均可导致子宫收缩过强，造成子宫破裂。高龄、多产、子宫畸形或发育不良、有多次刮宫及宫腔严重感染史等的孕妇若应用子宫收缩药物不当，更易发生子宫破裂。

4. 产科手术损伤 宫颈口未开全时行产钳或臀牵引术，暴力可造成宫颈及子宫下段撕裂伤；有时毁胎术、穿颅术可因器械、胎儿骨片损伤子宫导致破裂；肩先露无麻醉下行内转胎位术或强行剥离植入性胎盘或严重粘连胎盘，也可引起子宫破裂。

二、子宫破裂

（一）分类

子宫破裂按发生原因，分为自然破裂及损伤性破裂；按其破裂部位，分为子宫体部破裂和子宫下段破裂；按其破裂程度，分为完全性破裂和不完全性破裂。

（二）临床表现

子宫破裂多发生于分娩期，通常是个渐进发展的过程，多数可分为先兆子宫破裂和子宫破裂两个阶段。

1. 先兆子宫破裂　常见于产程长、有梗阻性难产因素的产妇。表现为：①子宫呈强直性或痉挛性过强收缩，产妇烦躁不安、呼吸、心率加快，下腹剧痛难忍，出现少量阴道流血。②因胎先露部下降受阻，子宫收缩过强，子宫体部肌肉增厚变短，子宫下段肌肉变薄拉长，在两者间形成环状凹陷，称为病理缩复环（pathologic retraction ring）。可见该环逐渐上升达脐平或脐上，压痛明显。③膀胱受压充血，出现排尿困难及血尿。④因宫缩过强、过频，胎儿触不清，胎心率加快或减慢或听不清。子宫病理缩复环形成、下腹部压痛、胎心率异常和血尿，是先兆子宫破裂的四大主要表现。

2. 子宫破裂

（1）不完全性子宫破裂：子宫肌层部分或全层破裂，但浆膜层完整，宫腔与腹腔不相通，胎儿及其附属物仍在宫腔内，称为不完全性子宫破裂。多见于子宫下段剖宫产切口瘢痕破裂，常缺乏先兆破裂症状，仅在不全破裂处有明显压痛、腹痛等症状，体征也不明显。若破裂口累及两侧子宫血管可导致急性大出血或形成阔韧带内血肿，查体可在子宫一侧扪及逐渐增大且有压痛的包块，多有胎心率异常。

（2）完全性子宫破裂：子宫肌壁全层破裂，宫腔与腹腔相通，称为完全性子宫破裂。继先兆子宫破裂症状后，产妇突感下腹撕裂样剧痛，子宫收缩骤然停止。腹痛稍缓和后，因羊水、血液进入腹腔，又出现全腹持续性疼痛，伴有面色苍白、呼吸急促、脉搏细数、血压下降等休克征象。破裂口出血流入腹腔出现内出血。全腹压痛、反跳痛，腹壁下可清楚扪及胎体，子宫位于侧方，胎心胎动消失。阴道检查可见鲜血流出，胎先露部升高，开大的宫颈口缩小，部分产妇可扪及宫颈及子宫下段裂口。子宫体部瘢痕破裂多为完全性子宫破裂，多无先兆破裂典型症状。

（三）诊断

根据典型子宫破裂病史、症状、体征容易诊断。子宫切口瘢痕破裂的症状体征不明显，诊断有一定困难。根据前次剖宫产手术史、子宫下段压痛、胎心改变、阴道流血，检查胎先露部上升，宫颈口缩小，或触及子宫下段破口等均可确诊。B 型超声检查能协助确定破口部位及胎儿与子宫的关系。

（四）鉴别诊断

1. 胎盘早剥　起病急、剧烈腹痛、胎心变化、内出血休克等表现，可与先兆子宫破裂混淆，但常有妊娠期高血压疾病史或外伤史，子宫呈板状硬，无病理缩复环，胎位不清，B 型超声检查常有胎盘后血肿。

2. 难产并发腹腔感染　有产程长、多次阴道检查史，腹痛及腹膜炎体征，容易与子宫破裂混淆；阴道检查胎先露部无上升、宫颈口无回缩；查体及 B 型超声检查发现胎儿位于宫腔内、子宫无缩小；患者常有体温升高和血白细胞计数增多。

（五）处理

1. 先兆子宫破裂　应立即抑制子宫收缩：肌注哌替啶 100 mg，或静脉全身麻醉。立即行剖宫产术。

2. 子宫破裂　在输液、输血、吸氧和抢救休克的同时，无论胎儿是否存活均应尽快手术治疗。

（1）子宫破口整齐、距破裂时间短、无明显感染者，或患者全身状况差不能承受大手术，可行破口修补术。子宫破口大、不整齐、有明显感染者，应行子宫次全切除术。破口大、撕伤超过宫颈者，应行子宫全切除术。

（2）手术前后给予大量广谱抗生素控制感染。

严重休克者应尽可能就地抢救，若必须转院，应输血、输液、包扎腹部后方可转送。

（六）预防

子宫破裂一旦发生,处理困难,危及孕产妇及胎儿生命,应积极预防。认真进行产前检查,正确处理产程,提高产科质量,绝大多数子宫破裂可以避免发生。

1. 做好计划生育工作 避免多次人工流产,节制生育,减少多产。

2. 做好围生期保健工作 认真作好产前检查,有瘢痕子宫、产道异常等高危因素者,应提前入院待产。

3. 提高产科诊治质量 ①正确处理产程,严密观察产程进展,警惕并尽早发现先兆子宫破裂征象并及时处理。②严格掌握缩宫素应用指征,诊为头盆不称、胎儿过大、胎位异常或曾行子宫手术者产前均禁用;应用缩宫素引产时,应有专人守护或监护,按规定稀释为小剂量静脉缓慢滴注,严防发生过强宫缩;应用前列腺素制剂引产应慎重。③正确掌握产科手术助产的指征及操作常规,阴道助产术后应仔细检查宫颈及宫腔,及时发现损伤给予修补。④正确掌握剖宫产指征,对前次剖宫产指征为骨盆狭窄、术式为子宫体部切口、术式为子宫下段切口有切口撕裂、术后感染愈合不良者,均应行剖宫产终止妊娠。

（屈兴玲）

第三节　脐带异常

一、脐带先露与脐带脱垂

胎膜未破时脐带位于胎先露部前方或一侧,称为脐带先露(presentation of umbilicalcord)或隐性脐带脱垂。当胎膜破裂,脐带脱出于宫颈口外,降至阴道内,甚至露于外阴部,称为脐带脱垂(prolapse of umbilicalcord)。

（一）病因

容易发生在胎先露部尚未衔接时:①头盆不称、胎头入盆困难;②臀先露、肩先露、枕后位等胎位异常;③胎儿过小;④羊水过多;⑤脐带过长;⑥脐带附着异常及低置胎盘等。

（二）对母儿的影响

1. 对产妇影响 增加剖宫产率。

2. 对胎儿影响 发生在胎先露部尚未衔接、胎膜未破时的脐带先露,因宫缩时胎先露部下降,一过性压迫脐带导致胎心率异常。胎先露部已衔接、胎膜已破者,脐带受压于胎先露部与骨盆之间,引起胎儿缺氧,甚至胎心完全消失。以头先露最严重,肩先露最轻。若脐带血循环阻断超过 $7 \sim 8$ 分钟,则胎死宫内。

（三）诊断

有脐带脱垂危险因素存在时,应警惕脐带脱垂的发生。胎膜未破,于胎动、宫缩后胎心率突然变慢,改变体位、上推胎先露部及抬高臀部后迅速恢复者,应考虑有脐带先露的可能,临产后应行胎心监护。胎膜已破出现胎心率异常,应立即行阴道检查,了解有无脐带脱垂和脐带血管有无搏动。在胎先露部旁或其前方以及阴道内触及脐带者,或脐带脱出于外阴者,即可确诊。B型超声及彩色多普勒超声等有助于明确诊断。

（四）治疗

1. 脐带先露 经产妇、胎膜未破、宫缩良好者,取头低臀高位,密切观察胎心率,等待胎头衔接,宫口逐渐扩张,胎心持续良好者,可经阴道分娩。初产妇、足先露或肩先露者,应行剖宫产术。

2. 脐带脱垂 发现脐带脱垂,胎心尚好,胎儿存活者,应争取尽快娩出胎儿。

(1)宫口开全:胎头已入盆,行产钳术;臀先露行臀牵引术。

(2)宫颈未开全:产妇立即取头低臀高位,将胎先露部上推,应用抑制子宫收缩的药物,以缓解或减轻脐带受压。严密监测胎心同时，尽快行剖宫产术。

（五）预防

妊娠晚期及临产后，超声检查有助于尽早发现脐带先露。对临产后胎先露部迟迟不入盆者，尽量不作或少作肛查或阴道检查。需人工破膜者，应行高位破膜，避免脐带随羊水流出而脱出。

二、脐带缠绕

脐带围绕胎儿颈部、四肢或躯干者，称为脐带缠绕（cord entanglement）。90%为脐带绕颈，以绕颈一周者居多，占分娩总数的20%左右。发生原因与脐带过长、胎儿小、羊水过多及胎动频繁等有关。脐带绕颈对胎儿影响与脐带缠绕松紧、缠绕周数及脐带长短有关。

临床特点：①胎先露部下降受阻：脐带缠绕使脐带相对变短，影响胎先露部入盆，可使产程延长或停滞。②胎儿窘迫：当缠绕周数多、过紧使脐带受牵拉，或因宫缩时使脐带受压，导致胎儿血循环受阻，胎儿缺氧。③胎心监护：出现频繁的变异减速。④彩色多普勒超声检查：在胎儿颈部发现脐带血流信号。⑤B型超声检查：见脐带缠绕处皮肤有明显压迹，脐带缠绕1周呈U形压迹，内含一小圆形衰减包块，并可见其中小短光条；脐带缠绕2周呈W形压迹；脐带缠绕3周或3周以上呈锯齿形压迹，其上为一条衰减带状回声。出现上述情况应高度警惕脐带缠绕，特别是胎心监护出现频繁的变异减速，经吸氧、改变体位不能缓解时，应及时终止妊娠。产前超声诊断为脐带缠绕，在分娩过程中应加强监护，一旦出现胎儿窘迫，及时处理。

三、脐带长度异常

脐带正常长度为30～70 cm，平均长度为55 cm。脐带短于30 cm者，称为脐带过短。因胎盘附着于宫底，脐带长度至少32 cm方能正常分娩。妊娠期间脐带过短常无临床征象，临产后因胎先露部下降，脐带被牵拉过紧，使胎儿血循环受阻，因缺氧出现胎心率异常，严重者导致胎盘早剥。胎先露部下降受阻引起产程延长，以第二产程延长居多。经抬高床脚和吸氧，胎心率仍无改善，应立即行剖宫产结束分娩。脐带长度超过80 cm者，称为脐带过长。过长的脐带易造成脐带绕颈、绕体、打结、脱垂或脐带受压。

四、脐带打结

脐带打结有假结（false hoot）和真结（true hoot）两种。脐带假结是指因脐血管较脐带长，血管卷曲似结，或因脐静脉较脐动脉长形成迂曲似结，通常对胎儿无大危害，脐带真结多先为脐带缠绕胎体，后因胎儿穿过脐带套环而成真结。脐带真结较少见，发生率为1.1%。若脐带真结未拉紧则无症状，拉紧后胎儿血循环受阻可致胎死宫内。多数在分娩后确诊。

五、脐带扭转

脐带扭转（torsion of cord）少见。胎儿活动可使脐带顺其纵轴扭转呈螺旋状，生理性扭转可达6～11周。脐带过分扭转在近胎儿脐轮部变细呈索状坏死，引起血管闭塞或伴血栓形成，胎儿可因血运中断而致死亡。

六、脐带附着异常

脐带附着异常包括球拍状胎盘和脐带帆状附着。脐带附着于胎盘边缘者，称为球拍状胎盘，分娩过程中对母儿无大影响，多在产后检查胎盘时发现。脐带附着于胎膜上，脐带血管通过羊膜与绒毛膜间进入胎盘者，称为脐带帆状附着（cord velamentous insertion），若胎膜上的血管跨过宫颈内口位于胎先露部前方，称为前置血管。当胎膜破裂时，伴前置血管破裂出血达200～300 ml时可导致胎儿死亡。若前置血管受胎先露部压迫，可导致脐血循环受阻，胎儿窘迫或死亡。临床表现为胎膜破裂时发生无痛性阴道流血，伴胎心率异常或消失，胎儿死亡。取流出血涂片检查，查到有核红细胞或幼红细胞并有胎儿血红蛋白，即可确诊。产前超声检查应注意脐带附着在胎盘的部位。

（屈兴玲）

第十七章　异常产褥

第一节　产褥感染

产褥感染（puerperal infection）是指分娩及产褥期生殖道受病原体侵袭，引起局部或全身感染，其发病率6%。产褥病率（puerperal morbidity）是指分娩24小时以后的10日内，每日用口表测量体温4次，间隔时间4小时，有2次体温≥38℃。产褥病率常由产褥感染引起，但也可由生殖道以外感染如急性乳腺炎、上呼吸道感染、泌尿系感染、血栓静脉炎等原因所致。产褥感染、产科出血、妊娠合并心脏病及严重的妊娠期高血压疾病仍是目前导致孕产妇死亡的四大原因。

一、病因

1. 诱因　正常女性阴道对外界致病因子侵入有一定防御能力。一旦因分娩降低或破坏女性生殖道防御功能和自净作用，如产妇体质虚弱、营养不良、孕期贫血、妊娠晚期性生活、胎膜早破、羊膜腔感染、慢性疾病、产科手术操作、产程延长、产前产后出血过多等，均可成为产褥感染的诱因。

2. 病原体种类　其致病性病原体包括：①外源性：以性传播疾病的病原体为主，如支原体、衣原体、淋病奈瑟菌等。②内源性：孕期及产褥期生殖道内寄生大量需氧菌、厌氧菌、假丝酵母菌及支原体等，以厌氧菌为主。许多非致病菌在特定环境下可致病，称为条件致病菌。

（1）需氧性链球菌：是外源性产褥感染的主要致病菌。β-溶血性链球菌致病性最强，能产生致热外毒素与溶组织酶，使病变迅速扩散导致严重感染。其临床特点为发热早、寒战、体温>38℃、心率快、腹胀、子宫复旧不良、子宫旁或附件区触痛，甚至并发败血症。

（2）厌氧革兰阳性球菌：消化链球菌和消化球菌存在于正常阴道中。当产道损伤、胎盘残留、局部组织坏死缺氧时，细菌迅速繁殖，若与大肠杆菌混合感染，放出异常恶臭气味。

（3）大肠杆菌属：大肠埃希菌与其相关的革兰阴性杆菌、变形杆菌常寄生于阴道、会阴、尿道口周围，能产生内毒素，是菌血症和感染性休克最常见的病原菌，在不同环境对抗生素敏感性有很大差异。

（4）葡萄球菌：主要致病菌是金黄色葡萄球菌和表皮葡萄球菌。前者多为外源性感染，容易引起伤口严重感染，因能产生青霉素酶，易对青霉素耐药。后者存在于阴道菌群中，引起的感染较轻。

（5）类杆菌属：为一组厌氧的革兰阴性杆菌，有加速血液凝固特点，可引起感染邻近部位的血栓性静脉炎。

（6）厌氧芽胞梭菌：主要是产气荚膜梭菌，产生外毒素，毒素可溶解蛋白质而能产气及溶血。产气荚膜梭菌引起感染，轻者为子宫内膜炎、腹膜炎、败血症，重者引起溶血、黄疸、血红蛋白尿、急性肾衰竭、循环衰竭、气性坏疽而死亡。

（7）支原体：解脲脲原体及人型支原体均可在女性生殖道内寄生，引起生殖道感染，其感染多无明显症状，临床表现轻微。

此外，沙眼衣原体、淋病奈瑟菌均可导致产褥感染。

3. 感染途径

（1）外源性感染：指外界病原菌进入产道所致的感染。可通过医务人员消毒不严或被污染衣物、用具、各种手术器械及产妇临产前性生活等途径侵入机体。

（2）内源性感染：寄生于正常孕妇生殖道的病原体多数并不致病，当抵抗力降低和（或）细菌数量、毒力增加等感染诱因出现时，由非致病菌转化为致病菌而引起感染。近年研究表明，内源性感染更重要，因孕妇生殖道病原体不仅可导致产褥感染，而且还能通过胎盘、胎膜、羊水间接感染胎儿，导致流产、早产、胎儿生长受限、胎膜早破、死胎等。

二、病理及临床表现

发热、疼痛、异常恶露为产褥感染三大主要症状。产褥早期发热的最常见原因是脱水，但在2～3日低热后突然出现高热，应考虑感染可能。由于感染部位、程度、扩散范围不同，其临床表现也不同。依感染发生部位分为会阴、阴道、宫颈、腹部伤口、子宫切口局部感染，急性子宫内膜炎，急性盆腔结缔组织炎、腹膜炎，血栓静脉炎，脓毒血症及败血症等。

1. **急性外阴、阴道、宫颈炎** 分娩时会阴部损伤或手术产导致感染，以葡萄球菌和大肠杆菌感染为主。会阴裂伤或会阴后一侧切开伤口感染，表现为会阴部疼痛，坐位困难，可有低热。局部伤口红肿、发硬、伤口裂开，压痛明显，脓性分泌物流出，较重时可出现低热。阴道裂伤及挫伤感染表现为黏膜充血、水肿、溃疡、脓性分泌物增多。感染部位较深时，可引起阴道旁结缔组织炎。宫颈裂伤感染向深部蔓延，可达宫旁组织，引起盆腔结缔组织炎。

2. **急性子宫内膜炎、子宫肌炎** 病原体经胎盘剥离面侵入，扩散至子宫蜕膜层称为子宫内膜炎，侵入子宫肌层称为子宫肌炎。两者常伴发。若为子宫内膜炎，子宫内膜充血、坏死，阴道内有大量脓性分泌物且有臭味。若为子宫肌炎，腹痛，恶露增多呈脓性，子宫压痛明显，子宫复归不良，可伴发高热、寒战、头痛，白细胞明显增高等全身感染症状。

3. **急性盆腔结缔组织炎、急性输卵管炎** 病原体沿宫旁淋巴和血行达宫旁组织，出现急性炎性反应而形成炎性包块，同时波及输卵管，形成急性输卵管炎。临床表现下腹痛伴肛门坠胀，可伴寒战、高热、脉速、头痛等全身症状。体征为下腹明显压痛、反跳痛、肌紧张；宫旁一侧或两侧结缔组织增厚、压痛和（或）触及炎性包块，严重者整个盆腔形成"冰冻骨盆"。淋病奈瑟菌沿生殖道黏膜上行感染，达输卵管与盆腹腔，形成脓肿后，高热不退。患者白细胞持续增高，中性粒细胞明显增多，核左移。

4. **急性盆腔腹膜炎及弥漫性腹膜炎** 炎症继续发展，扩散至子宫浆膜，形成盆腔腹膜炎。继而发展成弥漫性腹膜炎，全身中毒症状明显，高热、恶心、呕吐、腹胀，检查时下腹部明显压痛、反跳痛。腹膜面分泌大量渗出液，纤维蛋白覆盖引起肠粘连，也可在直肠子宫陷凹形成局限性脓肿，若脓肿波及肠管与膀胱，可出现腹泻、里急后重与排尿困难。急性期治疗不彻底可发展成盆腔炎性疾病后遗症而导致不孕。

5. **血栓静脉炎** 盆腔内血栓静脉炎常侵及子宫静脉、卵巢静脉、髂内静脉、髂总静脉及阴道静脉，厌氧菌为常见病原体。病变单侧居多，产后1～2周多见，表现为寒战、高热，症状可持续数周或反复发作。局部检查不易与盆腔结缔组织炎鉴别。下肢血栓静脉炎，病变多在股静脉、腘静脉及大隐静脉，多继发于盆腔静脉炎，表现为弛张热，下肢持续性疼痛，局部静脉压痛或触及硬索状，使血液回流受阻，引起下肢水肿，皮肤发白，习称"股白肿"。病变轻时无明显阳性体征，彩色多普勒超声检查可协助诊断。

6. **脓毒血症及败血症** 感染血栓脱落进入血循环可引起脓毒血症，随后可并发感染性休克和迁徙性脓肿（肺脓肿、左肾脓肿）。若病原体大量进入血循环并繁殖形成败血症，表现为持续高热、寒战、全身明显中毒症状，可危及生命。

三、诊断

1. **详细询问病史及分娩全过程** 对产后发热者，需排除引起产褥病率的其他疾病。

2. **全身及局部检查** 仔细检查腹部、盆腔及会阴伤口，确定感染部位和严重程度。

3. **辅助检查** B型超声、彩色多普勒超声、CT、磁共振成像等检测手段能够对感染形成的炎性包块、脓肿做出定位及定性诊断。检测血清C-反应蛋白＞8 mg/L，有助于早期诊断感染。

4. **确定病原体** 通过宫腔分泌物、脓肿穿刺物、后穹隆穿刺物作细菌培养和药物敏感试验，必要时需作血培养和厌氧菌培养。病原体抗原和特异抗体检测可以作为快速确定病原体的方法。

四、鉴别诊断

主要与上呼吸道感染、急性乳腺炎、泌尿系感染、血栓静脉炎相鉴别。

五、治疗

1. 支持疗法 加强营养并补充足够维生素，增强全身抵抗力，纠正水、电解质失衡。病情严重或贫血者，多次少量输新鲜血或血浆，以增加抵抗力。取半卧位，利于恶露引流或使炎症局限于盆腔。

2. 切开引流 会阴伤口或腹部切口感染，及时行切开引流术；疑盆腔脓肿可经腹或后穹隆切开引流。

3. 胎盘胎膜残留处理 经有效抗感染同时，清除宫腔内残留物。患者急性感染伴发高热，应有效控制感染和体温下降后再彻底刮宫，避免因刮宫引起感染扩散和子宫穿孔。

4. 应用抗生素 未能确定病原体时，应根据临床表现及临床经验选用广谱高效抗生素。然后依据细菌培养和药敏试验结果调整抗生素种类和剂量，保持有效血药浓度。中毒症状严重者，短期加用肾上腺皮质激素，提高机体应激能力。

5. 适量选用肝素钠 对血栓静脉炎，在应用大量抗生素同时，可加用肝素，即150U/(kg·d)肝素加入5%葡萄糖注射液500 ml静脉滴注，每6小时一次，体温下降后改为每日2次，连用4～7日；尿激酶40万U加入0.9%氯化钠注射液或5%葡萄糖注射液500 ml，静脉滴注10日。用药期间监测凝血功能。口服双香豆素、阿司匹林等，也可用活血化瘀中药治疗。

6. 手术治疗 子宫严重感染，经积极治疗无效，炎症继续扩展，出现不能控制的出血、败血症或脓毒血症时，应及时行子宫切除术，清除感染源，抢救患者生命。

六、预防

加强孕期卫生宣传，临产前2个月避免性生活及盆浴，加强营养，增强体质。及时治疗外阴阴道炎及宫颈炎等慢性疾病和并发症。避免胎膜早破、滞产、产道损伤与产后出血。消毒产妇用物，接产严格无菌操作，正确掌握手术指征，保持外阴清洁。必要时给予广谱抗生素预防感染。

（屈兴玲）

第二节 晚期产后出血

分娩24小时后，在产褥期内发生的子宫大量出血，称为晚期产后出血（late puerperal hemorrhage）。以产后1～2周发病最常见，亦有迟至产后6周发病者。阴道流血少量或中等量，持续或间断；亦可表现为急骤大量流血，同时有血凝块排出。产妇多伴有寒战、低热，且常因失血过多导致严重贫血或失血性休克。

一、病因与临床表现

1. 胎盘、胎膜残留 为阴道分娩最常见的原因，多发生于产后10日左右，黏附在宫腔内的残留胎盘组织发生变性、坏死、机化，形成胎盘息肉，当坏死组织脱落时，暴露基底部血管，引起大量出血。临床表现为血性恶露持续时间延长，以后反复出血或突然大量流血。检查发现子宫复旧不全，宫口松弛，有时可触及残留组织。

2. 蜕膜残留 蜕膜多在产后一周内脱落，并随恶露排出。若蜕膜因剥离不全而长时间残留，影响子宫复旧，继发子宫内膜炎症，引起晚期产后出血。临床表现与胎盘残留不易鉴别，宫腔刮出物病理检查可见坏死蜕膜，混以纤维素、玻璃样变的蜕膜细胞和红细胞，但不见绒毛。

3. **子宫胎盘附着面感染或复旧不全**　胎盘娩出后其附着面血管即有血栓形成，继而血栓机化，出现玻璃样变，血管上皮增厚，管腔变窄、堵塞。胎盘附着部边缘有内膜向内生长，底蜕膜深层残留腺体和内膜重新生长，子宫内膜修复，此过程需 6～8 周。若胎盘附着面感染、复旧不全可引起血栓脱落，血窦重新开放，导致子宫出血。多发生在产后 2 周左右，表现为突然大量阴道流血，检查发现子宫大而软，宫口松弛，阴道及宫口有血块堵塞。

4. **感染**　常见于子宫内膜炎症，感染引起胎盘附着面复旧不良和子宫收缩欠佳，血窦关闭不全导致子宫出血。

5. **剖宫产术后子宫伤口裂开**　多见于子宫下段剖宫产横切口两侧端。近年广泛开展子宫下段横切口剖宫产，横切口裂开引起大出血的报道已不罕见，应引起重视。引起切口愈合不良造成出血的原因主要有：

(1) 子宫下段横切口两端切断子宫动脉向下斜行分支，造成局部供血不足。术中止血不良，形成局部血肿或局部感染组织坏死，致使切口不愈合。

(2) 横切口选择过低或过高：①横切口过低，宫颈侧以结缔组织为主，血供较差，组织愈合能力差，且靠近阴道，增加感染机会。②横切口过高，切口上缘宫体肌组织与切口下缘子宫下段肌组织厚薄相差大，缝合时不易对齐，愈合不良。

(3) 缝合技术不当：组织对位不佳；手术操作粗暴；出血血管缝扎不紧；切口两侧角部未将回缩血管缝扎形成血肿；缝扎组织过多过密，切口血循环供应不良等，切口均可愈合不良。

(4) 切口感染：因子宫下段横切口与阴道靠近，术前有胎膜早破、产程延长、多次阴道检查、术中出血多或贫血，易发生切口感染。

上述因素均可因肠线溶解脱落，血窦重新开放，出现大量阴道流血，甚至引起休克。多发生在术后 2～3 周，

6. **其他**　产后子宫滋养细胞肿瘤、子宫黏膜下肌瘤等均可引起晚期产后出血。

二、诊断

1. **病史**　若为阴道分娩，应注意产程进展及产后恶露变化，有无反复或突然阴道流血病史；若为剖宫产，应了解手术指征、术式及术后恢复情况。

2. **症状和体征**

(1) 阴道流血：胎盘胎膜残留、蜕膜残留引起的阴道流血多在产后 10 日发生。胎盘附着部位复旧不良常发生在产后 2 周左右，可以反复多次阴道流血，也可突然大量阴道流血。剖宫产子宫切口裂开或愈合不良所致的阴道流血多在术后 2～3 周发生，常常是子宫突然大量出血，可导致失血性休克。

(2) 腹痛和发热：常合并感染，伴发恶露增加，恶臭。

(3) 全身症状：继发性贫血，严重者因失血性休克危及生命。

(4) 体征：子宫复旧不佳可扪及子宫增大、变软，宫口松弛，有时可触及残留组织和血块，伴有感染者子宫明显压痛。

3. **辅助检查**

(1) 血常规：了解贫血和感染情况。

(2) 超声检查：了解子宫大小、宫腔有无残留物及子宫切口愈合情况。

(3) 病原菌和药敏试验：选择有效广谱抗生素。

(4) 血 β-hCG 测定：有助于排除胎盘残留及绒毛膜癌。

(5) 病理检查：宫腔刮出物或切除子宫标本应送病理检查。

三、治疗

1. **少量或中等量阴道流血**　应给予广谱抗生素、子宫收缩剂及支持疗法。

2. **疑有胎盘、胎膜、蜕膜残留或胎盘附着部位复旧不全**　在静脉通道输液、备血及

准备手术的条件下刮宫，操作应轻柔，以防子宫穿孔。刮出物应送病理检查，以明确诊断。术后继续给予抗生素及子宫收缩剂。

3. 疑剖宫产子宫切口裂开 仅少量阴道流血也应住院，给予广谱抗生素及支持疗法，密切观察病情变化；若多量阴道流血，可行剖腹探查。若切口周围组织坏死范围小、炎症反应轻微，可行清创缝合及髂内动脉、子宫动脉结扎止血或行髂内动脉栓塞术。若组织坏死范围大，酌情作低位子宫次全切除术或子宫全切除术。

4. 肿瘤引起的阴道流血 应做相应处理。

四、预防

剖宫产时合理选择切口；避免子宫下段横切口两侧角部撕裂及合理缝合。晚期产后出血产妇可追溯到第三产程和产后 2 小时阴道流血较多或怀疑胎盘胎膜残留病史。因此，产后应仔细检查胎盘、胎膜，若有残缺，应及时取出；不能排除胎盘残留时，应探查宫腔。术后应用抗生素预防感染。

（屈兴玲）

第三节 产褥期抑郁症

产妇在产褥期间出现抑郁症状，称为产褥期抑郁症（postpartum depression），是产褥期精神综合征最常见的一种类型。国外报道其发病率为 30%。多在产后 2 周内出现症状。

一、临床表现

主要表现有：①情绪改变：心情压抑、沮丧、情绪淡漠，甚至焦虑、恐惧、易怒，每到夜间加重；有时表现为孤独、不愿见人或伤心、流泪。②自我评价降低：自暴自弃、自罪感，对身边的人充满敌意，与家人、丈夫关系不协调。③创造性思维受损，主动性降低。④对生活缺乏信心，觉得生活无意义，出现厌食、睡眠障碍、易疲倦、性欲减退。严重者甚至绝望，出现自杀或杀婴倾向，有时陷于错乱或昏睡状态。

二、诊断

产褥期抑郁症至今尚无统一的诊断标准。《精神疾病的诊断与统计手册》（美国精神学会，1994）制定产褥期抑郁症诊断标准，详见表 9。

表 9 产褥期抑郁症的诊断标准

1. 在产后 2 周内出现下列 5 条或 5 条以上的症状，必须具备 (1)(2) 两条
(1) 情绪抑郁
(2) 对全部或多数活动明显缺乏兴趣或愉悦
(3) 体重显著下降或增加
(4) 失眠或睡眠过度
(5) 精神运动性兴奋或阻滞
(6) 疲劳或乏力
(7) 遇事均感毫无意义或有自罪感
(8) 思维能力减退或注意力不集中
(9) 反复出现想死亡的想法
2. 在产后 4 周内发病

三、治疗

包括心理治疗和药物治疗：

1. 心理治疗 为重要的治疗手段。通过心理咨询，解除致病的心理因素（如婚姻关系紧张、想生男孩却生女孩、既往有精神障碍史等）。对产褥期妇女多加关心和无微不至地照

顾，尽量调整好家庭关系，指导其养成良好的睡眠习惯。

2. 药物治疗 应尽量选用不进入乳汁的抗抑郁药，并在医师指导下用药为宜。

(1)5- 羟色胺再吸收抑制剂：①帕罗西汀 (paroxetine)：起始口服剂量 20 mg/d，逐渐增至 50 mg/d；②舍曲林 (sertraline)：起始口服剂量 50 mg/d，逐渐增至 100 mg/d；③氟西汀 (fluoxetine)：起始口服剂量 20 mg/d，逐渐增至 80 mg/d。

(2) 三环类抗抑郁药：阿米替林 (amitriptyline)：起始口服剂量 50 mg/d，逐渐增至 150 ~ 300 mg/d。

四、预防

产褥期抑郁症的发生受社会因素、心理因素及妊娠因素的影响，故应加强对孕产妇的精神关怀，利用孕妇学校等多种渠道普及有关妊娠、分娩常识，减轻孕产妇对妊娠、分娩的紧张、恐惧心情，完善自我保健。运用医学心理学、社会学知识对产妇在分娩过程中多加关心和爱护，对预防产褥期抑郁症有价值。

五、预后

预后良好，约 70% 患者于 1 年内治愈，极少数患者持续 1 年以上。再次妊娠复发率约 20%。其下一代认知能力可能受一定影响。

（屈兴玲）

第四节 产褥中暑

产褥期因高温环境使体内余热不能及时散发，引起中枢性体温调节功能障碍的急性热病，称为产褥中暑 (puerperal heat stroke)，表现为高热、水电解质紊乱，循环衰竭和神经系统功能损害等。本病起病急骤，发展迅速，处理不当能遗留严重后遗症，甚至死亡。

一、病因

当人体处于超过散热机制能力的极度热负荷时，因体内热积蓄过度而引起高热，发生中暑。当外界气温超过 35℃时，机体靠汗液蒸发散热，汗液蒸发需要空气流通才能实现。旧风俗习惯怕产妇"受风"而要求关门闭窗，产妇深居室内，包头盖被，穿长袖衣、长裤，紧扎袖口、裤脚，使居室和身体小环境均处在高温、高湿状态，严重影响产妇出汗散热，导致体温调节中枢功能衰竭而出现高热、意识丧失和呼吸循环功能衰竭。

二、临床表现

1. 中暑先兆 发病急骤，发病前多有短暂的先兆症状，称为中暑先兆。表现为口渴、多汗、心悸、恶心、胸闷、四肢无力。此时体温正常或低热。

2. 轻度中暑 中暑先兆未能及时处理，产妇体温逐渐升高达 38.5℃以上，随后出现面色潮红、胸闷、脉搏增快、呼吸急促、口渴、痱子满布全身。

3. 重度中暑 产妇体温继续升高达 41 ~ 42℃，呈稽留热型，可出现面色苍白、呼吸急促、谵妄、抽搐、昏迷。数小时内可因呼吸、循环衰竭而死亡。幸存者也常遗留中枢神经系统不可逆的后遗症。

三、诊断和鉴别诊断

从发病季节、患者家居环境、产妇衣着以及临床表现不难诊断产褥中暑，但需与产后子痫、产褥感染、败血症等相鉴别。产褥感染产妇可以发生产褥中暑，产褥中暑患者又可并发产褥感染。

四、治疗

治疗原则是立即改变高温和不通风环境，迅速降温，及时纠正水、电解质紊乱及酸中毒。迅速降低体温是抢救成功的关键。

1. 立即将患者置于阴凉、通风处，脱去产妇过多衣物，室内温度应降至25℃。鼓励多饮冷开水，用冷水、75%乙醇溶液擦洗。在头、颈、腋下、腹股沟、腘窝浅表大血管分布区放置冰袋，行快速物理降温。按摩四肢，促进肢体血液循环。已发生循环衰竭者，慎用物理降温，避免血管收缩加重循环衰竭。使用药物降温时，需监测血压、心率、呼吸等生命体征。加强护理，注意体温、血压、心脏及尿量。

2. 重视纠正脑水肿，20%甘露醇注射液快速静脉滴注。抽搐常用地西泮、硫酸镁等抗惊厥。同时采用药物降温，用4℃葡萄糖氯化钠注射液1 000～1 500 ml静脉滴注。为降温给予盐酸氯丙嗪25～50 mg加于5%葡萄糖注射液500 ml静脉滴注，1～2小时滴完，4～6小时可重复一次。当血压下降时，停用盐酸氯丙嗪改用地塞米松。紧急时也可使用盐酸氯丙嗪加盐酸异丙嗪静脉滴注，体温降至38℃时，应停止再降温。

3. 降温同时应积极纠正水、电解质紊乱和酸中毒，24小时补液量控制在2 000～3 000 ml。注意补充钾、钠盐。

4. 高热、昏迷、抽搐的危重患者，或物理降温后体温复升者，可用冬眠疗法，常用冬眠1号（哌替啶100 mg、氯丙嗪50 mg、异丙嗪50 mg）半量静脉滴注。

5. 给予抗生素预防感染。

6. 出现心、脑、肾合并症时，应及时对症处理。心力衰竭选用毛花苷丙、毒毛花苷K等。呼吸衰竭选用尼可刹米、洛贝林、戊四氮等对症治疗，必要时行气管插管。

五、预防

关键在于预防，做好卫生宣教，破除旧风俗习惯，居室保持通风，避免室温过高，产妇衣着应宽大透气，有利于散热，以舒适为宜。能够识别产褥中暑先兆症状也很重要。

（屈兴玲）

下篇　妇科常见疾病诊断与治疗

第一章　外阴肿瘤

第一节　外阴良性肿瘤

外阴良性肿瘤较少见。上皮来源的肿瘤有乳头状瘤、色素痣及汗腺瘤。中胚叶来源的肿瘤有平滑肌瘤、纤维瘤、脂肪瘤。神经纤维瘤、淋巴管瘤和血管瘤更少见。

一、乳头瘤

外阴乳头瘤（vulvar papilloma）是以上皮增生为主的病变，多发生于阴唇，为单个肿块，表面呈多数乳头状突起，质地略硬。镜下见指状疏松纤维基质，其上有复层扁平上皮覆盖，并有明显棘细胞层增生肥厚。肿瘤恶变率2%～3%。应手术切除，术中作冰冻切片，证实有恶变，应作较广泛外阴切除。

二、平滑肌瘤

外阴平滑肌瘤（vulvar leiornyoma）来源于外阴平滑肌、毛囊立毛肌或血管平滑肌。多发生于生育年龄。肌瘤常位于大阴唇、阴蒂及小阴唇。有蒂或突出于皮肤表面，质硬，表面光滑。镜下见平滑肌细胞排列成束状，与胶原纤维束纵横交错或形成漩涡状结构，常伴退行性变。治疗原则为有蒂肌瘤局部切除或深部肌瘤摘除。

三、纤维瘤

外阴纤维瘤（vulvar fibroma）来源于外阴结缔组织，由成纤维细胞增生而成，多位于大阴唇，是最常见的外阴良性肿瘤。常为单发，初起为硬的皮下结节，增大后形成带蒂的肿块，大小不一，表面可有坏死和溃疡，切面为致密、灰白色纤维结构。镜下见波浪状或相互盘绕的胶质束和成纤维细胞。纤维瘤恶变少见，治疗原则为手术切除肿瘤。

四、脂肪瘤

外阴脂肪瘤（vulvar lipoma）来自大阴唇或阴阜脂肪细胞，少见。肿瘤大小不一，多无蒂，呈圆形分叶状，质软，与周围组织界线清楚，有包膜。镜下见成熟脂肪细胞间有少量纤维组织混杂。肿瘤较小时无需处理，较大引起行走不便或性生活困难，需手术切除。

五、汗腺瘤

外阴汗腺瘤（hidradenoma）由汗腺上皮增生而成，少见。生长缓慢，直径1～2 cm。包膜完整，与表皮不粘连。切面见囊性结构，其中有乳头状生长。镜下见近腔面为高柱状或立方形腺上皮交织形成绒毛突起。病理特征为分泌形柱状细胞下衬有一层肌上皮细胞。极少恶变。治疗原则为先做活组织检查，确诊后再作局部切除。

（屈兴玲）

第二节　外阴上皮内瘤变

外阴上皮内瘤变（vulvar intraepithelial neoplasia, VIN）是一组外阴病变的病理学诊断名称。包括外阴鳞状上皮内瘤变和外阴非鳞状上皮内瘤变（Paget's病及非浸润性黑色素瘤），多见于45岁左右妇女。近年VIN发生率有所增加。VIN很少发展为浸润癌，但60岁以上或伴有免疫机制抑制的年轻患者可能转变为浸润癌。

一、病因

不完全清楚。分子生物学技术检测，发现80% VIN伴有HPV（16型）感染。细胞病理学变化，包括病毒蛋白在细胞核周形成晕圈、细胞膜增厚及核融合。这些改变多发生在病变的表层细胞。其他高危因素有外阴性传播疾病、肛门-生殖道瘤变、免疫抑制及吸烟。

二、临床表现

VIN 的症状无特异性，与外阴上皮内非瘤变一样，主要为外阴瘙痒、皮肤破损、烧灼感及溃疡等。体征可表现为丘疹或斑点，单个或多个，融合或分散，灰白或粉红色；少数为略高出皮面的色素沉着。

三、诊断和鉴别诊断

1. 活组织检查 对任何可疑病变应作多点活组织检查。取材时应注意深度，避免遗漏浸润癌。阴道镜检查或采用 1% 甲苯胺蓝涂抹外阴病变皮肤，有助于提高病灶活检的准确率。

2. 病理学诊断和分级

(1) 外阴鳞状上皮内瘤变：分 3 级：VIN Ⅰ：即轻度不典型增生。VIN Ⅱ：即中度不典型增生。VIN Ⅲ：即重度不典型增生和原位癌。

(2) 外阴非鳞状上皮内瘤变：主要指 Paget's 病，其病理特征为基底层见大而不规则的圆形、卵圆形或多边形细胞，细胞质空而透亮，核大小、形态、染色不一（Paget's 细胞），表皮基膜完整。

外阴湿疹、外阴白色病变、痣、脂溢性角化瘤和黑色棘皮瘤等也可引起 VIN，注意与这些疾病鉴别，以及这些疾病与 VIN 并存的情况。

四、治疗

VIN 的治疗取决于其组织类型和病灶范围，治疗前应作活组织检查以明确诊断和排除早期浸润癌。

1. 外阴鳞状上皮内瘤变 ① VIN Ⅰ：药物治疗，5% 氟尿嘧啶软膏，外阴病灶涂抹，每日一次。也可用激光治疗，能保留外阴外观，疗效较好。② VIN Ⅱ～Ⅲ：采用手术治疗，行较广泛外阴病灶切除（距病灶边缘 0.5～1.0 cm）或单纯外阴切除。

2. 外阴非鳞状上皮内瘤 变 Paget's 病肿瘤细胞多超越肉眼所见病灶边缘，且偶有发生浸润者。治疗应行较广泛局部病灶切除或单纯外阴切除。若出现浸润或合并汗腺癌时，需作外阴根治术和双侧腹股沟淋巴结切除术。

（屈兴玲）

第三节　外阴恶性肿瘤

外阴恶性肿瘤较少见，约占女性全身恶性肿瘤的 1%，占女性生殖道恶性肿瘤的 3%～5%，常见于 60 岁以上妇女。其组织类型较多，以外阴鳞状细胞癌最常见，占外阴恶性肿瘤 80%以上，其他有恶性黑色素瘤、基底细胞癌、汗腺癌、前庭大腺癌以及来自皮下软组织的肉瘤等。外阴肿瘤的恶性程度以恶性黑色素瘤和肉瘤较高，腺癌和鳞癌次之，基底细胞癌恶性程度最低。

一、外阴鳞状细胞癌

外阴鳞状细胞癌（vulvar squamous cell carcinoma）是最常见的外阴恶性肿瘤，多见于 60 岁以上妇女。其发生率近年有所增加。

（一）病因

未完全明确，常并发于 VIN。与发病相关的因素有：性传播疾病，如尖锐湿疣、单纯疱疹病毒Ⅱ型（HSV-Ⅱ）感染、淋病、梅毒等；人乳头状病毒（HPV）感染，尤其是其高危型，如 HPV-16 型，巨细胞病毒感染；外阴慢性皮肤疾病，如外阴上皮内非瘤样病变。上述因素均与该病发生有关。

（二）临床表现

1. 症状 主要为不易治愈的外阴瘙痒和各种不同形态的肿物，如结节状、菜花状、溃痒状。肿物易合并感染，较晚期癌可出现疼痛、渗液和出血。

2. 体征 癌灶可生长在外阴任何部位，大阴唇最多见，其次为小阴唇、阴蒂、会阴、尿道口或肛围等。早期局部丘疹、结节或小溃疡；晚期呈不规则肿块，伴或不伴破溃或呈乳头样肿瘤。若癌灶已转移至腹股沟淋巴结，可扪及一侧或双侧腹股沟淋巴结增大、质地硬且固定。

（三）转移途径

直接浸润、淋巴转移较常见，血运转移多发生在晚期。

1. 直接浸润 癌灶逐渐增大，沿皮肤、黏膜向内侵及阴道和尿道，晚期可累及肛门、直肠和膀胱等。

2. 淋巴转移 外阴淋巴管丰富，两侧互相交通形成淋巴网，外阴鳞状细胞癌几乎均通过淋巴管转移。癌灶多向同侧淋巴结转移。最初转移至腹股沟淋巴结，再至股深淋巴结，并经此进入盆腔淋巴结，如髂总、髂内、髂外、闭孔淋巴结等，最后转移至腹主动脉旁淋巴结。浅淋巴结被癌灶侵犯后才转移至深淋巴结，腹股沟浅、深淋巴结无癌转移，一般不会侵犯盆腔淋巴结。阴蒂癌灶常向两侧侵犯并可绕过腹股沟浅淋巴结直接至股深淋巴结。外阴后部及阴道下段癌可直接转移至盆腔淋巴结。

（四）临床分期

外阴恶性肿瘤的临床分期标准目前有两种，一种是国际妇产科联合会（international federation of obstetrics and gynecology，FIGO）分期法，另一种是国际抗癌协会（international union against cancer，UICC）分期法。两种方法各有其优点，目前国内多采用FIGO分期法（表10）。

表10 外阴癌分期（FIGO，2000年）

FIGO	肿瘤范围
○期	原位癌
Ⅰ期	肿瘤局限于外阴或外阴和会阴，肿瘤最大直径≤2
ⅠA期	肿瘤直径≤2
ⅠB期	肿瘤直径≤2
Ⅱ期	肿瘤局限于外阴或外阴和会阴，肿瘤最大直径＞2
Ⅲ期	肿瘤浸润尿道下端，或阴道，或肛门
ⅣA期	肿瘤浸润膀胱黏膜，或直肠黏膜，或尿道上段黏膜；或固定于盆骨
ⅣB期	任何远处转移，包括盆腔淋巴结转移

注：浸润深度指肿瘤临近最表浅真皮乳头的表皮一间质连接处至浸润最深点

（五）诊断

外阴癌位于体表，根据病史、症状和体征诊断并不困难。早期浸润癌的诊断有一定难度，因其与外阴慢性良性病变和VIN同时存在，且浸润癌灶可能不明显，且早期易被患者本人及医务人员忽略而漏诊。对可疑病变应及时作外阴活组织检查。为提高准确性，先用1%甲苯胺蓝涂抹局部，待其干后，再用1%醋酸擦洗脱色，在仍有蓝染部位作活检；或在阴道镜检查下取活检。

（六）治疗

手术治疗为主，辅以放射治疗与化学药物治疗。

1．手术治疗　〇期：单侧外阴切除。Ⅰ期：ⅠA期外阴广泛局部切除术（wide localexcision）；ⅠB期病灶位于一侧，外阴广泛局部切除术及病灶同侧腹股沟淋巴结切除术。病灶位于中线则行广泛局部切除术及双侧腹股沟淋巴结切除术。Ⅱ期：手术范围同ⅠB期，若有腹股沟淋巴结转移，术后应放疗（腹股沟与盆腔淋巴结区域）。也可加用化疗。Ⅲ期：同Ⅱ期和伴尿道前部切除与肛门皮肤切除。Ⅳ期：外阴广泛切除、直肠下端和肛管切除、人工肛门形成术及双侧腹股沟、盆腔淋巴结切除术。癌灶浸润尿道上端与膀胱黏膜，则需作相应切除术。

2．放射治疗　外阴鳞癌虽对放射线敏感，但外阴正常组织对放射线耐受性差，使外阴癌灶接受剂量难以达到最佳放射剂量。外阴癌放疗指征为：①不能手术或手术危险性大，癌灶范围大不能切净或切除困难者。②晚期病例术前先行放疗，待癌灶缩小再行较保守的手术。③复发可能性大，如淋巴结有转移、手术切缘有癌细胞残留，病灶靠近尿道及直肠近端，既要保留这些部位，又要彻底切除病灶者，可加用放疗。放疗采用体外放射治疗，应用高能放射治疗机（^{60}钴、^{137}铯、直线加速器和电子加速器等）以及用放射治疗针（^{60}钴针、^{137}铯针、^{192}铱针和^{226}镭针等）行组织间质内插植治疗。外阴鳞癌放射治疗总生存率为8%～47%。

3．化学药物治疗　抗癌药可作为较晚期癌或复发癌的综合治疗手段。常用药物有阿霉素类、铂类、博来霉素、氟尿嘧啶和氮芥类等。为提高局部药物浓度，也可采用盆腔动脉灌注给药。

（七）预后

预后与病灶大小、部位、细胞分化程度、有无淋巴结转移、治疗措施等有关。无淋巴结转移的Ⅰ期、Ⅱ期手术治愈率＞90%；淋巴结有转移者，仅为30%～40%，预后差。

（八）随访

外阴癌治疗后应随访。第1年：1～6月每月1次，7～12月每2月1次；第2年：每3个月1次；第3～4年每半年1次；第5年及以后每年1次。

（九）预防

注意外阴部清洁，每日清洗外阴部；积极治疗外阴瘙痒、性传播疾病或感染性疾病，出现外阴结节、溃疡或白色病变，应及时就诊，及时治疗。

二、外阴恶性黑色素瘤

外阴恶性黑色素瘤（vulvar malignant melanoma）占外阴恶性肿瘤2%～3%，常来自结合痣或复合痣。可发生于任何年龄，多见于小阴唇和阴蒂，特征是病灶稍隆起，有色素沉着，结节状或表面有溃疡；表现有外阴瘙痒、出血、色素沉着范围增大。典型者诊断不困难，但需根据病理检查区别良恶性。治疗原则：原发病变应行外阴广泛局部切除术，切缘离开病变至少1cm。淋巴结切除术的作用还有争议，行选择性淋巴结切除术的生存率比广泛淋巴结切除术高。预后与病灶部位、大小、有无淋巴结转移、浸润深度、尿道和阴道是否波及、远处有无转移及手术范围等有关。外阴部黑痣有潜在恶变可能，宜及早切除，切除范围应在病灶外1～2cm处，深部应达正常组织。

三、外阴基底细胞癌

外阴基底细胞癌（vulvar basal cell carcinoma）很少见，占外阴恶性肿瘤2%～13%。多见于55岁以上绝经后期妇女。来源于表皮的原始基底细胞或毛囊。临床表现为局部瘙痒和烧灼感，也可无症状。大阴唇有小的表浅肿块，有的肿块中央呈现侵蚀性溃疡，发展缓慢，很少侵犯淋巴结。镜下见肿瘤组织自表皮基底层长出，细胞成堆伸向间质，分化好的基底细胞癌有时呈囊性、腺性或角化等形态的细胞和未分化的、成分一致的细胞混合而成。癌细胞团中央可见大量黑素和鳞状上皮角化珠。多为单发，偶尔多发。很少发生转移。20%

伴发其他癌瘤，如外阴鳞癌、恶性黑色素瘤、乳腺癌、官颈癌或皮肤癌。治疗原则是较广泛局部病灶切除，不需作外阴根治术及腹股沟淋巴结切除术。单纯局部切除后约 20% 局部复发需再次手术。基底细胞癌对放射治疗敏感，但由于外阴正常皮肤对放射线耐受性差，治疗时并发症难以耐受，故只适用早期单纯的基底细胞癌。外阴基底细胞癌治愈率很高，5 年生存率为 80% ～ 95%。

（屈兴玲）

第二章 卵巢肿瘤

卵巢肿瘤是女性生殖器常见的三大恶性肿瘤之一。上皮性肿瘤好发于 50 ～ 60 岁妇女，生殖细胞肿瘤多见于 30 岁以下年轻女性。由于缺乏早期诊断手段，卵巢恶性肿瘤死亡率居妇科恶性肿瘤首位，已成为严重威胁妇女生命和健康的主要肿瘤。

第一节 卵巢肿瘤概论

卵巢组织成分非常复杂，是全身各脏器原发肿瘤类型最多的部位。不同类型卵巢肿瘤的组织学结构和生物学行为，均存在很大差异。

一、恶性肿瘤的转移途径

直接蔓延及腹腔种植是卵巢恶性肿瘤主要的转移途径，淋巴也是重要的转移途径，血行转移少见。其特点是即使外观为局限的肿瘤，也可在腹膜、大网膜、腹膜后淋巴结、横膈等部位有亚临床转移。通过直接蔓延及腹腔种植广泛种植于盆腹膜及大网膜、横膈、肝表面。淋巴转移途径有：①沿卵巢血管经卵巢淋巴管向上至腹主动脉旁淋巴结；②沿卵巢门淋巴管达髂内、髂外淋巴结，经髂总至腹主动脉旁淋巴结；③沿圆韧带进入髂外及腹股沟淋巴结。横膈为转移的好发部位，尤其右膈下淋巴丛密集最易受侵犯。晚期可转移到肺、胸膜及肝。

二、恶性肿瘤分期

采用国际妇产科联盟（FIGO）的手术 – 病理分期（表 11）。

表 11 卵巢恶性肿瘤的手术 – 病理分期

Ⅰ 期	肿瘤局限于卵巢
Ⅰ A	肿瘤局限于一侧卵巢，包膜完整，卵巢表面无肿瘤；腹水或腹腔冲洗液未找到恶性细胞
Ⅰ B	肿瘤局限于双侧卵巢，包膜完整，卵巢表面无肿瘤；腹水或腹腔冲洗液未找到恶性细胞
Ⅰ C	肿瘤局限于单侧或双侧卵巢并伴有如下任何一项：包膜破裂；卵巢表面有肿瘤；腹水或腹腔冲洗液有恶性细胞
Ⅱ 期	肿瘤累及一侧或双侧卵巢，伴有盆腔扩散
Ⅱ A	扩散和（或）种植至子宫和（或）输卵管；腹水或腹腔冲洗液无恶性细胞
Ⅱ B	扩散至其他盆腔器官；腹水或腹腔冲洗液无恶性细胞
Ⅱ C	Ⅱ A 或 Ⅱ B，伴腹水或腹腔冲洗液找到恶性细胞
Ⅲ 期	肿瘤侵犯一侧或双侧卵巢，并有显微镜证实的盆腔外腹膜转移和（或）局部淋巴结转移
Ⅲ A	显微镜证实的盆腔外腹膜转移
Ⅲ B	肉眼盆腔外腹膜转移灶最大径线 ≤ 2
Ⅲ C	肉眼盆腔外腹膜转移灶最大径线 > 2 cm，和（或）区域淋巴结转移
Ⅳ 期	超出腹腔外的远处转移

三、临床表现

1. 卵巢良性肿瘤 肿瘤较小，多无症状，常在妇科检查时偶然发现。肿瘤增大时，感腹胀或腹部扪及肿块。检查见腹部膨隆，包块活动度良，叩诊实音，无移动性浊音。双合诊和三合诊检查可在子宫一侧或双侧触及圆形或类圆形肿块，多为囊性，表面光滑，活动，与子宫无粘连。肿瘤继续长大占满盆、腹腔时，可出现尿频、便秘、气急、心悸等压迫症状。

2. 卵巢恶性肿瘤 早期常无症状。晚期主要症状为腹胀、腹部肿块及胃肠道症状。肿瘤向周围组织浸润或压迫，可引起腹痛、腰痛或下肢疼痛；压迫盆腔静脉可出现下肢浮肿；功能性肿瘤可出现不规则阴道流血或绝经后阴道流血表现。可有消瘦、贫血等恶病质表现。三合诊检查可在直肠子宫陷凹处触及质硬结节或肿块，肿块多为双侧，实性或囊实性，表面凹凸不平，活动差，与子宫分界不清，常伴有腹水。有时可在腹股沟、腋下或锁骨上触及肿大的淋巴结。

四、并发症

1. 蒂扭转　为常见的妇科急腹症，约 10% 卵巢肿瘤可发生蒂扭转。好发于瘤蒂较长、中等大、活动度良好、重心偏于一侧的肿瘤，如成熟畸胎瘤。常在体位突然改变或妊娠期、产褥期子宫大小、位置改变时发生蒂扭转。卵巢肿瘤扭转的蒂由骨盆漏斗韧带、卵巢固有韧带和输卵管组成。发生急性扭转后，因静脉回流受阻，瘤内充血或血管破裂致瘤内出血，导致瘤体迅速增大。若动脉血流受阻，肿瘤可发生坏死、破裂和继发感染。蒂扭转的典型症状是体位改变后突然发生一侧下腹剧痛，常伴恶心、呕吐甚至休克。双合诊检查可扪及压痛的肿块，以蒂部最明显。有时不全扭转可自然复位，腹痛随之缓解。治疗原则是一经确诊，尽快行剖腹手术。术时应先在扭转蒂部靠子宫的一侧钳夹后，再切除肿瘤和扭转的瘤蒂，钳夹前不可先将扭转的蒂回复，以防蒂部血栓脱落栓塞至身体的重要器官或组织。

2. 破裂　约 3% 卵巢肿瘤会发生破裂。有自发性破裂和外伤性破裂。自发性破裂常因肿瘤发生恶性变，肿瘤快速、浸润性生长穿破囊壁所致。外伤性破裂则在腹部受重击、分娩、性交、妇科检查及穿刺后引起。症状轻重取决于破裂口大小、流入腹腔囊液数量和性质。小的囊肿或单纯浆液性囊腺瘤破裂时，患者仅有轻度腹痛；大囊肿或畸胎瘤破裂后，患者常有剧烈腹痛伴恶心呕吐。破裂也可导致腹腔内出血、腹膜炎及休克。体征有腹部压痛、腹肌紧张，可有腹水征，盆腔原存在的肿块消失或缩小。考虑肿瘤破裂时应立即手术，术中尽量吸净囊液，并涂片行细胞学检查。彻底清洗盆、腹腔。切除的标本送病理学检查。

3. 感染　较少见。多继发于肿瘤扭转或破裂。也可来自邻近器官感染灶（如阑尾脓肿）的扩散。患者可有发热、腹痛、腹部压痛及反跳痛、腹肌紧张、腹部肿块及白细胞升高等。治疗原则是抗感染治疗后，手术切除肿瘤。感染严重者，应尽快手术去除感染灶。

4. 恶变　肿瘤迅速生长尤其双侧性，应考虑有恶变可能。诊断后应尽早手术。

五、诊断

结合病史和体征，辅以必要的辅助检查确定：①盆腔肿块是否来自卵巢；②卵巢肿块是肿瘤还是瘤变；③卵巢肿瘤性质是良性还是恶性；④肿瘤的可能病理类型；⑤恶性肿瘤的临床分期。辅助检查方法有：

1. 影像学检查　① B 型超声检查：临床诊断符合率 ＞ 90%，但不易测出直径 ＜ 1 cm 的实性肿瘤，可了解肿块的部位、大小、形态，囊性或实性，囊内有无乳头。彩色多普勒超声扫描可测定卵巢及其新生组织血流变化，对诊断有帮助。②腹部 X 线摄片：卵巢畸胎瘤可显示牙齿、骨质及钙化囊壁。③ CT、MRI、PET 检查：可显示肿块及肿块与周围的关系，肝、肺有无结节及腹膜后淋巴结有无转移。良性肿瘤囊壁薄，光滑，囊内均匀；恶性肿瘤轮廓不规则，向周围浸润或伴腹水。

2. 肿瘤标志物　①血清 CA_{125}：敏感性较高，特异性较差。80% 卵巢上皮性癌患者血清 CA_{125} 水平升高；90% 以上患者 CA_{125} 水平与病情缓解或恶化相关，故可用于病情监测。②血清 AFP：对卵黄囊瘤有特异性诊断价值。未成熟畸胎瘤、混合性无性细胞瘤中含卵黄囊成分者，AFP 也可升高。③ hCG：对原发性卵巢绒毛膜癌有特异性。④性激素：颗粒细胞瘤、卵泡膜细胞瘤产生较高水平雌激素。浆液性、黏液性囊腺瘤或勃勒纳瘤有时也可分泌一定量雌激素。

3. 腹腔镜检查　可直接观察肿块外观和盆腔、腹腔及横膈等部位，在可疑部位进行多点活检，抽取腹水行细胞学检查。

4. 细胞学检查　可抽取腹水或腹腔冲洗液和胸腔积液，行细胞学检查。

六、鉴别诊断

1. 卵巢良性肿瘤与恶性肿瘤的鉴别　见表 12。

表 12　卵巢良性肿瘤和恶性肿瘤的鉴别

鉴别内容	良性肿瘤	恶性肿瘤
病史	病程长，逐渐增大	病程短，迅速增大
体征	多为单侧，活动，囊性，表面光滑常无腹水	多为双侧，固定，实性或囊实性，表面不平结节状，常有腹水，多为血性，可查到癌细胞
一般情况	良好	恶病质
B 型超声	为液性暗区，可有间隔光带，边缘清晰	液性暗区内有杂乱光团、光点，肿块边界不清

2. 卵巢良性肿瘤的鉴别诊断

(1) 卵巢瘤样病变 (ovarian tumor like condition)：滤泡囊肿和黄体囊肿最常见。多为单侧，壁薄，直径 < 5 cm。可暂行观察 2～3 个月或口服避孕药，若肿块持续存在或增大，卵巢肿瘤的可能性较大。

(2) 输卵管卵巢囊肿：为炎性积液，常有盆腔炎性疾病病史。两侧附件区有不规则条形囊性包块，边界较清，活动受限。

(3) 子宫肌瘤：浆膜下肌瘤或肌瘤囊性变，容易与卵巢肿瘤混淆。肌瘤常为多发性，与子宫相连，检查时随宫体及宫颈移动。B 型超声检查可协助鉴别。

(4) 妊娠子宫：妊娠早期时，子宫增大变软，峡部更软，双合诊时宫体与宫颈似不相连，易将宫体误认为卵巢肿瘤。但妊娠有停经史、hCG 阳性，超声检查可鉴别。

(5) 腹水：腹水常有肝、心脏、肾病史，平卧时腹部两侧突出如蛙腹，叩诊腹部中间鼓音，两侧浊音，移动性浊音阳性；B 型超声检查见不规则液性暗区，液平面随体位改变，其间有肠曲光团浮动，无占位性病变。巨大卵巢囊肿平卧时腹部中间隆起，叩诊浊音，腹部两侧鼓音，无移动性浊音，边界清楚；B 型超声检查见圆球形液性暗区，边界整齐光滑，液平面不随体位移动。但恶性卵巢肿瘤常伴有腹水。

3. 卵巢恶性肿瘤的鉴别诊断

(1) 子宫内膜异位症：内异症可有粘连性肿块及直肠子宫陷凹结节，有时与卵巢恶性肿瘤很难鉴别。内异症常有进行性痛经、经量过多、不规则阴道流血等症状。B 型超声检查、腹腔镜检查有助于鉴别。

(2) 结核性腹膜炎：常有肺结核史，合并腹水和盆腹腔内粘连性块物。多发生于年轻、不孕妇女，伴月经稀少或闭经。有消瘦、乏力、低热、盗汗、食欲缺乏等全身症状。肿块位置较高，形状不规则，界限不清，不活动。叩诊时鼓音和浊音分界不清。胸部 X 线摄片、B 型超声检查多可协助诊断，必要时行剖腹探查或腹腔镜检查取活检确诊。

(3) 转移性卵巢肿瘤：诊断卵巢原发恶性肿瘤之前应先排除转移性卵巢肿瘤。以消化道肿瘤转移至卵巢最常见。转移性卵巢瘤多为双侧性、中等大、肾形、活动的实性肿块。可作胃镜、肠镜等检查鉴别。无原发性肿瘤病史者，应行剖腹探查。

(4) 生殖道以外的肿瘤：卵巢肿瘤需与腹膜后肿瘤、直肠癌、乙状结肠癌等鉴别。腹膜后肿瘤固定不动，位置低者可使子宫、直肠或输尿管移位。肠癌多有消化道症状。B 型超声检查、钡剂灌肠、乙状结肠镜检查等有助于鉴别。

七、恶性肿瘤预后

预后与分期、病理类型及分级、年龄等有关。最重要的是肿瘤期别和残存肿瘤数量，期别越早预后越好。残存肿瘤越小预后越好。

八、恶性肿瘤随访与监测

卵巢癌易复发，应长期随访和监测。一般第 1 年每 3 个月复查 1 次；第 2 年后每 4～6 个月复查 1 次。5 年后每年随访 1 次。随访内容包括症状、体征、全身及盆腔检查、B 型超声检查。必要时作 CT 或 MRI、PET 检查。测定血清 CA_{125}、AFP、hCG 等肿瘤标志物。

九、预防

积极采取措施对高危人群严密监测随访，早期诊治可改善预后。

1. 开展卫生宣传教育　提倡高蛋白、富含维生素 A、避免高胆固醇饮食。高危妇女可口服避孕药预防。

2. 开展普查普治　30 岁以上妇女每年应行妇科检查，高危人群每半年检查一次，必要时进行 B 型超声检查和检测血清 CA_{125} 等肿瘤标记物。

3. 早期诊断及处理　卵巢增大或卵巢囊肿有下列指征者，应及早行腹腔镜检查或剖腹探查：①卵巢实性肿块；②卵巢囊肿直径＞8 cm；③青春期前和绝经后期；④生育年龄正在口服避孕药；⑤囊肿持续存在超过 2 个月。

4. 严密随访高危人群　乳癌和胃肠癌患者治疗后应严密随访，定期作妇科检查，确定有无卵巢转移癌。

十、妊娠食并卵巢肿瘤

妊娠合并卵巢肿瘤较常见。妊娠合并良性肿瘤以成熟囊性畸胎瘤及浆液性囊腺瘤居多，占妊娠合并卵巢肿瘤 90%，妊娠合并恶性肿瘤以无性细胞瘤及浆液性囊腺癌居多。妊娠合并卵巢肿瘤无并发症者，一般无明显症状。早孕时妇科检查可扪及盆腔肿块。中期妊娠以后不易检查，根据病史及 B 型超声诊断。早孕时若肿瘤嵌入盆腔可能引起流产，中期妊娠时肿瘤可发生蒂扭转，晚期妊娠时肿瘤可引起胎位异常。分娩时肿瘤位置低者可阻塞产道导致难产，肿瘤可破裂。妊娠时因盆腔充血可使肿瘤迅速增大，并促使恶性肿瘤扩散。合并良性卵巢肿瘤的处理原则是：早孕发现肿瘤者可等待至妊娠 12 周后手术，以免引起流产。妊娠晚期发现肿瘤者可等待至妊娠足月行剖宫产，同时切除肿瘤。诊断或考虑为卵巢恶性肿瘤，应尽早手术及终止妊娠，处理原则同非孕期。

（屈兴玲）

第二节　卵巢上皮性肿瘤

卵巢上皮性肿瘤为最常见的卵巢肿瘤，占原发性卵巢肿瘤 50%～70%，占卵巢恶性肿瘤 85%～90%。多见于中老年妇女，很少发生在青春期前和婴幼儿。肿瘤来源于卵巢表面的生发上皮，生发上皮来自原始体腔上皮，具有分化为各种苗勒上皮的潜能，向输卵管上皮分化，形成浆液性肿瘤；向宫颈黏膜分化，形成黏液性肿瘤；向子宫内膜分化，形成子宫内膜样肿瘤。

卵巢上皮性肿瘤分为良性、交界性和恶性。交界性肿瘤是一种低度恶性潜能肿瘤，上皮细胞增生活跃、细胞层次增加、核异型及核分裂象增加，但无间质浸润。临床表现为生长缓慢、转移率低、复发迟。

一、病因

未产、不孕、初潮早、绝经迟等是卵巢癌的危险因素，多次妊娠、哺乳和口服避孕药是保护因素。针对这些现象，有学者提出持续排卵的假说。理论上，持续排卵使卵巢表面上皮不断损伤与修复，修复过程中卵巢表面上皮细胞可能发生突变，增加卵巢上皮包涵囊肿形成的机会，从而诱发卵巢癌。5%～10% 卵巢上皮性肿瘤有家族史或遗传史。绝大多数遗传性卵巢癌和 BRCA1 基因突变有关，少数和位于 13 号染色体的 BRCA2 基因突变相关，与遗传性非息肉性结直肠癌综合征也有关。

二、病理

卵巢上皮肿瘤组织学类型主要有：

1. 浆液性肿瘤

(1) 浆液性囊腺瘤 (serous cystadenoma)：约占卵巢良性肿瘤的25%。多为单侧，球形，大小不等，表面光滑，囊性，壁薄，囊内充满淡黄色清亮液体。镜下见囊壁为纤维结缔组织，内衬单层柱状上皮。

(2) 交界性浆液性囊腺瘤 (borderline serous cystadenoma)：占卵巢浆液性囊腺瘤的10%。中等大小，多为双侧，较少在囊内乳头状生长，多向囊外生长。镜下见乳头分支纤细而密，上皮复层不超过3层，细胞核轻度异型，核分裂象 < 1/HP，无间质浸润，预后好。

(3) 浆液性囊腺癌 (serous cystadenocarcinoma)：占卵巢上皮性癌的75%。多为双侧，体积较大，囊实性。结节状或分叶状，灰白色，或有乳突状增生，切面为多房，腔内充满乳头，质脆，出血、坏死。镜下见囊壁上皮明显增生，复层排列，一般在4～5层以上。癌细胞为立方形或柱状，细胞异型明显，并向间质浸润。

2. 黏液性肿瘤

(1) 黏液性囊腺瘤 (mucinous cystadenoma)：占卵巢良性肿瘤的20%，恶变率为5%～10%。多为单侧，圆形或卵圆形，体积较大，表面光滑，灰白色。切面常为多房，囊腔内充满胶冻样黏液，含黏蛋白和糖蛋白，囊内很少有乳头生长。镜下见囊壁为纤维结缔组织，内衬单层柱状上皮；可见杯状细胞及嗜银细胞。偶可自行破裂，瘤细胞种植在腹膜上继续生长并分泌黏液，在腹膜表面形成胶冻样黏液团块，极似卵巢癌转移，瘤细胞呈良性，分泌旺盛，很少见细胞异型和核分裂，多限于腹膜表面生长，一般不浸润脏器实质，称为腹膜黏液瘤 (myxoma peritonei)。

(2) 交界性黏液性囊腺瘤 (borderline mucinous cystadenoma)：一般较大，单侧较多，表面光滑，常为多房。切面见囊壁增厚，有实质区和乳头状形成，乳头细小、质软。镜下见细胞轻度异型性，细胞核大、深染，有少量核分裂，增生上皮向腔内突出形成短粗乳头，上皮细胞不超过3层，无间质浸润。

(3) 黏液性囊腺癌 (mucinous cystadenocarcinoma)：占卵巢上皮性癌20%。多为单侧，瘤体较大，囊壁可见乳头或实质区，切面为囊实性，囊液混浊或血性。镜下见腺体密集，间质较少，上皮细胞超过3层，异型明显，并有间质浸润。

3. 卵巢子宫内膜样肿瘤 (endometrioid tumor)

良性肿瘤，较少见。多为单房，表面光滑，囊壁衬以单层柱状上皮，似正常子宫内膜。囊内被覆扁平上皮，间质内可有含铁血黄素的吞噬细胞。交界性瘤很少见。卵巢子宫内膜样癌 (endometrioid carcinoma) 占卵巢上皮性癌的2%，多为单侧，中等大，囊性或实性，有乳头生长，囊液多为血性。镜下特点与子宫内膜癌极相似，多为高分化腺癌或腺棘皮癌，常并发子宫内膜癌，不易鉴别何者为原发。

组织学分 G1、G2 和 G3 级，组织学分级对预后的影响较组织学类型更重要，分级越高，预后越差。

三、治疗

首选手术治疗。较小的卵巢良性肿瘤常采用腹腔镜手术，恶性肿瘤多采用剖腹手术。

1. 良性肿瘤

根据患者年龄、生育要求及对侧卵巢情况决定手术范围。年轻、单侧良性肿瘤应行患侧卵巢肿瘤剥出或卵巢切除术，保留患侧正常卵巢组织和对侧正常卵巢；双侧良性肿瘤应行肿瘤剥出术。绝经后期妇女应行子宫及双侧附件切除术。术中切下肿瘤后应剖开肿瘤观察判断肿瘤良、恶性，必要时作冷冻切片组织学检查，明确性质以确定手术范围。疑恶性肿瘤应尽可能完整取出，防止肿瘤被剥破、囊液流出，癌细胞种植在腹腔。巨大良性囊性肿瘤可穿刺放液，待体积缩小后取出，穿刺前须保护穿刺周围组织，以防被囊液污染。放液速度应缓慢，以免腹压骤降发生休克。

2. 交界性肿瘤　主要采用手术治疗。参照卵巢癌手术方法进行全面的手术分期或肿瘤细胞减灭术。复发病例也应采取手术治疗。年轻希望保留生育功能的工期患者可保留正常的子宫和对侧卵巢。化疗只用于有残留病灶和复发患者。

3. 恶性肿瘤　治疗原则是手术为主，辅以化疗、放疗等综合治疗。

(1) 手术治疗：是治疗卵巢上皮性癌的主要手段。第一次手术的彻底性与预后密切相关。

早期（FIGO Ⅰ、Ⅱ期）卵巢上皮性癌应行全面确定分期的手术，手术程序是：经正中切口进入腹盆腔，留取腹水或腹腔冲洗液进行细胞学检查；全面探查盆、腹腔，对可疑病灶及易发生转移部位多处取材作组织学检查；全子宫和双附件切除（卵巢动静脉高位结扎）；尽可能切除所有明显的肿瘤病灶；大网膜、盆腔及腹主动脉旁淋巴结切除。

经过全面确定分期手术并符合下列条件者，可施行保留生育功能（保留子宫和对侧附件）的手术：①年轻，渴望生育；②Ⅰ$_A$期；③细胞分化好（G1）；④对侧卵巢外观正常；⑤有随诊条件。亦有主张完成生育后视情况再行手术切除子宫及对侧附件。

晚期卵巢癌行肿瘤细胞减灭术，手术的主要目的是切除所有原发灶，尽可能切除所有转移灶，必要时可切除部分肠管、膀胱或脾脏等。残余肿瘤直径越小越好。对于手术不能切除的患者，可先行 1～2 疗程先期化疗后再进行手术。

(2) 化学药物治疗：卵巢上皮性癌对化疗较敏感，即使已有广泛转移也能取得一定疗效。除经过全面准确的手术分期、G1 的ⅠA 期和ⅠB 期患者不需化疗外，其他患者均需化疗。术后化疗可杀灭残留癌灶、控制复发，以缓解症状、延长生存期。化疗也可用于治疗复发。暂无法施行手术的晚期患者，可先化疗使肿瘤缩小，为以后手术创造条件。

常用化疗药物有顺铂、卡铂、紫杉醇、环磷酰胺、依托泊苷等。近年来多采用铂类药物联合紫杉醇的化疗方案（表 13）。早期患者常采用静脉化疗，3～6 疗程，疗程间隔 4 周。晚期患者可采用静脉腹腔联合化疗或静脉化疗，6～8 疗程，疗程间隔 3 周。老年患者可用卡铂或紫杉醇单药化疗。复发和难治性卵巢癌根据患者对铂类药物是否敏感选择再次应用铂类药物或吉西他滨、脂质体阿霉素、拓扑替康、依托泊苷等。

表13　卵巢癌常用化疗方案

静脉化疗方案：
紫杉醇 175 mg/m², ＞3 小时静滴，卡铂 (AUC 6), ＞1 小时静滴
紫杉醇 135 mg/m², ＞3 小时静滴，或顺铂 75 mg/m², ＞6 小时静滴
多西紫杉醇 75 mg/m², ＞1 小时静滴，卡铂 (AUC 5), ＞1 小时静滴
顺铂 50 mg/m², 静滴 1 次，环磷酰胺 600 mg/m², 静滴 1 次
单药化疗（适用于老年患者）：紫杉醇 175 mg/m², ＞3 小时静滴，或卡铂 (AUC 5～6)，
＞1 小时静滴
静脉腹腔联合化疗方案：
紫杉醇 135 mg/m², ＞24 小时静滴，第 1 日；顺铂 50～100 mg/m², 第 2 日腹腔注射；
紫杉醇 60 mg/m², 第 8 日腹腔注射

注：AUC (area under the curve) 指曲线下面积，根据患者的肌酐清除率计算卡铂剂量。

(3) 放射治疗：外照射对于卵巢上皮性癌的治疗价值有限，可用于锁骨上和腹股沟淋巴结转移灶和部分紧靠盆壁的局限性病灶的局部治疗。

(4) 其他治疗：免疫治疗和激素治疗正在研究中。

（屈兴玲）

第三节 卵巢非上皮性肿瘤

一、卵巢生殖细胞肿瘤

卵巢生殖细胞肿瘤（ovarian germ cell tumor）为来源于原始生殖细胞的一组肿瘤，占卵巢肿瘤的 20%～40%。多发生于年轻妇女及幼女，青春期前患者占 60%～90%，绝经后期患者仅占 4%。

（一）病理

1. 畸胎瘤（teratoma） 由多胚层组织结构组成，偶见只含一个胚层成分。

（1）成熟畸胎瘤（mature teratoma）：又称为皮样囊肿（dermoid cyst），属良性肿瘤，占卵巢肿瘤的 10%～20%、生殖细胞肿瘤的 85%～97%、畸胎瘤的 95% 以上。可发生于任何年龄，以 20～40 岁居多。多为单侧，双侧占 10%～17%。中等大小，呈圆形或卵圆形，壁光滑、质韧。多为单房，腔内充满油脂和毛发，有时可见牙齿或骨质。囊壁内层为复层扁平上皮，囊壁常见小丘样隆起向腔内突出称为"头节"。肿瘤可含外、中、内胚层组织。偶见向单一胚层分化，形成高度特异性畸胎瘤，如卵巢甲状腺肿（struma ovarii），分泌甲状腺激素，甚至引起甲亢。成熟囊性畸胎瘤恶变率为 2%～4%，多见于绝经后期妇女。"头节"的上皮易恶变，形成鳞状细胞癌，预后较差。

（2）未成熟畸胎瘤（immature teratoma）：属恶性肿瘤，占卵巢畸胎瘤的 1%～3%。多见于年轻患者，平均年龄 11～19 岁，复发及转移率高。肿瘤多为实惟，可有囊性区域。含 2～3 胚层，由分化程度不同的未成熟胚胎组织构成，主要为原始神经组织。肿瘤恶性程度根据未成熟组织所占比例、分化程度及神经上皮含量而定。复发后再次手术，可见到未成熟肿瘤组织向成熟转化，即恶性程度逆转现象。

2. 无性细胞瘤（dysgerminoma） 占卵巢恶性肿瘤的 5%。好发于青春期及生育期妇女。中度恶性，单侧居多，右侧多于左侧。肿瘤为圆形或椭圆形，中等大，实性，触之如橡皮样。表面光滑或呈分叶状，切面淡棕色。镜下见圆形或多角形大细胞，细胞核大，细胞质丰富，瘤细胞呈片状或条索状排列，有少量纤维组织相隔，间质中常有淋巴细胞浸润。对放疗敏感。

3. 卵黄囊瘤（yolk sac tumor） 肿瘤来源于胚外结构卵黄囊，其组织结构与大鼠胎盘的内胚窦特殊血管周围结构（schiller-dural 小体）相似，又名内胚窦瘤（endodermal sinus tumor）。较罕见，占卵巢恶性肿瘤的 1%，常见于儿童及年轻妇女。恶性程度高，生长迅速，易早期转移，预后差，但该肿瘤对化疗十分敏感，既往平均生存期仅 1 年，现经手术及联合化疗，生存期明显延长。多为单侧，较大，圆形或卵圆形。切面部分囊性，组织质脆，多有出血坏死区，呈灰红或灰黄色，易破裂。镜下见疏松网状和内皮窦样结构。瘤细胞扁平、立方、柱状或多角形，产生甲胎蛋白（AFP），故患者血清 AFP 升高，是诊断及治疗后监测的重要标志物。

（二）治疗

1. 良性肿瘤 参照良性上皮性肿瘤治疗方法。

2. 恶性生殖细胞肿瘤

（1）手术治疗：对年轻并希望保留生育功能者，手术基本原则是无论期别早晚，只要对侧卵巢和子宫未被肿瘤浸润，在进行全面手术分期的基础上，均可行保留生育功能手术。对复发者仍主张积极手术。

（2）化疗：ⅠA 期、分化Ⅰ级患者不需化疗，其他患者均需化疗。常用的化疗方案是：依托泊苷 100 mg/(m2·d)，共 5 日，顺铂 20 mg/(m2·d)，共 5 日，分别在第 1、8、15 日联用（称 BEP 方案）或不用（称 EP 方案）博来霉素 10 U/d。3～4 疗程。有大块残留病灶时，化疗 3～4 个疗程，血清学检测缓解后再化疗 2 个疗程。BEP 方案无效者，可以采用 VIP（顺铂、长春碱、异环磷酰胺）方案化疗。

（3）放疗：无性细胞瘤对放疗敏感，但放疗会影响患者生育功能，故目前较少应用。

放疗用于治疗复发的无性细胞瘤。

二、卵巢性索间质肿瘤

卵巢性索间质肿瘤（ovarian sex cord stromal tumor）来源于原始性腺中的性索及间质组织，占卵巢肿瘤的 4.3%～6%。性索向上皮分化形成颗粒细胞瘤或支持细胞瘤；向间质分化形成卵泡膜细胞瘤或间质细胞瘤。此类肿瘤常有内分泌功能，故又称为卵巢功能性肿瘤。

（一）病理分类和临床表现

1. 颗粒细胞 - 间质细胞瘤（granulose stromal cell tumor）　由性索的颗粒细胞及间质的衍生成分如成纤维细胞及卵泡膜细胞组成。

（1）颗粒细胞瘤（granulosa cell tumor）：成人型颗粒细胞瘤占 95%，属低度恶性肿瘤，可发生于任何年龄，高峰为 45～55 岁。肿瘤能分泌雌激素，青春期前患者可出现性早熟，生育年龄患者出现月经紊乱，绝经后期患者则有不规则阴道流血，常合并子宫内膜增生，甚至发生癌变。肿瘤多为单侧，圆形或椭圆形，呈分叶状，表面光滑，实性或部分囊性；切面组织脆而软，伴出血坏死灶。镜下见颗粒细胞环绕成小圆形囊腔，菊花样排列、中心含嗜伊红物质及核碎片（Call-Exner 小体）。瘤细胞呈小多边形，偶呈圆形或圆柱形，细胞质嗜淡伊红或中性，细胞膜界限不清，核圆，核膜清楚。预后较好，5 年生存率达 80%以上，但有晚期复发倾向。幼年型颗粒细胞瘤罕见，仅占 5%，恶性度极高。主要发生在青少年，98% 为单侧。镜下呈卵泡样，缺乏核纵沟，细胞质丰富，核分裂更活跃，极少含 Call-Exner 小体，10%～15% 呈重度异型性。

（2）卵泡膜细胞瘤（theca cell tumor）：常与颗粒细胞瘤同时存在，但也有单一成分。良性多为单侧，圆形、卵圆形或分叶状，表面被覆薄的有光泽的纤维包膜。切面为实性，灰白色。镜下见瘤细胞短梭形，细胞质富含脂质，细胞交错排列呈漩涡状。瘤细胞团为结缔组织分隔。常合并子宫内膜增生甚至子宫内膜癌。恶性较少见，预后比卵巢上皮性癌好。

（3）纤维瘤（fibroma）：占卵巢肿瘤的 2%～5%，多见于中年妇女，单侧居多，中等大小，表面光滑或结节状，切面灰白色，实性、坚硬。镜下见由梭形瘤细胞组成，排列呈编织状。纤维瘤伴有腹水或胸腔积液，称为梅格斯综合征（Meigs syndrome），手术切除肿瘤后，胸腔积液、腹水自行消失。

2. 支持细胞 - 间质细胞瘤（sertoli-leydig cell tumor）　又称为睾丸母细胞瘤（androblastoma），罕见，多发生在 40 岁以下妇女。单侧居多，通常较小，可局限在卵巢门区或皮质区，实性，表面光滑，有时呈分叶状，切面灰白色伴囊性变，囊内壁光滑，含血性浆液或黏液。镜下见不同分化程度的支持细胞及间质细胞。高分化者属良性。中低分化为恶性，占 10%～30%，具有男性化作用，少数无内分泌功能，雌激素升高呈现女性化。5 年生存率 70%～90%。

（二）治疗

1. 良性肿瘤　参照良性上皮性肿瘤治疗方法。

2. 恶性肿瘤　手术方法参照上皮性卵巢癌的治疗方法。常用化疗方案为 PAC、EBP、PVB，一般化疗 6 个疗程。本瘤有晚期复发特点，应长期随诊，对复发者仍主张积极手术。

三、卵巢转移性肿瘤

卵巢转移性肿瘤占卵巢肿瘤的 5%～10%。体内任何部位，如乳腺、肠、胃、生殖道、泌尿道等的原发性癌均可能转移到卵巢。库肯勃瘤（Krukenberg tumor）即印戒细胞癌（singnetring cell carcinoma），是一种特殊的卵巢转移性腺癌，原发部位在胃肠道，肿瘤为双侧性，中等大，多保持卵巢原状或呈肾形。一般无粘连，切面实性，胶质样。镜下见典型印戒细胞，能产生黏液。治疗原则是缓解和控制症状。如原发瘤已经切除且无其他转移和复发迹象，转移瘤仅局限于盆腔，可进行肿瘤细胞减灭术，术后配合化疗或放疗，但预后很差。

（屈兴玲）

第三章 子宫肿瘤

第一节 子宫肌瘤

子宫肌瘤（uterine myoma）是女性生殖器最常见的良性肿瘤，由平滑肌及结缔组织组成。常见于 30～50 岁妇女，20 岁以下少见。据统计，至少有 20% 育龄妇女有子宫肌瘤，因肌瘤多无或很少有症状，临床报道发病率远低于肌瘤真实发病率。

一、发病相关因素

确切病因尚未明了。因肌瘤好发于生育年龄，青春期前少见，绝经后萎缩或消退，提示其发生可能与女性性激素相关。生物化学检测证实，肌瘤中雌二醇向雌酮转化明显低于正常肌组织；肌瘤中雌激素受体（ER）浓度明显高于周边肌组织，故认为肌瘤组织局部对雌激素的高敏感性，是肌瘤发生的重要因素之一。此外研究证实，孕激素有促进肌瘤有丝分裂活动、刺激肌瘤生长的作用。细胞遗传学研究显示，25%～50% 子宫肌瘤存在细胞遗传学的异常，包括 12 号和 17 号染色体长臂片段相互换位、12 号染色体长臂重排、7 号染色体长臂部分缺失等。分子生物学研究结果提示，子宫肌瘤是由单克隆平滑肌细胞增殖而成，多发性子宫肌瘤是由不同克隆细胞形成。

二、分类

1. 按肌瘤生长部位分类 分为宫体肌瘤（90%）和宫颈肌瘤（10%）。

2. 按肌瘤与子宫肌壁的关系分类

（1）肌壁间肌瘤（intramural myoma）。占 60%～70%，肌瘤位于子宫肌壁间，周围被肌层包围。

（2）浆膜下肌瘤（subserous myoma）：约占 20%，肌瘤向子宫浆膜面生长，并突出于子宫表面，肌瘤表面仅由子宫浆膜覆盖。若瘤体继续向浆膜面生长，仅有一蒂与子宫相连，称为带蒂浆膜下肌瘤，营养由蒂部血管供应。若血供不足肌瘤可变性坏死。若蒂扭转断裂，肌瘤脱落形成游离性肌瘤。若肌瘤位于宫体侧壁向宫旁生长突出于阔韧带两叶之间，称为阔韧带肌瘤。

（3）黏膜下肌瘤（submucous myorna）：占 10%～15%。肌瘤向宫腔方向生长，突出于宫腔，表面仅为黏膜层覆盖。黏膜下肌瘤易形成蒂，在宫腔内生长犹如异物，常引起子宫收缩，肌瘤可被挤出宫颈外口而突入阴道。

各种类型的肌瘤可发生在同一子宫，称为多发性子宫肌瘤。

三、病理

1. 巨检 为实质性球形包块，表面光滑，质地较子宫肌层硬，压迫周围肌壁纤维形成假包膜，肌瘤与假包膜间有一层疏松网状间隙，故易剥出。肌瘤长大或多个相融合时，呈不规则形状。切面呈灰白色，可见漩涡状或编织状结构。颜色和硬度与纤维组织多少有关。

2. 镜检 主要由梭形平滑肌细胞和不等量纤维结缔组织构成。肌细胞大小均匀，排列成漩涡状或栅状，核为杆状。

四、肌瘤变性

肌瘤变性是肌瘤失去原有的典型结构。常见的变性有：

1. 玻璃样变（hyaline degeneration） 又称透明变性，最常见。肌瘤剖面漩涡状结构消失，由均匀透明样物质取代。镜下见病变区肌细胞消失，为均匀透明无结构区。

2. 囊性变（cystic degeneration） 子宫肌瘤玻璃样变继续发展，肌细胞坏死液化即可发生囊性变，此时子宫肌瘤变软，很难与妊娠子宫或卵巢囊肿区别。肌瘤内出现大小不等的囊腔，其间有结缔组织相隔，数个囊腔也可融合成大囊腔，腔内含清亮无色液体，也可凝固成胶冻状。镜下见囊腔为玻璃样变的肌瘤组织构成，内壁无上皮覆盖。

3. 红色样变（red degeneration）　多见于妊娠期或产褥期，为肌瘤的一种特殊类型坏死，发生机制不清，可能与肌瘤内小血管退行性变引起血栓及溶血、血红蛋白渗入肌瘤内有关。患者可有剧烈腹痛伴恶心呕吐、发热，白细胞计数升高，检查发现肌瘤迅速增大、压痛。肌瘤剖面为暗红色，如半熟的牛肉，有腥臭味，质软，漩涡状结构消失。镜检见组织高度水肿，假包膜内大静脉及瘤体内小静脉血栓形成，广泛出血伴溶血，肌细胞减少，细胞核常溶解消失，并有较多脂肪小球沉积。

4. 肉瘤样变（sarcomatous change）　肌瘤恶变为肉瘤仅 0.4% ~ 0.8%，多见于年龄较大妇女。肌瘤在短期内迅速长大或伴有不规则阴道流血者，应考虑有恶变的可能。若绝经后妇女肌瘤增大更应警惕恶变可能。肌瘤恶变后，组织变软且脆，切面灰黄色，似生鱼肉状，与周围组织界限不清。镜下见平滑肌细胞增生，排列紊乱，漩涡状结构消失，细胞有异型性。

5. 钙化（degeneration with calcification）　多见于蒂部细小、血供不足的浆膜下肌瘤以及绝经后妇女的肌瘤。常在脂肪变性后进一步分解成甘油三酯，再与钙盐结合，沉积在肌瘤内。X 线摄片可清楚看到钙化阴影。镜下可见钙化区为层状沉积，呈圆形，有深蓝色微细颗粒。

五、临床表现

1. 症状　多无明显症状，仅在体检时偶然发现。症状与肌瘤部位、有无变性相关，而与肌瘤大小、数目关系不大。常见症状有：

（1）经量增多及经期延长：多见于大的肌壁间肌瘤及黏膜下肌瘤，肌瘤使宫腔增大，子宫内膜面积增加并影响子宫收缩，此外肌瘤可能使肿瘤附近的静脉受挤压，导致子宫内膜静脉丛充血与扩张，从而引起经量增多、经期延长。黏膜下肌瘤伴有坏死感染时，可有不规则阴道流血或血样脓性排液。长期经量增多可继发贫血，出现乏力、心悸等症状。

（2）下腹包块：肌瘤较小时在腹部摸不到肿块，当肌瘤逐渐增大使子宫超过 3 个月妊娠大时可从腹部触及。巨大的黏膜下肌瘤可脱出于阴道外，患者可因外阴脱出肿物就医。

（3）白带增多：肌壁间肌瘤使宫腔面积增大，内膜腺体分泌增多，并伴有盆腔充血致使白带增多；子宫黏膜下肌瘤一旦感染，可有大量脓样白带。若有溃烂、坏死、出血时，可有血性或脓血性、有恶臭的阴道溢液。

（4）压迫症状：子宫前壁下段肌瘤可压迫膀胱引起尿频、尿急；宫颈肌瘤可引起排尿困难、尿潴留；子宫后壁肌瘤（峡部或后壁）可引起下腹坠胀不适、便秘等症状。阔韧带肌瘤或宫颈巨型肌瘤向侧方发展，嵌入盆腔内压迫输尿管使上泌尿路受阻，形成输尿管扩张甚至发生肾盂积水。

（5）其他：常见下腹坠胀、腰酸背痛，经期加重。可引起不孕或流产。肌瘤红色样变时有急性下腹痛，伴呕吐、发热及肿瘤局部压痛；浆膜下肌瘤蒂扭转可有急性腹痛；子宫黏膜下肌瘤由宫腔向外排出时也可引起腹痛。

2. 体征　与肌瘤大小、位置、数目及有无变性相关。大肌瘤可在下腹部扪及实质性不规则肿块。妇科检查子宫增大，表面不规则单个或多个结节状突起。浆膜下肌瘤可扪及单个实质性球状肿块与子宫有蒂相连。黏膜下肌瘤位于宫腔内者子宫均匀增大，脱出于宫颈外口者，窥器检查即可看到子宫颈口处有肿物，粉红色，表面光滑，宫颈四周边缘清楚。若伴感染时可有坏死、出血及脓性分泌物。

六、诊断及鉴别诊断

根据病史及体征，诊断多无困难。个别患者诊断困难，可采用 B 型超声检查、宫腔镜检查、腹腔镜检查、子宫输卵管造影等协助诊断。应与下列疾病鉴别：

1. 妊娠子宫　应注意肌瘤囊性变与妊娠子宫先兆流产的鉴别。妊娠者有停经史、早孕反应，子宫随停经月份增大变软，借助尿或血 β-hCG 测定、B 型超声可确诊。

2．卵巢肿瘤　多无月经改变，肿块呈囊性位于子宫一侧。注意实质性卵巢肿瘤与带蒂浆膜下肌瘤鉴别，肌瘤囊性变与卵巢囊肿鉴别。注意肿块与子宫的关系，可借助 B 型超声、腹腔镜或探宫腔长度及方向等检查协助诊断。

3．子宫腺肌病　局限型子宫腺肌病类似子宫肌壁间肌瘤，质硬，亦可有经量增多等症状。也可使子宫增大，月经增多。但子宫腺肌病有继发性渐进性痛经史，子宫多呈均匀增大，很少超过 3 个月妊娠子宫大小，经前与经后子宫大小有变化。B 型超声检查有助于诊断。但有时两者可以并存。

4．其他　卵巢子宫内膜异位囊肿、盆腔炎性包块、子宫畸形等，可根据病史、体征及 B 型超声检查鉴别。

七、治疗

治疗应根据患者年龄，生育要求，症状及肌瘤的部位、大小、数目全面考虑。

1．随访观察　无症状肌瘤一般不需治疗，特别是近绝经期妇女。绝经后肌瘤多可萎缩或逐渐消失。每 3～6 个月随访一次。

2．药物治疗　适用于症状轻、近绝经年龄或全身情况不宜手术者。

（1）促性腺激素释放激素类似物（GnRH-a）：采用大剂量连续或长期非脉冲式给药，可产生抑制 FSH 和 LH 分泌作用，降低雌二醇至绝经水平，借以缓解症状并抑制肌瘤生长使其萎缩。但停药后又逐渐增大到原来大小。用药 6 个月以上可产生围绝经期综合征、骨质疏松等副作用，故长期用药受限制。一般应用长效制剂，每月皮下注射 1 次。常用药物有亮丙瑞林（leuprorelin）每次 3.75 mg，或戈舍瑞林（goserelin）每次 3.6 mg。应用指征：①缩小肌瘤以利于妊娠；②术前治疗控制症状、纠正贫血；③术前应用缩小肌瘤，降低手术难度，或使阴式手术成为可能。④对近绝经妇女，提前过渡到自然绝经，避免手术。

（2）其他药物：米非司酮（mifepristone），日量 12.5 mg 口服，作为术前用药或提前绝经使用。但不宜长期使用，以防其拮抗糖皮质激素的副作用。

3．手术治疗　手术适应证：①月经过多致继发贫血，药物治疗无效；②严重腹痛、性交痛或慢性腹痛、有蒂肌瘤扭转引起的急性腹痛；③有膀胱、直肠压迫症状；④能确定肌瘤是不孕或反复流产的唯一原因者；⑤肌瘤生长较快，怀疑有恶变。手术可经腹、经阴道或宫腔镜及腹腔镜下手术。术式有：

（1）肌瘤切除术（myomectomy）：适用于希望保留生育功能的患者。可经腹或腹腔镜下切除，黏膜下肌瘤可经阴道或宫腔镜下切除。术后有 50% 复发机会，约 1/3 患者需再次手术。

（2）子宫切除术：不要求保留生育功能或疑有恶变者，可行子宫切除术。术前应行宫颈刮片细胞学检查，排除宫颈恶性病变。

八、子宫肌瘤合并妊娠

肌瘤合并妊娠占肌瘤患者 0.5%～1%，占妊娠 0.3%～0.5%，肌瘤小又无症状者常被忽略，实际发病率高于报道。

肌瘤对妊娠及分娩的影响与肌瘤大小及生长部位有关。黏膜下肌瘤可影响受精卵着床，导致早期流产；肌壁间肌瘤过大可使宫腔变形或内膜供血不足引起流产。肌瘤可妨碍胎先露下降，使妊娠后期及分娩时胎位异常、胎盘低置或前置、产道梗阻等。胎儿娩出后易因胎盘粘连、附着面大或排出困难及子宫收缩不良导致产后出血。妊娠期及产褥期肌瘤易发生红色样变，采用保守治疗通常能缓解。妊娠合并子宫肌瘤多能自然分娩，但应预防产后出血。若肌瘤阻碍胎儿下降应行剖宫产术，术中是否同时切除肌瘤，需根据肌瘤大小、部位和患者情况而定。

（屈兴玲）

第二节　子宫内膜癌

子宫内膜癌（endometrial carcinoma）是发生于子宫内膜的一组上皮性恶性肿瘤，以来源于子宫内膜腺体的腺癌最常见。为女性生殖道三大恶性肿瘤之一，占女性全身恶性肿瘤7%，占女性生殖道恶性肿瘤20%～30%。近年发病率在世界范围内呈上升趋势。

一、发病相关因素

病因不十分清楚。目前认为子宫内膜癌可能有两种发病类型。一种是雌激素依赖型（estrogen-dependent），其发生可能是在无孕激素拮抗的雌激素长期作用下，发生子宫内膜增生症（单纯型或复杂型，伴或不伴不典型增生），甚至癌变。临床上常见于无排卵性疾病（无排卵性功血，多囊卵巢综合征）、分泌雌激素的卵巢肿瘤（颗粒细胞瘤、卵泡膜细胞瘤）、长期服用雌激素的绝经后妇女以及长期服用他莫昔芬的妇女。这种类型占子宫内膜癌的大多数，均为子宫内膜样腺癌，肿瘤分化较好，雌孕激素受体阳性率高，预后好。患者较年轻，常伴有肥胖、高血压、糖尿病、不孕或不育及绝经延迟。约20%内膜癌患者有家族史。另一种是非雌激素依赖型（estrogen-independent），发病与雌激素无明确关系。这类子宫内膜癌的病理形态属少见类型，如子宫内膜浆液性乳头状癌、透明细胞癌、腺鳞癌、黏液腺癌等。多见于老年体瘦妇女，在癌灶周围可以是萎缩的子宫内膜，肿瘤恶性度高，分化差，雌孕激素受体多呈阴性，预后不良。

二、病理

1. 巨检　不同组织学类型的内膜癌肉眼表现无明显区别。大体可分为弥散型和局灶型。①弥散型：子宫内膜大部或全部为癌组织侵犯，并突向宫腔，常伴有出血、坏死，较少有肌层浸润。晚期癌灶可侵及深肌层或宫颈，若阻塞宫颈管可引起宫腔积脓。②局灶型：多见于宫腔底部或宫角部，癌灶小，呈息肉或菜花状，易浸润肌层。

2. 镜检及病理类型

(1) 内膜样腺癌：占80%～90%，内膜腺体高度异常增生，上皮复层，并形成筛孔状结构。癌细胞异型明显，核大、不规则、深染，核分裂活跃，分化差的腺癌腺体少，腺结构消失，成实性癌块。按腺癌分化程度分为Ⅰ级（高分化，G1）、Ⅱ级（中分化，G2）、Ⅲ级（低分化，G3）。分级愈高，恶性程度愈高。

(2) 腺癌伴鳞状上皮分化：腺癌组织中含鳞状上皮成分，伴化生鳞状上皮成分者称为棘腺癌（腺角化癌），伴鳞癌者称为鳞腺癌，介于两者之间称为腺癌伴鳞状上皮不典型增生。

(3) 浆液性腺癌：又称为子宫乳头状浆液性腺癌（UPSC），占1%～9%。癌细胞异型性明显，多为不规则复层排列，呈乳头状或簇状生长，1/3可伴砂粒体。恶性程度高，易有深肌层浸润和腹腔、淋巴及远处转移，预后极差。无明显肌层浸润时也可能发生腹腔播散。

(4) 透明细胞癌：多呈实性片状、腺管样或乳头状排列，癌细胞细胞质丰富、透亮，核呈异型性，或由靴钉状细胞组成。恶性程度高，易早期转移。

三、转移途径

多数子宫内膜癌生长缓慢，局限于内膜或在宫腔内时间较长，部分特殊病理类型（浆液性乳头状腺癌、鳞腺癌）和低分化癌可发展很快，短期内出现转移。其主要转移途径为直接蔓延、淋巴转移，晚期可有血行转移。

1. 直接蔓延　癌灶初期沿子宫内膜蔓延生长，向上可沿子宫角波及输卵管，向下可累及宫颈管及阴道。若癌瘤向肌壁浸润，可穿透子宫肌层，累及子宫浆肌层，广泛种植于盆腹膜、直肠子宫陷凹及大网膜。

2. 淋巴转移　为子宫内膜癌的主要转移途径。当癌肿累及宫颈、深肌层或癌组织分化不良时，易早期发生淋巴转移。转移途径与癌肿生长部位有关：宫底部癌灶常沿阔韧带上部淋巴管网经骨盆漏斗韧带转移至卵巢，向上至腹主动脉旁淋巴结。子宫角或前壁上部病灶沿圆韧带淋巴管转移至腹股沟淋巴结。子宫下段或已累及宫颈管癌灶的淋巴转移途径与宫颈癌相同，可累及宫旁、闭孔、髂内、髂外及髂总淋巴结。子宫后壁癌灶可沿宫骶韧带转移至直肠淋巴结。约 10% 内膜癌经淋巴管逆行引流累及阴道前壁。

3. **血行转移** 晚期患者经血行转移至全身各器官，常见部位为肺、肝、骨等。

四、分期

子宫内膜癌的分期，现广泛采用国际妇产科联盟（FIGO）制定的手术—病理分期，见表 14。个别不进行手术者，可采用 FIGO（1971）制定的临床分期。

表 14　子宫内膜癌分期（FIGO 分期）

○期	原位癌（浸润前癌）
Ⅰ期	肿瘤局限于子宫体
Ⅰ$_A$	肿瘤局限于子宫内膜
Ⅰ$_B$	肿瘤浸润深度 < 1/2 肌层
Ⅰ$_C$	肿瘤浸润深度 > 1/2 肌层
Ⅱ期	肿瘤侵犯宫颈，但未超越子宫
Ⅱ$_A$	仅宫颈黏膜腺体受累
Ⅱ$_B$	宫颈间质浸润
Ⅲ期	局部和（或）区域的扩散（在Ⅲ$_A$、Ⅲ$_B$及Ⅲ$_C$中详述）
Ⅲ$_A$	肿瘤侵犯浆膜层和（或）附件（直接蔓延或转移），和（或）腹水或腹腔洗液有癌细胞
Ⅲ$_B$	阴道浸润（直接蔓延或转移）
Ⅲ$_C$	盆腔和（或）腹主动脉旁淋巴结转移
Ⅳ$_A$	肿瘤侵犯膀胱和（或）直肠黏膜
Ⅳ$_B$	远处转移［包括腹腔内淋巴结转移，不包括阴道、盆腔浆膜和附件的转移以及主动脉旁和（或）腹股沟淋巴结转移］

五、临床表现

1. **症状** 早期无明显症状，以后出现阴道流血、阴道排液，疼痛等。

（1）阴道流血：主要表现为绝经后阴道流血，量一般不多。尚未绝经者可表现为月经增多、经期延长或月经紊乱。

（2）阴道排液：多为血性液体或浆液性分泌物，合并感染则有脓血性排液，恶臭。因阴道排液异常就诊者约占 25%。

（3）下腹疼痛及其他：若癌肿累及宫颈内口，可引起宫腔积脓，出现下腹胀痛及痉挛样疼痛。晚期浸润周围组织或压迫神经可引起下腹及腰骶部疼痛。晚期可出现贫血、消瘦及恶病质等相应症状。

2. **体征** 早期患者妇科检查可无异常发现。晚期可有子宫明显增大，合并宫腔积脓时可有明显触痛，宫颈管内偶有癌组织脱出，触之易出血。癌灶浸润周围组织时，子宫固定或在宫旁扪及不规则结节状物。

六、诊断

除根据临床表现及体征外，确诊依据是病理组织学检查。

1. **病史及临床表现** 对于绝经后阴道流血、绝经过渡期月经紊乱，均应排除内膜癌后再按良性疾病处理。有下述情况的妇女应密切随诊：①有子宫内膜癌发病高危因素者，如肥胖、不育、绝经延迟等；②有长期应用雌激素、他莫昔芬或雌激素增高疾病史者；③有乳癌、子宫内膜癌家族史者。

2. **B 型超声检查** 经阴道 B 型超声检查可了解子宫大小、宫腔形状、宫腔内有无赘生物、子宫内膜厚度、肌层有无浸润及深度，为临床诊断及处理提供参考。

3. 分段诊刮 (fractional curettage)　是最常用、最有价值的诊断方法。分段诊刮的优点是能鉴别子宫内膜癌和宫颈管腺癌，也可明确子宫内膜癌是否累及宫颈管，为制定治疗方案提供依据。

4. 宫腔镜检查　可直接观察宫腔及宫颈管内有无癌灶存在，癌灶大小及部位，直视下取材活检，减少对早期子宫内膜癌的漏诊。

5. 其他

(1) 宫颈管搔刮及子宫内膜活检：对绝经后阴道流血，宫颈管搔刮可协助鉴别有无宫颈癌。若 B 型超声检查确定宫腔内有明显病变，作宫腔内膜活检也可明确诊断。

(2) 细胞学检查：宫颈刮片、阴道后穹隆涂片及宫颈管吸片取材做细胞学检查辅助诊断子宫内膜癌的阳性率不高，分别为 50%、65% 及 75%。近年宫腔冲洗、宫腔刷或宫腔吸引涂片法等准确率可达 90%，但操作较复杂，阳性也不能作确诊依据，故应用价值不高。

(3) MRI、CT 等检查及血清 CA125 测定：MRI、CT 等检查可协助判断病变范围。有子宫外癌肿播散者，其血清 CA125 值明显升高。

七、鉴别诊断

绝经后及绝经过渡期阴道流血为子宫内膜癌最常见的症状，故子宫内膜癌应与引起阴道流血的各种疾病鉴别。

1. 绝经过渡期阴道流血　以月经紊乱（经量增多、经期延长及不规则阴道流血）为主要表现。妇科检查无异常发现，应作分段诊刮活组织检查确诊。

2. 萎缩性阴道炎　主要表现为血性白带。检查时可见阴道黏膜变薄、充血或有出血点、分泌物增多等表现。治疗后可好转。必要时可先抗感染治疗后，再作诊断性刮宫排除子宫内膜癌。

3. 子宫黏膜下肌瘤或内膜息肉　有月经过多或经期延长症状，可行 B 型超声检查、宫腔镜检查及分段诊刮确定诊断。

4. 宫颈管癌、子宫肉瘤及输卵管癌　均可有阴道排液增多或不规则流血。宫颈管癌因癌灶位于宫颈管内，宫颈管变粗、硬或呈桶状。子宫肉瘤可有子宫明显增大、质软。输卵管癌以间歇性阴道排液、阴道流血、下腹隐痛为主要症状，可有附件包块。分段诊刮及 B 型超声可协助鉴别。

八、治疗

主要治疗方法为手术、放疗及药物（化学药物及激素）治疗。应根据患者全身情况、癌变累及范围及组织学类型，选用和制定适宜的治疗方案。早期患者以手术为主，按手术 - 病理分期的结果及存在的复发高危因素选择辅助治疗；晚期则采用手术、放射、药物等综合治疗。

1. 手术治疗　手术目的一是进行手术一病理分期，确定病变范围及与预后相关因素，二是切除癌变的子宫及其他可能存在的转移病灶，是内膜癌的主要治疗方法。手术程序是：腹部正中直切口，打开腹腔后立即取盆、腹腔冲洗液，然后仔细探查整个腹腔内脏器。大网膜、肝脏、腹膜、直肠子宫陷凹和附件表面均需检查。触摸任何可能存在的转移病灶，仔细触摸主动脉旁和盆腔内可疑或增大的淋巴结。切除子宫及双附件，剖视切除的子宫标本，判断有无肌层浸润。有高危因素者，切除腹膜后淋巴结。手术切除的标本应常规进行病理学检查，癌组织还应作雌、孕激素受体检测，作为术后选用辅助治疗的依据。

Ⅰ期患者应行筋膜外全子宫切除及双侧附件切除术。有下述情况之一者，行盆腔及腹主动脉旁淋巴结切除或取样：①可疑的腹主动脉旁及髂总淋巴结及增大的盆腔淋巴结；②特殊病理类型，如乳头状浆液性腺癌、透明细胞癌、鳞状细胞癌、癌肉瘤、未分化癌等；③子宫内膜样腺癌 G3；④肌层浸润深度≥1/2；⑤癌灶累及宫腔面积超过 50%。

Ⅱ期应行改良根治性子宫切除及双侧附件切除术，同时行盆腔及腹主动脉旁淋巴结切除术。Ⅲ期和Ⅳ期的手术范围与卵巢癌相同，进行肿瘤细胞减灭手术。

2. 放疗 是治疗子宫内膜癌有效方法之一，分腔内照射及体外照射两种。腔内照射多用后装治疗机腔内照射，高能放射源为 60 钴或 137 铯。体外照射常用 60 钴或直线加速器。

单纯放疗：仅用于有手术禁忌证或无法手术切除的晚期患者。腔内照射总剂量为 45～50 Gy。体外照射总剂量 40～45 Gy。对Ⅰ期 G1、不能接受手术治疗者，可选用单纯腔内照射外，其他各期均应采用腔内腔外照射联合治疗。

术后放疗：是内膜癌最主要的术后辅助治疗，可明显降低局部复发，提高生存率。对已有深肌层浸润、淋巴结转移、盆腔及阴道残留病灶的患者，术后均需加用放疗。

3. 化疗 为晚期或复发子宫内膜癌综合治疗措施之一。也有用于术后有复发高危因素患者的治疗，以期减少盆腔外的远处转移。常用化疗药物有顺铂、阿霉素、紫杉醇、环磷酰胺，氟尿嘧啶、丝裂霉素、依托泊苷等。可单独应用或联合应用，也可与孕激素合并应用。子宫乳头状浆液性腺癌术后应给予化疗，方案同卵巢上皮性癌。

4. 孕激素治疗 对晚期或复发癌可用孕激素治疗，也用于治疗子宫内膜不典型增生和试用于极早期要求保留生育功能的患者。其机制可能是孕激素作用于癌细胞并与孕激素受体结合形成复合物进入细胞核，延缓 DNA 和 RNA 复制，抑制癌细胞生长。孕激素以高效、大剂量、长期应用为宜，至少应用 12 周以上方可评定疗效。孕激素受体（PR）阳性者有效率可达 80%。常用药物：口服醋酸甲羟孕酮 200～400mg/d；己酸孕酮 500 mg，肌注每周 2 次。长期使用可有水钠潴留、浮肿或药物性肝炎等副作用，停药后可恢复。

九、预后

影响预后的因素主要有：①癌瘤生物学恶性程度及病变范围，包括病理类型、组织学分级、肌层浸润深度、淋巴转移及子宫外病灶等；②患者全身状况；③治疗方案选择。

十、随访

治疗后应定期随访，75%～95% 复发在术后 2～3 年内。随访内容应包括详细询问病史、盆腔检查、阴道细胞学涂片、胸部 X 线摄片、血清 CA125 检测等，必要时可作 CT 及 MRI 检查。一般术后 2～3 年内每 3 个月随访一次，3 年后每 6 个月 1 次，5 年后每年 1 次。

十一、预防

预防措施包括：①普及防癌知识，定期体检；②重视绝经后妇女阴道流血和绝经过渡期妇女月经紊乱的诊治；③正确掌握雌激素应用指征及方法；④对有高危因素的人群，应密切随访或监测。

（屈兴玲）

第三节　子宫肉瘤

子宫肉瘤（uterine sarcoma）少见，恶性程度高，占子宫恶性肿瘤 2%～4%，占生殖道恶性肿瘤 1%。来源于子宫肌层、肌层内结缔组织和内膜间质，也可继发于子宫平滑肌瘤。多见于 40～60 岁妇女。

一、组织发生及病理

根据不同的组织发生来源，主要有 3 种类型：

1. 子宫平滑肌肉瘤（leiomyosarcoma） 占 45%。易发生盆腔血管、淋巴结及肺转移。平滑肌肉瘤分为原发性及继发性者两种。原发性平滑肌肉瘤源自子宫肌壁或肌壁间血管壁平滑肌组织，呈弥漫性生长，与子宫壁之间无明显界限，无包膜。继发性平滑肌肉瘤为已存在的平滑肌瘤恶变。肌瘤恶变常自肌瘤中心部分开始，向周围扩展直到整个肌瘤发展为肉瘤，此时往往侵及包膜。切面为均匀一致的黄色或红色结构，呈鱼肉状或豆渣样。镜下平滑肌肉瘤细胞呈梭形，细胞大小不一致，形态各异，排列紊乱，有核异型，染色质深，核仁明显，细胞质呈碱性，有时有巨细胞出现。核分裂象＞5/10 HP。继发性子宫平滑肌肉瘤的预后比原发性好。

2. 子宫内膜间质肉瘤（endometrial stromal sarcoma）　来自子宫内膜间质细胞，分两类：

(1) 低度恶性子宫内膜间质肉瘤：有向宫旁组织转移倾向，较少发生淋巴及肺转移。大体见子宫球状增大，有颗粒样或小团块状突起，质如橡皮，富有弹性。切面见肿瘤呈息肉状或结节状，子宫内膜突向宫腔或侵及肌层，有时息肉有长蒂可达宫颈口外。瘤组织呈鱼肉状，均匀一致，呈黄色。镜下见子宫内膜间质细胞侵入肌层肌束间，细胞形态大小一致，细胞质少，核分裂象少（＜10/10 HP）。

(2) 高度恶性子宫内膜间质肉瘤：恶性度较高，预后差。大体见肿瘤多发生在子宫底部，呈息肉状向宫腔突起，质软且脆，常伴有出血坏死。切面呈灰黄色，鱼肉状。当侵入肌层时，肌壁则呈局限性或弥漫性增厚。镜下肿瘤细胞分化程度差，细胞大小不一致，核深染，异型性明显，核分裂象多（＞10/10 HP）。

3. 恶性中胚叶混合瘤（malignant mesodermal mixed tumor, MMMT）　含癌及肉瘤两种成分，又称癌肉瘤。但肉瘤为子宫异源成分，如横纹肌、骨、软骨、脂肪等组织。肿瘤的恶性程度很高，多见于绝经后妇女。大体见肿瘤呈息肉状生长，突向宫腔，常为多发性或分叶状。晚期可侵入肌层和周围组织。肿瘤质软，表面光滑。切面灰白色，有出血坏死。镜下见癌和肉瘤两种成分，并可见过渡形态。

二、转移途径

有血行播散、直接蔓延及淋巴转移。

三、临床表现

1. 症状　早期症状不明显，随着病情发展可出现下列表现：

(1) 阴道不规则流血：最常见，量多少不等。

(2) 腹痛：肉瘤生长快，子宫迅速增大或瘤内出血、坏死、子宫肌壁破裂引起急性腹痛。

(3) 腹部包块：患者常诉下腹部块物迅速增大。

(4) 压迫症状及其他：可压迫膀胱或直肠，出现尿频、尿急、尿潴留、大便困难等症状。晚期患者全身消瘦、贫血、低热或出现肺、脑转移相应症状。宫颈肉瘤或肿瘤自宫腔脱垂至阴道内，常有大量恶臭分泌物。

2. 体征　子宫增大，外形不规则。宫颈口有息肉或肌瘤样肿块，呈紫红色，极易出血。继发感染后有坏死及脓性分泌物。晚期肉瘤可累及骨盆侧壁，子宫固定不活动，可转移至肠管及腹腔，但腹水少见。

四、诊断

因子宫肉瘤临床表现与子宫肌瘤及其他恶性肿瘤相似，术前诊断较困难。对绝经后妇女及幼女的宫颈赘生物、迅速长大伴疼痛的子宫肌瘤，均应考虑有无子宫肉瘤可能。辅助诊断可选用阴道彩色多普勒超声检查、诊断性刮宫等。确诊依据为组织病理学检查。

五、临床分期

常用国际抗癌协会（UICC）分期：

Ⅰ期：肿瘤局限于宫体。

Ⅱ期：肿瘤浸润至宫颈。

Ⅲ期：肿瘤超出子宫范围，侵犯盆腔其他脏器及组织，但仍局限于盆腔。

Ⅳ期：肿瘤超出盆腔范围，侵犯上腹腔或已有远处转移。

六、治疗

治疗原则以手术为主。Ⅰ期行全子宫及双侧附件切除术。宫颈肉瘤、子宫肉瘤Ⅱ期、癌肉瘤应行根治性子宫切除及盆腔淋巴结切除术，必要时行腹主动脉旁淋巴结活检。根据病情早晚，术后化疗或放疗有可能提高疗效。目前对肉瘤化疗效果较好的药物有顺铂、阿霉素、异环磷酰胺等，常用三药联合方案。子宫恶性中胚叶混合瘤和高度恶性子宫内膜间质肉瘤对放疗较敏感。低度恶性子宫内膜间质肉瘤含雌孕激素受体，孕激素治疗有一定效果，常用醋酸甲羟孕酮或甲地孕酮，以大剂量、高效为宜。

七、预后

复发率高，预后差，5年生存率20%～30%。预后与肉瘤类型、恶性程度、肿瘤分期、有无转移及治疗方法有关。继发性子宫平滑肌肉瘤及低度恶性子宫内膜间质肉瘤预后较好；高度恶性子宫内膜间质肉瘤及子宫恶性中胚叶混合瘤预后差。

（屈兴玲）

第四章 输卵管肿瘤

输卵管肿瘤有良性和恶性两类。输卵管良性肿瘤极少见，其组织类型多，以腺瘤样瘤居多，乳头瘤、血管瘤、平滑肌瘤、脂肪瘤、畸胎瘤等均罕见。肿瘤体积小且无症状，术前难以确诊。预后良好。

输卵管恶性肿瘤有原发和继发两种。绝大多数为继发性癌，占输卵管恶性肿瘤的80%～90%，多数来自卵巢癌和子宫内膜癌，少数来自宫颈癌、胃肠道癌或乳腺癌。转移途径主要为直接蔓延和淋巴转移。继发性癌首先侵犯输卵管浆膜层，组织形态与原发灶相同。症状、体征和治疗取决于原发灶，预后不良。

原发性输卵管癌

原发性输卵管癌（primary carclnoma of fallopian tube）是少见的女性生殖道恶性肿瘤，其发病率仅占妇科恶性肿瘤的0.5%。以40～65岁居多，平均年龄52岁。多发生于绝经后期妇女。

一、病因

病因不明。70%患者有慢性输卵管炎，50%有不孕史。单侧输卵管癌患者的对侧输卵管经病理检查多有炎性改变，推断慢性炎性刺激可能是发病诱因。慢性输卵管炎多见，输卵管癌却罕见，炎症并非是唯一诱因。

二、病理

单侧居多，好发于输卵管壶腹部，病灶始于黏膜层。早期呈结节状增大，病程逐渐进展，输卵管增粗形似腊肠。切面见输卵管腔扩大且壁薄，有乳头状或菜花状赘生物。伞端有时封闭，内有血性液体，外观类似输卵管积水。镜下为腺癌，根据癌细胞分化程度及组织结构分为3级：Ⅰ级为乳头状癌，恶性程度低，细胞呈柱状，无纤毛，核分裂象少见，细胞形成乳头，基本不侵犯周围组织；Ⅱ级为乳头状腺泡癌，细胞分化高，核分裂象少到中等，癌细胞形成乳头状，也形成腺泡型，常侵犯输卵管浅层，恶性程度高；Ⅲ级为腺泡髓样癌，核分裂象多，形成腺泡和实质性片块，乳头很少，侵犯广泛，恶性程度最高。

三、转移途径

转移途径有：①局部扩散：脱落的癌细胞经开放的输卵管伞端转移至腹腔，种植在腹膜、大网膜、肠表面，也可直接侵入输卵管壁肌层，然后蔓延至邻近器官。②淋巴转移：子宫、卵巢与输卵管间有丰富的淋巴管沟通，常被累及。经淋巴管转移至腹主动脉旁淋巴结或盆腔淋巴结。③血行转移：经血循环转移至肺、肝、脑及阴道等器官。

四、临床分期

采用FIGO（2000年）制订的标准，输卵管癌分期是根据肿瘤减灭术前与病理所见（表15）。

五、临床表现

输卵管癌早期无症状，体征多不典型，易被忽视或延误诊断。临床上常表现为阴道排液、腹痛及盆腔肿块，称为输卵管癌"三联症"。

1. 阴道排液 最常见。排液为浆液性黄水，量可多可少，常呈间歇性，有时为血性，通常无臭味。当癌灶坏死或浸润血管时，可出现阴道流血。

2. 腹痛 多发生于患侧，为钝痛，以后逐渐加剧呈痉挛性绞痛。疼痛与肿瘤体积、分泌物积聚使输卵管承受压力加大有关，当阴道排出水样或血性液体后，疼痛常随之缓解。

3. 盆腔肿块 部分患者扪及下腹肿块，大小不一，表面光滑。妇科检查可扪及肿块，位于子宫一侧或后方，活动受限或固定不动。肿块因液体自阴道排出缩小，液体积聚后可再增大。

4. 腹水 较少见，呈淡黄色，有时呈血性。

表 15 输卵管癌手术．病理分期

期别	肿瘤范围
○期	原位癌（浸润前期）
Ⅰ期	癌局限于输卵管
ⅠA	癌局限于一侧输卵管，未穿破浆膜；无腹水
ⅠB	癌局限于双侧输卵管，未穿破浆膜；无腹水
ⅠC	ⅠA或ⅠB伴癌达到或穿破浆膜面；腹水或腹腔冲洗液含癌细胞
Ⅱ期	一侧或双侧输卵管癌伴盆腔内扩散
ⅡA	癌扩散和（或）转移至子宫和（或）卵巢
ⅡB	癌扩散至盆腔其他组织
ⅡC	盆腔内扩散（ⅡA或ⅡB）伴腹水或腹腔冲洗液含癌细胞
Ⅲ期	一侧或双侧输卵管癌伴盆腔外转移和（或）区域转移；或癌局限于盆腔。镜下见小肠或大网膜转移
ⅢA	显微镜下见腹腔转移
ⅢB	肉眼可见腹腔转移病灶最大直径≤2
ⅢC	腹腔癌灶直径＞2
Ⅳ期	远处转移，不包括腹腔转移

注：肝表面转移与腹股沟淋巴结转移均为Ⅲ期

六、诊断

因少见易被忽略，输卵管位于盆腔内不易扪及，检查不易准确，症状不明显，术前诊断率极低而常误诊。辅助检查有助于提高术前诊断率，常用方法有：

1．B型超声检查　能确定肿块部位、大小、性状及有无腹水等。

2．阴道细胞学检查　宫颈和宫腔细胞学检查阴性，而涂片见不典型腺上皮纤毛细胞，提示有输卵管癌可能。

3．分段刮宫　细胞学检查为腺癌细胞，排除宫颈癌和子宫内膜癌后，应高度怀疑为输卵管癌。

4．腹腔镜检查　见输卵管增粗，外观似输卵管积水，呈茄子形态，有时可见到赘生物。

5．CT、MRI　CT和MRI比超声检查更清晰，对分期、腹膜后淋巴结是否增大以及治疗的判断更有价值。

七、鉴别诊断

输卵管癌与卵巢肿瘤及输卵管卵巢囊肿不易鉴别。有阴道排液需与子宫内膜癌鉴别。若不能排除输卵管癌，应尽早剖腹探查确诊。

八、治疗

治疗原则以手术为主，辅以化疗、放疗的综合治疗，应强调首次治疗的彻底性和计划性。手术范围应包括全子宫、双侧附件及大网膜切除术。癌肿已扩散至盆腔或腹腔，应按卵巢上皮性癌进行处理，应尽可能大块切除肿瘤，行肿瘤减灭术及盆腔淋巴结切除术。术后辅以化疗和放疗。

九、预后

输卵管癌的组织学类型、预后相关因素以及预后均和卵巢癌相似。早期输卵管癌的预后比早期卵巢癌差；输卵管癌淋巴转移率显著升高。随着本病术前诊断率的逐步提高与恰当的治疗，输卵管癌的预后已较前改善，5年存活率约为40%。预后与临床期别密切相关。早期及输卵管伞端闭锁的病例预后良好。

十、随访

治疗后的第1年，每3个月复查1次；随访间隔可逐渐延长，到5年后每4～6个月复查1次。

（屈兴玲）

第五章　子宫内膜异位症和子宫腺肌病

子宫内膜异位性疾病包括子宫内膜异位症和子宫腺肌病，两者均由具有生长功能的异位子宫内膜所致，临床上常可并存。但两者的发病机制及组织发生学不尽相同，临床表现及其对卵巢激素的敏感性亦有差异，前者对孕激素敏感，后者不敏感。

第一节　子宫内膜异位症

具有活性的子宫内膜组织（腺体和间质）出现在子宫内膜以外部位时称为子宫内膜异位症（endometriosis，EMT），简称内异症。异位内膜可侵犯全身任何部位，如脐、膀胱、肾、输尿管、肺、胸膜、乳腺，甚至手臂、大腿等处，但绝大多数位于盆腔内，以卵巢及宫骶韧带最常见，其次为子宫、直肠子宫陷凹、腹膜脏层、阴道直肠膈等部位，故有盆腔子宫内膜异位症之称。绝经或切除双侧卵巢后，异位内膜可逐渐萎缩吸收；妊娠或使用性激素抑制卵巢功能，可暂时阻止疾病发展，故内异症是激素依赖性疾病。本病在病理上呈良性形态学表现，但具有类似恶性肿瘤的种植、侵蚀及远处转移能力。持续加重的盆腔粘连、疼痛、不孕是患者的主要临床表现。

一、发病率

流行病学研究认为，育龄期是内异症的高发年龄，76% 在 25～45 岁之间，生育少、生育晚的妇女发病明显多于多生育者，有报道绝经后用激素替代的妇女也有发病者。近年本病发病率呈明显上升趋势，与社会经济状况呈正相关。慢性盆腔疼痛及痛经在患者中发病率为 20%～90%，25%～35% 不孕患者与此病有关，妇科手术中有 5%～15% 患者被发现有内异症存在。

二、病因

异位子宫内膜来源至今尚未阐明，目前主要学说有：

1. **子宫内膜种植学说**　1921 年 Sampson 首先提出经期时子宫内膜腺上皮和间质细胞可随经血逆流，经输卵管进入盆腔，种植于卵巢和邻近的盆腔腹膜，并在该处继续生长、蔓延，形成盆腔内异症。多数临床和实验资料均支持这一学说：① 70%～90% 妇女有经血逆流，在经血或早卵泡期的腹腔液中，均可见存活的内膜细胞。②先天性阴道闭锁或宫颈狭窄等经血排出受阻者发病率高。③医源性内膜种植，如剖宫产后腹壁疤痕或分娩后会阴切口出现内异症，可能是术时将子宫内膜带至切口直接种植所致，患者有多次宫腔手术操作史（人工流产、输卵管通液等）亦不少见。④动物实验能将经血中的子宫内膜移植于猕猴腹腔内存活生长，形成典型内异症。种植学说虽被绝大多数学者接受，但它不能解释盆腔外内异症的发生，也无法解释多数育龄女性存在经血逆流，但仅少数（10%～15%）发病。

2. **淋巴及静脉播散学说**　不少学者在光镜检查时发现盆腔淋巴管、淋巴结和盆腔静脉中有子宫内膜组织，提出子宫内膜可通过淋巴和静脉向远处播散。临床上所见远离盆腔的器官，如肺、四肢皮肤、肌肉等发生内异症，可能就是内膜通过血行和淋巴播散的结果。该学说无法说明子宫内膜如何通过静脉和淋巴系统，而盆腔外内异症的发病率又极低。

3. **体腔上皮化生学说**　卵巢表面上皮、盆腔腹膜均是由胚胎期具有高度化生潜能的体腔上皮分化而来，Mayer 提出体腔上皮分化来的组织在受到持续卵巢激素或经血及慢性炎症的反复刺激后，能被激活转化为子宫内膜样组织。但这一学说尚无充分的临床及实验依据。

4. **诱导学说**　未分化的腹膜组织在内源性生物化学因素诱导下可发展成为子宫内膜组织。此学说是体腔上皮化生学说的延伸，在动物实验中已证实，而在人类尚无证据。

5. **遗传学说**　本病具有家族聚集性，患者一级亲属的发病风险是无家族史者的 7 倍，单卵双胎孪生姐妹发病率高达 75%。患者常出现非整倍体（11，16，17）、序列丢失或插入（1p，17q，6q，7q）等染色体异常。有研究发现内异症与谷胱甘肽转移酶、半乳糖转移酶和雌激素受体的基因多态性有关，在人类子宫内膜和卵巢异位囊肿中还发现有各种编码的孕激素mRNAs 存在，提示该病可能通过多基因或多因素遗传。

6. 免疫调节学说　越来越多的证据表明免疫调节异常在内异症的发生、发展各环节起重要作用，表现为免疫监视、免疫杀伤功能的细胞如 NK 细胞等细胞毒作用减弱而不能有效清除异位内膜，免疫活性细胞释放 IL-6、EGF、FGF 等细胞因子促进异位内膜存活、增殖并导致局部纤维增生、粘连，细胞黏附分子异常表达，协同参与异位内膜的移植、定位和黏附等。研究还发现内异症与 SLE、黑色素瘤及某些 HLA 抗原有关，患者的 IgG 及抗子宫内膜抗体明显增加，表明其具有自身免疫性疾病的特征。

7. 其他因素　有研究认为血管生成参与了内异症的发生机制，患者腹腔液中 VEGF 等血管生长因子增多，使盆腔微血管生长增加，导致异位内膜得以成功地种植生长。另外，异位内膜有芳香化酶 mRNA 和细胞色素 P-450 蛋白的高表达，而 Ⅱ 型 17-β 羟类固醇脱氢酶表达下降，表明异位内膜除自分泌雌激素外，还可削弱对 17-β 雌二醇的灭活作用，促进自身增殖。近年来研究发现异位内膜的自身凋亡总是低于在位内膜，且重症者较 Ⅰ～Ⅱ 期者凋亡减少，提示子宫内膜对凋亡的敏感性与疾病进程有关。

三、病理

本病的基本病理变化为异位子宫内膜随卵巢激素变化而发生周期性出血，导致周围纤维组织增生和囊肿、粘连形成，在病变区出现紫褐色斑点或小泡，最终发展为大小不等的紫褐色实质性结节或包块。

1. 大体病理

(1) 卵巢：最易被异位内膜侵犯，约 80% 病变累及一侧，累及双侧占 50%。卵巢异位病灶分为微小病灶型和典型病灶型两种。微小病灶型属早期，位于卵巢浅表皮层的红色、紫蓝色或褐色斑点或数毫米大的小囊。随病变发展，异位内膜侵犯卵巢皮质并在其内生长、反复周期性出血，形成单个或多个囊肿型的典型病变，称为卵巢子宫内膜异位囊肿。囊肿大小不一，直径多在 5 cm 左右，大至 10～20 cm，内含暗褐色、似巧克力样糊状陈旧血性液体，故又称为卵巢巧克力囊肿。囊肿增大时表面呈灰蓝色。囊肿在月经期内出血增多，腔内压力大，特别是囊壁近卵巢表面时易反复破裂，破裂后囊内容物刺激局部腹膜发生局部炎性反应和组织纤维化，导致卵巢与邻近的子宫、阔韧带、盆侧壁或乙状结肠等紧密粘连，致使卵巢固定在盆腔内，活动度差。若手术强行剥离时，粘连局部囊壁极易破裂，流出黏稠暗褐色陈旧血液。这种粘连是卵巢子宫内膜异位囊肿的临床特征之一，可借此与其他出血性卵巢囊肿鉴别。

(2) 宫骶韧带、直肠子宫陷凹和子宫后壁下段：宫骶韧带、直肠子宫陷凹和子宫后壁下段处于盆腔后部较低处，与经血中的内膜碎屑接触最多，故为内异症的好发部位。在病变早期，轻者局部有散在紫褐色出血点或颗粒状结节，宫骶韧带增粗或结节样改变。随病变发展，子宫后壁与直肠前壁粘连，直肠子宫陷凹变浅甚至消失，重者病灶向阴道直肠隔发展，在隔内形成肿块并向阴道后穹隆或直肠腔凸出，但穿破阴道或直肠黏膜罕见。

(3) 盆腔腹膜：盆腔腹膜内异症分为色素沉着型和无色素沉着型两种。腹腔镜下前者呈紫蓝色或黑色结节，为典型病灶；后者为无色素的早期病灶，但较前者更具活性，并有红色火焰样、息肉样、白色透明变、卵巢周围粘连、黄棕色腹膜斑等类型。无色素异位病变发展成典型病灶约需 6～24 个月。

(4) 输卵管及宫颈：异位内膜累及输卵管和宫颈少见。偶在输卵管浆膜层可见紫蓝色斑点或结节，管腔多通畅。宫颈异位病灶多系内膜直接种植，呈暗红色或紫蓝色颗粒于宫颈表面，经期略增大，易被误诊为宫颈腺囊肿。深部病灶宫颈剖面呈紫蓝色小点或含陈旧血液的小囊腔，多系直肠子宫陷凹病灶蔓延而来。

（5）其他部位：阑尾、膀胱、直肠异位病灶呈紫蓝色或红棕色点、片状病损，很少穿透脏器黏膜层。会阴及腹壁疤痕处异位病灶因反复出血致局部纤维增生而形成圆形结节，病程长者结节可大至数厘米，偶见典型的紫蓝色或陈旧出血灶。

2. 镜下检查　典型的异位内膜组织在镜下可见子宫内膜上皮、腺体、内膜间质、纤维素及出血等成分。无色素型早期异位病灶一般可见到典型的内膜组织，但异位内膜反复出血后，这些组织结构可被破坏而难以发现，出现临床表现极典型而组织病理特征极少的不一致现象，约占 24%。出血来自间质内血管，镜下找到少量内膜间质细胞即可确诊本病。临床表现和术中所见很典型，即使镜下仅能在卵巢囊壁中发现红细胞或含铁血黄素细胞等出血证据，亦应视为内异症。肉眼正常的腹膜组织镜检时发现子宫内膜腺体及间质，称为镜下内异症，发生率 10% ～ 15%，可能在内异症的组织发生及治疗后复发方面起重要作用。

异位内膜组织可随卵巢周期变化而有增生和分泌改变，但其改变与在位子宫内膜并不同步，多表现为增生期改变。

异位内膜极少发生恶变。

四、临床表现

内异症的临床表现因人和病变部位的不同而多种多样，症状特征与月经周期密切相关。有 25% 患者无任何症状。

1. 症状

（1）下腹痛和痛经：疼痛是本病的主要症状，其原因为异位病灶受周期性卵巢激素影响而出现类似月经期变化，特点是痛经。继发性痛经、进行性加重是内异症的典型症状。疼痛多位于下腹、腰骶及盆腔中部，有时可放射至会阴部、肛门及大腿，常于月经来潮时出现，并持续至整个经期。疼痛严重程度与病灶大小不一定呈正比，粘连严重、卵巢异位囊肿患者可能并无疼痛，而盆腔内小的散在病灶却可引起难以忍受的疼痛。少数患者长期下腹痛，经期加剧。有 27% ～ 40% 患者无痛经。

（2）不孕：本病患者不孕率高达 40%。引起不孕的原因复杂，如盆腔微环境改变影响精卵结合及运送、免疫功能异常导致抗子宫内膜抗体增加而破坏子宫内膜正常代谢及生理功能、卵巢功能异常导致排卵障碍和黄体形成不良等。中、重度患者可因卵巢、输卵管周围粘连而影响受精卵运输。

（3）月经异常：15% ～ 30% 患者有经量增多、经期延长或月经淋漓不尽。可能与卵巢实质病变、无排卵、黄体功能不足或合并有子宫腺肌病和子宫肌瘤有关。

（4）性交不适：多见于直肠子宫陷凹有异位病灶或因局部粘连使子宫后倾固定者。性交时碰撞或子宫收缩上提而引起疼痛，一般表现为深部性交痛，月经来潮前性交痛最明显。

（5）其他特殊症状：盆腔外任何部位有异位内膜种植生长时均可在局部出现周期性疼痛、出血和肿块，并出现相应症状。肠道内异症可出现腹痛、腹泻、便秘或周期性少量便血，严重者可因肿块压迫肠腔而出现肠梗阻症状；膀胱内异症常在经期出现尿痛和尿频，但多被痛经症状掩盖而被忽视；异位病灶侵犯和（或）压迫输尿管时，引起输尿管狭窄、阻塞，出现腰痛和血尿，甚至形成肾盂积水和继发性肾萎缩；手术瘢痕异位症患者常在剖宫产或会阴侧切术后数月至数年出现周期性瘢痕处疼痛，在瘢痕深部扪及剧痛包块，随时间延长，包块逐渐增大，疼痛加剧。

除上述症状外，卵巢子宫内膜异位囊肿破裂时，囊内容物流入盆腹腔引起突发性剧烈腹痛，伴恶心、呕吐和肛门坠胀。疼痛多发生于经期前后或性交后，症状类似输卵管妊娠破裂，但无腹腔内出血。

2. 体征　较大的卵巢异位囊肿在妇科检查时可扪及与子宫粘连的肿块。囊肿破裂时腹膜刺激征阳性。典型盆腔内异症双合诊检查时可发现子宫后倾固定，直肠子宫陷凹、宫骶韧带或子宫后壁下方可扪及触痛性结节，一侧或双侧附件处触及囊实性包块，活动度差。病变累及直肠阴道间隙时可在阴道后穹隆触及，或直接看到局部隆起的小结节或紫蓝色斑点。

五、诊断

育龄女性有继发性痛经进行性加重、不孕或慢性盆腔痛，盆腔检查扪及与子宫相连的囊性包块或盆腔内有触痛性结节，即可初步诊断为子宫内膜异位症。但临床上还需借助下列辅助检查，腹腔镜检查和活组织检查才能确诊和确定分期。

1. 影像学检查　阴道或腹部B型超声检查是鉴别卵巢异位囊肿和阴道直肠隔内异症的重要方法，可确定异位囊肿位置、大小和形状，其诊断敏感性和特异性均在96%以上。囊肿呈圆形或椭圆形，与周围特别是与子宫粘连，囊壁厚而粗糙，囊内有细小的絮状光点。因囊肿回声图像无特异性，不能单纯依靠B型超声图像确诊。盆腔CT及MRI对盆腔内异症有诊断价值，但费用较昂贵。

2. 血清CA_{125}值测定　血清CA_{125}浓度可能增高，重症高于Ⅰ、Ⅱ期患者，但其变化范围很大，临床上多用于重度内异症和疑有深部异位病灶者。在诊断早期内异症时，腹腔液CA_{125}值较血清值更有意义。血清CA_{125}水平用于监测异位内膜病变活动情况，即监测疗效和复发较诊断更有临床价值，治疗有效时CA_{125}降低，复发时又增高。

3. 抗子宫内膜抗体　此抗体是内异症的标志抗体，其靶抗原是内膜腺体细胞中一种孕激素依赖性糖蛋白，特异性90%～100%。患者血中检测出该抗体，表明体内有异位内膜刺激及免疫内环境改变。但测定方法较烦琐，敏感性不高。

4. 腹腔镜检查　是目前诊断内异症的最佳方法，在腹腔镜下见到大体病理所述典型病灶或对可疑病变进行活组织检查即可确诊。下列情况应首选腹腔镜检查：疑为内异症的不孕症患者，妇科检查及B型超声检查无阳性发现的慢性腹痛及痛经进行性加重者，有症状特别是血清CA_{125}浓度升高者。只有在腹腔镜检查或剖腹探查直视下才能确定内异症临床分期。

六、鉴别诊断

内异症易与下述疾病混淆，应予以鉴别。

1. 卵巢恶性肿瘤　早期无症状，有症状时多呈持续性腹痛、腹胀，病情发展快，一般情况差。除查有盆腔包块外，多伴有腹水。B型超声图像显示包块为混合性或实性，血清CA_{125}值多显著升高。腹腔镜检查或剖腹探查可鉴别。

2. 盆腔炎性包块　多有急性或反复发作的盆腔感染史，疼痛无周期性，平时亦有下腹部隐痛，可伴发热和白细胞增高等，抗生素治疗有效。

3. 子宫腺肌病　痛经症状与内异症相似，但多位于下腹正中且更剧烈，子宫多呈均匀性增大，质硬。经期检查时子宫触痛明显。警惕此病常与内异症并存。

七、临床分期

内异症的分期方法很多，目前我国多采用美国生育学会（AFS）1985年提出的"修正子宫内膜异位症分期法"。需在腹腔镜下或剖腹探查手术时进行分期，要求详细观察并对异位内膜的部位、数目、大小、粘连程度等进行记录，最后进行评分（表16）。该分期法有利于评估疾病严重程度、正确选择治疗方案、准确比较和评价各种治疗方法的疗效，并有助于判断患者的预后。

八、治疗

治疗内异症的根本目的是"缩减和去除病灶，减轻和控制疼痛，治疗和促进生育，预防和减少复发"。治疗方法应根据患者年龄、症状、病变部位和范围以及对生育要求等加以选择，强调治疗个体化。症状轻或无症状的轻微病变选用期待治疗。有生育要求的轻度患者先行药物治疗，重者行保留生育功能手术；年轻无生育要求的重度患者可行保留卵巢功能手术，并辅以性激素治疗；症状及病变均严重的无生育要求者考虑行根治性手术。

1. 期待治疗　对患者定期随访，并对症处理病变引起的轻微经期腹痛，可给予前列腺素合成酶抑制剂（吲哚美辛、萘普生、布洛芬等）。希望生育者应尽早行不孕的各项检查如子宫输卵管造影或输卵管通畅试验，特别是行腹腔镜下输卵管通液检查，或镜下对轻微病灶进行处理，解除输卵管粘连扭曲，促使其尽早受孕。一旦妊娠，异位内膜病灶坏死萎缩，分娩后症状缓解并有望治愈。

表16 AFS修正子宫内膜异位症分期法（1985）

患者姓名　　　　　　　　　　　日期

Ⅰ期（微型）：1～5分　　　　　腹腔镜　　　　剖腹手术　　　　　病理

Ⅱ期（轻型）：6～15分　　　　　推荐治疗

Ⅲ期（中型）：16～40分

Ⅳ期（重型）：>40分

总分　　　　　　　　　　　　　预后

异位病灶		病灶大小			粘连范围			
		< 1 cm	1～3 cm	> 3 cm		< 1/3包裹	1/3～2/3包裹	> 2/3包裹
腹膜	浅	1	2	4				
	深	2	4	6				
卵巢	右浅	1	2	4	薄膜	1	2	4
	右深	4	16	20	致密	4	8	16
	左浅	1	2	4	薄膜	1	2	4
	左深	4	16	20	致密	4	8	16
输卵管	右				薄膜	1	2	4
					致密	4	8	16
	左				薄膜	1	2	4
					致密	4	8	16
直肠子宫陷凹		部分封闭 4			全部封闭 40			

注：若输卵管全部被包裹，应为16分

2. 药物治疗　包括抑制疼痛的对症治疗、抑制雌激素合成使异位内膜萎缩、阻断下丘脑-垂体-卵巢轴的刺激和出血周期为目的的性激素抑制治疗，适用于有慢性盆腔痛、经期痛经症状明显、有生育要求及无卵巢囊肿形成患者。采用使患者假孕或假绝经性激素的疗法已成为临床治疗内异症的常用方法。但对较大的卵巢内膜异位囊肿，特别是卵巢包块性质未明者，不宜用药物治疗。

(1) 口服避孕药：是最早用于治疗内异症的激素类药物，其目的是降低垂体促性腺激素水平，并直接作用于子宫内膜和异位内膜，导致内膜萎缩和经量减少。长期连续服用避孕药造成类似妊娠的人工闭经，称假孕疗法。目前临床上常用低剂量高效孕激素和炔雌醇复合制剂，用法为每日1片，连续用6～9月，此法适用于轻度内异症患者。

(2) 孕激素：单用人工合成高效孕激素，通过抑制垂体促性腺激素分泌，造成无周期性的低雌激素状态，并与内源性雌激素共同作用，造成高孕激素性闭经和内膜蜕膜化，形成假孕。各种制剂疗效相近且费用较低。所用剂量为避孕剂量的3～4倍，连续应用6个月，如甲羟孕酮（medroxyprogesterone）30 mg/d，副反应有恶心、轻度抑郁、钠水潴留、体重增加及阴道不规则点滴出血等。患者在停药数月后痛经缓解，月经恢复。

(3) 孕激素受体水平拮抗剂：米非司酮（mifepristone）有较强的抗孕激素作用，每日口服25～100 mg，造成闭经使病灶萎缩。副反应轻，无雌激素样影响，亦无骨质丢失危险，长期疗效有待证实。

(4) 孕三烯酮（gestrinone）：为19-去甲睾酮甾体类药物，有抗孕激素、中度抗雌激素和抗性腺效应，能增加游离睾酮含量，减少性激素结合球蛋白水平，抑制 FSH、LH 峰值并减少 LH 均值，使体内雌激素水平下降，异位内膜萎缩、吸收，也是一种假绝经疗法。该药在血浆中半衰期长达 28 小时，每周仅需用药两次，每次 2.5 mg，于月经第一日开始服药，6 个月为一疗程，治疗后 50% ～ 100% 患者发生闭经，症状缓解率达 95% 以上。孕三烯酮与达那唑相比，疗效相近，但副反应较低，对肝功能影响较小且可逆，很少因转氨酶过高而中途停药，且用药量少、方便。孕妇忌服。

(5) 达那唑 (danazol)：为合成的 17 α - 乙炔睾酮衍生物。抑制 FSH、LH 峰；抑制卵巢甾体激素生成并增加雌、孕激素代谢；直接与子宫内膜雌、孕激素受体结合抑制内膜细胞增生，最终导致子宫内膜萎缩，出现闭经。因 FSH、LH 呈低水平，又称假绝经疗法。适用于轻度及中度内异症痛经明显的患者。用法：月经第 1 日开始口服 200 mg，每日 2 ～ 3 次，持续用药 6 个月。若痛经不缓解或未闭经，可加至每日 4 次。疗程结束后约 90% 症状消失。停药后 4 ～ 6 周恢复月经及排卵。副反应有恶心、头痛、潮热、乳房缩小、体重增加、性欲减退、多毛、痤疮、皮脂增加、肌痛性痉挛等。一般能耐受。药物主要在肝脏代谢，已有肝功能损害不宜使用，也不适用于高血压、心力衰竭、肾功能不全。妊娠禁用。

(6) 促性腺激素释放激素激动剂 (gonadotropin releasing hormone analogue, GnRH-a)：为人工合成的十肽类化合物，其作用与体内 GnRH 相同，能促进垂体 LH 和 FSH 释放，其活性较天然 GnRH 高百倍。抑制垂体分泌促性腺激素，导致卵巢激素水平明显下降，出现暂时性闭经，此疗法又称药物性卵巢切除。我国目前常用的 GnRH-a 类药物有：亮丙瑞林 3.75 mg，月经第 1 日皮下注射后，每隔 28 日注射一次，共 3 ～ 6 次；戈舍瑞林 3.6 mg，用法同前。一般用药后第 2 个月开始闭经，可使痛经缓解，停药后在短期内排卵可恢复。副反应主要有潮热、阴道干燥、性欲减退和骨质丢失等绝经症状，停药后多可消失。但骨质丢失需要一年才能逐渐恢复正常。

3. 手术治疗 适用于药物治疗后症状不缓解、局部病变加剧或生育功能未恢复者；较大的卵巢内膜异位囊肿且迫切希望生育者。腹腔镜手术是本病的首选治疗方法，目前认为以腹腔镜确诊、手术＋药物为内异症的金标准治疗。手术方式有：

(1) 保留生育功能手术：切净或破坏所有可见的异位内膜病灶，但保留子宫、一侧或双侧卵巢，至少保留部分卵巢组织。适用于药物治疗无效、年轻和有生育要求的患者。术后复发率约 40%。

(2) 保留卵巢功能手术：切除盆腔内病灶及子宫，保留至少一侧或部分卵巢。适用于Ⅲ、Ⅳ期患者、症状明显且无生育要求的 45 岁以下患者。术后复发率约 5%。

(3) 根治性手术：将子宫、双附件及盆腔内所有异位内膜病灶予以切除和清除，适用于 45 岁以上重症患者。术后不用雌激素补充治疗者，几乎不复发。双侧卵巢切除后，即使盆腔内残留部分异位内膜病灶，也能逐渐自行萎缩退化直至消失。

4. 手术与药物联合治疗 手术治疗前给予 3 ～ 6 个月的药物治疗使异位病灶缩小、软化，有利于缩小手术范围和手术操作。对手术不彻底或术后疼痛不缓解者，术后给予 6 个月的药物治疗推迟复发。

5. 不孕的治疗 药物治疗对改善生育状况帮助不大。腹腔镜手术能提高术后妊娠率，治疗效果取决于病变程度。希望妊娠者术后不宜应用药物巩固治疗，应行促排卵治疗，争取尽早治疗。手术后 2 年内未妊娠者再妊娠机会甚微。

九、预防

1. 防止经血逆流 及时发现并治疗引起经血潴留的疾病，如先天性生殖道畸形、闭锁、狭窄和继发性宫颈粘连、阴道狭窄等。

2. 药物避孕 口服药物避孕者内异症发病风险降低，与避孕药抑制排卵、促使子宫内膜萎缩有关，有高发家族史、容易带器妊娠者可选择口服药物。

3. 防止医源性内膜异位种植　尽量避免多次的宫腔手术操作。进入宫腔内的经腹手术，特别是孕中期剖宫取胎术，均应用纱布垫保护好子宫切口周围术野，以防宫腔内容物溢入腹腔或腹壁切口；缝合子宫壁时避免缝线穿过子宫内膜层；关腹后应冲洗腹壁切口。月经来潮前禁作输卵管通畅试验，以免将内膜碎屑推入腹腔。宫颈及阴道手术如冷冻、电灼、激光和微波治疗以及整形术等均不宜在经前进行，否则有导致经血中的内膜碎片种植于手术创面的危险。人工流产吸宫术时，宫腔内负压不宜过高，以免突然将吸管拔出使宫腔血液和内膜碎片随负压被吸入腹腔。

（屈兴玲）

第二节　子宫腺肌病

当子宫内膜腺体及间质侵入子宫肌层时，称为子宫腺肌病（adenomyosis）。多发生于30～50岁经产妇，约15%同时合并内异症，约半数合并子宫肌瘤。虽对尸检和因病切除的子宫作连续切片检查发现10%～47%子宫肌层中有子宫内膜组织，但其中35%无临床症状。

一、病因

子宫腺肌病患者部分子宫肌层中的内膜病灶与宫腔内膜直接相连，故认为本病由基底层子宫内膜侵入肌层生长所致，多次妊娠及分娩、人工流产、慢性子宫内膜炎等造成子宫内膜基底层损伤，与本病的发病密切相关。由于内膜基底层缺乏黏膜下层，且本病常合并有子宫肌瘤和子宫内膜增生，提示高水平雌孕激素刺激也可能是促进内膜向肌层生长的原因之一。

二、病理

异位内膜在子宫肌层多呈弥漫性生长，累及后壁居多，故子宫呈均匀性增大，前后径增大明显，呈球形，一般不超过12周妊娠子宫大小。剖面见子宫肌壁显著增厚且硬，无漩涡状结构，于肌壁中见粗厚肌纤维带和微囊腔，腔内偶有陈旧血液。少数腺肌病病灶呈局限性生长形成结节或团块，似肌壁间肌瘤，称为子宫腺肌瘤（adenomyoma），因局部反复出血导致病灶周围纤维组织增生所致，故与周围肌层无明显界限，手术时难以剥出。镜检特征为肌层内有呈岛状分布的异位内膜腺体及间质。异位内膜细胞属基底层内膜，对卵巢激素特别是孕激素不敏感，故异位腺体常呈增生期改变，偶尔见到局部区域有分泌期改变。

三、临床表现

主要症状是经量过多、经期延长和逐渐加重的进行性痛经，疼痛位于下腹正中，常于经前一周开始，直至月经结束。妇科检查子宫呈均匀增大或有局限性结节隆起，质硬且有压痛，经期压痛更甚。无症状者有时与子宫肌瘤不易鉴别。

四、诊断

可依据典型的进行性痛经和月经过多史、妇科检查子宫均匀增大或局限性隆起、质硬且有压痛而作出初步临床诊断。影像学检查有一定帮助，可酌情选择。确诊取决于组织病理学检查。

五、治疗

应视患者症状、年龄和生育要求而定。症状较轻、有生育要求及近绝经期患者可试用达那唑、孕三烯酮或GnRH-a治疗，均可缓解症状；年轻或希望生育的子宫腺肌瘤患者可试行病灶挖除术；对症状严重、无生育要求或药物治疗无效者应行全子宫切除术。是否保留卵巢取决于卵巢有无病变和患者年龄。经腹腔镜骶前或骶骨神经切除术也可治疗痛经，约80%患者术后疼痛消失或缓解。

（屈兴玲）

第六章　女性生殖器官发育异常

第一节　女性生殖器官的发生

配子在受精时染色体决定性别，胚胎期 8 周左右女性生殖系统开始分化。女性生殖系统发生过程包括生殖腺发生、生殖管道发生和外生殖器发生。

一、生殖腺的发生

在胚胎第 3～4 周时，在卵黄囊内胚层内出现多个大于体细胞的生殖细胞，称为原始生殖细胞（primordial germ cell）。胚胎第 4～5 周时，体腔背面肠系膜基底部两侧各出现 2 个由体腔上皮增生形成的隆起，称为泌尿生殖嵴（urogenital ridge）。外侧隆起为中肾，内侧隆起为生殖嵴。在胚胎第 4～6 周末，原始生殖细胞沿肠系膜迁移至生殖嵴并被性索包围，形成原始生殖腺。原始生殖腺向睾丸或卵巢分化取决于有无睾丸决定因子（testisdetermining factor，TDF）。目前研究认为，Y 染色体短臂性决定区可能是睾丸决定因子所在的部位。若无睾丸决定因子，在胚胎第 8 周时，原始生殖腺即分化为卵巢，故卵巢及其生殖细胞发育和形成不是由于两条 X 染色体存在，而是缺乏 Y 染色体短臂性决定区基因所致。从性染色体为 XY 的女性患者中发现有 Y 染色体短臂性决定区的突变或缺失，和从性染色体为 XX 的男性患者中发现有 Y 染色体短臂性决定区基因的存在，均证实 Y 染色体短臂性决定区在生殖腺分化中起关键作用，可能是决定性腺发育的调节基因之一。

二、生殖管道的发生

泌尿生殖嵴外侧的中肾有两对纵形管道，一对为中肾管，为男性生殖管道始基；另一对为副中肾管，为女性生殖管道始基。若生殖腺发育为睾丸，在 hCG 刺激下，间质细胞产生睾酮，促使同侧胚胎中肾管发育为附睾、输精管和精囊；睾丸中支持细胞分泌副中肾管抑制因子抑制同侧副中肾管发育，促使生殖管道向男性分化。若生殖腺发育为卵巢，中肾管退化，两侧副中肾管头段形成两侧输卵管，两侧中段和尾段开始并合，构成子宫及阴道上段。初并合时保持有中隔分为两个腔，约在胎儿 12 周末中隔消失，成为单一内腔。副中肾管最尾端与泌尿生殖窦（urogenital sinus）相连，并同时分裂增殖，形成一实质圆柱状体，称为阴道板。随后阴道板由上向下穿通形成阴道腔。阴道腔与尿生殖窦之间有一层薄膜为处女膜。

三、外生殖器的发生

胚胎初期的泄殖腔分化为后方的直肠与前方的尿生殖窦。尿生殖窦两侧隆起为泌尿生殖褶（urogenital fold）。褶的前方左右相会合呈结节形隆起，称为生殖结节，以后长大称为初阴；褶外侧隆起为左右阴唇阴囊隆起。若生殖腺为卵巢，约在第 12 周末生殖结节发育成阴蒂，两侧尿生殖褶不合并，形成小阴唇，左右阴唇阴囊隆起发育成大阴唇。尿生殖沟扩展，并与尿生殖窦下段共同形成阴道前庭。若生殖腺为睾丸，在雄激素作用下，初阴伸长形成阴茎，两侧的尿生殖褶沿阴茎腹侧面，从后向前合并成管，形成尿道海绵体部，左右阴唇阴囊隆起移向尾侧并相互靠拢，在中线处连接形成阴囊。

外生殖器分化虽受性染色体支配，若在分化前切除胚胎生殖腺，则胚胎不受睾丸或卵巢产生的激素影响，其外生殖器必然向雌性分化；若给予雄激素则向雄性分化，说明外生殖器向雌性分化是胚胎发育自然规律，不需雌激素作用，而向雄性分化必须有雄激素即睾酮的作用。外生殖器向雄性分化依赖睾酮存在，睾酮还需通过外阴局部靶器官组织中 5α-还原酶作用，衍化为二氢睾酮，再与外阴细胞中相应的二氢睾酮受体相结合后，才能使外阴向雄性分化。因此，即使睾丸分泌睾酮，若外阴局部组织中缺乏 5α-还原酶或无二氢睾酮受体存在，外生殖器仍向女性转化，表现为两性畸形。

（屈兴玲）

第二节 女性生殖器官发育异常

女性生殖器官在胚胎期发育形成过程中受到某些内在或外来因素干扰,可导致发育异常。生殖器官发育异常常合并泌尿系畸形。常见的女性生殖器官发育异常有:①正常管道形成受阻所致的异常,包括处女膜闭锁、阴道横隔、阴道纵隔、阴道闭锁和宫颈闭锁等;②副中肾管衍化物发育不全所致的异常,包括无子宫、无阴道、子宫发育不良、单角子宫、始基子宫、输卵管发育异常等;③副中肾管衍化物融合障碍所致的异常,包括双子宫、双角子宫、鞍状子宫和纵隔子宫等。

女性生殖器官发育异常有时在出生时发现外生殖器异常而得到诊断,其余多在青春期因原发性闭经、腹痛或婚后性生活困难、流产或早产就医时被确诊。

一、处女膜闭锁

处女膜闭锁(imperforate hymen)又称无孔处女膜,临床上较常见,系泌尿生殖窦上皮未能贯穿前庭部所致。在青春期初潮前无任何症状。初潮后因处女膜闭锁使经血无法排出。最初经血积在阴道内,多次月经来潮后,经血逐渐积聚,造成子宫、输卵管积血,甚至腹腔内积血。输卵管伞端多因积血而粘连闭锁,故经血较少进入腹腔。处女膜闭锁女婴在新生儿期多无临床表现。偶有幼女因大量黏液积聚在阴道内,导致处女膜向外凸出而被发现。

绝大多数处女膜闭锁患者临床表现为青春期后出现进行性加剧的周期性下腹痛,但无月经来潮。严重者伴有便秘、肛门坠胀、尿频或尿潴留等症状。检查时见处女膜向外膨隆,表面呈紫蓝色,无阴道开口。当用示指放入肛门内,可扪到阴道内有球状包块向直肠前壁突出。行直肠-腹部诊时,在下腹部扪及位于阴道包块上方的另一较小包块(为经血潴留的子宫),压痛明显。若用手往下按压此包块时,可见处女膜向外膨隆更明显。盆腔超声检查能发现子宫及阴道内有积液。确诊后应立即手术治疗。先用粗针穿刺处女膜正中膨隆部,抽出褐色积血证实诊断后,即将处女膜作"X"形切开,引流积血。积血大部排出后,常规检查宫颈是否正常,但不宜进一步探查宫腔以免引起上行性感染。吸尽积血后,切除多余的处女膜瓣,使切口呈圆形,再用3-0可吸收缝线缝合切口边缘黏膜,以保持引流通畅和防止创缘粘连。术后留置导尿管1~2日,外阴部置消毒会阴垫,每日外阴护理1~2次,直至积血排净。术后给予广谱抗生素和甲硝唑。

二、阴道发育异常

1. **先天性无阴道(congenital absence of vagina)**　系因双侧副中肾管发育不全,几乎均合并无子宫或仅有始基子宫,极个别患者有发育正常的子宫,卵巢一般正常。患者于青春期后一直无月经来潮,或因婚后性交困难而就诊。检查时见外阴和第二性征发育正常,但无阴道口或仅在阴道外口处见一浅凹陷,有时可见到泌尿生殖窦内陷形成约2 cm短浅阴道盲端。直肠-腹部诊和盆腔B型超声检查不能发现子宫。有发育正常的子宫者表现为青春期时因宫腔积血而出现周期性腹痛。直肠-腹部诊扪及增大、有压痛的子宫。约15%患者合并泌尿道畸形。临床应与完全型雄激素不敏感综合征相鉴别。后者染色体核型为46,XY,阴毛和腋毛极少,血睾酮值升高。

对准备结婚的先天性无阴道患者,有短浅阴道者可先用机械扩张法,即按顺序由小到大使用阴道模型局部加压扩张,可逐渐加深阴道长度,直至能满足性生活要求为止。阴道模型夜间放置日间取出,便于工作和生活。不适宜机械扩张或机械扩张无效者行阴道成形术。手术应在结婚前进行。手术方法有多种,以乙状结肠阴道成形术效果较好。

对有发育正常子宫的患者,初潮时即应行阴道成形术,同时引流宫腔积血并将人工阴道与子宫相接,以保留生育功能。无法保留子宫者应予切除。

2. **阴道闭锁(atresia of vagina)**　系因泌尿生殖窦未参与形成阴道下段。闭锁位于阴道下段，长约 2～3 cm，其上多为正常阴道。症状与处女膜闭锁相似，无阴道开口，但闭锁处黏膜表面色泽正常，亦不向外膨隆，肛查扪及向直肠凸出的阴道积血包块，其位置较处女膜闭锁高。治疗应尽早手术。术时应先切开闭锁段阴道，并游离积血下段的阴道黏膜，再切开积血包块，排净积血后，利用已游离的阴道黏膜覆盖创面。术后定期扩张阴道以防瘢痕挛缩。

3. 阴道横隔(transverse vaginal septum) 系因两侧副中肾管会合后的尾端与尿生殖窦相接处未贯通或部分贯通。横隔可位于阴道内任何部位，以上、中段交界处居多，其厚度约为 1 cm。完全性横隔较少见，多数是隔中央或侧方有一小孔，月经血自小孔排出。横隔位于上段者不影响性生活，常系行妇科检查时被偶然发现。位置较低者少见，多因性生活不满意而就医。一般应将横隔切开并切除其多余部分，最后缝合切缘以防粘连形成。术后短期放置模型防止瘢痕挛缩。若系分娩时发现横隔阻碍胎先露部下降，横隔薄者，当胎先露部下降至横隔处并将横隔撑得极薄时，将其切开后胎儿即能经阴道娩出；横隔厚者应行剖宫产。

4. 阴道纵隔(longitudinal vaginal septum) 系因双侧副中肾管会合后，其中隔未消失或未完全消失。阴道纵隔有两类。完全纵隔形成双阴道，常合并双宫颈、双子宫。有时纵隔偏向一侧形成阴道斜隔，导致该侧阴道完全闭锁，可出现因经血潴留所形成的阴道侧方包块。绝大多数阴道纵隔无症状，有些是婚后性交困难或潴留在斜隔盲端的积血继发感染后才诊断，另一些可能晚至分娩时产程进展缓慢才确诊。若斜隔妨碍经血排出或纵隔影响性交时，应将其切除，创面缝合以防粘连。若临产后发现纵隔阻碍胎先露部下降，可沿隔的中部切断，分娩后缝合切缘止血。因阴道纵隔不孕的患者切除纵隔可能提高受孕机会。

三、先天性宫颈闭锁

先天性宫颈闭锁(congenital atresia of cervix) 罕见。若患者子宫内膜有功能，青春期后可因宫腔积血而出现周期性腹痛，经血还能经输卵管逆流入腹腔，引起盆腔子宫内膜异位症和子宫腺肌病。治疗时手术穿通宫颈，使子宫与阴道相通，若宫颈未发育，行子宫切除术。

四、子宫未发育或发育不全

1. 先天性无子宫(congenital absence of uterus) 系因两侧副中肾管中段及尾段未发育，常合并无阴道，但卵巢发育正常，第二性征不受影响。直肠 - 腹部诊扪不到子宫。

2. 始基子宫(primordial uterus) 又称为痕迹子宫，系因两侧副中肾管会合后不久即停止发育，常合并无阴道。子宫极小，仅长 1～3 cm，无宫腔。

3. 子宫发育不良(hypoplasia of uterus) 又称为幼稚子宫(infantile uterus)，系因副中肾管会合后短时期内即停止发育。子宫较正常小，有时极度前屈或后屈。宫颈呈圆锥形，相对较长，宫体与宫颈之比为 1：1 或 2：3。患者月经量较少，婚后不生育。直肠 - 腹部诊可扪及小而活动的子宫。治疗方法用小剂量雌激素加孕激素序贯用药，一般可自月经第 5 日开始每晚口服结合雌激素 0.625 mg 或戊酸雌二醇 2 mg，连服 21 日，服药后 11 日加服醋酸甲羟孕酮 8 mg，每日 1 次，连用 10 日，共服 6～12 个周期，定期测子宫径线。

五、子宫发育异常

临床上较常见。

1. 双子宫(uterus didelphys) 系因两侧副中肾管完全未融合，各自发育形成两个子宫和两个宫颈，阴道也完全分开，左右侧子宫各有单一的输卵管和卵巢。患者无自觉症状，通常在人工流产、产前检查甚至分娩时偶然发现。早期人工流产时可能误刮未孕侧子宫，以致漏刮胚胎，妊娠继续。妊娠者在妊娠晚期胎位异常率增加，分娩时未孕侧子宫可能阻碍胎先露部下降，子宫收缩乏力较多见，使剖宫产率增加。偶见两侧子宫同时妊娠、各有一胎儿者，这种情况属双卵受精。亦有双子宫、单阴道，或阴道内有一纵隔者，患者可能因阴道纵隔妨碍性交，出现性交困难或性交痛。

2. **双角子宫 (uterus bicornis) 和鞍状子宫 (saddle form uterus)** 因子宫底部融合不全呈双角者，称为双角子宫；子宫底部稍下陷呈鞍状，称为鞍状子宫。双角子宫一般无症状，仅妊娠时易发生胎位异常，以臀先露居多。双角子宫反复发生流产者，应行子宫整形术。

3. **中隔子宫 (septate uterus)** 系因两侧副中肾管融合不全，在宫腔内形成中隔。从子宫底至宫颈内口将宫腔完全隔为两部分为完全中隔；仅部分隔开为不全中隔。中隔子宫易发生不孕、流产、早产和胎位异常；若胎盘附着在隔上，可出现产后胎盘滞留。中隔子宫外形正常，经子宫输卵管造影或宫腔镜检查确诊。对有不孕和反复流产的中隔子宫患者，可在腹腔镜监视下通过宫腔镜切除中隔，术后宫腔内置金属 IUD，防止中隔创面形成粘连，数月后取出 IUD。

4. **单角子宫 (uterus unicornis)** 系因一侧副中肾管发育，另侧副中肾管未发育或未形成管道。未发育侧的卵巢、输卵管、肾常同时缺如。妊娠可发生在单角子宫，但反复流产、早产较多见。

5. **残角子宫 (rudimentary horn of uterus)** 系因一侧副中肾管发育正常，另一侧发育不全形成残角子宫，可伴有该侧泌尿系发育畸形。检查时易将残角子宫误诊为卵巢肿瘤。多数残角子宫与对侧正常宫腔不相通，仅有纤维带相连；偶亦有两者间有狭窄管道相通者。若残角子宫内膜无功能，一般无症状，不需治疗；若内膜有功能且与正常宫腔不相通时，往往因宫腔积血而出现痛经，甚至并发子宫内膜异位症，需切除残角子宫。若妊娠发生在残角子宫内，人工流产时无法探及，至妊娠 16～20 周时破裂而出现典型输卵管妊娠破裂症状，若不及时手术切除破裂的残角子宫，患者可因大量内出血而死亡。

六、输卵管发育异常

输卵管发育异常有：①单侧输卵管缺失：系因该侧副中肾管未发育；②双侧输卵管缺失：常见于无子宫或始基子宫患者；③单侧（偶尔双侧）副输卵管：为输卵管分支，具有伞部，内腔与输卵管相通或不通；④输卵管发育不全、闭塞或中段缺失：类似结扎术后的输卵管。

输卵管发育异常可能是不孕原因，亦可能导致输卵管妊娠，因临床罕见，几乎均为手术时偶然发现。除输卵管部分节段缺失可整形吻合外，其他均无法手术。希望生育者需借助辅助生育技术。

七、卵巢发育异常

卵巢发育异常有：①单侧卵巢缺失：见于单角子宫；②双侧卵巢缺失：极少，一般为卵巢发育不全，卵巢外观细长而薄，色白质硬，甚至仅为条状痕迹，见于特纳 (Turner) 综合征患者；③多余卵巢：罕见，一般多余卵巢远离卵巢部位，可位于腹膜后；④偶尔卵巢可分裂为几个部分。

（屈兴玲）

第三节 两性畸形

男女性别可根据性染色体、生殖腺结构、外生殖器形态以及第二性征加以区分。但有些患者生殖器官同时具有某些男女两性特征，称为两性畸形 (hermaphroditism)。两性畸形为先天性生殖器发育畸形的一种特殊类型，可能对患儿的抚育、心理、生活、工作和婚姻等带来诸多困扰，必须及早诊断和处理。

一、分类

外生殖器出现两性畸形，均是胚胎或胎儿在宫腔内接受过高或不足量雄激素刺激所致。根据其发病原因，两性畸形分为：女性假两性畸形、男性假两性畸形和生殖腺发育异常3类。生殖腺发育异常包括真两性畸形、混合型生殖腺发育不全和单纯型生殖腺发育不全3种类型。

1. 女性假两性畸形 (female pseudohermaphroditism) 患者染色体核型为46, XX，生殖腺为卵巢，内生殖器包括子宫、卵巢和阴道均存在，但外生殖器出现部分男性化，男性化程度取决于胚胎暴露于高雄激素时期早晚和雄激素剂量，可从阴蒂中度粗大直至阴唇后部融合和出现阴茎。雄激素过高原因或是先天性肾上腺皮质增生，或是非肾上腺来源。

(1) 先天性肾上腺皮质增生 (congenital adrenal hyperplasia, CAH)：又称为肾上腺生殖综合征 (adrenogenital syndrome)，为常染色体隐性遗传病，是最常见女性假两性畸形的类型。其基本病变为胎儿肾上腺合成皮质醇的一些酶缺乏，以21-羟化酶缺乏最常见，不能将17a-羟孕酮转化为皮质醇。皮质醇合成量减少对下丘脑和垂体负反馈作用消失，导致垂体促肾上腺皮质激素 (ACTH) 分泌增加，刺激肾上腺增生，促使其分泌皮质醇量趋于正常，但同时也刺激肾上腺网状带产生异常大量雄激素，致使女性胎儿外生殖器不同程度男性化。通常患者出生时即有阴蒂肥大，阴唇融合遮盖阴道口和尿道口，仅在阴蒂下方见一小孔，尿液由此排出。严重者两侧大阴唇肥厚，形成皱褶，并有程度不等的融合，状似阴囊，但其中无睾丸；子宫、卵巢、阴道均存在，但阴道下段狭窄，难以发现阴道口。随着婴儿长大，男性化日益明显，阴毛和腋毛出现较早，至青春期乳房不发育，内生殖器发育受抑制，无月经来潮。虽幼女期身高增长快，但因骨骺愈合早，至成年时反较正常妇女矮小。实验室检查：血雄激素含量增高，血皮质醇偏低，尿17-酮呈高值，血雌激素、FSH皆呈低值，血清ACTH及17a-羟孕酮均显著升高。

(2) 孕妇于妊娠早期服用具有雄激素作用的药物：人工合成孕激素、达那唑或甲基睾酮等都有不同程度的雄激素作用，若用于妊娠早期保胎或服药过程中同时受孕，均可导致女胎外生殖器男性化，类似先天性肾上腺皮质增生所致畸形，但程度轻，且在出生后男性化不再加剧，至青春期月经来潮，还可有正常生育。血雄激素和尿17-酮值均在正常范围。

2. 男性假两性畸形 (male pseudohermaphroditism) 患者染色体核型为46, XY。生殖腺为睾丸，无子宫，阴茎极小、生精功能异常，无生育能力。男性假两性畸形系因男性胚胎或胎儿在母体缺少雄激素刺激发育。发病机制：①促进生物合成睾酮的酶缺失或异常；②外周组织5α-还原酶缺乏；③外周组织和靶器官缺少雄激素受体或受体功能异常。

男性假两性畸形多为外周组织雄激素受体缺乏，临床将此病称为雄激素不敏感综合征 (androgen insensitivity syndrome)，属X连锁隐性遗传，常在同一家族中发生。根据外阴组织对雄激素不敏感程度，又分为完全型和不完全型两种。

(1) 完全型：外生殖器为女性，又称为睾丸女性化综合征 (testicular feminizationsyndrome)。患者体内睾酮经芳香化酶转化为雌激素，至青春期乳房发育丰满，但乳头小，乳晕较苍白，阴毛、腋毛多缺如，阴道为盲端，较短浅，无子宫。两侧睾丸正常大，位于腹腔内、腹股沟或偶在大阴唇内。血睾酮、FSH、尿17-酮均为正常男性水平，血LH较正常男性增高，雌激素略高于正常男性。

(2) 不完全型：较完全型少见，外阴多呈两性畸形，表现为阴蒂肥大或短小阴茎，阴唇部分融合，阴道极短或仅有浅凹陷。至青春期可出现阴毛、腋毛增多和阴蒂继续增大等男性改变。

3. 生殖腺发育异常

(1) 真两性畸形 (true hermaphroditism)：患者体内睾丸和卵巢两种生殖腺同时存在，称为真两性畸形，是两性畸形最罕见一种。可能一侧生殖腺为卵巢，另侧为睾丸；或每侧生殖腺内同时含卵巢及睾丸两种组织，称为卵睾 (ovotestis)；也可能一侧为卵睾，另一侧为卵巢或睾丸。染色体核型多为 46，XX，其次为 46，XX/46，XY 嵌合型，46，XY 较少见。临床表现与其他两性畸形相同，外生殖器多为混合型，或以男性为主或以女性为主，但多有能勃起的阴茎，而乳房几乎均为女性型。体内同时有略高雌激素和雄激素水平。核型为 46，XX 者，体内雌激素水平达正常男性两倍。多数患婴出生时阴茎较大，往往按男婴抚育。但若能及早确诊，绝大多数患者仍以按女婴抚育为宜。个别有子宫患者在切除睾丸组织后不但月经来潮，还具有正常生育能力。

(2) 混合型生殖腺发育不全 (mixed gonadal dysgenesis)：染色体核型为 45，X 与另含有一个 Y 的嵌合型，以 45，X/46，XY 多见。其他如 45，X/47，XYY；45，X/46，XY/47，XXY 亦有报道。混合型系指一侧为异常睾丸，另侧为未分化生殖腺、生殖腺呈索状痕迹或生殖腺缺如。患者外阴部分男性化，表现为阴蒂增大，外阴不同程度融合、尿道下裂。睾丸侧有输精管，未分化生殖腺侧有输卵管、发育不良子宫和阴道，不少患者有 Turner 综合征的躯体特征。出生时多以女婴抚养，但至青春期往往出现男性化，女性化者极少。若出现女性化时，应考虑为生殖腺分泌雌激素肿瘤所致。

(3) 单纯型生殖腺发育不全 (pure gonadal dysgenesis)：染色体核型为 46，XY，但生殖腺未能分化为睾丸而呈索状，故无雄激素分泌，副中肾管亦不退化，患者表型为女性，但身体较高大，有发育不良子宫、输卵管，青春期乳房及毛发发育差，无月经来潮。

二、诊断

1. 病史和体检　应首先询问患者母亲在孕早期有无服用高效孕酮或达那唑类药物史，家族中有无类似畸形史，并详细体检。注意阴茎大小、尿道口位置，是否有阴道和子宫，直肠 - 腹部诊扪及子宫，说明多系女性假两性畸形，但应除外真两性畸形。若在腹股沟部、大阴唇或阴囊内扪及生殖腺，则为睾丸组织，但仍不能排除真两性畸形。

2. 实验室检查　染色体核型为 46，XX，血雌激素低值，血雄激素高值，尿 17- 酮及 17α - 羟孕酮均高值者，为先天性肾上腺皮质增生。染色体核型为 46，XY，血 FSH 值正常，LH 值升高，血睾酮在正常男性值范围，雌激素高于正常男性但低于正常女性值者，为雄激素不敏感综合征。

3. 生殖腺活检　真两性畸形常需通过腹腔镜检查或剖腹探查取生殖腺活检，方能确诊。

三、治疗

确诊后应根据患者原社会性别、本人愿望及畸形程度予以矫治。原则上除阴茎发育良好者外，均宜按女性抚养。

1. 先天性肾上腺皮质增生　确诊后应即开始并终身给予可的松类药物，抑制促肾上腺皮质激素过量分泌和防止外阴进一步男性化及骨骺提前闭合，还可促进女性生殖器官发育和月经来潮，甚至有受孕和分娩可能。肥大阴蒂应部分切除，仅保留阴蒂头，接近正常女性阴蒂大小。外阴部有融合畸形者应予以手术矫治，使尿道外口和阴道口分别显露在外。

2. 雄激素不敏感综合征　完全型及不完全型均按女性抚育为宜。完全型患者待青春期发育成熟后切除双侧睾丸防止恶变，术后长期给雌激素维持女性第二性征。不完全型患者有外生殖器男性化畸形，应提前作整形术并切除双侧睾丸。阴道过短影响性生活者应行阴道成形术。

3. 混合型生殖腺发育不全或单纯型生殖腺发育不全　染色体核型含有 XY 者，其生殖腺发生恶变频率较高，且发生年龄可能很小，应在确诊后尽早切除未分化生殖腺。

4. 真两性畸形　性别的确定主要取决于外生殖器功能状态，应将不需要的生殖腺切除，保留与其性别相适应的生殖腺。除阴茎粗大、能勃起且具有能推纳入阴囊内的睾丸可按男性抚育外，仍以按女性养育为宜。

（屈兴玲）

第七章　女性盆底功能障碍性疾病

女性盆底功能障碍（female pelvic floor dysfunction，FPFD）性疾病包括一组因盆腔支持结构缺陷或退化、损伤及功能障碍造成的疾病。以盆腔器官脱垂、女性压力性尿失禁和生殖道损伤为常见问题。

女性生殖道损伤与其相邻的泌尿道或肠道相通时，形成尿瘘或粪瘘。

第一节　盆腔器官脱垂

女性生殖器官正常位置的维持需依靠盆底多层肌肉、筋膜及子宫韧带解剖和功能正常。当盆底组织退化、创伤、先天发育不良或某些疾病引起损伤、张力减低导致其支持功能减弱，使女性生殖器官和相邻脏器向下移位，称为盆腔脏器脱垂（pelvic organ prolapse，POP），包括阴道前壁脱垂、阴道后壁脱垂和子宫脱垂。

盆腔脏器脱垂危险因素有妊娠、阴道分娩损伤、长期腹压增加（肥胖、咳嗽）、先天缺陷及盆底肌肉退化薄弱，而支持盆底器官的盆底肌肉组织结构和功能异常为主要因素。

一、阴道前壁脱垂

阴道前壁脱垂常伴有膀胱膨出（cystocele）和尿道膨出（urethrocele），以膀胱膨出居多。阴道前壁脱垂可以单独存在，也常合并子宫脱垂和（或）阴道后壁脱垂。

（一）病因及病理

膀胱底部和尿道紧贴阴道前壁。阴道前壁主要由耻骨膀胱宫颈筋膜及泌尿生殖膈深筋膜支持，前者起自耻骨联合后方及耻骨弓，沿膀胱底部向前外方伸展，附着于宫颈前方。阴道周围筋膜向上与围绕宫颈筋膜连接且与主韧带相会合。宫颈两侧的膀胱宫颈韧带对维持膀胱的正常位置也起重要作用。当分娩时，上述筋膜、韧带过度伸展或撕裂，产褥期又过早参加体力劳动，致使阴道支持组织不能恢复正常，膀胱及与其紧邻的阴道前壁上 2/3 段即可向下膨出，形成膀胱膨出。当支持尿道的耻骨膀胱宫颈筋膜前段受损，尿道及与其紧邻的阴道前壁下 1/3 段，以尿道外口为固定点，向后旋转和下降，形成尿道膨出。

（二）临床分度

根据患者屏气下膨出和脱垂程度，将阴道前壁脱垂分为 3 度：

Ⅰ度阴道前壁向下突出，但仍在阴道内，有时伴有膨出的膀胱；

Ⅱ度部分阴道前壁脱出至阴道口外；

Ⅲ度阴道前壁全部脱出至阴道口外。Ⅲ度膨出均合并膀胱膨出和尿道膨出。

（三）临床表现

轻者无明显症状。重者自觉下坠、腰酸，并有块状物自阴道脱出。长久站立、剧烈活动后或腹压增加时块状物增大，下坠感更明显。若仅有阴道前壁合并膀胱膨出，尿道膀胱后角变锐，常导致排尿困难而有尿潴留，甚至继发尿路感染。若膀胱膨出合并尿道膨出、阴道前壁完全膨出，尿道膀胱后角消失，当咳嗽、用力屏气等腹压增加时有尿液溢出，称为压力性尿失禁。

（四）诊断

根据病史和临床表现诊断并不困难。检查时常发现阴道口松弛伴有陈旧性会阴裂伤。阴道前壁呈半球形隆起，触之柔软，该处黏膜变薄透亮，皱襞消失。当患者用力屏气时，可明显见到膨出的阴道前壁，若同时有尿液溢出，表明合并膀胱膨出及尿道膨出。导尿可扪及金属导尿管位于膨出的块物内。

（五）治疗

无症状的轻度患者不需治疗。有症状但有其他慢性疾病不宜手术者可置子宫托缓解症状。症状明显的重度患者应行阴道前壁修补术。

（六）预防

正确处理产程。凡头盆不称者应及早行剖宫产术；宫口未开全时产妇不得用力向下屏气；及时行会阴后侧切开，必要时手术助产避免第二产程延长；发生会阴撕裂应立即缝合；产后避免过早参加重体力劳动；产后保健操有助于骨盆底肌肉及筋膜张力的恢复。

二、阴道后壁脱垂

阴道后壁脱垂常伴有直肠膨出（rectocele）。阴道后壁脱垂可以单独存在，也常合并阴道前壁脱垂。

（一）病因及病理

阴道分娩的产妇，当第二产程延长时，直肠阴道间筋膜与阴道两侧的耻骨尾骨肌纤维长时间受压而过度伸展或撕裂，导致直肠前壁有如盲袋凸向阴道后壁，成为伴直肠膨出的阴道后壁脱垂。阴道后壁脱垂较阴道前壁脱垂少见。长期便秘、排便时用力屏气以及年迈体弱均可加剧其膨出程度。若损伤发生在较高部位的耻骨尾骨肌纤维，可引起直肠子宫陷凹疝，疝囊内常有肠管，故又名肠膨出（enterocele）。

（二）临床表现

轻者多无不适。严重者自觉下坠、腰痛及排便困难，有时需用手指推压膨出的阴道后壁方能排出粪便。

（三）诊断

检查时见阴道后壁呈半球状块物膨出，肛诊时指端向前可进入凸向阴道的盲袋内。患者多伴有陈旧性会阴裂伤。其临床分度与阴道前壁脱垂相似。

（四）治疗

轻者不需治疗，严重者多伴有阴道前壁脱垂，应行阴道前后壁修补术及会阴修补。

（五）预防

同阴道前壁脱垂。

三、子宫脱垂

子宫从正常位置沿阴道下降，宫颈外口达坐骨棘水平以下，甚至子宫全部脱出于阴道口以外，称为子宫脱垂（uterine prolapse），子宫脱垂常伴有阴道前壁和后壁脱垂。

（一）病因

1. 分娩损伤　为子宫脱垂最主要的病因。在分娩过程中，特别是经阴道手术助产或第二产程延长者，盆底肌、筋膜和子宫韧带均过度伸展，张力降低，甚至出现撕裂。于产褥期产妇过早参加重体力劳动，此时损伤组织尚未修复，过高腹压能将子宫轴与阴道轴仍相一致的未复旧的后倾子宫推向阴道以致发生子宫脱垂。多次分娩增加盆底组织受损机会。

2. 长期腹压增加　长期慢性咳嗽、习惯性便秘、排便困难、经常超重负荷（肩挑、举重、蹲位、长期站立）、盆腹腔巨大肿瘤或大量腹水等均可使腹腔内压力增加，迫使子宫向下移位。

3. 盆底组织发育不良或退行性变　子宫脱垂偶见于未产妇，甚至处女。系因先天性盆底组织发育不良，常合并有其他脏器（如胃等）下垂。绝经后期妇女因雌激素水平下降盆底组织萎缩退化，也可发生子宫脱垂或使脱垂程度加重。

（二）临床分度

我国采用 1981 年全国部分省、市、自治区"两病"科研协作组的分度，以患者平卧用力向下屏气时，子宫下降最低点为分度标准。将子宫脱垂分为 3 度：

Ⅰ度　轻型：宫颈外口距处女膜缘＜4 cm，尚未达到处女膜缘；重型：宫颈外口已达处女膜缘，在阴道口能见到宫颈。

Ⅱ度　轻型：宫颈已脱出阴道口外，宫体仍在阴道内；重型：宫颈及部分宫体已脱出至阴道口外。

Ⅲ度　宫颈及宫体全部脱出至阴道口外。

国际上多采用国际节制协会（International Continence Society）1996 年公布的 POP-Q（The pelvic organ prolapse quantitative examination）分类法。采用阴道上 6 个指示点（阴道前壁 Aa、Ba；后壁 Ap、Bp；中间 C、D）与处女膜之间距离描述器宫脱垂程度。指示点位于阴道内，以负数记录；位于处女膜外，以正数记录；处女膜部位为 0。另外还有 3 个衡量指标：①生殖道缝隙（genital hiatus, gh）：尿道外口中点至阴唇后联合之间的距离；②会阴体（perineal body, pb）：阴唇后联合至肛门中点的距离；③阴道总长度（total vaginal length, TVL）：将阴道顶端复位后的阴道深度。除 TVL 外，其他指标以用力屏气时为标准。9 个测量值可以直接用一行数字表示，例如 -3, -3, -8, -10, -3, -3, 11, 4, 3 表示 Aa, Ba, C, D, Ap, Bp, TVL, gh, pb（表 17，表 18）。

表 17　盆腔脏器脱垂评估指示点（POP-Q 分类法）

指示点	内容描述	范围（cm）
Aa	距处女膜 3	cm 的阴道前壁处
Ba	阴道前壁脱出离处女膜最远处	－ 3，＋ TVL
C	宫颈或子宫切除的阴道残端	± TVL
D	后穹隆（未切除子宫者）	± TVL 或空缺（子宫切除后）
Ap	距处女膜 3	cm 的阴道后壁处
Bp	阴道后壁脱出离处女膜最远处	－ 3，＋ TVL

表 18　盆腔器官脱垂分度（POP-Q 分类法）

分度	内容
○	无脱垂。Aa，Ap，Ba，Bp，均为 － 3 cm。C 点在 TVL 和 －（TVL － 2 cm）之间
Ⅰ	脱垂最远处在处女膜内，距处女膜＞ 1 cm 处
Ⅱ	脱垂最远处在处女膜边缘 1 cm 内，在处女膜内或是在处女膜外
Ⅲ	脱垂最远处在处女膜外，距处女膜边缘＞ 1 cm 但＜ 2 cm，并＜ TVL
Ⅳ	阴道完全或几乎完全脱垂。脱垂最远处≥＋（TVL － 2 cm）

（三）临床表现

1. 症状　Ⅰ度患者多无自觉症状。Ⅱ、Ⅲ度患者常有程度不等的腰骶部疼痛或下坠感。Ⅱ度患者在行走、劳动、下蹲或排便等腹压增加时有块状物自阴道口脱出，开始时块状物在平卧休息时可变小或消失。严重者休息后块状物也不能自行回缩，通常需用手推送才能将其还纳至阴道内。若脱出的子宫及阴道黏膜高度水肿，即使用手协助也难以回纳，长时期脱出在外，患者行动极不便，长期摩擦可出现宫颈溃疡，甚至出血。溃疡继发感染时，有脓血分泌物渗出。Ⅲ度患者多伴有Ⅲ度阴道前壁脱垂，容易出现尿潴留，还可发生压力性尿失禁。

子宫脱垂很少引起月经失调。子宫若能还纳通常不影响受孕。受孕后随妊娠发展，子宫可逐渐上升至腹腔不再脱垂，多数能经阴道分娩。

2. 体征　Ⅱ、Ⅲ度子宫脱垂患者宫颈及阴道黏膜明显增厚，宫颈肥大，不少病例宫颈显著延长。

（四）诊断与鉴别诊断

根据病史和检查可明确诊断并进行分度，同时了解有无合并阴道前、后壁脱垂、会阴陈旧性裂伤程度及有无压力性尿失禁。子宫脱垂应与下列疾病相鉴别：

1. 阴道壁囊肿　壁薄，囊性，界限清楚，位置固定不变，不能移动。

2. 子宫黏膜下肌瘤或宫颈肌瘤　为鲜红色球状块物，质硬，表面找不到宫颈外口，在其周围或一侧可扪及被扩张变薄的宫颈边缘。

3. 宫颈延长 单纯宫颈延长者宫体位置多无明显下移。用子宫探针探测宫颈外口至宫颈内口间的距离，即可确诊。

（五）治疗

无症状者不需治疗。有症状者采用保守治疗或手术治疗，治疗方案应个体化。治疗以安全、简单和有效为原则。

1. 支持疗法 加强营养，适当安排休息和工作，避免重体力劳动，保持大便通畅，积极治疗长期腹压增加疾病。

2. 非手术治疗

（1）子宫托：子宫托（pessary）是使子宫和阴道壁维持在阴道内不脱出的工具。有喇叭形、环形和球形3种，适用于各度子宫脱垂和阴道前后壁脱垂者。应教会患者自己能熟练使用子宫托。仅介绍喇叭形子宫托的使用方法。

1）放托：洗手，蹲下并两腿分开，一手握托柄，使托盘呈倾斜位进入阴道口内，然后将托柄边向内推、边向前旋转，直至托盘达宫颈。放妥后，托柄弯度朝前，正对耻骨弓后面。

2）取托：以手指捏住托柄，上、下、左、右轻轻摇动，待负压消除后，向后外方向牵拉，即可从阴道内滑出。

3）注意事项：①在放置前体内应有一定水平雌激素。绝经后期妇女可行性激素补充疗法或定时应用阴道雌激素霜剂，后者效佳。通常用托前4～6周开始应用雌激素霜剂，并最好在放托期间持续使用。②子宫托大小应因人而异，以放置后不脱出又无不适感为理想。③子宫托应在每晨起床后放入，每晚睡前取出，洗净后备用。久置不取可发生子宫托嵌顿，甚至引起压迫坏死性尿瘘和粪瘘。④放托后应每3～6个月复查一次。⑤Ⅲ度子宫脱垂伴盆底明显萎缩以及宫颈或阴道壁有炎症或溃疡者不宜使用，经期和妊娠期停用。

（2）其他疗法：

1）盆底肌肉锻炼：增加盆底肌肉群张力，对轻度或POP-Q分期Ⅰ度和Ⅱ度有改善，可减轻压力性尿失禁症状，但对Ⅲ度脱垂无效。

2）绝经后妇女可适当补充雌激素，增加肌肉筋膜组织张力。

3. 手术治疗 目的是消除症状，修复盆底支持组织。应根据患者年龄、脱垂分度、生育要求、全身健康情况选择手术方式。

（1）阴道前后壁修补术：适用于Ⅰ、Ⅱ度阴道前、后壁脱垂患者。

（2）阴道前后壁修补、主韧带缩短及宫颈部分切除术：又称Manchester手术，适用于年龄较轻、宫颈延长、希望保留子宫的Ⅱ、Ⅲ度子宫脱垂伴阴道前、后壁脱垂患者。

（3）经阴道子宫全切除及阴道前后壁修补术：适用于Ⅱ、Ⅲ度子宫脱垂伴阴道前、后壁脱垂、年龄较大、不需保留子宫的患者。目前观点可保留子宫，用生物网片加强盆底组织支持。

（4）阴道纵隔形成术：又称Le Fort手术或阴道封闭术。适用于年老体弱不能耐受较大手术、不需保留性交功能者。

（5）阴道、子宫悬吊术：可采用手术缩短圆韧带，或利用生物材料制成各种吊带，达到悬吊子宫和阴道的目的。

（六）预防

提倡晚婚晚育，防止生育过多，过密；正确处理产程，避免产程延长；提高助产技术，保护好会阴，必要时行会阴后侧切开术；有产科指征者应及时行剖宫产终止妊娠；避免产后过早参加重体力劳动；积极治疗慢性咳嗽、习惯性便秘；提倡作产后保健操。

（屈兴玲）

第二节　压力性尿失禁

尿失禁是年长妇女的常见症状,对妇女精神心理造成很大伤害。尿失禁有充溢性尿失禁、功能性尿失禁、压力性尿失禁、急迫性尿失禁、结构异常性尿失禁和混合性尿失禁等类型,以压力性尿失禁最常见,占 50% ～ 70%。

压力性尿失禁(stress urinarylncontinence,SUI)是指增加腹压甚至休息时,膀胱颈和尿道不能维持一定压力而有尿液溢出。

一、病因和病理

压力性尿失禁的病因复杂,有多种因素参与,主要包括衰老、多产、产程延长或难产及分娩损伤、子宫切除等。排便困难、肥胖、慢性阻塞性肺气肿等造成腹压增加的因素也可能导致压力性尿失禁。常见于膀胱膨出、尿道膨出和阴道前壁脱垂患者。多数患者附着、支持膀胱颈和尿道的肌肉、筋膜完整性受损,当腹压增加时,尿道膀胱后角消失。部分患者内括约肌功能丧失,或部分患者尿道功能不协调而引起尿失禁。

二、临床表现

起病初期患者平时活动时无尿液溢出,仅在增加腹压(如咳嗽、打喷嚏、大笑、提重物、跑步等活动)时有尿液溢出,严重者在休息时也有尿液溢出。检查时嘱患者不排尿,取仰卧截石位,观察咳嗽时有无尿液自尿道口溢出。若有尿液溢出,检查者用食、中两指伸入阴道内,分别轻压阴道前壁尿道两侧,再嘱患者咳嗽,若尿液不再溢出,提示患者有压力性尿失禁。

三、诊断

根据病史、症状和检查可作出初步诊断。确诊压力性尿失禁必须结合尿动力学检查。尿道括约肌不能收缩,当腹压增加超过尿道最大关闭压力时发生溢尿。目前临床上常用压力试验、指压试验和棉签试验作为辅助检查方法,以排除其他类型尿失禁及尿路感染。此外,膀胱尿道造影、超声检查、尿道压力、腹压漏尿点压、尿流率等测定也有助于诊断压力性尿失禁。

四、治疗

1. 非手术治疗

(1)盆底肌锻炼:指导患者有意识对肛提肌为主的盆底肌肉进行自主性收缩,以便加强控尿能力。简单方法是缩肛运动,每收缩 5 秒后放松,反复进行 15 分钟,每日 3 次,4 ～ 6 周为 1 疗程。经 3 个月锻炼,30% ～ 70% 患者能改善症状。

(2)药物治疗:多选用肾上腺素 α 受体药物,该类药物的副反应是使血压升高。老年患者特别是高血压患者应慎用。常用药物有丙米嗪(imipramine)、麻黄碱(ephedrine)等。绝经后伴尿道萎缩患者如无使用性激素禁忌证,性激素补充治疗可提高肾上腺素 α 受体药物的治疗效果。

(3)电刺激疗法:通过电流刺激盆底肌肉使其收缩,并反向抑制排尿肌活性。也可用于训练患者进行盆底肌锻炼。

(4)尿道周围填充物注射:在尿道、膀胱颈周围注射化学材料,如聚四氟乙烯胶等加强尿道周围组织张力的方法,远期效果尚未肯定。

2. 手术治疗　手术类型较多,较常用的手术有:

(1)阴道前壁修补术:该手术曾为压力性尿失禁首选、标准手术治疗方法,目前仍被广泛用于临床。因压力性尿失禁常合并阴道脱垂和子宫脱垂,该手术常与经阴道子宫切除、阴道后壁修补术同时进行。该手术一年治愈率为 30% 左右。适用于需同时行膀胱膨出修补的轻度压力性尿失禁患者。

（2）经阴道尿道膀胱颈筋膜缝合术：能增强膀胱颈和尿道后壁张力。

（3）耻骨后尿道固定悬吊术：提高膀胱尿道交界部位增大尿道后角，延长尿道，增大尿道阻力，手术治愈率高。

（4）经阴道尿道悬吊术：可采用自身筋膜或生物合成材料对中段尿道悬吊，对压力性尿失禁有效。治愈率90%，为微创手术，安全性好，年龄大、体弱患者可选用。

五、预防

同阴道前壁脱垂。

（屈兴玲）

第三节　生殖道瘘

生殖道瘘是指生殖道与其邻近器官间有异常通道。临床上尿瘘最多见，其次为粪瘘。此外还有子宫腹壁瘘。本节仅介绍尿瘘和粪瘘。

一、尿瘘

尿瘘（urinary fistula）是指生殖道与泌尿道之间形成的异常通道。根据泌尿生殖瘘的发生部位，分为膀胱阴道瘘、膀胱宫颈瘘、尿道阴道瘘、膀胱尿道阴道瘘、膀胱宫颈阴道瘘及输尿管阴道瘘等。膀胱阴道瘘最多见，有时可同时并存两种或多种类型尿瘘。

（一）病因

1. 产伤　产伤引起的尿瘘以往在我国农村常见。国内资料显示产伤引起尿瘘占90%以上。多因难产处理不当引起，有坏死型和创伤型两类。坏死型尿瘘是因骨盆狭窄或头盆不称，产程延长，致使阴道前壁、膀胱和尿道长时间被胎先露部压迫，造成局部缺血、坏死脱落而形成尿瘘；创伤型尿瘘是因产科助产手术或剖宫产手术时，操作不当直接损伤所致。

2. 妇科手术损伤　近年妇科手术所致尿瘘的发生率有上升趋势。多因手术时组织粘连误伤输尿管或因输尿管末端游离过度导致输尿管阴道瘘，也可误伤膀胱造成膀胱阴道瘘。经阴道手术时可误伤膀胱、尿道而形成膀胱阴道瘘和尿道阴道瘘。

3. 其他　膀胱结核、生殖器官肿瘤放射治疗后、晚期生殖道或膀胱癌肿、宫旁或尿道旁注射硬化剂、长期放置子宫托、膀胱结石以及先天性输尿管口异位畸形等，均能导致尿瘘的发生，但并不多见。

（二）临床表现

1. 漏尿　病因不同，出现漏尿的时间也不同。分娩时压迫及手术时组织剥离过度所致坏死型尿瘘多在产后及手术后3～7日开始漏尿。手术直接损伤所引起的创伤型尿瘘于术后立即开始漏尿。漏尿的表现形式因瘘孔部位不同而有差异，如膀胱阴道瘘不能控制排尿，尿液均由阴道流出；尿道阴道瘘仅在膀胱充盈时才漏尿；一侧输尿管阴道瘘因健侧尿液仍可进入膀胱，在漏尿同时仍有自主排尿；膀胱内瘘孔极小或瘘道曲折迂回者，某种体位不漏尿，变更体位后出现漏尿。

2. 外阴皮炎　由于尿液长期浸渍刺激，外阴部甚至臀部及大腿内侧常出现皮炎，范围较大。继发感染后，患者感外阴灼痛，行动不便。

3. 尿路感染　伴有膀胱结石者多有尿路感染，出现尿频、尿急、尿痛症状。

4. 闭经　不少患者长期闭经或月经稀发，其原因尚不清楚，可能与精神创伤有关。

5. 性交困难及不孕　阴道狭窄可致性交障碍，并可因闭经和精神抑郁导致不孕。

（三）诊断

通过询问病史，不难找出尿瘘发生原因，仔细行妇科检查以明确瘘孔部位、大小及其周围疤痕情况，还应了解阴道有无狭窄，尿道是否通畅以及膀胱容积、大小等，制定合理的治疗方案。对特殊病例需进行下列辅助检查：

1. **亚甲蓝试验** 用于鉴别膀胱阴道瘘、膀胱宫颈瘘或输尿管阴道瘘，并可协助辨认位置不明的极小瘘孔。将 200 ml 稀释亚甲蓝（methylthionine chloride）溶液经尿道注入膀胱，若见蓝色液体经阴道壁小孔溢出为膀胱阴道瘘；蓝色液体自宫颈外口流出为膀胱宫颈瘘；阴道内流出清亮尿液，说明流出的尿液来自肾脏为输尿管阴道瘘。

2. **靛胭脂试验** 亚甲蓝试验瘘孔流出清亮尿液的患者，静脉推注靛胭脂（indicarmine）5 ml，10 分钟内见瘘孔流出蓝色尿液，为输尿管阴道瘘。

3. **膀胱镜、输尿管镜检查** 膀胱镜能了解膀胱内有无炎症、结石、憩室，瘘孔位置和数目等。必要时行双侧输尿管逆行插管及输尿管镜检查确定输尿管瘘位置。

4. **排泄性尿路造影** 限制饮水 12 小时及充分肠道准备后，静脉注射 76% 泛影葡胺（meglumine diatrizoate）20 ml，分别于注射后 5、15、30、45 分钟摄片，以了解双侧肾功能及输尿管有无异常，用于诊断输尿管阴道瘘、结核性尿瘘和先天性输尿管异位。

5. **肾显像** 能了解双侧肾功能和上尿路通畅情况。若初步诊断为输尿管阴道瘘，肾显像显示一侧肾功能减退和上尿路排泄迟缓，表明输尿管瘘位于该侧。

（四）治疗

尿瘘均需手术治疗。结核、癌肿所致尿瘘者应先按病因治疗。产后和妇科手术后 7 日内发生的尿瘘经放置导尿管或（和）输尿管导管后偶有自行愈合可能。年老体弱不能耐受手术者考虑采用尿收集器保守治疗。

1. **手术时间的选择** 创伤型新鲜清洁尿瘘一经发现立即手术修补。坏死型尿瘘或瘘孔伴感染者应等待 3～6 个月，待炎症消除、瘢痕软化、局部血供恢复正常后，再行手术。瘘管修补失败后至少应等待 3 个月后再行手术。膀胱结石伴炎症者应在控制炎症后行取石和修补术。月经按时来潮者应在月经净后 3～7 日内手术。

2. **手术途径的选择** 手术途径有经阴道、经腹和经阴道腹部联合等。原则上应根据瘘孔类型和部位选择不同途径。绝大多数膀胱阴道瘘和尿道阴道瘘可经阴道手术，输尿管阴道瘘多需经腹手术。

3. **术前准备** 目的是为手术创造有利条件，促进伤口愈合。方法有：①术前 3～5 日用 1∶5 000 高锰酸钾液坐浴。有外阴湿疹者，在坐浴后局部涂擦氧化锌油膏，待痊愈后再行手术。②老年妇女或闭经患者术前口服雌激素制剂半月，促进阴道上皮增生，有利于伤口愈合。③常规进行尿液检查，有尿路感染应先控制感染，再行手术。④术前数小时开始应用抗生素预防感染。⑤必要时术前给予地塞米松，促使瘢痕软化。

4. **手术注意事项** 手术必须选择适当体位，暴露术野满意，操作耐心细致，游离清楚充分，分层缝合，缝合时无张力。必要时用周围组织物填塞加固缝合。

5. **术后护理** 是手术能否成功的重要环节。术后必须留置导尿管或耻骨上膀胱造瘘 7～14 日，以保证膀胱引流通畅，发现阻塞及时处理。术后每日补液量不应少于 3 000 ml，增加尿量起冲洗膀胱的作用，防止发生尿路感染。外阴部应每日擦洗干净。术后给予广谱抗生素预防感染。已服用雌激素制剂者术后继续服用一个月。

（五）预防

绝大多数尿瘘可以预防，预防产伤所致的尿瘘更重要。认真进行产前检查，细致观察产程，正确处理异常分娩，防止第二产程延长和滞产。经阴道手术助产时，术前必先导尿，小心使用手术器械，术后常规检查生殖泌尿道有无损伤。对产程延长、膀胱及阴道受压过久、疑有损伤可能者，产后应留置导尿管持续开放 10～14 日，保持膀胱空虚，有利于改善局部血运和防止尿瘘形成。妇科手术损伤所致尿瘘多为子宫全切除术时损伤输尿管。对盆腔内器官广泛粘连者，应先充分暴露输尿管，明确解剖关系后再行子宫切除术。若术时发现有输尿管或膀胱损伤，应立即修补。

二、粪瘘

粪瘘（fecal fistula）是指肠道与生殖道之间有异常通道，致使粪便由阴道排出，以直肠阴道瘘居多。

（一）病因

分娩时胎头长时间停滞在阴道内，阴道后壁及直肠受压，造成缺血、坏死是形成粪瘘的主要原因。Ⅲ度会阴撕裂、修补后直肠未愈合或会阴切开缝合时，缝线穿透直肠黏膜未被发现，可导致直肠阴道瘘。长期放置子宫托不取出、生殖道癌肿晚期破溃或放疗不当等也均能引起粪瘘。此外，新生儿先天性直肠阴道瘘常合并肛门闭锁。

（二）临床表现

直肠阴道瘘瘘孔较大者，多量粪便经阴道排出，稀便时更是持续外流，无法控制。若瘘孔小且粪便成形时，阴道内可无粪便污染，但出现阴道内阵发性排气现象，若为稀粪，粪便可由阴道流出。

（三）诊断

除先天性粪瘘外，一般均有明确病因。大的直肠阴道瘘在阴道窥器暴露下能直接窥见瘘孔。瘘孔小者往往在阴道后壁只见到一颜色鲜红的小肉芽样组织，若用探针从此处探测，同时用另一手示指放入直肠内能直接接触到探针即可确诊。小肠或结肠阴道瘘需经钡剂灌肠方能确诊。

（四）治疗

均需手术治疗。手术或产伤引起的粪瘘应即时修补。先天性直肠阴道瘘无合并肛门闭锁者在 15 岁左右月经来潮后进行修补，过早手术可引起阴道狭窄。压迫坏死造成的粪瘘应等待 3～6 个月，炎症完全消退后再行手术。术前 3 日进少渣饮食，每日用 1：5 000 高锰酸钾液坐浴 1～2 次。口服肠道抗生素、甲硝唑等抑制肠道细菌，手术前晚及手术当日晨行清洁灌肠。术后应保持局部清洁，每日擦洗会阴 2 次；进少渣饮食 4 日，口服阿片全碱（opium alkaloids）10 mg，每日 3～4 次，连服 3～4 日控制 4～5 日不排便。术后 5 日口服缓泻剂。

（五）预防

产时处理避免第二产程延长；注意保护会阴，避免会阴Ⅲ度撕裂；会阴裂伤缝合后应常规肛查，发现有缝线穿透直肠黏膜时应立即拆除重缝；避免长期放置子宫托不取出；生殖道癌肿放射治疗时应掌握放射剂量和操作技术。

（屈兴玲）

第八章 妇科常见病自检及预防

一、漫谈处女膜

每一个女性第一次房事后，是否都会发生阴道出血？这要根据她的处女膜形状来决定，也就是说，处女膜的形状与初婚出血有着直接关系。处女膜是保护阴道外口的薄膜，它有防御病原体进入阴道的作用。女性处女膜的形状是多种多样的，有的很薄，容易破裂出血；有的肥厚坚韧，伸展性好，不易损伤，便无出血现象。现将各种类型介绍如下：

1. **伞形处女膜** 又名"锯齿状处女膜"，形状类似环形、半月形或唇形，其游离缘有多个分布均匀、深度一致的表浅性切迹，而形状如未撑开的雨伞，或极似锯齿，因而得名。这种处女膜比较肥厚，伸展性好，不易破裂出血。笔者曾在产房中看到个别临产的妇女处女膜依然完整。难道说她没有性生活史吗？当然不是，只因这类处女膜不易破裂，故在分娩时才破损。但这种处女膜检查时容易误诊为处女膜破裂，若仔细检查，可见切迹游离缘是由处女膜缘游离延续而来，边缘锐利，无损伤痕迹。

2. **环形处女膜** 膜呈环状，围绕阴道口周缘，各部宽度一致，孔洞位于中央，圆形或椭圆形，大小不一，孔大者可容食指，遇外力损伤机会较少。孔小者相反。其边缘整齐平滑或稍有屈伸的皱褶。

3. **半月形处女膜** 处女膜呈半圆形的月亮状，它偏于阴道口前方或后方，亦可偏于左侧或右侧，处女膜孔恰在与膜相反的方向，膜的游离缘平滑整齐，膜极薄易破，平日遇有剧烈运动也会发生破裂出血。

4. **唇形处女膜** 又名"豆状处女膜"，膜呈唇样或豆状，位于阴道口左右两侧。这种形状的处女膜，如妇女骑自行车、赛跑、跳高、跳远等均可造成不同程度的损伤。若已破损，待初婚时处女膜破裂出血可以减少或避免。但与性交引起的破裂是有区别的，性交破裂多发生在处女膜两侧，且阴道可容二指。

5. **筛形处女膜** 处女膜似筛子孔状，表面平滑有多个小孔。这种处女膜极易损伤破裂。笔者临床上曾遇到一名8个月的女婴，因从摇车上摔下来，引起外阴出血而就医。检查发现该女婴为筛状处女膜，因外伤造成多处破裂出血。因此，处女膜破裂不独限于性交所致。

6. **中隔形处女膜** 处女膜有两个孔洞，两孔间有一狭窄的膜，厚薄不一，若一旦破裂，出血明显。

7. **无孔处女膜** 先天性原因或后天婴幼儿时期，外阴感染发炎形成粘连，处女膜完全覆盖阴道口，中间无孔。这种处女膜多在青春期后，因经血潴留而就医行手术切开。

上述医学生理常识，说明了初婚处女膜破裂出血的道理。人们传说的或电视、小说里描写的那种新婚花烛夜的"落红片片"之说，是完全不符合科学道理的。

总之，以初次性交出血来判断女性的贞操，是极不公平的，也是极为荒唐与错误的。

处女膜修补也是骗人的闹剧。

处女膜修补，顾名思义，就是通过手术方法，用很细的线针修复、补已破裂的处女膜。

有的处女膜菲薄易破，性交后已荡然无存，仅留痕迹，是无从补起的。作者见过在湖北某医院做过处女膜修补的2例，手术是在处女膜痕迹上，扩创后缝合的，使其阴道口狭窄，再次性交时裂开，造成出血的"假处女"以骗他人……

据作者了解，前往医院做手术的女性，大致可分为两大类型；一种是可以同情的，她们中有的人小时候不懂事被诱奸，有的因失足而失身，还有因其他意外而致处女膜裂伤，当她们面临结婚时，迫不得已才走上手术台。另一种手术的女人不值得同情。她们为了享受，甘愿堕落，卖淫发财，当要结婚时，托人情、隐私情，自欺欺人做处女膜修补手术当作"处女"嫁人，演出婊子树"贞节碑"的闹剧。有更甚者，某些卖淫女人，为向嫖客索取"处女费"

而多次做处女膜修补术；还有些大款男人叫自己的妻子多次做处女膜修补术，其结果会造成阴道口周围瘢痕。已有人多次修补处女膜之后，出现性交痛的难言之苦。

处女膜修补术，有些医院或个体医疗单位声称"妙手可还你处女身"，而求术者纷至，收费高昂（当然要比一般手术贵数倍）。有些受术者，性行为混乱，染病率高，即便手术操作完好，也会因发炎而导致伤口裂开，以花钱受痛而徒劳无功。

（韩莉）

二、女子求医须知——"五忌"与"不忌医"

1. 到医院看病忌化妆　大多医生看病，首先是望诊，观察病人的面色及精神状态。有许多疾病，如心脏病、肺结核、肝胆疾病、贫血等，各有其特殊的面容，而浓妆艳抹后，掩盖了原来的面容和面色，给正确诊断带来了一定的困难，容易误诊。

2. 到医院看病忌用香水　有许多疾病伴有异味，如胃肠道疾病、慢性牙龈炎、牙槽脓肿，口腔都有臭味；鼻咽病合并感染，自己和别人都能闻到臭味等。如果使用香水，将会掩盖这些特殊的气味，而不利于疾病的诊断。

3. 忌月经前到医院看病　许多人在月经前期有腰酸、下腹坠胀不适、腿酸等症状，与慢性盆腔炎、盆腔结核等病的症状相似。一般情况下，如果不发热，不是急性病，应避开经前期看病。

4. 忌月经期间到医院看病　月经期除与月经前期有相似的情况外，还有阴道流血，此时不能做阴道检查，并且不适宜化验小便，因小便中易混入经血，影响小便化验结果。非急诊病人不宜在此期看病。

5. 忌"讳疾忌医"　有些年轻的女性看病时吞吞吐吐，讲不清发病经过，答非所问，特别是妇科检查时，羞羞答答，不但影响检查，同时也拖延了时间。尤其足一些该讲的情况不肯讲明，往往容易贻误正确的诊断和治疗。

直言不讳诉说病史，病史是引导医生检查的向导，也是诊断疾病的重要依据。了解病史主要是医生的事，但病人如果懂得一些陈述病史的知识，就能更好地协助医生作出诊断，制定治疗措施。

陈诉病史并不难，主要是将发病的时间、哪里不舒服、经过哪些检查、作过何种诊断及其治疗效果如何告诉医生。必要时回答医生的询问，如以前生过哪些病，有无手术史，药物过敏史，本人的工作情况，习惯嗜好，月经、孕产情况，以及亲属与疾病有关的情况等。

陈诉时尽量由病人自己说，少扯与疾病无关的话。如因病情重或年幼不能陈诉时，应由最了解情况的人代诉。代诉时不要凭主观想象，添枝加叶。急诊时，病人或陪同的人不要过度紧张，注意简明扼要，避免几个人七嘴八舌使医生无所适从。

病史涉及隐私方面，不要顾虑，应主动地告诉医生，或在医生询问时讲出来。医生一定会讲医德，为之保密。

有的人误以为把病情说得重些，医生才会重视，开好药。因此，夸大病情，这样的后果可能是事与愿违。

对某个医生的诊断、治疗不放心，换一个医院或医生看病时，有人怕后来的医生按前面的路子套，对自己的病情不利，就故意不讲过去的诊断情况，这也不妥。过去的情况可以作为借鉴，供医生参考，如果资料比较可靠，还可以帮你节约许多时间和花费。有经验的医生总是根据自己的检查分析判断的，不会因此就"按前面路子套"。

个别病家为了某种目的甚至故意隐瞒重要病史，这样可能贻误治疗，甚至造成误诊误治，千万引以为戒。陈诉病史要紧的是实事求是。

有不少女子，由于知识贫乏，拒绝进行性器官检查。殊不知，性器官的检查是一件直接关系到诊断疾病的大事。

女性生殖器官结构复杂，几乎全部隐蔽在身体内，不仅畸形的发生率高，而且有些异常很难发现。

女性生殖器畸形主要有处女膜闭锁，先天性无阴道（俗称"石女"），完全性阴道横隔等畸形，青春期后少女可表现为原发性闭经的假象，经过多次周期性腹痛后，可在下腹部扪及包块，并有尿急、尿频等症状。这是由于经血不能从阴道正常流出，在阴道上端、子宫及输卵管等部位沉积的结果。先天性无子宫或子宫发育不良，其表现为无月经或月经过少。而双子宫或双角子宫，由于子宫内膜面积的增大常表现为月经过多及痛经，阴道纵隔、不完全性阴道横隔可造成性交困难，但由于不影响月经，难以发现，多数是由于婚后性交障碍才被发现的。子宫畸形，可造成不孕、流产、早产、胎儿发育不良，甚至子宫破裂危及生命。

特别是不孕症病人，如果不做内诊检查，不知道是因为炎症、肿瘤、畸形或其他病变等哪种原因造成的，如何进行治疗。总之，不让医生做妇科检查，对你求医治病，适得其反，不检查诊断不清，用药也是白费，故请勿忌医。

（韩莉）

三、外阴瘙痒可与白色病变、女阴湿疣并发

1. 常见多发的外阴瘙痒症　外阴瘙痒是指大阴唇外侧、小阴唇、阴蒂或者阴道内有痒的感觉，并且可以扩散到肛门周围，奇痒难忍，常以夜间为甚。患有这种病症的女性，大多羞于求医，往往得不到及时治疗，日久变成顽固性瘙痒，以致影响学习、工作及身体健康。

(1) 青春期女性发生外阴瘙痒的原因

不太注意外阴卫生。青春期是女性代谢旺盛时期，汗腺分泌较多，阴唇皱襞部位容易存污纳垢，加上卵巢功能十分活跃，白带随之增多，而阴道与尿道、肛门邻近，因而容易受到污染。

外阴及其周围病变也是引起女性外阴瘙痒的常见病因。如患有霉菌性或滴虫性阴道炎，以及湿疹、疥疮、接触性皮炎、肠道寄生虫（如蛲虫）等，都可以引起外阴瘙痒。另外，某些系统性疾病也可导致外阴瘙痒，如维生素缺乏、糖尿病、痛风、黄疸、白血病等。

精神、神经性的瘙痒，这些女性一般外阴皮肤无任何不良刺激，仅仅是自觉发痒而去抓挠痒处，结果越抓越痒。

(2) 青春期瘙痒的防治

患有外阴瘙痒的女性，首先要注意外阴卫生，保持局部清洁月经期间要选用干净的卫生巾及消毒纸，要选择柔软、吸水性强的棉布内裤，忌穿尼龙化纤类的内裤，并要勤换勤洗；每天清洗阴部 1 ~ 2 次，洗时动作要轻柔，不要用热开水或肥皂洗，洗毕可撒少许冰硼散或痱子粉，以保持患处皮肤干燥。其次要保持情绪稳定，尽量克制用手搔抓及摩擦患处，饮食要忌辛辣，不吸烟饮酒。

只要注意了局部卫生，青春期女性外阴瘙痒会不治而愈。如有局部病变和全身性疾病，就要及时找医生诊治。

2. 白色病变　多与外阴瘙痒伴发，临床上常见外阴皮肤和黏膜呈不同程度的变白、粗糙或萎缩性改变。

此病病因不明，某些营养缺乏、局部血管改变、雌激素缺乏、霉菌感染、局部慢性刺激和搔伤等，均可成为本病的发病因素。

以往有人认为外阴发白就是"外阴白斑"，它会变癌，甚至认为白色病变就是癌前病变的征兆。但目前的研究认为，本病的癌变率并不高，仅在有上皮增生时才可视为癌前病变。有人对该病进行了长达 20 ~ 30 年的随访后发现，其癌变率极低（仅占 0.38% ~ 2%）。所以，有外阴皮肤白色病变时不必过于紧张、恐惧。对该病，目前医生主张非手术治疗和坚持随访。

若有溃破、硬结者，应注意发生癌变的可能。生活中注意外阴要保持清洁、干燥，忌用肥皂和刺激性药物擦洗，避免抓伤，不吃带刺激性的辛辣食物。内裤宜宽大，勤换洗，裤料以松软、吸水性强的棉织品为宜。

认识了外阴白色病变是怎么回事，一旦得了此病也不必过于紧张。也可用鱼肝油软膏、己烯雌酚软膏、达克宁霜、皮炎平等涂擦局部，最好交替使用为宜。

3．女阴湿疣　多与外阴瘙痒并发，有些妇女因瘙痒发现外阴部长出一种小的赘生物，听人说可能是湿疣，就惶恐不安，羞于去医院检查，十分苦恼。

长了湿疣应到医院去找专科医师诊断，找出病原属哪一种，有针对性治疗去除病因。小型普通湿疣可用 2% 硼酸水或 1:5000 浓度的高锰酸钾液坐浴，再用一般的消炎药物涂敷；大型湿疣可在局部麻醉下手术切除或电灼。

（韩莉）

四、对女性生殖器炎症勿滥用高锰酸钾液洗

女性生殖系统炎症是妇女最常见的疾病，严重威胁着妇女健康。阴道炎、宫颈炎是女性生殖系统最普遍又最难治的疾病。因此该病会出现反复的发作，给人造成困扰。阴道炎分霉菌性阴道炎、滴虫性阴道炎、细菌性阴道炎等几类。它们分别由不同的病原体感染所致。宫颈炎也是由各种不同的病原体引起宫颈感染、糜烂、肥大、宫颈腺体囊肿、宫颈息肉等多种病理变化。

阴道炎临床表现主要为外阴瘙痒、灼痛，或出现尿频、尿痛、尿急等尿道刺激征，白带增多，或白带黄稠有臭味，白带涂片检查可找出致病的病原体。宫颈炎临床主要表现为白带增多。由于病原菌不同，白带的量、色、味、浓淡也不相同，妇科检查能明显看出糜烂、肥大、宫颈腺体囊肿、子宫颈息肉等不同病理变化。鉴于以上情况，一些女性喜欢长期用高锰酸钾液作为消毒剂清洗外阴或坐浴，其实这种方法并不科学。

因为阴道表面是由一层含有动物淀粉的上皮细胞所覆盖。阴道内还有一种杜氏杆菌，它可以将动物淀粉分解为乳酸，使阴道内保持一定的酸度，形成一道防止致病菌侵入的天然防线。如果常用高锰酸钾液洗外阴，就会杀死相当数量的阴道杜氏杆菌，使阴道内酸度降低，致使病菌乘虚而入。也有的妇女对高锰酸钾液的刺激较敏感，或由于使用时浓度较高，引起外阴瘙痒、红肿、破溃。一些中老年妇女绝经后，卵巢功能衰退，阴道黏膜变薄，阴道杜氏杆菌也相对减少，此时经常用高锰酸钾液洗外阴，更易诱发老年性阴道炎。所以，除患有急性外阴炎、阴道炎或预防产褥感染者短期使用以外，最好不用高锰酸钾液长期洗涤外阴。

（韩莉）

五、阴道冲洗不当会导致内生殖器炎症

妇女长期用消毒剂冲洗阴道，可杀伤阴道内的杜氏杆菌，破坏阴道正常的酸碱度，时间久了，外阴表皮、黏膜因冲洗的刺激，腺体分泌受到影响向，变得干燥、脱屑、营养不良，以至出现瘙痒；或因对药物过敏而瘙痒，又因搔抓或摩擦使皮肤出现红肿，以至于溃破、感染，分泌物增多，从而因炎症降低了受孕的机会。这是众所周知的。

在正常的情况下，两侧小阴唇合拢，可以掩盖阴道外口；阴道前后壁互相紧贴，以防外来污染。子宫颈紧闭及子宫颈的黏液栓可以防止病原体（细菌、病毒、立克次体、原虫等）侵入；弱碱性的子宫颈黏液栓，又可以对已侵入的某些酸性细菌起抑制作用。在卵巢分泌雌激素的情况下，阴道上皮增生，上皮细胞内储存大量糖原。由于杜氏杆菌的作用，糖原分解为乳糖，使阴道的 pH 值维持在 $4 \sim 5$（酸性），形成一道天然的防线，使大多数病原体的活动与 繁殖受到了抑制，称为"阴道自净作用"。

许多人认为，为了防病治病而自行阴道冲洗，是一种良好的保健措施。其实不然，冲

洗用的药物或器皿并非完全无菌，同时冲去了阴道杆菌，扰乱了阴道的自洁功能，使阴道失去自卫能力。因此，无论用何种方式，还是用开水或高锰酸钾或洁尔阴等药物配制的液体，冲洗久了，会导致病原体上行，使感染的机会增加，如白带增多，甚至出现了腰酸、腹痛、下坠、月经不调或阴道不规则出血，即内生殖器感染，如子宫炎、附件炎、盆腔炎等。

（韩莉）

六、妇女尿路感染的防治

从肾盂到尿道外口这一段叫尿路，凡尿路中任何一段受细菌感染都可称为尿路感染。尿路感染包括膀胱炎和肾盂肾炎。

1. 下尿路感染 下尿路感染系指膀胱炎或膀胱尿道炎。其治疗有些学者主张用单剂大量抗菌药疗法，国外学者提倡选用阿莫西林 3 克顿服，我们主张用复方新诺明 4 片加碳酸氢钠 1 克顿服的疗法，效果较好。但大多数学者主张用短程抗菌药疗法，如复方新诺明 2 片，每日 2 次，或头孢氨苄 0.5 克，每日 3～4 次，或氟哌酸 200 毫克，每日 3 次，或诺氟沙星 200～400 毫克，每日 2 次。疗程一般为 2～3 日，出血性膀胱炎宜用 3～7 日。疗效确实，可获治愈。

2. 急性上尿路感染 最常选用的是复方新诺明 1 克，每日 2 次，或头孢氨苄 0.5 克，每日 4 次，或阿莫西林 0.5 克，每日 4 次，或诺氟沙星 400 毫克，氧氟沙星 0.3 克，每日 2 次。后两者已被国内外研究证实对绿脓杆菌、大肠杆菌高度有效。国外有学者用庆大霉素 14 日疗法，疗效高达 100%，但多数学者主张疗程 7～14 日。

对绿脓杆菌尿路感染可选用阿莫西林或哌拉西林钠、丁胺卡那霉素、诺氟沙星、环丙沙星等。

3. 慢性上尿路感染 药物选择基本上与急性期相同，但剂量宜偏大，疗程要长一些，并主张联合用药。疗程一般为 2 周，然后停药观察 1 周，复查尿细菌。一般经 2～3 个疗程，尿细菌可以阴转。对通过 2～3 个疗程治疗，尿细菌仍然阳性者，可考虑低剂量抗菌药长程抑菌疗法，即选用敏感抗菌药一个剂量，在睡前排尿后服下，使夜间尿中含有足够的抑菌药浓度。服药 3～6 个月，病情可得到缓解。同时应积极检查并矫正病因，如结石、梗阻、糖尿病、肿瘤等，以及检查和改善肾功能。

尿路感染兼有肾功能小全者，抗菌药物剂量应适当减少。避免选用对肾脏有毒性的抗生素，特别要慎用氨基糖苷类抗生素。

某专家采用诺氟沙星治疗尿路感染 40 例，疗效良好。方法：诺氟沙星 0.2 克，每日 2 次。膀胱炎者，连服 3 日，急性肾盂肾炎者，连服 1 4 日，慢性肾盂肾炎者，连服 42 日。结果：总有效率 95%，治愈率 92.5%。

（韩莉）

七、生殖道瘘的发生原因

女性生殖道瘘指生殖道某处与邻近器官之间形成的异常通道，临床分为尿瘘和粪瘘。尿瘘指生殖器官与膀胱、输尿管、尿道之间形成的异常通道，尿液经阴道流出者；粪瘘指生殖道与直肠之间形成的异常通道，粪便经阴道排出者。

凡能导致泌尿生殖器、直肠生殖器损伤的原因，均可形成生殖道瘘，主要原因有以下几个方面。

1. 妇科手术损伤 由于近 30 年来，经腹全子宫切除术的普遍采用和广泛性全子宫切除术的逐渐开展，手术损伤引起的尿瘘日益增多，如子宫内膜异位症、输卵管或卵巢肿瘤，引起盆腔广泛粘连，或子宫颈巨大肌瘤导致盆腔器官异位者，行手术时，术者不熟悉异常组织解剖，操作不仔细，即可能误伤输尿管，以致形成输尿管阴道瘘；或因宫颈癌做广泛性子宫切除时，过分游离输尿管，使输尿管缺血、坏死而形成输尿管阴道瘘；经阴道切除子宫、阴道成形术等，可损伤膀胱、输尿管而形成尿瘘。

2．癌肿 子宫颈癌、阴道癌、尿道癌，膀胱癌晚期，均可因癌肿侵润而引起尿瘘，或因放射治疗宫颈癌、阴道癌时，因放射源位置安放不妥或放射过量，以致局部组织坏死而形成尿瘘。

3．产伤 分娩损伤多因难产未能及时地正确处理，或因暴力助产及手术、器械直接损伤所致。如产妇骨盆狭窄、胎儿过大；胎位不正，引起胎先露下降受阻；膀胱、尿道和阴道等软组织长时间被挤压在胎先露和母体耻骨联合之间，直肠长时间受压，因缺血坏死而形成尿瘘、粪瘘；会阴Ⅲ度裂伤时，修补后的直肠未愈合，或修补会阴裂伤时，缝针及线穿过直肠黏膜，未及时发现拆除，也可引起粪瘘。

4．其他原因 阴道内留置腐蚀性药物，引起阴道壁坏死溃烂，阴道或膀胱结核，子宫托长期压迫阴道直肠壁，使局部组织缺血坏死脱落；外阴骑跨伤或骨盆骨折，甚至粗暴的性交（强奸）均可损伤尿道、膀胱而形成尿瘘。

生殖道瘘发生的原因，因地区不同而异，在偏远的农村、山区，产伤是引起生殖道瘘的最主要原因，但在我国各地大中城市，由于产前保健和新法接生的推广和普及，产伤所致的生殖道瘘极为少见，而妇科手术损伤引起的尿瘘颇有增多的趋势，放射治疗引起者也不少见。

（韩莉）

八、滴虫性阴道炎的防治

滴虫性阴道炎是一种常见的妇科病。患病后主要表现为白带增多，黄色或乳白色，稀薄呈泡沫状，或黏稠乳状有秽臭味，伴有外阴、阴道瘙痒，灼热疼痛，性交痛。如波及尿道口，患者还会出现尿频、尿痛，有时可见血尿。妇科检查：可见阴道黏膜有散在的红色斑点，后穹隆有多量液性泡沫状或脓性泡沫状的分泌物。医生取其阴道分泌物做镜检可找到滴虫，诊断即可肯定。

滴虫性阴道炎是由一种肉眼看不到的阴道毛滴虫所引起的传染病。这种毛滴虫生命力极强，既耐热又耐寒，不仅能在一般的水里生存，而且能在洗澡和洗衣服的肥皂水里生存；不但能在阴道里生长繁殖，而且能传染到泌尿器官如尿道、膀胱和胃肠道里。因此，阴道毛滴虫男女双方均能感染，生殖系统和泌尿、消化系统也能同时感染。女性泌尿系统或胃肠道里有毛滴虫，可以通过粪便和尿液传到阴道里，还可以通过性交传染给男方，男方泌尿系统有毛滴虫，可以在同房时传染给女方，此外，男女双方共用浴盆、毛巾也是相互传染的一条途径，可见滴虫性阴道炎的感染机会相当多，治疗难度也较大，即使用药物杀死了阴道里的毛滴虫，泌尿、消化系统的毛滴虫还会传染到阴道里，女方的病治好了，还会由男方传染。由于毛滴虫消耗阴道细胞内糖原，改变了阴道内的酸碱度，破坏了防御机制，促进继发性的细菌感染，故妇女常在月经期前后、妊娠期或产后等阴道酸碱度改变时，引起炎症发作。所以，要彻底治愈滴虫性阴道炎，必须局部和全身同时用药，男方和女方同时治疗。

1．全身用药 男女双方同时口服灭滴灵，每日2～3次，每次2片，连用7日。对初次患者可单次给药10片（48小时内忌酒），亦可收到同样效果。口服药吸收好，疗效高，毒性小，应用方便。偶见胃肠道反应，如食欲减退、恶心、呕吐等。停止服药后，以上症状即可消失，但孕早期和哺乳期不宜服此药，以免影响胎儿发育。

2．局部用药

每晚用1%乳酸、0.5%醋酸或1：5000高锰酸钾溶液冲洗阴道后，将灭滴灵4～5片塞入阴道，每日1次，10日为1个疗程。

男方可用肥皂水涂洗外阴或阴囊，涂洗时让外阴多起泡沫，利用泡沫杀虫，每次洗10

分钟。

女方白带呈黄绿色脓样，外阴瘙痒难忍时，可配合中药熏洗，每晚 1 次，药物有：苦参、蛇床子、白矾、黄柏、乌梅、五味子、百部、鹤虱各 30 克，川椒 15 克，煎水 1500 毫升坐浴。

治疗期间，要注意保持阴部清洁，每天换内裤，为了避免重复感染，内裤及浴巾应煮沸 5～10 分钟或浸泡在饱和盐水内以消灭病原体。搞好经期、孕期卫生，避免混用浴盆、浴巾，尤其是对反复发作的患者，要避免房事或房事时用避孕套。

一个疗程结束后，过 4～5 日，要到医院化验白带里有无毛滴虫，如未发现毛滴虫，可在下次月经干净后再化验 1 次，连续 3 个月都查不到毛滴虫、亦无症状者，才算治愈。

（韩莉）

九、霉菌性阴道炎和其他女性生殖道感染

女性生殖道感染有三种类型：霉菌（白色念珠菌）、细菌感染及毛滴虫感染。其中以霉菌感染最常见，病情也较轻。霉菌性阴道炎患者，因白带改变影响对宫颈黏液的观察。一旦患了霉菌阴道炎，在阴道内就好像有微小的蘑菇状的菌落。如阴道及外阴部有瘙痒和烧灼感，白带有微臭并呈凝乳状，则很可能已患有霉菌性阴道炎。此时，白带气味并不十分难闻（可能有点像发酵过的生面团的气味）。

如感到局部瘙痒，白带很多，稍呈泡沫状、很臭，则可能患有滴虫性阴道炎。

如白带很臭，但局部无瘙痒，则很可能患有子宫、宫颈或阴道的细菌感染。一旦患有细菌性或滴虫性感染，即可自己用灭滴灵、磺胺粉、氯霉素眼药水溶为泥状做成栓放入阴道，每日或隔日 1 次，共用 1 0 次，月经后开始，连用 3 个月。也可去医院就诊，按医嘱用药治疗。

如果自己患有霉菌性阴道炎，常可用这些药物进行治疗。因霉菌不喜欢在酸性环境中生活，若感染初期每次用 2 汤匙（约 30 毫升）浓度为 4.5% 醋酸溶液加入 1140 毫升左右的温水冲洗阴道，常可治愈。每日冲洗 2 次，根据病情严重程度连续冲洗 5～10 日。如果无效或对阴道刺激性太大，则可用消毒牛奶或稀释的酸奶酪进行冲洗，每日 2 次，连续冲洗 7～10 日。冲洗同时可用达克宁栓、制霉菌素栓塞人阴道后穹隆，或用达克宁霜，制霉菌素软膏等涂擦外阴、阴道。每日 1 次，连用 7～10 日。如瘙痒时撒上冰硼散。现上海产一种米可定泡腾阴道片，每晚放入阴道 1 片，10～14 日为 1／个疗程，效果很好。

牛奶中含有嗜酸性乳酸杆菌，这种细菌能产生乳酸，阴道是乳酸杆菌生长的良好环境，而对霉菌生长不利。如果阴道的正常环境遭到扰乱，则霉菌可能占上风。牛奶、酸奶酪（应充分稀释以便通过冲洗用的管子）很快改善症状并能促使乳酸杆菌繁殖。使用抗生素或常规冲洗，会减少甚至丧失阴道内的乳酸杆菌。患霉菌性阴道炎期间，不要同房，因为同房会扩散霉菌菌落而使病情加重。

除霉菌性感染外，一般不要冲洗阴道。因为阴道具有自洁作用。冲洗次数多，会干扰阴道内的正常环境，反而更容易患病，如经常洗澡（包括淋浴），那么阴道黏液性分泌物不臭。如阴道分泌物发臭，则应检查一下是否患有细菌性感染。

如上述家庭疗法治疗时，男方也同时要用同样方法坐浴、涂药，每晚 1 次，连续用 7～10 日，以杜绝互相交叉感染，如双方治疗，仍无效果，则应去医院妇科门诊就诊，以便能根据医嘱进行治疗。

（韩莉）

十、细菌性阴道炎的自我防治

细菌性阴道病是生育期妇女最常见的阴道感染性疾病，偶尔也可在老年妇女或幼女发病。在发达国家，其发生率可达 33%～64%，远超过滴虫性阴道炎和念珠菌性阴道病。在我国，人们对此病还缺乏明确的认识，不少阴道炎患者在排除毛滴虫、念珠菌感染以及淋

病后，就没有进一步的检查措施，以致造成漏诊和误诊，延误了有效治疗。

该病主要表现为阴道内出现均匀稀薄、无色无味的分泌物，并且分泌物中白细胞含量极少，半数以上患者无任何症状和体征，因而未引起人们的足够重视。但是，近年来的一些研究表明，细菌性阴道炎可引起严重的并发症，如附件炎、盆腔炎及妇科术后感染等。妊娠期妇女则可引起绒毛膜炎、羊水感染、胎膜早破、早产及剖腹产后或阴道产后子宫内膜炎等，因而越来越引起医学界的高度重视。

20世纪50年代以前对所有不是由念珠菌、毛滴虫、淋病奈瑟菌引起的阴道炎，统称为非特异性阴道炎，尔后统一命名为细菌性阴道病。进一步研究表明，此病与几种新被认识的病原体有关，包括阴道加德纳菌、动弯杆菌、类杆菌、消化链球菌、人型支原体等。

目前该病的主要诊断依据是阴道：①pH值升高，一般大于4.5。②稀薄、均匀、无色无味的白带。③对阴道分泌物进行氰氧化钾试验时呈阳性。④出现一种特殊的线索细胞。⑤其他的检测方法包括细菌培养，免疫学检测等有助于诊断。

用于细菌性阴道病治疗的药物很多，不少抗素及外用抗生素均可以选用，而最为有效的是口服灭滴灵400毫克，每日3次，连续7日；其次是阴道内使用氯林可霉素粉300毫克，每日2次，连续7日；呋喃西林粉1～3兜，用林可霉素液溶为泥状；塞入阴道，每日或隔日1次；磺胺粉1～3克，氯霉素水溶为泥状，塞入阴道，每日或隔日1次；锡类散1支放入阴道，每日1次；若患者为老妇或幼女，每次阴道上药时，可加入已烯雌粉0.125毫克（1/8片）为宜。

（韩莉）

十一、慢性宫颈炎为何久治不愈

慢性宫颈炎又称"宫颈糜烂"，从面积上可分为：Ⅰ度糜烂面占宫颈1/3；Ⅱ度糜烂面占官颈1/2；Ⅲ度糜烂面占官颈全部。从深度上可分为：单纯型、颗粒型、乳头型。是一种最常见的妇科病，它可以引起白带增多，接触性出血，腰骶部疼痛和不孕症等。发病率约占已婚妇女的60%以上。慢性宫颈炎又是诱发宫颈癌的重要原因。据统计，在早期宫颈癌患者中，有宫颈糜烂的妇女要比无宫颈糜烂的妇女发病率高约7倍。

慢性宫颈炎发病率高，治愈后容易复发，常常久治不愈，是何原因？目前，国内外的妇产科专家们一致认为与性生活不当有密切关系，我们对2134例慢性宫颈炎的治疗追踪研究，也证实性生活是影响治疗效果的主要原因，特别是性混乱者，更是如此，又对某厂173例正在治疗中的宫颈炎患者进行了解。这些患者由于年轻，性欲旺盛，在治疗过程中，几乎没有停止过性生活，同时多不讲究性生活卫生，致使宫颈炎反复发作久治不愈。

由于慢性炎症的长期刺激及宫颈管的特殊结构，此处的感染很难彻底清除，病情顽固不易治愈。

宫颈糜烂的治疗主要是局部治疗，使宫颈糜烂面坏死脱落，新生上皮覆盖创面而治愈。治疗宫颈糜烂的方法虽然很多，但对未曾生育过的妇女治疗方法很受局限，不过只要坚持治疗，症状是可以缓解的。具体方法如下：

外用中药：宫颈炎散，宫颈粉，子宫丸和野菊花栓。

消炎药：黄连素，呋喃西林，土霉素，湿润烧伤膏等。

其中野菊花栓、黄连素、呋喃西林、土霉素、磺胺粉、灭滴灵粉、氯霉素粉，用氯霉素眼药水溶成泥状栓塞入阴道，每日睡前自已用药1次，１０～14日为1个疗程。

对宫颈乳头型糜烂或久治不愈的颗粒型糜烂，已生育者适合于药物烧灼、物理烧灼、冷冻法、激光法及微波治疗。凡治疗者均可达到满意效果。在治疗前务必先给阴道上药改善其清洁度，治疗期间要避免性生活，并注意月经期和性生活前后的卫生。

为了确保慢性宫颈炎的治疗效果和预防宫颈炎的发生，一定要做到以下几点：①在宫颈炎治疗期间和宫颈炎刚治愈不久，要绝对禁止性生活。②认真采取避孕措施，避免多次人工流产，预防宫颈损伤。③平时要节制性生活，不要过于频繁，年轻妇女每周 1 ～ 2 次即可。④每次同房前，无论男女都要养成清洗外生殖器的卫生习惯，同时力戒粗暴的性交行为。

（韩莉）

十二、子宫内膜炎的防治

子宫内膜炎是妇科的常见病、多发病，常常影响妇女的正常工作或学习。临床上有急性和慢性子宫内膜炎之分。急性子宫内膜炎病人可有轻度发热，下腹痛，白带增多或伴子宫出血。慢性子宫内膜炎有不规则月经或子宫出血，白带增多，下腹坠胀或疼痛。如果请医生做妇科检查，可有子宫触痛，宫体增大，宫旁有触痛，下腹部有明显压痛。老年子宫内膜炎患者，则常有绝经后出血，白带稀薄量多，也可能呈血性。但遇有此种情况应首先想到宫颈或子宫内膜的恶性肿瘤。还约有 20% 的慢性子宫内膜炎患者，可以完全无症状，而是由于医生诊断或检查其他妇科疾病做刮片时发现。

妇女为什么会患子宫内膜炎呢？说起来也有很多种原因：最常见的是流产及分娩后，由于官腔内有较大的创面，遇到致病力较强的细菌，便会乘虚侵入宫内膜而发病；再有一些不孕症患者，求子心切，在一些小诊所里行所谓的输卵管通液术，由于消毒不严格，致细菌直接入侵；还有一些宫颈炎患者，行电烙或红外线、冷冻等治疗不当，使炎症沿黏膜组织向官腔内扩散，另外放置宫内节育器不当也可引起本病，或加重本病，也有些人性生活过频、混乱，或经期性生活，也可能引起子宫内膜炎；绝经期的妇女，由于体内雌激素水平显著低落，子宫内膜与阴道黏膜均变得菲薄，容易受到病菌的侵袭，导致炎症的发生；在临床上老年性子宫内膜炎与阴道炎往往并存。严重时宫内膜的表面可有脓性渗出物，形成溃疡，并可向下蔓延而感染子宫肌层，在其中形成多发性小脓肿，进一步发展，则为输卵管卵巢炎，盆腔腹膜炎，盆腔结缔组织炎。若急性期治疗不及时，也可发展为败血症。

患了急性子宫内膜炎，一定要住院积极治疗，静脉滴注抗生素，迅速控制病情。否则，拖延日久，治疗不当，则有转化成慢性子宫内膜炎的可能。

慢性子宫内膜炎患者，应与医生配合积极消除感染源，如因宫内节育器所致，可在消炎治疗的前提下，请医生将环取出，并在经期使用抗生素治疗，经后服中药对症治疗，老年性患者亦可适当地补充少量雌激素。如有黏膜下肌瘤和息肉应到医院手术治疗。总之，子宫内膜炎经过适当处理，绝大多数患者均可治愈。

值得一提的是广大妇女应加强机体的自然防御机制，注意性生活卫生以及经期、孕期、产期的卫生，杜绝感染源，预防本病的发生。

（韩莉）

十三、输卵管疾患的防治

输卵管担负着沟通子宫与卵巢的重任。它的一端连着子宫，另一端的开口对着卵巢，从卵巢排出的卵子，就是在输卵管这个长"廊"里与精子相遇而结合成受精卵，再经过大约 5 天的时间"运送"到子宫内坐胎。所以，输卵管被喻为人体内的"鹊桥"。由于输卵管是女性生殖器官的隘口和要道，所以来自体内外的病菌，很容易侵袭这个部位并导致许多病变。

1. 输卵管炎 输卵管炎是一种育龄妇女常见的妇科病，分急性和慢性两种。急性输卵管炎的发病初期可出现发热、畏寒；经期延长、白带增多、下腹两侧疼痛等症状。引起输卵管炎的主要原因是：①平素不注意会阴卫生和月经卫生，致使阴道或子宫颈内的细菌蔓延到输卵管而造成炎性病变。②人工流产、分娩及下腹部手术，由于消毒不严密、手术器械创伤，可直接"引进"链球菌、葡萄球菌而导致感染，频繁人工流产者，感染机会更多。③身体内其他器官感染，如尿道感染、阴道炎及其他部位的炎症感染，细菌可经血液或淋巴液到输卵管，亦会引起炎症。输卵管炎症粘连容易导致输卵管阻塞，引起不孕，故要及时、彻底地治疗。患者在急性炎症期应尽量卧床休息，服用抗生素和疏肝解郁的中药汤剂。多饮水和增加营养，炎症会很快得到控制。

2. 输卵管结核 据临床统计，输卵管结核发病率很高，占女性生殖器官结核的85%～95%，且多为双侧性。输卵管结核患者中约有半数人同时患有子宫内膜结核。由于输卵管黏膜遭到结核杆菌的侵蚀破坏，可使管腔阻塞或由于周围黏膜粘连使输卵管蠕动异常，丧失其输送卵子和接受精子的功能，从而导致不孕。另外，输卵管结核和身体其他部位的结核病一样，都有低热、盗汗、乏力、食欲不振或体重减轻等症状。所以，当女性结婚后3年不孕又伴发结核症状，就应想到是否患了输卵管结核，需立即到医院检查和治疗。输卵管结核以继发性居多。因此，预防的关键在于积极防治肺结核、淋巴结核、肠结核等，在结核未彻底痊愈之前最好先不结婚。新婚妇女患有结核病要及时彻底治疗，并应加强营养，避免劳累，如确诊为输卵管结核，要用抗痨药物彻底治疗。治疗期间节制性生活并采取避孕措施，待结核彻底治愈后，再怀孕为好。

3. 输卵管阻塞 输卵管既然是精卵相遇结合的"场所"，就应该是畅通无阻的。妇科学者认为，输卵管阻塞大多是某些疾病的遗患，上述输卵管炎症和结核是闭塞的主要祸根，尤其是输卵管慢性炎症更容易引起闭塞。炎症初时一般只局限在输卵管内，如不及时治疗很可能使整个内生殖器官受牵连，最终都可能导致输卵管闭塞。据统计，因输卵管闭塞而不育的患者约占所有不孕症的42%。输卵管阻塞是可以疏通的。服用活血化瘀的中药，再用输卵管通气或通水，腹腔镜手术等现代医疗技术，复通是大有希望的。预防输卵管阻塞，应积极防治结核病和妇科炎症，定期做妇科检查，才能及早发现病情并及时治疗。

（韩莉）

十四、盆腔炎的诊治

盆腔炎为妇科常见病、多发病，是女性生殖器官及其周围结缔组织、盆腔腹膜等的炎症。炎症可局限一个部位，也可几个部位同时发病，按其临床表现可分为急性与慢性两种。急性炎症有可能引起弥漫性腹腔炎、败血症，以至感染性休克等严重后果，慢性炎症由于久治不愈反复发作，而影响妇女身心健康，给病人造成痛苦。

妇女产后或流产后感染、宫腔内手术污染、经期卫生不良、邻近器官炎症的直接蔓延等均要引起急性盆腔炎。主要感染菌为葡萄球菌、链球菌、大肠杆菌、厌氧菌等。淋病奈瑟菌、各种病毒、支原体、衣原体、寄生虫（如毛滴虫）等也可引起。若急性盆腔炎治疗不彻底则可转为慢性盆腔炎，首先表现为不孕、腰骶痛、白带过多、月经不调等。

急性盆腔炎的主要临床表现为下腹一侧或两侧疼痛，发热头痛，食欲不振，炎症广泛，且严重者可有寒战、恶心、呕吐及腹部弥漫性疼痛。

临床常用的治疗方法有多种，如抗生素治疗：即青霉素800万～1200万单位，加入5%葡萄糖水500～1000毫升，静脉滴注；如青霉素过敏时可改用红霉素1.0克，每日1次，7日为1个疗程。同时用链霉素0.5克，肌内注射，每日2次。如链霉素过敏可改用丁胺卡那霉素0.2～0.4克，肌内注射或静脉滴注，每日2次。7日为1个疗程。如效果差可改用头孢唑林钠等，但同时仍需用链霉素。7日后，接着服用诺氟沙星0.5克，每日3次，7～10日，也可用灭滴灵0.4克，每日3次，7～10日。急性期过去腹痛消失，仍需按慢性盆腔炎治疗3个月。物理治疗，对慢性盆腔炎，效果较好，但仍需在月经期配合使用磺胺类或其他抗生素等。若一旦脓肿形成则必须手术治疗。但这些方法都有其无法克服的缺点，如抗生素治疗，因病人体质不同，可伴发许多由抗生素的副作用引起的神经、肾脏、胃肠道毒性反应，物理治疗手续复杂，见效慢，疗程长而疗效不稳定。可采用中医中药治疗：①银连汤。金银花、连翘各30克，红藤、败酱草各20克，粉丹皮、京赤芍、桃仁泥、延胡索、车前子各 10 克。每日水煎 2 次服用。②蒲公英汤。蒲公英 30 克，延胡素、赤芍、丹参、当归、木香、香附、乳香各 10 克，粉甘草 6 克。每日 1 剂，水煎 2 次服用。急性盆腔炎患者宜选用银连汤。慢性盆腔炎宜选用蒲公英汤。

近年来，临床医生在治疗盆腔炎时，不愿使用链霉素类药物，殊不知，盆腔炎症多为混合感染，因盆腔距肛门、直肠较近，而革兰阴性致病菌感染居多。只使用青霉素类包括头孢类等药物抑制革兰阳性菌，其治疗效果不佳，而青霉素与链霉素合用，则有协同效能，而医生往往认为使用链霉素会有副反应，那么这是因噎废食。链霉素是继青霉素之后，于 1944 年发现的最老的抗生素之一。尽管新的抗生素层出不穷，抗生素家庭日益壮大，但链霉素仍小欠为抑制、杀灭各类型革兰染色阴性致病菌主要的有效药物。其实，链霉素的毒性反应并非像人们传说的那样可怕。临床药理学家在研究中发现，链霉素所致的嘴部麻木、行走不稳、眩晕、恶心、呕吐和眼球震颤，多是可逆的。及时停药即可恢复。仅少数人在治疗中可见不同程度的听觉减退。而这类反应多因超常剂量或长期应用所致，绝大多数病人在应用常用剂量的 2～4 周内，不会出现上述毒性反应。专家们还发现，若医生事先将链霉素中毒的早期表现如头痛、头晕、耳鸣、恶心等告诉病人，让病人在用药中细心体察，一旦发现，立即停药，使用链霉素还是很安全的。而且治疗盆腔炎效果很好。

青霉素仍是消炎的首选药物，对盆腔炎更是如此。青霉素是应用最广泛，价格最便宜，疗效最显著的抗生素，但近年来临床上应用有减少的倾向，其原因大致为：①青霉素所致的过敏性休克屡有发生，故基层医院常以庆大霉素或洁霉素替代。②青霉素在临床应用已有半个世纪，一些细菌，特别是金黄色葡萄球菌和肠球菌分泌的一种青霉素酶，能破坏青霉素的杀菌效果，也就是细菌产生了抗药性，影响对这类病菌所致疾病的疗效。③某些患者片面地认为青霉素价格太便宜，不够高档，而不大愿意接受。其实从治病的角度考虑，贵药不等于好药，对症下药才是好药，长期临床经验证明，青霉素价廉物美，疗效显著，与链霉素合用，疗效更佳，故仍是治盆腔炎的首选药物，特别是在广大农村，耐药菌株感染机会少，青霉素效果更好，但在应用过程中应注意：①认真做好皮试，并备好肾上腺素等急救药品，以防止过敏性休克发生。②怀疑是金黄色葡萄球菌和肠球菌感染时，应选用新青霉素或头孢类抗生素，有条件的医院应做细菌培养和药敏试验，根据药敏程度来选用抗生素，不能常规用庆大霉素、洁霉素替代。其实两种抗生素的作用不同，青霉素主要用于革兰阳性菌感染，而庆大霉素、洁霉素主要用于革兰阴性致病菌感染，医务人员应掌握好适应证。

（韩莉）

十五、结核性盆腔炎的防治

结核性盆腔炎是由结核杆菌侵入生殖器官后引起的慢性炎症性疾病，其中以输卵管结核最为常见，占女性生殖器结核的 85%～95%；其次为子宫内膜结核，卵巢、宫颈、阴道及外阴部发病者较少见。生殖器结核感染来源主要是由身体其他脏器结核感染扩散而来（常见的如肺结核、肠结核、腹膜结核、淋巴结核等）大多经血行传播。

因盆腔结核菌绝大多数首先感染输卵管，故可致单侧或双侧输卵管管壁增粗、变硬、伞端肿大呈烟斗状，与周围组织广泛粘连，甚至形成包裹性积液。由于管壁有干酪性坏死和黏膜有粘连，管腔内大量干酪样物及渗出液不能外溢或合并比脓菌感染，以致管腔极度膨胀形成输卵管积脓。输卵管的结核感染可下行致子宫内膜坏死、溃疡，甚则粘连、挛缩而使子宫严重变形。其症状：

1. **不孕**　常为生殖道结核唯一主诉。多表现为原发性不孕症。

2. **月经失调**　主要为月经减少和闭经。

3. **下腹疼痛**　有 40%～50% 的患者有不同程度的下腹疼痛或较重的痛经，这可能是合并盆腔腹膜结核，伴有广泛粘连所起，往往在性交或体力活动时加重，有时在排卵时或干酪样病灶破裂播散时可有突发性下腹痛。

4. 伴有结核性腹膜炎 可有腹水、腹部胀痛或假囊肿，应与卵巢肿瘤相鉴别。

5. 一般症状 可有低热、疲劳、盗汗、消瘦、纳减、白带增多等，也可因病程发展缓慢而无明显自觉症状。

轻度内生殖器结核病人，腹部和盆腔可无明显阳性体征。当病变发展到一定程度时，则可出现。

（1）输卵管结核 妇检时可触及双侧输卵管呈结节样增粗或大小不等之包块，与周围粘连较紧，有触痛。严重者盆腔可呈冰冻状，腹部有压痛、柔韧感，甚或伴腹水征。

（2）子宫内膜结核 病变常在内膜表层，以子宫两侧角最为明显。因子宫发育不良可见子宫偏小，也可因宫腔内有坏死渗出物而致子宫较大而软，或伴月经量少及闭经。

6. 诊断 对结核病诊断的确立以找到结核杆菌（应用涂片培养、动物接种等方法）或通过活检发现典型的病理改变为依据，亦可根据患者的临床表现，再辅以内窥镜探测及X线（包括透视、摄片、造影等）实验室所见，基本上明确诊断。具体项目如下：

（1）血沉 病灶活动时增快，稳定或好转时趋向正常。

（2）胸部X线检查 为诊断本病不可缺少的检查项目。

现陈旧性结核病灶或胸膜结核征象，对诊断有重要参考价值，但阴性发现亦不应据此否定本病。

（3）子宫内膜组织学检查 于月经来潮前1～2日做宫腔全面刮宫术，特别注意刮取两子宫角部的内膜组织送病理检查。为防扩散可于术前或术后1周给予链霉素肌内注射。

（4）培养和动物接种 取经前诊刮所得内膜或采取经血作结核菌培养或动物接种。

（5）腹水 腹水含蛋白质73克/100毫升是结核性腹膜炎的特征。

（6）腹腔镜检查 通过腹腔镜可观察到输卵管及盆腔腹膜表面的粟粒性结节，并可做活检，从而明确诊断。

（7）子宫输卵管碘油造影 片上可见宫腔重度变形或狭窄，边缘不规则呈锯齿状，输卵管外形强直或宫腔阻塞不通，典型者可呈念珠状阴影，有时碘油可进入血管、淋巴管中，或盆腔内可见多处钙化点。

生殖器结核的诊断一经明确，不论病情轻重，或患者有无明显症状，均应积极治疗，否则病情可随机体抵抗力的减弱而发展。目前治疗生殖器结核的措施有：一般治疗，化学药物治疗及手术治疗。

（1）一般治疗 结核病通常是一种慢性消耗性疾病，故增加营养，以增强机体的抵抗力及免疫机能对治疗有一定的作用。病变活动期应注意休息。

（2）化学药物治疗 以往人们在相当长的时间内曾经形成两种治疗结核病的概念。即异烟肼（H）、链霉素（S）对氨基水杨酸钠（PA-S）被用作"一线药物"。而利福平（R）、乙胺丁醇（E）、吡嗪酰胺（Z）等则被列为"二线药物"。其次，认为药物的疗效与应用的时间长短有关。应用时间长则复发的机会小。自20世纪70年代以来，国内报道过动物实验及大量治疗肺结核的临床研究，认为选用有效药物，短程（6～9个月或更长）治疗，其疗效不亚于所采用的"标准疗程"，（一般为18个月），并总结了一些短疗程化疗方案。国内采用的短疗程方案用药6～9个月。

抗结核化疗结束后，应继续随访2年，定期做盆腔检查，了解包块是否缩小或消失。若系根据内膜检查诊断生殖器结核者，应重复做子宫内膜病理检查和细菌学检查，掌握病变控制情况。大多数生殖器结核对抗结核化疗有效，只有在盆腔包块不消失或有增大，子宫内膜结核持续存在，以及药物治疗下盆腔疼痛或其他症状不消失时才适合手术治疗。如较大的包裹积液形成，结核性附件炎性包块形成，生殖器结核在附件包块、子宫或盆腔腹膜形成久治不愈的瘘管，以及 40 岁以上患者，无保留月经必要，不伴全身其他部位结核，化疗随访有困难者和正规足量的化疗效果不满意，或化疗后症状消失但不久又复发者，切除罹病生殖器官，有利于结核病治愈。

关于手术范围，一般应做全子宫及双侧附件切除，术前行抗结核化疗 1 个疗程。生育年龄妇女，可根据情况考虑保留卵巢（或部分卵巢）。如双侧附件已形成较大输卵管卵巢包块；粘连无法分离，不论患者年龄大小，均需切除全子宫及附件。

（韩莉）

十六、子宫脱垂的防治

子宫颈外口沿阴道方向下降至坐骨棘水平以下时称子宫脱垂，多由于产伤、生育过多或年老、先天性盆底组织松弛、张力下降等造成，如再加上突然腹压或长期蹲式劳动、咳嗽等，可使脱垂程度加重并出现症状，且常并发膀胱膨出及直肠膨出。因此，女性生殖道脱垂，是既有生殖道又有邻近器官参入的一个综合性病症。根本的病理改变是盆底支持组织的损伤、薄弱。

本病多发生于产后，亦可见于新生儿、青年与老年或未婚妇女。因分娩时盆腔内筋膜、肛提肌等子宫支持组织多会有不同程度的损伤。一般产后经适当休息、营养及合理的产后运动，这些损伤可获得良好复旧而不发生脱垂或有之亦轻。如果损伤较重或生活条件差，产后过早从事体力劳动，包括较长时间处于站、蹲等体位者，或有慢性咳嗽、腹泻、便秘等增加腹压情况下，则易发生子宫脱垂，且病情往往较重。青年未婚妇女发生子宫脱垂是由于先天性盆底组织筋膜发育不良，而绝经期及绝经期后的老年妇女发生子宫脱垂，是卵巢失去内分泌作用，骨盆内筋膜及肌肉萎缩变薄与松弛及伴其他情况而造成。

子宫脱垂症状的轻重视子宫脱垂的程度及伴发周围脏器的膨出情况而定。通常自觉有块物向阴部脱出，轻者平卧时可自行回复，重者不能自行回复，行走亦感困难，伴下腹、阴道、外阴坠胀及腰背酸痛，站立及劳动时加剧。伴有膀胱膨出者往往有尿频、排尿困难或张力性尿失禁，伴有直肠膨出者有大便困难。如脱垂之组织发生糜烂、溃疡、继发感染，则可致分泌物增加，甚至呈脓血性。

子宫脱垂的诊断除根据上述病史及自觉症状外，主要是靠检查阴道内脱出块物的体征为诊断依据。临床将子宫脱垂分为Ⅲ度。

Ⅰ度：子宫沿阴道轴下降，宫颈口在坐骨棘水平以下或距阴道口 4 厘米以内，最低达处女膜缘。

Ⅱ度：宫颈及部分宫体已脱出阴道口外。

Ⅲ度：整个宫体与宫颈全部脱出于阴道口外。

在检查子宫脱垂同时，应注意有无膀胱膨出、直肠膨出、肠癌或张力性尿失禁，还应注意脱出块物的表面有无水肿、角化和糜烂，局部和盆腔是否合并感染，会阴有无陈旧性裂伤，同时应与子宫黏膜下肌瘤、阴道壁囊肿、子宫内翻等作鉴别。

由于实行计划生育政策及加强了妇女的五期保健，子宫脱垂发病率较前大大降低，临床已较少出现，故对本病的治疗无更新进展，仍采取以往的非手术及手术治疗。简单介绍如下：

1. 非手术治疗　适用于病情较轻，要求保留生育功能或年老体弱、不愿或不宜施行手术者。最常用的是子宫托，此法简便，经济易行。子宫托的类型很多，目前常用的为塑料喇叭型子宫托。将子宫托盘对着宫颈放入阴道穹隆部，使子宫还纳，阻止宫颈下降，对Ⅰ、Ⅱ度轻型子宫脱垂患者无须另加支持物，使托柄端平阴道入口即可。若阴道过于松弛，可用月经带支持托柄，或用细绳穿入托柄之小孔，前后固定于腰带上，以免子宫托掉出，这样，病人既可参加劳动，又有利于支持组织张力的恢复，达到治疗的目的。取托时不要用力过猛，可先将托柄上、下、左、右轻轻摇动，待消除负压，感到托盘已不吸住宫颈时再拉出，用清水洗净，翌日再用。放托前先排空大小便，上托后 3～6 个月复查，预防并发症的发生。遇下述情况之一者，应忌用子宫托：①会阴重度裂伤。②有生殖道炎症。③重度子宫脱垂无法还纳于阴道者。④宫颈过度延长或疑癌变者。⑤尿瘘、粪瘘者。⑥产褥期。⑦盆腔肿瘤或合并腹水使腹压增加者。

子宫脱垂的非手术疗法，还包括中药补气升提药（补中益气丸）口服，体育疗法（缩肛运动、仰卧起坐）以增加有关肌肉的张力，恢复功能。

2. 手术治疗　经上述治疗无效，或重度子宫脱垂，并伴有严重的膀胱或直肠膨出者可进行手术治疗。根据患者年龄、对生育的要求及全身健康情况可分别选用适宜的手术方式，如子宫颈部分截除成形、主韧带缩短及阴道前后壁修补术、阴道子宫全切除及阴道前后壁修补术、阴道前后壁修补术加腹壁子宫悬吊或宫体腹壁固定术、阴道中隔成形术等。

对子宫脱垂的预防主要是正确处理分娩过程，保护好会阴，如有损伤必须及时修补缝合，产后勿过早、过重劳动。

（韩莉）

第九章 月经、月经病与阴道异常出血的防治

一、性激素与女性生理变化的关系

虽说激素异常所致的疾病不易治疗，但医生常用药物来调控治疗，从而使病人也能像健康人那样工作和长寿。

人体中激素含量分泌过多或过少都会致病，但即使激素量分泌正常，如果接受激素的"受体"出现异常，同样也会发病。譬如患有"睾丸女性化综合征"的病人。表面上看像女的，实际是男的。性染色体属男性，尽管患者血中的男性激素量与健康成年男性一样多，但因其缺乏相应的"激素受体"，虽有激素也不起作用，所以表现为不长胡须，不长阴毛，外生殖器发育不良等，无月经或闭经、不孕等。同时，因患者的女性激素受体仍在起作用，故出现乳房变大，月经来潮，大腿及臀部脂肪沉积，显得比一般女性更像女人。

性早熟症是激素量分泌异常引起的青春期早发症。有一个极端的例子，伊朗的1位女孩，4岁半来月经，4岁10个月时妊娠，5岁6个月时行剖腹产，生一健康婴儿，可称得上是世界上最年轻的母亲。此中原因尚不完全清楚，可能是因某种原因导致促性腺激素大量分泌，或者为特发性。

由甲状腺异常引起的突眼性甲状腺肿（甲状腺功能亢进），女性明显多于男性，但目前很不典型的突眼病病人却增多了。女性因甲状腺改变引起的月经病也多了，如月经过多、过少、周期紊乱、不孕等。此病属于自身免疫性疾患，其特点是与遗传因素的关系大。所谓自身免疫性疾患，多发生在20～30岁，突眼性甲状腺肿也不例外。

更年期综合征与激素的关系更为密切。女性从青春期至25岁左右激素突然增多，而后便慢慢下降，45～50岁又猛然下降。这时由于影响到脑的性中枢及其附近的自主神经中枢，致使身体的各种平衡受到影响，而出现所谓更年期综合征的各种症状。此"综合征"非病，而是一种生理现象，故应以心理调适为主，但为避免激素骤然下降。尤其是症状较重者可适当服用少量雌性激素，但不能一直服下去，要逐渐减量，以外用雌激素、孕激素为好。另外，患乳腺癌的人服激素可使乳腺癌恶化，应予注意。

一个人的一生中只不过分泌2茶匙量的激素，却竟有如此大的威力，缺少一点或过多一点都会引起疾病。无疑，激素将是有待阐明的谜之一，尤其是精神与激素的关系方面的问题将是今后研究的重要课题。

（韩莉）

二、女性生殖健康和内分泌的关系

人体中的特殊腺体会分泌某种化学物质（内分泌），借助血液循环到达远处器官去发挥意想不到的生理效应。

人体的内分泌腺有5个，它们在人体内起着各自的奇妙作用。

1. 甲状腺 人体最大的内分泌腺，重约25克，它像盔甲一样保护着气管，故名甲状腺。它分泌的甲状腺素，以全身的组织细胞为作用对象，调节它们的新陈代谢。甲状腺素对下丘脑和垂体又有抑制作用，甲状腺素越多，促进甲状腺激素的分泌就越少，以此达到平衡。如果失去平衡，就会导致疾病。甲状腺激素过多，人就变得激动兴奋，代谢亢进，吃得多，排泄得多，人也消瘦，月经过多及不孕，其病名叫甲状腺功能亢进。甲状腺激素过少，人变得懒散、迟钝甚至变傻，代谢低下，吃不下去，便秘，人变虚肿，月经不调、过少及不孕，其病名叫甲状腺功能低下。若发生在小孩，就不能正常发育，成为个子矮小、智力迟钝的侏儒症。合成甲状腺素的主要物质是碘，缺碘地区的大脖子病（甲状腺肿大），就是由于碘的摄入不足引起的。

2. 甲状旁腺 由四个小腺体所构成，每个腺体长3～8毫米、宽2～5毫米、厚0.5～2

毫米。常位于甲状腺背面的上下两端，有时埋在甲状腺组织中，或位于胸腔纵隔中。每个如绿豆大小，它分泌的甲状旁腺素，其作用与甲状腺素不同，甲状旁腺激素，主要调节血钙代谢。人的正常血钙浓度为 9～11 毫克 / 100 毫升。进行甲状腺切除术时，若误将甲状旁腺同时摘除或损伤了供给甲状旁腺的血管，可使血钙明显降低。当血钙降低至 7 毫克 / 100 毫升以下时，即出现手足抽搐，若不采取措施提高血钙，病人有可能因喉头肌肉痉挛而窒息死亡。

3. 性腺 女性是卵巢。女性激素决定女性生殖器官的发育和女性第二性征的发育（乳房隆起、臀部变大、声音柔和等）。孕激素是女性受孕后帮助子宫发育所必不可少的。

4. 肾上腺 每个人的肾脏上方，都有一块棕黄色三角形小块，左右各一，每个重约 5 克，它就是肾上腺。别看这小小肾上腺，它对人的生命和正常生理功能起着举足轻重的作用。肾上腺分为皮质及髓质两部分。如果切除了肾上腺皮质，动物很快就死去。人体如果突然出现肾上腺皮质功能减退，身体一下子适应不了，就会立即死亡。医学上称为急性肾上腺皮质功能减退症，又称"华—佛综合征"。肾上腺皮质分泌三类激素：一类称糖皮质激素，监督肝脏中糖原储存。糖皮质激素少了，糖、蛋白质及脂肪过度分解，人便会严重消瘦，而且血糖下降，造成全身软弱无力。二类称盐皮质激素，控制体内水盐代谢。盐皮质激素少了，钠、氯及水分大量排泄掉，人就会干瘪（女性出现闭经，不孕）。三类称性激素，在体内既分泌男性激素，又分泌女性激素，使男子体内有女性激素，女性体内有男性激素。在男、女性体内既起性激素补充作用，又起制约作用，以防止男子女性化，女子男性化，达到辩证统一。肾上腺髓质分泌儿茶酚胺，作用于全身的肾上腺素的功能调节，以弥补肾上腺皮质激素的功能不足和制约其功能亢进。

5. 脑垂体 在大脑正下方，约黄豆大小，重 0.5 克。它是甲状腺、性腺、肾上腺三种内分泌腺的"顶头上司"。它分为前叶和后叶两部分。前叶分泌七种促激素。有的促进甲状腺、性腺、肾上腺中内分泌腺的生长发育，有的促进人体生长发育，促进乳腺分泌。生长素是垂体中含最最多，分泌量最大的一种激素。对人体生长作用最大。幼年时期切除垂体后，生长立刻停止。幼年时期生长素分泌过多，身材就会异常高大，身长可达 2.3～2.6 米；若生长素分泌低下，可以产生侏儒症，到了壮年，身材也不过 1～1.3 米。生长素还能促进软骨的生成，切除垂体后长骨骺板就会萎缩变狭。后叶储存和释放两种激素，一种是抗利尿激素，促进肾脏对水的吸收。另一种是催产素，分娩时促进子宫收缩，帮助娩出胎儿及予宫复旧。

凡是上述内分泌腺出了问题，就叫内分泌病。女性内分泌疾病的机会较多，许多月经病均系内分泌失调所引起，直接关系着生殖和健康。

（韩莉）

三、女性生殖与内分泌

理解生育周期的自然机制对熟练掌握女性（生殖）生理学和内分泌学的科学原理及生育周期中正在发生的现象很有帮助。与女性生殖周期有关的激素，都是相互依赖并通过反馈机制起作用的。然而，对反馈机制的真正的次序还不十分清楚，就像"先有鸡还是先有蛋"这个问题一样。但大致情况还是知道的。确定生殖周期的激素来自垂体前叶和卵巢本身。

1. 垂体激素

(1) 促卵泡素（FSH） 主要促进卵泡的生长发育，辅助排卵，辅助黄体形成。

(2) 黄体生成素（LH） 主要激发排卵和黄体生成，辅助作用促进卵泡生长。

2. 卵巢激素

(1) 雌激素 对性器官、第二性征及卵巢周期性发育和功能的维持都很重要。

(2) 孕激素 对子宫内膜的分泌期反应和孕卵着床是必需的。

（3）雄激素　可增加性欲，也参与卵泡生长和卵子成熟的调节。

总之，下丘部—脑垂体—卵巢轴在大脑皮层控制下，通过调节与反馈，保持着内分泌的动态平衡，从而使卵巢发生周期性变化，并使育龄妇女的生殖器官发生周而复始的周期变化。

（韩莉）

四、月经的周期变化

首先让我们仔细地看一下受孕阶段的时间线，并找出排卵的时间。大部分妇女在下1个月经前2周左右排卵（不是在本次月经周期的14日），也就是在月经前的第12～16日，这几日内排卵。

通常的错误想法是在月经后第14日排卵，因为人们通常以28为1个月经周期，第14日恰好是月经周期的一半。倘若你的月经周期少于或大于28日，排卵时间就会产生明显的差别。

在以30日为1个月经周期，月经第1日为周期的第1日，在这个月经周期中，可能的排卵时间为下次月经前14日（即本次月经周期的16日）左右。

在以35日为1个月经周期的时间线上，排卵时间为月经周期的第21日左右。

在以28日为1个月经周期的时间线上，排卵时间为月经周期的第14日左右。

在以25日为1个月经周期的时间线上，排卵时间为月经周期的第11日左右。

从以上不同月经周期上，可以看出排卵后到下一个月经周期前的时间是相当稳定的（约2周）。这是由于在排卵期间，卵泡破裂，卵从卵巢中排出后，破裂的卵泡形成黄体，黄体是一种分泌腺体，能分泌黄体激素（黄体酮）。这种腺体生存期限短暂，2周左右，即12～16日。然后腺体萎缩，停止分泌黄体激素，开始下一个月经周期。黄体的生存期是有限的，规则的，这就是排卵后期的时间长短相当稳定的原因。但是，排卵前期的时间长短是根据月经周期的长短而相应变化的。

月经周期的变化取决于各种激素的分泌。一般说来，这些激素相互作用使每个月的月经周期的变化相当有规律。但某些激素是由脑的一部分（下丘脑）所调节，下丘脑受外界因素影响，如健康状况、外出旅游、体乏力衰、精神抑郁以及诸如恐惧、气愤、忧虑等令人不安的情绪。

这些异常情况通常对大部分妇女的月经周期不会有影响。但这些因素偶尔也会影响她们的月经周期，对少数妇女来说，会使她们的月经周期紊乱。

因此，你在患病、旅游、烦恼及激动时，你的排卵时间可能会提早或推迟，于是月经周期也会提早或推迟。

宫颈黏液变化是提早或推迟排卵的预告信号，它会提醒你正常排卵是否已经开始。当你在月经期间生病、旅行，或受到压抑，一定要特别注意，以免忽视提前出现的提醒你排卵的信号。

（韩莉）

五、月经期的卫生

1. 注意经期阴部卫生　关于阴部卫生，不外乎有这样三件事。

（1）经期用品要干净　经期用品最好是选用吸水性强、质软、消毒的纸，市场上供应的卫生纸、卫生巾就较理想。

（2）外阴部要保持清洁　在经期中，要经常用于净毛巾或布蘸温水擦洗外阴部，至少每晚1次。有条件可以用温水淋浴，但不能坐在盆里或泡在池里洗澡，以免脏水进入阴道。同时，也不可用洗脚水洗外阴。有的女青年往往有这样的习惯，洗完了脚顺便用洗脚水洗外阴，并用擦脚布揩拭外阴，这样做，就容易使脏东西进入阴道，引起细菌感染的疾病。

所以，应该准备2个盆，2块毛巾，分别作擦脚和揩拭外阴用。集体宿舍里应禁止互相借用盆具。此外，平时还要养成大小便后由前向后揩拭的习惯，以免将肛门周围的细菌带入外阴，遭致感染。

（3）禁止房事　已婚女青年，在月经期绝对不能性交。否则，不但容易将细菌带入阴道引起炎症，同时，由于性交的刺激，盆腔必然加重充血，使经血增多或经期延长。

2. 月经与劳动　有的女青年对月经怀有一种恐惧心理，一来月经就卧床休息，什么也不敢干。而有的女青年又满不在乎，月经期内照样干重活。这两种态度都是不正确的，对身体均有害处。

月经期能不能劳动？我们说："能。"正常的健康妇女，在月经期照样可以劳动和工作。因为参加一般劳动和户外活动，不但没有害处，反而可以促进盆腔血液循环，从而减轻腰酸、背痛、下腹坠胀等症状，使经血畅流。

但是，在经期内从事重体力劳动和走远路则是不合适的，如挑重担、扛麻袋、下冷水劳动、骑车、长途行军等。因为这样可以加重盆腔充血，致使经血过多，经期延长。同时，卫生纸长时间的擦磨，容易擦伤外阴皮肤，以致发炎。另外，在月经期内也不应当久蹲、久站以及长时间做弯腰的工作。如拔草、插秧、割庄稼等。因为这样可使腹压增加，也会引起盆腔过分充血，引起痛经。

3. 月经与体育活动　人体需要经常的锻炼，尤其我们青年人，正在生长发育时期，就更需要锻炼。我们只要坚持参加劳动和体育锻炼，就可以使身体越来越结实，这样对各种疾病的抵抗力就增强了。那么，平时经常进行体育锻炼的女青年，在月经期间能否继续锻炼呢？

在正常的情况下是可以的，但运动量可适当地减小。参加适当的体育锻炼，不仅可以弥补在劳动中某一部分肌肉活动少的缺陷，使全身各部位肌肉得到全面发展，而且可以增强人的抗病和抗寒能力。同时，由于血液流动加快，在月经期可减少痛经及腰酸腹胀等不适感。

所以女青年不仅平时要经常进行体育锻炼，而且在月经期内也可参加一些运动量不太大的体育活动，如做广播操、打太极拳、玩些不太激烈的球类等。但要避免剧烈运动，如打篮球、长跑、拔河、游泳等。

4. 月经期的饮食与睡眠　饮食与睡眠同月经期也很有关系。因为人身是一个有机的整体，整个身体各部门的功能调节对局部器官起着重要影响，特别是生殖器官。

在月经期，盆腔包括胃肠道在内，都有充血现象，所以有的人会有轻度消化不良、恶心、呕吐、腹泻或便秘等症状。因此，在饮食方面也要适当注意，最好不吃或少吃大蒜、辣椒、浓茶、生凉食物、酒等有刺激性的饮食。要多喝开水，多吃蔬菜，以保持大便通畅，因为便秘可加重盆腔充血，造成痛经。

充足的睡眠能使人情绪稳定，抵抗力增强，所以在经期要注意不要过度疲劳，要保证充足的睡眠时间，这很重要。怎样才能睡得好呢？①睡铺要干燥、暖和，被褥要常晒。②睡前用温水洗脚，让血液多流向下肢，而头部血流减少，头部出现相对的贫血状态，这样容易入睡。③女青年集体宿舍，夏、秋季应有纱窗或备有蚊帐，防止蚊蝇叮咬，影响睡眠。

（韩莉）

六、有关月经期"十大综合征"

目前已经发现，有些疾病与月经周期有关系。当月经来潮时就发病，月经干净后消失，虽不多见，但应重视。

1. 月经性气胸　偶而有些育龄妇女，在每次月经前48小时内会定期发生莫名其妙的咳嗽、气促、胸闷、胸痛的症状，胸透时还可见到"右侧气胸"。其原因为气体由输卵管进入腹腔所造成，也可能是胸膜有子宫内膜组织生长，随月经周期变化而发生脱落、出血，形成气胸。妊娠或用避孕药可以防止气胸发生。对于不要求生育的妇女可选用抑制排卵的药物治疗，如复方炔诺酮片等有一定疗效。

2. 月经期纵隔气肿　月经来潮时发生胸痛、呼吸困难、颈部皮下气肿，胸部拍片检查，可见纵隔积气。这类妇女常患有子宫内膜异位症，按假孕疗法，可取得较好的效果。亦可采用小剂量 X 线照射，把异位的内膜灶催萎缩。

3. 排卵性腹痛　某些妇女在 2 次月经之间腹部两侧"轮流"疼痛，持续时间半日至 1 日，主要原因是排卵时卵细胞和卵泡里的少量液体自溢而出，进入腹膜腔，刺激腹膜而导致疼痛。由于 2 个卵巢位于腹部两侧轮流排卵，所以出现两侧交替疼痛的现象。用热敷法，可使疼痛缓解。

4. 膜样月经　少女月经初潮时，常伴有腹痛及阴道流出大片膜样物。这是因为月经初潮子宫内膜脱落面积较大形成的。由于不易通畅排出，引起痉挛性收缩而出现下腹疼痛，这是正常生理现象，可不治而愈。但如果量太多则需止血治疗或孕激素疗法，并加强营养补充。

5. 月经性哮喘　少数妇女月经来潮时出现胸闷、咳嗽及哮喘发作，随月经血减少而逐渐缓解，病因尚不清楚，可给予对症治疗。

6. 月经期咯血　某些妇女月经来潮前几日或经期咯血，咯血量多少不定，月经后自行消失。这是由于体内雌激素显著变化，引起支气管破裂导致的，也可能于气管或气管内有"移植"来的子宫内膜，随月经变化而出血。

7. 月经期皮疹　少数妇女月经来潮前 1～3 日，全身出现皮疹，月经期明显，月经结束逐渐消退，随月经周期有规律地反复发作。皮疹可能为丘疹、疱疹、荨麻疹或紫癜，局部皮肤瘙痒等，原因可能与孕激素增加有关。患者对自身黄体酮产生过敏反应的结果。采用抗过敏药物对其有显著疗效。

8. 月经性癫痫　原因尚不清楚，多数病人伴有头痛、头晕，故可能与雌激素过盛、孕激素水平低下有关，可在经前期用黄体酮治疗。

9. 月经期鼻衄　较多见，可能是由于月经期雌激素过盛，鼻腔黏膜血管充血而引起，可对症止血治疗。

10. 月经期口腔炎及外阴溃疡　月经来潮 1～3 日，口腔黏膜或外阴部发生多个糜烂或溃疡，用一般药物治疗无效，月经过后可以自然愈合。

（韩莉）

七、新生儿月经与替代性月经

新生儿月经与替代性月经都是因为雌激素过盛引起。前者属于生理改变，后者属于病理状态。

1. 新生儿月经　新生此出生数日内阴道少量出血称新生儿月经。此现象并非罕见，是由于母体性激素通过胎盘作用予胎儿的缘故。出生前胎儿在胎盘的大量性激素的影响下，卵巢出现部分发育的卵泡和闭锁卵泡，子宫、阴道和乳腺均受到影响。故出现新生女婴子宫有一定程度的发育，子宫内膜亦有增生现象，少数于出生数天因雌激素骤然下降，引起子宫内膜发生类似月经样撤退性阴道出血或少量血性分泌物排出，持续时间不长，一般均能自行停止，不需处理。

2. 替代性月经　替代性月经是指在子宫外的部位有周期性的出血。如：鼻、胃、肠道、视网膜、膀胱、直肠、腋下或臀部、下肢、上肢等处的皮下出血，其中发生在鼻黏膜者为最多，称为替代性月经。一其原因分月经前期，血中雌激素量特别高，乙酰胆碱的分泌量增多，使毛细血管扩张，渗透性增加，形成出血。应用黄体酮 10～20 毫克，每日 1 次，肌内注射，亦可用安宫黄体酮 4 毫克,每日 2 次,共用 10 日或用雄激素治疗,以对抗雌激素的作用。可用丙酸睾丸素,每月总量以 150～200 毫克为宜。(月经过后,每隔 1 日或隔 2 日用 25 毫克)连续 3 个月,严重时可切除卵巢。

(韩莉)

八、月经过早的诊治

正常女子性成熟的年龄相差很大,多数在 12～18 岁发育成熟。但临床也能见到 9 岁以前的女孩第二性征发育完善或部分发育完善者,即乳房明显发育,外阴发育良好并出现阴毛、腋毛、身材迅速增长,体型改变并有月经来潮,则称为性早熟,出现的月经早潮则为月经过早。因月经过早和其他性早熟现象同时出现,所以把月经过早概括在女性性早熟内一起并论。性早熟分为真性和假性两大类:

1. 真性性早熟

(1)体质性因素　原发性真性性早熟。

(2)中枢神经系统疾患　①下丘脑、松果体或其他颅内肿瘤。②炎症、脑炎、结核性脑膜炎后。③头颅部外伤或局部创伤。④神经系统发育缺陷,小头畸形,中脑血管狭窄等。

(3)幼年性甲状腺功能减退　也可导致月经过早。

2. 假性性早熟　①单纯性阴毛早现。②单纯性乳房发育过早。③肾上腺皮质病变(先天性肾上腺皮质增生、库欣综合征、肾上腺皮质肿瘤等)。④功能性卵巢肿瘤。⑤医源性。误用雌激素、雄激素、促性腺激素类药物及某些避孕药物或某些增长剂等,可出现同性或异性性早熟。

本病诊断主要目的是找出病因。收集详细完整病史,全面检查包括体重,身高,基础体温,阴道细胞涂片,手、腕、膝部 X 线测定骨龄,血中促卵泡素、黄体生成素测定。盆腔造影测定卵巢及内生殖器形态。可疑者做肾上腺皮质造影及 24 小时尿测定 17 酮和 17 羟类固醇排量。颅骨 X 摄片观察蝶鞍形态以除外垂体肿瘤。必要时还需做神经系统及眼科的全面检查或脑电图、脑造影等。

治疗目的在于抑制月经及第二性征的发育,消除促使排卵的因素,防止受孕,预防身材矮小。

神经系统的疾患造成的性早熟者无特殊的治疗方法。如发现虽不多见,但应重视。

1. 月经性气胸　偶而有些育龄妇女,在每次月经前 48 小时内会定期发生莫名其妙的咳嗽、气促、胸闷、胸痛的症状,胸透时还可见到"右侧气胸"。其原因为气体由输卵管进入腹腔所造成,也可能是胸膜有子宫内膜组织生长,随月经周期变化而发生脱落、出血,形成气胸。妊娠或用避孕药可以防止气胸发生。对于不要求生育的妇女可选用抑制排卵的药物治疗,如复方炔诺酮片等有一定疗效。

2. 月经期纵隔气肿　月经来潮时发生胸痛、呼吸困难、颈部皮下气肿,胸部拍片检查,可见纵隔积气。这类妇女常患有子宫内膜异位症,按假孕疗法,可取得较好的效果。亦可采用小剂量 X 线照射,把异位的内膜灶催萎缩。

3. 排卵性腹痛　某些妇女在 2 次月经之间腹部两侧"轮流"疼痛,持续时间半日至 1 日,主要原因是排卵时卵细胞和卵泡里的少量液体自溢而出,进入腹膜腔,刺激腹膜而导致疼痛。由于 2 个卵巢位于腹部两侧轮流排卵,所以出现两侧交替疼痛的现象。用热敷法,可使疼痛缓解。

4. 膜样月经　少女月经初潮时,常伴有腹痛及阴道流出大片膜样物。这是因为月经初潮子宫内膜脱落面积较大形成的。由于不易通畅排出,引起痉挛性收缩而出现下腹疼痛,这是正常生理现象,可不治而愈。但如果量太多则需止血治疗或孕激素疗法,并加强营养补充。

5. 月经性哮喘 少数妇女月经来潮时出现胸闷、咳嗽及哮喘发作，随月经血减少而逐渐缓解，病因尚不清楚，可给予对症治疗。为卵巢肿瘤，一经诊断应立即手术，术后第二性征消退，年龄愈小效果愈好，超过 8 周岁后，第二性征消退的效果减弱。肾上腺皮质肿瘤宜手术切除，如为肾上腺皮质增生可用相应肾上腺皮质类固醇替代法治疗。甲状腺功能低下者用甲状腺素补充治疗。营养过剩或医源性性早熟者应立即停止，可望短期内症状消失。

所以临床医生若发现性早熟的儿童（包括月经过早），应对其家长进行有关医学知识教育，及早检查，及时治疗，并要特别关心早熟患儿，帮助她们解除怕羞、自卑等心理变化，根据理解能力进行月经卫生及有关生理卫生方面的知识教育，并要求家属和学校老师配合了解此种情况，以便给予更多关注和保护。另外，特别注意，早熟患儿勿与异性接触，不宜在公开场所沐浴或裸体玩耍，以免受到异性儿童鄙视或成人的侮辱。

（韩莉）

九、月经过少的病因与治疗

月经周期正常，但出血时间少于 2 日，失血量不足 25 毫升，或仅有点滴出血。这种现象已有 2 个周期以上者，称谓"月经过少"。其原因可能为发育异常、炎性病变、药物和环境影响有关，本症的发生，往往是闭经的前驱症状。另外，亦须排除妊娠月经这一生理现象。

1. 常见类型

（1）内分泌失调 月经周期的调节主要是通过下丘部、脑垂体和卵巢的激素作用，其中主要受下丘部的神经内分泌功能作用，但同时受垂体分泌促性腺激素和卵巢分泌的性激素的影响。当下丘部发生病变、垂体功能失调、卵巢功能减退时，使子宫内膜增生不足，则分泌期改变失去正常，或无分泌期改变。

（2）子宫本身因素 子宫畸形，子宫过小，子宫内膜损伤，宫腔部分粘连等，均可致子宫内膜面积过小或对卵巢激素敏感反应下降，子宫内膜仅有轻度的增生期。

（3）炎性病变 多见于人工流产术后或其他子宫内操作等手术感染。常见于盆腔或子宫结核性炎症病变而导致子宫内膜增生和分泌发生变异。

（4）医源性疾病 放射、手术、大量男性激素或孕激素使子宫内膜发生萎缩或损伤而失去功能。

（5）环境的影响 临床常见因居住地理位置、环境、气候的变化以及其他精神、神经因素均可使月经改变而出现量少。

2. 发病原因 首先需要寻找月经量少的原因，即下丘部-垂体-卵巢轴的调节失常，发生在哪一个环节，然后再确定是哪一种疾病引起的。

（1）询问病史 详细询问患者的月经史、初潮年龄、月经周期经期、经量等。了解其生长发育史、家族史、幼年健康状况，有无先天缺陷或其他疾病，服用过的药物，已婚妇女则需注意其生育史，产后并发症及做过何种与本病发生有关的手术等。另外还要询问发病前的情况，有无诱因，如精神刺激，环境改变等。

（2）体格检查 应注意全身情况，表情、发育是否正常，有无畸形，还应注意其身高、体重、四肢、躯干的比例，智力、营养和健康情况。妇科检查应注意内外生殖器发育，有无缺陷、畸形以及第二性征发育，如毛发分布、乳房发育等。

（3）子宫功能的检查 主要是用于了解子宫、子宫内膜及其功能，常用的检查方法有：①诊断性刮宫内膜活组织的检查。多适用于已婚妇女，用以了解宫腔是否畅通，宫腔的深度和宽度，刮取子宫内膜送病理检查以了解子宫内膜对卵巢激素反应的周期性变化，排除结核性子宫内膜炎及其他病变的可能性，并将刮出物进行结核菌培养及其他致病菌培养。②子宫、输卵管碘油造影术。可以了解子宫腔的形态、大小、有无畸形以及输卵管情况。③腹腔镜检查直接窥视子宫输卵管、卵巢等，并且做活组织检查；宫腔镜检查可观察子宫腔及其子宫内膜的变化，取内膜组织送病理检查，观察子宫腔有无先天畸形，或手术、放射所致改变。

（4）卵巢功能的检查　①阴道脱落细胞检查。观察表、中、底层细胞的百分比，可反映出雌激素水平的高或低。②子宫颈黏液结晶检查。如涂片上见羊齿状结晶，羊齿状结晶越明显、越粗大，提示雌激素作用显著。如涂片上见成排的椭圆体，提示在雌激素作用的基础上已有孕激素的影响。③妇女月经周期的后 2 体温较前 2 周上升 0.4～0.6℃，是为双相型，提示卵巢内有排卵和黄体形成，说明卵巢功能正常。④测定血中雌、孕激素的含量。如雌、孕激素含量低，提示卵巢功能不正常或衰竭。

（5）垂体功能检查　雌激素试验阳性提示患者体内雌激素水平低落，但雌激素缺乏可能是由于卵巢功能低下，也可能是由于体内促性腺激素缺乏以致卵巢不分泌甾体激素或分泌量不足，故需进一步检查垂体的功能，如：测定血清促卵泡素、黄体生成素以及血清泌乳素的含量，疑有垂体肿瘤时可做蝶鞍摄片等。

（6）其他检查　如疑为其他内分泌功能失常或发育畸形，发育不良，应做有关的生化、病理、生理检查，如染色体核畸形及分带分析、盆腔充气造影，有关部位的 B 型超声探查以协助诊断。

3. 治疗方面

（1）纠正全身健康情况　对营养发育不良的应尽快改善其状况，使身体健壮，营养发育充足，从而使症状改变。

（2）病因治疗　如炎症、结核，应先治愈原发病，再用性激素调节。

（3）性激素治疗　①小剂量雌激素周期治疗。②雌激素、孕激素合并治疗。

（4）对环境的改变所致者　最好先回到原居住地和改变异常环境，对工作需要不能回居者，可试用激素或中药治疗。

（韩莉）

十、月经稀发的治疗

月经稀发系指月经周期延长、不规则，月经周期可延长至 3～6 个月，或更长时间，而且经量亦较正常经量少。本病在青春期发病率较高。在其他年龄组的妇女亦常见到，本病属月经失调的病症之一，同时也是闭经发生的先兆症状。

从发病时间上可分原发性和继发性两类。原发性月经稀发多见于青春发育期女性，主要为生殖器官发育尚未健全，卵巢功能未完善所致。在其他年龄发病（包括青春期），所涉及的病因较复杂，除炎症、肿瘤及内分泌失调等病变可引起以外，各种体质因素、生活环境、精神状态以及其他脏器的影响也都可导致本病症的发生。另外，如情志不畅、周围环境影响、居住位置的改变等。

本病症的发生除与肿瘤、炎症、发育不全或先天性缺陷、内分泌调节失常有关外，盆腔静脉曲张症、子宫内膜异位症引起本病，也不容忽视。

子宫内膜异位症若发生在盆腔，特别在子宫肌层或卵巢时，由于异位的子宫内膜样组织随着卵巢激素的周期性变化而发生增殖、分泌及出血的症状，并伴有出血吸收和纤维化等过程，从而引起月经紊乱，经期、经量失常。

盆腔静脉曲张症可导致盆腔静脉淤血，组织坏死逐渐形成纤维化，使卵巢、子宫发生正常生理性改变，从而影响卵巢的正常功能，而发生月经紊乱。

1. 诊断　首先要寻找发病原因，即下丘部－垂体－卵巢轴的调节失常在哪一个环节，然后再确定引起的疾病。必须详细询问病史，结合症状、体征；严格进行体格检查，包括妇科检查和有关的辅助检查等项目。

2. 治疗方面

（1）病因治疗　如炎症，子宫、卵巢炎性病变，应予以抗炎治疗（见盆腔炎部分）。

（2）内分泌治疗　一般应用性激素人工周期治疗。于月经的第 5 日开始服己烯雌酚片 0.5～1 毫克，每日 1 次，连用 21 日，并于最后 5 日同时注射黄体酮针 10 毫克，每日 1 次。一般用药 3～6 个周期。有些患者用雌激素、孕激素序贯疗法仍月经稀发，可在用上方的基础上，于再次月经的第 5 日加用克罗米芬 50 毫克，每日 1 次，共用 5 日方能提高疗效。

（韩莉）

十一、月经频发与月经量多的治疗

月经频发和月经量多均属月经失调的范畴。月经频发是指月经不足 20 日一潮，或 1 月 2 次者；月经过多是指月经周期正常，而经量明显超过正常月经者。有时两病可同时并见。月经过频的主要病因是卵巢功能低下，卵泡发育较差，或无排卵，或虽有排卵而黄体不健，持续时间短，而致月经频发。月经过多的病因较为复杂，最常见的是黏膜下子宫肌瘤可引起严重的月经过多；其次，子宫内膜炎、子宫内膜息肉、子宫腺肌瘤、子宫肥大症，由于子宫的病理改变，子宫不能正常收缩，宫内膜不能正常修复，致使月经增多。也有无明显原因而致月经过多者。另外，一些内科疾病（如再生碍性贫血，血小板减少症，肾脏、肝脏疾患）也可引起月经过多。月经过多是一个症状，只要查到引起月经过多的病因，对症处理后月经就可复常。若系子宫，卵巢器质性病变，保守治疗无效，可考虑手术治疗。

（韩莉）

十二、功能失调性子宫出血的诊治

功能失调性子宫出血是一种妇科常见病。凡月经不正常，经检查内外生殖器官无器质性病变，如炎症、肿瘤、外伤及全身出血性疾病，而系由内分泌失调所引起的异常性子宫出血，简称"功血"。由于其发病机制不相同，可将功血分为无排卵与有排卵功能性子宫出血两大类。

正常的月经周期是依赖于下丘脑—垂体—卵巢轴系统而建立的。若机体受内外因素（如精神过度紧张、环境和气候的改变、营养不良及代谢紊乱等）的影响，可以通过大脑皮层，干扰下丘脑—垂体—卵巢轴的相互调节和制约。这种关系失常时，可表现为卵巢功能失调，影响子宫内膜，导致功能失调性子宫出血。

1．临床表现

（1）无排卵型功血　本型是最常见的一种，以青春期及更年期的妇女发病率最高。因青春期的卵巢处在发育阶段，更年期的卵巢处在衰退阶段，功能不稳定，卵巢中有着各个不同发育时期的卵泡，但无排卵，无黄体形成。卵泡能分泌大量雌激素或长期分泌少量雌激素促使子宫内膜有不同程度的增生，再者，由于卵巢内卵泡的生长和萎缩参差不齐，体内雌激素时增时减，子宫内膜也随之发生不规则的脱落。临床症见：不规则的阴道出血，或先有一段停经后再发生阴道出血，出血量时多时少，甚至大出血，出血多或出血时间长者可引起贫血症状。辅助检查：基础体温呈单相型；阴道脱落细胞涂片呈无排卵周期性变化；宫颈黏液检查呈不同等级的羊齿状结晶；诊断性刮宫，子宫内膜病检呈增生过长，而无分泌期改变。

（2）有排卵型功血　本型多发生在育龄妇女，尤以分娩或流产后为多见。其卵巢内有成熟的卵泡，且有排卵，但排卵形成黄体以后，黄体的发育与萎缩过程发生障碍，从而引起功血。临床上常见的有黄体发育不健全和黄体萎缩不全两种。①黄体发育不健全是由于卵巢内黄体发育不全，持续时间较正常者为短，黄体往往不足 8 日就过早地退化（正常黄体在 9～10 日开始退化萎缩），孕激素不足，子宫内膜受孕激素的影响不够，使子宫内膜提前脱落。临床症见：月经提前来潮，或月经周期正常而经前点滴出血，或阴道排出血性分泌物。辅助检查：基础体温呈双相，但上升缓慢，黄体期较短；阴道脱落细胞涂片见黄体期细胞有堆积现象；宫颈黏液检查见有周期性变化；经前或经期第一日行诊断性刮宫，见病检的内膜分泌欠佳。②黄体萎缩不全是卵巢内黄体不能按时萎缩，退化也不完全。因此，黄体持续分泌少量孕激素,使子宫内膜不能按正常时间完全脱落,部分内膜仍呈分泌期现象,而部分已剥脱的子宫内膜呈现修补增生,形成子宫内膜增生期与分泌期同时出现。临床上症见:月经周期正常,经期延长(经期可持续 9 ～ 10 日或更长),经血量多少不一。辅助检查:基础体温呈双相型,但下降缓慢;阴道脱落细胞涂片及宫颈黏液检查,均提示有周期性变化;月经期第 5 ～ 6 日行诊断性刮宫,子宫内膜病检呈增生期与分泌期混合的现象。

2. 诊断

(1) 详细询问病史　了解病人年龄、婚姻、生育情况、月经的周期、经量(血块)情况,以确定属于哪一类功血,排除器质性病变。

(2) 全面体格检查　主要是排除全身性疾病,包括高血压、血液病、肝脏、肾脏疾患等。因此类病变也可引起阴道出血。

(3) 妇科检查　排除生殖系统炎症、肿瘤、妊娠有关疾病。必要时行诊断性刮宫。

(4) 测定卵巢功能　严密观察基础体温的变化情况,行阴道脱落细胞检查,宫颈黏液检查,诊断性刮宫等,以协助了解卵巢功能。

3. 治疗方面　提高患者对本病的认识,解除思想顾虑,加强营养,纠正贫血,出血期间应避免劳累及剧烈活动,保证足够的休息,提高机体抗病能力。对不同年龄应采用不同的治疗。如对青春期无排卵型功血的患者,应以止血、消炎(出血病人多合并子宫炎症)、调经为主,促使卵巢功能复常以排卵;更年期以止血、消炎(出血病人多合并子宫炎症)、调经、减少出血为主,不必考虑恢复卵巢功能。对有排卵者,应以健全黄体功能为治疗的目的。

(1) 无排卵型功血　止血,调整周期,促排卵。

1) 止血:①采取刮宫。请医生刮除不正常的宫内膜,可以迅速止血,同时可将所刮的宫内膜送病检,以明确诊断。此法常用于已婚患者。②雌激素疗法。可使子宫内膜修复,以达止血目的,此法须在医生指导下用药。③孕激素可使增生期子宫内膜转变为分泌期。因此,适应于体内有～定雌激素水平的患者。④三合激素多用于更年期患者。⑤止血药物。常用的有 6- 氨基乙酸、止血芳酸、止血敏及维生素 K 等,有减少出血的作用。

2) 调整周期:是按卵巢的生理功能用药,以达到恢复卵巢功能并巩固疗效的目的。常用的是“人工周期疗法”,即雌激素与孕激素序贯疗法,多用于青春期及育龄期患者,按医嘱服药。

3) 促排卵:常用克罗米芬,适用于体内有一定雌激素水平的患者。克罗米芬有较好的促排卵作用,但不得乱用。

(2) 有排卵型功血　①黄体功能不健全者,以补充孕激素为主。②黄体萎缩不全者,可采用“人工周期疗法”由医生掌握服药。

(韩莉)

十三、经前期紧张综合征的诊治

经前期紧张综合征,系指月经期前 7 ～ 14 日,出现头痛、乳房胀痛,全身乏力、紧张、压抑或易怒、烦躁、失眠、腹痛、水肿等一系列症状,月经过后,症状即自然消失。大多数妇女表现轻度经前期紧张症状,少数表现精神症状及性格行为改变,严重者影响生活和工作。

1. 原因　关于经前期紧张综合征的病理生理学,目前尚无统一的学说,一般认为有以下三种,但尚未充分证实。

(1) 黄体酮缺乏　由于黄体酮产生不足,以致雌激素相对性过多而产生一系列症状。

(2) β- 内啡肽释放异常　学者们提出经前期紧张综合征可能与下丘脑一垂体一卵巢一子宫轴的调节功能紊乱有关。黄体期时 β- 内啡肽的异常释放或对 β- 内啡肽的敏感性,是引起经前期紧张综合征的各种表现的一系列神经内分泌变化过程的主要原因。内啡肽抑制中枢胺系统使去甲肾上腺素或多巴胺释放减少，患者出现情绪改变，饮食增加或口渴。当接近月经期时此鸦片类物质抑制剂可产生活动过度反跳，结果造成兴奋、焦虑、紧张等。β-内啡肽可使血内催乳素和加压素增高，并抑制前列腺素在肠内的作用而引起液体潴留、乳房胀痛、便秘和腹胀等。

(3) 维生素 B_6 缺乏　临床上已发现，应用维生素 B_6 治疗，可促进体内过多的雌激素在肝内代谢，增长脑的单胺基生物合成，调节行为和情绪，改善症状。因此，认为维生素 B_6 缺乏可能是本综合征的发病因素之一。但目前尚未看到单用维生素 B_6 治疗有效的病例。

其主要临床表现为一组症状。症状出现早者常始于月经前 10～14 日，迟至经前 2～3 日，至月经后症状消失。

患者症状变化多，最早出现不同程度的乏力、抑郁、乳房胀痛、下腹痛、便秘等。以后又出现焦虑、激动、忧郁、嗜甜食等。在经前 2～3 日出现水潴留现象，表现为体重增加、浮肿，有些患者表现有痤疮、头痛等。月经一旦来潮，症状即明显减轻并迅速消失。

根据上述特殊时间出现的临床表现，诊断并不困难。但需与轻度精神病，心、肝、肾等引起的浮肿作鉴别。

2. 治疗原则

(1) 支持及精神治疗　首先让患者了解本症的特点，树立能治愈的信念，注意发病时期劳逸结合，避免精神紧张，少盐饮食等。

(2) 药物治疗　①对情绪激动的患者，可给少量镇静剂解除忧虑感，减轻精神紧张，如口服艾司唑仑片 1～2 毫克（即 1～2 片）最好睡前服用，连服 2～3 日。②水肿者可用少量利尿剂，如口服氢氯噻嗪 25～50 毫克或氨苯蝶啶 100～200 毫克，每日 3 次。服 3～4 日停药。③孕激素既可对抗雌激素又可补充黄体不足，故可在经前 2 周起，每晚服甲羟黄体酮 4～8 毫克或甲地黄体酮 4～6 毫克或甲羟黄体酮 10 毫克或氯地黄体酮 2 毫克，连服 10 日。雄激素既可直接对抗雌激素，也可抑制促性腺激素分泌，间接降低雌激素水平，故在月经第 16 日开始也可服甲基睾丸素 5～10 毫克，每日 1 次．最好含化，连服 10 日。④维生素 B_6，可用于调节自主神经与下丘脑—垂体—卵巢轴的关系有一定效果，严重患者常表现维生素 B_6 缺乏，从月经第 10 日起口服维生素 B_6 20～40 毫克，每日 3 次，以改善症状。

（韩莉）

十四、痛经的处理

痛经是指在月经期或经期前后发生腹部疼痛，或其他不适以致影响生活和劳动者。严格地说，痛经是指月经期间盆腔部疼痛。

痛经分原发性痛经和继发性痛经。原发性痛经指经过详细双合诊检查未能发现盆腔器官有明显异常者，多属于功能性痛经；继发性痛经多属于生殖器官有明显病变者，如子宫内膜异位症、盆腔炎、肿瘤等。

痛经原因很多，但常见有：①精神、环境因素引起。包括精神紧张、抑郁、恐惧、情绪不稳定等，均可致气滞血瘀，不通则痛。另外，经期不注意风寒湿冷，剧烈运动，劳累或体质虚弱，对疼痛较敏感者均可致疼痛。②子宫后位，过度屈曲，或子宫颈内口狭窄或子宫畸形如残角子宫、子宫纵隔等均可使经血流通不畅致痛经；子宫肌痉挛致组织缺血引起痉挛性疼痛；子宫颊部张力过强，必须加强收缩才能排出经血，造成经前或经期疼痛。③膜样痛经是子宫内膜整块排出造成子宫收缩增强或不协调收缩而致疼痛。④卵巢内分泌方面的影响也可引起痛经。不少人认为雌激素或黄体酮作用过盛或不足都可能引起痛经，但至今为止仍然不能用一种明确的内分泌紊乱来解释它。⑤月经血中的前列腺素含量增高，亦可引起痛经。

一般在行经的头 1～2 年常无症状或仅有轻度不适，严重的痉挛性疼痛常发生在初潮

2～3年后。剧烈疼痛大多于月经来潮0.5～2小时即开始，常为阵发性绞痛，剧烈时患者面色花白、出冷汗、手足发凉、厌食、恶心、呕吐，甚至晕厥、虚脱。在剧烈腹痛发作后则转为阵发性中等度疼痛，12～24小时渐渐消失，亦偶有需卧床2～3日者，疼痛部位多在下腹部，重者可放射至腰骶部或股内侧，但很少延伸至膝下或腿后部。

痛经除有恶心、呕吐等肠胃症状外，有些可能发生便秘、腹泻，结肠胀气及回肠或降结肠等痉挛性疼痛。

诊断：应经妇科检查，必要时结合B超（B型超声波）探测，首先排除器质性病变。继发性痛经是由继发病变引起的。如子宫内膜移到了宫腔以外的部位，月经期脱落、出血、流通不畅刺激局部引起疼痛，有持续性、渐进性加重的特点；盆腔炎经期盆腔充血，炎症加重，水肿、渗液刺激局部或血液循环受阻引起疼痛，有平时腹痛经期加重的特点；肿瘤压迫、宫腔变形、内膜剥脱、子宫收缩不协调亦可致疼痛。

治疗方面：①进行体育锻炼，增强体质，注意经期卫生，生活规律，劳逸结合，适当营养和充分睡眠，在月经期避免剧烈运动，过度疲劳，还应避免生冷、寒湿，忌用冷水洗浴或在水中工作。②经期前后忌食生冷，保持精神舒畅，发现慢性疾病应及时治疗，③对子宫发育欠佳者用小剂量雌激素治疗。从月经来潮第5日起口服己雌酚酚0.25～0.5毫克，每日1次，连服21日停止，连续3～6疗程。对1样痛经可用甲羟黄体酮8～10毫克，每日1次，口服，从月经前14日开始连服10日停止，可改善内膜分泌，减轻内膜肥厚，痛经时口服氟灭酸50～100毫克，每日2～3次或痛时50毫克顿服。在月经来潮前7日开始口服维生素B_6片，每次20毫克，每日3次，月经来潮后即停止；若痛经症状较重可加倍服药；若痛经开始后服药，每次40毫克，4小时1次，直至疼痛消失停药。

（韩莉）

十五、简述闭经病的原因

正常月经来潮需依赖下丘脑—脑垂体—卵巢功能的协调，和子宫内膜对性激素的周期性反应。简单地说，妇女的下丘脑能分泌促性腺激素的释放激素，促使脑垂体分泌促卵泡素与黄体生成激素。在这两种激素协同作用下，使卵巢分泌雌激素、孕激素，然后排卵。雌激素与孕激素作用于子宫内膜，并使其发生周期性变化而产生月经，上述任何一个环节发生问题，都可造成闭经。年轻的闭经妇女经过治疗，不但要使月经来潮，更重要的是要恢复排卵及生育功能。因此，一个闭经患者，决不能以为用了药，只要月经来潮就没事了，而必须确知闭经发生在哪一个环节，以便对症治疗。闭经的妇女，应当把自己月经初潮时间与以后发展情况、发病前各种诱因，例如精神因素、环境改变、曾服过哪些药物、全身健康情况，以及过去生育史等情况要详细告诉医生，以便医生根据病史，推测闭经的原因，并进一步做有关的检查。

闭经病按病因可分为以下几种：

1. 子宫性闭经　子宫内膜对激素不起反应，或者反应低下而引起的闭经，这种情况叫做子宫性闭经。因此闭经患者，通常要先做黄体酮试验，即每日肌内注射黄体酮10毫克，连用5日。停药后1周内有阴道流血者，则称为Ⅰ度闭经，说明患者体内尚有一定的雌性激素，使子宫内膜有一定程度增生，用了黄体酮后使内膜脱落而流血。倘无阴道流血者，则再给雌性激素，如口服己烯雌酚，每日0.5～1.0毫克，连续21日。或肌内注射含有雌性激素的复方黄体酮，于此时才见有阴道流血者，则称为Ⅱ度闭经，说明病人体内性激素水平很低，但子宫内膜对激素还是有反应的。如果没有阴道流血，说明子宫有病，常见的为结核引起；也有因为子宫内膜损伤、粘连及发育不良等引起。为了明确诊断，还可通过刮宫、子宫造影等来确定病变的性质。Ⅰ度、Ⅱ度闭经病人，还要从内分泌功能方面做进一步检查，以确定病变是在卵巢还是卵巢以上部位。

2．卵巢性闭经　通过阴道细胞学检查，以及测定血液或尿液中的激素，可以发现闭经病人体内性激素水平低。然后，再测定脑垂体促性腺激素，如果此激素水平正常，说明脑垂体功能正常，则问题是出在卵巢。这种由卵巢疾病而引起的闭经，称为卵巢性闭经。常见的卵巢疾病有先天性卵巢发育不良、卵巢早衰、无反应性卵巢（卵巢对促性腺激素无反应）。最后还可通过腹腔镜检查及取一些卵巢组织做病理检查确诊。

3．垂体性闭经　主要致病部位在脑垂体。通过检查病人的血液或尿液，可以发现促性腺激素水平低下；再做垂体兴奋试验，若无反应，则可确定病变在脑垂体，可能是垂体功能不良，或垂体有损伤。如果是由于垂体肿瘤做放射性治疗后或产后大出血引起脑垂体坏死，称为"席汉综合征"。此征也可出现闭经、脱发、缺乳、畏寒、性欲减退等，通过蝶鞍摄片或 CT 检查即可进一步确定诊断。

4．下丘脑性闭经　这是一种常见的闭经，病因十分复杂，可以是中枢神经系统有病变，也可是精神因素、环境改变、全身疾病及药物等的影响。对这种病人，一般发现性激素水平很低后，再做垂体兴奋性试验。若垂体有反应，这就说明是下丘脑性闭经。

至于闭经的治疗原则，主要是针对病因。子宫性闭经，若是宫腔粘连引起，则要分离粘连扩张宫腔后，可放宫内节育器 2～3 个月后取出；因结核引起的闭经，则要用抗结核药物治疗；若卵巢、垂体等部位有肿瘤，则需手术或药物等治疗；若属卵巢早衰，则以药物替代治疗为主，但要恢复卵巢或生育功能，目前尚有一定困难；最常见的是下丘脑—垂体功能紊乱引起的闭经，可用雌激素、孕激素、促卵泡素、绒毛膜促性腺激素、人工合成的促性腺释放激素及克罗米芬等。至于用药方法及剂量，应在医师指导下合理使用。

（韩莉）

十六、子宫内膜异位症的诊治

子内膜异位症是由生长在子宫腔以外的身体其他部位（不包括子宫肌层）的子宫内膜所引起的一种病变。常见的部位限于盆腔，80% 在卵巢，其次为直肠陷凹及子宫骶骨韧带，也可发生在身体的几乎任何器官。子宫内膜异位症在组织学上是良性的，恶变是罕见的，但确有与癌瘤相似的侵犯现象，以致可广泛破坏卵巢，引起输卵管、膀胱和肠纤维化及变形，并造成肠道及输卵管梗阻。自 20 世纪 70 年代以来，本病的发病率有逐渐增高趋势。

本病的症状与体征依内膜侵犯的部位、大小而不同，但有时病变范围虽大，可无症状。往往在手术开腹时才得到确诊。多数病人有：①继发性痛经进行性加重；伴腰骶部疼痛、性交痛、排便痛及肛门坠胀感，一般多在月经前 1～2 日开始出现，经净后缓解。②常有经量增多，经期延长或周期紊乱。③本病为不孕症的主要原因之一，占 30%～40%。④如果卵巢内膜异位囊肿发生破裂，则可引起剧烈腹痛，并可伴有恶心、呕吐、肛门坠胀感等。

盆腔子宫内膜异位症的典型体征是在宫颈的后上方或骶韧带处扪及一个或数个质硬结节，常有压痛。月经期结节增大，压痛更明显。病变累及卵巢者，于子宫的一侧或双侧可扪及包块，多呈囊性。囊壁厚常与子宫和阔韧带粘连而固定。阴道或宫颈有病灶时，在其黏膜下可看到紫褐色斑或结节，或小片出血。

子宫内膜异位症的诊断主要靠典型的病史和体征。如继发性、进行性痛经和性交痛。妇检子宫直肠陷窝及子宫骶骨韧带处有触痛性硬结节或包块。当遇年轻不孕患者，经一般的不孕检查均为正常者；或诊断为慢性盆腔炎久治无效者；以及功能失调性子宫出血伴经常性腹痛和腰骶部胀痛不适者；均应考虑有本病的可能。

当临床不能明确诊断时，可借助子宫输卵管碘油造影，直接活检、腹腔镜检查等协助诊断，必要时可剖腹探查。本病应与子宫肌瘤、卵巢肿瘤、盆腔炎性包块、陈旧性宫外孕血肿、阑尾炎、直肠癌等相鉴别。

本病多发于育龄妇女，可能与经血倒流、体腔上皮化生、内膜直接移植、淋巴转移、血管转移等因素有关。故针对某些因素，采取相应预防措施，有可能降低其发病率。①尽早治疗某些可能引起经血潴留或引流不畅的疾病。如无孔处女膜、阴道闭锁或瘢痕狭窄、宫颈闭锁、子宫极度后屈等。②积极防止医源性子宫内膜种植。在诊刮、扩宫时，勿使扩张器在颈管内来回进出，以防宫腔内压增高。人工流产电吸引术时，应避免突然降低宫腔负压；输卵管通气通液造影术时，压力不能过高，以防内膜残片被挤入输卵管内。③凡进子宫腔的腹部手术，均应注意保护腹壁切口，避免将子宫内膜带至切口内种植。

子宫内膜异位症患者多为年轻人，常伴有不孕。因此，治疗本病的目的，除解除病痛外，对某些患者还应恢复其生育功能。治疗时应根据患者的年龄，对生育的要求，症状的轻重，病变的部位与范围，以及有无合并症等，选择最佳的治疗方法。目前临床治疗本病包括药物、手术及放射等方法。

1. 药物治疗 适用于病变轻，卵巢包块小，临床诊断比较明确，要求生育的年轻妇女。

（1）对症治疗 剧疼时可给予解痛药物，如阿司匹林或可待因、氟灭酸等。

（2）周期疗法 甲地黄体酮4毫克或炔诺酮5～-10毫克，于月经第5日开始口服，共服21日为1个疗程，连续服用3～6疗程。

（3）假孕疗法 应用高效孕激素和雌激素模拟孕期变化，以抑制排卵而闭经。从月经第5日开始服用甲地黄体酮（或炔诺酮）。第1周每日2次，每次4毫克，第2周每日3次，每次4毫克；第3周以后，每日2次，每次8毫克；至第4周每次口服10毫克，同时可配服炔雌醇0.05毫克，每日1次。以防止出现突破性出血。此类疗法由于长期用药可导致肝脏损害，停药后又易复发。因此，难以达到根治的目的。

（4）假绝经疗法 服用丹那唑（172-乙炔睾丸酮的衍生物）每日400～800毫克，持续6～9个月，以抑制促性腺激素的分泌及排卵，使子宫内膜萎缩，造成类似绝经的表现。此疗法停药后较假孕疗法卵巢功能恢复快，40多日大多恢复排卵周期，治疗后70%～80%患者的症状有明显减轻，受孕率可达40%～50%。

（5）雄激素疗法 甲基睾丸素每日5～10毫克舌下含化或口服，连续3～6个月，可直接作用于异位的子宫内膜使之退化。长期使用可产生男性化，且降低受孕率。

（6）中药治疗 软坚化瘀，活血止痛。丹参、赤芍、桃仁、鳖甲、牡蛎、制乳香、制没药等。

2. 手术治疗 适用于药物治疗无明显进步，而卵巢包块或症状严重者。

（1）保守性手术 腹腔镜加激光烧灼病灶，单纯做病灶切除，切割内膜囊肿，分离粘连，悬吊子宫等。适用于年轻或要求生育者。

（2）半保守性手术 切除子宫及病灶，保留卵巢功能。适用于40岁尚未绝经者。

（3）根治性手术 切除子宫，双侧卵巢及所有病灶。适用于年龄较大（40岁以上）的病人。

3. 放射治疗 手术后残留盆腔病灶而存有卵巢功能的病人，经药物治疗无效或近绝经期不适宜手术的病人，可行放射治疗破坏卵巢的功能，使异位的内膜逐渐退化。

（韩莉）

十七、女性激素疗法的选择

雌性激素疗法（ERT）早已实施多年，但近年来就其利弊关系，科学家们又有惊人发现。雌性激素疗法不仅能使老年妇女生活的更加轻松愉快，而且还能达到抵御某些疾病侵袭之目的，尤其对老年妇女来说，它无疑是一件大好事。美国约翰·霍普金斯大学流行病学家朱迪·布什宣称，对于绝经期过后的妇女来说，她们当中有些人至少应考虑采取这种激素疗法。

雌性激素主要是由卵巢分泌的，并通过血液进行循环。它对女性多种器官均产生有一定的影响。专家发现，激素有促进人体内胆固醇平衡的作用，因此，妇女在绝经期以前很少发生心脏病，除此之外，激素还具有抑制骨质损耗的功能。雌性激素能使妇女生殖系统处于最佳状态，可起到软化皮肤和滋养秀发的作用，并能对情绪产生巨大的影响。

当妇女年龄超过 45 岁以后，其卵巢分泌雌性激素的能力便会逐渐减弱，预示绝经期即将来临的主要症状表现为：热潮红或上身有一种过热感，接着便会出现周身性颤抖。有的还会出现精神抑郁和烦躁的感觉，并同时伴有失眠现象。

专家告诫说，妇女体内长期缺少雌性激素，其后果将是十分严重的。长期缺少雌性激素会使妇女患骨质疏松症或骨质变脆。在绝经期早期，许多妇女每年有近 3% 的骨质受到损耗，她们当中有一半人会自发地出现骨质变脆的可能。据生理学家介绍，对于那些身材娇小、面色憔悴的老年妇女来说，她们则极易得骨质疏松症。如果该妇女有骨质疏松症家族史或从来生育过而且是一位重度吸烟者，那么，她们也同样具有患骨质疏松症的高发病危险。

其次，如果雌性激素缺乏，妇女发生心血管疾病的危险是很高的。随着激素失去对胆固醇平衡调节的控制能力，脂肪便开始在动脉中沉积起来。据统计，美国每年有近 24 万绝经后期妇女死于心脏病，8.6 万人患有脑卒中。

雌性激素的缺失甚至还能逐渐危及婚姻。刚刚出现绝经症状的妇女常常有一种心情极度紧张和沮丧的感觉。随着时间的推移，妇女阴道内壁开始变薄，且润滑能力下降，进而使性生活变得异常痛苦。这种来自身体及心理方面的因素或许能够帮助我们解释为什么有些中年夫妻常闹离异的原因。

为了避免上述情况的发生，保健医生建议这些妇女应时常服用一些雌激素的补剂。她们呵能通过单独采用雌性激素疗法或同时服用一些孕激素的办法来弥补体内雌性激素的缺失。一般妇女服用周期为每月 12 日，但也可不受时间限制连续服用，但两种情况都必须要定时接受医生的复查。需要说明的是，有过子宫切除术的妇女只能连续接受雌性激素疗法。

经长期临床试验发现，只要方法得当且用量适中，接受过激素疗法的妇女获得了令人满意的效果。在对激素疗法实施结果的追踪调查中医务人员发现，骨质疏松症状已经得到完全有效的控制。由于骨质损耗多发生在绝经早期，故应尽早开始实施此疗法。如果中途停止治疗，则骨质疏松症状还会有回复的可能，因此治疗期必须连续进行，实施 8 年或更长时间为宜。采用雌性激素疗法的最大收益在于，它能有效地防止心脏病和脑卒中的发生。

研究人员还发现，雌性激素对糖尿病及高血压症也同样具有某种预防性保护作用。

另有一项研究显示，雌性激素还有防止妇女冠状动脉阻塞的作用。一项对 2 268 名妇女所做的长达 10 年的研究发现，在这些接受雌性激素治疗的妇女当中，经 X 线透视证明她们其中有些人的动脉阻塞面积已达 70%，但 10 年后却发现，她们当中只有 3% 的人死于该病，而对于那些从未接受过雌性激素治疗的妇女来说，她们死于冠状动脉阻塞疾病的人数则超过了 40%。

对于激素疗法持怀疑态度的人历来认为，雌性激素的缺失也必定带来某种相应的尚不被人知的优点。

并不是所有绝经期后的妇女都适宜采用激素疗法。大量的研究表明，在采用雌性激素治疗后，多数身体健康的妇女效果明显而对于患有某种疾病的妇女及采用孕激素疗法的患者来说，其效果一般。目前，医务工作者尚不完全清楚雌性激素或孕激素对治疗心血管疾病到底能产生多大效果，其结论目前还不能得出。

约有 1/3 的妇女无需进行雌性激素补充，因为她们的绝经期症状比较轻缓或根本无症状可言，因此也就无从谈起会出现某种危险因素；在这些妇女中间，有些人则会由卵巢释放出雄性激素，然后经其体内循环后再转换成雌性激素，在绝经期间，其卵巢已经适应了这种循环过程。

另外，雌性激素还可能有扩大某种疾病的危险。据观察发现，服用雌性激素的妇女患子宫内膜癌的可能性平均高出常人 6 倍该症的患病率是极其罕见的，因此服用雌性激素的妇女患此病的危险也就相应地低得多了。而且专家还指出，通过同时服用孕激素也能达到消除患子宫内膜癌的目的。

长期接受雌性激素治疗的妇女还有得乳腺癌的危险。研究人员发现，住接受治疗的头5年中，每日服用 625 毫克雌性激素（标准剂量）的妇女没有发现得乳腺癌的病例。但在后 15 年中，乳腺癌的发病率则上升了 30%。尽管如此，这个百分比仍远远低于心脏病的发病概率 40%。采用孕激素治疗是否也会出现上述情况，目前该试验尚在进行中。

因接受雌性激素疗法可能出现的令人不悦的其他副作用还有恶心，乳腺增乍和浮肿。一旦出现此类症状时，这些妇女就应中断治疗。另外在少数妇女中还出现有胆结石危险。

接受孕激素疗法可能出现的副作用是：病人可能出现一时性的心情沮丧、全身浮忡、腹部痉挛、焦虑和精神抑郁。但通过适当调整药剂量即能达到消除上述症状之目的。

专家们警告说，对于多数妇女来说，尤其是那些患有乳腺癌、子宫内膜癌或肝癌以及有家族史的患者，应尽量避免实施这种激素疗法。对于那些不明原因的阴道出血、血栓塞病人以及胆囊或肝有疾病的患者也同样应予以严加防范。

激素疗法可通过各种方式和途径实施。

雌性激素仅经历了 50 余年的历史，然而事实上却是，人类服用雌性激素的初始形式却已经历了上千年的历史。

早在 20 世纪初，一种含有植物雌性激素和草本衍生物的蔬菜化合物即作为特效药被广泛用于治疗"妇科疾病"，据说该物质更直接地从植物体本身吸取雌性激素。像类似于大豆等的这类食品即含有丰富的植物雌激素，这也许是为什么日本妇女很少有出现绝经期综合征的原因之一。

一般情况下，病人多以雌激素粒的方法进行服用，并有时添加一定量的孕激素药粒，其添加周期或伴随整个疗程或每月添加 1 次。也有通过打针的方式进行的，但这种形式较难调整药剂量。

现今最流行的方式是采用"皮肤敷贴法"。其敷贴位置宜在身体下部，如腹部或臀部等，所贴膏药每周 1 换。据此方法发明人称，同服用药粒相比，采用敷贴法有益于更多雌性激素被皮肤逐渐吸收。虽然此法受到因服用药粒而产生胃不适的妇女们的欢迎，但有时也会出现个别皮肤发炎的病例。

长期研究结果表明，如今采用雌性激素的方法用于治疗心脏病或脑卒中是安全可靠的，医生们经常采用雌激素来治疗上述顽症，而在 10 年前，这种做法是医学界绝对禁止的。

不管怎样，雌性激素或孕激素确有增强众多老年妇女生命活力之功效。妇女不会因绝经而过早地对自己的未来生活失去信心。一位接受过激素治疗的 60 岁老妇说：实际上，我们的生活才刚刚开始。

（韩莉）

十八、更年期综合征的防治

更年期是女性进入老年期的过渡时期。在这个时期，卵巢功能将逐渐衰退直至完全消失。机体的内分泌环境也会随之发生变化，由此而引起的一系列症状，医学上称"更年期综合征"。一般说来，多数妇女绝经在 50 岁前后，身体各功能适应新的环境所需要的时间达 2～3 年之久。

更年期综合征并不是每个妇女都会出现，而且症状轻重不一，表现形式也各异。首先，进入更年期的妇女可出现精神与心理状态的改变，易激动，情绪不稳定。这些症状的出现，往往又与其他诱因有关，常因工作不顺利，环境不称心，家庭不和睦而加重。除此之外，由于自主神经功能素乱，可导致阵发性潮热、畏寒、心悸、失眠、胸闷、气短、眩晕、耳鸣、眼花及血压忽高忽低的症状；雌激素水平降低则引起生殖器官萎缩、阴道灼热感或性交痛，甚至尿频、尿失禁；新陈代谢紊乱则引起肥胖、乏力、血管硬化、皮肤角化、神经性皮炎、老年性骨质疏松；影响到消化系统的症状是口干、食欲不振、腹泻或便秘等。然而，必须强调，并不是所有到了更年期年龄出现类似症状者，都属于更年期综合征，凡是有以上症状的妇女，一定要请医生检查是否有器质性病变存在，不要让更年期综合征掩盖了真正的器质性疾病，而延误治疗时机。

至于安度更年期，首要的是不要对此产生悲观情绪和恐惧心理，而要保持心情舒畅，减少精神负担，树立战胜疾病的信心。同时要注意劳逸结合，有规律地安排起居生活，坚持适当的体育锻炼和劳动，以改善机体血液循环，维持神经系统的稳定性。

注意饮食调养，宜吃些清淡食物。对自主神经功能紊乱者，除用药物治疗、注意休息和避免不良刺激外，要多吃含维生素 E 和烟酸丰富的食物，如粗面、糙米、大豆、豌豆，此外不要抽烟及饮酒，不吃刺激性食物，如咖啡、浓茶、胡椒、辣椒等，可选择性地吃一安神降压食物，如莲子、百合、山楂、西瓜、绿豆。对肥胖、血脂较高的妇女，要少吃含碳水化合物和脂肪多的食物，多吃黄豆及含铁、钙、纤维素多的食物，以预防疾病，防止衰老。

更年期的妇女最好每隔半年至 1 年到医院做 1 次妇科检查，以便及早发现更年期常见的器质性病变，如子宫颈息肉、宫颈癌、宫体癌、卵巢癌等。

更年期综合征的治疗主要是对症治疗。出现精神症状者给予解释安慰，轻者经过解释后症状即可消除，严重者需选用适量镇静、解痉、安眠药物，如舒乐安定等，也可选用谷维素调节间脑功能，对自主神经功能失调有一定作用。

（韩莉）

十九、老年妇女阴道出血的处理

引起老年妇女阴道出血的原因有恶性疾病与良性疾病两大类，两者比例大约各占 50%，恶性疾病中，常见的有子宫内膜腺癌、子宫颈癌、卵巢癌、阴道癌等。偶尔可见有输卵管癌；良性疾病中，以萎缩性子宫内膜炎较多见，其次为子宫肌瘤变性。

萎缩性子宫内膜炎，主要是由于老年性阴道炎上行感染所致，临床表现有阴道出血，还会排出脓性带有臭味的白带，很容易与子宫的恶性病变相混淆，需要通过刮宫诊断才能做出鉴别。子宫内膜炎的治疗，西医常采用少量雌激素口服，以增强黏膜的抵抗力，同时针对炎症选用一些抗生素，抑制细菌的生长。若原有子宫肌瘤，老年内分泌紊乱之后，发生变性，包括恶变，临床症状为出血，需手术治疗。另外，如果子宫颈管内膜生有息肉，也容易引起阴道出血，需要将息肉钳除或摘除后，出血才会停止。

还有一部分老年阴道出血者是由内分泌紊乱引起的。因为绝经后的老年妇女，卵巢虽然不分泌性激素，但由于肾上腺也还可以分泌少量雌激素，逐渐积蓄，就会造成子宫内膜生长增厚，从而引起子宫出血。特别是近几年来，对于老年妇女的严重更年期综合征、老年性阴道炎、骨质疏松症等疾患，采用雌激素治疗，使阴道出血的病变发病率增加。本书作者主张用雌激素时加黄体酮等量,而且外用（见更年期综合征的治疗）且用量微则弊端少，若因用雌激素过量引起阴道出血时，就应主动告诉医生，以免干扰检查，延误治疗。

也有的老年妇女，由于患一种能够分泌雌激素的"卵巢腺间质细胞瘤"的卵巢肿瘤，不仅有阴道出血，还会出现乳房丰满、皱纹消失、皮肤细嫩、容光焕发等现象，不过，这种肿瘤并非恶性的，手术摘除完全能治愈。

老年妇女阴道出血不管第一次出血量是多是少，也不论是连续出血还是断续出血，都要及时到医院检查，争取早期诊断和治疗，特别是恶性肿瘤，更是越早治越好。

（韩莉）

实用妇产科
常见疾病诊断与治疗

（下）

屈兴玲等◎主编

吉林科学技术出版社

第十章　妇科肿瘤的早期发现与防治

一、妇科肿瘤发生的原因

在正常情况下，人体各部分的组织和细胞经常不断地进行有规律的新陈代谢，不断新生、成长和衰老、死亡，不断衰老、死亡复而新生、成长，以便满足人体生理的需要。但有时当人体受到一定的内在及外在某些因素的刺激、影响后，人体某部组织和细胞可以发生一系列质或量的异常改变，不按生理需要一定规律，而是盲目、自由地发展、增生或者破坏，便产生了肿瘤。肿瘤可以影响正常器官的组织结构及功能失调，甚至威胁人的正常生活或生命。

不论是良性的或是恶性肿瘤，发生的确切原因，至今还没有一个肯定的答案。不明确病因，就不便采取有效地预防措施。所以，寻找肿瘤的致病原因，是当今医学亟待解决的大问题，也是重点研究的课题。多年来，国内外医学界对肿瘤病因进行了多方面大量的研究，有了进一步的认识。

随着广泛深入的研究，人们发现环境的污染与癌症发生关系很大，如香烟、煤焦油，存在于食品、药物、农药及大气内的某化学成分，X线及镭、锶、铬等放射性元素产生的放射线的辐射以及异物长期接触等物理性刺激，某些病毒、寄生虫以及黄曲霉菌产生的黄曲霉菌感染等生物性因素，都可以诱发肿瘤，如子宫颈癌，与性混乱感染有着直接关系。近年来，人们还发现不同饮食习惯及不同食品组成与肿瘤的发生也有密切关系。高脂肪、高蛋白、高糖饮食可能增加子宫内膜癌、乳腺癌的发病；多食含维生素A、维生素B、维生素C多的食品可以阻止某些化学致癌物质发挥作用，从而减少肿瘤的发生。对氟、铬、锌、铜、钴、钼、碘、硒、镁、铜等微量元素的缺乏或摄入过量都将对人体产生不良影响，有些微量元素与恶性肿瘤有一定的关连。

在少数单一致癌因素强烈作用下就能引起癌症，但大多数是由两个或两个以上多个因素协同作用所引起的。

同样的工作、生活条件，同样的外在环境，在人群中不是都引起肿瘤，患者的内在因素同样是不容忽视的病因。通过大量研究，人们了解到精神创伤、遗传、内分泌失调及个体免疫力差异等都是重要的内在因素。

（韩莉）

二、妇科肿瘤的命名及常见肿瘤的种类

肿瘤一般是按组织来源、生长特性以及机体发生部位来命名的。

按组织来源不同可分为：上皮组织肿瘤、间叶组织肿瘤、神经组织肿瘤。

按生长特性（也叫生物特性）及对人体危害程度，又可分为：良性肿瘤、恶性肿瘤和交界性肿瘤（它的性质介于良性与恶性之间的过渡阶段）。

良性肿瘤大多称为"瘤"，如纤维瘤、乳头瘤，发生在乳房者称为乳房纤维瘤，发生在卵巢者称卵巢乳头状瘤。

恶性肿瘤中，上皮组织来源的称为"癌"，如子宫颈鳞状上皮癌、外阴鳞癌；来自间叶组织称"肉瘤"如阴道葡萄状肉瘤，子宫肉瘤等；来自胚胎细胞，未成熟组织，或神经组织等称为"母细胞瘤"如子宫母细胞瘤，卵巢母细胞瘤；来源于多种组织成分者称"畸胎瘤"，有成熟与未成熟（恶性畸胎瘤）两种，如卵畸胎瘤或卵巢畸胎瘤。

此外，少数特殊的恶性肿瘤，如"瘤"命名的恶性肿瘤，如外阴皮肤淋巴网状组织恶性肿瘤；以"人名"命名的肿瘤，惯称"卵巢勃勒纳瘤"。

现在还需说明的是来源于上皮组织的恶性肿瘤，有外阴、阴道的：①鳞状细胞癌。②基底细胞癌。③腺癌。④未分化癌。另外有外阴疣状癌，角化性棘皮瘤，子宫平滑肌母细胞瘤；卵巢有黏液瘤，浆液瘤，透明细胞肉瘤，乳头癌等。

妇科肿瘤指发生在妇女生殖器官的肿瘤，如外阴、阴道、子宫颈、子宫体、输卵管或卵巢都可能生长肿瘤。良性肿瘤，一般没有或只有不太严重影响发病部位本身及邻近器官的解剖外形和生理功能；除了合并严重感染、出血、坏死，不及时治疗者，很少导致死亡。恶性肿瘤，虽然由于医学研究的发展，人们对它已有进一步的了解和诊治方法，但仍有不少肿瘤如不尽早诊断、及时治疗，常引起病痛、缩短寿命，甚至导致死亡。

常见的女性生殖器官良性肿瘤为子宫肌瘤及卵巢囊肿，恶性肿瘤为子宫颈癌、子宫体癌及卵巢癌。子宫颈癌及子宫体癌患者不到晚期便可出现异常阴道出血及白带增多等症状，而卵巢恶性肿瘤在早期可以"不疼、不痒"，摸不到、看不见，没有任何病痛，很容易延误诊断，等到被发现，多数已非早期。卵巢恶性肿瘤，是目前女性生殖器官恶性肿瘤死亡率最高的。总之，妇科恶性肿瘤病严重威协着女性的健康及生命。因此，女性应定期进行妇科检查，以早发现、早诊断、早治疗。

（韩莉）

三、良性肿瘤与恶性肿瘤的区别

根据显微镜下观察肿瘤组织病理形态，按照肿瘤病症临床经过和后果的不同，可分为良性肿瘤与恶性肿瘤两大类。一般说，良性肿痛生长缓慢，大多以膨胀外生的方式逐渐增大。周围有一层完整的纤维性包膜，与周围组织界限很清楚。良性肿瘤可在原发生的部位局限增长，而不会向其他部位"转移"。除了有时因肿瘤增长到体积较大，压迫和刺激发生肿瘤的脏器、邻近器官或有关神经，出现受压迫的症状，一般不产生病痛，不影响肿瘤所在器官或邻近器官的生理功能，良性肿瘤经过手术切除后，可以彻底治愈，该肿瘤本身不会复发，后果是好的。常见的良性肿瘤有纤维瘤、脂肪瘤等。子宫肌瘤也是良性肿瘤。恶性肿瘤与上述情况相反；生长速度较快，它的周围没有完整的包膜，是以浸润性生长方式不断增长和侵犯周围组织或器官；也可以沿淋巴通道、血液循环通道或脱落种植方式离开肿瘤原来发生部位而到其他部位，即所谓远处转移。常见的恶性肿瘤有癌及肉瘤两种。发生及分布在人体表面或器官腔管"衬里"表面的上皮组织的为癌，如皮肤癌、食管癌、胃癌、子宫颈癌等。凡来源于间胚层组织（位于内外胚层之间）的恶性肿瘤如脂肪、肌肉、骨骼、淋巴、造血等组织的恶性肿瘤称为肉瘤，如脂肪肉瘤、纤维肉瘤、平滑肌肉瘤、骨肉瘤、淋巴肉瘤等。恶性肿瘤，如果在早期及时诊断、治疗，后果是比较好的；如果延误，则容易括散和转移，或者经过治疗后复发再犯的，后果就差了。因此，提高防病的自我警觉，发现异常情况，及时就医，争取早期诊断和早期治疗，则可以得到良好的后果。

（韩莉）

四、警惕外阴肿瘤的危害

女性外阴包括大阴唇、小阴唇、阴阜、阴蒂、前庭、尿道口、阴道口等。在这些部位发生的肿瘤统称为外阴肿瘤。外阴部肿瘤可有各种来源，有良性与恶性之分。

外阴良性肿瘤比较少见。临床常见的有以下几种。

1. 乳头状瘤　好发于大阴唇或阴阜，多为单发、带蒂、乳头细而密，较尖锐湿疣平坦，恶变率高。

2. 汗腺癌　来自大阴唇及会阴部大汗腺，肿瘤局限，直径 $1 \sim 2$ 厘米，偶可囊性变。肿瘤生长缓慢，无症状。少数汗腺瘤可发生恶变。

3. 脂肪瘤　多来自阴阜及阴唇的脂肪层，大小不一，生长缓慢，多无症状，极少恶变。此种肿瘤具有特殊的柔软性，易于诊断。

4. 纤维瘤　多发生于大阴唇皮下，单发，表面不规则而带蒂的实质性肿瘤。以上良性肿瘤均需手术治疗，切取下来的肿瘤应全部做组织切片，做细致的病理检验，如有恶性病变应做进一步治疗。

外阴恶性肿瘤约占女性生殖器肿瘤的 4%，包括外阴鳞状细胞癌，外阴恶性黑色素瘤，巴氏腺癌，外阴肉瘤和未分化的外阴恶性肿瘤。常见的为鳞状上皮细胞癌，占外阴恶性肿瘤的 95%，鳞状上皮细胞癌约 1/3 发生在大阴唇，1/3 发生在小阴唇、阴蒂和会阴舟状窝处，多位于外阴前半部。早期病灶为局部出现小而硬的结节或小溃疡，晚期表现为典型的糜烂，肿块或不规则的乳头状瘤，一侧或双侧腹股沟淋巴结增大，质硬而固定。当肿瘤破溃和继发感染时，脓性或血性分泌物增多。肿瘤累及尿道时可出现尿频、尿痛、排尿困难，肛门受累则排便困难。

外阴癌的发病原因目前尚不清楚，但大部分病人发病前有多年的外阴瘙痒史，外阴白色病损、白斑等临床表现，因此妇女有外阴结节、溃疡和白色病变久治不愈时，应提高警惕，及时就医，做活组织病理检查，以免漏诊，延误病情。病理检查为非典型增生者，应行外阴单纯切除术，一旦确诊为外阴癌，则应尽快进行合理的治疗。手术治疗是主要的治疗方法。手术的范围取决于临床期别，病变的部位，肿瘤的分化程度与浸润的深度。放射治疗不宜单独使用，一般于术前术后治疗。术前照射可使肿瘤缩小，利于手术术后补充放疗，控制广泛转移。晚期或复发性患者，可用化疗，缓解病情。

（韩莉）

五、多种阴道肿瘤的诊治

阴道肿瘤比较少见，一般可分为三种：类似肿瘤疾病、良性肿瘤、恶性肿瘤。

1. 常见的类似肿瘤疾病

（1）中肾管囊肿　来源于胚胎时期中肾管阴道部残迹，因上皮生长，分泌物潴留扩张而形成囊肿。病人常无症状。少数生长较大，影响性生活，甚至阻碍分娩。亦可因囊肿延伸到膀胱和阴道之间或膀胱与宫颈之间，引起膀胱刺激症状，甚至排尿困难。

（2）包涵囊肿　由于分娩时阴道黏膜损伤或阴道手术缝合时，阴道黏膜卷入伤口深层，按生理特征继续增生、脱屑和液化形成囊肿，常无症状，一般不引起生理功能障碍。常于妇科检查时偶然发现。以上两种囊肿如生长较大，引起生理功能障碍或合并感染，伴有疼痛不适时应手术治疗。

（3）阴道良性肿瘤　发病率甚低．主要包括乳头状瘤、纤维瘤和平滑肌瘤等，一般不发生症状，手术切除预后良好。

（4）阴道恶性肿瘤　包括原发性阴道鳞状上皮癌、阴道透明细胞腺癌、阴道平滑肌肉瘤、纤维肉瘤和葡萄状肉瘤、阴道恶性黑色素瘤。虽然其组织来源、病理特点不同，但共同具有以下特点：①幼年和成人均可发病。②恶性程度高。③临床均表现为不同程度的阴道出血和排液。

2. 阴道恶性肿瘤　可根据不同情况，分别采用手术、放疗、化疗等方法治疗。其预后与临床期密切关联。因此，对白带增多、有臭味、不规则的阴道出血，性交出血，异常排液的幼女、成年妇女及老年妇女，均应高度警惕，仔细检查阴道和宫颈，进行视诊和触诊，对可疑病变部位做细胞学涂片，配合阴道镜检查，进行瞄准活检，争取早期诊断，早期治疗。

（韩莉）

六、警惕妇科易发癌变的五种疾病

1. 宫颈糜烂　是妇女常见病与多发病，病因众多，据调查，宫颈糜烂发生宫颈癌者比未患此病者高 12 倍。宫颈糜烂之病原、病因更为复杂，难以治愈。如不注意检查与治疗，或治疗不当，很容易诱发宫颈癌。另外，男性包皮垢的长期刺激，可以诱发宫颈癌，特别足近年来卖淫嫖娼屡禁不止；更惊人的是性放纵引起宫颈癌。

2. 宫颈息肉　所谓"息肉"，就是人体某个正常结构上赘生的一块"肉"。可发生在身体的任何部位，如宫颈息肉、宫腔息肉，它常由小逐渐增大，并逐渐出现相应症状，接触出血、白带伴血丝等。

息肉通常都是良性的。值得注意的是许多息肉容易恶变成癌，家族性多发息肉的癌变率更高。当然，并不是所有的息肉都会变癌，一般来说，体积较小，带蒂的炎性息肉，癌变的可能性很小，对之不必过分的紧张。不过应定期复查，密切观察其变化。

据观察，组织学上属腺瘤型的，宽基广蒂的息肉易恶变；短期内生长迅速的，特别是直径大于 2 厘米的息肉多凶险，必须高度警惕其恶变。

既然息肉与癌肿关系密切，对息肉就不能等闲视之，凡有条件的应及时摘除，以免"夜长梦多"。

3．子宫肌瘤　是中年妇女十分多见的一种良性肿瘤，发病原因目前未能十分明了，可能为雌激素过盛引起的，其症状为月经过多或出血，因失血降低了病人的自身免疫能力。本病为赘生性的，服用任何药物也不能自然消失。它会发生变化，如液化、钙化、萎缩、红色变性，但其中也有一少部分会演变成恶性肉瘤。

4．子宫内膜增殖症　因雌激素过盛所引起，多发生于青春期或更年期，其症状主要为出血，且常为久治不愈，本病虽是一种良性病变，但其中的腺瘤型者，也可能演变成子宫内膜癌。

5．乳腺增殖症　乳腺的囊腺病，乳头状瘤和纤维瘤，虽均为良性肿瘤，但其中一少部分也演变为恶性，特别是注意乳房无痛肿块，那些有乳腺乳家族史者，恶变的可能性更大些。

上述五种妇女病比较容易发生癌变。患病者应积极治疗和定期复查。若发现肿物生长变快、变硬和乳头溢出血性分泌物或阴道异常出血、排液等必须请医生诊治。

（韩莉）

七、子宫颈癌的防治

子宫颈癌是严重威胁妇女身心健康的常见恶性肿瘤，多见于 35～55 岁的已婚妇女，占女性恶性肿瘤的首位，其死亡率仅次于胃癌而居第二。子宫颈癌的病因目前尚不十分清楚，其发病可能与多种因素有关，而早婚、早育、性泛滥则是其重要的致病因素。

大量临床资料表明，子宫颈癌的发生与妇女的早婚、多育、多产有密切关系。据统计，在早婚多产的妇女中，子宫颈癌的发生率较高。如 18 岁以前结婚或开始性生活的妇女，患宫颈癌的机会比 18 岁以后结婚的妇女高 3～7 倍。同时，子宫颈癌的患者 93% 是经产妇，平均妊娠 6.6 次，生产或人工流产 5 次。有人发现，每多 1 次分娩或人工流产，就多增加 1 次发生宫颈癌的概率，如有过 6 次分娩或人工流产的妇女，则比仅有 1 次分娩的妇女有加倍发生宫颈癌的危险性。研究发现，年轻怀孕与产时或人工流产时的损伤可能是子宫颈癌的一个促发因素，随着妊娠次数的增多，又明显增加了患癌的机会。

子宫颈癌的发生与性生活、婚姻次数也有密切关系。性生活紊乱、多次结婚是诱发子宫颈癌的重要因素。据对 273 名娼妓的调查发现，子宫颈癌的发病率大大高于一般妇女，且性淫乱时间愈长发病率愈高。国外有人在 4 个修道院 3 280 位修女中调查患癌症的情况，结果发现在 20 年期间，共有 130 人发生恶性肿瘤，虽有 2 人患子宫内膜癌，但却无一人患子宫颈癌。研究指出，性紊乱、性滥交或不洁性交，因细菌病毒感染、机械损伤、包皮垢刺激等影响，容易引起子宫颈发炎或糜烂，长期慢性炎症的刺激，可能是子宫颈癌发生的原因。

子宫颈癌的发病率虽高，但并非不治之症，是可防可治的一种常见病。其发现得越早，治疗越及时，治愈的可能性就越大。早期发现子官颈癌，必须注意以下两种异常现象：一是阴道接触性出血或不规则出血，如在体力劳动、性交、排便、做阴道检查后出现少量的点滴出血都应引起重视，特别是绝经期后出血，更要警惕是否是子宫颈癌的出现。二是白带增多，呈米汤样、混有血液，或伴有恶臭难闻气味，均应及时到妇科检查以排除子宫颈癌的可能。若白带加重且恶臭流出，膀胱直肠受压而产生排尿困难，便秘，便血，或伴有腰痛、贫血、消瘦、低热等症状，则表明子宫颈癌可能已发展到晚期，治疗则比较困难。

预防宫颈癌，应坚决取缔嫖娼、卖淫或婚外恋，严禁性滥交或不洁性交；提倡晚婚晚育、少生优生，积极采取有效避孕措施，减少人工流产；预防产道感染；有效治疗慢性宫颈疾病；正规接生，防止宫颈损伤；做好妇女五期保健，定期进行防癌普查，这些都是预防宫颈癌的重要措施。此外，宫颈癌患者经有效治疗后，还要定期到医院复查，以便及时发现问题，及时进行处理。

（韩莉）

八、子宫肌瘤的诊治

子宫肌瘤是女性生殖器官最常见的良性肿瘤，因来源于平滑肌细胞，又称子官平滑肌瘤。

子宫肌瘤确切地发病因素不明，但临床资料表明，子宫肌瘤好发生于生育年龄的妇女，生育年龄的妇女患了子宫肌瘤，肌瘤可继续生长和发展，绝经后则停止生长以至萎缩，提示子宫肌瘤的发生和生长与雌激素有关。雌激素能使子宫肌细胞增生、肥大，肌层变厚子宫增大。近年来有学者认为子宫肌瘤来源于子宫肌层内平滑肌或血管平滑肌成分的单个肿瘤母细胞，这种瘤母细胞及其子细胞，在局部高雌激素的环境与形成较多的雌激素受体结合而增强激素的生物学效应，促使肌瘤生长。

肿瘤逐渐增大，导致血供障碍可形成以下几种变性，即玻璃样变、囊性变、红色变性、脂肪变性。如浆膜下肌瘤蒂扭转可致肿瘤坏死。黏膜下肌瘤突出阴道可发生感染，盆腔有感染病灶亦可累及子宫肌瘤。绝经后子宫肌瘤可萎缩，变小或钙化。在子宫肌瘤的患者中，有 0.13% ～ 1.39% 的病人发生恶变，即肉瘤变性。

子宫肌瘤的典型症状为月经过多、痛经、腹部包块、进行性贫血。有的病人也可无任何不适，即使肿瘤已达一定大小，往往因其他情况进行妇科检查或偶而自行腹部触摸时才发现。多数患者有月经改变，表现为月经量多，经期延长或经量不多，或经量及经期正常，但周期缩短。出血量多且频者，多发生在黏膜下肌瘤及较大的壁间肌瘤。增大的肿瘤压迫膀胱、尿道或直肠，可发生尿潴留、排尿困难或排便困难。浆膜下肌瘤蒂扭转时可发生急性腹部绞痛，肌瘤红色变性时腹痛较为严重，呈持续性。

子宫肌瘤的治疗，应视患者年龄、肌瘤大小、部位、有无生育要求、有无合并症及子宫出血严重程度而综合判断，确定治疗方法。

年龄 35 岁以下，有生育要求的，应尽量做肌瘤剜除术，保留生育能力。多发性子宫肌瘤大于 3 个月妊娠大小，症状明显，子宫肌瘤大于 6 个月妊娠，虽无症状，也应尽早手术治疗。

子宫肌瘤无症状，体积不大，年龄在 40 岁以上，出血量不多，诊刮后无恶性病变，可每 3 ～ 6 个月复查 1 次，争取支持疗法。即对症治疗，如经期用止血药、止痛药等。要定期做妇科检查，了解肿瘤变化情况。如短期内出血量多，症状明显或肿瘤迅速增大，多有恶变的可能，应尽快手术治疗。不能盲目地用保守治疗养瘤为患，以免贻误病情。

（韩莉）

九、子宫体癌的诊治

子宫体癌发生于子宫内膜，又称"子宫内膜癌"，多见于绝经期后，年轻者少见。发病率远较子宫颈癌为低，为子宫颈癌的 1/8 ～ 1/7。

1．**病因**　①子宫体癌常在子宫内膜增生过长的基础上发生，因女性激素长期刺激，以及肥胖、糖尿病、高血压、未婚、未育、有遗传因素者，子宫内膜癌的发生率较高。②子宫内膜息肉癌变者较多。

2．**病理**　①分类。有原位腺癌（子宫内膜增生过长癌变）、腺癌、乳头状腺癌、腺角化癌、未分化癌等，以腺癌最常见。②浸润和转移，癌瘤开始生长的部位以子宫两角和子宫内后壁为多见。逐渐沿子宫腔表面蔓延或向子宫肌层浸润，甚至穿破子宫肌层，而达宫旁组织。

可以发生淋巴结和远处转移。

3. 症状和体征 子宫体癌早期可无任何症状，随着肿瘤的发展，出现阴道排液增多及子宫不规则出血。有时因子宫腔积血而引起子宫收缩痛。在子宫腔积脓时，可以出现发热、腹痛等症状。癌瘤穿破子宫肌层侵犯盆腔器官或发生淋巴结转移时，可引起腰骶部或下腹部顽固性疼痛。远处转移可出现被转移脏器相应的症状。

妇科检查时，子宫可以正常大小或增大，若有宫旁组织浸润，可使子宫活动受限或固定，宫旁组织有增厚、发硬的感觉。

凡是年龄大的妇女，特别在绝经后，出现阴道排液增多或不规则阴道流血时，应想到子宫体癌的可能，需做进一步检查。阴道涂片有时能找到癌细胞。一般确定诊断需做诊断性刮宫，取子宫内膜组织做病理检查。

子宫体癌应与子宫内膜增生过长、子宫肌瘤、子宫肉瘤，或子宫腔积脓等疾病相鉴别。①子宫内膜增生过长是内分泌失调引起的子宫内膜增生疾病，表现为阴道排液增多及子宫不规则出血，须做刮宫病理检查。②子宫肌瘤多发生于中年妇女，表现为月经过多，子宫增大、质硬或不规则。③子宫肉瘤很少见，常须做刮宫病理检查，才能鉴别。④子宫腔积脓，有炎症病史和症状，子宫增大和压痛，探宫腔见脓液，但也须在控制炎症的条件下做刮宫诊断以除外子宫体癌继发子宫腔积液。

对绝经后出现阴道出血者，应提高警惕，做进一步检查。对子宫内膜增生过长的病人，应按期随访。如多次治疗无效时，可考虑做全子宫切除术。

4. 治疗

(1) 手术治疗 全子宫切除术是目前主要的治疗方法。但先做放射治疗，后做全子宫切除术，可以提高疗效。对于病灶范围太大，不宜手术的病例，可做放射治疗。放射后，肿瘤缩小，其中部分病例又可能做手术切除。

(2) 放射治疗 ①镭疗内照射（宫腔照射）。②外放射可用 ^{60} 钴全盆腔照射。以上方法均得由大医院医生掌握。

(3) 化学治疗 大多应用于晚期或作为手术及放疗后的综合治疗。

(4) 中医中药和免疫疗法 可作为辅助治疗。

（韩莉）

十、更年期与症的关系

1. 更年期易患癌症 癌症的发病率与人的年龄之间存在着十分密切的联系。统计资料表明，除中枢神经肿瘤与白血病在儿童期高发以外，大多数癌症的发病率有随年龄的增大而上升的趋势。从 20 岁起到 60 岁止，恶性肿瘤的发病率每隔 10 岁上升 2.7 倍；65 岁以上的癌症患者，竟占癌症发病总人数的 50% 以上。

那么，癌症究竟为什么会在老年人中高发呢？专家们通过研究后，终于找到如下原因：

(1) 毒素的长期反复刺激 80% ～ 90% 的人类癌症直接或间接起源于环境因素，其中60% ～ 80% 与各种化学物质有关。由于老年人与这些化学致癌物质接触时间很长，易感性明显增加，且癌症有很长的潜伏期，所以癌症发病率在老年人中相对增高。

如长期大量吸烟、酗酒，嗜食某些食品，患某些慢性病时，长期服用有致癌物质的某些药物，日积月累，毒素更会侵蚀人体，而诱发癌症。

(2) 人体的体液免疫与细胞免疫功能随着人年龄的增长而减退 专家认为，具有免疫功能的血清胸腺素水平，人自 30 岁开始便呈下降趋势；70 岁以上，抗癌细胞绝对数减少。而人体的细胞在增殖过程中会经常发生突变细胞，进而发生癌变。当人处于青壮年时期时，免疫系统能够识别、杀伤并清除这些突变细胞，从而防止癌症的发生。但是，由于老年人的免疫功能衰退，免疫监测作用失效，所以致癌症发病率上升。

（3）老年性内分泌紊乱　由于老年期内分泌失调，雌激素不平衡，这样可使某些激素持续作用于敏感组织，从而导致细胞的恶变。如女性乳房、子宫、卵巢易发生癌变。下丘脑—垂体区易发生神经内分泌障碍，也是一大因素。

（4）其他　有学者认为人类某些肿瘤的发生可能与病毒感染有关。而老年人癌症的高发，则是因对肿瘤病毒的易感性增加所致。

另外，癌症是渐进的，有些良性肿瘤恶变就是例证，对多数癌症病人来说，从细胞癌变发展到出现症状并能通过检查手术做出诊断，一般 10～30 年，若一个人在 60 岁时查明患有癌症，实际上在 40 岁左右体内便有癌细胞潜伏，只不过机体尚未察觉罢了。

2．更年期应注意癌的四大征兆　妇女更年期是妇科癌症发病的高峰期。当步入更年期之后，只须注意征兆出现，早期的肿瘤征兆是可以治愈的。征兆特点可以概括为四个字：①带——即女性阴道分泌物。正常为白色黏稠透明无异味的液体，故称白带。若颜色、性状和量发生异常，则是某些疾病的信号，如白带中混有血丝、咖啡色、血性白带甚至是粉红色、洗肉样水，或米粥样液体，是癌肿的早期特征。②血——月经是妇女正常的生理现象，但绝经后出血，接触性出血，大小便用力时出血，或性交后出血，是癌症危险信号。③痛——主要是下腹部腰骶部疼痛。疼痛乃肿瘤的一大特征。腹胀不适，特别是饭后莫名其妙的胀饱难受、日渐消瘦等，也是癌症的信号。④块——即肿块。这是肿瘤的基本形式。但多与腹痛、子宫出血、白带过多等同时发生，而早期的表现特别模糊，除自己经常注意外，多数病人会在偶然机会中被他人发现，而更重要的是请教医生做防癌检查。

如外阴瘙痒，无痛肿块，破溃出血，颜色异常，阴道流水等异常征象，也应及时请医生检查排癌。

（韩莉）

十一、妇科手术后是否影响性生活

由于临床治疗需要，有些女性病人需要接受妇科手术。但一些病人在手术前多有顾虑，担心术后影响性生活。故此，许多女性拒绝手术。

妇女良好的性生活，取决于阴道足够的深度和宽度及良好的弹性和润滑程度。如果妇科手术不破坏上述条件，便不影响性生活；有些疾病经过手术后症状消失，反而改善了性生活。当然，有些手术破坏了上述因素，会不同程度地损害性生活。凡是良性疾病手术，一般不会影响，恶性疾病则不同程度地会影响到性生活。下面分别就各种手术，谈谈对性功能的影响。

1．外阴切除术　如外阴白色病变、外阴良性肿瘤等，只切除外阴的大小阴唇，一般不影响阴道，可不妨碍性交。如为外阴癌则切除范围大，有可能造成阴道坚韧或狭窄，造成性交困难，若加上放射治疗，则影响更大。

2．阴道手术　常见为子宫脱垂、阴道膨出，做阴道修补术，以治疗阴道的松弛脱垂。切除部分阴道壁，再做缝合修补，使阴道恢复正常张力。术后如阴道创面愈合好，可不影响阴道的结构，不致影响性生活。

3．子宫切除术　可分子宫全切术和子宫次全切除术，前者是切除子宫体和子宫颈。后者只切除子宫体而保留了子宫颈，（日后子宫颈癌变增多）切除的范围不涉及阴道。因此，对阴道的组织结构没有影响，宫颈照样会分泌黏液，保持阴道的润滑，能保持与术前同样满意的性生活。子宫全切时，同时切除子宫颈，阴道不缩短，其残端愈合后不会引起性交不适，虽然缺少宫颈黏液，但阴道在卵巢的支持下仍有渗出液，保持阴道的湿润和弹性，性兴奋时外阴的前庭大腺照样可以溢出很多分泌物，使阴道润滑，有利性交。

4．卵巢切除术　卵巢肿瘤多数做卵巢切除术。如为良性卵巢肿瘤，只切除患病的一侧，保留另一侧正常的卵巢。卵巢有较大的代偿功能，一侧卵巢仍可维持有规律的月经和性功能。近年来，为了更好地保持卵巢功能，根据患者的年龄做卵巢部分切除，即挖出肿瘤组织，留下正常的卵巢组织，这样对内分泌和性功能更少影响。如生育年龄妇女为双侧卵巢肿瘤，手术时又难以保留正常卵巢组织，而不得不做双侧卵巢切除术时，则卵巢功能骤然中断，不但引起闭经，而且会出现更年期综合征，往往阴道黏膜上皮变薄，分泌物减少，弹性度差，影响性感和性功能。生育年龄妇女患妇科恶性肿瘤，如子宫颈癌、子宫体腺癌、恶性卵巢肿瘤等，为了彻底清除病灶，达到根治目的，不得不扩大手术范围，不但傲子宫全切除术，而且同时切除双侧卵巢，有时还得切除更多宫旁组织，包括清扫盆腔淋巴结和切除部分阴道。如此使阴道缩短、干燥，类似老年妇女的阴道，势必影响性功能，应进行治疗，效果尚好。

人的性欲同卵巢功能密切相关，绝经妇女或生育年龄妇女切除卵巢之后，可能有不同程度的性欲下降，但毕竟人是高级动物，对性的要求尚有心理因素支配。妇女性欲可维持至 60 岁以上，对于有性要求但性交有困难的妇女，可以采取一些补救措施，如阴道涂雌激素油膏，每日 1 次，可以促使阴道上皮增生，改善组织弹性；还叮在性生活时间向阴道滴入含有抗生素、雌激素润滑剂之类的液体，可以增加性生活的舒适感，不但使性生活满意，还有保护阴道上皮的作用。

子宫切除术后，阴道残端瘢痕或子宫颈残端瘢痕，要 3 个月后才愈合完善。因此，术后至少 3 个月以后才可有性生活。少数人由于盆腔粘连或合并炎症，性生活时可有疼痛或不适，经治疗后也可消失。

（韩莉）

十二、警惕卵巢肿瘤的危害

卵巢肿瘤是真正赘生性瘤，它可发生于任何年龄的女性，但是以生育年龄为多。对它的分类目前尚缺乏统一认识。为了便于临床诊断，常依据肿瘤性质进行分类。

1. 良性卵巢肿瘤 卵巢瘤多为良性肿瘤，主要有黏液性囊腺瘤、浆液性囊腺瘤及良性畸胎瘤。黏液性及浆液性囊腺瘤的囊肿大小不定，呈单房性或多房性，体内充满黏液性或浆液性成分，这些囊肿可有恶变倾向，尤以浆液性囊腺瘤为甚。

良性畸胎瘤可称良性囊肿，其中壁薄，常为单房性，以皮肤成分为主，囊内含有黄油样、皮脂样物质和毛发，有时尚有骨骼和牙齿存在。良性畸胎瘤由于瘤体轻重不匀、蒂长，容易发生扭转、坏死、破裂。

2. 恶性卵巢肿瘤 有囊性恶性肿瘤，如黏液性囊腺癌、浆液性囊腺癌及皮样囊肿恶性变；还有实性恶性肿瘤，如卵巢腺癌、恶性畸胎瘤、颗粒细胞瘤等。

囊性恶性肿瘤多由良性囊性肿瘤恶变而来，也有的开始发生时即为恶性。

实性恶性肿瘤可来自卵巢的各种组织。卵巢腺癌是卵巢最多见的一种恶性肿瘤。早期没有症状，肿瘤逐渐长大时有腹胀、腹水、肿块等症状，如卵巢功能被破坏时，可有月经失调。恶性畸胎瘤常见于年轻的妇女或幼女。若幼女患病．可出现性早熟。绝经期妇女患病，可出现子宫内膜增生，月经回潮。生育年龄妇女患病则不一定出现内分泌失调症状。

另外卵巢肿瘤用任何药物都不会化掉，若用针刺人肿瘤囊壁，囊内液体流入腹腔会造成肠管粘连和肿瘤移植。因此，卵巢肿瘤直径超过 5 厘米或者出现腹胀、腹痛等症状时，应及时手术，不能忽视。

卵巢肿瘤是妇科病较为常见的肿瘤，应了解其是卵巢癌的发病率仅次于子宫颈癌，居第三位。但卵巢癌的死亡率却居首位。这主要是由于卵巢体积小，其组织形态很复杂，临床症状不明显，待发现时已成晚期，故对此莫忽视。

卵巢肿瘤可发生于婴幼儿至 80 岁的妇女，婴幼儿及更年期恶性多见，卵巢肿瘤的发生与遗传有一定关系。卵巢癌病人多有染色体畸变及免疫缺陷，常与乳腺癌并发称为原发癌。此病还与空气污染和化学因素有一定关系，一些化学物质在体内经代谢活化与核酸和蛋白质结合，由于核酸物型改变，促使遗传基因发生变异。另外，据有关资料报道，吸烟、石棉、滑石粉等与卵巢癌发病也有关。更年期后较更年期前，体内促黄体激素约高 5 倍，促卵泡素约高 15 倍。卵巢中各种靶细胞长期受到超量的激素刺激，很可能成为卵巢肿瘤的促发因素。除此之外，精神因素可干扰自控细胞群，精神紧张、忧虑后其血浆皮质酮增多。T细胞减少、胸腺退化，参与免疫效应的淋巴器官重量减轻，可成为卵巢肿瘤的发病因素。

任何年龄的妇女，都要注意卫生保健，首先应早发现，早治疗，定期检查，凡有这些情况者均应检查：①发现腹部肿块，及时求医诊治，切莫养瘤为患。②卵巢功能障碍。包括不排卵、性早熟、发育迟缓、延缓绝经。③更年期、绝经期、腹胀、腹痛、子宫出血等。④乳腺癌、胃癌等，也可转移为卵巢癌。

（韩莉）

十三、卵巢肿瘤的处理

卵巢肿瘤是妇科肿瘤中较常见的一种，从幼年到老年都可发生。有原发性肿瘤和来自子宫、胃肠道、乳腺、甲状腺、肾上腺等组织。还有一些属功能性囊肿，由于卵巢位于盆腔中，患了肿瘤不易早期发现，故较多病人当癌肿发现时已是晚期。

卵巢肿瘤的分类很多，有些功能性囊肿（非赘生性）如卵泡囊肿、黄体囊肿，一般都不大，直径很少超过 5 厘米，有经期延长或经血淋漓等症状，与赘生性肿瘤不同的是，这些囊肿不需作特殊处理，一般情况下，会因液体吸收或囊壁破裂而自行消失。

赘生性卵巢肿瘤可分为良性和恶性两类，一般良性肿瘤发展缓慢，早期肿瘤较小，多无症状，也不影响月经及全身情况，往往在妇科普查时偶然发现。恶性肿瘤的早期也无自觉症状，因其生长较迅速，故病人在短期内可有腹胀感，自己能摸到肿块，块物性质软硬不一，形态不规，可伴腹痛、腰痛或坐骨神经痛，发展至晚期病人有腹水、明显消瘦、贫血、乏力、食欲减退等全身恶液质情况。

由于良性或恶性肿瘤的早期，病人均无明显症状，因此凡出现下列情况：①所有卵巢实性肿瘤，不管任何年龄，应及早手术。②大于 5 厘米的囊性肿块和小于 5 厘米的囊性肿块，观察 2 个月未见缩小者考虑为肿瘤，观察期间增大者，应随时手术切除。③月经初潮前和绝经后妇女，以及生育年龄服用避孕药的卵巢囊性肿物，就疑为肿瘤。④盆腔炎性肿块。尤其是怀疑盆腔结核或子宫内膜异位性肿块，经治疗无效，不能排除肿瘤时应尽早手术探查。⑤绝经后发现子宫内膜腺瘤样增生或内膜腺癌，应注意卵巢有无肿物，并及时进行手术治疗。

（韩莉）

十四、少女卵巢肿瘤应尽早手术

卵巢在女性一生中必须经历青春期和更年期两个转折。在这两个时期，卵巢极易受到体内外各种因素的刺激，发生卵巢肿瘤，特别是发育旺盛的青春期，细胞增生迅速，很容易受刺激而发生肿瘤，所以女性青春期可谓"多事之秋"。卵巢不仅是肿瘤好发的器官，而且发生的肿瘤的种类也很多。总的来说，青春期女性的卵巢肿瘤的特点：①良性卵巢肿瘤占多数，但恶性肿瘤的比例也比其他年龄组要高些，而且肿瘤多为实质性，生长迅速。②肿瘤容易被发现，因为少女身材苗条，腹腔内空隙小，卵巢肿瘤长大时，很容易压迫其他脏器出现相应症状。如压迫直肠会引起便秘，压迫膀胱会引起排尿不畅等。所以做母亲的要注意观察女孩的腰围和腹围，发现异常及时就医。③出现子宫出血和月经不规则等常见症状。④少女的卵巢肿瘤有一部分具有分泌功能。因此，患者可出现发育早或性成熟加速等现象。⑤少女的卵巢肿瘤蒂较大，常因跳跃、剧烈运动发生扭转，出现剧烈腹痛。

青春期良性肿瘤手术切除后效果很好，不但可以防止恶变，还可防止出现蒂扭转等并发症。若肿瘤是恶性的，更应及早手术切除，同时配合放射治疗或抗癌药物治疗。

（韩莉）

十五、这三种卵巢瘤，不是赘生性质的肿瘤

瘤，不少人一听就怕，似乎是"癌"的别名，其实有些瘤不但可以治，还可自行消退。在妇女所特有的卵巢瘤中就有几种肿瘤，它们分别是卵巢卵泡囊肿、卵巢黄体囊肿、卵巢黄素囊肿，另一种巧克力囊肿，均不属于赘生物，可以手术后治疗，也可以自行消失。

1. 卵巢卵泡囊肿　如果体检发现患有卵巢卵泡囊肿，千万不要担心，它是由卵泡因发炎或其他原因不能成熟或成熟后未被排出，其液体潴留而成，这种瘤一般只有鹅卵大，除少数人有下腹膨胀感和月经紊乱外，大多数人无特殊不适，置之不理，可于数周后自然消失，或经中医中药或其他方法治疗后而消失。

2. 卵巢黄体囊肿与黄素囊肿　卵巢黄体囊肿则是由黄体血肿液淤积所致，一般只有核桃大小。肿瘤为单侧、单房，此病多于早孕期发生，一般不需治疗，在孕3个月后自然消失。

良性葡萄胎、恶性葡萄胎及子宫绒毛膜癌患者，可因卵巢颗粒细胞产生过度黄素化反应而导致卵巢黄素囊肿，这种肿瘤为多数囊腔聚集而成多房，大小不一，多为双侧肿瘤，囊腔液体绒毛膜促性腺激素（HCG）试验"阳性"，无并发症时，亦不需要手术切除，待葡萄胎排出后或经化疗，恶性葡萄胎或绒毛膜癌治愈后，它就会逐渐缩小，在数周或数月后就会消失不留痕迹。

当然，如果肿瘤较大，又有蒂扭转伴瘤体坏死时，还是应当及时手术切除。若经B超检查，发现瘤体逐渐缩小，就不必过于忧虑了。

3. 卵巢巧克力囊肿　子宫内膜异位症，以发生在卵巢最为多见，形成大小不一的出血性囊肿，内含黏稠、陈旧性血液，称为子宫内膜异位囊肿。因其色酷似巧克力，故也称为巧克力囊肿，此病属良性病变，常伴有子宫腺肌瘤。

发病原因与子宫内膜种植、体腔上皮化生、淋巴静脉播散等有关外，也可能与遗传、炎症、宫内操作等有关，也有人认为与体内雌激素水平升高有关。

治疗此病的有效方法，以消除子宫内膜异位病灶，可用腹腔镜检查，激光切除异位灶，可以止痛，若有子宫肌瘤者，可做子宫切除，另根据年龄可考虑保留卵巢。一般术后需再应用妇宁片、妇康片或丹那唑以及中药等治疗3～6个月，以提高疗效，防止病情进展。

（韩莉）

十六、环境污染可致癌症发病率升高

世界卫生组织年报资料表明，近20年来，恶性肿瘤已成为人类主要死因之一，在不少国家或地区甚至居于首位。癌症患病率的增高，很难以一种因素予以解释。但人类生存环境的恶化，特别是"城市化"污染，即空气污染、食物污染、水污染、垃圾污染等导致恶性肿瘤增多已成为国际社会关注的严重问题。

环境因素与肿瘤发生的关系首先表现在肿瘤地区性高发和移民的癌发病率的变化上。从某些癌症高发区或低发区移民到另一癌症高发区的人群，会表现出与新居地区程度相仿的同一癌症发病率。在英国，肺癌发病率很高，居世界首位，但英国人移居南非生活一段后，肺癌发病率明显减少。在我国，肺癌曾是一种罕见病，但近些年来，随着城市工业化和机动车辆增多，肺癌发病率猛增。研究证明，城市机动车辆密集，工厂排放大量废气及人们吸烟普遍化等，都是导致肺癌增多的因素。

当前，某些致癌物质更是渗透到了人们日常生活的各个方面，不必说空气化污染，就说食物、饮用水和居室环境，其污染就相当严重。为了农作物的高产，农民们施用大量的化肥和农药，这些化肥农药的残留物往往有高致癌和诱发癌的作用。劣质的食品添加剂、包装材料及粗滥的加工手段等都有可能增加食物的污染，饮用水污染程度亦很惊人。污染水检出物中，已确认有致癌物20种、可疑致癌物28种、促癌物18种、诱变物56种。就连现代化建筑所用的建筑材料如纤维板，酚醛、脲醛树脂塑合板及黏贴剂、油漆、涂料等

也无时无刻不在散发出各种有机化合物的气体，而这些气体由于自然空气流通差等原因，往往会引起人体某些部位的不适和疾病，久之则可诱发某些癌症。

环境污染之恶果不堪设想。请保护好环境，这对大家都有益！

（韩莉）

第十一章　乳腺疾病

第一节　乳房的结构与生理

一、乳房形态与位置

乳房位于胸前，附着于两侧胸壁肌肉和胸大肌筋膜上。成年人乳房上下位于第二和第六肋骨之间，水平位于胸骨边缘和腋中线之间，内起胸骨旁，外达腋前线甚至腋中线。乳房内侧 2/3 位于胸大肌表面，外侧 1/3 超过胸大肌腋缘，位于前锯肌表面。乳房的中心为乳头，略向外突起。成年女性乳头位于第 4 肋间隙或第 5 肋与锁骨中线交点处，周围环绕乳晕。乳房直径平均大小为 10 ～ 12 cm，平均中央厚度为 5 ～ 7 cm。乳腺组织伸向腋窝的部分称为尾叶。乳房外形通常是穹形，年轻人多呈圆锥形，年老时多下垂。乳房部位皮肤包括毛囊、皮脂腺和汗腺。乳晕为环形色素沉着，直径 15 ～ 60 mm，位于乳晕周围的能够分泌一种可以滑润与保护乳头的物质的皮脂腺称为蒙哥马利腺，蒙哥马利腺导管的开口形成的隆凸称为蒙哥马利结。乳头一般位于第四肋间隙，含有丰富的感觉神经末梢，皮脂腺和汗腺是显露的，没有毛囊。乳腺下面是深胸筋膜，连接于两层筋膜之间的纤维束称为乳腺悬韧带（Cooper suspensory ligament），起支撑乳房作用。

二、乳房内部结构

乳房结构包括三种主要部分：皮肤、皮下组织和乳腺组织。乳房最重要的结构是乳腺组织，由实质和基质两部分组成。实质包括导管、小叶、腺泡，基质由血管、神经、淋巴管、结缔组织、脂肪组织等组成。血管对乳房有营养和维持新陈代谢的作用。神经组织对乳房内部组织起协调作用，同时和中枢保持联系，成为机体的统一组成部分。纤维组织位于乳腺叶和乳腺小叶之间，起包围、间隔作用，这些纤维间隔与皮下组织中的纤维束相连，医学上称它为乳房悬韧带（或 Cooper 韧带），使乳房固定于皮肤上，保持乳房既在皮下有一定活动度，又能在直立时不致明显下垂。乳腺组织被结缔组织分隔分成 15 ～ 20 个乳腺叶，每一乳腺叶分成 20 ～ 40 个乳腺小叶（各自均有其引流导管引流），每个乳腺小叶由 10 ～ 100 个腺泡组成，腺泡即为乳腺的分泌部。乳房的纵切面犹如一棵倒生的树。"根"就是乳头，而"树冠"则是分支众多的呈辐射状排列的乳腺叶。乳腺小叶是构成乳腺的基本单位，乳腺小叶的数目和大小个人差别很大，且在不同的时期也不同，一般是青年女性乳腺小叶为数多而体积大，绝经期乳腺小叶明显萎缩。年轻女性每个乳管系统小叶可多达 100 个，而绝经时仅有 3 ～ 4 个。每个乳腺叶以乳头为中心轮辐样放射状排列，各有一条输乳管向乳头引流，输乳管逐渐分支变细，末端与腺泡相通。导管在乳头呈放射状聚合，最后在乳晕下汇成乳窦，开口于乳头。

另外，乳房纤维组织和皮下组织包括脂肪、纤维组织、血管、神经和淋巴管。乳房的血液供应主要来自 10% 动脉和胸外侧动脉。内乳动脉占乳房的 60% 血液供应，30% 靠胸外侧动脉供应，另外 10% 由胸肩峰动脉穿支，第二、三、四、五肋间动脉穿支，肩胛下动脉和胸背动脉等供应。乳房皮下或乳头淋巴管丛通过体表淋巴管道回流，它们互相沟通汇流到乳晕下丛，通过垂直淋巴管与真皮淋巴管连接，由表及里，从乳晕下丛到小叶周围再到深皮下丛。淋巴液单向流动，从深皮下到乳房内淋巴管离心流向腋窝和内乳淋巴结。乳房的淋巴液人约 3% 回流到内乳淋巴链，97% 回流到腋窝淋巴结。腋窝淋巴结分群为胸肌间淋巴结、尖群、腋群、肩胛群、中央群等。内乳淋巴结位于胸骨旁肋间隙，淋巴结紧贴胸膜外脂肪层内胸廓内动脉。

三、乳房生理功能

乳房生理功能包括：①哺乳：哺乳动物所具备的最基本的生理功能就是哺乳。乳腺的发育、成熟均是为哺乳活动做准备；产后在大量激素作用及婴儿的吮吸刺激下，乳房开始规律地产生并排出乳汁，以供新生儿成长发育；②第二性征：乳房是女性第二性征的重要标志。一般来讲，乳房在月经初潮之前 2～3 年即已开始发育，也就是说在 10 岁左右就已经开始生长，是最早出现的第二性征，是女孩青春期开始的标志。拥有一对丰满、对称而外形漂亮的乳房也是女子健美的标志。不少女性因为对自己乳房各种各样的不满意而寻求做整形手术或佩戴假体，特别是那些由乳腺癌手术而不得不切除患侧乳房者。这正是因为每一位女性都希望能够拥有完整而漂亮的乳房，以展示自己女性的魅力。因此，可以说，乳房是女性形体美的一个重要组成部分；③参与性活动：性活动中，乳房作为女性敏感区之一，在抚摩、亲吻等刺激下可产生一系列的变化，如乳头勃起、乳房胀满，有利于和谐的性生活，从而增进夫妻之间的感情。因此，可以说乳房在整个性活动中占有重要地位。

四、乳房发育与内分泌激素相关

乳房是多种内分泌激素的靶器官，乳房发育是一个复杂的生理过程，其发生、发育和分泌的全部过程均受到内分泌调节的影响。乳房的生长发育及其各种生理功能的发挥均有赖于各种相关内分泌激素的共同作用。如果其中的某一种或几种激素分泌紊乱，或各种激素之间的平衡失调，必然会直接或间接地影响着乳腺的状况及其生理功能。目前，我们所知道与乳房发育有关的内分泌激素有卵巢激素、垂体激素、肾上腺皮质激素和甲状腺激素。对乳房发育直接影响最大的激素是卵巢激素和垂体前叶（又称腺垂体）分泌的激素。

卵巢为女性的性腺器官，分泌两种激素，即雌激素和黄体酮。雌激素主要作用于乳腺腺管，黄体酮主要作用于乳腺腺泡。雌激素的分泌有特殊的规律性，女性青春期前雌激素分泌较少；在女性生理逐渐成熟以后，其分泌越来越多，并随着月经的周期性而呈现周期改变。随着青春期后卵泡的成熟，雌激素分泌旺盛，乳房发育迅速，乳腺腺管增大，脂肪堆积，乳房增大、饱满。雌激素的分泌在女性 40 岁时开始呈下降趋势，到了 50 岁以后周期性分泌停止。然而，如果卵巢功能旺盛，雌激素分泌过度，也可引起乳管和腺小叶发育异常，局部组织发生病变，导致乳房纤维腺瘤的发生。由于乳房纤维腺瘤有发生癌变的可能，一旦发现应及早手术切除。黄体酮在雌激素作用的基础上促进乳房的发育。当黄体酮与雌激素比例失衡，即黄体酮分泌减少、雌激素相对增多时，乳腺小叶的结构就会发生改变，引起乳腺增生性疾病，女性最常见的乳腺小叶增生症就是见于这种情况。

垂体位于人脑内的丘脑下部，其前叶（腺垂体）是体内最重要的内分泌腺，能分泌多种激素，如促甲状腺激素、促肾上腺皮质激素、卵泡刺激素、催乳素、生长激素、黄体生成素等。这些激素对促进乳房的生长发育，维持乳腺的生理功能直接或间接地起着重要作用。其中，催乳素与乳房的关系最为密切，它不仅促进乳腺的生长发育，还维持着乳腺的泌乳功能。

垂体前叶与卵巢彼此保持着功能的调节关系。卵巢功能低下时，垂体前叶功能旺盛；卵巢功能亢进时，垂体前叶功能下降。在垂体分泌的促肾上腺皮质激素的影响下，肾上腺皮质分泌少量的雌激素，与卵巢分泌的雌激素一起反馈性地调节垂体前叶的活动，在维持乳房的生长发育以及生理功能中起到协同作用。甲状腺素对乳腺的发育和泌乳功能起到间接的促进作用。甲状腺功能不全时，可见到乳房发育迟缓；用甲状腺素制剂治疗后，全身发育和乳腺发育可转为正常。

1. 对乳腺发生直接作用的激素

（1）雌激素（estrogen，E）：主要由卵巢的卵泡分泌，肾上腺和睾丸亦可分泌少量雌激素，妊娠中后期的雌激素则主要来源于胎盘的绒毛膜上皮。雌激素中生理活性最强的是雌二醇（E2）。在青春发育期，卵巢的卵泡成熟，开始分泌大量的雌激素，雌激素可促进乳腺导管的上皮增生，乳腺导管及小叶周围结缔组织发育，使乳管延长并分支。雌激素对乳腺小叶的形成及乳腺成熟不能单独发挥作用，必须有完整的垂体功能系统的控制。雌激素可刺激垂体前叶合成与释放催乳素,从而促进乳腺的发育。而大剂量的雌激素又可竞争催乳素受体,从而抑制催乳素的泌乳作用。在妊娠期,雌激素在其他激素(如黄体素等)的协同作用下,还可促进腺泡的发育及乳汁的生成。外源性的雌激素可使去卵巢动物的乳腺组织增生,其细胞增殖指数明显高于正常乳腺组织。雌激素还可使乳腺血管扩张、通透性增加。

(2)孕激素(progesterone,P):又称黄体素,主要由卵巢黄体分泌,妊娠期由胎盘分泌。孕激素中最具生理活性的是孕酮,其主要作用为促进乳腺小叶及腺泡的发育,在雌激素刺激乳腺导管发育的基础上,使乳腺得到充分发育。大剂量的孕激素抑制催乳素的泌乳作用。孕激素对乳腺发育的影响,不仅要有雌激素的协同作用,而且也必须有完整的垂体功能系统。实验表明,在切除垂体的去势大鼠,乳腺完全缺乏对孕酮的反应。孕激素可能是通过刺激垂体分泌催乳素,也可能是通过提高乳腺上皮细胞对催乳素的反应性而与其共同完成对乳腺的发育作用。

(3)催乳素(prolactin,PRL):由垂体前叶嗜酸细胞分泌的一种蛋白质激素。其主要作用为促进乳腺发育生长,发动和维持泌乳。催乳素与乳腺上皮细胞的催乳素受体结合,产生一系列反应,刺激乳腺腺泡发育和促进乳汁的生成与分泌。在青春发育期,催乳素在雌激素、孕激素及其他激素的共同作用下,能促使乳腺发育;在妊娠期可使乳腺得到充分发育,使乳腺小叶终末导管发展成为小腺泡,为哺乳作好准备。妊娠期大量的雌、孕激素抑制了催乳素的泌乳作用,而分娩后,雌、孕激素水平迅速下降,解除了对催乳素的抑制作用,同时催乳素的分泌也大量增加,乳腺开始泌乳。此后,随着规律地哺乳的建立,婴儿不断地吸吮乳头而产生反射,刺激垂体前叶分泌催乳素,从而使泌乳可维持数月至数年。催乳素的分泌,受到下丘脑催乳素抑制因子与催乳素释放因子及其他激素的调节。小剂量的雌激素、孕激素可促进垂体分泌催乳素,而大剂量的雌激素、孕激素则可抑制催乳素的分泌。

2. 对乳腺起间接作用的激素

(1)卵泡刺激素(FSH):由垂体前叶分泌。主要作用为刺激卵巢分泌雌激素,从而对乳腺发育及生理功能的调节起间接作用。

(2)促黄体生成素(LH):由垂体前叶分泌。主要作用为刺激产生黄体素,从而对乳腺的发育及生理功能的调节起间接作用。

(3)缩宫素(催产素):由垂体后叶分泌。在哺乳期有促进乳汁排出的作用。

(4)雄激素:在女性,由肾上腺皮质分泌而来。小量时可促进乳腺的发育,大量时则可起抑制作用。

(5)其他激素:如生长激素(GN)、肾上腺皮质激素、甲状腺素及胰岛素等,这激素对乳腺的发育及各种功能活动起间接作用。

五、乳房发育过程中的分期

乳房的发育历经胚胎期、幼儿期、青春期、妊娠期、哺乳期、更年期和老年期演变过程。在各个时期均受内分泌变化的影响,随着卵巢的周期性变化而发生相应的变化。

1. 在人类胚胎发育第5周,胚胎干从腋窝到腹股沟间形成一对原始乳线。这条乳线在胸壁上发育形成乳腺嵴,其他部位的乳线逐渐退化。在妊娠7~8周,乳腺胚基发生增厚(乳丘阶段),接着进入胸壁间叶细胞(圆盘阶段)和呈三维增生(球形阶段)。妊娠10~14周胸壁间叶细胞进一步增殖形成扁平的边缘(锥形阶段)。妊娠12~16周,间叶细胞分化成乳头和网眼状组织平滑肌。妊娠16周,上皮细胞形成"乳腺芽"(萌芽阶段)。在妊娠第7~9个月期间,胎盘性激素进入胎儿血液循环,诱导分支上皮组织形成(分支阶段)。这一过程持续至妊娠20~32周。最终形成15~20个乳腺导管。主质分化发生在32~40周,内含初乳的腺泡结构形成(末梢小泡阶段)。此时乳房腺体以4倍的速度增长,乳头乳晕体发育,颜色加深。受到新生儿刺激的乳腺组织分泌乳汁样物质，出生后4～7天大多新生儿不分男女均可从乳头挤出。随着母体胎盘激素的降低，乳腺复旧，这一现象3～4周后开始减少。

2. 婴幼儿由于体内性激素水平很低，乳房的结构较简单。乳房内由闭塞管状的腺泡、短细导管和结缔组织构成。脂肪组织含量很少，外观平坦，这一时期乳房没有生理功能，故称为静止期乳房。随着年龄的增长，女童到月经来潮前3～5年乳房开始发育，可在乳头下摸到1～2cm的小肿块，触压以后有轻痛，人称"乳芽"。这是卵巢功能启动的一种反应，属于正常的生理变化。对男童来说，这种硬结若在1～2年内不消失或继续发展，则可能是一种疾病的表现，应及时到医院就诊。

3. 青春期乳腺发育在女性第二性征发育中，乳房最早出现。乳房开始发育是女性进入青春期后显现在身体外部变化的第一个信号。青春期乳房发育一般分为四个阶段：第一阶段称为蓓蕾期（或乳腺萌生期），表现为乳头隆起，乳头和乳晕呈单个小丘状隆起，伴乳晕增大。第二阶段，乳房和乳晕进一步增大，形成一个明显增大的圆形轮廓。第三阶段，乳晕和乳头继续增大．并在乳房其他部分的圆形轮廓之上形成第二个丘形隆起。第四阶段为成熟期，呈典型的成人状态，前一阶段见到的第二个圆丘已经与平滑的乳房轮廓混为一体。乳房发育开始年龄及经历时间有很大的个体差异。乳房发育开始的年龄可早到8岁，晚至13岁。有的女性12岁乳房就可发育成熟，但也有一些女性直到19岁乳房发育才完成，个别更晚。

4. 妊娠期在黄体和胎盘性激素、胎盘催乳激素、泌乳素、绒毛膜促性腺激素作用下，乳腺出现显著的导管扩张，小叶发育和腺泡发育。泌乳素在妊娠期逐渐释放，并可能刺激上皮生长和分泌。泌乳素在妊娠前半期缓慢增长，从而使乳腺上皮开始蛋白合成。妊娠第3周、第4周，在雌激素作用下乳腺导管明显萌芽、分支，小叶形成。妊娠5～8周，乳房明显增大，浅静脉扩张，乳头乳晕色素沉着加深。接着，在孕激素作用下小叶形成超过导管萌芽。在泌乳素作用下，腺泡开始分泌，含有初乳，但无脂肪。妊娠的后半期，由于充满初乳的腺泡不断扩张，以及肌上皮细胞、结缔组织和脂肪的增长，乳房体积明显增大。分娩后，胎盘催乳激素和性激素迅速降低。妊娠期这些激素对抗泌乳素对乳腺导管上皮的作用伴随胎盘激素的骤然消失，泌乳素使乳腺导管上皮细胞从泌乳前状态转换到分泌状态。分娩后第4～5天，腺泡和导管分泌物积累，导致乳房增大分泌乳汁。

5. 更年期、老年期绝经期衰退的卵巢功能会导致乳腺上皮结构和基质衰退，最先退行的结构是性成熟最后出现的结构，导管系统退化，乳腺小叶缩小、萎缩。

六、乳汁生成与排出

乳汁是通过一系列复杂生理过程由腺泡细胞所分泌并排人腺泡腔内，再通过乳管从乳头排出。排出是一个复杂的生理反射活动，需要多种激素参与这一生理过程，但最重要的是脑垂体前叶分泌的催乳激素和脑垂体后叶产生的缩宫素。这两种激素对乳汁的生成及排出是必需的。正常人血中这种激素水平很低，妊娠后则逐渐升高，可高达正常人的20倍这就为产后乳房分泌作好了准备。因妊娠期血中雌激素及孕激素含量增高抑制了垂体后叶分泌功能，待分娩后，胎盘排出，体内孕激素及雌激素水平突然下降，对垂体抑制解除，催乳激素大量分泌并作用于乳腺，使乳腺内催乳素受体失去抑制，于是催乳激素刺激乳房内的腺泡细胞，大量分泌乳汁。如果产后不喂奶，则催乳激素水平就迅速下降。喂奶时，由于乳头受到新生儿吸吮的刺激，这种刺激通过神经反射传递到垂体前叶，使之产生催乳激素，然后由血液运送到乳房使其泌乳。催乳激素在血中的浓度随吸吮的强度和频率的增加而增高；同时新生儿吸吮乳头的刺激通过神经反射传递到垂体后叶，也促使其分泌缩宫素，缩宫素随血液到乳房，使乳腺周围的肌上皮细胞（属平滑肌）收缩，腺泡组织缩小，致使乳腺内的乳汁流入乳腺管，再经乳头排出。初乳最初分泌的浆液性液体，是黄色黏稠的。初乳含有乳球蛋白，初乳中的脂肪酸、磷脂、脂溶性维生素和乳白蛋白具有相当高的营养价值。初乳分泌后，就是过渡乳汁和接下来的成熟乳汁。催乳素和缩宫素的分泌受产妇的情绪、精神状况和营养状态影响，如情绪紧张、焦虑、烦恼,、恐惧、过度疲劳及营养不良等，都可抑制这两种激素的分泌，故要增加乳汁分泌，就要保持精神愉快、注意充分休息，进食营养丰富的食物、增加婴儿的吸吮次数及时间，这样有助于乳汁的旺盛分泌。

（韩莉）

第二节　乳房检查方法

一、乳房体检

乳房体检就是医生用眼看和手触摸来检查乳房；不论是到乳腺门诊就诊，还是参加乳腺癌"筛查"，都需要进行乳房体检。医生在乳房体检之前会询问和了解有关乳腺病史、月经史、肿瘤家族史等以及有无人工植入物等（如乳房假体、心脏起搏器……）。体检最好时间是避开月经期，以减少因月经期乳腺生理变化对体检带来的干扰。乳房体检是先望后触，首先了解乳房的大小、形态、轮廓、皮肤及颜色有无改变，乳头有无抬高、回缩、溢液。触摸时医生手指伸开、并拢，用手指指腹侧触摸乳房，可双手结合。受检者通常采用坐位、立位、仰卧位。对下垂型乳房或乳房较大者，医生可用一只手将其托起，另一只手进行触诊，或让受检者躺在检查床上进行触摸。乳房体检应按一定顺序进行，不要遗漏乳头、乳晕及腋窝部位。乳房体检时需要鉴别正常腺体、增厚腺体和乳房肿块。正常腺体触诊较韧，具有一定的厚度，有时有结节感，呈现全乳房均匀分布。增厚腺体是指某一局部腺体较正常腺体增厚，范围可大可小，一般呈片状，边界不甚清楚。乳房肿块多呈局限性、单结节或多结节，但均有较明确的边界。通过乳房体检医生才能发现可疑病例和选择进一步检查方法，如果没有进行乳房体检，任何先进的检查设备都将无法发挥最佳作用。

二、乳腺超声

超声是利用超声仪将超声波发射到体内并在组织中传播，当超声波通过各种不同组织时，会产生不同振幅的反射和折射，对这些回声信号进行处理，可获得声像图，根据声像图显示的病灶大小、形态、轮廓、边界、回声类型、内部回声及后方回声的情况等来判断病变的性质。乳腺超声应采用高频探头，频率通常 ≥ 7.5 兆赫（MHz）。目前医院应用的彩色多普勒超声（即彩超）既具有二维超声结构图像的优点，同时又能提供血流动力学信息，是一种无创性的检查方法。乳腺超声检查体位常规采用仰卧位，扫描范围自腋窝顶部至双乳下界，包括全乳及腋窝。主要适应证为：①可作为年轻女性和妊娠、哺乳期妇女乳腺病变诊断的首选影像学检查方法；②对临床体检触及的肿块及可疑异常病灶进行确认，并进一步评估临床及影像所见；③评估植入假体后的乳腺病变；④用于介入性操作的引导等。我国不是乳腺癌的高发国家，为提高筛查效率，降低成本，既要有效又要经济，而且可行性强，故目前超声成为中国乳腺癌筛查的主要方法之一。

三、乳腺 X 线摄影

乳腺 X 线摄影是传统的影像学检查方法，经历了从乳腺干板 X 线摄影、专用屏 - 片 X 线摄影、全视野数字 X 线摄影。乳腺 X 线摄影成像的基础是构成乳腺的不同组织之间存在着密度差，对 X 线的吸收值不同，以形成图像对比。乳腺 X 线摄影常规体位包括双侧内外侧斜位（MLO）和头足位（CC）。对常规体位显示不佳或未包全乳腺实质者，可根据病灶位置选择补充体位。为使病灶显示效果更佳，必要时可开展一些特殊摄影技术，如局部加压摄影、放大摄影或局部加压放大摄影等。乳腺 X 线摄影检出乳腺癌的敏感度为 85% ～ 90%，有 10% ～ 15% 的乳腺癌因腺体致密缺乏对比度、肿瘤过小、或特殊类型乳腺癌（小叶浸润癌）

而呈假阴性。

全视野乳腺数字化X线摄影提高了空间分辨率和对比分辨率，能提供更清晰、更可靠的图像质量，对小病灶和细小钙化的显示优于传统屏一片组合。它的主要优点是：①可进行图像后处理，根据情况调节亮度，对可疑部位进行放大观察，提高了照片的清晰度和对比度；并有助于减少因技术不当、图像不满意或需局部放大而导致的重复x线摄片；②可传输数据，有助于远程会诊；③数据可储存，减少存放胶片的空间。缺点是仪器昂贵。1998年美国R_2 Technology公司推出了乳腺X线摄影计算机辅助诊断（computer-aided diagnosis, CAD）系统，并通过美国FDA认证。CAD系统是将计算机数字X像或直接数字化乳腺摄影的数据输入，利用计算机软件指出可疑恶性病灶，再由放射科医生复阅以期提高放射科医生早期检出癌症的能力。它在不增加医生负担和工作时间的前提下，提高了诊断医生借助乳腺X线片检出乳腺癌的敏感性，降低了乳腺癌的漏诊率。它的主要优势是稳定、迅速、无疲劳、无生理局限，不会受一些外来因素（如疲劳、疏忽、经验限制等）影响，在一定程度上克服了致密型乳腺所造成的诊断困难，显示了其在辅助X线诊断乳腺癌方面的优越性。

乳腺X线摄影的临床适应证：①乳腺肿块、硬化，乳头溢液，乳腺皮肤异常，局部疼痛或肿胀；②乳腺癌筛查发现的异常改变；③乳腺钙化及良性病变的随诊；④乳房修复重建术后复查；⑤乳腺肿瘤治疗期间定期检查；⑥其他需要进行放射检查或放射科医师会诊的情况。对35岁以下、无明确乳腺癌高危因素或临床查体未见异常的妇女，不建议进行乳腺X线摄影。

良性肿块通常显示边缘光整，界限清楚的高密度肿块影；如乳腺纤维腺瘤、乳头状瘤、乳腺内淋巴结和乳腺囊肿等。典型的恶性肿块边缘不整齐，通常出现蟹足样或毛刺样改变。有些乳腺癌在X线片上并没有肿块影，但可见微小钙化。针尖样或沙粒样钙化灶，呈簇或沿乳腺导管排列。20世纪60年代初Gerhon-Cohen等就报道了乳腺X线摄影不仅能诊断临床上摸到肿块的乳腺癌，还能发现临床上摸不到肿块的乳腺癌。美国由于乳腺X线摄影的广泛应用，使新发现的乳腺癌病例中的病期构成比发生了变化，其中12%～15%为乳腺导管原位癌（ductalcarcinomainsitu, DCIS），而DCIS中80%的病例是由乳腺X线摄影发现的。临床上乳腺X线诊断往往参照乳腺影像报告及数据系统（breast imaging reporting and datasystem, BI-RADS）分类。近年来，许多乳腺X线机配备了"立体定位系统"，对乳腺内的微小钙化灶进行立体定位，然后切除活检明确诊断，进一步提高了乳腺癌的早诊率。

20世纪60年代美国开展的纽约健康保障计划（HIP）是第一个评估采用X线摄影进行乳腺癌筛查效果的多中心随机对照试验（RCT），大约有62 000名40～64岁妇女随机分为两组，研究组采用每年1次临床乳腺查体联合乳腺X线摄影，持续4年；对照组进行常规检查。经过18年的随访，研究组乳腺癌死亡率较对照组下降了23%。其后许多国家纷纷开展了以乳腺X线摄影为主的乳腺癌筛查的随机对照研究，设计合理、组织严密、数量较大的共有8项。参加妇女人数总计超过50万，年龄39～74岁，历时均在10年以上。规模最大的是瑞典双郡试验，共有133 000名40～74岁妇女参加，77 000妇女为筛查组仅采用了斜位乳腺X线摄影，经过20年的随访，筛查组比对照组乳腺癌死亡率下降约30%。8项乳腺癌筛查研究除加拿大2项研究的随访结果显示乳腺癌死亡率没有下降外，其余6项研究结果均显示乳腺癌死亡率有不同程度的下降。1997年美国、英国、加拿大、瑞典等国的8个筛查研究中心的meta分析（翻译为"荟萃分析"），经过10.5～18.0年的随访，采用乳腺X线摄影进行乳腺癌筛查与不筛查组相比，40～49岁年龄筛查组较不筛查组乳腺癌死亡率下降约18%；50～74岁年龄筛查组较不筛查组死亡率下降约24%，差异均有统计学意义。Schopper等对澳大利亚、加拿大、丹麦和瑞士等10个国家的乳腺癌筛查数据进行meta分析，结果发现采用乳腺X线摄影进行乳腺癌筛查可使乳腺癌死亡率下降24%～48%。

新加坡 Ng EH 等报道，67 656 例 50 ～ 64 岁妇女进行了乳腺 X 线筛查，以 97 294 例未参加筛查的妇女作对照，结果筛查组早期乳腺癌占 64%（导管原位癌占 26%，Ⅰ 期乳腺癌占 38%），明显高于对照组 26%(P ＜ 0.001)。浸润性乳腺癌无腋窝淋巴结转移者筛查组占 65%，对照组仅占 47%(P ＜ 0.001)。德国 Schleicher 等调查了 1 050 例乳腺癌患者，大部分患者是自己发现的，多数延误了最佳治疗时间，预后较差；相比之下靠乳腺 X 线摄影筛查发现的乳腺癌，相对早期病例多，且能得到及时治疗，甚至接受了保乳手术。欧、美国家开展乳腺癌筛查首先选择的影像学方法是 X 线摄影，辅助磁共振成像（MRI）。值得一提的是我国自 2009 年启动的农村妇女乳腺癌筛查项目，从有效、经济、可行性强综合考虑，首选彩超，辅助乳腺 X 线摄影。

四、乳腺磁共振

磁共振（MRI）成像技术，是继 CT 后影像学的又一重大进步。众所周知原子是由电子70% 子核组成的，原子核带正电，可以在磁场中旋转。磁场的强度和方向决定原子核旋转的频率和方向。在磁场中旋转的原子核有一个特点，即可吸收频率与其旋转频率相同的电磁波，使原子核的能量增加，当原子核恢复原状时，就会把多余的能量以电磁波的形式释放出来，这一现象被称为磁共振。磁共振成像中的"核"指的就是氢原子核，因为人体 70% 是由水组成的，磁共振就是依赖水中的氢原子。磁共振成像技术的最大优点是能够在对身体没有损害的前提下快速获得人体内部结构的高精确度图像，包括横断面、矢状面冠状面和各种斜面的体层图像，不需要注射造影剂，无电离辐射，对人体没有不良影响磁共振检查室内存在非常强大的磁场，因此，装有心脏起搏器者，以及冠状动脉、食管、前列腺、胆管手术后留置有金属夹、金属支架者，不能做磁共振检查，因为金属受到强大磁场的吸引而移位，有可能产生严重后果。身体内有不能除去的其他金属异物，如金属内固定物、人工关节、金属假牙、支架、银夹、弹片等，作为该项检查的相对禁忌，必需检查时，应严密观察，以防检查过程中金属在强大磁场中移动，造成邻近大血管和重要组织损伤，产生不良后果。有金属避孕环及活动的金属假牙者一定要取出后再进行检查。在进入磁共振检查室之前，应去除随身携带的手机、磁卡、手表、硬币、钥匙、打火机、金属皮带、金属项链、金属耳环、金属纽扣及其他金属饰品或金属物品。近年来有许多骨科内固定物用钛合金或钛金属制成，钛金属不受磁场的吸引，在磁场中不会移动。因此，体内有钛金属内固定物进行磁共振检查是安全的；而且钛金属也不会对磁共振的图像产生干扰。

目前乳腺磁共振已在我国部分医院开展，对于乳房内多发小病灶、乳房深部邻近胸壁的病灶，以及置入乳房假体的患者，都适宜行磁共振检查。若彩超和乳腺 X 线检查高度可疑病灶，可进一步借助磁共振明确是否存在小病灶、多中心病灶及病灶范围。由于磁共振成像技术设备庞大、价格昂贵，目前不适合我国在乳腺癌筛查项目中使用。但在美国，癌症协会和国家综合癌症网络（NCCN）均推荐在乳腺癌的高危人群中联合应用乳腺 X 线检查和乳腺磁共振成像技术进行早诊。

五、乳腺影像报告和数据系统 (BI-RADS)

1992 年美国放射学会制定了指导性文件：乳腺影像报告和数据系统（Breast ImagingReporting And Data System, BI-RADS），该系统规范了正常与异常的乳腺影像学图像的诊断报告，使用统一的专业术语、标准的诊断归类及检查程序，使影像科医生的影像学诊断有章可循，同时也增强了他们与其他科室医生之间的协调与配合。BI-RADS 问世以来经过了 4 次修订与更新，最新的版本是 2013 年出版的第五版，本文将介绍第五版的有关内容。BI-RADS 分未定类别（0 类）和最终类别（1 ～ 6 类）。0 类需要进一步检查，1 类、2 类要定期复查，3 类要短期随诊（6 个月），4 类、5 类需要活检，6 类已证实为癌。下面介绍乳腺 X 线部分和超声部分的 BI-RADS 内容：

1．X线部分（2013 年版）

0 类：未定类—需要结合其他影像学检查和（或）对比旧片进行诊断。

1 类：阴性（恶性可能性：0）。

2 类：良性（恶性可能性：0）。

3 类：可能良性－建议短期随访（6 个月）或采用乳腺 X 线摄影持续监测（恶性可能性：> 0 至 ≤ 2%）。

4 类：可疑恶性－需要组织学诊断（恶性可能性：> 2% 至 ≤ 95%）。

4A 类：低度可疑恶性（恶性可能性：> 2% 至 ≤ 10%）。

4B 类：中度可疑恶性（恶性可能性：> 10% 至 ≤ 50%）。

4C 类：高度可疑恶性（恶性可能性：> 50% 至 ≤ 95%）。

5 类：高度提示恶性－需要组织学诊断（恶性可能性：≥ 95%）。

6 类：活检已证实恶性－无禁忌患者将手术治疗。

2．超声部分（2013 年版）

0 类：未定类—需要结合其他影像学检查进行诊断。

1 类：阴性（恶性可能性：0）。

2 类：良性（恶性可能性：0）。

3 类：可能良性－建议短期随访（6 个月）或持续监测（恶性可能性：> 0 至 ≤ 2%）。

4 类：可疑恶性－需要组织学诊断（恶性可能性：> 2% 至 ≤ 95%）。

4A 类：低度可疑恶性（恶性可能性：> 2% 至 ≤ 10%）。

4B 类：中度可疑恶性（恶性可能性：> 10% 至 ≤ 50%）。

4C 类：高度可疑恶性（恶性可能性：> 50% 至 〈95%）。

5 类：高度提示恶性－需要组织学诊断（恶性可能性：≥ 95%）。

6 类：活检已证实恶性－无禁忌患者将手术治疗。

六、乳腺导管造影

乳腺导管造影足将造影剂注入乳腺导管后摄片，通过导管受压、移位，管腔受阻、狭窄、中断或扩张等间接征象来诊断导管内有无病变。因乳腺导管造影不能直接观察导管上皮及导管腔内的病变，故诊断乳管内病变采用乳管镜检查逐渐增多。

乳腺导管造影前应对患侧乳头进行常规消毒，然后挤压乳头找到溢液导管。此项检查必须找准溢液导管，避免误入正常导管。若乳头溢液量较多，在注射造影剂前应将溢液尽可能挤出，以免注入的造影剂被稀释。将导管口表面分泌物清除后，用秃头针慢慢插入乳管内 1 ~ 1.5 cm，缓慢注入 30% 泛影葡胺 0.5 ~ 1 ml。针头拔出后立即行斜位和轴位摄片，不加压或轻度加压，以免造影剂溢出。①导管内乳头状瘤：造影表现为导管中断，断端呈杯口状；或可见圆形或椭圆形充盈缺损，远侧乳管可扩张；②乳腺导管扩张症：造影表现为各级导管失去正常树枝状形态，呈节段性增宽或扩张呈囊状；③乳腺增生：末端乳腺导管呈均匀的小囊状或串珠状，有的乳腺导管分支变细，数量减少，管壁光滑、通畅；④乳腺癌：造影表现乳腺导管扩张、扭曲，行至肿块附近突然中断，其断端不整齐；或表现乳腺导管有断影，如造影剂进入肿块或间质内，可见乳腺导管分支排列紊乱，管腔不规则狭窄、僵硬。

七、乳管镜检查

目前乳腺导管镜（乳管镜）是对乳头溢液患者的重要检查方法。1988 年 Teboul 首先用外径 1.7 mm 的硬性乳管镜，在超声探头的引导下成功地观察到主乳管腔内病变，开创了乳管镜检查的先河。1989 年 Makita 对 Teboul 的硬性乳管镜进行改良，使其外径缩小为 1.25 mm，并率先对 16 例患者乳腺导管内病灶进行了活检。同年 8 月纤维乳管镜问世，使乳管镜外径缩小到 0.72mm，解决了乳头溢液病因诊断和乳管内病变定位的临床难题。乳管镜分为直管硬镜和纤维乳管镜。直管硬镜是以光学呈像原理为基础，由 9～11 组镜片折射而呈像，其优点在于图像清晰、伪影少、不失真、分辨率高；缺点是管径较粗，操作（置管）较困难。纤维乳管镜是通过超细的光导纤维观察乳腺导管内的情况，其优点在于管径细，易于操作，直接取得数字化图像；缺点是与光学呈像相比分辨率低，有失真，时有伪影出现。目前国内应用较多的是光导纤维乳管镜。与其他纤维内镜的结构相似，乳管镜是由光源、光导纤维、监视器、计算机系统和打印机组成。

乳管镜操作简单，创伤小，能直视乳管腔内病变，对乳管内微小病变检出率高，可重复检查，是早期发现乳腺癌的方法之一。乳管镜的临床应用价值体现在：①有助于明确有乳头溢液但在乳头乳晕区未触及肿块的患者是否需要手术治疗，可使乳腺导管炎症或仅有导管扩张的患者免于手术；②术前可了解乳管内病变的大小、部位，可在直视下于病变处置入金属定位线，为外科手术提供准确、可靠的病灶定位；③可收集乳管内镜导管冲洗液进行细胞学检查。

乳管镜的检查方法：患者坐位或平卧位，常规消毒、铺巾。确定溢液乳管，用 4.5 号秃头针准确插入溢液乳管，动作轻柔，手感无阻力，注入 0.5% 地卡因 0.1～0.3 ml，浸润乳管 1～2 分钟。局麻的目的是为了减轻因疼痛刺激引起乳管开口及乳管壁的痉挛收缩。然后使用探针逐步扩张溢液乳管。对溢液量较多，浑浊或血性溢液患者，可注入生理盐水，反复冲洗至溢液清亮，然后挤出乳管内液体（溢液和冲洗液均保留，待行细胞学检查）。将纤维乳管镜置入乳头 5～10 mm 时，自乳管镜内置导水孔注入少量生理盐水，并持续维持一定的注水压力扩张乳管。观察到乳管腔后，寻腔进镜。经 2～3 次分支后一般可达Ⅲ～Ⅳ级乳管，仔细检查乳管有无异常并做记录。检查结束后排净乳管内的生理盐水或空气，乳头表面涂抹抗生素软膏，覆盖无菌纱布，当日禁浴。

八、乳头溢液细胞学涂片检查

非妊娠期从乳头流出血液、浆液、乳汁、脓液，或停止哺乳半年以上仍有乳汁流出者，称为乳头溢液。乳头溢液细胞学涂片检查就是通过采集患者的乳头溢液，制成细胞学涂片，经固定、染色，在显微镜下观察，根据细胞的形态、结构、排列方式、细胞群体的毗邻关系以及细胞的退变情况，作出诊断。乳头溢液的采集方法有按摩挤压法，若溢液量少也可采用乳头抽吸法或乳腺导管灌洗法。以按摩挤压法为例：乳头溢液患者若乳头乳晕部位能触及肿块，可采用示指腹侧自肿块部位沿导管方向向乳头轻轻按摩挤压，若未触及肿块，可沿乳晕周围轻轻向乳头挤压或按摩乳房；当溢液在导管口外溢时，以载玻片承接制成涂片。溢液应新鲜，陈旧的溢液细胞形态常常会发生退变，对诊断产生影响。溢液量多的患者可弃掉最初挤出的溢液，取新鲜溢液；若患者溢液量少，则不要轻易丢弃。乳头溢液中的细胞数量个体之间不同，对细胞数量少的患者诊断有一定困难，即便是早期乳腺癌也未必能发现癌细胞。乳头溢液细胞学诊断存在假阴性，临床上不能只根据一次乳头溢液细胞学涂片结果阴性就断然排除乳腺癌，应结合其他检查方法。由于乳头溢液细胞学涂片是无创检查，可重复进行。

由于溢液涂片所获取的细胞成分较少，且从乳管壁脱落的细胞因时间较长易发生变性，诊断灵敏度低，是否作为乳头溢液的常规检查仍难以定论。

九、乳腺病灶穿刺检查

乳腺病灶穿刺活检有细针穿刺活检和空芯针穿刺活检。

细针穿刺活检又称细针吸取细胞学检查，是利用肿瘤细胞黏附力较差，易于被吸出的特点。患者通常采用坐位或仰卧位，体位的选择取决于乳房病变的位置和患者的身体状况。穿刺区表面皮肤常规消毒，一般情况可不用局麻药，因注射局麻药时引起的疼痛与针吸操作的疼痛差不多。医生通常采用 10 毫升注射器，接 6～8 号针头，有时也采用 5、20 或 50毫升注射器。对乳房肿块或可疑病灶处进行穿刺，然后用负压吸取病变处细胞，将细胞涂于载玻片上，固定，染色后由细胞病理学医生在显微镜下观察标本的细胞形态和结构，做出诊断。细针穿刺活检方法 X 单，不需要特殊设备，但获取的标本量太少，要求具有较高的诊断水平，目前我国仅在少数医院开展。

空芯针穿刺活检是不用切开手术，借助活检针从乳房肿块或可疑病灶处取得足够量组织进行病理组织学检查。对于临床上可触及的肿块，空芯针穿刺可在直视下进行。对于临床上触诊阴性的乳房病灶，即查体摸不到肿块时，空芯针穿刺可在影像学引导下进行，如超声引导下空芯针活检、X 线引导下空芯针活检等。真空辅助乳腺活检技术是由旋切系统和真空泵两部分组成，通过影像学定位引导（X 线定位系统、超声定位系统和磁共振定位系统），对病灶做到精准定位，一次穿刺不需要拔出活检针，可多次旋切即可获得连续的组织标本，标本量大，为乳腺癌病理组织学诊断提供足够标本，同时也可作为良性肿瘤的微创切除治疗。

当乳腺癌病灶受到外界刺激，如挤压、碰撞，乃至活检手术，都会导致癌细胞脱落有可能进入血液循环，但往往不会在短期内出现其他部位的转移灶，因为机体的免疫系统会将它们杀灭，而且一旦诊断乳腺癌就会立即开始治疗。至于乳腺癌细胞在穿刺针道上种植的问题，也无需多虑，无论采取哪一种手术术式都会将穿刺针道和乳腺病灶一并切除，有的病例还要对腋窝淋巴结进行诊断和处理。国外曾有对大量接受过穿刺针活检的乳腺癌患者的随访研究，时间最长达 15 年，结果发现穿刺活检后 2 周内进行手术治疗并不降低患者的生存率。目前也没有证据证实穿刺活检后延期 1 个月手术会对患者不利。

乳腺病灶穿刺活检是一种安全的检查方法，一旦穿刺活检证实为癌，患者应积极医生及时进行规范化治疗，不必担心穿刺活检会造成癌症转移。

十、乳腺病灶病理学检查

乳腺病灶病理学检查是检查病灶组织和细胞的病理形态学改变，首先观察大体标本的病理改变，然后切取一定大小的病变组织，用病理组织学方法制成病理切片，用显微镜进一步检查，最后做出病理诊断。乳腺病灶的病理学检查属于定性检查，因为检诊的是病变组织，所以较影像学检查更为准确、可靠。如果乳房疾病治疗前没有病理学诊断，即便是有经验的临床医生也有可能出现误诊。

病理学检查又分为组织病理学检查和细胞病理学检查。组织病理学检查：是指临床医生通过外科切除手术、徒手或影像学引导下的空芯针穿刺或定向真空旋切等活检技术，从患者乳房病变部位取到的活体组织送病理科，经石蜡包埋或快速冷冻等过程制成玻片进行诊断。石蜡切片检查要对临床送检的组织标本进行一系列处理，如取材、固定、脱水、透明、浸蜡、包埋等过程，制成 4～6 微米的切片并进行常规的 HE 染色，必要时进行特殊染色及（或）免疫组化染色等，由有经验的病理医生在显微镜下观察并结合肉眼所见、临床特征等做出病理诊断。大部分石蜡切片检查能明确病变的性质、肿瘤组织学类型及分级、生长及侵袭方式等，还可以进行肿瘤的分子分型（确定雌激素、孕激素受体及 HER2、Ki67、p53等状态），为治疗方法的选择和预后评估提供依据。冷冻切片检查是采用省时快速的制片方法，主要用于手术中的快速病理诊断。因取材、制片、时间受限等原因，存在着一定的误诊、漏诊，故一般对术中经快速切片诊断的剩余标本仍需要进行常规石蜡切片检查确诊。细胞病理学检查有针吸细胞学检查和乳头溢液细胞学检查。针吸细胞学检查是利用细针穿刺病灶处，将抽出的细胞涂在载玻片上，经固定，染色后，在显微镜下观察查找癌细胞。乳头溢液细胞学检查是将乳头分泌物涂片，固定，染色，镜检。细胞病理学检查方法简单，不需要特殊设备，但因获得的标本量太少，对技术水平要求高，故未在我国基层医院普及。临床诊断中对于尚不具备细胞病理学诊断水平的医院，应以组织病理学诊断为"金标准"。目前，病理检查可利用全切片扫描网上会诊系统进行远程会诊。

（韩莉）

第三节　乳房疾病的症状与体征

一、乳房疼痛

乳房的感觉受肋间神经及 3、4 颈神经支配，一旦这些神经受到侵犯就会引起疼痛，所以乳房疼痛不是某一种疾病的特定症状。早期乳腺癌很少出现疼痛，除非局部晚期乳腺癌或炎性乳腺癌。乳房疼痛多来自非肿瘤性的乳房良性疾病。可以说乳房疼痛与乳房疾病的良恶性及疾病严重程度不成正比。需要告诫的是，对不伴有乳房疼痛的乳腺肿块更应提高警惕。

引起乳房疼痛的疾病较多，常见的有急性乳腺炎，持续性疼痛，压痛明显，脓肿形成后疼痛可出现搏动感。乳腺增生，双侧乳房疼痛居多，一侧偏重，常呈周期性，月经来潮前乳腺胀痛，月经过后疼痛自行缓解并消失，有些人疼痛还可向腋下或肩背部放射。浆细胞性乳腺炎常伴有局部刺痒、烧灼样痛。乳头皲裂，哺乳时乳头剧痛。少数乳腺癌可出现轻度的隐痛或钝痛，且发作常无规律；局部晚期乳腺癌肿瘤破溃坏死形成溃疡，可出现持续性烧灼样疼痛；炎性乳腺癌乳房皮肤呈现红、肿、热、痛，并伴有压痛。

乳腺门诊医生在鉴别乳房疼痛时会询问病史，了解有无诱因，发病及持续的时间，疼痛的特点，是否进行过治疗，效果如何，然后进行查体。在鉴别诊断中，有时还需要结合影像学检查，包括乳腺 X 线摄影（乳腺钼靶照相）、彩色多普勒超声，乳腺磁共振（MRI）若乳腺疼痛并伴有乳头溢液，还可开展一些针对乳头溢液的检查方法，如乳管镜、乳腺导管造影、乳头溢液细胞学检查等。

二、乳房肿块

乳房肿块是乳房疾病的常见体征。女性的乳房本身就是凹凸不平的，许多妇女自己发现的肿块只不过是正常乳腺凸起的区域，在月经来潮之前，这些肿块会变得更加明显更容易触及。临床上查到的乳房肿块绝大多数都是良性病变，如乳腺腺病、乳腺纤维腺瘤、乳腺囊肿、导管内乳头状瘤、乳腺导管扩张症和乳腺结核等、乳腺腺病也就是乳腺增生，就肿块的特点来看，乳腺腺病常同时或相继在两侧乳房发现多个大小不等、界限不清的结节，可被推动。乳腺纤维腺瘤多为单发，摸起来境界清楚，边缘整齐，表面光滑，且可活动。乳腺囊肿是乳腺组织老化时形成的肿大小叶，肿块光滑且可移动。乳腺导管内乳头状瘤常在乳晕下或乳晕边缘摸到一圆形质地较软的肿物，直径一般在 0.3～1 厘米，多数伴有乳头溢液。乳腺导管扩张症常以肿块为首发症状，边缘不整，表面欠光滑，多位于乳晕深处，大小常在 3 厘米以内。乳腺结核初起时多为孤立结节，逐渐形成一个至数个肿块，边界不甚清楚，易与皮肤粘连。乳房肿块中仅少数为癌，乳腺癌的肿块多为单发结节，边缘不规则，多数质地较硬，常与皮肤粘连。乳房摸到肿块比较容易诊断，结合乳腺 X 线检查（钼靶照相）和乳腺彩超，必要时行穿刺或手术活检进行细胞学或组织学诊断。

近年来由于诊断设备的改进和技术的提高，发现摸不到肿块的乳腺癌比例不断增加，乳腺 X 线检查可以发现乳腺内微小钙化，即细沙粒样钙化或针尖样钙化，产生钙化的病变良性居多，其中 1/5～1/4 为癌，目前可以通过立体定位活检来明确诊断。还有些摸不到肿块的乳腺癌，是以乳头溢液为首发症状，可以通过溢液的细胞学涂片或乳管镜检查来帮助诊断。乳腺佩吉特病又名湿疹样乳腺癌，临床表现很像慢性湿疹，乳头局部奇痒或伴灼痛，乳头、乳晕皮肤发红、糜烂、破溃、结痂、脱屑，以至乳头回缩，常伴有乳头溢液。早期应与慢性湿疹和接触性皮炎鉴别，确诊还应依据病变部位的病理组织学检查。大多数炎性乳腺癌也是临床摸不到肿块，乳腺呈弥漫性变硬增大，局部皮肤红、肿、热、痛，酷似急性炎症，不同的是无发冷发热等全身症状，白细胞计数常在正常范围，应与急性乳腺炎相鉴别。还有，一种摸不到肿块的乳腺癌就是隐匿性乳腺癌，其乳腺内的原发病灶往往很小，仅 1～2 毫米，临床查体很难发现，而是以腋窝淋巴结转移为首发症状，乳腺 X 线检查对发现原发灶有一定帮助。

综上所述，乳腺内摸不到肿块的极少数人绝不是不可能患乳腺癌，乳腺内摸到肿块的多数人可以不是乳腺癌。

三、乳房皮肤改变

乳房若发生了肿瘤，可以侵及乳房的皮肤、腺体、淋巴管和血管，造成乳房皮肤异常。有些皮肤改变可以出现在临床尚未触及肿块之前，可作为诊断肿瘤的重要体征之一。不同的乳房皮肤异常可提示肿瘤的不同病期。

乳房腺叶间有与皮肤垂直的纤维束，连结着皮肤及深面的胸筋膜，对乳房起支持和固定作用，维持乳房外观并保持一定的弹性和张力，称为乳房悬韧带，又称 Cooper 韧带。若乳腺肿瘤侵犯了乳房悬韧带，可使该韧带缩短和失去弹性，相应部位的皮肤被牵拉向胸壁，形成酒窝样的皮肤凹陷，称为"酒窝征"。"酒窝征"是乳腺癌早期的临床表现。当肿瘤较小时，引起极轻微的皮肤粘连，不仔细检查有时不易察觉，这种轻微的皮肤粘连，是鉴别乳腺良、恶性肿瘤的重要体征之一。"橘皮样变"是指乳房皮肤呈现桶皮状，乳房皮下淋巴管网丰富，若肿瘤靠近皮肤，可侵及或阻塞皮下淋巴管，或由于肿瘤位于乳房中央区，导致乳房浅层淋巴回流障碍，造成乳房局部皮肤水肿。由于皮肤与皮下组织在毛囊和皮脂腺处的连结紧密，皮肤水肿呈现出点状凹陷，即"橘皮样变"，是乳腺癌晚期的临床体征。"卫星结节"是由于癌细胞沿淋巴管、腺管或纤维组织浸润到皮内并生长，在主癌灶周围皮肤形成散在的质硬结节，可几个或十几个，直径数毫米至数厘米不等，色红或暗红，是乳腺癌晚期的临床表现。复发性乳腺癌因淋巴回流受阻，淋巴管内癌栓逆行扩散所引发的皮肤广泛结节，常出现在术区瘢痕周围，也可表现为多数小结节成片分布，伴皮肤红肿，临床上称为"铠甲样变"。晚期乳腺癌侵犯皮肤，使之破溃，形成溃疡，伴不同程度的出血、渗血，多并发细菌感染，产生异样气味。炎性乳腺癌乳房皮肤红、肿、热、痛，酷似急性炎症改变，但体温正常，白细胞计数不高，经病理诊断为乳腺癌，多数患者在诊断时就发现腋窝或锁骨上淋巴结转移。乳房皮肤静脉曲张，发生在肿瘤生长较快、体积较大的患者，这种征象乳腺癌少见，多见于乳腺巨大纤维腺瘤、叶状肿瘤及纤维肉瘤等。

四、乳头、乳晕异常

肿瘤位于乳头深部或其附近，可引起乳头回缩。若肿瘤侵及乳头、乳晕，牵拉乳头，使乳头偏向肿瘤一侧，病变进一步发展可使乳头扁平、回缩、固定，此为晚期乳腺癌的表现。若肿瘤距乳头较远，但乳腺内的大导管受到侵犯而短缩，也可引起乳头的回缩或抬高。乳头湿疹样癌，即乳腺佩吉特病，表现为乳头皮肤瘙痒、糜烂、破溃、结痂、脱屑、伴灼痛，以至乳头回缩。乳房湿疹是由多种内、外因素引起的一种急性、慢性皮肤炎症。乳头湿疹出现湿润、结痂倾向，自觉灼痒，常发生乳头皲裂，伴有疼痛，易诱发乳腺炎。乳房湿疹发生在哺乳期妇女，乳头、乳晕及其周围皮疹常对称分布，呈棕红色斑、糜烂、渗出或覆以痂皮和鳞屑，可有浸润、皲裂、瘙痒，伴有疼痛。乳房瘙痒症，系乳头乳晕及周围乳房皮肤自觉搔痒，无原发皮疹，常与接触物过敏、局部刺激、神经功能失调、精神状况不稳定等多种因素有关。

五、乳头溢液

非妊娠期从乳头流出血液、浆液、乳汁、脓，或停止哺乳半年以上仍有乳汁流出者称为乳头溢液。引起乳头溢液的原因很多，如乳腺炎症、乳腺导管扩张症、乳腺增生性病变、乳腺导管内乳头状瘤、乳腺癌等。在医科院肿瘤医院收住院的乳头溢液病人中良、恶性肿瘤占 60%～70%，乳腺癌约占 26%。

发生了乳头溢液怎样来鉴别良、恶性呢？有没有规律可循呢？肿瘤医院乳头溢液住院病人资料，就发病年龄显示：乳头溢液乳腺癌的发生率随年龄增大而增加。20～30岁出现乳头溢液乳腺癌的发生率低于5%；40岁以上约为500-/0；50岁以上达64%；60岁以上高达70%。一言以蔽之，年龄越大患乳腺癌的可能性越大。溢液的性状：乳头溢液最常见的是血性溢液和浆液性溢液，占全部溢液的75%，其他性状的溢液少见。溢液的性状与病因无直接关系，但血性、浆液性、水样溢液中癌发生率高，据统计分别占该类溢液中的34.5%、32.2%、30%；稀薄的血性溢液多数为癌；黏液性溢液多为良性病变；而明显的血性溢液多见于乳腺导管内乳头状瘤；脓性溢液多系感染所致。溢液范围：乳头溢液可发生在单侧乳腺，一孔或多孔，也可发生在双侧乳腺。双侧乳头溢液少见，仅占全部溢液的9.5%。乳腺癌多见单侧一孔溢液，双侧溢液或单侧多孔溢液多为良性病变。溢液的病程：分析乳头溢液住院病例炎症患者病程多在1年以内；乳腺癌多在3年以内；病程超过5年者多为良性病变。溢液是否伴有肿块情况：约50%以上的乳头溢液患者乳腺上可以摸到肿块（指压迫肿块乳头可引出溢液）。乳头溢液中，大多数乳腺癌伴有肿块，肿块位于乳晕外的乳腺周围部位；良性病变肿块位于乳晕边缘或乳晕下；乳腺囊性增生症肿块位于乳晕外，须与乳腺癌相鉴别。是否伴有疼痛：乳头溢液中约30%伴有疼痛，且多数为良性病变。如导管内乳头状瘤，约20%伴有疼痛，与其出血、坏死及感染有关。浆细胞性乳腺炎以炎症浸润为主，故伴有疼痛较多，约占40%。以上能帮助我们分析患癌的可能性，但绝不能代替去看医生，发现乳头溢液，应尽快去医院诊治。

六、腋窝淋巴结肿大

淋巴结是人体最重要的免疫器官，是接受抗原刺激产生免疫反应的场所，有过滤、增殖和免疫作用。

正常人体浅表淋巴结很小，大多在0.5cm以内，表面光滑、柔软，与周围组织无粘连，无压痛。淋巴结因内部细胞增生或肿瘤细胞浸润而使体积增大，是临床常见的体征，可以发生在任何年龄，多种疾病，故重视淋巴结肿大的原因，及时就医，以免漏诊，非常重要。乳房的引流区域淋巴结包括腋窝淋巴结、胸肌间淋巴结、胸骨旁淋巴结（又称内乳淋巴结）、肋间淋巴结、锁骨上淋巴结。淋巴结肿大临床查体能触到的只有腋窝淋巴结和锁骨上淋巴结。腋窝淋巴结肿大最容易被发现，乳房自查时自己有时也可以摸到；锁骨上淋巴结肿大往往需要医生查体发现。正常人可以发现腋窝淋巴结，不要一摸到淋巴结就与乳腺癌联系起来。炎症常常是引起腋窝淋巴结肿大的原因。例如，上肢或乳房有炎性病灶时，细菌随淋巴液流经腋窝淋巴结，引起淋巴结肿大，多为孤立性活动的淋巴结，伴触痛。乳腺结核是一种特殊性炎症，乳腺结核引起的淋巴结肿大往往呈现串珠状，大小不等，中等硬度，活动，有些患者还伴有身体其他部位结核。乳腺癌出现淋巴结转移时，首先是同侧腋窝淋巴结肿大，质硬、尚可推动，若病情未得到控制，散在的肿大淋巴结相互融合成团，并与皮肤和周围组织粘连，固定。晚期还可在锁骨上和对侧腋窝摸到转移淋巴结。若除腋窝淋巴结肿大外全身淋巴结都肿大，应考虑全身性疾病，如淋巴瘤、艾滋病的可能性。

（韩莉）

第四节　乳房发育异常与非肿瘤性疾病

一、乳房缺如和乳头缺如

1. 概述　缺如就是没有，有人生来就没有乳房和乳头，单侧或双侧，就称乳房缺如和乳头缺如。这是一种极少见的先天缺陷，一般带有家族倾向和复合性遗传缺陷，即可能同时伴有胸骨、肋骨、肩胛骨、胸肌、胸壁、上肢、牙齿、骨、肾等多处的遗传缺陷，例如，Poland综合征，即单侧胸大肌的胸肋部缺损，伴短指或并指，可以伴发乳房或乳头乳晕的缺如。单纯乳房缺如或乳头缺如更为罕见。

要了解乳房或乳头缺如，还要从胚胎发育说起。胚胎第6周，躯干的腹面两侧，外胚层细胞增厚，形成嵴状的生乳线，其上有多对乳腺始基，这是所有哺乳动物胚胎发育共有过程在人类的重现。任何影响胚胎发育的不利因素，均可导致乳腺始基发育不良或中断，势必影响到出生后的乳房情况。

2．病因 ①少见的先天性缺陷：在胚胎发育过程中，胸区无原始乳头芽或原始乳腺芽形成，出生后则无乳房或乳头，就会乳房或乳头缺如；②常见的后天原因造成：各种原因的乳房切除术后，诸如乳癌根治术。幼年时期的烧伤、外伤、手术误切，或因严重感染而失去乳房或乳头。

3．临床表现 乳房缺如或乳头缺如，一望便知。主要是看何种原因？先天缺如是否还伴有相邻部位的先天缺陷，如胸部、上肢是否发育异常。后天原因的缺如一般伴有局部的瘢痕，注意病史的询问。

4．治疗 单纯乳房或乳头缺如，根据本人意愿，可以进行乳房再造，可用背阔肌，腹直肌皮瓣再造，乳头乳晕再造。单纯乳房缺如可以佩戴义乳，以弥补体形缺陷。如果伴有其他先天缺陷，最好去专科医院治疗。

二、乳房发育不良

1．概述 从生物进化和种族繁衍的角度讲，乳房的功能是哺乳，而且是哺乳动物的主要特征之一。但在人类女性，乳房除了哺乳这一基本生理功能之外，还赋予了更重要的社会性功能。在现代社会条件下，性魅力的作用往往超越哺乳功能。在人类，乳房是女性重要的第二性征，激发和参与整个性活动。乳房位于人体最显眼的黄金分割点上，是女性体型美的重要组成部分，所以乳房更是审美器官，能最好的展示女性魅力，这是人类不可抗拒的人性意志。所以自古以来，乳房就是男女关注的聚焦点，无论雕塑、美术、还是服饰，展示和隐喻的方式无所不用其极。总之，乳房对女性来说无论是哺育婴儿和性活动上，还是在女性的人格心理和体型美上都是极其重要的器官。但是，只有发育完美的乳房，才能完好的体现上述功能。如果乳房发育不良，则是莫大的缺憾。

乳房的发育与人种、家族遗传、地理环境、生活习惯密切相关。一般来说，西方妇女乳房发育比东方妇女好,南方妇女比北方妇女发育好。营养丰富,体力劳动,喜好运动的妇女,比孱弱、压抑内向、脑力劳动的妇女乳房发育好。

女性在8岁以后，双乳开始发育。一般比月经初潮早1～2年，所以乳房发育是青春萌动期的第一个信号，到15～18岁青春期乳房发育成熟，呈完美的半球形，大小适中，丰满而有弹性，青春活力十足。乳房从正上方隆起的部分算起，到乳房皮肤下缘反折线处的距离至少15厘米，乳房隆起6～8厘米。胸骨切迹到乳头的直线距离18～24厘米，双乳头水平距离20～24厘米，即双乳头与胸骨切迹的连线构成等边三角形。乳晕红褐色正圆形，乳头突出1～1.5厘米。乳房体积250～350毫升，重量150～250克，这就是乳房完美发育的参考标准。可是却有不少女孩乳房发育不尽如人意，最常见的就是乳房发育不良，外形偏小，胸前平平。

2．病因 先天遗传因素是主要原因，可能带有家族性，母亲或祖母乳房可能都发育不良。后天原因，如营养不良、厌食、素食、偏食、消瘦或减肥过度、青春发育期性格内向、束胸、精神抑郁、不好运动等均可导致乳房发育不良。

3．临床表现 女性自青春期以来，乳房没有充分发育，乳房扁平，体积过小（小于200毫升），乳房隆起不明显，距腋前线垂直距离不超过2～3厘米。甚至找不到上下缘，无法测量通过乳头的上下距离，或上下缘距离小于15厘米，均可认为是乳房发育不良．

4．诊断 如果青春期乳房发育不良，乳房体积过小，但还不能过早的下发育不良的诊断。

因为在妊娠、哺乳期还有第二次充分发育的机会。不少女性乳房扁平，但当生育后哺乳时，双乳发育良好，乳汁充足。

5. 检查 乳房发育不良是体表征象，检查的目的是分析原因。除了检查乳房局部状态以外，应当进行全身体格检查，注意月经情况、女性身材是否发育良好。做妇科检查、腹部彩超看卵巢是否健全，女性激素六项检查、脑垂体检查，看内分泌系统与功能是否正常。

6. 治疗 目前对乳房发育不良、平胸的治疗手段虽然花样繁多，但实际效果不佳。①保守疗法，如乳房按摩，中医震关元专业手法按摩，含有雌激素的丰乳霜，上肢运动等会有所帮助，有条件时可以试用 3～6 个月。不要轻信广告、美容院的承诺。为了预防乳癌，不宜提倡雌激素疗法；②手术疗法：注射丰乳的方法和材料较多，最好向专业医师咨询，选择适合自己的疗法。例如，自体脂肪丰乳，取自臀部、腹部。优点是没有排异反应，但容易被吸收，时间维持不久。另外有脂肪液化、坏死的可能；③手术隆乳，用硅胶囊假体，或用背阔肌或腹直肌的真皮脂肪筋膜瓣丰乳，与乳房缺如的疗法类似。

7. 预防 乳房发育不良使不少女性大为苦恼。但目前国内外尚无最佳丰乳良策，人工丰乳隆胸仍需慎重。根据研究结果，要想使发育期的乳房丰满起来，需遵循以下四个原则：

一是多吃肉，避免素食、偏食，保证动物蛋白、动物脂肪的摄入量。因为脂肪是构成乳房大小和柔韧度的主要成分，多吃动物蛋白和脂肪，会促进卵巢雌激素分泌，乳房内腺体和脂肪组织增多。相反，减肥药物和控制饮食，则影响乳房发育，尤其是在青春发育期。

二是多运动，尤其是上肢运动和扩胸运动，胸肌的发达是乳房发育的基石，像各种舞蹈、游泳都是促进乳房发育的好办法。

三是乳房按摩，在性刺激下乳房按摩对乳房发育具有促进作用，在青春期这种按摩作用比较明显，或用震关元穴位的手法按摩。

四是内服外用天然中药，或吃对丰乳有利的食品，例如，富含锌的瘦肉、核桃仁、木瓜、莴苣菜、葛根粉、牛奶、豆浆、红枣、花生、腰果等。最好不用激素类药物，尽管市面上很多种丰乳产品，说不含雌激素类物质，美其名曰纯天然，但还是慎用为好。

三、多乳房症与多乳头症（副乳）

1. 概述 副乳是胚胎发育的痕迹，在人的胚胎第 6 周，在躯干的腹面两侧，外胚层细胞增厚形成嵴状，相当于腋下到腹股沟的弧形连线，这两条嵴状突起称生乳线，其上有 6～8 对乳腺始基。由于人一般一次只生育一胎，不需要那么多乳房，仅胸前第 5 肋间的一对乳腺始基继续发育，形成乳头芽，至胚胎 3 个月时形成乳腺芽（输乳管原基，再演化出乳腺管）。其余的乳腺始基于胚胎第 9 周以后逐渐消退，若退化不全，则在出生以后形成多余的乳房，称副乳或多乳房症。副乳的发生率为 4%～6%，男女均可，但以女性为多见。副乳一般都是成年之后，或在妊娠哺乳之后开始发育，有人在 40 岁以后，随着身体发胖才逐渐显现。

2. 临床表现 因为副乳是胚胎期退化不全的残留物，副乳都比正常乳房小很多。有的副乳，其乳头腺体俱全，哺乳期可分泌乳汁。有的仅有腺体，而无乳头，局部形成包块。有的仅是发育不良的小乳头，如同褐色小痣一般，如不仔细观察不易发现。副乳最常见的位置是腋窝的前下方，像一团脂肪，或质韧成片，常与皮肤粘连。位于正常乳头上下的副乳头，在哺乳期可以出奶水。还有少见的迷走副乳，可以在肩胛、耳部、颈部、上臂、大腿、臀部、腹部、腹股沟部、会阴部，经常被误诊。副乳可以两侧对称发生，也可以仅发于一侧。另有隐性副乳，仅在成年以后出现。

副乳除了影响美观之外，通常没有症状，仅在体检或无意中发现。中年妇女发现自己腋下鼓起一个包，柔软如绵，一般就是副乳。因为副乳的腺体同样是雌、孕激素的靶器官，所以在雌孕激素的作用下，同样会有增生、胀痛、发炎、甚至乳癌。副乳发生乳癌的概率高于正常乳房。因距离腋下太近，故转移早，预后差，5 年生存率比一般乳癌低 1 倍以上。

单纯的副乳头不会癌变，仅是褐色的皮赘。

较大的腋窝副乳会有异物感，影响上肢活动。接近正常乳房的副乳头在哺乳期也会泌乳，又不能正常哺乳，漏奶造成局部皮肤潮湿、糜烂、湿疹，很是烦恼。

3. 诊断 一般副乳通过临床望诊即可诊断，不需要特殊检查。如果发生于颈、肩、会阴、大腿、臀部等少见部位，即属于迷走副乳，诊断常有困难。尤其没有乳头的副乳，局部形成皮下肿物，只能手术活检病理证实。腋下副乳内有肿块，怀疑炎症或肿瘤，检查方法与正常乳腺一样。

4. 治疗 副乳是先天残留，只在成年以后才明显发育，一般情况下不需要切除。但副乳与正常乳腺一样，可有胀痛，可以发生乳腺增生和乳腺癌。因此，当近期内增大，内有硬结，怀疑乳癌时就应当及时活检和切除。

四、乳房下垂与不对称

1. 概述 随年龄的增大，尤其妊娠哺乳之后，乳房都会有不同程度的下垂，两侧不对称的现象也会逐渐显现。毕竟地球引力不可抗拒．两侧乳房绝对的对称那是女神维纳斯的雕像，真正现实中的人难求如此完美。所谓的对称，只不过是肉眼凡胎发现不了细小的不对称而已，轻微的不对称是普遍存在的，即便是世界级选美也难找到乳房的绝对对称。

下垂是指乳头的位置下移，甚至低于乳房下面的反折弧线。一般成年妇女，尤其是生育、哺乳以后，乳头乳晕都有轻度下移，但仍在乳房反折线以上，此即为一般型乳房。若乳头已下移至反折线的水平，称为 1 度下垂（轻度下垂）；若乳头已低于反折线的水平，称为 2 度下垂（中度下垂）；若乳头处于乳腺的最低点，称为 3 度下垂（重度下垂）。两侧乳房下垂的程度经常不一致，这是导致两侧不对称的常见原因。

2. 临床表现 一般的乳房下垂都是乳房腺体与皮肤共同下垂，但有时皮肤与腺体下垂的程度不同步，乳房下垂就被分为腺体下垂和皮肤下垂两种类型。

一般乳房下垂多伴有乳房肥大或全身性肥胖，也有细长下垂的。过度下垂的乳房可达到耻骨联合的水平，有人将乳房绕到肩后给孩子喂奶。肥大、下垂的乳房不仅妨碍活动，影响体型，而且由于乳房的过分摆动常有坠痛或胀痛，容易受外伤。同时乳房下面的皮肤与胸腹壁经常摩擦，有汗不易蒸发，很容易发生皮肤糜烂，尤其夏天十分难过。这样会给患者造成巨大的精神负担及心理影响，因此过度肥大、下垂的乳房应当进行治疗。

3. 治疗 乳房下垂、肥大下垂（巨乳）或萎缩下垂，可以做乳房悬吊术、缩乳术。

4. 预防 乳房下垂或严重不对称是应当及早预防的，哺乳期要两侧乳房轮流喂奶，不能只吃一边，喂奶多的那侧容易松弛下垂。也不要过分延长哺乳期，国际卫生组织为提倡母乳喂养建议 2 年，但据我们观察，最长不超过一年半为好。乳房肥大，重量增加，自然下垂，因此预防肥胖、防止脂肪大量堆积是解决肥大下垂的根本措施。加强锻炼，参加多项运动，肌肉发达，燃烧脂肪，乳房自然不会下垂。

五、女性乳房肥大症

1. 概述 乳房外形因人而异，一般来说，胖者大，瘦者小。但也有人双乳与体型不相称的过于肥大。那么怎样才算肥大型乳房？目前还没有一个严格的标准，1964 年一位瑞典学者报道 1 220 例肥大型乳房，并规定了诊断标准：超过 600 克，并下垂者为大型乳房。若按这个标准，中国妇女肥大型乳房者为数不少，尤其那些肥胖、多产的中老年妇女。

正常的乳房体积为 250 ～ 350 毫升，重量为 150 ～ 250 克，小于 200 毫升为乳房过小，600 ～ 800 毫升为中度肥大，大于 1 500 毫升为巨乳。

2. 病因 一般来说，胚胎发育期乳房始基的细胞数目决定乳房的发育大小，也与乳腺细胞对雌激素的敏感程度有关，雌激素受体表达得越多，对雌激素就越敏感，乳房也就越发达。所以乳房肥大与家族遗传基因有关，带有一定的家族倾向。

后天因素，例如，内分泌异常的乳房肥大，性早熟，垂体、肾上腺、卵巢肿瘤可以导致乳房肥大。营养过剩，体型肥胖，乳房成为脂肪贮存库，乳房必然肥大。

乳房肥大，分生理性和病理性两大类，通常由一侧最先开始，最终双侧性，但不一定同步，即为不均衡性肥大。临床上分为青春期乳房肥大症，少女乳房肥大，妊娠期乳房肥大，哺乳后乳房肥大等多种类型。乳房肥大一般是脂肪组织过多，而腺体较少，多见于肥胖者，但乳房肥大不一定伴有全身的肥胖。

早熟性乳房肥大，即女童 8 岁以前乳房发育，10 岁前来月经，但要注意寻找病因：

(1) 真性性早熟女性乳房肥大，病因分体质因素与病理因素。诸如脑炎、脑外伤、垂体下部错构瘤、松果体瘤、绒癌、原发甲减、多发性骨质纤维性发育异常，均可引起早熟性乳房肥大。

(2) 假性性早熟性乳房肥大，这种乳房肥大不是建立在下丘脑—垂体—卵巢轴功能成熟的基础上，而是内源性或外源性雌激素过高所致。内源性，如卵巢颗粒细胞瘤占 10%，畸胎瘤次之，还有罕见的原发性糖皮质激素抵抗综合征 (primary glueoconlcoid resistance syndrome, PGRS) 等等。外源性有误食避孕药，过多食用喂雌激素饲料的肉类、乳类，还有人参蜂皇浆、花粉蜂皇浆、蜂皇太子精、双宝素、鸡胚、蚕蛹等，或长久使用含雌激素化妆品。

单纯性乳房肥大，即只有乳房发育，无阴毛和腋毛生长，尿中雌激素正常，骨龄正常，尿 17 酮正常，即没有任何内分泌异常的乳房肥大。

巨乳症，是指乳房特别肥大，或在短期内增大很快，重量激增 6 000 克以上，甚至达十多公斤。发生原因不明，可能是乳腺组织对雌激素过度敏感所致，多发生于青春期和妊娠期。浙江省长兴县巨乳毛人，21 岁时一对巨乳大如篮球，一个重达 10 公斤。王金生报告 2 例巨乳症，其中一例 19 岁，一个乳房重达 11.4 公斤。直至目前，国内有关巨乳症的报道有 40 多例。有人认为，巨乳症在数年后有 1%～2% 发生乳腺癌，所以应当严密观察。

3. 临床表现　乳房肥大显而易见，可伴有表面静脉曲张、色素沉着、湿疹、糜烂。多有坠痛，活动不便。因其病因不同，临床表现各异。未成年者，要特别注意是否伴有性早熟和内分泌异常的表现。多发纤维腺瘤也可伴有乳房肥大，垂体功能障碍的脂肪堆积，所谓的假性乳房肥大，均应注意鉴别。

4. 检查乳房　肥大必需查找病因，这是个复杂的专业问题。详细的全身检查，尤其是内分泌检查，包括垂体、卵巢、甲状腺、肾上腺皮质功能检查。蝶鞍正侧位摄片、颅骨正侧位摄片，手腕处骨龄检查。

5. 治疗　应当知道，乳房肥大病因极其复杂，非专业的医生或医院很难明确诊断，治疗也经常会遇到困难，即使非常有经验的专家，也经常踌躇，经常需要多学科专家多次会诊。原则是针对不同病因，选择不同的治疗方法。在没有确定病因之前，不要轻易做任何治疗，更不宜盲目手术切除。例如，体质因素的肥大，用安宫黄体酮治疗，10～17 天肌内注射长效甲羟孕酮 150～200 mg，造成闭经，可以使乳腺萎缩，至少乳房不会继续增大。轻度肥大的乳房，应及早佩戴合适的乳罩，以支持托起沉重的乳房，防止进一步下垂。在多数情况下，即使去除了病因，已经肥大的乳房也难以复原，仍需要手术矫形。

6. 预防　先天或遗传因素的乳房肥大，难以预防。我们只能注重后天因素的预防，主要是防止肥胖，切忌营养过剩或滥用补品，尤其远离含有雌激素类的补品、食品。提倡合理膳食，加强运动健身。发现乳房近期内增大，应及早就诊，不要因为不痛不痒而任其发展。

六、少儿乳房异常发育症

1. 概述　儿童期乳房，是相对静止而不发育的。乳房发育的早晚与人种地域有关，现在我国 11～15 岁女童乳房开始发育比二十世纪六七十年代提早了 4～6 年，城市明显早于农村。随着改革开放，现代化的生活方式，饮食习惯和激素污染，女童发育普遍提早，少儿乳房异常发育相当常见。男女童均可，但以女童为多。有的女童刚四五岁，一侧或双侧乳房肿大隆起，家长惊慌不已，急忙求医。这是卵巢发育上的萌动，雌雄激素平衡一时性紊乱所致，属于一过性的生理现象，称为乳房假发育症，经过数月半载，多能不治自愈。但有些5～10岁的儿童，乳房硬结存在时间较长，甚至逐渐增大，伴有胀痛，称为少儿乳房异常发育症，中医称为"童雅乳疬"，早在明代医家窦汉卿的《疮疡经验全书·乳疬》中即有描述。在这里，我们提醒家长和医生，千万不能当成乳腺肿瘤做乳腺切除。

2．病因　环境、饮食、水源的雌激素污染，外源性雌激素摄入过多，或激素类药物，误食避孕药，过食人参蜂皇浆、膨化食品、垃圾食品，膏粱厚味造成营养过剩，使体内雌激素水平偏高，或乳腺组织对雌激素过度敏感所致。少儿不宜的电视广告，不良网站的性渲染，都可能导致性早熟和乳房过早发育。

3．临床表现　青春期以前，8～14岁的男女少儿，女童为多。单侧占70%，或双侧，乳晕下圆形盘状结节，直径1～3厘米，稍微隆起，胀痛或触痛，不伴有乳头乳晕发育，没有全身内分泌紊乱和副性征异常。

4．检查　临床检查即可确诊，注意体态和全身检查，有无其他早熟征象，乳晕颜色、外阴颜色是否加深。还要排除因肥胖，脂肪囤积的脂肪乳，即仅有柔软的脂肪团，而无结节性肿块。必要时做妇科彩超，观察卵巢是否正常。抽血或留尿，做内分泌检查。幼童禁忌钼靶检查。

5．治疗　建议中医治疗，疏肝理气，化痰散结为主，例如，用逍遥丸、小金丸、夏枯草膏等成药。外治法：黄柏、煅石膏研细末，水调涂。乳腺磁贴，中药敷贴均可。总之，不能手术。

6．预防　在当今社会条件下，只能强调正面教育，远离不良网站。均衡膳食，合理营养，健康食品，少吃零食，不要过多吃肉和动物脂肪，要多吃水果蔬菜。家长管好家中药品，防止孩子误食。肯德基、麦当劳式的快餐，原则上小儿不宜。一般情况下，小儿没必要用补品，更禁忌补药。望子成龙的心情可以理解，但拔苗助长有害无益。

七、乳头内陷

1．概述　正常乳头应当突出乳晕平面1～1.5厘米，不足5毫米为乳头短平，低于乳晕皮肤平面为内陷。一般人关于乳头内陷的概念比较笼统，实际上，乳头内陷包括三种情况：乳头内陷、内翻与分裂。乳头内陷是指整个乳头陷入乳晕之内，但乳头仍朝向前方。乳头内翻是指乳头向里卷，若用手牵拉或挤压，可以翻出来呈现正常的样子。这种内翻主要是乳头发育欠佳，乳头仅有一层皮肤，缺乏纤维肌肉组织的支持，不能向前挺起。乳头分裂是指乳头当中有一条横行的沟状凹陷，好像乳头分为上下两半一样。有的乳头当中向内呈V形凹陷，形成一个小坑，这三种乳头畸形以乳头分裂更为常见，只不过很少引起人们注意而已。

乳头内陷分恒久性和暂时性两种，暂时性内陷的乳头在寒冷、触摸刺激可以出来，妊娠哺乳期可以正常哺乳。台州市调查3 125名妇女，发现恒久性内陷占3%，暂时性占0.65%。双侧内陷55%，单侧45%，左侧内陷发生率明显高于右侧，即使双侧内陷也是左侧更较严重。河北师范大学体检2千女大学新生中，发现乳头扁平占33.46%，乳头内陷占28.52%，认为与营养不良和长久束胸习惯有关。这个统计数据虽然比我们乳腺普查中发现的乳头异常率高，但足以说明乳头发育不良的现象相当普遍，应当引起人们的高度重视。

2．病因　原因有先天性的和后天性的两种，先天性的是乳头下结缔组织发育不良，乳头缺乏纤维和平滑肌组织的支持，乳头不能突出，或突出不够乳头短平。后天性的则是继发于导管的炎症或因乳腺癌的牵拉，或长期束胸压迫所致。如果40岁以上，近期内逐渐发生的凹陷，则可能是癌组织侵犯了乳头后面的导管等组织，导管短缩造成的。因此，乳头凹陷也可能是晚期乳癌的表现之一。乳房的慢性炎症，像乳腺结核、乳腺导管扩张症或乳腺管周围炎、肉芽肿性小叶性乳腺炎等均可导致乳头内陷。

3. **临床表现**　乳头位于体表突出的部位，有异常很容易发现。发现内陷应当仔细询问病史，是生来就有，还是最近出现？是暂时性的，还是永久性的？尤其近期内发生的，逐渐加重的就要进一步分析病因，是炎症还是肿瘤？乳头内陷、内翻与分裂会使脱落的角质层碎屑及皮脂腺的分泌物积聚在内，不容易排出或清洗。时间一长，就会发生臭味，容易继发感染，阻塞导管开口，引起导管的炎症，在乳晕周围形成慢性脓肿，破溃后成经久不愈的窦道，即所谓乳腺瘘管，亦称 Zuska 病，长久不愈，流脓淌水，或反复发作红肿、疼痛，病史可长达 30 年。此外，内陷或内翻的乳头常造成哺乳的障碍，小儿叼不住乳头，吸不出乳汁，奶憋在里面，容易患乳腺炎。生来就有乳头凹陷，是发育不良的问题，经常是双侧发生。

4. **治疗**　乳头内陷如果是暂时性的，经常牵拉，按摩乳头，使之保持正常外突的状态，时间长了就可以自愈。比较严重的内陷，，首先保守治疗，按摩牵拉法、负压牵引法、乳房保健操等均可选用，如果保守治疗无效可以手术整形。

5. **预防**　乳头扁平、内陷或乳头内翻是乳房不健康的表现，早在青春期之前就应当特别注意乳房保健，青春期乳房或乳头的按摩效果明显优于成年以后，哺乳以后的乳房按摩治疗效果更差，所以纠正乳头内陷不要错过青春发育期。年轻的女性要清除封建思想残余，束胸是百害而无一益的。可以用特制的乳罩，即乳罩的前端给乳头留有"容身之地"。成年妇女一旦发现近期内乳头内陷，尽管不痛不痒，也要提高警惕，及早就诊。

八、溢乳—闭经综合征

1. **概述**　1855 年 Chiar 首次报道溢乳—闭经的病例，引起很多学者关注并命名为溢乳-闭经综合征，即非产褥期或停止哺乳半年以上的生育年龄妇女，持续性闭经和溢乳。由于器质性或功能性疾病导致下丘脑-垂体功能紊乱，出现非生理状态下乳房分泌乳汁，自溢或挤压而出，同时伴有继发性闭经。多见于年轻的育龄妇女，常以乳头溢液到乳腺科就诊，或以闭经、不孕到妇科求治。临床分为三型：产后型（包括流产后），病人产后持续泌乳、闭经、卵巢萎缩。有人在断奶后发病，长期哺乳会诱发这种综合征，多以闭经为先发症状。

非产后型，即与妊娠无关，是药物、精神刺激、多囊卵巢等引发。其中垂体瘤型占 25% ～ 30%，多以溢乳为先发，有人先有溢乳、闭经，以后多年才发现垂体肿瘤。溢乳-闭经综合征的病因十分复杂，表现极其多样，早期或症状较轻的患者经常不能及时得到正确诊治，因此，提高对溢乳-闭经的认识对病人或医生都很重要。

泌乳素（PRL）升高是发病的物质基础。泌乳素是垂体前叶分泌的多肽类激素，1928 年就是因为最先发现促进乳汁分泌而得名，现在证实泌乳素有 300 多种独立的生物活性，有不同的相对分子量，分单体、大分子和巨分子三种。血液中的泌乳素是数个单体聚合而成的大分子，只有分解成单体后才有生物活性。除垂体以外，胸腺、肝、子宫、乳腺、多种免疫细胞也可产生泌乳素，统称为垂体外泌乳素。泌乳素升高刺激下丘脑分泌过多的内源性多巴胺，从而减少促性腺激素的释放激素（GnRH），使垂体促性腺激素减少，影响卵泡发育和雌激素的分泌，使雌激素的正负反馈作用消失，引起无排卵、不孕、闭经或月经稀发等等。泌乳素还是参与很多自身免疫性炎症的重要细胞因子，在乳腺癌的发病中也充当着重要角色。

2. **病因**　溢乳-闭经综合征仅是一个临床综合征，究其病因十分复杂，找不到病因就难以正确的治疗。常见的病因：①蝶鞍区肿瘤，蝶鞍是颅底的一个椭圆形的小窝，内容脑垂体，是大脑下面一个水滴样部分，虽然只有 0.6 克左右的重量，但却是主宰着人体生长、发育、生殖等重要功能部位。最常见的蝶鞍区肿瘤是垂体泌乳素腺瘤（巨腺瘤或直径小于 10 mm

的微腺瘤），其他还有库欣综合征（分泌 ACTH 的垂体腺瘤）、肢端肥大症（分泌生长激素的垂体腺瘤）、或空炮蝶鞍、淋巴细胞性垂体炎等均可引起溢乳 - 闭经综合征；②下丘脑病变，如颅咽管瘤、松果体瘤等；③药物所致：抗癫痫、抗精神病、抗抑郁症、降压等药物，如利血平、氯丙嗪、胃复安、雌激素、避孕药等；④甲状腺功能减退；⑤肝硬化、肾功能不全、肾上腺功能减退；⑥糖尿病；⑦功能性溢乳 - 闭经综合征。

3．临床表现　20 ～ 30 岁女性最多见，溢乳可以是首发症状，也可以与闭经先后或同时出现。多是双侧乳头多孔乳汁溢出，也有单侧的。溢乳就是流出白色乳汁样液体，而不是淡黄浆液或血水，肉眼即可分辨。分自发性流出和挤压而出的两种情况，自发流出较多乳汁更能引起患者注意。闭经或月经稀发，内外生殖器官萎缩，性功能抑制，血和尿中促性腺激素降低，血泌乳素升高，无排卵，不孕。有时溢乳和闭经不同时出现，有单纯溢乳，或单纯闭经的不典型情况。有时伴有肢端肥大症表现，甲减，多毛，肥胖，视野缺损，性早熟，心悸、多汗、失眠等自主神经紊乱等表现。

4．诊断　溢乳是临床很常见的现象，哺乳时间过长的妇女、增生症、导管扩张症均可出现溢乳，故应注意鉴别。双侧多子乙溢乳同时伴有闭经时，诊断溢乳一闭经综合征比较容易。但有时只单侧溢乳，或单纯溢乳，或单纯闭经，就需要慎重考虑。应当进行系统的检查，首先就是抽血查泌乳素，也可用溢出的乳汁检测泌乳素，是一种简易而无创性的方法。

泌乳素正常值因实验室方法不同，采用的单位不同，正常值的范围就不同。例如，纳克 / 毫升 (ng/ml)，微克 / 升 (μug/L)，毫国际单位 / 毫升或升（mU/ml 或 L），微国际单位 / 毫克或升（μU/mg 或 L）。高泌乳素血症的标准因使用单位不同常有较大差异。不同医院的病人之间不能只比较数值而不看单位，单位之间虽然可以换算，但最好在同一实验室检测，实验室报告单上一般都注明正常值的范围。若两次不同时间均超过 30 ng/ml，即可诊断高泌乳素血症。还要注意，泌乳素分泌因不同时间、不同机体状态，数值变化较大，所以应在早晨 8 ～ 10 点空腹静卧而不激动的情况下抽血。住院病人较为准确，门诊病人常因路途、紧张等多种原因而有误差。

通常以最高数值或高出正常值高限的倍数来判断病情。药物导致的泌乳素升高，一般升高不甚明显。如果泌乳素大于 100 ng/ml（纳克 / 毫升），50% 为垂体泌乳素瘤，当大于 200 ng/ml（纳克 / 毫升），即可以确诊。

当泌乳素极高时，卵巢停止分泌雌激素，泌乳也就停止，因此，溢乳与 PRL 不呈正相关，也就是说泌乳素极高时，可能没有溢乳。但闭经与 PRL 升高呈正相关，泌乳素越高，闭经就越严重。

5．检查　临床出现溢乳 - 闭经综合征，需要进行详细的检查，才能判断病因。例如，脑侧位片、蝶鞍正侧位断层摄片、磁共振，以了解蝶鞍是否扩大，有无破坏。无激素活性的蝶鞍肿瘤可压迫视神经，出现视野缺损，视力障碍，因此要进行眼科检查。出现多毛、皮脂腺功能旺盛时，查 17 酮、17- 羟皮质醇、血清睾酮，怀疑甲状腺疾病时查 T_3、T_4、TSH。

6．治疗　溢乳 - 闭经综合征病因很多，要根据不同病因，进行针对性的治疗。例如，药源性的，一般停药 3 个月，溢乳 - 闭经症状就会逐渐消失。下面以垂体泌乳素腺瘤为例，简单叙述一下治疗原则。

(1) 药物治疗：首选溴隐亭，其他还有左旋多巴、克罗米芬、硫丙麦角林、麦角苄酯等。

溴隐亭是中枢性多巴胺激动剂或增效剂，抑制 PRL 的合成与分泌，可使垂体微腺瘤缩小或消失。治疗应从小量开始，逐渐加量。因为个体之间的治疗量和维持量大小悬殊甚大，可以相差百倍，所以必须遵从医嘱，不能随便减量或停药。单纯溢乳可服维生素 B_6 治疗。

(2) 手术治疗：采用显微手术。直径 1 ～ 3 厘米为巨垂体腺瘤，可经蝶鞍显微手术切除腺瘤,治愈率可达85%～90%。术前可以服用溴隐亭待肿瘤缩小后再手术,如果术后复发还可以再用溴隐亭治疗。

(3)中医治疗:中医辨证施治,调经回乳,补肾固冲,疏肝解郁等,药用柴胡、香附、当归、莪术、生麦芽、新疆软紫草等。特别注意是用生麦芽,而且剂量偏大,90～120克,不要用炒麦芽。因为生麦芽含麦角类化合物,有拟多巴胺抑制泌乳素分泌作用,而麦芽加热炒熟,麦角胺破坏而失效。紫草常用于清热凉血、透疹,但紫草是降低泌乳素的专用,详情请查阅《中药大辞典》。

九、积乳囊肿

1.概述 哺乳期除了急性化脓性乳腺炎之外,与乳汁淤积关系最大的就是积乳囊肿。哺乳期乳汁过多,排乳不畅,乳汁淤积到一定程度,冲破管壁,流到乳腺间质内,形成没有真性包膜的,主要是纤维组织包裹的囊肿,称积乳囊肿。

2.病因 哺乳期或妊娠期,因炎症、肿瘤、增生、上皮细胞脱落等多种原因造成乳腺导管阻塞不通,导管扩张乃至破裂,造成乳汁淤积,局部形成囊肿。

3.临床表现 哺乳期或哺乳后出现的乳房局部肿块,大小不等,单发或多发,边界清楚,圆形或椭圆形,光滑活动,一般没有疼痛,肿块长久不变,甚至有所变小,首先要考虑积乳囊肿。但要与其他性质的肿块相鉴别,例如,囊性病、纤维腺瘤、脂肪坏死、乳癌等。如果继发细菌感染,则表现为化脓性乳腺炎。

4.检查 积乳囊肿本身危害性不大,但常作为乳腺肿块的鉴别诊断之一,尤其近期有哺乳史的妇女。积乳囊肿一般依靠临床触诊即可诊断,为排除其他可能需要做进一步检查。彩超见局限性无回声团块影,乳腺钼靶X线摄片见局部密度升高,边界光滑清楚,周边组织正常。乳汁浓缩富含钙质,所以囊肿内可见粗大良性钙化点。

5.治疗 积乳囊肿很难自己完全吸收,水分被吸收后形成半干燥的奶粉坨,若有大块的钙化更不能吸收。乳汁淤积很容易引发细菌感染,所以宜及早手术切除。

6.预防 哺乳期保持乳汁畅通,是预防积乳囊肿的根本办法,每次哺乳后乳汁尽量排空,防止乳管的炎症阻塞和乳腺炎的发生。

十、乳房脂肪坏死

1.概述 乳房是富含脂肪的器官,那些肥大的乳房里面几乎全是脂肪团,脂肪组织就是固态的油,脂肪是固定在细胞内的,而脂肪细胞大而壁薄,所以很脆弱,受到外力极容易破裂,这就是为什么乳房比体表其他部位更经常发生无菌性脂肪坏死的原因。脂肪坏死本身对人体伤害不大,细胞破裂坏死,黄油溢出,刺激周围纤维组织增生,很容易形成包裹性肿块。皮下脂肪肥厚最容易受伤而坏死,即为腺外型脂肪坏死,位置浅表,很容易产生皮肤粘连,经常与肿瘤难以鉴别。腺内型脂肪坏死发生率虽然较低,但诊断更加困难。因此,在乳腺多种疾病的鉴别诊断中,脂肪坏死就成为一个经常被提及的话题。但作为一个独立的乳腺疾病,脂肪坏死的临床误诊率却很高,为85%～100%。

2.病因 乳腺脂肪坏死通常是继发性的,尤其是那些肥大、脂肪组织为主的乳房,更容易发生大片的脂肪坏死。60%以上是钝性外伤所致,但日常生活中发生的乳房撞击多是无意的,时常被忽略,时隔已久就忘记了。所以很多病人讲不清外伤情景,病史采集时仅有30%～50%的病人能明确地说出外伤史,致使诊断缺乏基本要素。

手术损伤,尤其动作粗暴的操作,可导致术后大片脂肪缺血坏死。肿瘤的压迫或出血,某些炎症,如导管扩张症,导管内容物外溢引发导管周围炎,引起周围脂肪小范围坏死。乳癌放疗后也会发生脂肪坏死。

3.临床表现 脂肪坏死的时间长短不同,临床表现略有不同。钝性外伤,如交通事故,或无意中胸部撞到硬物,受伤当时疼痛可能并不剧烈,数日后出现皮下青紫淤斑,红细胞破裂，含铁血黄色沉着，慢慢变成棕黄色。初期肿块边界不清，质地较软，位置浅表，有轻微的压痛。肿块中心血肿或脂肪液化形成囊腔，内含黄色油状液体或暗褐色血性液体，以后逐渐被吸收。数周后形成圆形或椭圆形肿块，发生纤维化粘连或钙化，肿块由软变硬，从大变小。如果不继发感染，脂肪坏死的肿块不会变大。

4. 诊断　主要是根据外伤史，乳房外伤后皮下出血的痕迹，以后形成肿块，质地有韧性，近似圆形，皮肤粘连，病史较长，肿块不继续增大，反而略有缩小，均是诊断脂肪坏死的重要依据。即使没有外伤史，浅表粘连的肿块，也要考虑脂肪坏死。但乳房深部的腺内型脂肪坏死，与积乳囊肿、脓肿等不易鉴别。脂肪坏死有时表现很像乳癌，皮肤粘连凹陷，边界不清，但脂肪坏死后以纤维包裹为主，自身活动度较好，不会产生胸壁固定和橘皮征，最后诊断仍需要病理组织学检查结果确定。

5. 检查　脂肪坏死主要靠病史和体征，做出初步诊断。当以乳腺肿块为唯一临床表现时，几乎所有乳腺疾病，诸如增生、囊肿、纤维腺瘤、乳癌等，都应当通过检查加以排除，就脂肪坏死本身而言，彩超、钼靶X线摄片、磁共振等检查均无特异性发现。

6. 治疗　脂肪坏死早期可以中药活血化瘀，促进血肿吸收，后期形成肿块，手术切除即可。

7. 预防　保护乳房，防止外伤，是预防脂肪坏死的最好办法，但生活中意外难免，平时佩戴乳罩，运动时防止乳房撞击。

十一、乳腺增生症

1. 概述　自从1829年首次被描述以来，各国学者进行了广泛的研究，用过的名称就不少于40种，但迄今为止仍然没有一个权威性全世界公认的疾病名称，也没有一个统一的诊断标准和疗效标准。世界卫生组织命名为乳腺结构不良症，认为是乳腺在随月经周期不断地增生、复旧中，因复原不全而造成的结构不良，但国内多称为乳腺增生症。

严格来说，乳腺增生症是介于生理和病理之间的中间状态。轻者属于生理状态，有轻度的组织形态学改变；重者属于癌前期病变，有演变为原位癌或浸润性癌的可能性。轻重之间所包含的范围相当广泛，应有很多层次和阶段。乳腺增生症绝非进行性，可在任何一个阶段上停滞而不发展，而且有可逆性和自愈性。因此更像一个复杂的综合征，不宜称其为一个病，故称为乳腺增生症。根据我们的资料统计乳腺增生症一年的自愈率为9%，发展到癌前期病变程度的仅是极少数。所以不要一提增生就谈虎色变，惶惶不可终日。

乳房和子宫内膜都是卵巢内分泌的"靶器官"，都受着卵巢功能的直接调节，有如孪生的姐妹一样，都有着周期性变化。只不过子宫内膜的变化表现为月经，而乳房的变化则在表面上看不出来。

乳房内部实际上每天都在随月经周期而变化着。月经来潮前1～2周，体内雌激素水平逐渐增高，乳腺呈增生性改变，大小导管扩张，上皮细胞数目增多，细胞增大。小导管末端出现腺泡，形成新的腺小叶。乳腺的间质、导管周围的纤维组织水肿，淋巴细胞浸润。整个乳房饱满、发硬，常有胀痛或压痛，原有的颗粒状或结节感更为明显，这是"经前综合征"的组成部分。待月经来潮后的7～10天之内，乳腺导管管腔缩小，上皮细胞萎缩、脱落，腺小叶退化消失，间质水肿消退，整个乳房松弛柔软，胀痛顿然消失。待下次月经来潮之前，又开始一个新的周期性变化，如此周而复始，直至自然绝经。

乳房腺体和导管系统的周期性变化，受着内分泌系统精细而微妙的调节，一旦这种调节出现异常，就会出现增生与恢复的紊乱，即产生组织结构上的紊乱，出现增生症的表现。绝经后卵巢功能减退导致月经停止，但不等于内分泌功能停止，还会有乳腺增生症发生，只不过发生率大为减少而已。随着生活条件的改善，营养品、保健品充斥于市，老年妇女的增生症比以前明显增多。

乳腺增生症的临床意义并不在于它的本身,而在于疼痛引发的恐慌,肿块与乳癌的混淆,增生症与乳癌的演化或共存。增生症作为成年妇女中最为普遍多发的临床现象,纠结着大量人群。任何一位妇女都有体验,任何一位乳腺科医生都会面对,因此需要认真研究和慎重对待。

2. 病因　乳腺增生症的确切病因,实际并不完全清楚。一般认为是雌激素绝对或相对增高,雌激素/孕激素比值增高,或催乳素水平高,或其他激素的紊乱,或部分乳腺组织对雌激素过度敏感所致。动物实验证明,雌激素能刺激乳腺导管发育、增生,可促使乳腺导管扩张形成囊肿。临床上发现长期、大量应用雌激素的病人,会出现乳腺肥大、腺体增生,甚至诱发乳腺癌。但是,作为乳腺增生的病因来说,绝对不是雌激素、孕激素的简单的数学关系,而是下丘脑、垂体、卵巢、肾上腺皮质、甲状腺等共同参与,复杂的内分泌平衡失调的结果。

流行病学研究表明,乳腺增生症的发病因素,与乳腺癌的发病危险因素有很多重叠之处。初产年龄超过 30 岁、从未生育、高龄未婚、不授乳、流产超过 3 次、精神创伤、甲状腺功能亢进或减退、性功能障碍或性生活不和谐、月经不正常、妇科病等等都是乳腺增生症的发病危险因素。城市职业妇女乳腺增生症的发病率比农村妇女高 2 ～ 3 倍,说明生活环境和生活方式是相当重要的因素。

3. 临床表现　乳腺增生症好发于 35 ～ 45 岁的中年妇女,一般为双侧性,同时或先后发病,也可始终为单侧性。具有长期性、周期性、反复性的特点,病情时轻时重,其主要表现是乳腺疾病共有的三大症状,即乳房疼痛、乳腺肿块、乳头溢液。

(1)乳房疼痛:乳房疼痛是一个主观因素很强的症状,尽管有疼痛量表法测定,但仍有很多模糊概念。大约有 2/3 以上的妇女,在月经前双乳有不同程度的胀痛或不适感,这是乳腺在卵巢内分泌的周期性作用下的一种生理变化,多数妇女都不严重,可以忍受,甚至不引起注意。但有些敏感的人,经前乳房胀痛剧烈难忍,不敢走路,终日手托双乳。过一段时间,或月经过后常会自行缓解。如同月经期有些腹胀、腰酸、疲乏无力等感觉一样,本是不足为奇普遍生理现象,但却因心理压力纷纷就医,这就与增生症疼痛难以界定。一般来说,凡是月经过后乳痛消失,或一生气就痛,高兴了就不痛,纯属于生理性,有人称为乳痛症。

经常发生的,持续性的或比较剧烈的乳房疼痛应当引起人们的重视,应尽快寻找原因。乳腺增生症是引起乳腺疼痛的最常见原因,80% 以上的增生症都有不同程度的乳痛,疼痛性质多为胀痛、窜痛,时轻时重。其乳痛的部位多不固定,且与肿块位置常不一致。有人为阵发性,有人为持续性。经常向腋下、肩背放散。如左乳腺痛,向左上肢尺侧放散,可以很像心绞痛发作。疼痛的程度与肿块的质地、大小、病理形态均无一定关系。有人痛得很厉害,肿块却很软、很薄。乳腺疼痛受月经、情绪、劳累、天气变化等多种因素的影响,常有自动缓解或不规律的阵发性发作。疼痛常造成病人巨大的心理压力,但不能以疼痛程度作为病情轻重的主要指标。但是,疼痛是疾病的信号,不可忽略。乳腺癌以乳房疼痛为初期症状者占 10% ～ 13%,其中 10% 是以乳痛为唯一的早期表现,即仅有乳痛,摸不到肿块。如果年纪较大的妇女发生持续性隐痛,部位不变的刺痛,都应当警惕乳腺癌的可能。

(2)乳腺肿块:从医学的概念上讲,身体任何部位的肿块应属病理性的,或因炎症或因肿瘤,或因外伤等病理原因而形成肿物。而乳房则不尽然。病人自己或缺乏经验、或检查方法不正确的医生常把肥厚不均的腺体误为肿块。

乳房的实质是由腺体和脂肪构成的,腺体为致密、坚韧的组织,且分布不均,一般外上象限和上方的腺体肥厚。青春期乳腺腺体增生活跃,纤维间隔张力较大,常有颗粒感或疙疙瘩瘩的,位于乳房周边呈车轮状分布,这是典型的未婚青春型乳房的特征,不能当做肿块来治疗。缺乏乳腺触诊经验的医生常把肥厚的腺体当成肿块，可见乳房肿块的概念是模糊的，生理与病理之间有时很难区分。

就乳腺肿块的临床意义上讲，可分为三类：一是生理性肥厚，很类似肿块，像青春期的乳腺，腺体分布不均、软硬不一的腺体性乳腺。严格说来不能称为肿块，但一般人不易分清；二是介于生理与病理之间的中间状态，一般型增生症就属于此，医学上还不能明确的加以区分；三是病理性的，像纤维腺瘤、乳腺癌、严重的乳腺增生症、其他良性肿瘤、炎性肿块均属此类。病理性肿块在任何体位都存在，月经后可稍变小，但不会消失。

就乳腺肿块的临床特征上讲，可分为三型：一是片块型，即局部呈扁片状肥厚，边界不清，中心部硬韧，表面平滑或有颗粒感，其立体感不强。又根据厚薄分为薄片块和厚片块；二是结节型，即立体感强，质地较硬，边界稍清，常为单发，或与片块型肿块同在结节型肿块周期性变化不明显，但生长缓慢或多年不变；三是其他型，如颗粒、条索等。

乳房的质地或柔软程度因人而异，同一个人不同时期也相差很大。因此，要确定乳腺肿块的有无和性质，正确的检查方法和医生的手感经验是十分重要的。正确的检查法是手掌平伸、四指并拢，用指腹触诊，禁忌抓捏。不要双手触诊，更忌多人同时触摸一个乳房。

乳房触诊应选择坐位或卧位，使乳房平铺在胸壁上，尽量减少腺体的折叠和堆积。有时是半侧卧位，使肿块处于最浅表的位置以便触诊。

乳房触诊还要选择最合适的时间，以月经干净后 7～10 天之内为宜，实际上月经一来，乳腺生理性肥厚、胀感即消失，就宜于触诊了。

(3) 乳头溢液：乳腺增生症伴有乳头溢液者并不十分常见，约占乳腺增生症的 5%，增生症溢液常为双侧性、多孔性，淡黄浆液，量少，常挤压而出，自发溢液者不多。

(4) 其他并发症：乳腺增生症还常伴有心情烦躁、急躁易怒、好生闷气、性格内向，有人还有乳房发热、发痒。或伴有月经不调、子宫肌瘤、面部黄褐斑、性欲减退等。

4. 诊断　表面上看，乳腺增生症普通而常见，诊断比较容易。但有时却相当困难，主要的难点在于乳腺增生症有时与乳癌等实难鉴别，所以需要十分慎重。临床诊断的准确性很大程度上取决于医生的个人触诊经验，经验不足的医生常把生理状态当成乳腺增生症，更危险的是把乳癌误诊为乳腺增生症。所以在临床诊断上是用所谓的"排除诊断法"，或称鉴别诊断法。既要排除生理状态，更要除外其他乳腺疾病，才能做出乳腺增生症的临床诊断，有时还要靠病理组织学检查结果才能确诊。

5. 检查

(1) 钼靶 X 线检查：增生症在 X 线上表现为均匀致密的灰白色模糊影像，成团成片，或呈磨玻璃状，或呈密度不均的囊性改变。可有圆形或粗大的良性钙化点，良性钙化与乳腺癌的泥沙样钙化完全不同。

(2) 彩超检查：彩超检查乳腺增生症常无特异性发现，可见乳腺组织增厚，大小不等的低回声结节，或发现囊肿或强弱回声不均现象。

(3) 针吸或活检：当肿块有乳腺癌的可能时，可用针吸细胞学涂片检查，甚至做肿块区段切除活检。乳腺增生症的肿块针吸时，进出针均有阻抗感，难以刺入，抽吸几次均不易吸出细胞成分，有时可见脂性液体和少许上皮细胞和脂肪组织。手术活检应取慎重态度，除非高度怀疑乳腺癌，用其他检查方法都不能确诊时才考虑手术活检。并作好乳腺癌根治术的准备，切忌在没有乳癌根治手术准备的情况下做活检手术。

6. 治疗　乳腺增生症需要不需要治疗？何种情况下进行治疗？用什么方法治疗？这些问题还困扰着医学界。乳腺增生症的受累人群相当普遍，大城市的职业妇女 50%～70% 有不同程度的乳腺增生症，肯定没有必要都用药物治疗，目前存在着过度医疗的现象，肯定会加重医疗保险的负担。因此，必需选择治疗的适应证。对于轻度或一般性乳腺增生症，肿块软，年纪轻，没有乳腺癌发病危险因素，可不用任何治疗，调整生活方式，心理调理，定期随诊就够了。但40岁以上，肿块有一定硬度，尤其单发结节，应当采取积极的治疗措施，不应消极的"观察"。

经过各种疗法的对比性研究，发现中医中药治疗有显著的优势，其效果稳定，复发率低，不良反应很小，应当作为增生症治疗的首选方法。

乳腺增生症属中医"乳癖"的范畴。《外科正宗》曰："乳癖乃乳中结核，形如丸卵或重坠，或痛或不痛，皮色不变，其核随喜怒增长，系由思虑伤脾，恼怒伤肝，郁结而成"。历代医家公认乳癖乃"忧虑伤脾，恼怒伤肝，肝气不舒，气滞血淤而成"。说明本病是始于肝郁，而后血淤痰凝成块，治宜疏肝理气，活血化瘀，软坚散结，用逍遥散或丹栀逍遥散（加味逍遥散）、乳块消、小金丸等。柴胡、白芍、香附、橘叶、丹参、地龙为常用之药。

病久及肾，终必肾虚，以肾阳不足为主，表现畏寒肢冷，肿块较硬，治宜温补肾阳，可用紫草阳和汤、化岩颗粒等，像鹿角胶（或片）、附子、肉桂、仙茅、仙灵脾等即为常用。

中药周期疗法，乳腺增生症的症状与月经周期密切相关，治疗应是月经前疏肝为主，经后以补肾为主，如此周期治疗可以提高疗效。

中医外治方法很多，"中药乳罩"，选用芳香、活血的药物，置于乳罩内，使之正对人体重要穴位，如肝俞、乳根等穴，或对准乳腺肿块部位，对轻度增生病有很好的治疗效果，不失为最简单、最经济的疗法。

针灸、按摩，穴位埋线也可治疗乳腺增生症，止痛效果较为明显。

十二、乳头炎与乳晕炎

1. 概述 一般人多关注乳房的大小和形态，很少注意乳头乳晕是否正常。其实，乳头乳晕是乳房画龙点睛的部位，没有乳头乳晕也就不能称其为乳房。乳癌为什么提倡保乳手术，保的就是乳头乳晕。如果因为某些炎症、良性肿瘤或增生症做单纯乳房切除术，失去无辜的乳头乳晕实在有失人性化。正常乳头乳晕复合体，位于乳房巅峰之位，乳头呈圆柱体样突出，高1.5～2厘米，宽1厘米，内含15～20根输乳管、纤维结缔组织、平滑肌纤维，丰富的神经末梢与血管。乳晕呈正圆形，直径平均4厘米，颜色浅褐。人体这种褐色部位都是敏感而重要部位，真皮的生发层内含黑色素细胞较多，皮脂腺、汗腺等附属器也多，受损伤以后其修复力极强，能很快恢复原样，而且不留瘢痕。乳头发育不良、短平、内陷、内翻、分裂等畸形，乳头皲裂、湿疹等皮肤病已如前述，下面谈一种比较少见的炎症——乳头炎和乳晕炎。

乳头炎、乳晕炎、急性乳腺炎是好发于哺乳期的三种炎症疾病，均是细菌感染所致，但因感染部位不同，临床表现各异。乳头炎如果发生于非哺乳期，可能与自身免疫有关，治疗较为困难，也更为罕见。乳晕炎实际就是乳晕的皮脂腺炎，类同粉瘤样的局部感染，不及时控制，可以波及周围，外观类似乳晕旁脓肿或浆细胞性乳腺炎，但发病原理不同。

2. 病因 乳头炎、乳晕炎，多见于妊娠哺乳期，是金黄色葡萄球菌经过皮肤破损侵入乳头内部或乳晕皮脂腺所致。乳头湿疹、乳头皲裂，或婴儿咬破，细菌即可进入。婴儿口腔内、空气中都有致病菌，尤其在乳头乳晕局部潮湿或溢乳的情况下，最容易感染。

有一种很罕见的乳头炎，原因不明，乳头肿大、疼痛，持续时间很长，一般抗感染治疗无效，推测可能属于自身免疫性炎症，在我们研究肉芽肿性小时性乳腺炎的6年中，曾见过4例，均为双侧性。

3. 临床表现 一侧或双侧乳头疼痛、肿大、发硬，乳头表面皮肤红肿，甚至有脓头。发病较快，但体温正常，即全身反应不明显，乳房其他部分正常，质地柔软，没有肿块，此系单纯的乳头局部感染。乳晕炎通常是乳晕的皮脂腺炎，局部红肿、疼痛、隆起，类似于身体其他部位的粉瘤感染。乳晕皮脂腺、汗腺较为发达和密集，感染很容易局部蔓延，但核心部位在乳晕范围内,感染部位比较浅表,一般很少累及乳房深部。注意与乳晕旁瘘管,或称 Zuska 病相鉴别,其病根在输乳管,红肿破溃在乳晕旁边,反复发作若干年。

4. 治疗 乳头炎一般局部治疗即可,碘伏消毒,外敷金黄膏等。乳晕炎因系皮脂腺炎,急性期抗感染治疗,急性炎症消退后手术切除乳晕腺即可。

5. 预防 妊娠期和哺乳期常用温水清洗乳晕乳头,保持局部清洁、干燥。哺乳期不要让婴儿含乳头而睡,及时清理溢乳,保持干燥。有乳头湿疹、皲裂及时治疗。

十三、急性化脓性乳腺炎

1. 概述 急性化脓性乳腺炎常发生于哺乳期,特别是初产妇产后 1～2 个月内,故又称急性哺乳期或产褥期化脓性乳腺炎,中医称为"乳痈"。初产妇急性乳腺炎的发病率高达 2%～4%,比经产妇乳腺炎多 1 倍。乳汁淤积伴发细菌感染而发病,呈急性炎症表现,红、肿、热、痛,寒战、高热,早期可以手法排乳,中药治疗,化脓以后则需要切开引流。发病后不仅产妇本人痛苦异常,而且不能继续哺乳,影响婴儿的健康,所以要从妊娠后期开始预防,做好产褥期保健,急性乳腺炎是可以预防的。

2. 病因 乳汁淤积是细菌感染的前奏和基础。乳汁过多,排乳不畅,乳汁淤积成块。淤积的乳汁是细菌最好的培养基。乳汁淤积多由哺乳经验不足或方法不当所致,致病菌多为金黄色葡萄球菌,少数为溶血性链球菌,通过乳头皮肤破损或输乳管侵入乳腺实质,大量繁殖破坏乳腺组织,形成多房性脓肿。乳头发育不良、乳头凹陷、乳头内翻或分裂时,乳腺导管排乳不通畅造成淤积。哺乳时间过长,小儿"含乳而睡",致使乳头表面糜烂或小儿咬破乳头,细菌由破口而入;或因感冒、咽炎、细菌经血行到淤积的乳汁内大量繁殖而化脓。

产后体质虚弱免疫力下降,包裹太严,出汗较多,清洗不够,乳房局部潮湿,也为细菌的生长繁殖提供了温床。哺乳期乳房受挤压、撞击等外伤也容易诱发乳腺炎。

3. 临床表现 急性乳腺炎的临床表现,可以分为三期或三个阶段。

一期,淤奶肿块期或红肿期。主要表现是乳房的某一部分,通常是外上或内上象限突发肿硬胀痛,边界不清,多有明显的压痛。此期乳房内部的炎症呈蜂窝织炎阶段,尚未形成脓肿。乳房皮肤的颜色正常或微红、或微热。有人突然高热寒战、疼痛肿胀、局部鲜红,很快化脓破溃,多伴有胸闷头痛,食欲不振等。若有乳头皲裂,哺乳时会感觉乳头像针扎一样疼痛,乳头表面可见一两个小脓点或很小的裂口。

二期,脓肿形成期。蜂窝织炎阶段未能及时消散,炎症继续发展,组织坏死,脓肿形成在所难免。肿块逐渐增大变硬,疼痛加重,多为搏动性跳痛,甚至持续性剧烈疼痛,乳房局部皮肤发红、灼热。全身高热不退,口渴思饮,恶心厌食,同侧腋窝淋巴结肿大等。红肿热痛 2—3 天后,肿块中央渐渐变软,有波动感,中心红肿发亮,皮肤变薄,周边皮肤大片鲜红。穿刺会有脓液吸出。此期脓肿已成,保守治愈的时机已过。

三期,脓肿溃后期。脓肿成熟时可自行破溃,或手术切开排脓。如果引流通畅,则局部肿消痛减,体温正常,经过换药,大约 1 个月内破溃逐渐愈合。如果破溃后脓出不畅,肿势不消,疼痛不减,发热不退,经久不愈转成慢性乳腺炎,也会形成乳瘘,即有乳汁伴脓液混合流出。

4. 诊断 急性化脓性乳腺炎的诊断比较容易,根据穿戴严实的初产妇,乳房红肿热痛,体温高达 39～40℃,血象白细胞计数增高,即可做出诊断。如果脓肿位置较深,脓腔位于腺体后间隙,皮肤红肿往往不明显,此时需要穿刺抽出脓液,才能证实。如果治疗不当,脓肿形成缓慢,局部肿块不消,皮肤红肿和全身症状不明显,形成慢性炎症,则需要与其他疾病相鉴别。

5. 检查 急性乳腺炎,一般临床的望、触即可做出诊断。最常用的实验室检查就是血象,看白细胞或中性粒细胞计数是否增高，有时候做彩超检查，以判断脓腔位置与大小。很少需要钼靶、磁共振等特殊检查。穿刺或切开时取少量脓液做细菌培养及敏试验，为应用抗生素提供依据。

6. 治疗　急性乳腺炎治疗要尽早。早期乳腺炎以淤奶炎症为主，尚未成脓，可用超短波理疗，配合中医治疗效果更好。采用清热解毒、疏肝通乳的中药配合手法排乳多在1周内消散，常用瓜蒌、公英、漏芦、山甲、贝母、鹿角霜等，低热用柴胡，高热加生石膏，便秘加牛蒡子，奶多加生麦芽120 g以减少乳汁分泌。因产后体虚，禁忌苦寒过重，不宜用地丁、连翘、大黄等。服药期间可以继续哺乳或单用健侧喂奶。如果高热可以配合输液，青霉素、头孢类抗生素即可。注意不宜过早使用大量抗生素，过量或过久的使用抗生素与中药苦寒过重的结果一样，就是肿块难消，容易转成慢性。在使用抗生素期间，建议不要哺乳。

急性乳腺炎到了脓肿形成阶段，就需要及时切开引流。切口的大小和位置以保证出脓通畅为原则。因为乳房脓肿常为多房性，必需用手指分开多个脓腔的结缔组织间隔，引流才能通畅。乳房深部的脓肿，以高热、寒战为主要表现，局部红肿不明显，更无波动感，可先做穿刺抽脓试验，证实有脓后再行切开。乳房脓肿最好不要等待自行破溃，因为脓腔常为多发或此起彼伏，自溃的破口不能彻底引流。一般来说，化脓性乳腺炎只要脓液出净，发热自退，以后就进入伤口愈合期，隔日更换敷料，伤口多在1个月内愈合。

7. 预防　急性化脓性乳腺炎是可以预防的，也是应当预防的，这是产褥期妇女保健工作不可或缺的一部分。了解急性乳腺炎的病因，预防也就不困难了。关键就是两条：防止乳汁淤积，保持乳房局部的清洁和产妇的身心健康。在妊娠最后2个月，就要做好哺乳的准备。首先要保持两侧乳房的清洁，经常用清水或3%的硼酸水清洗乳头。注意不要用香皂类清洁用品去清洗乳房，因为女性在妊娠期间，乳房上的皮脂腺以及大汗腺的分泌物会增加，这些物质可使皮肤表面酸化从而起到保护作用。如果经常用香皂等洗去保护层，甚至洗去了保护乳房皮肤润滑的油脂，就很容易使乳房表面形成破损、皲裂，致病菌易于由此侵入导致感染。

争取产后30分钟内开始喂奶，俗称开奶，及早的婴儿吸吮会刺激泌乳，不仅可增加泌乳量，而且促进排乳通畅，防止淤乳，这对预防乳腺炎十分重要。

如果乳头有先天性畸形，如乳头凹陷、分裂等，在妊娠早中期就要想办法进行纠正。经常用手牵拉乳头，或用吸乳器或负压拔罐器吸出乳头，每天1～2次。睡觉的姿势以仰卧最好，以免侧身挤压乳房。选择合适的胸罩以不使乳房有压迫感为宜，平时活动时也要避免外力碰撞乳房。

在哺乳期，做好以下四方面的预防工作，对于防治急性乳腺炎尤为重要。

一是要因人而异，按需进补。有些产妇在开奶时不顺利，家人急忙炖鱼汤、猪蹄汤给产妇补身体。其实这种做法并不一定合适。首先要分清奶少的原因是什么？究竟是奶汁分泌量少，还是奶汁淤积乳管不通造成的？即辨清是属于真性乳少，还是假性乳少。因为很多情况是乳汁已经在不断分泌，在乳房内越积越多，但是由于乳腺管尚未通畅，不能顺利排出来，给人的表现是"奶不多"，也就是假性乳少，这个时候进补下奶的食物只能起到反作用，极易导致急性乳腺炎的发生。

二是要保持乳房清洁。哺乳期可以用纱布蘸温水进行清洗后再哺乳，哺乳结束后，要用温清水将乳房和乳头擦拭干净。切忌使用香皂和酒精之类的化学用品来擦洗乳头，否则会使乳头局部防御能力下降，乳头干裂导致细菌感染。

三是正确哺乳。提倡定时哺乳，每隔2～3小时为宜。两个乳房交替喂乳，机会最好均等，以防哺乳后两侧乳房不对称。排空乳房，不要积奶。当一侧乳房即可喂饱婴儿时要将另外一侧的乳房用吸奶器吸空，不要吝惜，因为奶是"越吃越有"，当然奶水不足时也可以放入冰箱保存。喂奶后不要让婴儿口含乳头睡觉，婴儿唾液中含有消化酶，会使乳汁形成乳酪样物，堵塞乳管口，造成排乳不畅乃至淤积。哺乳姿势要正确，最好采用坐位，少用卧姿。喂奶后应将婴儿直立抱起，让他的头靠在母亲的肩部，轻轻地拍背，这样能够让婴儿把吃奶时吸入的空气通过打嗝的方式排出，防止吐奶。哺乳后佩戴合适的胸罩，既能托起乳房，保持乳房内部血液循环畅通，也有利于矫正乳房下垂。

四是开奶按摩。剖宫产的产妇经常下奶缓慢，初期奶水不足，需要及时开奶按摩。手法排奶时间每次应以 20～30 分钟为宜，单次时间不要过长。如果一次排奶不通，单纯增加按摩时间，只能增加局部水肿的概率。按摩的正确手法是先涂上石蜡油或开塞露润滑皮肤，手指从乳房四周外缘滑向乳晕，数次后再上下提拉乳头，造成乳晕下局部负压，这样就达到类似婴儿吸吮的作用。除了按摩手法的刺激外，按摩结束后可让孩子吸吮，增加排乳反射，这样经过按摩加吸吮双重作用，效果会更好，可以减少急性乳腺炎的发生。

五是要保持环境清净，情绪稳定，避免发怒生气。产妇居室温度、湿度都要合适，一般以 22～24℃ 为宜，室内空气要新鲜。有人以为产妇怕风，容易出汗，受寒感冒，所以把门窗关得严严实实，室内空气污浊，这样对产妇和婴儿都不利。另外，饮食适当、大便通畅、情绪安定对产妇都很重要。中医认为，急性乳腺炎是肝郁气滞、胃火壅盛所致。肝气郁结，乳管不通。惊恐暴怒，泌乳停止。所以心情舒畅，情绪稳定，平时注意防止乳房被挤压、撞击等外伤，以上这些对防止乳腺炎十分重要。

淤奶肿块可用冰袋冷敷，而不热敷，不可随便揉按，所谓非按摩。

十四、乳晕旁瘘管（Zuska 病）

1. 概述　一提起"瘘管"这个词，大家都知道肛瘘，却不知道还有乳瘘。随着众多媒体的宣传，人们对乳腺增生症、乳腺癌早已耳熟能详，但是对于乳腺瘘管这种慢性乳腺炎症的了解却极少。乳晕旁瘘管的病变一般局限在乳晕周围，早期表现为慢性复发性乳晕旁脓肿，以后形成乳腺瘘管。1951 年 Zuska 报告 5 例乳晕下脓肿伴有导管上皮鳞化，所以病理学上称为 Zuska 病。大约占门诊乳腺疾病的 4%，常见于乳头内陷和乳头发育不良的年轻女性，我们的病例平均年龄不超过 30 岁（文献中是 14～66 岁，中位 40 岁）。男性亦可发病，甚至有婴儿乳瘘。治疗不当很容易导致伤口长时间不能愈合，或暂时愈合了，不久后又破溃，如此反反复复，最终形成瘘管，数年乃至 30 年都不能彻底治愈。

2. 病因　乳腺瘘管的病因是乳头内翻、分裂等发育不良，导致乳头内的输乳管扭曲变位，输乳管内鳞状上皮化生，角化物堆积，形成角栓，堵塞和腐蚀管壁，引起导管周围的化学性刺激和免疫性反应，即形成导管周围炎。发病机制类似于导管扩张症的管周炎阶段，只不过发病的部位是乳头内的输乳管而不是乳头下的集合导管，因而病变范围较小，总是围绕乳晕周围，形成乳晕旁脓肿。青春期乳腺导管发育迅速，上皮增生活跃，内翻的乳头常积存大量脱落的表皮，不易清洗，常有异味，可诱发细菌感染，造成导管口的阻塞。输乳管周围炎，继之形成乳晕下小脓肿，破溃成慢性瘘管。国外学者认为，瘘管与吸烟有关，但我们的病人均不吸烟。

3. 临床表现　乳腺瘘管临床特点如下：

（1）好发于中青年妇女，特别是未婚少女，所以可称之为姑娘的乳腺炎。男性或小婴儿亦可发病，说明这种慢性炎症与生育、哺乳没有关系。

（2）大多数乳腺瘘管的病人通常会伴有乳头发育不良或乳头畸形，如乳头内翻、乳头分裂等。乳头外观正常的人，也偶见瘘管发生。

（3）以乳腺局部症状为主，初起为乳晕旁边疼痛、局部红肿。因发病缓慢，常呈慢性或亚急性炎症，皮色暗红，炎症浅表而局限。全身反应不明显，一般不发热，白细胞计数不高，实验室检查无异常发现。不像急性化脓性乳腺炎那样高热、剧痛。

（4）当红肿破溃或者切开引流后，形成瘘管久不愈合。所以病程比较长，大多数都在半年以上，有的甚至长达 30 年。

4. 诊断　乳腺瘘管，或乳晕旁脓肿主要是临床诊断。根据乳头畸形，乳晕旁红肿疼痛，继之化脓破溃或切开，可以短期内愈合，以后反复发作，间隔时间不等，诊断并无困难。最后是依靠病理组织学检查结果确诊，手术切除的病灶送检，病理切片上发现输乳管上皮鳞化，角质物淤积，周围慢性炎症改变，即可诊断 Zuska 病。但如果反复破溃和手术，或取材部位不准确，典型病理改变不易找到，有时只见到浆细胞浸润，常常被诊断为浆细胞性乳腺炎，这样就与导管扩张症相混淆。国内文献报道的浆细胞性乳腺炎的病例，多把乳晕瘘管也包括在内。二者的临床过程，手术范围和难易程度相差甚远，若混在一起讨论，会导致统计资料的失真。

5. 检查　临床见乳头内陷或分裂，乳晕周围红肿或脓肿，一般不需要特殊检查即可诊断。彩超可见乳晕下炎性改变，小范围低回声及无回声，周边血流丰富。因为患者年纪较轻，一般不宜做钼靶 X 线检查。

6. 治疗　乳晕瘘管保守治疗或中医挂线疗法，很容易复发，抗生素效果不佳，所以手术是主要手段。当急性脓肿，红肿严重时，应先做切开引流，待急性炎症消退以后再行手术。如果炎症完全恢复，看不到病灶，手术失去目标，也容易失败，所以应当掌握好手术时机。手术的要点是必须切除病变的输乳管，其核心病灶很小，位于输乳管的基底部，即与集合导管结合部位，通常位于乳头的根部，需要劈开乳头才能发现，切除乳头后病变的导管，并做乳头整形术。乳晕旁弧形切口经常暴露不佳，术后难免复发。

7. 预防　乳腺瘘管与乳头先天畸形有关，所以及早纠正乳头内陷是预防瘘管的重要措施，手法按摩或负压吸引均可。另外注意保持乳头清洁，经常清洗内翻的凹陷部分，防止出汗潮湿。

十五、乳腺导管扩张症（浆细胞性乳腺炎）

1. 概述　浆细胞性乳腺炎，简称浆乳。1925 年 Ewing 首先提出管周性乳腺炎，1933 年 Adai 首先命名，这是一个用了 80 多年的老病名，是因大量浆细胞浸润而得名。但是浆细胞浸润在很多种乳腺慢性炎症中都很常见，并非一种病所特有，所以 1956 年 Haagensen 改称为乳腺导管扩张症，后来因其导管周围炎的征象比较突出，普遍称之为乳腺导管扩张症或乳腺导管周围炎或导管扩张综合征，而浆细胞性乳腺炎仅是其中的一个阶段而已。但是国内仍有些人习惯称为浆细胞性乳腺炎，甚至把乳腺瘘管（Zuska 病）也包括在内。但据我们最近几年的研究，同期内肉芽肿性小叶性乳腺炎（granulomatous lobular mastjtis, GLM）手术 310 例，乳腺瘘管 62 例，单纯的乳腺导管扩张症（浆细胞性乳腺炎，简称浆乳）只有 17 例，说明乳腺导管扩张症的发病率远低于 GLM 和乳腺瘘管。

2. 病因　乳腺导管扩张症或乳腺导管周围炎的具体发病病因尚未明了，老年性乳腺导管管壁退行性变导致大导管管壁变薄松弛而扩张，内容物淤积阻塞，内容物外溢，引发乳腺导管周围的化学性炎症，或局部自身免疫性反应，有时伴有大量的浆细胞浸润和肉芽肿形成。这可以解释中老年人的乳腺导管扩张症，但是乳腺导管扩张症在年轻妇女中也相当常见。如果说多次生育，哺乳时间长导致导管扩张，那么现在只生育一胎的妇女导管扩张也很常见。手术和病理所见均有明显的乳腺导管扩张，伴有乳汁残留或奶油样溢出，是很常见的现象，但不一定伴发乳腺导管周围炎，即发生浆乳的情况并不是很多。

乳腺导管扩张症中大导管上皮的基本病理变化是萎缩、变平或消失，但个别地方也可有增生性改变，由于许多导管扩张成囊，切面常呈蜂窝状，腔内充满米黄色、灰褐色、深绿色的液体或油膏状物质。由于导管内容物的化学性刺激，引起管壁破损及导管周围的化学性炎症，大量淋巴细胞及浆细胞浸润，就在乳晕下或乳晕附近形成局限性肿块，直径为 1～5 cm，个别的肿块可达 10～12 cm。也可有的肿块距乳头较远，为一个或几个。因有慢性炎症，故肿块表面皮肤常有粘连，并有腋下淋巴结肿大。由于管壁的纤维化，导管短缩，牵拉乳头造成乳头内陷，临床表现很像乳腺癌。如果仅凭临床表现，贸然做乳腺根治切除，就会铸成大错。

3. 临床表现

（1）乳头溢液，很常见，占 35% 以上。乳头溢液往往是导管扩张症的临床前期表现，单侧或双侧，一般为粉刺样，多孔淡黄浆液性或乳汁样溢液，有时自发流出，有时挤压而出，可称之为隐匿型乳腺导管扩张症。因为不引起症状，即没有疼痛和肿块，临床不能做出正确的诊断。

（2）乳头发育畸形，乳头内陷、内翻、或分裂，是引起乳头下集合导管扭曲阻塞的原因。乳腺导管扩张症伴有乳头畸形率可高达 80%，但与乳晕瘘管在发病部位和机制不同，即不是输乳管局部的阻塞和鳞状上皮化，而是较为广泛的大导管淤堵或退化性扩张。

（3）本病临床表现多样化，其始发部位很少远离中央区。一般可分三期：①急性期，红肿疼痛，但多不剧烈，多以胀痛为主，类似急性化脓性乳腺炎，但用抗生素治疗无效。化脓缓慢或不化脓，大约病程为 2 周；②亚急性期，主要表现为皮肤暗红，肿块有轻微触痛，全身反应不明显；③慢性期，以肿块表现为主，大小不等，边界不清，活动性差，常位于乳晕深部，质地硬韧，皮肤粘连，乳头凹陷。30% 左右为无痛性肿块，故与乳癌不易鉴别。

（4）病程较长，反复发作。化脓后破溃，或切开引流后不易愈合，形成慢性溃疡或多发瘘管，乳房变形或有色素沉着的慢性炎症改变。乳腺导管扩张症可有一年以上较长时间的治愈期，即肿块和炎症完全消失，相隔数年后再次发作。

（5）全身反应不明显，一般不伴有全身关节痛、结节红斑、剧痛、发热等表现。

（6）一般来说，乳腺导管扩张症发病年龄较大，有多胎生育史、长期哺乳史。多见于 40～50 岁或更大。Haagensen 最早报告的病例平均年龄是 50 岁。但我们单纯扩张症病例的平均年龄只有 33 岁，原因尚待研究。

4. 诊断 轻度的导管扩张症早期诊断很困难，当只有乳头溢液时，常误诊为乳腺增生症。单孔溢液常误诊为导管内乳头状瘤。以无痛肿块为主要表现时，年龄较大者，经常误诊为乳癌，甚至做乳癌根治术。当乳晕周围出现炎性肿块时，应当考虑浆乳的可能性，穿刺检查是必要的。

乳腺导管扩张症病变的主要部位在集合导管，也就是较大的导管扩张，内容物潴留，管壁破损，导管周围大片炎性细胞浸润，浆细胞、淋巴细胞最为明显，周围纤维化，也经常伴有大量炎性肉芽肿形成，所以也可归属于肉芽肿性乳腺炎的范畴，但不应与肉芽肿性小叶性乳腺炎 GLM 相混淆，当临床不易鉴别时只能靠病理确诊。

因病变发展过程不同，炎性反应强弱不等，或因病理取材部位不同，其病理形态很不一致，故诊断标准及疾病名称与性质目前尚有争议。病理学一般分为五期，即导管扩张期、炎症反应期、慢性炎症期、肉芽肿形成期、愈合期或纤维化期。

5. 检查 临床一般常规检验常无特异性改变，针吸细胞学检查，发现炎性细胞、坏死物碎渣。乳管造影可见乳腺导管扩张、迂曲、阻塞、变形。彩超可见明显的导管扩张、内容物淤积，甚至可见内容物流动，多发的低回声及无回声片状或条索状改变。钼靶可见片状密度增高影像，与乳癌不易鉴别。

6. 治疗

（1）中医治疗：乳腺导管扩张症或乳腺导管周围炎早期是无菌性炎症，抗生素效果不佳，所以多推荐中医治疗。慢性炎症肿块、化脓、破溃等，中医统称为疮疡。中医治疗各种疮疡历史悠久，内服外用方法很多，效果良好。中医治疗有两个目的，一是中药可以促进炎症吸收和伤口愈合，对于乳腺导管扩张症或乳腺导管周围炎可以达到长时间的治愈；二是如果不能彻底治愈，也会促进手术时机的到来，因为急性期或脓肿不宜直接做病灶清除手术。

慢性炎性肿块不红不热属于中医的"阴证疮疡"，部分皮肤暗红属于半阴半阳证，用中医外科名方"阳和汤"加减治疗。阳和汤原方出自清·王洪绪著《外科症治全生集》。

麻黄 1.5 克，熟地 30 克，肉桂 3 克（研细），鹿角胶 9 克，白芥子 6 克，炮姜炭 1.5 克，生甘草 3 克。

加减化裁：有高血压、心脏病者去麻黄，加皂刺 10 克、白蒺藜 IO 克。

肿块较硬，加山甲 10～30 克、鳖甲 30 克、生牡蛎 30 克、浙贝 15 克。

皮肤暗红，加丹皮 15 克、连翘 10 克。

皮色不变、舌质淡白、寒象明显者，加制附子 10 克、生黄芪 30 克。

以上的中医治疗方法，也适用于肉芽肿性小叶性乳腺炎。

（2）手术治疗：乳腺导管扩张症的彻底治疗仍需要手术，最佳手术时机是伤口愈合期，手术的方式是乳晕下集合大导管和病灶清除术，而不是简单的切开引流术。手术要彻底切除乳晕下集合导管与病灶，立即做乳房内部整形，尽量保持乳房外形的完美性。

7. 乳腺导管预防　扩张症与乳晕瘘管多与乳头畸形有关，所以及早纠正乳头内陷是很重要的。发现乳头溢液及早就诊，哺乳时间最好不要超过 2 年，过长时间的哺乳将会导致导管扩张。

十六、肉芽肿性小叶性乳腺炎

1. 概述　肉芽肿性小叶性乳腺炎（GLM），也称特发性肉芽肿性乳腺炎（idiopathicgranulomatous mastitis, IGM），为了叙述的方便，我们简称"肉芽肿"或GLM。病理特征是以小叶为中心的肉芽肿性炎症，其主要细胞成分是上皮样细胞、多核巨细胞、中性粒细胞等，微脓肿形成和非干酪样坏死，是多种肉芽肿性乳腺炎 GM 的一种。1972 年Kessler 首次提出，1986 年国内才有 8 例报告，至今历史不长，以往发病率不高，所以目前还有不少的乳腺科医生，对这个病缺乏认知，经常误诊为乳腺增生症、乳癌、化脓性乳腺炎或浆细胞性乳腺炎，导致治疗的延误。以往的统计乳腺癌和"肉芽肿"的发病比例是25：1，但乳腺"肉芽肿"发病率近几年急速上升，明显超过乳腺导管扩张症（浆乳）和乳腺瘘管（Zuska 病）的发病率，而且治疗困难。肉芽肿 GLM 是所有慢性乳腺炎症中最需要深入研究的新课题，目前国内外对其病因、最佳首选治疗方案尚有较大争议。

2. 病因　肉芽肿 GLM 的确切病因未明，多数学者认为是自身免疫性炎症，是对积存变质的乳汁发生的IV型迟发型超敏反应。但究竟是什么原因触发了这种自身免疫性炎症反应，尚不能肯定，泌乳素可能是发病的触发器，并与哺乳障碍、饮食污染、避孕药或某些药物有关。

我们统计，78% 的患者有哺乳障碍，即排乳不畅、乳汁淤积。乳汁淤积是发病的物质基础，所以 GLM 的病人总是那些年轻的经产妇以及 1～8 岁儿童的母亲。哺乳障碍的原因是多种多样的，诸如乳头内陷、无奶或奶少、有奶不喂、母子生病、抱婴儿的习惯等等。一旦受到钝性外伤，如婴儿的撞击、性爱过程中的揉、压等粗暴动作，往往就很容易使污染或变质的乳汁外溢，从而激发自身免疫性炎症。我们观察到 GLM 总是好发于有哺乳障碍的那侧乳腺，尤其是小儿拒绝哺乳的那一侧。在乳癌发病危险因素中，这种情况称为"拒哺乳征"；说明在 GLM 发病中小儿拒绝哺乳也是个危险信号。还有各种原因的泌乳素升高，抑郁症或焦虑症、精神分裂症药物，达英 35、毓婷等紧急避孕药，促排卵药也能诱发，可称之为药源性 GLM。

中医认为"乳汁乃饮食所化"，应该是吃什么东西产什么奶，饮食里有什么，奶里就有什么。现在滥用的激素、洗不净的农药残留、无处不在环境污染以及五花八门的添加剂等等，这些社会性的饮食污染，可能是近年来我国肉芽肿发病急剧增加的原因。据统计，南方人占 65%，沿海发达城市的病人居多。流行病学研究证实，GLM 多见于地中海周边和发展中国家，而英美白种人很少发病，饮食环境的污染可能是重要因素之一。

3. 临床表现

(1) 多为年轻的经产妇，多在产后 6 年内发病，平均病程 4.5 个月，平均年龄为 33 岁，未婚育的患者多与药物或垂体泌乳素瘤有关。

(2) 临床表现以乳腺肿块为主，肿块突然出现（突发性），常在一夜之间出现巨大肿块或全乳房肿大，或原有较小的肿块迅速增大。始发部位一般距乳晕较远，但很快波及到乳晕。肿块呈明显的多形性，或伪足样延伸，或通过乳晕向对应部位横向蔓延。1～2 周后肿块表面出现小范围的红肿，我称其为"鹤顶红"，里面形成散在脓肿和多层窦道。

(3) 多数伴有疼痛，甚至是剧痛，有人甚至是以疼痛为首发症状，数天至 1 个月后才发现肿块。无痛性肿块仅占 9%，所以疼痛或触痛的发生率和程度明显高于乳癌。一般体温正常，个别人伴有几天的低热或高热，若穿刺后合并感染可以高热不退。

(4) 病情进展非进行性，有间歇性和阶段性，可有数月的缓解期，最长可达 3 年。病情的自限和缓解，经常被误认为是疗效或治愈，以后在月经前、生气或劳累后突然发作。

(5) 乳头正常或发病后有内陷，GLM 与乳头形态无关，病变经常从周边侵袭乳晕，但很少累及乳头。

(6) 切开引流后黄脓不多，多流淌黄水或米汤样、血性脓液或出血多于出脓，有别于急性化脓性乳腺炎。几次更换敷料后，伤口鲜红肉芽翻出，与结核性潜行性溃疡完全不同。

(7) 30% 的"肉芽肿"伴有明显的全身关节肿痛或下肢结节红斑，即有风湿样改变。部分病人抗核抗体谱异常，类风湿因子阳性。似乎支持"肉芽肿"属于自身免疫性疾病，但目前尚缺乏血清学证据。

(8) 20% 的病人伴有高泌乳素血症，泌乳素升高通常是一过性的，持续时间为 1～2 个月。推测泌乳素就是在发病之初起一个触发器或称为点火作用。

(9) 有双侧发病倾向性，大约 11% 的病人是双侧乳腺同时或先后发病，间隔时间多在 1 年之内。

4. 诊断　临床上根据"病史三个三，肿块发周边，先痛后红肿，腿上长红斑"，即病人 30 多岁，最小的孩子 2～3 岁，病程 2～3 个月。肿块始发部位多在乳房周边，远离乳晕。常伴有明显的疼痛，或触痛。肿块表面很快出现斑片状红肿，继而化脓破溃流脓。下肢出现结节红斑或多处关节痛等临床表现，典型的 GLM 临床诊断并不困难。但早期肉芽肿的诊断是很困难的，尤其那些无疼痛、无红肿的肿块，常会误诊为乳腺增生症或乳腺癌。而彩超和钼靶 X 线检查缺乏特异性表现，所以误诊率可高达 100%。细针穿刺细胞学能做出肉芽肿诊断的病例不多，一般情况下只能帮助鉴别是癌，还是炎症。空芯粗针或麦默通活检做病理切片诊断是最好的方法，最后的诊断金标准是病理诊断。

5. 检查　一般的常规化验发现血沉加快，个别人白细胞增多，性激素六项中 20% 泌乳素升高。抗核抗体谱、风湿三项、补体和 C- 反应蛋白等检查，目前尚未发现有诊断意义的资料，而且与结节红斑等风湿样症状没有肯定的联系。目前最有价值的检查手段是彩超，当发现多处低回声至无回声，散在脓腔，纵横交错或深浅分层的窦道，对肉芽肿的诊断帮助极大，结合病史体征经常可以直接手术。钼靶 X 线摄片与磁共振常无特异性改变，而且患者年龄多小于 35 岁，肿块巨大或出脓，均不宜做钼靶 X 线检查。

6. 治疗　肉芽肿 GLM 的治疗方案存在分歧，臼前正处在"瞎子摸象"阶段。最早盛行的是用皮质激素治疗，泼尼松每日剂量 30～40 克，平均用药时间 4.7 个月，适用于肿块直径小于 4 厘米的早期病例，即尚无脓肿和窦道阶段。激素治疗的特点是起效快，疗效好。

一段时间后疗效减弱，减量或停药后迅速反跳，最终病情加重难以控制。文献中却有治愈的病例报告，但病例不多，随访时间不长，难以肯定远期疗效。最大问题是皮质激素的不良反应很明显，兴奋感、中心性肥胖、糖耐量降低、骨质疏松乃至股骨头坏死。超过1个月以上长期服用激素不利于伤口愈合，增加手术中出血、皮质功能低下等风险。所以，激素治疗应选好适应证，即没有脓腔与窦道的早期病例，试验治疗时间不宜超过2周，效果不好立即减量逐渐停药。皮质激素有效而且显效快，只能证明肉芽肿是自身免疫性疾病的性质，但不宜作为首选方案。现在多用于术后辅助治疗，减少复发，或用于难以控制的严重病例。

根据我们300多例的手术证实，早期手术效果很好，复发率低于2%，外形可以保证。一旦侵犯皮肤，皮肤红肿，复发率明显上升，外形损毁也较严重。GLM尽管是属于良性疾病，但局部有很强的侵袭性和复发性，零星残余病灶可以播散和种植，带有一定的局部恶性倾向。手术治疗效果与手术方法直接相关，所谓的肿块切除、区段切除、扩大切除均不适用于肉芽肿。

GLM是无菌性炎症，抗生素是徒劳无益的，但是很多医生看见红肿、出脓，习惯性思维"发炎就消炎，消炎就用抗生素"，于是盲目使用多种抗生素，甚至用到泰能，多数情况下属于滥用和浪费。只有在白细胞计数增高、发热，考虑并发感染时才适当使用抗生素。

任何一个病，当西医治疗困难时，总是推荐给中医。中医是辨证施治，"有是证用是药"是中医普遍原则，不必分清是肉芽肿还是浆乳，异病可以同治，所以中医中药有广泛的市场。中药内服或外用，确实可以减轻一部分病例的病情，甚至可以暂时治愈。在治疗方法上，应当遵照疮疡的辨证法则，疡科前辈张山雷云："疡科辨证，首辨阴阳，阴阳无缪，治焉有差"。GLM是慢性炎性疮疡，实属阴证，或阴中有阳，而绝非阳证疮疡，不宜重剂清热解毒，有人用柴胡剂疏肝活血，久服导致病人更加倦怠乏力，雪上加霜。有人重用山甲，临床也未能证实有效。我们建议采用紫草加阳和汤化裁，阳和汤是清代王洪绪治疗阴疽的名方，紫草降低泌乳素，抑制炎症。化岩颗粒就是在本方基础上研制的，原本是治疗肾虚型乳腺增生的，2007年用于治疗肉芽肿，发现起效很快，能缩小肿块，促进伤口愈合，能创造手术最佳时机，术后坚持服药至少半年，能减少患侧复发和对侧发病的概率，现在已经是我们的常规用药。

还有人按肺外非结核分枝杆菌感染的原则，在没有找到结核杆菌的情况下，采用抗结核三联药物试验治疗，有人报告治愈慢性窦道有效。但据我们的观察，基本是无效的，而且与用皮质激素疗法相违背，众所周知，结核是禁用皮质激素的。

7. 预防　由于CLM的确切病因不明，因此，很难有效的预防。但是根据多数病人的调查，非正常哺乳可能是发病重要诱因，各种原因的哺乳障碍导致乳汁淤积是发病的物质基础，饮食污染导致积存乳汁变质。所以要远离污染食品，尤其是人工饲养的海鲜。有人明确指出是吃了8只螃蟹后发病，有人说是吃黄鳝后发病。提倡母乳喂养，正确哺乳，哺乳时间不能少于6个月。避免乳房钝性外伤，防止意外撞击。纠正过敏体质，有慢性荨麻疹、湿疹的病人应积极治疗。

十七、结核性乳腺炎（乳腺结核）

1. 概述　人类的结核病自古就有，尽管在欧美发达国家基本灭绝，但不发达国家或地区，如南非、印度仍广泛流行，旧中国也是疫区之一。结核病是结核杆菌引起的特殊性感染，侵犯部位不同，临床表现不同，而有不同的名称，如肺结核、骨结核、肠结核、淋巴结结核等。一般多伴有全身慢性消耗性表现，如赢弱消瘦、低热盗汗、颜面潮红、倦怠乏力等。结核病是一种流行性传染病，是严重的社会问题和全民健康体质问题，贫穷与落后是结核病流行的社会基础，所以结核病在不发达地区和发展中国家得以流行，而且难以控制。以前肺结核俗称肺痨，乃不治之症。现在我国边远地区仍有结核病小范围流行，经济发展的地区也常有散发的结核病出现。

表19　瘘管、浆乳、肉芽肿三种常见慢性炎症的鉴别诊断表

	乳腺瘘管（Zuska 病）	肉芽肿性小叶性乳腺炎（GLM）	乳腺导管扩张症或乳腺导管周围炎
好发年龄	20 岁左右	30 岁左右	40～50 岁
病程特点	反复发作为特征，病程数年，有很长的康复期	发病突然，病史仅几个月，有缓解期和阶段性	病程数年，可以间断治愈
婚育状况	与婚育无关，常是未婚少女	经产妇，1～6 岁婴幼儿的母亲（药源性除外）	多产妇，孩子已大（药源性除外）
乳头形态	先天性乳头内陷、内翻分裂、短小、发育不良	多数正常，肉芽肿病灶不累及乳头	乳头发育不良占 60%，或炎症导致乳头继发内陷
乳头溢液	溢出少量粉刺	多无溢液，若并发乳腺导管扩张则有溢液	溢液占 32%，多孔，浆液性或乳汁样
疼痛程度	局部胀痛，一般不剧烈	多剧痛难忍，少数隐痛，完全无痛者仅 8%	无痛肿块占 30%，有疼痛多为胀痛
肿块位置与肿块发展	总不离乳晕旁边，即总在中心区，病变范围不大	始发中央区仅 10%，左侧占 56%，肿块增大迅速，向心性发展至乳至乳甚至全乳或此起彼伏，多发肿块	始发中央区占 63%，从中心向外发展，或病变部位不定
红肿、破溃瘘管	开始小片红肿，破溃后形成瘘管，经久难愈。病灶局限于乳晕周围	开始不红，后来鹤顶红，破溃后难以愈合，别处又起红肿	中心区为主的红肿，化脓，破溃，形成瘘管
全身反应	无	30% 的病人有下肢结节红斑，关节痛，行走困难，20% 泌乳素升高	少有乳腺以外的反应
术后复发率	乳头根部的病灶切除后不复发，如果乳头下的病灶不切除，复发难免	一般性手术复发率达 16%～50%，病灶残留、播散种植或全面复发	切除所有大导管，一般很少复发
病理特征	输乳管上皮鳞状上皮化，角化物阻塞，乳晕下肉芽肿性炎	小叶为中心的肉芽肿性炎，早期微脓肿形成，中性粒细胞为背景	乳膜导管扩张，乳膜导管周围炎，浆细胞浸润，也可有肉芽肿形成
疾病性质与预防	混合感染性疾病，及早纠正乳头畸形，切除输乳管根部的病灶	属于自身免疫性疾病，远离饮食污染或发物，正常哺乳，慎用避孕药	属于反应性疾病，尚无预防措施

1829 年 Astley Cooper 报道了第一例乳腺结核，至今国内仍陆续出现，尤其是边远山区的农民和农民工发病率较高。结核病常原发于肺、胸膜、肠道、颈部淋巴结等处，而较少原发于乳腺，但是最近原发乳腺结核的报告有增多之势。由于乳腺结核的临床表现多种多样而少有特异性，经常被误诊为其他疾病，而延误正规的抗结核治疗。在我国的现阶段，在人口频繁流动的情况下，对乳腺结核仍需要保持高度的警惕性。

2. 病因　乳腺结核是结核杆菌通过多种渠道感染到乳腺实质所致，来源途径有四：①直接蔓延或经乳头、皮肤破损直接侵入。例如，肺、胸膜、肋骨、胸壁结核直接蔓延侵犯到乳腺；②血行播散，例如，粟粒型肺结核、肠结核、骨结核等其他部位的结核病灶，大量结核杆菌通过血行播散至乳腺；③淋巴渠道，肠系膜淋巴结结核、纵隔、锁骨上下、颈、腋淋巴结核，结核杆菌经淋巴管逆流而来；④呼吸道传播，结核杆菌通过呼吸道进入血液，再循行至乳腺组织内，发生原发性乳腺结核。过去认为，乳腺结核多是继发于其他部位的结核病，但不一定能找到原发灶。现在发现，乳腺结核也可以作为独立病种，原发部位就在乳腺。

3. 临床表现　乳腺结核不论原发还是继发，临床表现都是多种多样，缺乏特异性。一般分为局限型、硬化型和散播型三种，以局限型最多，约占70%。硬化型多见于中老年人。现将临床表现简单归纳如下：

(1) 多见于 20 ～ 40 岁年轻妇女，国内报道最大 66 岁。可发生于未婚少女或少数男性。多发于哺乳期、妊娠期妇女，可能与这个时期乳腺血流丰富或乳腺导管扩张有关。但广东惠来县报告 15 例乳腺结核，没有一例是妊娠哺乳期。中山大学肿瘤医院报告 7 例，也都是非哺乳期。

(2) 起病缓慢，症状不明显，病程较长，平均 4 ～ 6 个月，最长 9 年。60% 的病例有既往结核病史。

(3) 30% 的病例有乳头脓血性溢液，乳头内陷或粘连固定。

(4) 乳房肿块或硬结，好发于中央区或外上象限，多为单侧，双侧较少。早期为孤立结节，或为多发，边界不清，大小不等，逐渐相互融合。病变开始局限，会逐渐弥漫全乳。因纤维化明显所以较早出现粘连，质地硬韧。肿块中心坏死液化后则变软，因不红不热，故称为寒性脓疡。脓肿可以在皮下、腺体内或腺体后间隙。破溃后流出米汤样稀薄脓液，含有干酪样、豆腐渣样物质。皮肤暗红，可有橘皮征出现，多伴有腋淋巴结肿大。

(5) 红、肿、热、痛一般不明显，呈典型慢性炎症表现，或稍有压痛或隐痛。无痛性和粘连的肿块，与乳癌难以鉴别。注意有的乳腺结核与乳癌并发，山东蒙阴县报告的 89 例乳腺结核中 3 例并发乳癌。

(6) 破溃后形成窦道，经久不愈的慢性溃疡，边缘呈潜行性，颜色晦暗，常是结核病的特征性表现。但要注意鉴别，结核性溃疡与颜色鲜红的急性化脓性乳腺炎伤口不同。也有别于肉芽肿性小叶性乳腺炎的伤口，后者肉芽鲜红而高出皮肤之外。

(7) 可伴有全身结核中毒症表现：低热、盗汗、乏力、消瘦，或伴有肺结核、淋巴结核等其他部位的结核病表现。

4. 诊断　乳腺结核的初期无明显症状，或症状不典型，早期诊断相当困难，文献中的误诊率为 57% ～ 80%，有的高达 93%。可误诊为乳腺所有的疾病，诸如增生症、纤维腺瘤、积乳囊肿、一般脓肿、乳癌等。与浆细胞性乳腺炎等急、慢性炎性疾病更容易混淆。所以要提高对乳腺结核的认识，提高警惕性。对乳腺出现的任何肿块，都应当做全面的检查，不能因为现在结核病减少了，就忽略了乳腺结核的可能。当出现慢性炎症的窦道和潜行性溃疡，阴虚内热的全身性症状，一般抗生素疗效不佳，应当考虑乳腺结核的可能。但最后的确诊，是以细菌学和病理组织学证据为准。肿块穿刺抽取液，或溃疡或窦道分泌物做涂片发现干酪样坏死或朗汉斯巨细胞，对诊断帮助很大。抗酸染色，如果发现结核杆菌，或取材活检，病理切片见到典型结核性肉芽肿性炎，中心是干酪样坏死，周边是上皮样细胞和少数多核巨细胞，再外层是淋巴、单核细胞包绕即可确诊。乳腺结核是一种典型的肉芽肿性乳腺炎，临床上经常与其他肉芽肿性炎症相混淆。遇此情况时，需要通过病理组织学检查加以鉴别。

5. 检查 常规实验室检查，发现白细胞计数不高，血沉增快，肺或其他部位发现结核灶，皮肤结核菌素试验 PPD 强阳性等，均支持乳腺结核的诊断。采用酶联免疫斑点法（ELISPOT）测定释放 γ-干扰素的 T 细胞数量，ELISPOT 与结核菌素纯蛋白衍生物（PPD）皮肤试验联合应用，敏感度可达 99%。乳头溢液或分泌物、脓液做抗酸染色，发现结核杆菌就可以确诊。彩超可作为首选的检查方法，可以发现低回声结节、囊性液区、窦道等，并可在彩超引导下做穿刺检查。钼靶 X 线摄片常发现局部致密影，皮肤增厚、窦道、钙化点。CT、磁共振检查，无特异性改变，但有助于发现或除外其他部位的病变。细菌学诊断虽然具有特异性，但灵敏度不高，即阳性率不高。结核杆菌的培养是诊断的金标准，但是周期长，条件高，成本大，一般医院难以做到。

6. 治疗 抗结核药物治疗：链霉素的发现是结核病治疗的里程碑，后续发现的有效药物，常与链霉素合用。多种药物联合而不单用，不同组合成不同方案。每日参考剂量链霉素 1 克，异烟肼 0.3 克，乙胺丁醇 0.75 克，利福平 0.45 克，吡嗪酰胺 1.5 克。但链霉素对听神经可造成永久性损害，所以临床上很慎重，而异烟肼是一线必用药。门诊常用口服三联疗法，即异烟肼、利福平、乙胺丁醇三药组合。可以前 2 个月每日 3 次冲击服药，后 4 个月每周服药 3 天维持或只用异烟肼与利福平。二线药物是卡那霉素、氟氧沙星、乙硫异烟肼胺。标准化治疗的疗程不少于 6 个月或 9 个月，甚至 1～2 年。无论何种方案均应遵照早期、适量、联合、规律、全程应用的原则规范用药。可以调整剂量或方案，但不可随意停药。服药期间观察药物的不良反应，注意肝功、视力、听力的检测。抗结核药一般多与护肝药、维生素等合用，以减少不良反应。

手术治疗：病变局限者最适用于手术疗法，彻底清除病灶和所有坏死组织，创口可以一期愈合。病灶广泛者需要做乳房切除，甚至包括感染的腋淋巴结。手术与抗结核药物常联合使用，病灶控制局限以后再进行手术。术前即使没有找到原发灶，仍建议术后药物继续治疗半年。

辅助治疗：结核病有其共同的特征，慢性消耗比较明显。中医认为气血不足，阴虚内热。可以服中药补养气血，如十全大补汤、清营汤、鳖甲汤、夏枯草汤等。另外就是加强营养，注意休息，全身的支持疗法对于结核病的早日康复是十分必要的。结核杆菌主要是空气传播，如果伴有肺结核尤其粟粒型开放性肺结核，因有较强的传染性，需要住结核病医院治疗。乳腺结核如果没有溃破、窦道，原则上是不会传染的，如果是开放的，仍要防止接触性传染，更换下来的敷料等仍需及时焚化处理，最好住单间病房，单独换药。如果是哺乳期乳腺结核应当立即停止哺乳。

7. 预防 如前所述，结核病是严重的社会问题，贫穷落后与结核病相伴而行。预防结核是全民卫生、营养、健康、教育的巨大工程。只有经济发达，生活提高，环境改善，体质健壮，全民预防接种卡介苗，才能有效预防结核病，乳腺结核也就随之消失。结核病多见于进城打工的农民工，所以对来自疫区的高危人群要重点监测，进行全面体检，排除结核病的可能。尽可能地改善他们拥挤的居住和卫生条件。对城市内散发的病例，及时做传染病报告，请结核病防疫专业人员进行流行病学调查，患者最好住结核病专科医院治疗。

十八、乳房湿疹

1. 概述 乳房湿疹系特殊部位湿疹的一种，是由多种内外因素引起的一种急性或慢性皮肤（表皮及真皮浅层）炎症，皮疹以红斑、丘疹及丘疱疹为主的多形损害，有渗出倾向，常对称分布、瘙痒剧烈、反复发作、迁延不愈，对治疗抵抗。其病因比较复杂，一般认为多与变态反应有密切关系，常常难以确定。

2. 病因 乳房湿疹的发病原因是很复杂的，目前尚未十分明了。一般言之，大多数病例系由以下原因所引起：

(1) 内部因素

1) 慢性感染病灶：如慢性胆囊炎、齿龈炎、扁桃体炎、肠寄生虫病、营养失调、消化不良、胃肠疾病等。

2) 内分泌及代谢改变：如月经紊乱、妊娠、糖尿病等。

3) 血液循环障碍：如胸壁浅静脉炎等。

4) 神经精神因素：如忧虑紧张、情绪激动、过度疲劳、失眠、自主神经功能紊乱等。

5) 遗传因素：如具有过敏素质（即湿疹素质），而这种素质可能与遗传因素有关，其虽然起了一定的作用，但它可能随年龄和环境而改变，从而导致本病的复杂特性。

(2) 外部因素

1) 食物方面：鱼、虾、蛋、牛羊肉等脂肪类、糖类。

2) 吸入物：花粉、尘螨、羊毛、羽毛、微生物等。

3) 生活环境：日光、湿热、寒冷、干燥、搔抓、摩擦、动物皮毛等。

4) 化学物质：化妆品、肥皂、合成纤维、丝织品、毛织品、染料、油漆等。

5) 感染：皮肤表面的感染、病灶等。

3. 发病机制 乳房湿疹主要是内外激发因素引起的一种迟发变态反应，但最新资料证实，本病的发生与其所产生的棘细胞层浅部的角化细胞之抗体有关，其反应过程有补体参加。

该症的免疫病理，可见表皮、真皮有大量的朗格汉斯细胞与 T 淋巴细胞浸润，特别是辅助性 T 淋巴细胞。目前，据大多数学者的观点推测，乳房湿疹的发病机制与变态反应IV型、II型有关。

4. 临床表现 在临床上，乳房湿疹的表现是多种多样的，如潮红、斑疹、丘疹、水疱、糜烂、渗出、结痂、鳞屑、皮肤肥厚、皲裂等，但一般可按其发病过程和皮肤表现分为急性、亚急性和慢性三期。

(1) 急性乳房湿疹：发病一般较迅速，皮损呈原发性和多形性，分布多对称，面积可大可小，境界不清楚。初起时，乳房皮肤表面患部发热、潮红、肿胀，并向周围蔓延，称为红斑性湿疹。随着病灶的发展，在红斑、水肿的基础上，可出现散在或密集的针头至粟粒大的丘疹，数目多少不定，有时形成大片损害，称为丘疹性湿疹。若炎症继续发展，其损害外围亦见散在的类似皮疹，呈卫星状，境界不清，且丘疹充满浆液，变为丘疱疹或水疱，称为水疱性湿疹。水疱经感染后，内容混浊，形成脓疱，且迅速蔓延，附近淋巴结肿大、疼痛，亦可见毛囊炎、疖肿或全身不适、发热等，称为脓疱性湿疹。由于剧烈瘙痒，经反复搔抓后，脓疱即破溃，则有浆液或脓汁流出，并出现湿润和糜烂面，往往散发腥臭气味，触之有痛感，称为糜烂性湿疹。当渗出液干燥后，形成黏着的痂皮，根据干涸液体内所含脓细胞数量的多少，痂皮的颜色可自透明发亮的灰黄色以至混浊污秽的黄绿色。若干涸液体内混有血液，则可形成暗红或黑色的血痂，称为痂皮性湿疹。急性湿疹如经适当、及时的治疗，各型湿疹的炎症现象逐渐减轻，皮疹可逐渐减少乃至消退，受累皮肤覆以细薄的白色糠秕状鳞屑，称为鳞屑性湿疹。

急性湿疹的瘙痒较重，可伴有灼热感，其程度可依病情轻重、患者的耐受性而有不同，尤其当沐浴、饮酒、被褥过热以及精神过劳后更加剧烈，甚至影响睡眠。不少患者由于失眠而瘙痒更重，越痒越抓，越抓越痒，因而造成恶性循环，增加精神负担。

一般的急性湿疹经数日至 2～3 周可逐渐好转，但顽固性病例则需较长时间方可治愈，治愈以后，每当某一季节或遇到以前的内外因素刺激后，可旧病复发，临床表现为急性发作，或转为亚急性或慢性湿疹。

（2）亚急性乳房湿疹：本病可由急性乳房湿疹演变而来。当急性湿疹的红肿、渗出等炎症减轻后，皮疹转变为以小丘疹、痂皮及鳞屑为主，间有少数丘疱疹、小水疱，出现少量渗出和轻度糜烂，亦可有轻度浸润，瘙痒仍然比较剧烈。

该型湿疹之病程可经数周而渐缓解以至痊愈，但若再次暴露于致敏原或遭遇新的刺激或处理不当时，可再次导致急性发作或病情加重；若经久不愈，则发展为慢性湿疹。

（3）慢性乳房湿疹：本病通常多由急性乳房湿疹或亚急性乳房湿疹反复发作后迁延而来，或自一开始即呈慢性状态。其特征为干燥状态，呈棕红色、暗红色或污灰色，局部浸润、肥厚尤为突出，表面粗糙，呈典型苔藓样变，继发色素沉着斑或色素减退斑。慢性乳房湿疹在发病过程中，由于某种内外因素，常可出现急性化而发生渗出、溢液状况，伴有丘疹、抓痕、痂皮、鳞屑，但常局限于一个部位，外周可有丘疹、丘疱疹散在，很少继续扩大。病程不定，可延续数月至数年或更久，常呈浸润、肥厚、脱屑或结痂，对称分布，瘙痒剧烈，且呈阵发性，遇热或晚间较重，极易复发，历久不愈。还有相当一部分病例为急性湿疹改变而不断复发，在持久不愈的病例中，局部淋巴结常肿大，但不化脓。此虽可能由于病原的继续存在，而呈周期性的频发，但即使病原除去后，病损也未必即愈，这就体现了本病的长期性、复杂性、顽固性和耐药性。此时一般无全身症状，唯瘙痒有时颇为剧烈。因长期难于忍受的瘙痒，可使患者健康受到影响。

对于乳头湿疹，常有湿润和结痂倾向，自觉灼痒，因浸润之故常有皲裂，伴有痛感，因而易诱发乳房炎。在肥胖女性乳房的皱襞处，或哺乳妇女的乳头、乳晕及其周围，皮疹常对称分布，呈棕红色斑、糜烂、渗出或覆以菲薄痂皮和鳞屑，可有浸润、皲裂、瘙痒，伴有疼痛，此时需注意是否为乳房湿疹样癌（乳房 Paget 病）的先驱症状。

5. 实验室检查

（1）斑贴试验：怀疑有外部因素接触者，应做斑贴试验寻找或验证变应原，一般在急性期炎症消退 2 周后或慢性期进行。

施行斑贴试验时，应选择背部或前臂内侧无皮疹处，采用 Finn 斑试小室，将试验物配成合适浓度后置入碟内，放置于受试皮肤部位上，予以固定。48 小时后取下敷贴试剂，在 72 小时后观察反应。出现红斑、丘疹或水疱则为阳性，若为阴性结果，必要时于 1 周后再观察一次。

（2）组织病理

急性期：表皮细胞间水肿，可形成表皮内水疱。真皮浅层血管周围淋巴细胞及组织细胞浸润，并可见数量不等的嗜酸性粒细胞，真皮乳头水肿，偶见血管外红细胞。

慢性期：表皮细胞亢进及角化不全，棘层肥厚，表皮突增宽下延。真皮乳头层增厚，乳头内有与表皮垂直走向的粗厚红染之胶原，浅层血管周围有淋巴细胞、组织细胞及少许嗜酸性粒细胞浸润。

6. 诊断与鉴别诊断　乳房湿疹的形态尽管千变万化，但根据其病史、形态及病程即可确诊。在病史上，该病病因常不十分明确；在形态上，依据急性期的多形性、有渗出倾向、瘙痒剧烈、对称分布，慢性期的浸润肥厚、苔藓样变等特征，诊断并不困难；在病程上，注重其可转化性，即急性期常转变为亚急性期或慢性期，愈后又易复发。

在临床上，急性乳房湿疹须与急性接触性皮炎相鉴别（表 20），慢性乳房湿疹亦应与慢性单纯性苔藓相鉴别（表 21）。

7. 治疗

（1）一般治疗原则

1）针对病因治疗：接诊后要对患者进行必要的系统查体，包括全身状况、生活习惯、生活环境、职业、既往病史、过敏状态、治疗经过等，作一全面的分析研究，尽量找出可能的病因，然后针对其主要致病原因进行对因治疗。

表20　急性湿疹与急性接触性皮炎鉴别

	急性湿疹	急性接触性皮炎
病因	复杂，多属内因，常查不清	多属外因，多有接触史
好发部位	对称	局限于接触部位
皮损特点	多形性，炎症较轻	单一形态，可有大疱及坏死，炎症较重
皮损境界	不清楚	清楚
自觉症状	瘙痒，一般不痛	瘙痒、灼热或疼痛
病程	较长，屡有发生	较短，病因去除，迅速自愈
斑贴试验	常阴性	多阳性

表21　慢性湿疹与慢性单纯性苔藓鉴别

	慢性湿疹	慢性单纯性苔藓
病史	由急性湿疹发展而来，有反复发作的亚急性史，急性期先有皮疹后有瘙痒	多先有痒感，搔抓后出现皮疹
病因	各种内外因素	神经精神因素为主
皮疹特点	圆锥状，米粒大灰褐色丘疹融合成片，浸润肥厚，色素沉着	多角形扁平丘疹，密集成片，苔藓样变，边缘见扁平发亮的丘疹
演变	可急性发作，湿性倾向	慢性，干燥
血管反应	红色划痕反应，为交感神经兴奋	白色划痕反应，为副交感神经兴奋

2）避免刺激因素：要耐心劝告患者避免搔抓和用热水烫洗、肥皂擦拭等，对毛皮过敏者，应避免穿用丝毛织品、皮衣、皮褥等。对其他物质有敏感者，亦应避免直接接触。

3）忌食致敏食物：若在饮食方面发现有致敏感和刺激性食物，如海鲜、牛奶、酒、辣椒及腥膻食品，应禁忌食用。与此同时，应及时提醒患者平时宜注意观察饮食习惯，对某些可使疾病加重或者复发的食物，应绝对避免食用。

4）清除慢性病灶：对于全身性疾患，如精神神经异常、肠寄生虫、便秘等疾病，宜进行彻底治疗。只有清除慢性病灶，乳房湿疹亦可好转以至痊愈。

5）加强医患配合：必须使患者认识和了解乳房湿疹的发病因素、发展规律和防治方法，并保持皮肤清洁，主动配合治疗。

（2）全身疗法

1）抗组胺制剂：抗组胺药作为组胺受体的反向激动剂，具有抗炎、抗过敏效应，故其在湿疹类疾病的临床治疗中具有举足轻重的地位，主要作用是和组胺争夺 H_1 受体，使组胺不能和 H_1 受体结合，从而减少或削弱了组胺引起的平滑肌收缩、毛细血管扩张和渗透作用。所以作为非特异性脱敏疗法，抗组胺药对于抗原抗体反应释放出来的组胺具有特殊的靶向作用，因而在临床使用中可取得较好的疗效。

但是新近的研究成果显示，很多抗原抗体反应所释出的还有迟缓反应物质和激肽等，所以抗组胺制剂就不能起到特异性抗过敏作用，故其临床效能尚有瑕疵，临床意义尚有争议，这就有待今后需要大量设计合理、科学的临床试验予以进一步的评价。

因本制剂能抑制中枢神经系统，常产生镇静、安眠、嗜睡、头晕等反应，以及轻度阿托品样作用，以致驾驶员、高空作业者、机器操作者不宜应用本药，故限制了其使用范围。近年来，经过医药科学工作者的不懈努力，一大批不易透过血脑屏障、对中枢神经系统影响较小、不产生或仅有轻微的嗜睡作用的抗组胺药物相继问世，从而拓宽了该药在临床上的应用空间。

在此需要说明的是，在治疗慢性乳房湿疹的过程中，因需较长时期服药，可以出现对一种药物产生耐受的情况，此时，应更换另外一种药物交替使用，或两种抗组胺药物同时应用，以取得良好的治疗效果。

目前，临床上常用的抗组胺制剂分为组胺 H_1 受体拮抗剂和 H_2 受体拮抗剂两大类。组胺 H1 受体拮抗剂有苯海拉明、马来酸氯苯那敏、曲吡那敏、异丙嗪、羟嗪、去氯羟嗪、桂利嗪、美喹他嗪、美克洛嗪、布克立嗪、二甲替嗪、高氯环嗪、西替利嗪、苯噻啶、二苯环庚啶、氯雷他定、非索非那定、特非那定、曲普利定、二甲茚定、阿司咪唑、咪唑斯汀、阿伐斯汀、氮䓬斯汀、司他斯汀、依匹斯汀、富马酸氯马斯汀、阿伐斯汀、曲尼司特、奥沙米特、酮替芬、苯茚胺等，组胺 H_2 受体拮抗剂有西咪替丁、雷尼替丁、法莫替丁、尼扎替丁、罗沙替丁等，组胺 H_1、H_2 受体拮抗剂有多塞平等。

2）钙制剂：钙制剂可影响组织液中盐代谢平衡，增加毛细血管的致密度，降低细胞渗透性，有抗炎、消肿和抗过敏作用。临床常用的有乳酸钙、溴化钙、氯化钙和葡萄糖酸钙等，本品禁用于心功能不全者和正在使用洋地黄类药物者。

3）硫代硫酸钠：10% 硫代硫酸钠 10 ml，或硫代硫酸钠 0.64 g 溶解在 10 ml 注射用水中，缓慢静脉注射，每日 1 次，有抗过敏和解毒作用。

4）封闭疗法：普鲁卡因 150 mg 加入 5% 葡萄糖注射液 500 ml 中静脉滴注，每日 1 次，每 3 日增加普鲁卡因 150 mg，直至 450～600 mg/d 为止，10 次为 1 疗程。该疗法有明显止痒和缓解病情的作用，但必须注意，治疗前必须做普鲁卡因皮试，一般无明显不良反应。

5）抗生素：当乳房湿疹继发感染时，应在抗过敏同时服用抗感染药物，必要时做细菌培养和药敏试验，然后选择有效抗生素予以治疗。

（3）局部疗法

1）急性期（无渗出阶段）：炉甘石洗剂每日多次外涂患部，或 3% 硼酸溶液或生理盐水冷湿敷，待炎症控制后改用皮质类固醇霜剂外用。为避免含氟的高效激素长期外用发生的不良反应，近年来主张应用 0.1% 17-丁酸氢化可的松霜或 0.1% 糠酸莫米松霜外用，其作用强、疗效好，而且不良反应小。

2）急性期（渗出阶段）：宜局部采用开放性冷湿敷法，常用的湿敷液有 3% 硼酸溶液、0.1% 利凡诺溶液、1:20 醋酸铝溶液、1:（5 000～8 000）高锰酸钾溶液、生理盐水等。可选择以上任何一种做开放性冷湿敷，湿敷间歇期可用氧化锌油外涂，以减少皮损之干燥不适感。当渗出减少后，可外用氧化锌糊剂。

3）亚急性期：有少量渗出时应继续开放性冷湿敷，待皮疹干燥结痂后，选用黑豆馏油糊剂、糠馏油糊剂、氧化锌糊剂或皮质类固醇霜等制剂中的任何一种每日 2～3 次外涂，也可在上述药物中加入新霉素或氯霉素等以控制继发感染。此时必须注意，当亚急性乳房湿疹不能耐受糊剂、霜剂时，仍可继续施行开放性冷湿敷。

4）慢性期：此期以软膏剂型外用为宜，常用焦油类药物，如 5%～10% 糠馏油软膏、煤焦油软膏、黑豆馏油软膏，每日 2～3 次。皮质类固醇制剂对此期亦有较好疗效，如氢化可的松霜、醋丙氢化可的松霜、丁酸氢化可的松霜、氟美松霜、丙酸倍氯米松霜、氟轻松霜、曲安奈德霜、哈西奈德霜、氯倍他索霜、糠酸莫米松霜、卤米松霜、双醋二氟松霜、戊醋二氟可龙霜、泼尼卡酯霜、苯酰胺异丁酸氨苄曲安西龙霜等。若皮损伴发细菌或浅部真菌感染，可选用含有抗炎、抗过敏、抗细菌、抗真菌的复方制剂，如复方酮康唑霜、复方益康唑霜、复方曲安奈德霜、复方卤米松霜等。若皮损呈现局限性的浸润肥厚、苔藓样变时，可应用疗肤膜、乐肤液外用，或采用肤疾宁贴膏、皮炎灵硬膏敷贴。对于高度浸润肥厚的斑块，可应用皮质类固醇予损害内注射，即以去炎松混悬液或醋酸泼尼松龙混悬液加 2% 利多卡因适量，分点施行皮损处皮内或真皮浅层注射，每次用量根据损害大小决定，每周 1 次。共 4～6 次，但不宜长期使用，以免发生皮肤萎缩、毛细血管扩张、毛囊炎等不良反应。对于顽固性、面积较小的乳房慢性湿疹，用其他方法治疗无效时，可采用浅层 X 线放射治疗或应用境界线治疗，亦可试行放射性核素 ^{32}P、^{90}Sr 敷贴疗法。

(4) 中医药疗法

1) 内治法：临床上常分三种证型予以辨证论治。

湿热并盛证：证见局部潮红，瘙痒剧烈，舌红，苔黄腻，脉弦滑数，治宜清热除湿，方选龙胆泻肝汤、萆薢渗湿汤、消风导赤散等。

脾虚湿盛证：证见皮损淡红，渗出结痂，舌胖苔腻，脉滑。治宜健脾利湿，方选除湿胃苓汤、消风散等。

血虚风燥证：证见皮损肥厚脱屑，状如皮革，舌淡苔薄，脉沉。治宜养血熄风，方选四物消风散、地黄饮子等。

2) 外治法

急性湿疹：渗出多者用马齿苋 60 克、黄柏 30 克、苦参 30 克，煎汤放凉后湿敷患处，每次 30 分钟，每日 2～3 次；无渗液者外用除湿止痒软膏。

亚急性湿疹：将青黛散与甘油调成糊状，厚敷于患处。

慢性湿疹：外涂天麻膏、黄连膏等。

3) 针灸疗法：针刺曲池、合谷、足三里、三阴交、委中、血海等穴，或应用耳穴压豆疗法，即用医用胶带将王不留行籽贴在相应耳穴上，以手按揉耳穴产生酸痛感，从而达到祛风通络、化瘀止痒的作用，常用穴位有肺、枕、内分泌、肾上腺、大肠、皮质下、神门和相应部位，也可用艾卷熏灸等方法治疗。

十九、乳房瘙痒症

1. 概述　乳房瘙痒症系指临床上无原发性皮肤损害而以瘙痒为主的皮肤病，简言之就是乳房皮肤仅有瘙痒的主觉症状，而无任何原发皮疹，亦无任何其他皮肤病同时存在。

2. 病因　乳房瘙痒症常为染料、丝织品、绒毛织品等物的致敏感作用，局部的摩擦、刺激或多汗亦可导致本病的发生。本病由外因引起者居多，如清洁卫生习惯不良、皮肤积垢、洗澡过多、摩擦过度、用劣质肥皂、有刺激的扑粉、消毒剂和外用药等，但夏季潮湿、冬季干燥亦可致痒。另外，神经功能失调、精神状况不稳定，也可引起本病的发生，但也有很多瘙痒病很难找出具体的原因。

3. 发病机制　瘙痒为皮肤病最常见的主觉症状，痒的感受如同其他感觉一样呈点状分布于皮肤，但没有特殊感受器，这些痒点在真皮乳头中受互相连结或重叠的神经纤维所支配。痒感各人不同，各部位亦不同，而乳房、肛门、生殖器、外耳道、眼周、鼻腔最易瘙痒，在这些易痒的部位受任何刺激，均可产生激肽通过蛋白酶的活动引起瘙痒。

痒点感受刺激后经表皮下无髓鞘慢传导 C 组神经纤维、表皮下神经丛脊髓感觉神经、前外侧脊髓丘脑束、丘脑到皮层中央后回感觉区，产生痒觉。

抓擦可以减痒或由于打乱了神经冲动传入脊髓的节律，并减少局部激肽；冷或热的减痒，可能是影响脊髓或更高的中枢；精神状态也可能影响痒觉的轻重，烦躁焦急之时可使痒觉加剧。

4．临床表现　病变仅限于双侧乳房皮肤，由于经常抓擦，皮损呈灰白色，可造成表皮剥脱、鳞屑附着，抓痕呈线状，可见浸渍、糜烂、浆痂、血痂、浸润肥厚、辐射状皲裂、苔藓样变和色素沉着等继发性损害。

5．诊断与鉴别诊断　根据皮肤只有瘙痒症状和继发性皮疹，而无原发性皮疹，诊断不难。但应详询病史进行必要的全面检查，尽可能寻找病因及原发病。

本病须与慢性乳房湿疹、慢性乳房单纯性苔藓等鉴别。慢性乳房湿疹有原发皮损及病情的演变过程，而慢性乳房单纯性苔藓之苔藓样变明显出现较早，故比较容易鉴别。

6．治疗

（1）全身治疗

1）首先应找出引起乳房瘙痒的原发病因并进行相应治疗，是防治本病的关键。若因任何全身疾病造成者，治疗原发病后，瘙痒随之而愈；若因衣服、文胸、卧具积垢等所致，或扑粉、劣质肥皂，或滥用刺激药品等引起，则加以纠正后即可获愈；若因精神因素造成者，就必须施行情绪疏导和心理干预。

2）一般可口服抗组胺药及镇静剂。抗组胺药可起到止痒镇静的作用，常一种或两种合用（可参阅"乳房湿疹"相关部分）。如有失眠等神经衰弱症状者，可服用地西泮等。

3）瘙痒剧烈者，可采用普鲁卡因封闭或硫代硫酸钠或钙剂、维生素 C 静脉注射（可参阅"乳房湿疹"相关部分）。

4）老年患者，可酌情使用性激素。男性应用丙酸睾丸酮 25 mg，肌注，每周 2 次；女性服用己烯雌酚 0.5 毫克，每日 2 次。

5）忌服辛辣发物，戒掉搔抓习惯，忌用碱性肥皂及热水洗烫。

（2）局部治疗

1）外用药：对没有糜烂、渗出者，可选 1% 石炭酸或 1% 麝香草酚炉甘石洗剂、1% 达克罗宁洗剂或霜剂；对皮肤干燥者，可外用 2% 樟脑霜、1% 薄荷脑软膏、5% 苯唑卡因软膏、1% 冰片乳剂；对皮肤浸润肥厚者，可选用 5%～10% 糠馏油或黑豆馏油软膏；苔藓化的皮肤可用 0.025% 辣椒辣素霜或皮质类固醇霜。

2）局部封闭：以 2% 利多卡因 5～10 毫升，或同时加入醋酸泼尼松龙混悬液 25 毫克局部封闭，每周 1 次。

3）物理疗法

①沐浴（泡澡）：每周用温水浸泡 1 至数次，每次 30 分钟。沐浴时切忌水温过高，泡后可涂搽一层润肤剂以保持表皮的含水量，对皮肤有安抚作用，而达到止痒目的。

②糠浴：用细稻糠或麦麸 1 公斤装入布袋中，以水煎后，将水倒入浴水中，并将糠袋于浴水中轻轻揉搓，并敷于乳房皮肤上，具有收敛、止痒及镇静作用。

③放射性核素或浅层 X 线放射治疗。

4）中医药疗法

①内治法：根据中医辨证，夏季可选用荆防汤或消风散加减，冬季可选用养血润肤汤加减，亦可口服秦艽丸、除湿丸。

②外治法：可用苦参、地肤子、苍耳子、蛇床子、白鲜皮、百部、徐长卿、艾叶、川椒各 20 克，煎汤熏洗。

③针灸疗法：取穴足三里、合谷、风池、血海、曲池、肾俞等穴，耳针取肺、大肠、神门、肾上腺、皮质下等穴。

（韩莉）

第五节 乳腺良性肿瘤、乳腺叶状肿瘤

一、乳腺纤维腺瘤

1. 概述 乳腺纤维腺瘤俗称乳腺"纤维瘤",是女性最常见的一种良性肿瘤,10% 以上的女性一生之中患过此病。可发生于青春期及其后的任何年龄,以 20 岁左右的年轻女性最好发。30 岁后新发的乳腺纤维腺瘤多不是真正意义上的纤维腺瘤,而是乳腺增生症的表现之一,严格的称谓是"纤维腺瘤形成(趋势)"。绝经后的女性很少新发此病。另外的名字还有乳腺腺纤维瘤、乳腺腺瘤等。这些名称的变化是构成肿瘤的纤维成分和腺上皮成分增生的轻重程度不同所致。当肿瘤的构成以腺上皮增生为主,而纤维成分较少时称为纤维腺瘤;如果纤维组织在肿瘤中占多数,腺管成分较少时,则称为腺纤维瘤;当肿瘤组织绝大部分由腺管成分组成时,则称为腺瘤。上述不同名称肿瘤的临床表现、治疗及预后并无差别,所以准确分类并无必要,可以统称为乳腺纤维腺瘤。

有三类不同的乳腺纤维腺瘤:①普通型纤维腺瘤:此型最多见,瘤体小,一般小于 3 厘米,生长较为缓慢;②青春型纤维腺瘤又称幼年型纤维腺瘤:较少见,月经初潮前后发生者较多,也可见于青年女性,肿瘤生长速度快,瘤体大多在 5cm 以上,甚至 20 厘米以上,导致乳房外观改变,但肿瘤的界限仍然很清楚。病理学上有一定的特征;③巨纤维腺瘤:中年妇女多见,可见于妊娠、哺乳、绝经前后妇女,肿瘤生长速度快,短时间内可达到 5 厘米以上,甚至达 10 厘米或更大,因其细胞数量较多,又称为多细胞性纤维腺瘤。要与叶状肿瘤相鉴别。

乳腺纤维腺瘤单发为多,也可多发。"多发性乳腺纤维腺瘤"是指乳房一侧或双侧有 2 个及以上的纤维腺瘤,好发于 20 ~ 39 岁之间的女性,少数患者的乳房内可布满大小不等的肿瘤,称为"乳腺纤维腺瘤病"。

乳腺纤维腺瘤的发病原因可能与体内内分泌激素紊乱有关,总体来说有两种机制:①雌孕激素分泌失衡:雌激素水平相对或绝对升高,雌激素的过度刺激可导致乳腺导管上皮和间质成分异常增生,形成肿瘤;②局部乳腺组织对雌激素过度敏感:乳腺不同部位的腺体组织对雌激素敏感性不一,敏感性较高的乳腺组织易发生纤维腺瘤。不同妇女乳腺组织对雌激素刺激的敏感性不同,易感女性患病概率大大增加。饮食及身体因素,如高脂肪高热量饮食、肥胖、肝功能障碍等,精神抑郁或脾气暴躁等都通过上述 2 个机制增加乳腺纤维腺瘤的发病机会;③遗传倾向,20% ~ 30% 的乳腺纤维腺瘤患者存在基因异常。

关于乳腺纤维腺瘤是否会恶变,是许多患者最关心的问题。文献报告乳腺纤维腺瘤发生恶变的概率很低,仅 0.002% ~ 0.2%,常在妊娠或哺乳期发生,或发生在年龄较大、病史较长的患者,多数为肉瘤变,少数为癌变。其实,笔者认为,乳腺纤维腺瘤发生恶变是个伪命题,有些所谓的恶变是本身就是肉瘤或癌,但先前误诊为纤维腺瘤;还有些所谓的恶变是因为患有纤维腺瘤的患者乳腺癌的发生率要比普通人高一些,乳腺癌随机地刚好发生在纤维腺瘤内的上皮,就成为了纤维腺瘤恶变,假如癌随机地发生在纤维腺瘤以外的乳腺上皮,自然地就被认为是独立发生。所以,如果乳腺纤维腺瘤诊断基本明确,不必过于紧张,特别是 20 岁左右的年轻女性,更没有必要为纤维腺瘤而苦恼。

2. 临床表现和诊断 乳腺纤维腺瘤多见于青年女性。患者常在无意中发现自己乳房内有无痛性肿块,可以单侧或双侧发生,一侧乳房可以有单个或多个肿块,不痛或仅有轻微的胀痛、钝痛,这种疼痛和大小与月经周期无关。普通型的纤维腺瘤一般生长较缓慢,大多数长到一定大小后会停止生长,直径一般不超过 3 厘米。肿瘤外形多为圆形或椭圆形,结节状,质地韧实,表面光滑,大多数边界清楚,活动度良好,触诊有滑动感,也有少数肿瘤与周围组织分界不很清楚,活动受限。切除后的大体标本上常伴有包膜。乳腺纤维腺瘤一般与皮肤和深部组织不粘连。在妊娠期、哺乳期,随着体内激素水平的变化,肿瘤可

出现乳腺导管增生并形成腺泡，导致瘤体迅速增大，甚至有乳汁产生。在绝经后乳腺纤维腺瘤可与周围腺体一样退化萎缩。

疑似乳腺纤维腺瘤的患者建议避开月经前期行乳房专科体检及影像学检查。根据病史及体检，乳腺纤维腺瘤的诊断准确性为50%～70%。对年轻人出现的乳房肿块，B超是首选检查方法，无创，妊娠期也可以做，有经验的B超医师对纤维腺瘤的诊断准确率可达90%以上。B超检查能显示乳腺各层次组织结构及肿块的形态、大小和回声状况。纤维腺瘤多表现为圆形或椭圆形低回声区，边界清晰整齐，内部回声分布均匀，呈弱光点，后壁线完整，有侧方声影。肿瘤后方回声增强，如有钙化时，钙化点后方可出现声影。

乳房钼靶X线摄片检查：乳腺内脂肪较丰富者，纤维腺瘤表现为边缘光整、锐利的类圆形阴影，密度均匀，有的在瘤体周围见一层薄的透亮晕。少数肿瘤发生钙化，可为片状或轮廓不规则的粗颗粒钙化灶，与乳腺癌的细砂粒样钙化完全不同。致密型乳腺者，由于肿瘤与乳腺组织密度相似，在X线片上显示不清，对于年轻女性，由于乳腺腺体结构相对致密，如无特殊必要，可不行钼靶X线摄片检查。

乳腺的磁共振检查不能替代乳腺X线摄片和乳腺及相应淋巴引流区域的超声检查，费用也较高，但能检出X线摄片和B超不能查出的病变，同时能进行立体测量及功能诊断，大大提高了诊断准确率。

当临床包括影像学检查不能明确诊断时，可考虑穿刺活检。常用的有细针穿刺细胞学检查和空芯针穿刺组织学检查，细针穿刺细胞学检查的创伤小，诊断符合率也可达90%以上。空芯针穿刺组织学检查准确性更高。真空辅助乳腺活检系统（麦默通或埃可）可以对体积较小肿瘤进行微创切除活检，兼顾了诊断和治疗的作用。

3. 治疗

（1）手术治疗：对明确诊断的普通型纤维腺瘤可不行手术治疗，但需要严密观察，定期复查。提高乳腺纤维腺瘤诊断准确性是减少手术率的关键。

较早期的乳腺癌临床上也常常表现为无痛性的乳腺肿块，超声或钼靶X线表现也无特异性。对拟诊特殊型纤维腺瘤以及拟诊普通型纤维腺瘤但不能明确诊断者，或者过于紧张焦虑的患者，或者肿瘤短时间内增大较明显者，或者有乳腺癌家族史者，或者绝经后女性的新发乳腺肿块，须及时手术治疗。

手术是乳腺纤维腺瘤最有效的治疗手段，无论是普通型纤维腺瘤还是幼年型、巨纤维腺瘤等特殊型纤维腺瘤，只要完整切除都可使其治愈。单发性乳腺纤维腺瘤的手术治疗容易，但多发性乳腺纤维腺瘤手术治疗就困难些。对于散在分布的多发性乳腺纤维腺瘤，如果全部切除，乳腺上满布切口，显然是难以接受的，可考虑选择较大的或者有怀疑恶性的肿块予以切除，而对那些典型纤维腺瘤肿块予以观察，在观察过程中，如发现肿块增大较快、或不能除外恶性，可及时再行手术治疗。

部分患者完整切除后仍在原手术部位或乳腺其他部位甚至对侧乳腺再出现新的肿瘤，这并不是原来肿瘤的真正复发，而是第二原发肿瘤的缘故。所谓"切除了乳腺纤维腺瘤会导致另外肿瘤的发生"的说法是没有任何依据的。

1）手术时机：①对未婚女性，诊断基本明确者可在严密随访下，根据患者的意愿考虑婚前或婚后择期手术切除；②对婚后拟妊娠生育的患者，多建议在计划妊娠前手术切除有助于避免妊娠哺乳期手术，因妊娠和哺乳均可使肿瘤生长加快；③妊娠后发现肿瘤者，宜在妊娠4～6个月间行手术切除；④对于在无妊娠、哺乳、外伤等促使肿瘤生长的情况时，肿瘤短期内突然生长加快，应及时手术；⑤手术时间最好避开月经前期及月经期。

2）手术方式：①传统手术切除：根据美学和手术完整切除的便利性选择手术皮肤切口，沿乳晕边缘的弧形切口愈合后瘢痕小且在视觉上不那么明显，多发者可考虑行乳房下缘皱褶处切口。手术时要贯彻分层切开的原则，皮肤及皮下层可顺皮纹方向，而乳腺腺体层需行以乳头为中心的放射状切开以减少乳腺导管的损伤。手术要完整切除整个肿瘤。传统手术的缺点是会留下皮肤切口瘢痕，影响乳房美观。对于肿瘤大切除范围较大影响乳房美容效果者，可以酌情考虑在切除乳腺肿瘤的同时一并行乳房成形重建术；②微创手术切除：一般选择乳腺纤维腺瘤诊断明确者。是在腋下或乳晕等隐蔽的地方戳孔（约 3 毫米），在超声或钼靶 X 线影像的引导下应用麦默通或埃可乳腺肿瘤真空辅助旋切系统将肿物旋切出来，一次进针多次切割，痛苦小，术后只留下一个 3 毫米左右的孔痕，恢复快，切口不需缝合所以不用拆线。可以通过一个切口一次性同时切除多个肿瘤，临床摸不到的微小肿瘤特别适合采用这种手术。缺点是费用较高，易出现局部出血、皮下淤斑，有时不能保证完全切除。

因为存在临床误诊漏诊的可能性，所以手术切除的标本应常规行病理检查。根据病理检查的结果给予相应的处理。对于传统手术切除的标本也可以先行术中冷冻快速切片病理检查。

乳腺纤维腺瘤术后，乳腺其他部位依然有相似概率再生长纤维腺瘤。因此，术后依然要重视定期体检和影像学检查。

(2) 药物治疗：一般不能使已有的乳腺纤维腺瘤消失，但可以抑制肿瘤的生长及新发肿瘤的产生。可考虑中医药治疗，中医治则是疏肝解郁、化痰散结。可用于小的基本确诊的患者或多发性乳腺纤维腺瘤患者选择性切除术后。一般不建议用内分泌药物治疗。

4. 预防　预防乳腺肿瘤要做到：①饮食要有规律，少吃油炸、油腻的食物及反季节蔬果、快速催熟的禽畜肉及其制品；②控制饮食、保持适量的运动以避免肥胖；③慎用含雌激素类的保健品、美容化妆品、丰乳产品，少用一次性塑料制品；④保持良好的心态和健康的生活节奏；⑤少穿束胸或紧身衣，选用型号合适、柔软、透气、吸水性强的棉制文胸，睡眠时可去除文胸；⑥适度规律的性生活能促进乳房的血液循环，有利于女性乳房的健康；⑦进入青春期后，建议女性朋友坚持每月正确的乳房自查；⑧建议 30 岁以上的女性每年到乳腺专科进行一次体检，40 岁以上的女性每半年请专科医生体检一次，有必要时可定期做乳腺 B 超和 X 线摄片检查，未绝经的女性朋友在月经干净后 3 ～ 4 天最佳；⑨正确对待乳腺疾病，发现乳房有肿块等问题应及时就诊，以利于早期诊断、早期治疗。

二、乳腺导管内乳头状瘤

1. 概述　女性乳腺有 15 ～ 20 个乳腺导管，开口于乳头。乳腺导管内乳头状瘤是指发生在乳腺导管上皮的良性肿瘤，其发病率仅次于乳腺纤维腺瘤和乳腺癌。根据 2003 年世界卫生组织（WHO）乳腺肿瘤分类，将乳腺导管内乳头状瘤分为中央型和外周型。中央型乳头状瘤多发生在乳管壶腹以下大约 1.5 cm 的 1、2 级乳管（壶腹是指乳管接近乳头膨大成囊状的部位），又称大乳腺导管内乳头状瘤，位于乳腺中央区乳晕下方，一般认为其不增加乳腺癌的风险。外周型乳头状瘤是指终末导管一小叶系统发生的多发性乳腺导管内乳头状瘤，曾使用过"乳头状瘤病"的名称，位于乳腺的周围，一般认为是癌前期病变，癌变率为 5% ～ 12%。乳腺导管内乳头状瘤多见于产后妇女，以 40 ～ 50 岁者居多，是临床上常见的乳腺良性肿瘤。

2. 病因　病因尚不明确，多数学者认为主要与雌激素水平增高或相对增高有关。由于雌激素的过度刺激，引起乳腺导管扩张，上皮细胞增生，形成乳腺导管内乳头肿瘤。

3. 临床表现

(1) 乳头溢液：乳头出现血性、浆液血性或浆液性溢液，溢液可为持续性或间断性。有些患者在挤压乳腺时流出溢液，也有些患者是无意中发现自己内衣或乳罩上有溢液污迹。个别患者可出现疼痛或有炎症表现。中央型乳腺导管内乳头状瘤较易出现乳头溢液，而外周型乳头状瘤很少出现溢液。

(2) 乳腺肿块：由于乳腺导管内乳头状瘤瘤体小，多数情况下临床查体摸不到肿块。有些中央型乳头状瘤可在乳晕附近摸到结节状或条索状肿块，质地较软，轻压肿块时可引出溢液。外周型乳头状瘤发生在乳腺周围，若能触及肿块可在乳腺周边部位。

4. 诊断

(1) 中老年妇女乳头经常有血性溢液，或在内衣、乳罩上发现血性溢液污迹；在乳晕处可触及 1 厘米以下肿块，质软，按压肿块可引出溢液；具有以上临床表现者可考虑患乳腺导管内乳头状瘤的可能性。可采用乳管镜、乳管造影、彩超、乳头溢液细胞学涂片、针吸或手术活检等检查方法明确诊断。

(2) 因乳腺导管内乳头状瘤的主要临床表现是乳头溢液，故应与产生乳头溢液的乳腺疾病鉴别，如乳腺导管内乳头状癌、乳腺导管扩张症、乳腺囊性增生症等。

1) 与乳腺导管内乳头状癌鉴别：乳腺导管内乳头状癌归于导管原位癌范畴，发生于乳腺导管内。导管内乳头状癌以血性溢液为主，多为单侧单孔溢液。乳腺导管内乳头状癌若可触及肿块多位于乳晕区外，质地较硬，表面不光滑，活动度差，肿块常大于 1 厘米，同侧腋窝淋巴结肿大。辅助检查可用于鉴别诊断，明确诊断应以病理学检查为准。

2) 与乳腺导管扩张症鉴别：乳腺导管扩张症是一种慢性良性疾病，病程可持续数月数年之久。发病较长时间后，分泌物在乳管内潴留导致导管扩张，可相继出现导管周围性乳腺炎、浆细胞性乳腺炎及黄色肉芽肿等病呈组织学变化。病情反复发作者，乳腺可出现 1 个或多个边界不清的肿块，多位于乳晕区，位置与导管内乳头状瘤相同但肿块较大，质地坚实，与皮肤黏连者皮肤可出现橘皮样改变，乳头回缩甚至乳头变形，腋窝可触及肿大淋巴结。乳腺导管造影可显示大导管明显扩张、迂曲，失去正常的树枝状影像。

3) 与乳腺囊性增生症鉴别：乳腺囊性增生症是乳腺小叶、小导管及末梢导管高度扩张形成囊肿，同时伴有其他结构不良，它与单纯性增生病的区别在于该病伴有不典型增生。乳腺囊性增生症出现乳头溢液可为单侧或双侧，多为浆液性或浆液血性，纯血性者较少。乳腺囊性增生症常以单侧或双侧乳腺肿块来院就诊，肿块大，有的可累及大部分乳腺，多靠近乳腺边缘，可呈孤立的圆球形或为多发性囊性肿块。乳腺囊性增生症常出现周期性疼痛，疼痛与月经有关，月经前加重，且囊性肿块似有增大；月经后疼痛减轻，肿块亦缩小。辅助检查亦可协助与乳腺导管内乳头状瘤鉴别。

5. 检查

(1) 乳管镜检查：从溢液乳腺导管口处放入纤维乳管镜，借助电视屏幕可直接观察溢液乳腺导管的上皮及管腔内的情况，极大地提高了乳腺导管内乳头状瘤的诊断准确性，并可置入金属定位线，为需要手术的患者提供肿瘤的准确定位。

(2) 乳腺导管造影检查：乳腺导管造影是将造影剂注入溢液导管后摄片，乳腺导管内乳头状瘤显示导管突然中断，断端呈弧形杯口状影像，管壁光滑完整，可见到圆形或椭圆形充盈缺损，远侧乳腺导管可扩张。由于乳腺导管造影不能直接观察导管上皮及导管腔内的病变，故目前医院使用率有所下降，诊断乳腺导管内病变通常米用乳管镜检查。

(3) 乳腺超声检查：对较大的乳腺导管内乳头状瘤彩超可见到扩张的导管和肿瘤影像。

(4) 脱落细胞学或针吸细胞学检查：乳头溢液细胞学涂片检查是通过采集乳头溢液，制成细胞学涂片，经显微镜观察，了解病变的细胞学特征，如能找到瘤细胞则可明确诊断，阳性率较低但可重复进行，临床医生应客观分析涂片结果。对查体可摸到肿块的病例，可进行针吸细胞学检查。最后确诊还应以石蜡切片为准（组织学诊断）。

6. 治疗　乳腺导管内乳头状瘤最有效的治疗方法为手术切除。临床体检能触及肿块者，手术切除病变导管送检即可，待病理回报。对临床体检摸不到肿块的患者术前必须对病灶定位，如术前靠乳管镜定位可在皮肤上进行标记，还可在乳管镜检查时置人"金属定位线"，一是为术中引导手术切除病灶；二是在手术中找到溢液乳管开口放入探针或注入蓝色染料（亚甲蓝），术中利用探针或蓝染的区域引导切除病灶送检。靠手术中定位的患者术前应嘱患者不要挤压乳房，以免溢液排净，导致术中难以定位。对中央型导管内乳头状瘤手术切除范围合理，一般很少复发；但可在同侧乳腺的其他乳腺导管或对侧乳腺导管再发。对周围型导管内多发乳头状瘤，若手术切除不彻底，会导致肿瘤残留，手术应切除病变所在的腺叶，术后定期复查。对病变范围较广、病理检查提示伴不典型增生者，如患者年龄较大，也可考虑行乳房单纯切除加即刻乳房重建手术。

7. 预防 乳腺导管内乳头状瘤病因尚不十分明确，故目前还没有行之有效的预防措施，推荐乳腺自我检查结合定期体检。乳腺自查可及时发现乳头溢液、结节等乳腺异常及时就诊。乳腺自查应每月1次，最佳时间应选择在月经过后或两次月经中间，此时乳房比较松软，无胀痛，容易发现异常，对已停经的妇女可选择每月固定的时间进行自查。有条件的妇女积极参加乳腺癌筛查，防患于未然。

三、乳腺脂肪瘤

1. 概述与病因 乳腺脂肪瘤是一种发生于乳房内的无痛性、生长缓慢的良性肿瘤，很少发生恶变。其发病原因目前尚不清楚。

2. 临床表现 乳腺脂肪瘤发病率较低，曾有报道乳腺脂肪瘤占乳腺肿块的0.99%。可发生于任何年龄，但多见于40～60岁较肥胖的妇女。生长缓慢，绝大多数无不适症状，多在无意中或体检时发现，有些是在进行乳腺其他手术时发现。

肿块直径多在5厘米以下，多为圆形、椭圆形或不规则分叶状肿块，边界清楚，质地软，可有假性波动感，一般无压痛。肿块位于乳腺表面者比较容易发现，但如果位于乳腺深面，则不容易触及。

3. 辅助检查

（1）乳腺超声检查：肿块的回声与周边正常脂肪组织相似或稍高于正常脂肪组织，边界清楚，可呈分叶状。典型的脂肪瘤可见菲薄的包膜，内部一般无血流信号。脂肪瘤的形态可随着超声探头压力的改变而变化，即具有可压迫性。肿块可位于皮下脂肪层、腺体层或腺体深层，其中以皮下脂肪层多见，可为多发性。由于肿块一般较小，如果乳腺体检时注意力集中在腺体层，检查者容易漏诊。仔细询问病史，认真检查，可减少漏诊率。

（2）乳腺钼靶X线检查：肿块呈圆形或椭圆形，边界清楚，典型者周边可见纤细的包膜。腺体退化比较完全者，肿块密度与皮下脂肪密度相似；如果肿块位于腺体层，由于和小叶组织等重叠，则密度高于脂肪组织而低于腺体组织。

4. 诊断 根据病史、年龄、乳腺触及圆形或椭圆形肿块、质地柔软、有假性波动感，结合乳腺超声和X线检查，一般不难诊断。

5. 鉴别诊断 本病需与乳腺囊性肿块相鉴别：乳腺囊性肿块质地软，可触及波动感或囊性感，因内容物不同，超声检查可为无回声或低回声。有些脂肪瘤也可有假性波动感，可发生混淆。如果不能与囊性肿块区别，可以做细针穿刺检查，如果抽出淡黄澄清样淋巴液，应考虑乳腺淋巴管瘤。如肿块位于腺体内，穿刺抽出淡黄色浆液性液体，则乳腺囊性增生病可能性大。如果抽出乳酪样物，可诊断为积乳囊肿。

6. 治疗 乳腺脂肪瘤，如同体表其他部位脂肪瘤一样，生长缓慢，极少发生恶变，对机体危害不大。瘤体不大，无压迫症状，诊断明确者，不必手术，定期随访即可；如果实施乳腺其他手术时发现脂肪瘤可一并切除；如果瘤体较大，压迫周围组织，或不能除外恶变者，需要手术切除。

7. 预防 乳腺脂肪瘤单发较多，也可能是全身多发脂肪瘤的局部表现。发病原因不详，多发生于肥胖体质者。控制饮食，防止肥胖，有可能减少本病的发生。如果脂肪瘤诊断明确，一般定期复查即可。

四、乳腺平滑肌瘤

1. 概述与病因　乳腺平滑肌瘤发生于乳头、乳晕区内的平滑肌以及乳腺内血管平滑肌组织，生长缓慢，可对周围组织产生压迫。一般分为乳头平滑肌瘤和乳腺内平滑肌瘤，后者又分为浅表型、血管型和腺型。

乳腺平滑肌瘤的确切发病原因目前尚不清楚。

2. 临床表现

(1) 乳头平滑肌瘤：肿瘤起源于乳头的平滑肌组织，多数单发，多发偶见，20～40岁好发。生长缓慢，可有疼痛，肿块一般小于1厘米，质地较硬，活动不佳。如在哺乳期，可压迫乳腺导管引起乳汁淤积，进而可引发急性乳腺炎；在非哺乳期，压迫乳腺导管致乳管内分泌物不能及时排出，也可发生非哺乳期急性乳腺炎。

(2) 乳腺内平滑肌瘤：本病少见，发生于乳腺除乳头以外的任何部位，生长缓慢，无疼痛，肿块一般为圆形或椭圆形。分为三型：

1) 浅表型：发生于乳晕区真皮层，局部隆起呈结节状。

2) 血管型：发生于乳腺血管平滑肌组织，肿瘤一般小于2.5厘米，边界清。

3) 腺样型：由平滑肌细胞和上皮细胞构成，肿瘤一般小于3厘米。

3. 辅助检查

(1) 乳腺超声检查：表现为边界清楚的低回声肿物，密度比较均匀，后方无明显衰竭，内部血流信号不明显。

(2) 乳腺钼靶X线检查：主要表现为良性肿块特点，圆形或半圆形肿块影，或条状致密影，多孤立存在，边界清，密度比较均匀，可压迫推移周围组织。

4. 诊断　乳头平滑肌瘤发生于乳头内，生长慢，常有疼痛感，质地硬，可引发哺乳期或非哺乳期急性乳腺炎。发生于乳腺其他部位的平滑肌瘤一般小于3厘米，生长缓慢，边界清，无疼痛。乳腺超声和X线检查为良性肿瘤表现。病理检查，血管型平滑肌瘤由平滑肌及厚壁的血管构成，腺样型平滑肌瘤由平滑肌和腺上皮细胞构成。

5. 鉴别诊断　乳腺内平滑肌瘤主要与乳腺纤维腺瘤相鉴别。二者均表现为乳房内生长缓慢的肿瘤，边界清楚，圆形或椭圆形。但纤维腺瘤多发生于年轻女性，一般质地韧或偏软，而乳腺内平滑肌瘤质地偏硬。二者最终鉴别诊断依据靠病理学检查。

6. 治疗　手术切除是唯一有效的治疗手段，手术切除后很少复发，预后良好。

7. 预防　乳腺平滑肌瘤乳房常可触及包块，多数位于乳头乳晕区，少数发生在乳腺内，生长缓慢，可伴有疼痛。乳腺自查中或无意中发现乳房包块，应去医院检查，医生将进行鉴别诊断，并给予合理、及时的治疗。

五、乳腺错构瘤

1. 概述　乳腺错构瘤是由乳腺组织中多种成分组成，是临床上比较罕见的乳腺良性肿瘤。乳腺最具代表性的错构瘤为腺脂肪瘤，还有腺冬眠瘤和黏液样错构瘤等变型。主要发生于分娩后或绝经期妇女，其发生的年龄跨度较大，青少年也有发生。由于肿瘤边界清楚，手术切除完整，预后良好。

2. 病因　乳腺错构瘤与其他部位的错构瘤一样，可能是胚胎期乳腺组织结构错乱，导致乳腺正常结构比例改变，残留的乳腺管胚芽及纤维、脂肪组织出生后异常生长，形成一种良性瘤样增生。肿瘤发展到一定程度，其生长速度会明显减慢或停止。有学者认为本病的发生与妊娠和哺乳等所致体内激素变化有一定关系。

3. 临床表现　乳腺错构瘤常为单发圆形、卵圆形或扁圆形肿物，边界清楚，质软，若周围有纤维组织包绕，会触之较硬。肿物大小据文献报道为1～20厘米，活动度好，与周围无粘连。生长缓慢，无不适，患者常无意中发现。

4. 诊断　乳腺错构瘤临床体征较为典型，乳腺多可触及柔软的、边界清楚的、可活动的肿块。乳腺 X 线摄影可显示特异性征象，乳腺可见圆形或椭圆形肿块影，中央密度不均，边缘光滑且伴有一圈透明带（脂肪晕）。乳腺超声显示乳腺组织内界限较清楚的类圆形肿物，有包膜，内部回声不均。确诊应依据病理组织学诊断。由于乳腺错构瘤由多种成分构成，切面可与正常乳腺组织、脂肪瘤或纤维瘤相似，本病变的组织学特征是既有导管成分又有小叶成分，而一般纤维腺瘤小叶成分很少或几乎没有。

5. 检查　乳腺发现无痛性肿物来医院就诊，医生查体是首要检查。结合影像学检查：乳腺 X 线摄影、乳腺超声等。最终诊断应依据病理组织学检查。

6. 治疗　乳腺错构瘤应积极采取手术切除，待石蜡切片明确诊断，术后一般无复发，预后好。

7. 预防　乳腺错构瘤的病因尚不完全清楚，目前还没有确切的预防方法，在此推荐以下三点措施供读者结合自身情况采用。

（1）掌握乳腺自我检查的方法，养成每月一次的乳腺自查习惯，发现异常及时就诊。

（2）定期去医院体检。

（3）积极参加乳腺癌筛查。

六、乳腺神经纤维瘤

1. 概述　神经纤维瘤是发生在神经干或神经末梢的良性肿瘤，是一种周围神经组织肿瘤。该肿瘤可单发或多发，多发性神经纤维瘤常伴有其他系统疾病，临床上称为神经纤维瘤病。乳腺神经纤维瘤多发生于乳晕附近的皮下组织中，任何年龄均可发生，发生率极低。

2. 临床表现　乳腺神经纤维瘤多发生在女性乳晕区或附近的皮肤或皮下，可凸出皮面，呈圆形、结节状或梭形，直径多为 1 ～ 2 厘米，边界清楚，质地有软有硬，多数较软。乳腺神经纤维瘤多数没有症状，仅少数伴有压痛，生长缓慢。

3. 诊断　乳腺神经纤维瘤主要临床表现为乳腺皮肤无痛性小结节，应注意与以下疾病相鉴别。

（1）神经纤维瘤病：是一种具有家族倾向的先天性疾病。其特征性的皮肤病变是咖啡牛奶色素斑（此斑色棕，有如咖啡牛奶色而得名），多数患者在出生时或婴儿期就能被发现，儿童期以后可出现多发的皮肤结节，呈圆形或椭圆形，有的结节隆起形成赘生物，质地软硬兼有，多数较软，少则几个，多则数百上千难以计数。神经纤维瘤多发生于躯干，也有的发生于四肢及面部，患者除多发神经纤维瘤外尚伴有周围神经、中枢神经、骨骼、肌肉和内分泌器官的病变。神经纤维瘤病无法彻底治愈，手术切除仅限于那些引起疼痛，影响功能与美容，或疑有恶变的肿瘤。

（2）乳腺皮肤转移癌：最常见的临床表现为乳房皮肤结节，其色泽可与正常皮肤相同，也可为红色、浅红色或紫红色，质地较硬、韧，可与皮下组织粘连，少有破溃。乳腺皮肤转移癌可出现在原发肿瘤确诊后，多为恶性肿瘤发展到晚期的临床表现；也可为首发症状，发现皮肤转移结节时尚未确定原发肿瘤。因此，对确诊的肿瘤患者乳房发现皮肤结节应重视，若乳房发现有原因不明的无痛性皮肤结节，应及时进行活检获得病理组织学诊断。

（3）与伴有乳腺肿物的其他乳腺疾病相鉴别，如乳腺增生、乳腺囊肿、乳腺纤维腺瘤、乳腺癌等。可进行乳腺影像学检查，确诊必须依据病理学诊断。

4. 检查　乳腺神经纤维瘤是指发生在乳腺的神经纤维瘤，应注意收集病史并进行乳房体检，辅助乳腺超声、乳腺 X 线检查、乳腺磁共振（MRI）检查等，病理学检查是确诊的主要依据。

5. 治疗　乳腺神经纤维瘤是良性肿瘤，位于乳晕附近皮肤或皮下组织，手术切除为主要治疗，切除标本应行病理学检查确诊。

6．**预防**　乳腺神经纤维瘤病因尚不清楚，病例极少见，在此推荐三点措施：①掌握乳腺自我检查方法，养成每月一次的乳腺自查习惯，若发现原因不明的无痛性皮肤结节，应及时去医院诊断，必要时行结节活检；②定期去医院体检；③积极参加乳腺癌筛查。

七、乳腺神经鞘瘤

1．**概述**　神经鞘瘤属于周围神经组织肿瘤，又名施万细胞瘤（旧称雪旺氏细胞瘤），少数患者可伴发神经纤维瘤病。发生在乳腺的神经鞘瘤有良、恶性之分，乳腺良性神经鞘瘤罕见，乳腺恶性神经鞘瘤更为罕见，本节将介绍乳腺良性神经鞘瘤。乳腺良性神经鞘瘤好发于 30～50 岁，肿瘤常为单发结节型，瘤体生长缓慢，通常无自觉症状，一般不会引起患者重视，致使病程较长。手术切除为本病的主要治疗。

2．**病因**　神经鞘瘤的病因目前尚不清楚，是一种周围神经鞘起源的肿瘤。多数学者认为是源于神经鞘的施万细胞，也有学者认为是源于神经鞘的成纤维细胞。神经鞘瘤可自然发生，也可能与外伤或其他刺激有关。

3．**临床表现**　乳腺良性神经鞘瘤多为单发性肿瘤，大小不一，大者可达数厘米，常无明显不适，瘤体生长缓慢，病程较长。乳房查体可触及圆形、椭圆形或梭形肿物，边界清楚，表面光滑，可活动，质韧，瘤体较大时可伴发出血、黏液变性或囊性变，触诊时可有囊性感。

4．**诊断**　乳腺神经鞘瘤非常少见，常为无痛性肿物，生长缓慢，可伴发神经纤维瘤病，病史采集时要仔细，应考虑到周围神经组织肿瘤的可能性。神经鞘瘤质韧，若瘤体内发生出血、黏液变性或囊性变触诊时可呈现囊性感，诊断时应结合乳腺影像学检查。临床上需与乳腺纤维腺瘤、神经纤维瘤、脂肪瘤、乳腺囊肿、叶状肿瘤、外伤性脂肪坏死、乳腺癌等可触及乳腺肿物的疾病进行鉴别，有时本病类似血管瘤或机化的血肿，也应引起注意。乳腺神经鞘瘤的确诊需要病理组织学诊断。

5．**检查**　常规乳房体检。乳腺影像学检查，包括乳腺超声、乳腺 x 线检查、乳腺磁共振（MRI）检查等。病理组织学诊断是确诊的主要依据。

6．**治疗**　乳腺神经鞘瘤边界清楚，有完整包膜，手术需彻底切除肿瘤，不必切除过多的邻近组织。手术切除标本需经病理学检查确诊，乳腺良性神经鞘瘤手术切除后预后良好，很少再发。

7．**预防**　乳腺神经鞘瘤病因尚不清楚，病例极为少见，又多为无痛性肿物，常不会引起患者的重视，故在此推荐三点意见：①掌握乳腺自我检查方法，养成每月 1 次的乳腺自查习惯，若发现原因不明的无痛性皮肤结节，应及时去医院诊断，必要时行结节活检；②定期去医院体检；③积极参加乳腺癌筛查。

八、乳腺血管瘤

1．**概述与病因**　乳腺血管瘤是以血管组织为主的先天性血管畸形，主要发生于乳房皮肤或皮下，发生于腺体组织内者少见。本病可发生于任何年龄，肿瘤大小、深浅不一，没有包膜，可单发或多发，生长缓慢，很少恶变。

本病仅占乳腺肿瘤的 0.03%，其病因可能与雌激素增高有关。根据组织结构和形态特点分为毛细血管瘤和海绵状血管瘤。

2．**临床表现**　乳腺海绵状血管瘤发生于皮下，一般无症状，常以乳房肿块就诊。多为乳腺体表稍隆起的圆形肿块，大小不一，最大径可达 8 cm，边界不甚清楚，瘤组织软，状如海绵有压缩性，表面皮肤正常。若肿瘤位置浅表，可透过皮肤看到蓝色或青紫色肿瘤团块。常与毛细血管瘤并存，构成混合性血管瘤，穿刺可抽出血性液体。

3．**辅助检查**

（1）乳腺超声检查：表现为无回声或低回声影，大小不一，边界清楚或不甚清楚，在无回声区内可见到细小点状低回声缓慢流动,探头加压病灶可缩小。若伴有钙化,其内可见小的强回声。彩色多普勒检查,其内可见彩色血流信号。

(2)乳腺钼靶 X 线检查:病灶局限者,可见圆形或分叶状高密度肿块影,边界清,可有钙化。退化型乳腺内,可见一血管与病变相连。病灶弥漫者,病灶可占据患侧乳房大部,致患侧乳房明显大于健侧,肿块边界大部分不清,呈移行状态,部分边界尚清,周围组织受压。

4. 诊断 依据乳腺内无痛性肿块,生长缓慢,质地软,状如海绵,或通过皮肤看到蓝色肿块,结合超声、X 线检查以及穿刺抽出血性液体,一般可作出诊断。

5. 鉴别诊断

(1)乳腺脂肪瘤:乳腺脂肪瘤常以无痛性肿块就诊,质地柔软,尤其肿块较大且发生于乳腺较深位置时,二者有相似之处。乳腺脂肪瘤常发生于肥大乳房,一般很少超过 5 cm。超声检查为等回声,不会出现无回声。乳腺 X 线检查为脂肪密度肿块影。穿刺不会抽出血性液体。

(2)乳腺错构瘤:乳腺错构瘤多见于中青年或闭经后妇女,生长慢,一般无痛。肿块质地软,或有囊性感。超声检查为等回声或低回声,多分叶状,内部回声不均质。乳腺 X 线检查为乳腺内圆形或椭圆形肿块,边界清,内部密度不均,周围可见一圈透亮的狭窄带。

(3)乳腺血管肉瘤:本病少见,主要表现为乳腺内生长迅速的无痛性肿块,边界不清,弥漫性肿大。乳腺 X 线检查为边界不清的分叶状高密度肿块。乳腺超声检查为分叶状低回声或无回声区,不均质。穿刺可抽出血性液体。本病在术前极易误诊,主要靠术后病理检验确诊。

6. 治疗

(1)硬化剂治疗:应用 5% 鱼肝油酸钠或 5%～10% 高渗盐水 0.5～1 ml,注射于肿瘤的周围及基底部,每周注射 1 次,需要连续注射 3～5 次。注意不要将硬化剂注射于肿瘤内部或上部皮下。

(2)放射治疗:一般应用浅层 X 线治疗机,每周照射 1～2 次,每次 $(1.29～2.58)\times10^{-2}$ C/kg,总量一般达到 0.2～0.26 C/kg。海绵状血管瘤对 X 线敏感,放射治疗效果良好。

(3)手术治疗:可切除的肿块首选手术治疗。如果血管瘤较大,为减少术中出血量,缩小手术范围,可先选择硬化剂治疗,再行手术切除。如果血管瘤巨大,手术切除后影响乳房外形,可行保留乳头乳晕的乳腺单纯切除术,同时行乳房成形手术,亦可取得较满意的效果。手术中注意止血,同时注意辨别肿瘤边界,适当切除部分正常乳腺组织,防止术后复发。

7. 预防 乳腺血管瘤为良性肿瘤,有些可停止生长或缩小,所以婴幼儿期的乳腺血管瘤可以密切观察,不宜过早进行放射治疗或硬化剂治疗,以免对身体造成伤害或影响乳房的发育,一般在少年期治疗为宜。如果乳腺血管瘤快速生长,不能除外恶性变时,需要及时处理。

九、乳腺颗粒细胞瘤

1. 概述与病因 颗粒细胞瘤是可发生在身体任何部位的软组织肿瘤,大多数病例位于头颈部,尤其是舌,其次分布于躯干和四肢,也可发生于消化道、呼吸道、泌尿生殖系统等,表现为黏膜下或皮下缓慢生长的孤立性小结节。过去认为很少发生于乳腺,但迄今报道例数超过 1 500 例。女性多于男性,可发生于任何年龄,但以 30～60 岁多见。

最初曾认为是肌母细胞瘤,后来经过形态学研究发现肿瘤组织与神经有密切联系,并通过免疫组化及电镜证实其来源于神经鞘的施万细胞。

乳腺的颗粒细胞瘤是源自乳腺区的软组织,并非来自腺体本身。

2. 临床表现 多在无意中发现乳腺皮下或乳腺实质内的单发、无痛性肿块,大小一般为 0.5～2.0 cm，圆形，表面可呈分叶状，质硬，较固定，多见于乳腺的内上象限。表浅的肿瘤可以导致皮肤皱缩，甚至乳头内陷，而位于乳腺深部肿瘤可累及胸肌筋膜。因此，本病在临床上很容易与乳腺癌混淆。

3. 辅助检查

(1) 乳腺超声检查：表现为不规则低回声肿块，多数边界不清，后方有明显衰减，一般无边缘水肿带，其内很少出现钙化。

(2) 乳腺钼靶 X 线检查：表现为边缘清楚或不清的结节或肿块，边缘可呈星芒状，一般无钙化。X 线征象很难与乳腺癌相鉴别。

4. 诊断　根据乳腺无痛性肿块，结节状或分叶状，质地硬，尤其是生长在乳腺皮下，结合乳腺 X 线和乳腺超声检查，应考虑乳腺颗粒细胞瘤的可能。术前行空芯针活检有助于明确诊断。

5. 鉴别诊断

(1) 乳腺癌：乳腺颗粒细胞瘤一般为分叶状肿块，质地硬。乳腺超声检查为不规则低同声肿块，后方有衰减。乳腺 X 线检查肿块边缘呈星芒状，因此在取得病理结果前临床上很难鉴别。乳腺颗粒细胞瘤常生长在乳腺皮下，乳腺超声检查肿块边界不清，但与乳腺癌向周围组织浸润有区别，一般不会出现坏死性液性暗区，CDFI 不能探及异常血流信号。

(2) 乳腺恶性颗粒细胞瘤：乳腺恶性颗粒细胞瘤极为罕见，表现为乳腺皮下无痛性的孤立性结节或肿块，生长迅速，但最终诊断仍需依靠病理学检查。

6. 治疗　乳腺颗粒细胞瘤为良性肿瘤，治疗方法为肿块切除术或乳腺区段切除术，术后一般不会复发。

如果肿块有浸润、转移等恶性肿瘤特征，则需要按照恶性肿瘤治疗方式综合处理。

十、乳腺淋巴管瘤

1. 概述与病因　淋巴管瘤多发于儿童，偶见成人，以颈部及腋部常见，发生于乳腺者较少见。组织学上分为毛细淋巴管瘤、海绵状淋巴管瘤及囊性淋巴管瘤三种，亦可为混合型。

淋巴管瘤系先天性病变，即一种先天性良性错构瘤，而非真正意义的肿瘤，是胚胎发育过程中某些部位的原始淋巴囊与淋巴系统隔绝后所发生的肿瘤样畸形，由增生、扩张、结构紊乱的淋巴管所组成。淋巴管瘤可向周围呈浸润性生长，但不会发生癌变。

2. 临床表现　淋巴管瘤多见于青少年，男女发生率相仿。初期淋巴管发生扩张，出现 1～3 cm 大小念珠状小球囊，内含淋巴液。一般生长缓慢，疼痛不明显，界限多不清楚，无压缩性，与皮肤无粘连。可发生囊内出血，使瘤体迅速增大，张力增高致疼痛，压迫周围组织器官可产生相应症状。易并发感染，有些在感染后因囊壁内皮细胞被破坏而自行消退，或者在发展过程中因栓塞而缩小或消退。

生长在乳腺真皮层的淋巴管瘤生长缓慢，大小不一，与周围组织边界不清，质地柔软，有些可自行停止生长。

3. 辅助检查　乳腺超声检查：表现为乳腺内多房无回声肿块，内部可见纤细分隔，形成"蜂窝状"的特征性图像，可有一定的包膜，薄壁，后方回声增强，彩色多普勒观察，肿块内部一般无血流信号。合并感染时，肿块囊壁可增厚、不光滑，囊内可出现点状回声及透声减低；合并出血时，囊内可见絮状弱回声凝血块。

4. 诊断　青少年期发病，乳房内出现 1～3 cm 大小念珠状小球囊，生长缓慢，无明显疼痛，无压缩性，乳腺超声检查提示多房无回声肿块，内部可见纤细分隔，形成"蜂窝状"的特征性图像。穿刺可抽出淡黄色水样淋巴液。

5. 鉴别诊断　主要与乳腺血管瘤相鉴别，二者常合并存在致鉴别困难。乳腺血管瘤的瘤组织软，状如海绵有压缩性，若肿瘤位置浅表，可透过皮肤看到蓝色或青紫色肿瘤团块，超声检查为无回声或低回声影，多可探及血流信号，穿刺可抽出血性液；乳腺淋巴管瘤多发生于青少年期，可有迅速增大的病史，超声检查见乳腺内多房无回声肿块，一般无血流信号，穿刺可抽出淋巴液。

6. 治疗　淋巴管瘤可以生长到很大，可发生感染、破溃、局部肿胀等，应积极治疗。毛细淋巴管瘤可以采用冷冻疗法或激光治疗。

对于海绵状淋巴管瘤及囊性淋巴管瘤应采用手术治疗，海绵状淋巴管瘤手术治疗时需切除其周围部分正常组织以防复发。囊状淋巴管瘤瘤体较大，壁薄而软，多向各方向延伸，手术分离比较困难，手术时难以彻底切除，易破裂或伤及邻近组织、并发感染等，较大的囊状淋巴管瘤尚需分次切除。国外学者采用博来霉素治疗囊状淋巴管瘤取得满意效果，总有效率达89.7%，治愈率为55.2%。国内采用平阳霉素治疗淋巴管瘤，主要对囊状淋巴管瘤疗效显著，总有效率为99%～100%，治愈率为78%～94%。

淋巴管瘤并发感染时须先控制感染，然后再考虑手术治疗。

十一、乳腺大汗腺腺瘤

大汗腺腺瘤是由衬以大汗腺化生的上皮细胞组成密集小管而形成的乳腺良性肿瘤。

1. 临床表现　乳腺的大汗腺腺瘤极为罕见，1976年Hertel等首次描绘此病。主要发生在女性，发病年龄14～72岁。肿瘤一般较小，直径多为1～2 cm，质地偏硬，边界清楚，活动度好，无压痛。

2. 辅助检查

(1) 乳腺X线检查：为良性肿瘤表现，缺乏特征性改变。乳房内肿物，边界清楚，密度稍高或等密度。易误诊为纤维腺瘤。

(2) 乳腺超声检查：表现为乳房内低回声肿物，边界清楚，后方无衰减，内部血流信号不丰富。与X线检查类似，为良性肿瘤表现。

3. 诊断　本病无论病史、临床检查，还是影像学检查，均表现为良性肿瘤，临床上多诊断为纤维腺瘤，需要病理检查才能做出正确诊断。

4. 治疗　手术切除。手术后预后良好，无复发及转移。

十二、乳头腺瘤

1. 概述　乳头腺瘤是乳头泌乳导管上皮细胞乳头状瘤样增生和腺病混合存在的一种良性肿瘤，发生在乳头内或乳晕下方，其发病率不足乳腺良性肿瘤的1%。男性亦可罕见乳头腺瘤。乳头腺瘤可发生在任何年龄，文献报道40～50岁患者居多。

2. 病因　病因尚不明确，多数学者认为主要与雌激素水平增高或相对增高有关。由于雌激素的过度刺激，引起乳管扩张，上皮细胞增生，形成乳管内乳头肿瘤。

3. 临床表现　乳头腺瘤临床表现为乳头溢液（浆液性或血性），乳头糜烂、结痂或溃疡形成，呈现乳头湿疹样改变，乳头肿大变硬，乳头或乳晕下方可触及肿块。

4. 检查　常见症状为乳头溢液及乳头糜烂，乳头、乳晕下可触及肿块，故临床查体易发现异常。乳腺影像学检查可帮助诊断和鉴别诊断。确诊需要行病理组织学检查。

5. 诊断　乳头腺瘤位于乳头或乳晕下方，一般在2cm以下，与周围组织分界清楚，体检和影像学检查均可发现异常，但确诊需依靠病理组织学检查。大体可见乳头肿大，乳头皮肤可见糜烂性溃疡，病变乳管扩张，其内可见实性乳头状肿瘤。组织学表现为乳管内乳头状瘤、腺病、上皮过度增生等病变的复合性病变，需与乳腺佩吉特病（湿疹样癌）、乳头乳晕下癌及导管内乳头状瘤相鉴别。

6. 治疗　乳头腺瘤是良性肿瘤，治疗以手术切除乳头部位及其下方的肿瘤为主，预后好。

7. 预防　①建立乳房自我检查的良好习惯。乳头腺瘤是一个渐进的慢性过程，伴有典型的临床体征，发现异常及时到医院就诊；②积极参加乳腺癌筛查；③定期进行乳腺体检，防患于未然；④学习乳腺疾病科普知识，提高对乳腺疾病的正确认识。

十三、乳腺叶状肿瘤

1．概述　乳腺"叶状肿瘤"或称"分叶状肿瘤"，是纤维与上皮两种成分的混合性肿瘤，由 Muller 于 1838 年首先描述并且命名为"叶状囊肉瘤"，是一种少见疾病，发生率占乳腺肿瘤的 0.3% ～ 0.9%。曾经的名字有分叶状囊肉瘤、假性肉瘤样腺瘤、腺黏液瘤、乳头状囊肉瘤、巨大乳腺黏液瘤、乳腺混合瘤等达 60 余种。

"叶状肿瘤"这个名字提示肿瘤像叶片一样的生长。总体来说是一种交界性肿瘤，有人将其细分为交界性良性、交界性和交界性恶性三种。也有人将交界性良性者称为分叶状纤维腺瘤，交界性恶性者称为叶状囊肉瘤。

2003 年世界卫生组织制定的组织学分类将叶状肿瘤根据其组织学特点分为良性、交界性、恶性三类。但组织学的分类有时与其临床表现及预后并不完全一致。

女性各年龄段均可发病，平均年龄 40 岁，较纤维腺瘤稍大。发病原因可能与体内内分泌激素紊乱有关。本病是否可能在纤维腺瘤的基础上形成存在很大的争议，有些貌似由纤维腺瘤变成叶状肿瘤的病例，可能一开始就是叶状肿瘤误诊为纤维腺瘤，也可能是两种肿瘤伴发。

2．临床表现与诊断　主要表现为无痛性肿块，偶尔伴有疼痛。许多患者的肿块持续生长，也有些患者肿块长期稳定，也有些患者短期内肿块迅速增大。大的肿瘤可造成皮肤紧绷伴浅表静脉曲张，但一般活动度好，侵犯胸肌和皮肤少见，溃疡罕见，乳头回缩少见。淋巴结转移少见，少数发生血道转移，复发后的肿瘤一般更容易转移。

小的乳腺叶状肿瘤临床诊断比较困难，常易误诊为纤维腺瘤。如肿块较大，或原先一直大小变化不大的肿块忽然长大，要考虑本病的可能。

乳腺高频超声及乳腺 X 线检查都没有特异性。超声检查多表现为类圆形或分叶状边界清晰的中低回声肿块，也可包含散在囊性区域，可见包膜和侧方声影。肿物内部可有较丰富的血流信号。乳腺 X 线表现多显示为圆形或卵圆形或分叶状实性高密度肿块影，边缘多清晰，光整，密度均匀，少数伴有微小或粗大的钙化。肿块较大者可见由于膨胀性生长对周围乳腺腺体压迫而形成的低密度晕征。部分肿块可边界不清，但无周边腺体结构紊乱、扭曲和邻近皮肤增厚等征象，即使是位于乳晕后的病变，皮下脂肪间隙仍然清晰可见，也不引起乳头乳晕回缩、内陷。乳腺叶状肿瘤组织学上的良恶性与肿块大小、分叶程度及有无钙化无明显关系。

乳腺磁共振检查也没有特异性，但可以帮助制定手术计划。

细针穿刺由于组织量比较少，假阴性和假阳性较高，难以鉴别叶状肿瘤和纤维腺瘤，其结果与病理诊断符合率仅为 50% 左右。冷冻切片病理检查确诊率可达到 70% 以上，但有时仍不能很好地区分叶状肿瘤和纤维腺瘤，还可能误诊为乳腺癌。

空芯针穿刺术前诊断乳腺叶状肿瘤的准确性可达 80% 以上。对于临床上怀疑叶状肿瘤时，可首选空芯针穿刺活检明确诊断，以便根据诊断结果决定适当的手术方式，可有效减少再次手术及过度治疗的可能。

切除活检是最准确的诊断方法，肿块的不同切片甚至同一切片的不同区域变异很大，应该对整个肿物进行检查，多部位取材，多切片，以免漏诊。

病理诊断若为叶状肿瘤，病理医生一般会根据肿瘤的生长方式是膨胀性生长还是浸润性生长、肿瘤的边界是否清楚、肿瘤内的出血坏死情况、肿瘤细胞分裂速度快慢、间质分布、间质细胞的形态和异型性、上皮细胞的多少等情况进行组织学分类（良性、交界性、恶性）。

可能有人看到病理报告上写着良性叶状肿瘤，会认为其一定是"良性"的，其实不然。穿刺活检因为取到的组织较小，不能代表肿瘤的全貌，容易低估。即使是切除活检行病理检查，病理组织学上的分类也可能与生物学行为不一致，不排除远处转移的可能性。

3．治疗及治疗后的随访 乳腺叶状肿瘤是交界性或潜在恶性的肿瘤，处理原则与纤维腺瘤不同，原则上要行手术治疗。叶状肿瘤常用的手术术式是广泛切除术，切除肿物及其周边至少 1 cm 范围内的正常乳腺组织。如果紧贴肿块切除或切缘仅有几毫米，易复发。建议术中行快速冷冻切片检查切缘，如切缘阳性，应行补充切除直至切缘阴性。如果肿瘤切除后预计乳房美容效果不理想，建议同时行乳房成形或重建术。

对于之前行肿物切除活检证实为叶状肿瘤的患者，可能需要再次手术行肿物周围组织的广泛切除。也有人认为，如果病理报告为良性叶状肿瘤且再切除困难或易致乳房变形，也可考虑采取"等待并观察"的策略。

如果肿瘤较大并且 / 或者乳房很小，行广泛切除术后很难保持乳房可接受的自然外形，也可行乳房切除术，可考虑同时行乳房重建术。

叶状肿瘤一般不需行腋窝手术。对有腋窝淋巴结异常肿大的患者也可行腋窝淋巴结活检术。如果乳腺叶状肿瘤术后局部复发，治疗手段包括较大范围的再次广泛切除或全乳切除术 ± 乳房重建术，特别对反复复发者更倾向于全乳切除术。

一般不行术后化疗等全身治疗。术后放疗的作用现在还未明确，对原发叶状肿瘤一般不行术后放疗，但有人认为，对于局部复发的患者可在二次手术切除后行局部辅助放疗，因为侵袭性较强的病变二次或三次局部复发可能是破坏性的。

5% 以下的叶状肿瘤会发现远处转移。组织学分类为良性的叶状肿瘤也有可能发生远处转移，虽然其发生率更低些。远处转移后的治疗方式没有形成较一致的意见，可能包括化疗、手术和放疗等，应根据具体情况，参照肉瘤或癌肉瘤转移的治疗原则，制定个体化的治疗方案。

叶状肿瘤治疗后应进行定期随访。一般 5 年内每年 2 次，5 年后每年 1 次。如果原肿块生长较快，可缩短首次随访复查距术后的时间间隔。随访的主要内容包括临床乳腺检查及影像学检查。影像学检查一般采用超声检查，超声容易发现肿瘤残腔位置肿瘤的复发。如果乳腺腺体致密且丰富，可考虑行乳房MRI检查，及时发现可能出现的局部复发。术后1～2年内复发的风险较高，是随访工作的重点。有症状的患者可以根据症状行相关部位的进一步检查。

（韩莉）

第六节　乳腺癌、乳腺肉瘤、乳腺淋巴瘤

一、乳腺癌的发病概况

全球乳腺癌发病率自 20 世纪 70 年代末以来一直呈上升趋势。2002 年全球乳腺癌新发病例 115 万，2005 年超过 120 万，2010 年达到 140 万。全球乳腺癌发病率北美、西欧、北欧、大洋洲、以色列犹太人居住区为高发地区，东欧、南欧及拉丁美洲其次，亚洲、非洲发病率最低。在美国 8 名妇女一生中就会有 1 人患乳腺癌。中国不是乳腺癌的高发国家，但不宜乐观，近年我国乳腺癌发病率的增长速度却高出高发国家 1 ～ 2 个百分点。一个国家内的不同地区乳腺癌发病率也不尽相同，经济发达地区往往高于经济欠发达地区，城市高于农村，经济欠发达地区的居民移居到发达地区生活，其乳腺癌发病率也会逐渐升高。据中国国家癌症中心、卫生计生委疾病控制局最新数据显示，乳腺癌位居女性恶性肿瘤的首位，2010 年全国肿瘤登记地区女性乳腺癌发病率（粗率）全国合计为 32.43/10 万。城市为 39.47/10 万，农村为 25.28/10 万。全球乳腺癌死亡率自 20 世纪 90 年代已呈现下降趋势，主要由于乳腺癌高发国家开展了乳腺癌筛查，使早期病例比例上升；其次是乳腺癌

综合治疗的开展,提高了疗效。但我国乳腺癌死亡率并未显示明显下降。中国最新数据显示,2010 年乳腺癌死亡率为 8.65/10 万,位居全国女性恶性肿瘤死亡率的第 6 位。努力做好乳腺癌的早期发现、早期诊断、早期治疗,对易感高危人群进行规范化的筛查与监测,才能有效地遏制我国乳腺癌的发展势头,减少和控制乳腺癌的发病与死亡。

二、近年我国乳腺癌发病率上升的影响因素

我国不是乳腺癌的高发国家,但不宜乐观,近年我国乳腺癌发病率的增长速度却高出高发国家。究其原因:随着人民生活水平的提高,营养状况的改善,女性初潮时间有所提前。女性首次月经称初潮。营养不良的女性初潮时间可推迟,营养过剩的女性初潮时间可提前,一般讲多在 12～14 岁,近年来很多女性十一二岁就来了月经,初潮早(＜12 岁)是乳腺癌发病的危险因素之一。营养丰富肥胖体型的人增加,这里指的是绝经后肥胖。女性的雌激素主要由卵巢提供,身体的脂肪组织可以产生少量的雌激素,但绝经后卵巢萎缩了,不再产生雌激素,而脂肪组织产生的雌激素对身体雌激素水平的影响增大了,构成乳腺癌发病的危险因素。近年来绝经后妇女替代性服用雌激素的比例也明显增加,长期服用外源性雌激素也是乳腺癌发病的危险因素。我国目前许多大城市生活节奏快,人们的精神、心理经常处于紧张状态,导致内分泌紊乱,乳腺增生的发生率增加。独身、晚婚、晚育、哺乳时间短甚至不哺乳、不生育现象增多。饮酒现象增多。以上均构成我国乳腺癌发病率上升的影响因素。

三、哪些人易患乳腺癌

乳腺癌的病因尚未完全清楚,研究发现,乳腺癌的发病存在一定的规律性,具有乳腺癌高危因素的女性易患乳腺癌。所谓高危因素是指与乳腺癌发病有关的各种危险因素,而大多数乳腺癌患者都具有的危险因素就称为乳腺癌的高危因素。据中国肿瘤登记年报显示,女性乳腺癌年龄别发病率 0～24 岁年龄段处于较低水平,自 25 岁开始快速上升,55～59 岁组达发病高峰,之后呈下降趋势。乳腺癌家族史是乳腺癌发生的危险因素,所谓家族史是指一级亲属(母亲、女儿、姐妹)中有乳腺癌患者。近年发现,乳腺腺体致密也成为乳腺癌的危险因素,最能显示乳腺密度的是乳腺影像学检查,尤其是乳腺 X 线摄影片。乳腺癌的危险因素还有月经初潮早(＜12 岁),绝经迟(＞55 岁);未婚,未育,晚育,未哺乳;患乳腺良性疾病未及时治疗;经医院活检(活组织检查)证实患有乳腺非典型增生;胸部接受过高剂量放射线的照射;长期服用外源性雌激素;绝经后肥胖;长期过量饮酒;以及携带与乳腺癌相关的突变基因。需要解释的是乳腺癌的易感基因欧美国家做了大量研究,现已知的有 BRCA-1、BRCA-2,还有 p53、PTEN 等。具有以上若干项高危因素的妇女并不一定患乳腺癌,只能说其患乳腺癌的风险比正常人高,中国妇女乳腺癌的发病率还是低的。

四、更年期妇女长期行激素替代疗法患乳腺癌的风险增加

1. **概述** 更年期妇女由于卵巢功能衰退,体内雌激素分泌量减少,有些妇女会出现"更年期综合征"的表现,如月经紊乱、烦躁易怒、精神疲乏、头晕耳鸣、心悸失眠、烘热汗出等,严重者出现性格改变及轻度精神失常。更年期是由壮年向老年过渡的时期,是一特殊的生理变更时期,应做好充分的身心准备。

国外比较盛行在更年期服用激素替代剂,以缓解更年期综合征的表现,国内也开始有使用激素替代剂者。雌激素替代治疗提高了一部分老年妇女的生活质量。服用激素替代剂可以补充更年期妇女内源性激素的不足,有效地缓解更年期综合征的各种症状,并可预防妇女在绝经后由于雌激素分泌锐减而发生的冠心病、骨质疏松症等。因此,应该说服用激素替代剂对处于更年期的女性是有一定益处的。但是,服用激素替代剂会否导致乳腺癌的问题,近年来引起了国内外学者愈来愈多的关注。更年期妇女是否应该服用激素替代剂是有一定争议的问题。

2. 乳腺癌风险 激素替代风险最大的当数乳腺癌。研究认为，连续 5 年以上的激素替代治疗使患乳腺癌的危险仅轻度增加，并随用药时间的延长，危险性仍有缓慢增加的趋势。但另外一些研究表明，激素替代治疗并未增加乳腺癌的危险性。虽然没有证据表明，有乳腺癌家族史的妇女接受激素替代治疗会增加乳腺癌发生，但仍应持谨慎态度。

国外最新的研究提示，服用激素替代剂可使妇女患乳腺癌的危险性增高，且这种风险可能持续存在；服用激素替代剂的时间愈长，其患乳腺癌的危险性愈高。而对于乳腺癌患者，术后若使用激素替代疗法癌症可能更易复发。目前公认的观点是，有乳腺癌病史的妇女，应禁用雌激素替代治疗；有乳腺癌家族史的妇女，应慎用雌激素替代治疗。因为乳腺是雌激素的敏感器官，雌激素可促进乳腺癌病灶的生长，使乳腺癌复发增加、复发时间缩短、生存率下降。值得一提的是，接受替代治疗后出现的乳房胀痛并非乳腺癌征兆，而可能是乳腺充血所致，通常 6 个月的适应或调整用药方案即可缓解，不必有过多的顾虑。因此我们认为，更年期妇女服用激素替代剂应慎重。绝经后使用激素替代疗法，改变体内激素水平，可能加大女性患乳腺癌的风险，因此，要慎用补充激素的激素替代疗法来缓解更年期综合征的症状，否则得不偿失。如果无明显的更年期综合征的表现或仅有较轻程度的不适感，则可不服用激素替代剂而使用其他方法，如积极锻炼身体，参加丰富多彩的社会不适感，则可不服用激素替代剂而使用其他方法，如积极锻炼身体，参加丰富多彩的社会活动，以保持良好的心境和身体状况。确有明显的症状者，可服用中药，或在医生指导下少量、短期服用激素替代剂。而对乳腺癌患者，不应使用激素替代疗法。

3. 子宫内膜癌风险 子宫内膜也是雌激素的靶器官。单纯的雌激素替代治疗会增加患子宫内膜癌的危险，即使是小剂量也会增加患子宫内膜癌的危险性。但未行子宫切除术的妇女，在接受替代治疗时，一定不要嫌加用孕激素麻烦，因为孕激素是子宫内膜的忠实卫士；在孕激素参与替代治疗后，患子宫内膜癌的概率与不用替代治疗的概率几乎一致。

4. 其他器官风险 没有证据表明激素替代治疗与阴道、宫颈和卵巢等其他妇科肿瘤有关。国外的资料还表明，激素替代治疗明显改善了上皮性卵巢癌病人的生活质量，而且未缩短他们的生存时间。国外的研究还发现，激素替代治疗使妇女患直肠癌和结肠癌的危险降低。

因为激素替代治疗使医生和更年期妇女的联系更为紧密，医生可以早期发现异常情况，所以即使在接受替代治疗的同时患上癌症，也可能因得到早期、及时的治疗，从而有比较良好的结局。当然，服用激素类药物一定要在医生指导下进行。

五、乳腺癌患者另一侧乳腺患癌的风险比常人高

乳腺癌是女性最常见恶性肿瘤，随着乳腺癌患者生存率的提高和检查手段的改进，初发乳腺癌治疗后发对侧乳腺癌的病例逐年上升。对侧乳腺癌与原发乳腺癌之间存在共同的危险因素，如乳腺癌家族史等，但某些是对侧乳腺癌独立危险因素，如放疗。乳腺癌患者中 2.0% ~ 11.0% 将会发生对侧乳腺癌，初次乳腺癌再发对侧乳腺癌的概率是普通女性人群发生乳腺癌的 2 ~ 6 倍。一些研究结果显示，10 年对侧乳腺癌发生率为 1.0% ~ 14.0%，平均为 9.5%，随着随访时间的延长，对侧乳腺癌的发生率逐步升高。

对侧乳腺癌发生的高风险与乳腺癌家族史、原发乳腺癌确诊年龄小于 45 岁、组织学呈髓样变、未采取内分泌治疗以及接受乳腺内放疗相关。乳腺癌家族史是乳腺癌的独立危险因素，同时家族史也是对侧乳腺癌发生的重要危险因素，浸润性小叶癌容易发生对侧原发性乳腺癌，放疗也是对侧发生原发性乳腺癌的危险因素。

六、乳腺癌家族聚集倾向

乳腺癌发病的两大重要原因为环境和遗传，虽然环境因素扮演着主要角色，但仍有 5% ~ 10% 乳腺癌的发病与乳腺癌易感基因的缺陷直接相关。遗传性乳腺癌表现为家族聚集性、发病早、双侧和多中心病灶等特点。大部分遗传性乳腺癌都具有家族聚集性，属于家族性乳腺癌。大部分遗传性乳腺癌与乳腺癌易感基因 BRCA-1 和 BRCA-2 有关。BRCA-1 和 BRCA-2 都是抑癌基因，其编码的蛋白在 DNA 损伤修复中发挥重要作用。在 BRCA-1 和 BRCA-2 突变细胞中，由于 DNA 损伤的修复无法正常进行，DNA 的差错在细胞内不断累积，就容易导致细胞癌变。

乳腺癌患者的一级亲属与一般人群相比，患乳腺癌的危险性增加 2～3 倍。母亲和姐妹中有一个患乳腺癌的妇女，患该病的危险性非常高。对某些家族疾病谱的研究表明，该病在一定程度上有遗传倾向，某些家族中一级亲属的危险性高达 50%，这与染色体的显性遗传概率相一致。乳腺癌在某些家族中有聚集现象，在一级亲属中危险性高，家族中较远的亲属危险性小。同时，研究表明，这种遗传倾向在绝经前患者比绝经后者高，在双侧乳腺癌患者比单侧高。绝经前乳腺癌患者一级亲属的危险性比对照组增加了 3 倍，而绝经后一级亲属的危险性为 1.5 倍。双侧乳腺癌患者，一级亲属的危险性增加 5 倍。如果绝经前妇女患双侧乳腺癌，其一级亲属危险性增加 9 倍，而同样情况对绝经后妇女的一级亲属危险性增加为 4 倍。

寻找遗传的特异标志以区别引起家族聚集性的环境因素和遗传因素作用，尽管对遗传基因的研究目前已取得了一些进展，如 BRCA 等基因的研究可对这一问题作出一定的解释，但多数研究表明，环境因素比遗传因素更为重要。总之，乳腺癌的家族聚集性现象可能与遗传因素和环境因素均有关，用单一的遗传因素或是环境因素都不能圆满地解释乳腺癌在家族中的聚集倾向。

七、乳腺癌癌前病变

1. 概述 癌的形成要经历漫长的演变过程，局部组织某些特定形态改变，由轻到重，最终发展成具有明显恶性特征的病理表现。这种发生于癌之前的局部组织形态异常的前驱表现，称为癌前病变。

关于乳腺癌癌前病变，迄今并未明确。国内外学者大多认为单纯的乳腺增生症并不发生癌变。上皮高度增生及非典型增生属于癌前病变。也有认为良性乳腺病有上皮增生者，不论是否伴有不典型病变，均可使患乳腺癌危险性升高。一些学者认为导管内乳头状瘤及乳腺大囊肿亦有较高的癌变率。因此，可以认为乳腺癌癌前病变是指乳腺小叶或导管系统上皮细胞的高度增生及非典型增生性病变。

2. 病因 乳腺癌前病变中的全部生长可以简单的看作是细胞增殖和细胞死亡之间的平衡。细胞增殖和死亡之间平衡的紊乱是由于几个正常的生长调节机制改变而产生的，包括那些涉及到的性激素、癌基因、肿瘤抑制基因和很多其他的仍未知的基因以及遗传外的变异。所有类型癌前病变中的细胞增殖要快于正常细胞，导致了生长的失衡，即较低的凋亡比率和较高的增殖比率。

雌激素通过雌激素受体介导在正常乳腺上皮细胞的生长和分化调节当中起到了重要作用，它刺激细胞增殖并调节其他基因的表达，包括孕酮受体。孕酮受体介导具有促进有丝分裂作用，进一步促进增殖。有研究评价了正常乳腺上皮和癌前病变中雌激素受体的表达，正常平均大约 30% 的细胞表达雌激素受体，并随月经周期而改变，卵泡期大约比黄体期高 2 倍，绝经后女性雌激素受体表达的阳性细胞的平均比率为 50%～60%，有研究报道，在普通类型的增生半数以上病变中超过 90% 的细胞表达这种受体，也有报道导管非典型增生中超过 90% 的病变中几乎所有细胞中都高水平表达，很多研究评价导管原位癌中大约所有病例的 75% 表达受体，而且其表达随组织学分化而变化，非粉刺样病变中最高，超过 90% 的细胞 100% 的表达受体，而在粉刺样病变中最低，仅在少数细胞中有大约 30% 表达。90% 的小叶原位癌中几乎所有细胞都高水平表达雌激素受体。

雌激素暴露是发展为乳腺癌的重要风险因子，几乎所有的癌前病变中都存在高水平的雌激素受体，使得它们对任何水平的雌激素甚至在绝经后女性见到的低浓度产生敏感，从而提高细胞的增殖比率。一个研究在 30% 的增生性乳腺病变中发现雌激素受体的体细胞突变，将其转染到乳腺癌细胞系后，在低浓度雌激素下，显示出比野生型更高的转录和增殖活性，与这种突变相关的雌激素的超敏感性可能在乳腺癌前病变的早期发生和进展中具有重要作用。

癌基因（erb-b2）在 20%～30% 的乳腺癌中扩增或过表达，这些异常与增殖的加强、不良的临床转归和对各种类型辅助治疗反应性的改变有关。erb-b2 基因可以促进细胞的运动性，其提高了肿瘤细胞的侵袭和转移的能力，erb-b2 的变异是早期恶性转化中的重要因素。目前还未观察到正常细胞或早期增生中存在 erb-b2 基因的过表达或扩增。扩增或过表达的平均发生率在非粉刺样病变中大约为 10%，而在粉刺样病变中为 60%。erb-b2 基因的变异从在低分级的导管原位癌中非常低的水平到高分级病变中的高水平，过表达的比率在全部导管原位癌中为 30%～40%。

抑癌基因（TP53）在大约 30% 的乳腺癌中存在突变或失活，这通常与侵袭性的生物学特征和不良的临床转归有关。TP53 的变异似乎在乳腺癌前病变的演变中具有重要作用，大多数癌前病变的研究采用免疫组织化学方法来评定 TP53 蛋白状态。在低分级的非粉刺样病变中相当稀少（大约 5%）而在高分级的粉刺样病变中相对常见（约为 40%）。小叶原位癌中 TP53 的变异仅大约为 5%，与不典型增生相似。TP53 突变对乳腺癌前病变发生和进展可能通过几个机制发生作用，包括通过细胞周期 G_1 期检测点的丢失来干扰 DNA 修复从而导致被损的 DNA 模板复制和基因不稳定性，也可能通过抑制细胞程序性死亡而导致克隆膨胀。

大量研究证实了生物学特征在人类乳腺癌前病变演变中的重要性。研究显示正常细胞到癌变的癌前病变的组织学连续谱系上，增殖逐渐增加而凋亡逐渐减少，导致了渐进性的生长。大多数情况下雌激素受体的表达在几乎所有的癌前病变中突然提升到非常高的水平，增强了它们对雌激素促有丝分裂作用的反应，即便是在非常低的雌激素水平。erb-b2 基因的激活和 TP53 基因的失活是导管原位癌的突出特征，提示这些变异在癌前演变的后期是重要的。近期更多的评价等位基因失衡的研究证实癌前病变中存在大量的遗传多样性。

来自杂合性丢失和比较基因组杂交分析研究提示乳腺癌前病变中存在等位基因失衡。有研究显示 50% 的导管非典型增生与同时发生的乳腺癌共享它们的杂合性丢失表型，说明导管非典型增生是侵袭性乳腺癌的直接的前驱病变。也有研究提示细胞周期蛋白 D1 的变异是从导管非典型增生到导管原位癌进展过程中的重要因素。端粒酶活性是永生化的新生物／癌细胞无限增殖特征所必需的，从增生到导管非典型增生，再到导管原位癌，最后到侵袭性乳腺癌的连续谱系中其活性逐渐增高到非常高的水平。简而言之，从导管原位癌到侵袭性乳腺癌进展过程中涉及到的生物学改变是多步骤的过程，包括肿瘤细胞间黏附的减低或改变、降解和通过基底膜迁移以及最后通过细胞外基质侵袭步骤等。

随着新的被称为高通量技术的出现，在过去的几年里这些情况发生了令人瞩目的变化，这种技术可以在很小的标本上同时评价数千个基因和蛋白，并重新兴起了对于利用细胞系和动物模型模仿人类癌前病变重要特征的兴趣和可行性。有个研究采用基因表达的连锁分析比较了在正常乳腺上皮和 DCIS 中转录的 50 000 个基因，在正常上皮和导管原位癌中存在巨大差异，9 个特定的基因在高分级的导管原位癌中显著提高。最引人注意的基因似乎与细胞生长、存活和分化有关，这可能都是促成侵袭性的因素。采用 DNA 微阵列方法来研究人类癌前病变演变过程中的基因表达。在识别的两组中表达水平显著差异的 69 个基因中最突出的与细胞周期调节相关的激酶和与血管生成有关的一种蛋门，在高分级的导管原位癌中上调。一个相似的初步研究，采用做阵列方法比较了导管原位癌和侵袭性乳腺癌中 12

000 个转录产物，发现两组中存在超过 200 个表达有差别的基因。有 26 个基因在导管原位癌和侵袭性乳腺癌中的表达具有 4 ～ 10 倍的差别。另外，细胞的功能是通过蛋白质来完成的而不是编码它们的基因，新颖的高通量技术也正在人类乳腺癌前病变的研究中也用于评价蛋白质的表达。

3. 临床表现　有研究认为，乳腺癌是从良性病变经过长期发展而来的，女性乳腺良性病变很多，但仅少数属于癌前病变，如导管非典型增生、小叶非典型增生、小叶原位癌和导管原位癌。其他一些病变是否恶变还不确定，包括普通类型的增生、导管硬化性腺病等。病理学家观察到，乳腺癌患者的乳腺组织中连续性比非癌的乳腺更为常见。研究显示，既往活检中存在这些病变病史的女性发展为乳腺癌的风险增加，如普通类型的增生、导管硬化性腺病风险约增加 2 倍，导管非典型增生、小叶非典型增生为 5 倍，小叶原位癌和导管原位癌为 10 倍。风险在双侧乳腺是均等的，常常是多灶和双侧的，所以它们有可能既是风险因子又是前驱病变。近期的实验室研究证明，癌前病变与同时发生的乳腺癌具有相同的基因异常，来自异种移植和基因工程动物模型显示类似的组织学演变。

癌前病变发展成癌的过程：正常终末导管 - 小叶单位的干细胞增生，发展为非典型增生，进一步发展为原位癌，最终进展为侵袭性和转移性病变。这一过程有两个不同途径：一是小叶非典型增生和小叶原位癌顺序的发展为小叶浸润癌，占 10% ～ 20%；二是普通类型的增生、导管硬化性腺病、导管非典型增生和导管原位癌发展为导管浸润癌（包括管状的、黏液性的、髓样的和最大的"非特殊类型"），占 80% ～ 90%。

新的高通量技术，如 DNA 微阵列近期开始研究，包括了标准的生物标志物。各种技术用以测定癌前病变中的细胞增殖数量，增殖比率随月经周期波动，黄体期大约比卵泡期高 2 倍，说明了雌激素和孕酮对正常乳腺上皮细胞促分裂的重要性，正常终末导管 - 小叶单位增殖评价约 2%，有研究报道普通类型增生的增殖比率约为 5%，比正常高 2 ～ 3 倍。导管非典型增生约为 5%，组织学低分级的"非粉刺样"导管原位癌中平均为 5%，而在高分级的"粉刺样"导管原位癌中为 25% ～ 30%。增殖在组织学的连续谱系中与分化是成比例的，在低分级中比率为 1%，而在最高分级的病变中高于 70%，导管原位癌中平均增殖比率约为 15%。

4. 诊断　癌前病变非常常见，由于公众意识的提高尤其是乳房 X 线普查的开展，使得癌前病变的诊断更为频繁。通常癌前病变的组织学特征易于阐明，但因流行病学证据不足而难以估计。

5. 预防　不同癌前病变亚型发展为乳腺癌的生物学差异，为识别癌前病变生物学预后因素的研究开拓途径，乳腺癌前病变的预后因素已得到确立。有希望的作用是识别可以从激素治疗中获益的高危的癌前病变患者。如 NSABP-1 化学预防临床试验中，具有导管非典型增生病史并接受三苯氧胺治疗的患者其乳腺癌的发生率下降 85%，令人瞩目。导管非典型增生表达非常高水平的雌激素受体，提示高度雌激素受体阳性的癌前病变可能是抗雌激素治疗的易感者。因此，以癌前病变的生物学变异为目标是乳腺癌化学预防的合理策略。

八、乳腺癌病理组织学分类

乳腺癌的病理组织学分类与患者预后有关，对不同组织学类型的患者所采取的治疗方案也不同。乳腺癌的组织形态较为复杂，类型繁多，大体分为非浸润性癌、原位癌早期浸润、微浸润性癌和浸润性癌。非浸润性癌有导管原位癌、小叶原位癌、乳腺佩吉特病。导管原位癌是指癌细胞仅限于导管内，没有间质浸润。小叶原位癌是指病变位于末梢导管 - 小叶单位。乳腺佩吉特病又名湿疹样癌，是指单纯乳头乳晕病变者，在乳头、乳晕鳞状上皮内出现恶性腺上皮细胞；若乳腺佩吉特病非单纯乳头病变，伴有乳腺内肿块，且肿块病理证实为浸润性癌，则归类为浸润性癌类型。原位癌早期浸润是非浸润性癌向浸润性癌过度的中间阶段，即癌细胞开始突破基底膜，分为导管原位癌早期浸润、小叶原位癌早期浸润。

微浸润性癌是非浸润性癌向浸润性癌过度的又一个中间阶段，是指在原位癌背景上，显微镜下小叶间质内出现一个或几个明确分离的微小浸润灶。浸润性乳腺癌则具有累及周围组织和转移到其他部位的倾向，有许多病理组织学类型。浸润性乳腺癌包括浸润性导管癌、浸润性小叶癌、小管癌、浸润性筛状癌、髓样癌、分泌黏液的癌、神经内分泌癌、浸润性乳头状癌、浸润性微乳头状癌、大汗腺癌、化生性癌、富脂质癌、分泌型癌、嗜酸性细胞癌、腺样囊性癌、腺泡细胞癌、富糖原透明细胞癌、皮脂腺癌、炎性癌。浸润性乳腺癌中一些特定的组织学类型预后较好，如小管癌、浸润性筛状癌、黏液癌和腺样囊性癌、管状小叶癌和浸润性乳头状癌。浸润性微乳头状癌复发转移率高，预后较差。炎性乳腺癌属于局部晚期乳腺癌，预后差。

九、乳腺癌临床分期（TNM 分期）

TNM 分期是目前国际上最为通用的分期系统。是由法国人 Pierre Denoix 于 1943～1952 年间提出，后来美国癌症联合委员会（AJCC）和国际抗癌联盟（UICC）逐步开始建立国际性的分期标准，并于 1968 年正式出版了第一版《恶性肿瘤 TNM 分类法》手册。目前它已经成为临床医师和医学科研人员对恶性肿瘤进行分期的标准方法。TNM 分期系统是基于肿瘤（tumor）的范围，淋巴结播散情况（node），是否存在远处转移（metastasis）确定的。T、N、M 分别为肿瘤、淋巴结、转移三个英文单词首写字母，T、N、M 确定后就可以得出相应的总的分期，即 I 期、II 期、III 期、IV 期等。I 期的肿瘤通常是相对早期的肿瘤，预后较好，级别越高分期越晚预后越差。

乳腺癌的 TNM 分期如下：

1. 原发肿瘤 T（用 T 来代表） 定义原发肿瘤的分期，不管是临床还是病理都是一样的。如果肿瘤的大小由体检得到，可用 T_1、T_2 或 T_3 来表示。如果是依靠其他测量方法，如乳腺 X 线摄片或病理学测量得到的，那么可用到 T 的亚分类。肿瘤大小应精确到 0.1 cm。

Tx 原发肿瘤不能确定。

T_0 没有原发肿瘤证据。

Tis 原位癌。

$Tis(DCIS)$ 导管原位癌。

$Tis(LCIS)$ 小叶原位癌。

$Tis(Paget)$ 乳头佩吉特病，不伴有肿块（注：伴有肿块的佩吉特病按肿瘤大小分类）。

T_1 肿瘤最大直径≤2 cm。

T_1mic 微小浸润癌，最大直径≤0.1 cm。

T_1a 肿瘤最大直径＞0.1 cm，但≤0.5 cm。

T_1b 肿瘤最大直径＞0.5 cm，但≤1 cm。

T_1c 肿瘤最大直径＞1 cm，但≤2 cm。

T_2 肿瘤最大直径＞2 cm，但≤5 cm。

T_3 肿瘤最大直径＞5 cm。

T_4 无论肿瘤大小，直接侵及胸壁或皮肤。

T_4a 肿瘤侵犯胸壁，不包括胸肌。

T_4b 乳腺皮肤水肿（包括橘皮样变）或溃疡，以及限于同侧乳腺的皮肤卫星结节。

T_4c 同时包括 T_4a 和 T_4b。

T_4d 炎性乳腺癌。

2. 区域淋巴结 N（用英文单词首写字母 N 来代表）

Nx 区域淋巴结无法评估（包括曾有切除史）。

N_0 区域淋巴结无转移。

N$_1$　同侧腋窝淋巴结转移，可活动。

N$_2$　同侧腋窝淋巴结转移，固定或相互融合；或缺乏同侧腋窝淋巴结转移的临床证据，但临床上发现（指影像学检查、临床体检或肉眼可见的病理异常）有同侧内乳淋巴结转移。

N$_2$a　同侧腋窝淋巴结转移，固定或相互融合。

N$_2$b　仅临床上发现*同侧内乳淋巴结转移，而无同侧腋窝淋巴结转移的临床证据。

N$_3$　同侧锁骨下淋巴结转移伴或不伴有腋窝淋巴结转移；或临床上发现同侧内乳淋巴结转移和腋窝淋巴结转移的临床证据；或同侧锁骨上淋巴结转移伴或不伴腋窝或内乳淋巴结转移。

N$_3$a　同侧锁骨下淋巴结转移。

N$_3$b　同侧内乳淋巴结及腋窝淋巴结转移。

N$_3$c　同侧锁骨上淋巴结转移。

3. 远处转移 M（用英文单词首写字母 M 来代表）

Mx　远处转移无法评估。

M$_0$　无远处转移。

M$_1$　有远处转移。

4. 临床分期标准

〇期	TisN$_0$M$_0$
Ⅰ期	T$_1$N$_0$M$_0$
Ⅱ A 期	T$_0$N$_1$M$_0$
	T$_1$N$_1$M$_0$
	T$_2$N$_0$M$_0$
Ⅱ B 期	T$_2$N$_1$M$_0$
	T$_3$N$_0$M$_0$
Ⅲ A 期	T$_0$N$_2$M$_0$
	T$_1$N$_2$M$_0$
	T$_2$N$_2$M$_0$
	T$_3$N$_1$M$_0$
	T$_3$N$_2$M$_0$
Ⅲ B 期	T$_4$N$_0$M$_0$，T$_4$N$_1$M$_0$，T$_4$N$_2$M$_0$
Ⅲ C 期	任何 T，N$_3$M$_0$
Ⅳ期	任何 T，任何 N，M$_1$

十、乳腺癌组织学分级

乳腺癌的组织学分级与预后有着十分密切的关系，1925 年 Greenough 首次阐述了乳腺癌形态学特征的分级。根据：①细胞的组织结构；②细胞及细胞核大小的一致性、核染色及核分裂的程度。将乳腺癌分为三级。之后,关于不同组织学分级方法的多项研究陆续发表。Bloom 和 Richardson 将形态学分成独立的三部分，即腺管形成、细胞核的多形性、核分裂计数。

虽然这些分级方法不同程度地反映了乳腺癌的预后信息，但它们之间缺乏一致性，使临床研究之间难以进行比较。另外，分级也带有一定的主观性，尽管使用相同的分级系统，在评估时仍可产生较大差异。为解决观察者之间的一致性问题，Elston 和 Ellis 修改了 Bloom 和 Richardson 系统，使分级标准更加量化。肿瘤的分级由形态学特征决定（包括腺管形成的程度、细胞核的多形性以及核分裂计数）。每项评分从 1 分（良好）至 3 分（差），然后将 3 类分数相加，评出 3 个等级：3～5 分为 1 级，6～7 分为 2 级，8～9 分为 3 级。改良后的分级系统称为 Nottingham 联合组织学分级（Scarff-Bloom-Richardson 分级系统的 Elston-Ellis 修正版），见表 22。

表 22　乳腺癌的组织病理学分级

G 分级	组织病理学级别	经 Eiston-Ellis 修改的 Scarff-Bloom-Richardson 分级系统评分
Gx	无法评估	
G_1	低度恶性（分化好）	3～5 分
G_2	中度恶性（分化中等）	6～7 分
G_3	高度恶性（分化差）	8～9 分

十一、乳腺癌免疫组化检测

1. 什么是免疫组化　乳腺癌的组织病理学检查应包括一系列免疫组化（IHC）指标的检测。这些 IHC 指标对应的是一些在肿瘤发生、发展过程中起重要作用的物质，反映肿瘤增殖、转移风险、预后情况及对一些治疗方法的敏感性等。那什么是 IHC 呢？它是怎样检测到这些物质的呢？

IHC，全称为免疫组织化学，是应用免疫学的基本原理——抗原抗体反应，即抗原与抗体特异性结合的原理，通过化学反应使标记抗体的显色剂显色来确定组织细胞内抗原，对其进行定位、定性及定量的研究。IHC 的目的是检测细胞或组织中我们所需要了解的物质是否存在，以及存在的量。

肿瘤的 IHC 检测通常利用肿瘤组织的石蜡切片，石蜡切片中需要检测的物质是抗原，用已经做好标记的抗体去寻找结合抗原。一种抗体只能结合一种或一类抗原。抗原抗体结合后形成抗原抗体复合物。由于抗原抗体复合物是无色的，因此还必须借助于组织化学的方法将抗体标记的部位显示出来。

IHC 检测的结果，根据抗原在肿瘤细胞中表达的强度，按照从无到有、从少到多的顺序依次标识为（0）、（1＋）、（2＋）、（3＋）；按照一定的强度作为阳性标准，计数一定数量细胞的阳性情况，根据阳性细胞占总数的比例来显示百分比。

2. 常用的乳腺癌免疫组化检测指标及其临床意义　常用的乳腺癌 IHC 检测指标包括二大类，第一类是可以帮助病理科医生鉴别非癌与癌、原位癌与浸润癌、癌的组织学来源等的指标。第二类是反映乳腺癌生物学特性，有助于判断预后及预测治疗反应的指标。目前第二类中获得普遍认同的最重要指标有四个：雌激素受体（ER）、孕激素受体（PR 或称 PgR）、人表皮生长因子受体（HER-2 或称 CerbB-2）、细胞核增殖相关抗原 Ki-67。根据这四个指标的检测结果，可以替代基因分析近似地将乳腺癌区分为四种不同的分子分型：LuminaIA 样型、LuminaIB 样型、HER-2 阳性型和三阴性型，从而协助指导制定个体化的治疗方案并判断预后。以下重点介绍这四个指标及其意义。

(1)ER 与 PR 免疫组化检测及其意义：乳腺是雌激素作用的重要靶器官。ER 和 PR 合称为"激素受体"(HR)，是细胞内存在的可与雌激素和孕激素相结合的蛋白质。大多数正常乳腺上皮细胞内存在 ER、PR，接受人体雌激素和孕激素的调控。雌激素是直接刺激乳腺生长、发育的最重要的激素，孕激素通常在雌激素作用的基础上产生效应。在雌激素的作用下，乳腺导管增生、延长，乳腺间质组织增生，但腺体小叶尚未充分形成，孕激素使乳腺导管进一步增生、延长，而且促使腺泡和腺小叶的形成。雌孕激素需要适当的比例，乳腺发育才正常。在正常生理状态的月经周期中，雌激素和孕激素会呈现周期性变化。月经来潮之前，雌激素和孕激素水平会达到周期性的高峰，正常乳腺细胞会增大、增生；月经结束后，雌激素和孕激素水平会明显下降，正常乳腺细胞会萎缩、腺体会变软。

乳腺上皮细胞发生癌变后，部分乳腺癌细胞可以保留全部或部分激素受体，并具有与正常乳腺激素受体相似的功能，该乳腺癌细胞的生长、增殖仍受体内雌激素和孕激素的调控，这类乳腺癌称为激素依赖性乳腺癌（HR 阳性乳腺癌），占 60% ～ 70%。而有些乳腺癌细胞丧失了全部或大部分激素受体，其生长、增殖与体内激素水平无明显关系，这类乳腺癌称为非激素依赖性乳腺癌（HR 阴性乳腺癌）。

乳腺癌组织中 ER、PR 的 IHC 染色阳性细胞百分比能较好地判断患者的预后。无论是绝经前还是绝经后的患者，ER 阳性者预后明显好于 ER 阴性者。ER 水平与总生存（OS）、无病生存（DFS）、无复发生存（RFS）、至治疗失败时间（ITF）等呈正相关。PR 也是乳腺癌复发的独立预后因子，PR 高表达较低表达者有更好的预后。乳腺癌复发时 ER 及 PR 表达可能降低。

ER、PR 的表达情况能很好地预测内分泌治疗的疗效。乳腺癌的内分泌治疗也称为激素治疗，其历史可以追溯到 1896 年。20 世纪 70 年代，随着口服内分泌药物他莫昔芬（三苯氧胺）的问世，内分泌治疗已经成为手术、放疗和化疗之外乳腺癌治疗不可替代的重要组成部分。无论绝经前还是绝经后乳腺癌患者，ER 和（或）PR 阳性者均对内分泌治疗敏感，而且 ER 表达水平越高，内分泌治疗越有效。乳腺癌一线内分泌治疗，ER、PR 均为阳性者的有效率为 60% ～ 70%，ER 阳性、PR 阴性或 ER 阴性、PR 阳性者的有效率为 30% ～ 50%，而 ER、PR 均为阴性者的有效率仅为 5% 左右，虽然 ER、PR 均阴性者内分泌治疗有效率仍有 5% 左右，但是权衡考虑内分泌治疗所带来的不良反应，弊大于利，一般不建议对早期乳腺癌患者在 ER、PR 均阴性时使用内分泌治疗。所以激素受体检测结果是乳腺癌患者选择是否行内分泌治疗的重要依据。ER、PR 的表达情况还能预测化疗及靶向治疗的疗效。所以，ER、PR 的表达情况也是制订乳腺癌综合治疗方案的重要依据。

美国临床肿瘤学会（ASCO）与美国病理医师学会（CAP）组成的国际专家组 2009 年更新了《ASCO/CAP 乳腺癌激素受体 IHC 检测指南》。《指南》指出：IHC 是确定 HR 状态的最佳方法。适宜检测的人群包括：①所有新诊断的浸润性乳腺癌患者；②对于同时多发性癌，应至少对其中一个病灶进行检测，以最大者为佳；③对复发病例应再行检测，以便验证之前结果的可靠性或评估肿瘤生物学是否发生了变化；④对于新诊断的乳腺导管原位癌（DCIS）也可检测，具有一定的价值，但不作正式推荐。

由于大规模研究已表明，HR 水平在肿瘤细胞低水平表达（1%）时即与临床疗效显著相关。基于他莫昔芬和其他内分泌治疗药物在降低死亡率方面的确切作用及其相对低毒的特点，专家组认为，在低水平 ER 状态下即可考虑采用内分泌治疗，因此将 ≥ 1% 阳性细胞作为阳性界值（＜ 1% 为阴性界值）。专家组意识到，新界值的启用将会使内分泌治疗的应用比例轻度上升，因此同时推荐，对于 ER 低水平表达（1% ～ 10% 阳性）的患者，肿瘤医师可与其讨论内分泌治疗的利弊，从而制定最佳的平衡方案。

专家组强调 IHC 检测中组织处理的标准化、检测方法的标准化及结果判读的标准化。激素受体的检测结果至少应包括阳性百分比与阳性强度两部分。对于一些通常呈 HR 阳性的组织学类型，如小管癌、黏液癌，当检测结果为阴性时，应重复检测及在报告中给予特殊提示。

(2)Ki-67 免疫组化检测及其意义：Ki-67 抗原（简称 Ki-67）是一种细胞核增殖相关抗原，存在于增殖的细胞中，通常在增殖分裂的细胞中可以检测到，而在静止期的细胞中不能测到。Ki-67 能反映正常和病变细胞的增殖活性，Ki-67 比例是衡量肿瘤细胞增殖活性的最可靠指标之一。

Ki-67 表达的高低情况可作为鉴别乳腺良恶性肿瘤的一个辅助指标。恶性肿瘤组织往往要比良性肿瘤组织生长的快，主要是因为组织中处于增殖期的细胞比例要比良性肿瘤组织中高得多，所以 Ki-67 阳性细胞的比例较高。需要指出的 Ki-67 并不是恶性肿瘤所特有的特异表达产物，它的表达还受很多因素的影响，所以 Ki-67 这个指标不要单独使用，应与其他指标联合检测。

乳腺癌组织中 Ki-67 阳性细胞的比例越高，说明肿瘤中处于增殖期的细胞越多，肿瘤生长也就越快，所以 Ki-67 阳性比例高是乳腺癌预后不良的指标。但是对肿瘤化疗敏感的细胞往往处于细胞增殖周期，那些处于静止期的细胞一般对化疗没有什么反应，所以，Ki-67 比例高的肿瘤往往对化疗敏感，化疗效果好。

大量研究表明，Ki-67 比例与乳腺癌细胞分化程度及肿瘤的浸润、转移、预后及对化疗的敏感性密切相关。

由于不同实验室之间条件不一致，对于 Ki-67 "高表达"与"低表达"的切割点有 14%、20% 等不同的标准。对于 ER 阳性、PR ≥ 20%、HER-2 阴性的淋巴结阴性早期乳腺癌，Ki-67 "低表达"还是"高表达"是选择是否行化疗的重要依据。

(3) HER-2 免疫组化检测及其意义：原癌基因 HFR-2 也称为 CerbB-2 或 neu 基因，是人类维持机体正常生命活动所必需的一种基因，它与细胞的增殖相关，在正常乳腺组织中呈低表达。当机体受到体内外某些因素刺激后，HER-2 基因会扩增，其产物 HER-2 蛋白会过度表达，可导致细胞调控失常而无节制地生长，产生癌变。

HER-2 蛋白又称 P185 蛋白，是一种跨膜糖蛋白，其结构与表皮生长因子受体 (EGFR) 有高度的同源性，具有内在酪氨酸激酶活性，可以促进细胞分裂和蛋白水解酶的分泌，并增强细胞的运动能力，从而促进肿瘤的侵袭和转移。

目前临床上常用的有两种检测方法来评定肿瘤细胞的 HER-2 状态，一种是 IHC 法，另一种是荧光原位杂交 (FISH) 检测法。IHC 法是被广泛应用的检测方法，它通过测定肿瘤细胞表面的基因产物 HER-2 蛋白的数量来反映 HER-2 基因的表达情况。IHC 法的优点是操作方便、费用低廉，对于仪器设备要求较低。因为技术水平、采用的试剂、判读标准的不同，不同医院 IHC 检测的结果会有较大的差别，所以最好选择卫生部认证的标准实验室进行检测。

IHC 检测的结果，根据抗原在肿瘤细胞中表达的强度，按照从无到有、从少到多的顺序依次标识为 (0)、(1＋)、(2＋)、(3＋)。IHC 检测结果为 (3＋) 可直接判定为 HER-2 阳性。1HC 检测结果为 (0) 或 (1＋) 可按规定判读为阴性。如果 IHC 检测结果为 (2＋)，则需要重复检测或进一步行 FISH 检测。

HFR-2 的 FISH 检测及 HER-2 检测的临床意义见下小节。

十二、腺癌 HER-2 检测的临床意义

1. 乳腺癌组织 HER-2 的检测方法　目前临床上常用两种检测方法来评定肿瘤细胞的 HFR-2 状态，一种是 IHC 法，另一种是荧光原位杂交 (FISH) 检测法。IHC 法检测及其结果判读标准见上节。

FISH 检测是近几年开始应用的一种检测方法，它是一种在肿瘤组织切片上对基因进行定性、定量研究的分子生物学方法。FISH 技术是在 DNA 水平检测 HER-2 基因，与 IHC 检测蛋白质相比，DNA 更加稳定，具有灵敏度高、特异性强、直观等优点。但是 FISH 法检测的费用较高、耗时长，对实验室设备和技术要求比较高，限制了在基层医院的广泛开展。

目前进行 HER-2 基因 FISH 检测的试剂盒多使用双色探针，也就是说同时标记 HER-2 基因和 HER-2 基因所在的 17 号染色体着丝粒 (CEP17)。检测结果可以得到 HER-2 和 CEP17 数目的比值。ASCO/CAP 2013 年更新前的标准为：HER-2/CEP17 < 1.8，提示 HER-2 基因不扩增，

FISH 阴性；HER-2/CEP17 ＝ 1.8～2.2 代表临界值；HER-2/CEF17 ＞ 2.2，提示 HER-2 基因扩增，FISH 阳性。2013 年更新后的标准为：HER-2/CEP 17 ≥ 2.0 即可判定为 HER-2 阳性；HER-2/CEP 17 比值＜ 2.0，平均 HER-2 拷贝数≥ 6.0 个，直接判定为 HER-2 阳性；HER-2/CEP 17 比值＜ 2.0，平均 HER-2 拷贝数 4.0～6.0 之间，还需进行 IHC 再检测；HER-2/CEP17 比值＜ 2.0，平均 HER-2 拷贝数＜ 4.0 个，判读为 HER-2 阴性。

检测乳腺癌组织中 HER-2 基因的表达还有一种目前临床上使用相对较少的检测方法叫做显色原位杂交（CISH）法。CISH 法操作与 FISH 法有一定的相似之处，与 FISH 相比，CISH 优点在于操作过程简单、耗时短、价格便宜、检测结果可长期保存。但是 CISH 的灵敏度比 FISH 法低，会出现假阴性的检测结果。

2. 乳腺癌 HER-2 检测的临床意义　20%～30% 的乳腺癌组织中有 HER-2 蛋白的过度表达。HER-2 蛋白的过度表达在乳腺癌的发生发展中起到重要的作用。HER-2 蛋白的阳性表达与乳腺癌恶性程度高、易复发转移、生存期短、对化疗容易耐药密切相关，可作为判断乳腺癌预后的一个独立指标。表达率越高，预后可能也就越差。

HER-2 表达状态对于指导治疗方法的选择具有重要的意义。HER-2 阳性是接受分子靶向药物治疗的关键指标。分子靶向药物是将肿瘤特异性表达的基因或基因产物作为靶点，设计出相应的抗肿瘤药物，这些药物能够像导弹一样十分精准高效的到达肿瘤部位，杀伤肿瘤细胞，而不损伤正常的组织，这是传统的化疗药物很难达到的境界。随着 HER-2 在乳腺癌发生、发展中的作用逐渐被揭示，科学家们将肿瘤细胞过度表达的 HER-2 基因产物作为靶点，通过转基因技术制作出人源化单克隆抗体，其能够和 HER-2 基因表达的蛋白质特异性结合并灭活使其不起作用，从而达到杀伤肿瘤细胞的作用。已经得到广泛应用的这种乳腺癌分子靶向药物叫做曲妥珠单抗（赫赛汀），其显著的疗效完全改变了 HER-2 阳性乳腺癌患者预后差的老观念。临床研究表明，1 年的赫赛汀治疗可以使 HER-2 阳性的早期乳腺癌患者复发风险降低 39%～52%，能显著延长复发转移的 HER-2 阳性乳腺癌患者的生存时间，同时临床试验还发现，赫赛汀不仅本身具有抗肿瘤作用，还能显著增强常规化疗药物的抗肿瘤作用。我国的乳腺癌治疗指南对 HER-2 阳性且淋巴结阳性或肿瘤＞ 1 cm 的患者推荐曲妥珠单抗的治疗，对 HER-2 阳性、淋巴结阴性、肿瘤在 0.5～1 cm 之间的患者可考虑使用曲妥珠单抗治疗。新的针对 HER-2 靶点的药物也不断被开发。由于肿瘤的发生是涉及多个基因突变的多环节过程，仅针对单个基因的靶向治疗难以完全控制肿瘤，靶向药物与传统抗肿瘤药物的联合使用能使疗效得到增强。

HER-2 阳性与否还能预测某些化疗及内分泌治疗的疗效。

另外需要指出的是，导管内癌等乳腺原位癌 HER-2 阳性不作为曲妥珠单抗治疗的依据。

只有 HER-2 阳性的乳腺癌患者使用赫赛汀才可能起到治疗效果，HER-2 阴性的患者使用曲妥珠单抗治疗一般无效。目前 1 年赫赛汀治疗的费用要在 30 万元以上，而且国内大多数地区医保不能报销，所以一定要对患者的肿瘤标本进行严格的标准化检测，确保患者体内的癌细胞确实是具有 HER-2 基因的扩增或蛋白的过度表达，存在赫赛汀作用的靶点，才能使如此昂贵的药物达到最佳效果，并能准确地评估预后。

十三、乳腺癌血中肿瘤标志物的检测及其意义

1. 概述　肿瘤标志物是指在肿瘤的发生和增殖过程中，由肿瘤组织本身所产生的或者是由机体对肿瘤细胞反应而产生，反映肿瘤存在和生长或与肿瘤存在密切相关的一类特殊物质，可作为肿瘤存在和发展的标志，包括蛋白质、激素、酶、多胺及癌基因产物等。肿瘤标志物可存在于细胞、组织、血液及其他体液中，很多肿瘤标志物可以在血液中被检测到。检测肿瘤标志物的目的是希望有助于肿瘤的早期发现、辅助诊断和鉴别诊断、疗效及肿瘤进展的监测及预后的评价。但是，目前还没有找到一种可以单独用于乳腺癌早期诊断的特异性肿瘤标志物。因为敏感性及特异性较低，现有的乳腺癌肿瘤标志物单独用于疗效及肿瘤进展的监测评价时效果也有限，通过肿瘤标志物的联合检测，可以提高其应用有效性。

理想的血中肿瘤标志物应该具备以下条件：①高度特异性，主要作用于特定肿瘤；②高度敏感性，即使微小肿瘤亦可显示血中标志物的量变；③肿瘤细胞的减少与死亡直接影响血中标志物的含量；④检测方法简便，可重复性强。

根据肿瘤标志物的理想程度可以将肿瘤标志物分为二类：①密切相关肿瘤标志物：某种癌症的大部分病例都会出现某项肿瘤标志物的明显升高而其他癌症或未患癌症者该项肿瘤标志物一般不高，亦即该项肿瘤标志物特异性很强且具有一定的敏感性，对该种癌症的诊断有重要的参考价值，如甲胎蛋白对肝癌，前列腺特异抗原对前列腺癌，人绒毛膜促性腺激素对绒毛膜细胞癌，这一类肿瘤标志物可用于肿瘤普查、高危人群的筛查、诊断与鉴别诊断、确定不明来源的转移癌的原发部位；②一般相关肿瘤标志物：某种癌症中仅一部分病例某项肿瘤标志物会明显升高，但其他癌症或未患癌症者因为各种各样的原因该项肿瘤标志物也会明显升高，亦即该项肿瘤标志物的特异性不强，最多只能用于肿瘤治疗后疗效的评价、肿瘤复发转移的监测和预后判断。目前发现的乳腺癌肿瘤标志物都是一般相关肿瘤标志物，用于诊断乳腺癌的价值不大。体格检查、影像学和病理学检查才是诊断乳腺癌的重要步骤。

血液及其他体液中肿瘤标志物浓度的变化受到很多因素的影响。一般来说，肿瘤越大，肿瘤细胞数目越多，释放到血液或体液中的肿瘤标志物就越多，检测结果可能越高；肿瘤生长越快，细胞合成和分泌肿瘤标志物就越多，检测结果可能越高；肿瘤组织的血液供应越好，血液循环中肿瘤标志物的浓度就越高。肿瘤细胞的分化程度越差，恶性程度越高，产生的肿瘤标志物越多，检测结果可能越高。所以，当血中肿瘤标志物不断升高，要考虑肿瘤进展或复发转移的可能性。但以上结论并不是绝对的，当对敏感性肿瘤给予化疗、放疗等时，肿瘤细胞大量坏死后，释放出大量肿瘤标志物，可使肿瘤局部和血液中肿瘤标志物迅速升高，此时肿瘤标志物的升高并不代表肿瘤进展。还有一些肿瘤并不表达或分泌某种肿瘤标志物，或肿瘤存在异质性，只有小部分区域的肿瘤表达或分泌某种肿瘤标志物，这种情况下，即使肿瘤进展很快，血液循环中肿瘤标志物的浓度也不明显或进行性升高。另外，血液循环中肿瘤标志物的浓度还受到其在体内降解和排泄速度的影响：若肝、肾功能差，排泄速度慢，肿瘤标志物在体内可不成比例升高。如果肝、肾功能改善则肿瘤标志物浓度很快下降。

2. 常用的乳腺癌血中肿瘤标志物　现有的乳腺癌的肿瘤标志物共有 10 大类几十种。

（1）经典的肿瘤标志物

癌胚抗原（CEA）：（CEA 是一种细胞膜糖蛋白，主要存在于胚胎组织及胃肠道肿瘤、肺癌、肝癌和乳腺癌中，但在其他疾病如肠炎、肝炎、肝硬化、乳腺良性疾病、肺部良性疾病及直肠息肉以及某些正常人群中也会升高，缺乏特异性。乳腺癌患者血清中 CEA 水平增高的百分比随乳腺癌的转移部位而异，骨髓内脏转移者增岛大于软组织转移者。CEA 含量正常的乳腺癌转移患者较 CEA 含量异常的生存期明显延长。CEA 可用于结肠癌和肺癌的早期诊断及乳腺癌等的治疗后监测。CEA 对早期乳腺癌的诊断意义不大。

肿瘤相关抗原（CA153）：CA153 是一种类粘蛋白跨膜型糖蛋白，对乳腺癌来说特异性较强的肿瘤标志物，但也存在于肺、卵巢和胰腺的恶性肿瘤中。CA153 属于肿瘤相关抗原，在约 90% 的乳腺癌中过表达，随着肿瘤的生长，CA153 可脱落释放到血液中，进而血液中的浓度增高。在乳腺癌疾病的早期，甚至在临床尚无症状的时候，在血液中就能检测到该标志物。术前 CAl153 水平的高低与乳腺癌术后的整体存活及无病间隔有相关性，曾有实验证实 5 年总生存率在 CA153 高者为 67%，低者为 83%。虽然如此，CA153 对早期乳腺癌的阳性诊断率比较低。如果乳腺癌患者在治疗前 CA153 升高，经治疗后患者血中 CA153 的含量逐渐下降，提示治疗有效，所以，手术前后检测血清 CA153 水平对手术疗效及预后的评估可能有一定价值。检测血清 CA153 升高能较早地（早于影像学方法）发现乳腺癌复发或转移，其水平与乳腺癌病情变化及治疗效果平行性较好，有助于乳腺癌的疗效监测及预后评估，是一个独立预测指标，其敏感性和特异性均优于 CEA，如果与 CEA 联合监测效果更好。

肿瘤相关抗原 CA199：CA199 也是一种糖类抗原。主要用于消化道肿瘤的检测，胰腺肿瘤阳性率最高，其他如结直肠癌、胆囊癌、胆管癌、肝癌和胃癌阳性率也较高。特异性较差。可作为监测乳腺癌病情进展、评估疗效及预后的指标，但通常都需要和其他指标联合检测。

肿瘤相关抗原 CA125：CA125 也是一种糖类抗原。是一种广谱的肿瘤标志物。主要用于妇科肿瘤（卵巢和子宫肿瘤）的检测，卵巢肿瘤阳性率最高，也存在于乳腺癌、肺癌、胰腺癌等恶性肿瘤中。肝炎、妊娠及某些妇科炎症也可致血清 CA125 升高，故存在一定的假阳性。CA125 对乳腺癌的早期诊断临床价值不高，可以作为监测乳腺癌病情进展、评估疗效及预后的参考指标之一，但单独应用时敏感性低。

CA125 检测应避免在月经期内采血，因月经期体内 CA125 会升高 2～3 倍。

（2）其他肿瘤标志物

CK-19：CK-19 是上皮组织特有的成分，理论上在正常的血中无表达。乳腺癌细胞属于上皮来源的恶性肿瘤，因此，在原发性乳腺癌的患者中，如果在血中检测到 CK-19 mRNA，则要考虑到发生血道微转移的可能性。但存在一定的假阳性，可能是采血时将皮肤，上皮细胞带入标本中，或者按摩促使上皮细胞发生异位的原因。乳腺癌远处转移患者中血清 CK-19 诊断的敏感性可高达 72%，且比影像学检查早 2～6 个月发现，可作为判断乳腺癌预后的一个独立敏感指标。

人表皮生长因子受体 2(HER-2)：HER-2 基因又称为 C-erbB-2 或 neu 基因是人类的一种正常的基因，当机体受到体内外某些因素刺激后，会出现 HER-2 基因结构或表达调控失常，基因产物增多或活性增强，造成 HER-2 蛋白的过度表达，引起细胞无节制的生长，产生癌变。HER-2 在 15%～30% 的乳腺癌组织中过表达。乳腺癌组织中 HER-2 检测对乳腺癌治疗方法的选择和预后判断有着重要的意义。HER-2 的胞外结构域经水解后可释放到血液循环中，可在血中进行检测，血清中 HER-2 检测可以作为监测 HER-2 阳性乳腺癌病情进展。评估疗效及预后的参考指标之一。

miRNA：miRNA 是一类内源性的具有调控功能的非编码 RNA。参与调控转录后水平的基因表达。可在血中进行检测，可用于乳腺癌的早期诊断及预后评估。

循环肿瘤细胞（CTC）：CTC 是从肿瘤中脱离而进入血液内的一种细胞。CellSearch 是检测血液中 CTC 的一种试剂盒。高的循环肿瘤细胞计数可能提示肿瘤正处在生长过程中。

其他：其他的血中乳腺癌肿瘤标志物还有 CA27、CA29、CA724、nectins-4、人乳腺珠蛋白、铁蛋白、降钙素等。

3. 乳腺癌血中肿瘤标志物检测的意义

（1）血中肿瘤标志物检测可能的作用：血中肿瘤标志物检测具有简便、迅速、损伤小的优点，可能的作用包括：①肿瘤风险评估；②辅助早期诊断；③辅助肿瘤分类；④预测药物敏感性指导个体化治疗；⑤监测疾病进展；⑥判断预后等。

（2）肿瘤标志物的联合检测：一种肿瘤可分泌多种肿瘤标志物，而不同的肿瘤或同种肿瘤的不同组织类型可有相同的肿瘤标志物，而且在不同的肿瘤患者体内，肿瘤标志物的质和量变化也较大。因此，单独检测一种肿瘤标志物，可能会因为检测方法的敏感性不够而出现假阴性，联合检测多种肿瘤标志物有利于提高检出的阳性率。

目前发现的乳腺癌肿瘤标志物大都存在灵敏度及特异性不高的问题，多种标志物的联合检测较单一标志物可大大提高检测水平。例如，在辅助乳腺癌早期诊断上，有研究表明，CA153 特异性高达 94% 而敏感性只有 57%，采用 CEA 与 CA153 联合检测可将敏感性提高至 83%。CA125 有较高的灵敏度但特异性只有 41%，CA153、CA125 和 CEA 的联合检测可将敏感性和特异性分别提高至 91% 和 84%。临床上结合体检及影像学手段，可对患者的病情发展进行准确预测，并针对患者间的个体差异采取个性化治疗改善预后。

(3) 现有的乳腺癌血中肿瘤标志物检测的意义：目前，尚未发现一种具备高度敏感性及特异性的可作为乳腺癌早期诊断的标志物，因此，检查血中肿瘤标志物可能对乳腺癌的诊断有所帮助，但尚不能作为诊断的依据，临床应正确使用并正确看待肿瘤标志物检测结果。

虽然乳腺癌血液标志物检测方法简单，且有一定的意义，但是它的结果也并非绝对性的。当检查结果为阴性时，并不一定表示您体内就没有乳腺癌，而乳腺肿瘤标志物检测结果升高也不一定就代表肿瘤进展，所以，乳腺肿瘤标志物检测结果升高尚不能单独作为实行或改变治疗方案的依据，有时，肿瘤标志物的连续动态监测有助于提高应用价值。而且，利用肿瘤标志物检测结果来发现乳腺癌的转移并不能改善生存。所以，无论对初始的病人，还是治疗后的病人，是否需要常规检测肿瘤标志物，还存在较大的争议。

积极寻找对乳腺癌特别是早期乳腺癌具有高度敏感性和特异性的理想标志物，是今后乳腺癌研究的一个重要方向。

十四、乳腺癌综合治疗

乳腺癌综合治疗是根据肿瘤的生物学行为和患者的身体状况整体考虑，联合运用多种治疗手段，以期提高疗效和改善病人的生活质量。随着生物学和免疫学研究的深入，20 世纪 70 年代美国肿瘤学家 Fisher 首先提出，乳腺癌从一开始就是一种全身性疾病，盲目扩大手术切除范围并不能改善患者的预后。早在就诊时一部分乳腺癌患者就已经发生了血性转移，只不过是当时的检测手段尚不能检出而已，原发肿瘤虽然被切除，但隐匿在体内的微小转移灶仍继续发展。治疗乳腺癌，必须同时针对原发肿瘤和血性转移采取局部和全身治疗相结合的综合治疗。自 20 世纪 90 年代以来全球乳腺癌死亡率开始出现下降趋势，取决于乳腺癌的筛查和综合治疗的开展。

外科手术在乳腺癌的诊断、分期和综合治疗中发挥着重要作用。具体术式将取决于患者年龄、肿瘤大小、肿瘤部位、是孤立病灶还是多中心病灶；能否行保乳手术，还是需要切除乳房，是否考虑行即刻乳房重建，还需要结合患者的意愿。保乳手术后一般都需要行术后放疗；改良根治术后若肿瘤＞5 cm，或腋窝淋巴结转移数≥4 个，也需要术后放射治疗；若腋窝淋巴结转移 1～3 个，可选择高复发风险患者做术后放疗。化疗是一种全身性辅助治疗，有新辅助化疗（即手术前化疗）和辅助化疗。新辅助化疗大多选择肿瘤较大，病期较晚，或争取肿瘤缩小后能保乳的患者。具体化疗药物与周期将依据病理诊断及身体状况确定。内分泌治疗用于激素受体阳性的患者，绝经前采用他莫昔芬（三苯氧胺，TAM）或托瑞米芬（法乐通），绝经后可采用他莫昔芬，也可用芳香化酶抑制剂，临床对照研究显示对绝经后患者芳香化酶抑制剂优于他莫昔芬。目前使用较多的第三代芳香化酶抑制剂有阿那曲唑（瑞宁得）、来曲唑、依西美坦（阿诺新）……。分子靶向治疗是近年来最为活跃的研究领域之一，与化疗药物相比，是具有多环节作用机制的新型抗肿瘤治疗药，适用于HER-2 检测阳性的患者。采用免疫组化（IHC）检测结果为（3＋）或采用荧光原位杂交（FISH）检测结果为扩增，均表示 HER-2 阳性，适合于靶向治疗，通常采用赫赛汀（herceptin）治疗。中医中药治疗是乳腺癌的辅助治疗。中医的辨证施治有助于减少化疗和放疗的不良反应，巩固和加强肿瘤的治疗效果，提高患者的生活质量；中医中药还可针对晚期乳腺癌对症治疗，缓解症状，减轻痛苦，延长生命。治疗手段的选择是依据患者肿瘤的生物学行为及身体状况，要因人而异。乳腺癌的综合治疗进一步体现了人性化和个体化理念。乳腺癌的手术和放疗，由"可耐受的最大治疗"转化为"有效的最小治疗"；化疗也由"最大耐受剂量的治疗"过渡到"最低有效剂量的治疗"。规范化的综合治疗是乳腺癌治疗成败的关键。

由于科普知识宣传不够，有些患者和家属对乳腺癌知识了解较少，容易进入某些"误区"：①乳腺癌是不治之症，患上乳腺癌就等于"死亡"，丧失了生存的信心和勇气；且不知道乳腺癌是疗效最佳的实体肿瘤之一，如能接受规范化的治疗很多患者都是可以治愈的；②认为乳腺癌就是手术治疗，只要切除肿瘤就可万事大吉，其他的治疗可有可无。一些早期患者不知道还有保乳手术，即便听说了也不放心，总认为不切除乳房就不是彻底治疗，造成本可以保乳的却偏要切除乳房；③全身化疗会使患者出现严重的不良反应，常常因难以坚持而放弃化疗，对疗效有很大影响。化疗所产生的不良反应是一过性的，化疗结束后不良反应就会消失，身体会逐渐恢复；④乳腺癌手术后的治疗均属于预防性治疗，不是所有患者初始治疗方案完成后就不需要任何治疗了，更不是治疗一结束就不需要再上医院了；正确的做法是治疗结束后要定期到医院复查随诊，不能大意，一旦发现复发、转移还需要接受进一步治疗。

十五、乳腺癌手术的历史变迁

19世纪末美国肿瘤学家Halsted，通过研究认为乳腺癌的发展规律：是先有肿瘤细胞的局部浸润，后沿淋巴道转移，最后出现血行播散，即在一定时间内，乳腺癌是一种局部疾病，若能将肿瘤及区域淋巴结完整切除，就可能治愈。于是他创立了乳腺癌根治术，即切除肿瘤在内的全部乳腺、胸肌、腋窝淋巴结，以及相当数量的乳房皮肤，被誉为"经典"的乳腺癌根治术。20世纪50年代Halsted手术受到了"扩大"手术的冲击。在Halsted手术切除范围的基础上又增加了切除内乳淋巴结、锁骨上淋巴结、纵隔淋巴结的各种扩大术式。但后来的许多前瞻性随机对照研究结果表明，乳腺癌的扩大根治术与根治术的疗效无统计学差异，加上放、化疗水平的不断提高，乳腺癌的扩大手术在历史的进程中逐渐被摒弃，结束了其对Halsted学派的冲击。

随着生物学和免疫学研究的深入，20世纪70年代肿瘤学界逐渐认识到，乳腺癌一开始就是一种全身性疾病，对原发病灶和区域淋巴结的处理方式不会影响患者的生存率。大量的临床观察显示，乳腺癌术后进行综合治疗，能有效提高生存率，而患者受到的治疗风险，却远远小于单纯扩大切除范围所造成的伤害，使Halsted手术受到"缩小"手术的挑战，出现了保留胸大肌及保留胸大、小肌的乳腺癌改良根治术。前瞻性随机对照研究比较了改良根治术与根治术的疗效，随访10～15年，两组结果没有统计学差异，但形体效果和上肢功能，改良根治术优于根治术。

然而"缩小"手术的浪潮并没有停止在改良根治术上，而是向保留乳房的各种"缩小"手术方向发展，包括乳房的象限切除、区段切除、病灶切除，加腋窝淋巴结清扫。保乳手术不仅考虑患者的生存率和复发率，还兼顾了术后上肢功能和形体效果。全球多项极具代表性的前瞻性随机对照研究，对乳腺癌保乳手术与切除乳房手术的疗效进行了比较，均证实了保乳手术的可行性，同时也肯定了保乳术后放疗的必要性。

目前乳腺癌保乳手术在美国占全部乳腺癌手术的50%以上，中国占不到10%，明显低于欧、美国家，究其原因与患者就诊时的病期、治疗观念、医疗技术、放疗设备以及患者的经济状况等诸多因素有关。近年中国少数三甲医院完成保乳手术的例数已接近全部乳腺癌手术的30%。展望明天，保乳治疗必将成为中国早期乳腺癌的主要治疗模式。

十六、乳腺癌外科手术

乳腺癌外科手术是综合治疗中的重要组成部分，就手术范围讲包括了乳房手术和腋窝淋巴结手术两部分。乳房手术有乳房肿瘤切除术和全乳房切除术。腋窝淋巴结手术有前哨淋巴结活检和腋窝淋巴结清扫，除原位癌外均需要了解腋窝淋巴结状况。选择手术术式时应综合考虑肿瘤的临床分期和患者的身体状况。

1. 乳房手术

(1) 乳房切除手术：适应证为无手术禁忌的所有乳腺癌患者，即 TNM 分期中 0、Ⅰ、ⅡA、ⅡB 或ⅢA（仅 T_3、N_1、M_0）。主要采用保留胸肌的乳腺癌改良根治术；由于切除全部乳腺、胸大小肌及腋窝淋巴结的 Halsted 根治术创伤大，随机对照研究显示较改良根治术未能提高患者生存率，故目前多数医院已放弃；还有占比例很小的乳房单纯切除术。

(2) 保留乳房手术：乳腺癌保乳手术适用于患者有保乳意愿；乳腺肿瘤可以完整切除，达到阴性切缘，并可获得良好的美容效果；年轻不作为保乳手术的禁忌，≤35 岁的患者有相对高的复发和再发乳腺癌的风险，选择保乳时，应向患者充分交代可能存在的风险。保乳手术的绝对禁忌证包括既往接受过乳腺或胸壁放射治疗；妊娠期需放射治疗；病变广泛，无法完整切除；最终切缘阳性。相对禁忌证包括肿瘤直径大于 5 cm 和累及皮肤的活动性结缔组织病，尤其是硬皮病和狼疮。

(3) 乳房修复与重建手术：乳腺癌手术应严格遵循肿瘤学治疗原则，在规范化综合治疗的基础上，充分与患者及家属沟通，若患者有乳房修复或重建的需求，可开展乳腺癌根治性手术加即刻（Ⅰ期）乳房修复与重建或延迟（Ⅱ期）重建。

2. 腋窝淋巴结手术 处理腋窝淋巴结是浸润性乳腺癌标准手术中的一部分。其主要目的是为了了解腋窝淋巴结的状况，确定分期，选择最佳治疗方案。

(1) 前哨淋巴结活检（SLNB）：通过切除前哨淋巴结（最早发生肿瘤转移的淋巴结），经病理组织学、细胞学和分子生物学诊断来了解腋窝淋巴结的状况，减少因腋窝淋巴结清扫导致的上肢淋巴水肿等并发症的发生率。前哨淋巴结的示踪剂有放射性胶体、蓝色染料和自发荧光物质。对于临床检查腋窝淋巴结无明确转移的患者，可以前哨淋巴结活检替代腋窝淋巴结清扫。若前哨淋巴结活检阳性，可进行腋窝淋巴结清扫或腋窝部位放疗；若前哨淋巴结阴性，则腋窝不需要再手术。近期有报道，保乳手术行前哨淋巴结活检，若只有 1～2 枚前哨淋巴结转移，在后续辅助治疗规范的前提下，也可免除腋窝淋巴结再手术，此观点值得商榷。

(2) 腋窝淋巴结清扫（ALND）：应切除背阔肌前缘至胸小肌外侧缘（Level Ⅰ）、胸小肌外侧缘至胸小肌内侧缘（Level Ⅱ）的所有淋巴结。清扫腋窝淋巴结的数目最好在 10 个以上，以保证能真实地反映腋窝淋巴结的状况。在切除的标本中尽量寻找淋巴结，逐个进行组织学检查。保乳手术清扫腋窝淋巴结因切口小，解剖范围广，手术操作应精细。

(3) 乳腔镜腋窝淋巴结清扫：腋窝淋巴结清扫除常规的外科开放手术外还可借助乳腔镜进行操作。乳腔镜腋窝淋巴结清扫术（MALND）是继保乳手术和前哨淋巴结活检之后，同时兼顾疗效、形体效果和生活质量的又一体现。乳腔镜技术是通过向腋窝注入脂溶液，使脂肪溶解，吸脂后放入 trocar 注气，充起气腔，使原本实性的腋窝变得似蜘蛛网状结构，肿大的淋巴结就像蜘蛛挂在网上一样，通过特殊器械将其清除。中华医学会外科学分会内分泌外科学组制定了《乳腺疾病腔镜手术技术操作指南》（2008 年版），规范了技术操作，明确了手术适应证，提出了手术并发症的预防及处理。由于乳腔镜手术临床应用时间尚短，需要继续进行临床研究和探索。

十七、乳腺癌根治术（Halsted 手术）

19 世纪末 Halsted 通过大量的临床观察和病理解剖学研究认为，乳腺癌的发展规律是先有肿瘤细胞的局部浸润，后沿淋巴道转移，最后出现血行播散，即在一定时间内，乳腺癌是一种局部疾病，若能将肿瘤及区域淋巴结完整切除，就可能治愈。于是他在 1882 年创立了乳腺癌根治术，即切除包括肿瘤在内的全部乳腺，相当数量的乳腺皮肤和周围组织，以及胸大肌和腋窝淋巴结，不久又将胸小肌包括在切除的范围内，即 Halsted 乳腺癌根治术。

1894 年 Halsted 报道了用该术式治疗乳腺癌 50 例，无手术死亡，仅 3 例出现术后局部复发，使乳腺癌手术复发率由当时的 58% ～ 85% 降至 6%。1907 年 Halsted 再次报道了 232 例乳腺癌根治术 5 年生存率达到 30%，使当时乳腺癌外科的治疗水平大大提高。Halsted 学派是以病理解剖学为基础，认为乳腺癌是乳腺的局部病变，将区域淋巴结当做是癌细胞通过的机械性屏障。Halsted 手术开创了乳腺癌外科史上的新纪元，被誉为"经典"的乳腺癌根治术，得到了广泛的应用，同时也奠定了肿瘤外科的治疗原则，即肿瘤连同周围组织及区域淋巴结的广泛切除。半个多世纪，Halsted 手术在乳腺癌外科中的优势地位是无可争议的。

从 Halsted 开创"经典"根治术（1894 年）到今天，已经经历了 120 年的历史，期间受到了扩大手术的冲击和缩小手术的挑战。据中国女性乳腺癌 10 年（1999 ～ 2008 年）抽样回顾性调查显示，1999 年 Halsted 根治术占全部乳腺癌手术的 28.28%，2008 年占 4.96%，10 年下降了 23.32 个百分点（$X^2 = 206.202$，$P < 0.001$）。大量随机对照试验显示，Halsted 根治术创伤较大，且没有提高患者的远期生存率，在欧、美国家已不再采用。中国仍有少数边远地区基层医院沿用 Halsted 根治术，但呈现下降趋势，逐渐被改良根治术和保乳手术所取代。

十八、乳腺癌扩大根治术

1918 年 Stibbe 通过尸检揭示了内乳淋巴结的分布。至 20 世纪 40 年代末，人们认识到乳腺癌的淋巴转移除腋窝淋巴引流途径外，内乳淋巴结同样也是乳腺癌转移的第一站，锁骨上和纵隔淋巴结则为第二站。从清扫乳腺癌区域淋巴结这个意义上讲，经典根治术遗漏了一处重要的淋巴引流区，即内乳淋巴链。由于当时人们对肿瘤的认识还停留在单纯的"局部根治"上，随着麻醉和胸外科技术的迅速发展，使 Halsted 手术受到了"扩大"手术的冲击。Margottini（1949 年）和 Urban（1951 年）分别提出了根治术合并胸膜外或胸膜内清扫内乳淋巴结的乳腺癌扩大根治术。Andreassen 和 Dahl-lversen（1954 年），提出了根治术合并切除锁骨上淋巴结及内乳淋巴结的乳腺癌超根治术。Wangensteen（1956 年）报道了根治术合并切除内乳淋巴结、锁骨上淋巴结及纵隔淋巴结手术 64 例，手术死亡率高达 12.5%。1969 年在一次国际会议上，Dahl-Iversen 提出乳腺癌的超根治术与根治术相比，手术并发症多，治疗效果差，他们已放弃使用。这样曾在欧、美显赫一时的乳腺癌超根治术从此消声灭迹。以后，许多前瞻性随机对照研究结果显示，乳腺癌的扩大根治术与根治术的疗效无统计学差异，随着放疗、化疗水平的不断提高，乳腺癌的扩大手术在历史的进程中逐渐被摒弃，结束了它们对 Halsted 学派的冲击。

十九、乳腺癌改良根治术

随着生物学和免疫学研究的深入，20 世纪 70 年代 Fisher 首先提出：乳腺癌一开始就是一种全身性疾病，原发灶和区域淋巴结的处理方式不会影响患者的生存率。由此人们可以圆满解释没有淋巴结转移的早期乳腺癌手术后生存率为什么不是 100%，或接近 100%，为什么临床上会出现仅有腋窝淋巴结转移的隐匿性乳腺癌。大量的临床观察显示，乳腺癌手术后进行综合治疗，能有效提高生存率，而患者受到的治疗风险，却远远小于单纯扩大手术范围所造成的伤害。Halsted 手术再次受到"缩小"手术的挑战。Patey 和 Dyson 早在 1948 年就报道了保留胸大肌的改良根治术，但由于病例数少（40 例），随诊时间短，没能引起人们的重视。1963 年 Auchincloss 报道了保留胸大、小肌的另一种乳腺癌改良根治术。前瞻性的随机对照试验比较了改良根治术与根治术的疗效，随访 10 ～ 15 年两组预后结果没有统计学差异，但形体效果和上肢功能，改良根治术优于根治术。据美国外科医师协会调查，1950 年 Halsted 手术占全美国乳腺癌手术的 75%，1970 年还占到 60%，到 1972 年则降至 48%，1977 年降至 21%，1981 年仅占所有乳腺癌手术的 3%。与此同时，改良根治术由 1950 年的 5% 上升至 1972 年的 28%，到 1981 年上升至 72%。

据中国女性乳腺癌10年（1999～2008年）抽样回顾性调查显示，中国乳腺癌手术以改良根治术为主（占80.21%），1999年乳腺癌改良根治术占全部乳腺癌手术的68.8%，2008年占80.17%，10年上升了11.28个百分点（X2 = 31.143，P＜0.001）。中国乳腺癌改良根治手术比率明显高于欧、美国家，究其原因：①中国开展大规模的乳腺癌筛查起步较晚，绝大多数患者都是自己发现乳腺异常才到医院检查确诊的，因此，中国早期乳腺癌所占比例明显低于欧、美国家；②中国乳腺癌科普知识宣教不够，非医务界人士对乳腺癌保乳治疗缺乏了解，特别是一些患者自认为诊断出乳腺癌就必须切除乳房，保留乳房将治疗不彻底，容易复发，对保乳手术缺乏信心；③中国不同规模医院医疗设备、技术水平存在差异。开展保乳手术的医院应具备对原发肿瘤切缘进行组织学检测及术后放射治疗的设备和技术，许多基层医院尚不具备开展乳腺癌保乳治疗的条件；④改良根治术后的早期患者不需要放疗，而保乳手术后患者都需要放疗，就改良根治术后不需要放疗的患者而言可减少医疗费用。

乳腺癌改良根治术有两种术式，保留胸大肌切除胸小肌的Patey-Dyson术式和保留胸大、小肌的Auchincloss术式。目前国内大多采用的是保留胸肌的改良根治术，具体技术操作包括皮瓣剥离、乳腺切除、腋窝淋巴结清扫。①体位：仰卧位，向健侧倾斜15°～20°，患侧上肢外展90°。有的医生为了解剖腋窝时腋窝底部不显得过深，习惯在患侧背后置一斜坡垫，使患侧腋部抬高，为避免臂丛神经受到牵拉，可调节手臂架高度使外展上肢与腋窝同高；②手术切口设计：主要根据肿瘤位置，应将穿刺活检针道和术后活检瘢痕包括在切除范围内。横切口术后美容效果优于纵切口，有利于实施乳房重建手术，患者穿低领衫时不会显示手术瘢痕。若肿瘤位于乳头上、下部位，且距离乳头很远，横切口有一定困难，切口设计应遵循个体化原则；③皮瓣剥离范围：内至胸骨缘，外至背阔肌前缘，上至锁骨下缘，下至第6前肋水平。有的医生选择术前血压正常的年轻患者，在皮瓣剥离范围内注射适量的副肾盐水以减少出血。皮瓣剥离可以选择手术刀（椭圆形大刀片）或电刀，剥离时应由助手协助牵拉皮瓣边缘，使皮肤展平。皮瓣剥离厚度为0.3～0.5cm，尽量使皮瓣边缘薄基底厚，沿切口方向皮瓣剥离的长度应大于宽度，以保证皮瓣的血供，避免皮瓣坏死；④切除乳腺及胸肌筋膜：横行切口自下而上，纵形切口自内而外，用电刀沿胸肌筋膜与肌束间的间隙剥离，直至腋窝部位；⑤清扫腋窝淋巴结：首先切开喙锁胸筋膜，暴露腋静脉，一般不必打开腋静脉鞘，因腋窝淋巴结除局部明显转移、外侵，一般很少与腋静脉粘连，而且剥离腋静脉鞘，会使血管壁上的毛细血管、淋巴管损伤而加重术后上肢淋巴水肿。自内向外将腋血管周围的淋巴结及脂肪组织剥离开，腋血管向下的分支予以结扎切断。用拉钩将胸小肌向前内侧拉开可显露胸肌间淋巴结（Rotter淋巴结）。清扫腋窝淋巴结有些医生习惯用手术刀或手术剪，也有医生习惯用电刀。在不影响清扫的前提下保留位于腋静脉下方，横穿腋窝淋巴脂肪组织支配上臂内侧皮肤感觉的肋间臂神经。乳房连同腋窝淋巴脂肪组织一并切除后，手术野将清晰显示腋静脉、胸长神经、胸背神经、肩胛下血管、肩胛下肌、胸大肌、前锯肌及背阔肌；⑥手术结束切口处理：置"Y"形引流管加压包扎。标本离体后仔细止血，用大量蒸馏水或生理盐水冲洗手术创面，利用蒸馏水的低张作用，破坏脱落癌细胞的细胞膜，减少肿瘤细胞种植。再次检查无出血后，于胸骨缘及背阔肌胸肌间隙各放置一根引流管，每根引流管管壁剪适量的侧孔以便充分引流，分别从皮瓣下部戳口引出，戳口处引流管与皮肤缝合固定。"Y"形引流管的另一根于体外接负压吸引。切口应无张力缝合，可采用手术线间断缝合，亦可采用切口钉皮器。若切口张力大可采用适当的减张内固定或术前设计好的游离植皮。切口覆盖刀口贴或凡士林纱布，引流管引出皮肤处用凡士林纱布缠裹，用纱布、棉垫填平胸壁的凹陷处，使全部敷料平整，宽胶布固定，再用胸带加压包扎，压力均匀，松紧适度，保证皮瓣相对固定。术后应保持引流管通畅，一般引流管可放置4～7天，引流液＜20 ml/d时可以拔管，拔管后还应继续加压包扎几日。

二十、乳腺癌保乳手术

乳腺癌保乳手术，切除乳腺原发病灶及腋窝淋巴结，保留乳房，术后进行放疗。20世纪80年代世界各大癌症中心达成共识，乳腺癌保乳手术加放疗可以取得与切除乳房手术同样的疗效，保乳治疗可作为治疗早期乳腺癌的手段之一。不是所有的乳腺癌患者都适合行保乳手术，保乳手术有严格的适应证：①乳腺肿瘤可以完整切除，达到阴性切缘，并可获得良好的美容效果；②患者有保乳意愿；③年轻不作为保乳手术的禁忌，但有研究结果显示，≤35岁患者有相对高的复发和再发乳腺癌的风险，选择保乳时，应向患者充分交待可能存在的风险。保乳手术的绝对禁忌证为：①既往接受过乳腺或胸壁放疗；②妊娠期需放疗患者；③病变广泛，无法完整切除；④最终切缘阳性。保乳手术的相对禁忌证为：①累及皮肤的活动性结缔组织病（尤其是硬皮病和狼疮）；②肿瘤＞5 cm。欧、美国家开展保乳手术时间长，加上乳腺癌筛查使早期乳腺癌病例增加，保乳手术已超过全部乳腺癌手术的50%。中国保乳治疗起步较晚，据中国女性乳腺癌10年（1999～2008年）抽样回顾性调查显示，1999年保乳手术占全部乳腺癌手术的1.29%，2008年占11.57%，10年上升了10.28个百分点。全国10家三甲医院共同完成的十五科技攻关课题——早期乳腺癌保乳综合治疗的前瞻性多中心研究结果显示，2001年11月～2004年11月共完成保乳手术872例，占符合保乳治疗条件乳腺癌病例的19.5%，占同期所有可手术乳腺癌病例的9.0%，中国乳腺癌保乳手术比例明显低于欧、美国家，究其原因与患者就诊时的病期、治疗观念、医疗技术、放疗设备以及患者的经济状况等诸多因素有关。很多乳腺癌患者不知道早期乳腺癌还可以行保乳治疗，即便听说了也不放心，总认为不切除乳房治疗就不彻底，实际认识进入了"误区"。当然是否为早期乳腺癌，能否保乳，应由肿瘤外科医生根据病情确定，绝不能随意处置。近年中国少数三甲医院完成保乳手术的例数已接近全部乳腺癌手术的30%。中国开展保乳手术在适应证的选择、保乳手术切缘的检测、术后美容效果评估标准等方面均与欧、美国家存在差异，整体而言规范化有待提高。

我国原卫生部颁布的《乳腺癌诊疗规范》指出，乳腺癌行保乳手术应严格掌握保乳手术适应证（应考虑肿瘤大小、部位、是否为多灶、多中心及患者年龄），实施保乳手术的医疗单位能进行手术切缘的组织学检查，保证切缘阴性；具备保乳术后放疗的设备和技术，若尚不具备相应技术条件应将保乳术后患者转入上级医院进行放疗。之所以强调保乳切缘阴性、术后放疗，因为这两项技术是直接影响保乳手术成败的关键，可以降低保乳手术后的局部复发率。

随着我国乳腺癌筛查规模的逐步扩大，保乳治疗理念逐渐被社会所接受，放疗设备越求越普及，以及新辅助化疗和肿瘤整形外科技术的成熟，将不断拓展保乳手术的可行性空间，保乳治疗也必将成为中国早期乳腺癌的主要治疗模式。

二十一、整形外科技术在乳腺癌手术治疗中的应用

随着我国乳腺癌综合治疗技术的规范化和乳腺癌筛查项目的深入，乳腺癌患者的无病生存期和总生存期明显延长，患者的身心健康日益受到人们的关注。如何修复胸部缺损和重建乳房，如何将整形外科技术应用于乳腺癌的手术治疗中，已成为乳腺癌个体化治疗的研究热点。

乳腺癌"经典"根治手术是Halsted 1894年创立的，已经过去了120年。Halsted根治术要求切除全部乳腺，胸大肌、胸小肌及腋窝淋巴结，创伤大，对照研究显示并没有提高患者的远期生存率，在欧、美国家已不再采用。中国仍有少数边远地区基层医院沿用Halsted根治术，但已呈下降趋势，逐渐被改良根治术和保乳手术所取代。据中国女性乳腺癌10年（1999～2008年）抽样回顾性调查显示，中国乳腺癌手术以改良根治术为主（占80.21%），但改良根治手术在治疗肿瘤的同时也破坏了女性的形体美容，造成乳房缺失、胸

壁畸形，给患者带来极大的心理创伤，严重影响患者的生活质量。保乳手术对胸部美容影响较小，但国内尚未广泛开展。主要由于多数病例并不符合实施保乳手术的条件；又保乳手术需要术中对切缘进行冷冻检查，有些医院目前尚不具备术中冷冻检查的设备和技术，术后也不能保证给患者进行放疗，故不具备开展保乳手术的条件。整形外科技术在乳腺癌手术治疗中的应用，欧、美国家已积累了经验，大约有50%的患者在乳腺癌手术中接受了即刻乳房的修复与重建，缓解了患者因乳房"毁损"而导致的心理压力和情绪障碍，使患者在无明显身体缺陷的状态中生活，恢复了患者的自尊与自信，极大地提高了患者术后生活质量。

目前我国乳腺癌手术乳房的修复与重建尚只在少数医院开展，随着这一技术的推广与应用，将会明显改善乳腺癌患者的生活质量，给广大患者的身心健康带来福音。

二十二、乳房重建的时机

乳腺癌手术乳房的修复与重建大多选择Ⅰ、Ⅱ期乳腺癌，术前评估可以根治的患者，应充分考虑患者的身体状况、乳腺癌的分期、根治手术的创伤程度、健侧乳房的情况等，并向患者充分说明手术可能出现的并发症。

乳房重建的时机可分为即刻乳房重建（Ⅰ期乳房重建）和延迟乳房重建（Ⅱ期乳房重建）。即刻乳房重建是指在乳房切除的同时进行乳房重建，即在一次手术、麻醉过程中完成；延迟乳房重建是指乳腺癌手术后数月或数年再进行重建，延迟重建的具体时间往往取决于患者。近年来随着乳腺癌治疗水平的提高与整形外科技术的进步，即刻乳房重建越来越广泛地应用于乳腺癌的治疗中，逐渐成为乳腺癌综合治疗的一部分。与延迟乳房重建相比，即刻乳房重建术后使患者没有经历乳房缺失的心理打击，常把重建乳房看作自己身体的一部分，在无明显身体畸形的状态下生活，从躯体形象、焦虑、精神压抑、自尊自重与满意度等指标考察，即刻乳房重建均优于延迟乳房重建。即刻重建由于乳房切除后遗留的组织未受到手术瘢痕的影响，决定乳房形态的重要结构，如乳房下皱襞得以保留，使重建乳房的形态明显优于延迟重建；再者即刻乳房重建是乳房切除与重建两个手术一次完成，较分次完成节省了时间和费用。

二十三、乳房修复重建的常用术式

乳房重建可分为假体乳房重建与自体组织乳房重建。假体重建是借助置入假体的方式重建乳房，假体又可分为硅胶乳房假体和盐水囊乳房假体。假体乳房重建手术相对简单，但重建乳房的自然度及与健侧的对称性欠佳。自体组织重建是利用患者自身组织进行乳房重建，重建乳房的形状、轮廓接近自然，对称性较为理想，但手术复杂技术难度较大。最常采用的自体组织取自背部和腹部，利用该部位带血管的肌皮瓣或皮瓣移植到胸部缺损区完成乳房重建，如背阔肌肌皮瓣、腹直肌肌皮瓣或腹壁下动脉穿支皮瓣。具体采用哪种手术方式视患者个体情况决定。

1. 行乳房局部肿瘤扩大切除术的患者，胸部组织缺损较小，可采用局部乳房组织转移塑形，也可采用连同皮肤、皮下组织及部分背阔肌的背阔肌肌皮瓣转移等方式修复；若对侧乳房体积较大或伴有乳房下垂，则可同时行对侧乳房的缩小或上提手术，使达到两侧乳房对称。

2. 对单纯乳房切除无乳房皮肤缺损的年轻患者，若对侧正常乳房不大，可直接在胸大肌下方置入乳房假体。对行乳房切除放置假体但皮肤组织缺损较大对假体覆盖不全的患者，可先放置组织扩张器。组织扩张器形状类似假体，有一根导管连接一个活瓣，并有一个注射泵埋植于稍远离扩张器的皮下，术中先注入一定量的生理盐水，缝合切口。术后2周，待确认切口愈合无感染时，就可开始扩张。一般每周注射1次，每次可注入60～100ml生理盐水，同时要考虑患者的耐受性。总注射量可超过对侧乳房体积的20%～30%。过度扩张的目的是使覆盖的皮瓣、组织更为松弛，减少发生并发症的机会，使重建乳房形状、手感更为满意。整个扩张时间为 3 个月至半年。如果需要放疗，希望在放疗开始之前更换成永久性假体。

3. 乳腺癌改良根治手术造成患侧乳房缺失，可选用自体肌皮瓣或皮瓣移植到胸部重建乳房，若选用离重建乳房距离较近的背阔肌肌皮瓣，但与健侧乳房相比体积不足，也可同时置入假体重建乳房。

为了不影响即刻乳房修复与重建术后乳腺癌的后续治疗，须重视乳房重建术后护理：①确保术中放置的引流管通畅；②密切观察术后皮肤、皮瓣的血运；③术后保持固定体位。如行腹部肌皮瓣移植后，腹部供皮区切口加压包扎，患者需采取屈膝仰卧位 1 周，以减少腹部切口张力。

当前我国乳腺癌手术乳房的修复与重建技术仅在少数医院开展，尚未形成常规治疗。随着这一技术的普及与推广，将会有更多的医院开展这一技术，为广大乳腺癌患者的身心健康带来福音。

二十四、乳腺癌放射治疗

放射治疗（放疗）是利用放射线破坏癌细胞的生长与繁殖，达到控制和消灭癌细胞的作用。放射线具有一定的杀伤力，通过控制放射线的剂量和掌握照射的时间，利用癌细胞较正常细胞增殖快、对放射线敏感性高的特点，在癌细胞复制时杀灭它们，从而达到消灭肿瘤的目的。目前治疗中使用的放射线有三类：放射性核素产生的 α、β、γ 射线；X 线治疗机和各类加速器产生的不同能量的 X 线；各类加速器产生的电子束、质子束、中子束等。局限性导管内癌（原位癌）局部切除术后，Ⅰ、Ⅱ期浸润性导管癌保乳术后，均需行放射治疗，可以防止和减少局部复发；改良根治术后若肿瘤 > 5 cm，腋窝淋巴结转移数 ≥ 4 个，均需术后放射治疗；若腋窝淋巴结转移 1～3 个，可选择高复发风险患者做术后放疗；对于已失去手术机会的晚期乳腺癌放射治疗可获得较好的局部控制，提高生存率；对于已有远处转移的乳腺癌患者，如脑转移、骨转移等，放射治疗可以控制病情、延长生命、提高生活质量。乳腺放疗常见的并发症有局部皮肤反应、上肢或乳腺水肿、乳房纤维化、肺炎、肺纤维化、肋骨骨折等，故放射治疗也有其相应的适应证，医生要权衡利弊，患者不要以为治疗方法越多越好，应科学合理地利用治疗手段提高疗效。放疗期间患者应注意调养身体、增强机体抵抗力，保证治疗顺利完成。随着高能物理学、放射生物学研究的不断深入，放疗设备的不断更新，放疗技术的不断纯熟，乳腺癌的放射治疗技术发展很快，保乳术后的调强适形放疗和部分乳腺短疗程放疗，体现了减轻治疗性伤害，简化治疗程序，注重生活质量的人性化理念。调强适形放疗可使原计划照射部位的剂量更加集中、均匀，而正常组织受量达到最小。乳腺癌的术中放疗目前国际上正在开展临床研究，如果疗效可靠，将会避免术后放疗给患者带来的种种不便。腋窝前哨淋巴结（最先出现转移的淋巴结）的研究，将前哨淋巴结发现转移的患者分为两组，一组接受腋窝淋巴结清扫，一组接受腋窝部位放疗，一旦疗效相同，腋窝放疗有望取代腋窝手术，减少因腋窝手术带来的诸多并发症。

二十五、放疗期间的皮肤护理

乳腺癌术后放疗是预防局部复发的有效手段之一，但放射线对人体正常组织会产生损伤。不论是乳腺癌改良根治术后放疗，还是早期乳腺癌保乳术后放疗，最先发生的不良反应就是皮肤反应。放疗期间的皮肤护理不可忽视，不仅能影响放疗的顺利进行，还关系到乳腺癌患者的生活质量与预后。

乳腺癌乳房切除术后，胸壁皮肤变薄，局部血供及淋巴回流较差，经放射线照射后皮肤的易损性提高。备皮时最好使用电动剃须刀，以免割伤皮肤造成感染。患者进入放疗室时需取下金属制品，以免增加对放射线的吸收，加重皮肤损伤。放疗结束后可酌情使用消毒滑石粉涂在放疗区，以保持局部皮肤干燥，或使用比亚芬软膏涂于放疗区皮肤。气温较高的季节，放疗后尽量使放疗区皮肤暴露，特别是腋窝皱褶处，以增加散热减少出汗。内衣应选择纯棉制品，柔软宽松、吸湿性好。日常生活中应注意避免胸壁皮肤受压或碰撞。瘙痒时尽量分散注意力，避免用手抓挠，减少皮肤破损、感染。放疗期间清洗皮肤可用温水软毛巾轻轻擦拭，不要过勤，更不要用碱性肥皂搓洗。放疗区皮肤不可涂酒精、碘酒以及对皮肤有刺激的药品或化妆品；局部不使用胶布、冰袋或热水袋。外出时放疗区皮肤尽量减少阳光直接暴晒及风吹雨淋等。放疗期间如果出现皮肤反应应遵医嘱按皮肤反应的程度进行相应处理。放疗所致的皮肤色素沉着将会随时间的推移逐渐减轻并消退。为防止乳腺癌根治手术、放疗后，出现患侧上肢功能障碍，治疗期间应合理安排医生推荐的上肢功能锻炼，并加强日常生活能力的训练。

放疗期间患者要加强营养，多食高蛋白、高维生素、低脂、易消化的饮食，可少食多餐，多吃蔬菜、水果，多饮水，以增加尿量，促进放射损伤产生的毒素排出体外，减轻放疗反应。

二十六、乳腺癌患侧上肢淋巴水肿的预防与治疗

乳腺癌患侧上肢淋巴水肿是腋窝淋巴结清扫手术和腋窝部位放疗的常见并发症。20世纪60年代乳腺癌根治术后上肢淋巴水肿发生率为25%，术后加放疗其发生率增加到52%。80年代据文献报道上肢淋巴水肿的发生率为15%。近年来腋窝淋巴结清扫后中度、重度上肢淋巴水肿的发生率不超过5%。淋巴水肿的程度与个体因素有关，部分患者上肢淋巴管交通支欠发达，容易发生淋巴水肿。高龄和肥胖的乳腺癌患者术后淋巴水肿发生率高。

1. 临床表现　乳腺癌患侧上肢淋巴水肿发生在手术后任何时期，可术后立即出现，也可在30年后出现。急性淋巴水肿表现为患侧上肢增粗，若上肢周径增加超过2cm即可肉眼发现。慢性淋巴水肿上臂呈橡皮样肿胀。淋巴水肿可引起患侧上肢疼痛、肢体变形、功能障碍，并可继发感染，而感染又进一步造成淋巴管腔硬化与闭塞加重水肿。国际淋巴学会将其分为三期：

Ⅰ期：上肢呈凹陷性水肿，肢体抬高则水肿消失。

Ⅱ期：水肿为非可凹性，上肢组织有中度纤维化，肢体抬高水肿不消失。

Ⅲ期：象皮肿，上肢呈软骨样硬度，皮肤外生性乳头状瘤。

根据水肿的范围和程度分为三度：

Ⅰ度：上臂体积增加<10%，一般不明显，肉眼不易发现，多发生在上臂近端内、后侧。

Ⅱ度：上臂体积增加为10%～80%，肿胀明显，但一般不影响上肢活动。

Ⅲ度（重度）：上臂体积增加>80%，肿胀显著，累及范围广，可影响整个上肢，并有严重的上肢活动障碍。

2. 原因

(1) 腋窝淋巴结清扫手术切除了腋窝淋巴结，同时也切断、结扎了淋巴管，从而阻断了淋巴液的回流通路，造成上肢淋巴液回流障碍。大量含蛋白质的淋巴液滞留在组织间隙引起相关部位组织肿胀，日久还可引起皮肤及皮下组织增厚、水肿及纤维组织增生。手术后腋窝积液、感染、瘢痕挛缩，也阻碍了上肢淋巴回流和静脉回流。

(2) 乳腺癌腋窝部位放疗会造成放射野内的静脉闭塞，淋巴管破坏，还会因局部肌肉纤维化压迫静脉和淋巴管，影响上肢淋巴回流。

3. 预防

(1) 行腋窝淋巴结清扫时应规范操作，勿损伤腋静脉主干，不要进行超范围解剖。

(2) 尽量避免术后患肢进行过重的体力劳动、外伤、静脉穿刺，应防止感染。

(3) 临床检查腋窝无转移的乳腺癌患者，可先切除最早可能发生转移的前哨淋巴结送病理检查（即前哨淋巴结活检），来判断患者腋窝淋巴结的状况，对前哨淋巴结没有转移的患者，可以不做腋窝淋巴结清扫，以减少淋巴水肿的发生。前哨淋巴结活检目前我国尚只有少数医院开展，该技术要求达到较高的准确性，术中是否开展应由所在医疗机构根据现有的设备技术条件决定。

4. 治疗 术后轻度上肢淋巴水肿可在数月内缓解，严重上肢肿胀很难自行恢复，各种非手术治疗和手术治疗效果均有限。

(1) 抬高患肢局部按摩：晚间休息时可将肘部垫高，使上臂高于胸壁水平。局部按摩时患者抬高患肢，按摩者双手扣成环状，自远端向近侧用一定压力连续挤压推移，每次自上而下反复推压 10 ～ 15 分钟，每日数次，可促进回流。

(2) 酌情使用弹力绷带压迫上肢减轻肿胀，也可结合按摩，按摩后立即使用弹力绷带。有些医院康复门诊使用压力泵代替手法按摩以促进回流。将可充气的袖套置于水肿肢体，间断充气，以促进水肿液向心流动。空气压力泵适用于淋巴水肿早期，出现明显皮下纤维化者效果欠佳。

(3) 饮食上应控制食盐的摄入量。

(4) 神经节封闭以解除血管和淋巴管痉挛，改善循环状况。

(5) 手术治疗：目的在于降低淋巴系统的负荷（去除水肿增生的病变组织）或提高淋巴系统转运能力（促进淋巴回流、重建淋巴通道），据文献报道有些研究取得了较好的疗效。

治疗乳腺癌术后上肢淋巴水肿，既要减少淋巴液的淤积，又要改善淋巴回流，获得长期缓解，避免再次出现，是目前国内、外研究的热点。

二十七、乳腺癌化疗

1. 概述 乳腺癌是一种全身性的疾病。化疗作为抗肿瘤全身治疗的方法是乳腺癌治疗的一个重要手段。化疗对于预防复发转移、增加手术尤其是保乳手术机会、延长生存期、改善生活质量等均有不可替代的作用。包括新辅助化疗、辅助化疗、姑息化疗。

2. 早期乳腺癌术后辅助化疗 手术后接受全身辅助治疗是为了降低肿瘤复发或死亡的危险性。进行辅助治疗时，并没有临床或影像学证据证明微转移灶存在。化疗是全身辅助治疗的重要手段。术后辅助化疗通常用于Ⅱ期或Ⅲ期乳腺癌患者及有高危复发因素的Ⅰ期乳腺癌患者。大量研究证明，术后辅助化疗能明显延长患者的无病生存期和总生存期。

(1) 适应证：①肿瘤 > 2 cm；②淋巴结阳性；③激素受体阴性；④HER-2 阳性（对 T_{1a} 以下的患者目前无明确证据推荐使用辅助化疗）；⑤组织学分为 3 级。

(2) 禁忌证：①妊娠早、中期患者应慎重选择化疗；②年老体弱且伴有严重内脏器质性病变患者。

(3) 化疗方案选择：①选择联合化疗方案，常用以蒽环类为主的方案，如多柔比星 / 表柔比星 / 吡柔比星＋环磷酰胺，或氟尿嘧啶＋多柔比星 / 表柔比星 / 吡柔比星＋环磷酰胺；②蒽环类与紫杉类联合方案，如多西他赛＋蒽环类＋环磷酰胺；③蒽环类序贯紫杉类，如多柔比星＋环磷酰胺序贯紫杉醇，目前中高复发风险的患者方案，序贯紫杉醇为每周方案；④不含蒽环类的联合化疗方案，适用于老年、低风险、蒽环类禁忌或不能耐受的患者，如紫杉醇＋环磷酰胺。

(4) 化疗注意事项：①一般推荐首次给药剂量不能低于推荐剂量的 85%，后续给药剂量应根据具体情况，可以一次下调 20% ～ 25%，每个方案仅允许剂量下调 2 次；②辅助化疗一般不与内分泌治疗或放疗同时进行，化疗后再开始放疗和内分泌治疗；③蒽环类有心脏毒性，使用时需评估心脏左室射血分数，至少每 3 个月 1 次。如果使用期间出现心脏毒性（如胸闷、心悸、心力衰竭症状）、或无症状但左室射血分数 < 45%，或较基线下降幅度 > 15%，应停药充分评估心功能，后续治疗应慎重 c 使用蒽环类同时使用右丙亚胺可降低约 70% 的心力衰竭发生率。

3. 新辅助化疗 新辅助化疗即术前化疗，指对非转移性乳腺癌在手术或手术加放疗的局部治疗前，以全身化疗为乳腺癌的第一步治疗，后再行局部治疗。目前研究证明，新辅助化疗和辅助化疗的疗效相同，其意义：①局部晚期或炎性乳腺癌的规范疗法，降期以利于手术或变不可手术为可手术；②病理完全缓解，则预示较好的远期效果；③肿瘤较大的有保乳的可以提高保乳率。但是一部分患者（＜5%）在新辅助化疗的过程中可能出现病情进展，甚至丧失手术的机会。

(1) 适应证：①一般适合临床Ⅱ、Ⅲ期的乳腺癌患者；②隐匿性乳腺癌：定义为腋窝淋巴结转移为首发症状，而乳房未能检出原发灶的乳腺癌。

(2) 禁忌证：①未经过病理学确诊的乳腺癌；②妊娠早期女性患者，应慎重选择化疗；③年老体弱且伴有严重心、肺等器质性病变，预期无法耐受化疗者。

(3) 药物选择：新辅助化疗多采用术后辅助治疗的方案，但应选用含蒽环类和紫杉类的联合化疗方案。HER-2阳性者应同时抗HER-2治疗。

(4) 化疗疗程及疗效评估：①一般化疗2个周期后全面评估疗效，化疗前后检查手段应一致；②部分乳腺癌对新辅助化疗方案不敏感，若2个周期化疗后肿瘤无变化或反而增大，应根据情况考虑是否更换方案化疗或采用其他疗法；③中国专家推荐对新辅助化疗患者在术前即完成辅助化疗的总疗程数（如6或8周期），术后可不再用化疗；④接受新辅助化疗之后，即便临床上肿瘤完全消失，也必须接受治疗前既定的后续治疗，包括手术治疗，并根据手术病例结果决定进一步辅助治疗方案。

4. 复发转移性乳腺癌的姑息化疗 对于复发转移性乳腺癌，治疗的主要目标是姑息性的，为减轻症状、改善生活质量和延长生存期。其病情往往复杂多变，需要多学科的综合治疗。化疗为此类患者全身治疗的一个重要手段，多用于雌激素受体和孕激素受体阴性、进展期内脏转移、内分泌治疗耐受的复发转移性乳腺癌患者。

(1) 综合资料显示，一线解救化疗的临床缓解率为30%～70%，中位肿瘤进展时间为7～10个月。一线治疗失败，此后解救化疗的临床有效率仅有20%～30%，中位肿瘤进展时间降为6个月。有以下适应证的首选化疗：①激素受体阴性；②有症状的内脏转移；③激素受体阳性，但对内分泌治疗耐药的患者；④年龄＜35岁。

(2) 药物选择时，一、二、三线药物的概念是相对的，凡辅助治疗未用过的药物，如蒽环类、紫杉类、长春瑞滨、吉西他滨、卡培他滨、铂类等均有机会在以后长期的解救治疗阶段应用。在化疗药物应用方面，应首先推荐序贯化疗方案；但两药联合方案对于肿瘤进展较快、威胁生命或者需要快速控制症状和疾病的患者，应该是可以接受的。在单药与联合用药的选择方面，在于临床医师权衡每个患者的具体肿瘤情况。

(3) 常用的单药：①蒽环类，如多柔比星、表柔比星、吡柔比星、多柔比星脂质体；②紫杉类，如紫杉醇、多西紫杉醇、白蛋白结合紫杉醇；③抗代谢药，如卡培他滨和吉西他滨；④非紫杉类微管形成抑制剂，如长春瑞滨、艾日布林。常用的联合化疗方案包括：紫杉类＋铂类、长春瑞滨＋铂类、吉西他滨＋铂类、紫杉类＋吉西他滨、紫杉类＋卡培他滨、长春瑞滨＋卡培他滨等均有50%左右的临床有效率。其他有效的药物还包括环磷酰胺、顺铂、口服依托泊苷、长春花碱、米托蒽醌和氟尿嘧啶持续静脉给药方案。

(4) 标准的药物治疗为应用一个治疗方案直至疾病进展换药，但由于缺乏总生存期方面的差异，应该采用长期化疗还是短期化疗后停药或维持治疗需权衡疗效、药物不良反应和患者生活质量。

5. 化疗不良反应及处理

(1) 骨髓抑制：是乳腺癌化疗最常见和容易出问题的一个不良作用，几乎每名患者都会出现骨髓抑制致白细胞减少，部分出现血小板减少、贫血，一般规律是化疗后第3～5

天白细胞开始下降，7～10天为极期，之后逐渐回升。此时如处理不当将出现感染等严重并发症。大多数患者都需要升白药渡过骨髓抑制期。每个人的规律不同，应记住自己骨髓抑制的变化规律。患者化疗后如有发热或特别乏力，应立即查血象并找医生及时处理。

（2）过敏反应：紫杉类药物少数人可能出现严重过敏反应，因此必须进行预处理。也就是在输紫杉醇前12小时分2次服用地塞米松片，因脂质体紫杉醇进行药物改良不需要口服地塞米松片。

（3）其他不良反应：常见的有胃肠道反应（恶心、呕吐）、周围神经损伤（手足末端麻木）、转氨酶升高、皮肤黏膜损伤、骨痛、脱发等，多为暂时性。经对症治疗及停止化疗后会逐渐恢复。

6. 乳腺癌化疗患者注意事项

（1）化疗期间注意加强营养，以容易吸收、蛋白质、维生素充足为主，并多进食一些生血的食物，如猪肝、骨头汤等。可进食一些生血保健品，如阿胶、红枣等，也可口服利血生、维生素B等。注意口腔清洁，预防口腔黏膜炎。

（2）化疗期间由于抵抗力下降特别要注意预防感冒等，避免进入人多的公共场所，并注意加强保暖，预防加重周围神经损伤。

（3）为预防化疗药物损伤外周静脉及预防药物外漏损伤皮肤软组织，尤其是蒽环类药物，多数乳腺癌化疗患者均需深静脉留置管，目前常用的是颈内静脉、锁骨下静脉置管以及PICC等，需注意按时冲管护理，预防静脉留置管堵塞及感染。

在过去10余年里，乳腺癌的治疗取得了长足进步。在一些西方国家，全身辅助治疗几乎用于所有的首次诊断乳腺癌患者，其应用降低了乳腺癌死亡率。化疗作为一项重要的全身治疗措施，在乳腺癌的治疗中占据重要的一环。如何区分高危复发患者，并对其进行个体化治疗，以及新的全身治疗方法的应用，将成为今后研究的热点。

二十八、化疗期间的饮食调整

目前使用的化疗药物大多在不同程度会出现消化道不良反应。病人会出现口腔溃疡、恶心、呕吐、腹泻、便秘等症状，严重影响正常饮食。现就乳腺癌病人日常饮食原则，常用药膳，化疗前、中、后的饮食，化疗过程中的特殊症状饮食及化疗间歇期的饮食进行分述。

1. 乳腺癌患者饮食原则

（1）灵活安排，配合治疗：乳腺癌病人在手术前后应努力进餐、增补营养。

（2）合理安排，巧烹调：乳腺癌病人在完成治疗计划之后，适当选食对防治乳腺癌有益的食品，对治疗乳腺癌是十分必要的。①海产品：紫菜、海带、海蜇、海参、淡菜、牡蛎等；②豆类：绿豆、赤豆、绿豆芽等；③蔬菜、真菌类食品：茭白、冬瓜、口蘑、猴头菇、香菇、番茄等；④水果：橘子、苹果、山楂、鲜猕猴桃等；⑤其他：甲鱼、墨鱼、薏米、木耳等。

（3）应视病情可服西洋参。手术期间不用两洋参；化疗间歇期可服西洋参、人参等具有补益作用的中药。

（4）饮食要有节，不宜过量：过度营养及肥胖对治疗乳腺癌有不利影响。在乳腺癌病人治疗后的长期生活中，应在保证营养需要的前提下，恪守饮食有节不过量的原则。在饮食安排上，对每天的总摄入热量、脂肪以及糖的量要心中有数，切忌暴饮暴食，因肥胖而导致脂肪肝等。

（5）乳腺癌患者怎样辨"症"选食

1）卵巢功能失调：可用海马、海参、乌骨鸡、蜂乳。

2）增强免疫、抗复发：可用猕猴桃、芦笋、南瓜、虾皮、青鱼、大枣、洋葱、韭菜、大蒜、两施舌、对虾、薏米、菜豆、山药、香菇。

3) 抗感染、抗溃疡：可用甲鱼、鲫鱼、鲨鱼、青鳞鱼、刀鱼、带鱼、茄子、金针菜、白果、葡萄、苋菜、油菜、香葱。

4) 消肿：可用薏米、丝瓜、赤豆、鲫鱼、海带、泥鳅、葡萄、田螺、荔枝。

5) 镇痛、防乳头回缩：可用橘子、柿饼、橙。

2. 乳腺癌常用药膳

(1) 乳汁草豆腐汤

用料：乳汁草 30 g，豆腐 3 块。

制作：乳汁草洗净与豆腐共煮（加适量水及调味品）饮汤食豆腐，每日 1 次。

功效：乳汁草有清热解毒，豆腐可清热、散血、润燥、生津。用于治疗炎性乳癌患者，有消炎止痒作用。

(2) 鱼胶炖水鸭汤

用料：鱼胶 30 g，水鸭 1 只，桂圆肉少许，生姜 1 片。

制作：①用水浸鱼胶，洗净，切丝；水鸭去毛、肠脏，洗净，生姜、桂圆肉洗净；②将全部用料一起放入顿盅内，加开水适量加盖，文火隔水炖 2 小时，调味即可。

功效：有益气养血、滋肾益精之功效。适用于乳腺癌气弱血虚、肾精亏损、虚阳上浮者，或放疗后热伤真阴、阴虚内热者，以及消瘦虚弱、烦渴食少、低热、潮热等病症。

(3) 胡桃枝梢南瓜蒂汤

用料：胡桃枝梢 60 g，南瓜蒂 2 个，益母草 9 g，黄酒适量。

制作：前 3 味煎汤去渣，黄酒冲服。

功效：有活血化瘀、消痰散结之功效。适用于乳腺癌属痰瘀互结者，以及乳房肿块硬结、疼痛、乳头渗液等病。

3. 化疗患者的饮食

化疗患者日常生活中要注意营养合理，食物尽量做到多样化，多吃高蛋白、多维生素、低动物脂肪、易消化的食物及新鲜水果、蔬菜，不吃陈旧变质或刺激性的东西，少吃薰、烤、腌泡、油炸、过咸的食品，主食粗细粮搭配，以保证营养平衡。少量多次进餐，避免过饱。

(1) 化疗前：不要空腹。部分患者由于惧怕肿瘤化疗导致的恶心、呕吐而不敢进食。化疗前一天进低脂肪、高碳水化合物、高维生素和矿物质的食物，如米饭、面食、豆腐、蔬菜、水果等。不吃或少吃油腻、易产气、不易消化的食物，如大荤大油的食品、油炸食品等。可每日 4～5 餐，加餐以水果为主。

(2) 化疗中：要保持均衡饮食。均衡饮食是指包括充足的碳水化合物、蛋白质、矿物质、维生素饮食，但食物中脂肪的量要减少，因为化疗造成的胃肠黏膜损伤不仅影响对脂肪的消化和吸收，还会增加消化道的不良反应。化疗中必须保证患者摄入足够的蛋白质如牛奶、精肉、蛋等。如果化疗反应较重，饮食以流质为主，可用菜汤、米汤、果汁及些要素饮食。嚼生姜有一定的止呕作用。

(3) 化疗后：患者身体常较虚弱，不仅要保持均衡饮食，还要注意食物的多样化及食物的清洁。化疗间歇期，患者可能会出现各种消化道反应，故需要采取不同的饮食。此期间肯定有白细胞减少，患者的抗感染能力下降，所以食物的清洁显得尤其重要，其次应避免生冷的食物。少吃多餐、适当运动，用酸奶替代牛奶，以免腹部胀气。也可以用姜来刺激食欲。

4. 化疗过程中特殊症状的饮食护理

(1) 食欲不振：这是化疗药物常见的不良反应，化疗中出现时可以试着少量多餐的饮食方法，必要时可 2 小时左右吃 1 次；进餐前用淡盐水漱口，保持口腔湿润，提升味觉；食物中适当添加一些自己喜欢的调味品；身边也可以装一些高蛋白、高热量的食物，如糖果、巧克力等。如果上述措施效果不佳可考虑使用药物来改善患者的食欲，如孕酮类药物，必要时还可以使用胃肠外营养。

药膳健脾开胃：①山楂肉丁：山楂100 g，瘦猪（或牛）肉1 000 g，菜油250 g，香菇、姜、葱、胡椒、料酒、味精、白糖各适量。先将瘦肉切成片，油爆过，再用山楂调料等卤透烧干，即可食用。既可开胃又可抗癌；②黄芪山药羹：用黄芪30 g，加水煮半小时，去渣，加入山药片60 g，再煮30分钟，加白糖（便秘者加蜂蜜）即成。每日早晚各服1次。具有益气健脾，增加食欲，提高胃肠吸收功能的作用。

（2）味觉或嗅觉的改变：有些化疗药物使用后患者出现味觉或嗅觉的改变。此时可以试着吃一些您不曾吃或不常吃的食物和饮料；经常刷牙漱口，保持口腔清洁，清洁味蕾；食物中加点酸的东西，如醋、柠檬、橘子等，如果有口腔溃疡则不用，因为会引起口腔疼痛；也可以在食物中加点调味品；吃新鲜的蔬菜和水果。

（3）恶心、呕吐：肿瘤患者化疗期间恶心、呕吐是经常发生的，其严重程度与使用的药物和患者的自身状况有关。

1）化疗前不要空腹，但也不要吃得太多。发生恶心、呕吐时，一定要多补充水分，补水以少量多次为宜，可以选用果汁饮料和流质饮食。

2）一旦呕吐停止就应当进食，有些患者具有坚强的意志，他们就是通过不断的进食来对抗呕吐。也有小部分患者由于害怕呕吐而不敢进食，其结果对胃肠道的功能恢复非常不利。

3）应选用清淡的饮食（面包、米饭馒头、奶粉、蔬菜和水果做成的汁等），避免油腻的食物，以少量多餐的形式进食；饭后稍坐一时，而不要立即躺倒，并采取分散注意力的方法。如果呕吐严重则需要请医生处理。

（4）白细胞减少：化疗的患者常出现白细胞减少，是化疗药物抑制患者骨髓功能所致。白细胞减少引起患者的免疫力下降，容易受到感染。临床将白细胞减少分为五个等级。

1）当患者白细胞减少时，饮食应注意：①一定要注意食物的清洁、干净、新鲜，避免腹泻。选择的食物以高蛋白（鸡、鱼、肉、蛋、奶等）及米、面为主，宜进食新鲜的水果、蔬菜；②在食物加工过程中避免细菌污染，吃熟食，食物在冰箱中存储不要超过24小时，要加热杀菌后再食用，如煮沸或放入微波炉加热。用餐前洗手；③白细胞严重减少需住院治疗。

2）升白细胞食谱

①枣米龙眼粥——花生米、红枣各30 g，龙眼肉10 g、粳米50 g，同煮粥食用。煮熟后，再加入脑脊髓，煮20分钟后，加入食盐、酱油调味食用。

②鸭肉米粥——鸭肉100 g、大米100 g，鸭肉切片与大米同煮粥，用食盐调味食用。

③黄芪乌鸡汤——黄芪40 g，乌鸡肉600 g，黄芪、乌鸡肉、食盐、水适量，同蒸熟食用。

④蘑菇木耳羹——蘑菇6～8只，黑木耳10 g。二味水发漂净。煎熬加冰糖适量，1日2次食用。

⑤红枣花生衣汤——红枣10枚，花生衣10 g，用适量温开水，炖汤饮用。

⑥黑木耳红枣粥——黑木耳30 g红枣20 g，粳米、黑木耳水发后撕成小块，红枣沸水泡洗后去核切开，加水渍20分钟，木耳与粳米同煮成粥，调入枣丁，红糖，再煮20分钟，做早晚餐或点心服用。

（5）口腔、咽喉溃疡疼痛：肿瘤化疗期间，由于化疗药物的影响，部分患者会出现口腔、咽喉溃疡和疼痛，影响患者的饮食。

1）溃疡和疼痛时，要保持口腔清洁，进食后刷牙，建议进食高营养流质或半流质饮食，如牛奶、粥类食物等，以温凉食物为宜；避免吃刺激口腔的食物；每天多次用苏打水和盐水交替漱口，以防止感染，减轻疼痛，促进溃疡愈合。

2）溃疡严重者可外用中成药锡类散；或用粒细胞集落刺激因子含漱，含漱后缓慢下咽，帮助溃疡的愈合；或使用贝复剂每日多次口腔喷涂，促进口腔黏膜生长，使溃疡早日修复。如果口腔溃疡严重不能进食，需到医院进行治疗，医生会根据患者情况给予胃肠外营养，如静脉补液。合并口腔感染者还需要抗感染治疗。

(6)腹泻：应重视化疗期间或间歇期出现的腹泻。严重腹泻需就诊，避免出现严重并发症；如果腹泻合并白细胞减少、发热、电解质紊乱等需住院治疗；如果患者腹泻次数不多，大便化验无异常，血象正常可以进行饮食调整，如多饮水，但要避免高纤维、高脂肪、粗糙、生冷硬、刺激性及产气的食物和饮料。

(7)便秘

1)多饮水，多运动（适当的、力所能及的运动）；进食能够刺激肠胃运动的高纤维食物，如蔬菜、水果、谷类，或口服蜂蜜、麻油等。

2)定时就餐和排便。当便秘无法缓解时需就诊，使用口服缓泻剂、灌肠等处理。

5. 化疗间歇期肿瘤患者的饮食建议 在化疗的间歇期，食欲往往已经恢复正常，通常要选择普通饮食。当自身合并其他疾病，如高血压、糖尿病时，应遵循原有慢性病的饮食原则，如高血压病人要选择低盐、低脂饮食，糖尿病人则选择低盐、低脂糖尿病饮食等。对于肿瘤患者，其普通饮食又与正常人略有区别，这是为了更好地调整体质，使其能够在进入下一周期化疗时有一个较好的身体状况，以耐受化疗，保证治疗的顺利进行。所以，化疗间歇期的患者，需要补充蛋白质、热量和多种维生素，尤其要增加动物蛋白，如鱼、牛肉、鸡蛋、牛奶等。

可多食新鲜的鲜菜水果。限制油煎食物、强烈调味品、过于辛辣的食物。另外，在三餐之间增加 2～3 次点心，如蛋糕、面包、牛奶、豆浆等。注意多食升高白细胞的食物，如红枣、花生，适当进食猪血、猪肝，以增加血红蛋白，多食新鲜的鲜菜水果以保护肝功能，不能任意服用中药，避免损害肝功能。

二十九、乳腺癌内分泌治疗

1. 概述 乳腺癌内分泌治疗经历了 100 多年的历史，已发展成为一种独立的治疗手段。体内雌激素水平病理性上升是刺激乳腺癌细胞增生的主要因素。雌激素在绝经前主要由女性的卵巢分泌，绝经后由肾上腺和部分脂肪组织分泌。乳腺细胞中存在雌激素受体 (ER) 和孕激素受体 (PR)。约有 2/3 的乳腺癌细胞含有一定量的 ER，40%～50% 的乳腺癌含有 PR。ER 和（或）PR 阳性乳腺癌对激素治疗敏感，是内分泌治疗的适合人群。

2. 内分泌治疗药物 乳腺癌内分泌治疗根据其作用机制分为选择性雌激素受体调变剂、芳香化酶抑制剂、卵巢去势（促性腺激素释放激素类似物或手术）、孕激素类等。

(1)选择性雌激素受体调变剂：与雌激素竞争性结合 ER，阻断雌激素相关基因的表达，从而减慢肿瘤细胞分裂和增殖。代表药物有他莫昔芬、托瑞米芬、雷洛昔芬，甾体类剂、芳香化酶抑制剂、卵巢去势（促性腺激素释放激素类似物或手术）、孕激素类等。

(1)选择性雌激素受体调变剂：与雌激素竞争性结合 ER，阻断雌激素相关基因的表达，从而减慢肿瘤细胞分裂和增殖。代表药物有他莫昔芬、托瑞米芬、雷洛昔芬，甾体类复合物雌激素受体下调剂氟维司群。

1)他莫昔芬：作用机制是竞争性与肿瘤细胞的雌激素受体结合，从而阻断雌激素对肿瘤细胞生长和增殖的促进作用。用于激素受体阳性绝经前、后乳腺癌患者，一般治疗时间5 年，高危患者推荐时间 10 年。常见的不良反应有胃肠道反应、月经失调、子宫内膜增生、颜面潮红、皮疹、脱发、血栓形成等，并可使子宫内膜癌的风险增加 2～4 倍。

2)托瑞米芬：是他莫昔芬的衍生物，作用机制与他莫昔芬相似，用于绝经前、后乳腺癌患者，对子宫和肝影响较小，引发子宫内膜癌的危险性仅为他莫昔芬的 1/3～1/2，在乳腺癌辅助内分泌治疗上托瑞米芬可安全替代他莫昔芬。

3) 氟维司群：用于绝经后乳腺癌患者，是雌激素受体下调剂，只有雌激素受体的拮抗作用而没有激动作用，能更有效降低乳腺癌细胞的雌激素受体水平。主要用于复发、局部晚期或晚期乳腺癌的治疗。

(2) 芳香化酶抑制剂：用于绝经后乳腺癌患者。绝经后妇女的卵巢功能衰退，其雌激素主要来源于外周雄激素（主要来自肾上腺）的转化。芳香化酶抑制剂通过抑制或灭活肾上腺、肝、脂肪等的芳香化酶降低体内雌激素水平。分为甾体类和非甾体类。芳香化酶抑制剂分为三代，因为一二代有抑制肾上腺皮质和醛固酮的不良反应，使用受到限制，第三代包括非甾体类的阿那曲唑、来曲唑和甾体类的依西美坦，无一二代的不良反应，临床得到广泛应用。第三代芳香化酶抑制剂用于绝经后乳腺癌的辅助治疗优于他莫昔芬，总体不良反应更小。常见不良反应有潮红、疲劳、关节疼痛、骨质疏松等。

(3) 卵巢去势：卵巢去势是乳腺癌内分泌治疗中开展最早的治疗方式，目前去势方式有手术去势、放疗去势和药物去势 3 种。标准手术去势方式是双侧卵巢切除，能肯定而快速地将患者体内雌激素水平降低至极低水平，同时还能预防卵巢癌。但会造成不可逆的绝经，增加骨质疏松及冠状动脉硬化等风险，并失去生育能力。放疗虽可使患者避免手术，但疗效不如手术肯定，放疗后雌激素水平下降缓慢，效果与放疗剂量及年龄有关，目前欧美国家在开展，我国等大多数国家不作为常规治疗方式。去势的药物主要指促性腺激素释放激素类似物，包括戈舍瑞林、亮丙瑞林、曲谱瑞林，其常见不良反应有潮红、多汗、性欲下降、皮疹等，无需终止治疗。

(4) 其他内分泌药物：主要有大剂量雌激素、雄激素、孕激素，均不用于辅助内分泌治疗。雄激素为丙酸睾酮，人工合成的雄激素，用于绝经后乳腺癌，不良反应较大；孕激素包括甲孕酮、甲地孕酮，对软组织和骨转移者效果较好，对内脏转移效果较差。

3. 早期乳腺癌术后辅助内分泌治疗

(1) 绝经前乳腺癌患者的辅助内分泌治疗：适用于雌激素受体和（或）孕激素受体阳性的乳腺癌患者，主要方式有选择性雌激素受体调变剂，如他莫昔芬、卵巢去势、卵巢去势联合他莫昔芬。

1) 一般情况下，首选他莫昔芬 20 mg/d×5 年，治疗期间注意避孕，每 0.5～1 年 B 超检测子宫内膜厚度。他莫昔芬 5 年后仍处于绝经前状态，部分患者（如高危复发）可考虑延长服用至 10 年。也可用托瑞米芬代替他莫昔芬。如应用他莫昔芬 5 年后处于绝经后状态，可继续服用第三代芳香化酶抑制剂 5 年，或停止用药。

2) 卵巢去势推荐用于：①高度风险且化疗后未导致闭经的患者，可同时与他莫昔芬联合应用，也可与第三代芳香化酶抑制剂联合应用，目前前后两组方式疗效相当；②不愿意接受辅助化疗的中度风险患者，可同时与他莫昔芬联合应用；③对他莫昔芬、托瑞米芬有禁忌者。若采用药物去势，目前推荐的治疗时间为 2～3 年。

(2) 绝经后乳腺癌患者的辅助内分泌治疗

1) 绝经的定义：①双侧卵巢切除术后；②年龄≥60 岁；③年龄＜60 岁，且在没有化疗和服用他莫昔芬、托瑞米芬和卵巢功能抑制治疗的情况下停经 1 年以上，同时血促卵泡生成素及雌二醇水平符合绝经后的范围；正在服用他莫昔芬、托瑞米芬，年龄＜60 岁的停经患者，必须连续监测血促卵泡生成素及雌二醇水平符合绝经后的范围。另外还需注意：①正在接受促性腺激素释放激素激动剂或拮抗剂治疗的妇女无法判定是否绝经；②辅助化疗前没有绝经的妇女，停经不能作为判断绝经依据，其卵巢功能可能恢复；③对于化疗引起停经的妇女，如果考虑采用芳香化酶抑制剂作为内分泌治疗，则需要考虑有效卵巢抑制措施，或者连续多次检测血促卵泡生成素及雌二醇水平以确认患者是否处于绝经后状态。

2) 药物的选择

①第三代芳香化酶抑制剂可以用于所有绝经后的雌激素受体和（或）孕激素受体阳性的乳腺癌患者，尤其具备以下因素的患者：a 高度复发风险患者；b 对他莫昔芬有禁忌证的患者，或使用他莫昔芬出现中、重度不良反应的患者；C 使用他莫昔芬 20 mg/d×5 年后的高度复发风险患者。

②芳香化酶抑制剂可以从一开始就应用 5 年（来曲唑、阿那曲唑或依西美坦），也可以在他莫昔芬治疗 2～3 年后再转用芳香化酶抑制剂满 5 年，或直接用芳香化酶抑制剂 5 年；也可以在他莫昔芬用满 5 年之后再继续应用 5 年芳香化酶抑制剂；还可以在芳香化酶抑制剂应用 2～3 年后换用他莫昔芬满 5 年。第三代芳香化酶抑制剂之间疗效无差别，都可选择。

③可选用他莫昔芬 5 年是有效而经济的治疗方案，仍需注意监测子宫内膜厚度。也可选用他莫昔芬以外的其他雌激素受体调节剂，如托瑞米芬。

④绝经前患者内分泌治疗中，因月经状态改变可能引起治疗调整。

⑤芳香化酶抑制剂和促性腺激素释放激素类似物可导致骨密度下降或骨质疏松，使用此类药物注意骨密度检测，每 6 个月监测 1 次。并进行 T- 评分，T 值 < -2.5，为骨质疏松，开始使用双膦酸盐治疗；-2.5 ≤ T 值 ≤ -1.0，为骨量减低，给予维生素 D 和钙片治疗，并考虑使用双膦酸盐；T 值 > -1.0，为骨量正常，不推荐使用双膦酸盐。

4. 晚期乳腺癌内分泌治疗　晚期乳腺癌包括复发和转移性乳腺癌，内分泌治疗在晚期乳腺癌的全身性药物治疗中发挥了极为重要的作用。在复发转移性乳腺癌中，有 60% 的患者雌激素受体和（或）孕激素受体阳性，属内分泌治疗敏感型。适用于：①雌激素受体和（或）孕激素受体阳性的复发转移性乳腺癌；②转移灶仅局限于骨或软组织；③无症状的内脏转移；④复发距手术时间较长，一般 > 2 年；⑤原则上内分泌治疗适用于激素受体阳性患者，而受体不明或受体为阴性的患者，只要临床病程发展缓慢，也可以试用内分泌治疗。复发转移性乳腺癌治疗为非治愈性，只要情况允许，毒性较小的内分泌治疗优于细胞毒治疗。

（1）转移病灶的再次活检：有 38% 乳腺癌患者的转移灶与原发灶的受体状况不一致，14% 患者因转移灶受体改变而调整治疗方案。对于治疗后的复发转移性乳腺癌转移灶的再次活检明确雌激素受体和孕激素受体情况十分重要。

（2）药物的选择：①绝经后：芳香化酶抑制剂包括非甾体（阿那曲唑、来曲唑）和甾体类（依西美坦）、雌激素受体调变剂（他莫昔芬和托瑞米芬）、雌激素受体下调剂（氟维司群）、孕酮类药物（甲地孕酮）、雄激素（氟甲睾酮）和大剂量雌激素（乙炔基雌二醇）；②绝经前：他莫昔芬、LHRH 类似物（戈舍瑞林）、孕酮类药物（甲地孕酮）、雄激素（氟甲睾酮）和大剂量雌激素（乙炔基雌二醇）、外科去势手术。

（3）一线治疗的选择：①没有接受过抗雌激素治疗或无复发时间较长的绝经后复发患者，芳香化酶抑制剂、他莫昔芬、氟维司群都可选择，首选芳香化酶抑制剂；②他莫昔芬辅助治疗失败的绝经后患者可选择芳香化酶抑制剂或氟维司群；③既往抗雌激素治疗并且距抗雌激素治疗 1 年内复发转移的绝经后患者，芳香化酶抑制剂是首选一线治疗；④未接受抗雌激素治疗的绝经前患者，可选择他莫昔芬、卵巢去势、或卵巢去势＋他莫昔芬或芳香化酶抑制剂。

（4）二线治疗选择：①尽量不要重复使用辅助治疗后一线治疗用过的药物；②他莫昔芬治疗失败的绝经后患者可选芳香化酶抑制剂或氟维司群；③一类芳香化酶抑制剂治疗失败可选另外一类或氟维司群，也可选用他莫昔芬；④ ER 阳性的绝经前患者可采取卵巢手术切除或其他有效的卵巢功能抑制治疗，随后遵循绝经后妇女内分泌治疗指南；⑤二线内分泌之后的内分泌治疗选择明确指南参考。

（5）内分泌治疗起效缓慢，常常要服药 2～3 个月后才能见到肿瘤缩小。因此，如果肿瘤无明显进展，需至少服药 16 周后再复查评价疗效。

总之，内分泌治疗是治疗激素受体阳性术后辅助治疗及复发转移性乳腺癌的重要手段，第三代芳香化酶抑制剂和氟维司群的上市大大丰富了内分泌治疗的选择。但是开发新的作用机制药物、预测内分泌治疗的疗效和不良反应、克服耐药仍是需要不断深入探索和努力解决的问题，内分泌治疗联合靶向治疗则是进一步研究的方向。

三十、正确对待三苯氧胺的不良反应

1. 概述　三苯氧胺是一种抗雌激素非甾体激素，于 20 世纪 60 年代由英国合成，当时把它作为避孕药物在临床使用，但同时也发现其可以恢复不排卵妇女的排卵功能。几年以后又发现它能减少小鼠因致癌因素引起的乳腺癌，这一实验在临床上得以证实，并于 1977 年被美国食品药品管理委员会批准用于绝经后妇女转移性乳腺癌的治疗。经过 15 年的临床验证发现，三苯氧胺还可以抑制绝经前妇女雌激素受体阳性的乳腺癌，延长无病生存期，减少乳腺癌患者对侧乳腺癌的发病率。现在三苯氧胺作为绝经前后妇女乳腺癌内分泌治疗的首选药物，而不考虑其分期因素。三苯氧胺作为预防乳腺癌的手段，在健康妇女人群中使雌激素受体阳性的乳腺癌发病率降低了 45%。

2. 作用原理　体内雌激素水平病理性上升是刺激乳腺癌细胞增生的主要因素。雌激素在绝经前主要由卵巢分泌，绝经后由肾上腺和部分脂肪组织分泌。部分乳腺癌细胞存在雌激素（ER）和孕激素受体（PR），这些受体使乳腺癌组织随激素水平而增生。三苯氧胺的主要作用机制是竞争性地与肿瘤细胞的雌激素受体（ER）相结合，从而阻止雌激素对肿瘤细胞生长和增殖的促进作用。ER 阳性和（或）PR 阳性乳腺癌对激素治疗敏感，是内分泌治疗的适用人群。

3. 常见不良反应　三苯氧胺的常见不良反应有胃肠道反应、月经失调、子宫内膜增生、颜面潮红、皮疹、脱发等，其他罕见不良反应包括精神错乱、肺栓塞、血栓形成等。

需要特别注意，三苯氧胺的弱雌激素样作用又可能对子宫内膜产生影响，引起一系列并发症。三苯氧胺对绝经前妇女的子宫内膜无不良影响，近一半的绝经前三苯氧胺治疗患者出现停经或月经量变少。而绝经后妇女使用三苯氧胺会使子宫内膜癌的风险率上升，三苯氧胺会促进绝经后子宫内膜的增生和息肉的形成，其中 50 岁以上妇女服用三苯氧胺发生子宫内膜癌的风险最大。长期持续应用三苯氧胺可导致子宫内膜增生或者息肉，甚至是子宫内膜癌。服用三苯氧胺的人群中子宫内膜癌的发病率是对照组的 4～6 倍。

三苯氧胺与子宫内膜异位症的关系。长期大量使用三苯氧胺引起子宫内膜异位症在临床上相对少见。绝经前卵巢功能健全时，异位内膜在雌激素刺激下生长，三苯氧胺可竞争抑制雌激素受体，发挥抗雌激素作用，使异位内膜萎缩。而绝经后卵巢萎缩，卵巢激素骤减，异位内膜萎缩，此时再用三苯氧胺就会由于它的弱雌激素作用，刺激异位的子宫内膜生长而复发。这也就是临床所见的绝经前三苯氧胺治疗可以缓解症状，绝经后三苯氧胺治疗使症状复发的原因。

4. 预防措施　乳腺癌患者尤其是绝经后的乳腺癌患者，长期持续地应用三苯氧胺，子宫内膜的病变发生率高，常见的有子宫内膜息肉、子宫内膜增生等，也会出现子宫以外的病变，如卵巢囊肿。各种病变可以单独出现，也可以并存。这些改变可能与三苯氧胺尚有弱雌激素样作用有关。对于接受三苯氧胺治疗的患者，不管是否出现相关临床症状，都应该采取阴道 B 超检查、宫腔镜检查或子宫内膜病理检查等有效的方法进行定期、长期、严密的监测及随诊，以早期发现相关妇科并发症，并及时采取治疗措施。

对应用三苯氧胺的乳腺癌患者进行随访观察时，临床医生应根据患者的具体情况选择合适的监测方法。建议在服用三苯氧胺前及服药后每年进行 1 次妇科检查，包括宫颈涂片、盆腔指检等，每半年阴道超声检查子宫内膜情况 1 次，子宫内膜增厚且疑有宫内膜病变的患者再给予诊断性刮宫或宫腔镜检查，发现病变时可直接行宫腔镜下息肉摘除或者部分内

膜切除再作病检以明确诊断，指导进一步的治疗。一日发现卵巢囊肿，应严密监测囊肿的大小、有无分隔及有无实性成分，如果囊肿系单房且直径＜5 cm，可以在监测下继续应用三苯氧胺，如果囊肿继续增大，或系多房、囊实不均，应停药观察 2 ～ 3 个月，功能性囊肿会自行缩小或消失，但如果囊肿持续存在或者增大，则应剖腹探察明确性质并给予相应的处理。

三十一、乳腺癌靶向治疗

1. **概述**　乳腺癌是危害妇女健康的主要恶性肿瘤之一，近年来乳腺癌的发病率节节攀升，虽然综合治疗提高了乳腺癌的治疗效果，但是仍有一部分患者存在复发或者耐药的问题。乳腺癌分子靶向治疗是目前乳腺癌治疗中一种新型治疗方式，是针对乳腺癌发生、发展有关的癌基因及其相关表达产物进行治疗。分子靶向药物通过阻断肿瘤细胞或相关细胞的信号转导，而产生抑制或杀死肿瘤细胞。分子靶向治疗具有特异性，能够选择性杀伤肿瘤细胞，减少对正常细胞的损伤。分子靶向治疗特异性较强，不良反应相对较小，故受到越来越多的关注。靶向治疗通过对细胞增殖、细胞凋亡、信号传导通路和新生血管形成等多个靶点作用于肿瘤细胞，其中信号传导通路又以 EGFR 通路为常见。分子靶问治疗药物有许多种类，其中最常见的为单克隆抗体和酪氨酸激酶抑制剂。目前投入临床的靶向药物近几十种，正进行临床 I／II 期试验的靶向药物更超过数百种，其中乳腺癌临床治疗应用最广泛的 3 种药物是曲妥珠单抗、贝伐珠单抗和拉帕替尼。

2. **常用靶向药物**

（1）曲妥珠单抗：曲妥珠单抗是人源化的重组抗 HER2 单克隆抗体。HER-2/neu 是一个膜表面蛋白，是由 c-erb-b2 基因编码的 I 型表皮生长因子受体（EGFR）家族成员。HER-2/neu 蛋白正常情况下表达于各种上皮组织，包括乳腺、卵巢、子宫内膜、肺、肾、肝、胃肠道、中枢神经系统，心肌也有低水平表达。它在调节细胞生长及分化中起重要作用。

在人类乳腺癌，c-erb-b2 基因扩增发生于大约 20% 病人。基因扩增导致 HER-2/neu 蛋白过表达，癌细胞膜上有 200 万个 HER-2/neu 受体，而正常细胞只有 2 万～ 5 万个。这个受体过表达导致 HER-2/neu 信号传导途径构成性激活，并促进细胞扩增。临床上，HER-2/neu 基因扩增是预后不良的象征，HER-2/neu 异常的乳腺癌病人，进展时间及总生存期均较短。另外，出现 HER-2/neu 改变也与染色体非整倍性、S 期比例增加、较高核分级、激素受体（ER 和 PR）缺失或低表达以及确诊时腋淋巴结阳性有关。

在曲妥珠单抗辅助治疗乳腺癌方面，5 项大型临床研究共计超过 13 000 例患者，比较了应用与不应用曲妥珠单抗辅助治疗的差别，同时还比较了应用曲妥珠单抗 1 年与 2 年的差别，同时还有曲妥珠单抗与化疗同步或序贯应用的差别。结果显示，曲妥珠单抗辅助治疗 1 年，可使乳腺癌复发相对风险减少 46% ～ 52%，死亡相对风险减少约 33%。

曲妥珠单抗适应证：原发肿瘤＞ 1 cm 时，推荐使用曲妥珠单抗；原发肿瘤在 0.5 ～ 1.0 cm 时，可考虑使用曲妥珠单抗。

在新辅助治疗方面，研究表明，曲妥珠单抗联合化疗的新辅助治疗与仅用化疗的新辅助治疗比较，对 HER-2 阳性的乳腺癌患者有较高的病理完全缓解（PCR）率。NeoALLTO 研究旨在比较拉帕替尼和（或）曲妥珠单抗联合紫杉醇新辅助治疗 HER-2 阳性乳腺癌的疗效。455 例 HER-2 阳性初治患者，随机分为三组，分别为拉帕替尼＋紫杉醇（LP）、曲妥珠单抗＋紫杉醇（TP）和拉帕替尼＋曲妥珠单抗＋紫杉醇（LTP）。结果显示，三组 PCR 率分别为 24.7%、29.5% 和 51.3%。LTP 组 PCR 率显著高于 TP 组（P＝0.0001），结果提示，在化疗基础上，联合使用双靶向药物的疗效优于单一靶向药物。

对于 HER-2 阳性转移性乳腺癌优化治疗，常规化疗的基础上加用曲妥珠单抗，不仅可改善 ORR 和中位 PFS，而且可延长 OS。曲妥珠单抗联合化疗已成为 HER-2 阳性晚期乳腺癌的一线治疗标准：H0648g（曲妥珠单抗＋紫杉醇）、M77001（曲妥珠单抗＋多西他赛）、CHAT（曲妥珠单抗＋多西他赛＋卡培他滨）研究相继证实，在目前标准化疗方案中加入曲妥珠单抗能延长至疾病进展时间（TTP），提高 ORR，并改善患者的生存。

此外，在 HR 阳性的晚期乳腺癌患者中，曲妥珠单抗联合内分泌治疗也显示出较好的疗效。TAnDEM 研究表明，与芳香化酶抑制剂（AI）单药相比，曲妥珠单抗＋ AI 的 ORR 和临床获益率（CBR）较高，若排除从 AI 组转到曲妥珠单抗＋ AI 组治疗者，则曲妥珠单抗＋ AI 组 OS 也显著延长（28.5 个月 vs 17.2 个月，P ＝ 0.048）。但是考虑到化疗联合曲妥珠单抗的疗效更好，目前推荐对 HER-2 和 HR 同时阳性的转移性乳腺癌，首选化疗联合曲妥珠单抗，内分泌治疗联合曲妥珠单抗仅适用于那些不适合化疗的患者。对于接受过曲妥珠单抗治疗者，仍可考虑保留曲妥珠单抗，而更换其他化疗药物，可进一步获益。

在含曲妥珠单抗方案治疗后发生疾病进展的 HER-2 阳性转移乳腺癌患者中，后续治疗应继续阻滞 HER-2 通路。GBG-26 研究的结果表明，对于 HER-2 阳性晚期乳腺癌患者，在曲妥珠单抗治疗失败后，与卡培他滨单药相比，联合使用曲妥珠单抗＋卡培他滨可提高 ORR，延长 TTP。因此，对于接受过曲妥珠单抗治疗者，仍可考虑保留曲妥珠单抗，而更换其他化疗药物，可进一步获益。另外，在一项关于已经过多重治疗、且在先前接受曲妥珠单抗治疗中发生疾病进展的转移性乳腺癌的Ⅲ期随机试验中，拉帕替尼联合曲妥珠单抗相对单药拉帕替尼将中位 TTP 从 8.1 周延长到 12 周（P ＝ 0.008）。此外，EGF104900 研究还提示，对于拉帕替尼治疗后出现疾病进展者，接受曲妥珠单抗联合拉帕替尼仍有显著的 OS 获益。

曲妥珠单抗最值得引起临床重视的不良反应为心脏毒性，原因是由于心肌细胞也有 HER-2 的表达，与蒽环类引起的心脏毒性机制不同。在蒽环类药物化疗后，联合使用紫杉类药物和曲妥珠单抗增加了心脏毒性的风险，但疗效较化疗后序贯曲妥珠单抗方案好。但该心脏毒性可逆，程度较轻，目前尚无终生累积剂量的报道。

（2）拉巾白替尼：拉帕替尼是一种可同时抑制 HER-1 和 HER-2 受体的小分子酪氨酸酶抑制剂。作为一种小分子药物，拉帕替尼可进入细胞内直接阻断表皮生长因子受体的磷酸激酶活性。同时该药可通过血脑屏障，从而可能有效地治疗脑转移。研究表明，拉帕替尼对已接受过蒽环类、紫杉类、曲妥珠单抗药物治疗和脑放疗的脑转移患者的 ORR 仍为 6%。

卡培他滨联合拉帕替尼也是含曲妥珠单抗方案治疗后疾病进展 HER-2 阳性患者的治疗选择之一。EGF10051 试验通过在曲妥珠单抗耐药、之前在转移癌治疗或辅助治疗时使用过蒽环类和紫杉类的晚期或转移性乳腺癌患者中比较了卡培他滨联合拉帕替尼与单用卡培他滨的疗效，结果显示，联合治疗组较单用卡培他滨组 TTP 延长（8.4 个月 vs 4.4 个月，HR ＝ 0.49，95% CI 0.34 ～ 0.71，P ＜ 0.001）。

由于 HER-2 与 ER 之间的交互作用，拉帕替尼联合来曲唑用于晚期转移性乳腺癌一线治疗，也取得了极好的疗效。目前全球多中心的 ALLTO 试验，将拉帕替尼和曲妥珠单抗进行头对头的比较，其结果将进一步指导临床对靶向药物的选择。

拉帕替尼最常见的不良反应为腹泻，与紫杉醇联合治疗时Ⅲ／Ⅳ级腹泻发生率为 16%，与卡培他滨联合治疗时为 13%。如伴腹泻持续超过 24 小时、发热、或 3 ～ 4 级中性粒细胞减少，应使用抗生素，并同时加用洛哌丁胺。若不能在 24 小时内控制症状，可加用奥曲肽。

（3）贝伐珠单抗：肿瘤"新生血管生成"在肿瘤生长过程中发挥着重要的作用，贝伐珠单抗是一种血管内皮生长因子（VEGF）抑制剂，可通过破坏肿瘤的血管形成来间接地杀死肿瘤，所以贝伐珠单抗和化疗的联合应用能提高疗效。

转移性乳腺癌一线治疗的关键性Ⅲ期临床研究（E2100 试验）表明，在紫杉醇周疗的基础上加用贝伐珠单抗较单药紫杉醇显著提高患者 PFS（11.8 vs 5.9 个月，HR ＝ 0.60，P ＜ 0.001），亚组分析显示，在三阴性乳腺癌患者中贝伐珠单抗也有较高的疗效（HR ＝ 0.53，

95% CI 为 0.40～0.70)。另一项 AVADO III期临床试验表明，多西他赛联合贝伐珠单抗可显著改善 ORR 和 PFS，亚组分析显示，三阴性乳腺癌组加用贝伐珠单抗有显著优势。

相对于曲妥珠单抗和拉帕替尼，贝伐珠单抗不良反应较大。常见且重要的不良反应有高血压、蛋白尿和出血。有报道，贝伐珠单抗联合卡培他滨治疗晚期乳腺癌患者，III级高血压的发生率为 17.9%，无IV级高血压发生。蛋白尿的各级不良事件发生率为 22.3%，其中III级为 0.9%，无IV级蛋白尿。蛋白尿通常不需要处理，如 24 小时尿蛋白定量＞2 g，应停用贝伐珠单抗，当定量＜2 g时可重新开始使用。出血在治疗消化道肿瘤时较高，治疗乳腺癌时较低，I／II级出血和III级出血的比例分别为 28.4% 和 0.4%，无IV级出血。

(4) PARP-1 抑制剂：三阴性乳腺癌（TNBC，指 ER、PR、HER-2 均阴性）具有独特的分子病理学特征，一些潜在的药物靶点治疗显示出了初步的前景。TNBC 常伴有 1BRCA-2 突变，由 BRCA 介导的通路在 TNBC 发病中发挥重要的作用。多聚二磷酸腺苷核糖聚合酶-1（PARP-1）是细胞增殖和 DNA 修复的关键酶，BRCA 基因缺陷的 TNBC 细胞对 PARP-1 抑制剂敏感，一项针对晚期 TNBC 的随机开放对照的 II 期临床试验结果显示，在吉西他滨联合卡铂的基础上加用 PARP-1 抑制剂 BSI-201，患者 ORR、中位 PFS 和 OS 均显著改善，但进一步评估 BSI-201 的III期临床结果为阴性。

TNBC 中 60% 的患者伴有表皮生长因子受体 EGFR/HER-1 受体的表达，一些临床试验开始了针对这一通路的靶向药物研究。多项 II 期试验报道了西妥昔单抗单药或联合化疗的研究结果，发现单药西妥昔单抗有效率低，但其联合化疗药物（如卡铂、依利替康等）显示了一定的疗效。也有厄罗替尼联合化疗的 II 期研究（如吉西他滨），总体来说，尽管 EGFR 在三阴性乳腺癌临床前研究中有令人振奋的结果，但是抗 EGFR 治疗并没有取得预期的临床效益。

3. 展望　乳腺癌分子靶向研究进展迅速，传统的靶向药物显示出不衰的活力，新的潜在的药物靶点治疗显示出了初步的前景。希望在不久的将来，随着对人类基因组学中功能性基因组和支配肿瘤的基因组的了解并结合高新技术，如高通量药物筛选等手段的有效运用，肿瘤的治疗必将跨入一个新的境界。

三十二、乳腺癌新辅助治疗

1. 概述　乳腺癌新辅助治疗又称术前治疗，最早应用于不可手术的局部进展期乳腺癌，通过新辅助治疗使肿瘤降期，达到可手术的目的，同时也改善病人的预后，已成为局部进展期乳腺癌的标准治疗方式。同时由于在局部进展期乳腺癌治疗中的成功，新辅助治疗已逐渐应用于可手术的早期乳腺癌。新辅助治疗不会影响手术和放疗等综合治疗，在接受新辅助治疗的情况下，延迟乳腺癌病人手术的时间并不影响其预后，使得新辅助治疗在早期乳腺癌中的应用成为乳腺癌多学科综合治疗的重要组成部分。

2. 适用人群　临床上应用于局部进展期乳腺癌、炎性乳腺癌及有保乳意愿但不具备条件的早期乳腺癌病人。对于局部晚期乳腺癌和炎性乳腺癌，新辅助治疗使其降期，缩小手术范围，改善患者的生活质量。对于早期乳腺癌，新辅助治疗可增加保乳手术机会。新辅助治疗可缩小原发病灶及区域淋巴结，使多数原不能手术者获得手术切除甚至保乳手术的机会，同时化疗可消灭远处潜在的微小转移灶，改善预后。

3. 目的　乳腺癌新辅助治疗的目的主要包括：①提高乳腺癌病人的生存率；②增加手术的选择方式，提高保乳比例；③早期了解治疗的反应性及肿瘤的生物学行为，减少治疗的不良反应。乳腺癌新辅助治疗适用于术后需辅助治疗的病人，但对肿瘤较小及无明确淋巴结转移的病人，先行手术及术后辅助治疗仍是首选。

4. 治疗　对计划行新辅助治疗的病人，均需行空芯针穿刺活检，以获取病理组织学诊断证据，同时可行乳腺癌相关指标的检测，如雌激素受体（ER）、孕激素受体（PR）和人表皮生长因子受体 2（HER-2）等，在确诊为浸润性癌之后，可参考肿瘤对治疗的反应性，选择新辅助化疗、新辅助内分泌治疗或新辅助化疗联合靶向药物治疗。新辅助化疗方案一般选择含蒽环类和（或）紫杉类药物的方案，在临床实践中，已被证实安全有效的辅助化疗方案均可作为新辅助化疗方案，部分绝经后内分泌治疗反应型的乳腺癌病人，可选择第三代芳香化酶抑制剂（AI）作为新辅助内分泌治疗。HER-2 过表达的病人，可在化疗的基础上，联合应用曲妥珠单抗，但尽量不要将曲妥珠单抗与蒽环类药物同时应用，以免增加心脏毒性反应。新辅助化疗的疗程可参考术后辅助化疗的疗程，一般为 6～8 个疗程，可在术前治疗 6～8 个疗程，也可选择 3～4 个疗程化疗后行手术，术后再行 3～4 个疗程的化疗。新辅助内分泌治疗的疗程可选择 3～4 个月，一般不宜超过 6 个月，如病人无明显的手术禁忌证，需进一步行手术治疗。

目前新辅助治疗方案的有效率为 80%～90%，其中约 10% 的病人不能从新辅助治疗中获益，这就需要我们在新辅助治疗过程中密切监测原发肿瘤及淋巴结的反应情况，评估治疗的疗效，筛选疗效差的病人。可采用临床体检、影像学及病理学方法，选择在新辅助治疗 2～4 个疗程后评估疗效，然后决定后续治疗方案，有效者可继续原方案治疗或应用序贯非交叉耐药的化疗药物，疾病进展者则需考虑更换治疗方案，疾病稳定者，目前一般推荐更换方案。

进行新辅助治疗组病人获得 PCR 者，其总存活率（OS）及无病存活率（DFS）均较非 PCR 者有明显的优势，目前新辅助治疗病理完全缓解（PCR）公认的定义为乳腺原发病灶及腋窝淋巴结均无浸润癌的残存。高级别肿瘤细胞、激素受体阴性、HER-2 过表达、三阴乳腺癌对新辅助治疗的反应较好，而激素受体阳性、HER-2 表达阴性的病人，由于化疗效果不可靠，选择进行新辅助化疗时应谨慎，必要时可考虑行新辅助内分泌治疗，特别对绝经后内分泌反应型病人，虽然获取 PCR 的机会较小，但总有效率可达 40%～80%，并且建议在早期（2周内）对 Ki67 的变化监测来判定治疗效果。

三十三、乳腺癌的中医药治疗

中医认识乳癌始于公元 4 世纪，东晋时代葛洪的《肘后备急方》描述为坚硬如石，坚而有根者（活动性差）名曰石痈。后来出现乳岩、乳疳、翻花奶等十多种名称，但基本症候与现代乳癌相符。中医早就明确提出乳癌病因是忧郁伤肝，思虑伤脾，气血亏虚。并告诫多发于孀居（遗孀单身）、情志乖（性格怪异抑郁不畅）、室女（从未婚嫁）或姑（尼姑）。而且发现了预后因素，"若中年以后，无夫之妇得此，其死尤速"。但是，由于历史的原因，中医发展缓慢，单靠中医难以攻克乳癌，在过分追求"无瘤生存"西医疗效指标的时代，中药对肿瘤实体疗效不满意，因此，中医治癌的疗效曾遭到否定。1944 年加拿大 Schipper 教授提出"带瘤生存"的概念，肿瘤的有效治疗并不需要肿瘤的完全消失，生存质量越来越受到人们的重视，中医的疗效才得以重新认识。现在很多有说服力的研究证实，中医在提高生存质量，延长中位生存期，改善症状，瘤体缩小，实验室指标等诸多方面显示出具有统计学意义的疗效，中医治疗正在成为乳癌综合治疗中不可或缺的组成部分，当务之急是建立更具中医特色的乳癌疗效评估体系，从诸多层面发挥中医药的作用，中医治疗乳癌才能确有成效的发展，尽快矗立世界医学之林。

在乳癌的综合治疗中，首先是中医的辅助治疗，其目的就是减毒增效，改善症状，辅佐西医各种疗法如期完成。乳癌一经确诊，如果可以手术，应首选手术治疗。术后 2～4 周内，身体虚弱，气血不足，食欲不佳，口服中药汤剂可能有困难，可以用补气养血的成药制剂，如黄芪颗粒、阿胶补血浆等。西医接下来的治疗是化疗、放疗，不良反应显而易见，恶心、呕吐，甚至难以进食，腹泻或便秘，体力难支。化疗 2 周后白细胞开始下降，甚至降到极限，化疗难以继续。注射集落刺激因子，动员骨髓内半成熟的粒细胞，我常称之为动员"童子军"参战，可知身体后备何等空虚，全身骨节必然疼痛难忍，接着是脱发、乏力、气短，生存质量已跌至人生的最低谷，这时中医的对症治疗显然是十分必要，此期的治疗以调理脾胃、益气健脾为主。食欲不振，恶心、呕吐，则降逆和胃。呕吐严重不能进食者，可用降逆止呕药敷脐。可以口服者采用参苓白术散、半夏泻心汤、香砂六君子汤，竹茹、半夏、生姜、代赭石、旋复花、丁香、柿蒂等即为常用之药。参附注射液防止心肌缺血，减轻蒽环类化疗药的心脏毒性。补肾益气活血的中药可以减轻顺铂等药的肾毒性，茵陈蒿汤可以护肝，减轻化疗药的肝损害，这些疗法均可作为化疗期间的辅助治疗，达到减毒增效的目的。

放化疗的骨髓抑制是必然的，中药升白作用明显，肾主骨生髓，补肾填精，乃中医特长。常用龟鹿二仙汤、六味地黄丸、当归补血汤等加减，诸如熟地、当归、鹿角胶、仙灵脾、补骨脂、骨碎补、土鳖虫等是常用之药。艾灸关元、足三里等穴位，可促进中性粒细胞成熟，加速向外周血液中释放，针刺可延长中性粒细胞寿命，所有这些中医疗法虽然不如集落刺激因子起效快，但不至于全身骨节疼痛，紧急时可以中西两套方法配合使用。

乳癌腋窝淋巴结清扫术后，常发生上肢淋巴回流障碍，导致上肢淋巴性水肿，轻者手背，重则整个上肢粗大水肿，肿胀不适，活动不便，上肢功能基本丧失。中医采用活血利水通络的中药内服外用，如五苓散、补阳还五汤、黄芪桂枝五物汤等，常用药是生黄芪、生白术、生白芍、桑桂枝、茯苓、麻黄、赤小豆等，其效果优于口服螺内酯片、呋塞米片。还有中药熏洗、热熨、皮硝外洗，刺血拔罐法等多种外治法可以选用。

如果接下来开始内分泌治疗，如绝经前 ER、PR 阳性患者常用他莫昔芬，绝经后常用来曲唑，由于对抗雌激素作用，打破雌、雄激素平衡，导致阴阳失调。潮热、出汗、烦躁等更年期综合征出现，骨质疏松、心血管疾病长期困扰，痛不欲生。此时，中医以调理阴阳为大法，配合疏肝解郁、滋阴凉血、宁心安神。采用丹栀逍遥散、六味地黄丸、二仙汤等。丹皮、栀子、白薇、仙灵脾、旱莲草、女贞子、酸枣仁等为常用之药。

复发和转移是乳癌危及生命的直接原因，无论中西医都在为防止复发和转移而不懈努力。中医扶正固本是根本大法，正气内虚是乳癌发病、复发和转移的决定因素。中药提高人体免疫力已经被人们认可，在防.止复发，缩小转移病灶方面，已取得可喜成果。中药复方，单味中药，单体成分的抗乳癌疗效正在逐步证实，例如，黄芪是补气的常用药，黄芪多糖不仅提高免疫力，而且抑制乳癌细胞增殖及促进凋亡。

远处脏器转移，肺居首。咳嗽、胸痛、气短，是脾气虚弱，阴虚肺燥所致，治以健脾润肺为主。胸腔积液，治以葶苈大枣泻肺汤，用黄芪、沙参、白术等益气健脾之药。

乳癌容易发生骨转移，骨痛难忍，入夜尤甚、中医曰肾主骨，自然选用补骨脂、仙灵脾补肾强骨，制南星、全蝎、土鳖虫、地龙止痛，或成药金匮肾气丸、六味地黄丸、龟鹿二仙汤等。

在中医抗癌研究中，最先开始的是发现和证实中药的单体抗癌成分，目前已经证实丹皮酚、白藜芦醇、水飞蓟素、甲基莲心碱、薯蓣皂苷、金雀黄酮、大豆异黄酮、粉防己碱、三氧化二砷（砒霜主要成分）诱导乳癌细胞凋亡。雄黄、川芎嗪逆转多耐药性。人参皂苷 Rg3 抑制乳癌生长。黄芪注射液（主要成分是黄酮、异黄酮，双向的雌激素活性）、榄香烯制剂，与他莫昔芬均有协同作用。蛇床子素、补骨脂素、乌头碱，抑制骨高转移细胞株，实验室研究均有统计学意义，这就为临床应用开辟了中药西用的新前景，中药抗癌也就可以跨人世界医药之林。众所周知，常用化疗药紫杉醇系列，最早就是从红豆杉属植物树皮和木材中发现和提取的，从几千种中药中寻找和提取抗乳癌有效成分，是完全可能的，这是我国中药研究的艰巨任务。

中药抗癌复方、大方极为普遍，但疗效难以评估，缺乏规范化治疗，科研进展不尽人意。上海瞿文超等用 352 例乳癌与 240 例对照，术后 1 年内服用中医前辈陆德明的"乳癌术后方"，温肾活血为主，即四君子汤加仙灵脾、肉苁蓉、山萸肉益气补肾，加蜂房、石见穿活血解毒，不辨证服药，中药组 5 年无病生存率及总生存率均高于对照组，两组差异有统计学意义，但对 HER-2 阳性患者差异不明显。动物实验证实，术后方可以减小复发肿瘤的体积，阻断 HER-2 介导的 P38MAPK 信号通路，增加细胞间黏附分子 E-钙黏蛋白 E-cad-herin 的表达，减少细胞外基质的溶解，增加对细胞外基质的保护，发挥抗 HER-2 阳性乳癌复发转移的作用。这些研究尽管还不是大样本，更难以实现标准化治疗，何时该开始服药？服多久最有效？中药抗肿瘤的作用靶点是什么？辨证到底需要不需要？肿瘤特性和中医证候是否进行差异化治疗？诸多问题还没有解决，仍不失为很有学术价值的论文，标志中医治疗乳癌开始朝着现代研究前进。笔者十分赞同温肾和阳法治疗乳癌，多年来使用"化岩颗粒"治疗肾阳虚型增生或乳癌，肉芽肿性小叶性乳腺炎等慢性炎性肿块，均表现出可喜苗头。中医治疗的特点是辨证施治，这是毫无疑问的，但不等于一定要分型施治，过细过多的分型分期，导致多方多药治一个病，不利于主方主药的循证医学研究。中医治乳癌的总体原则是扶正为主，补养气血，健脾补肾，不宜清热解毒，活血化瘀，猛毒剋伐之剂。已绎证实，补肾温阳复方与他莫昔芬有协同作用，说明雌激素受体是共同的作用靶点，这只能阐明中药的一部分作用，更深层面的研究尚待解决，只待有效复方的研究出了成果，就可以研制出有效的抗乳癌新制剂。

另外，中医药阻断癌前病变，例如，两黄丸、莪术油或中药复方，治疗非典型增生方面更具优势，这也是中医"治未病"的体现，完全符合预防为主的医学方针。

总之，中医治疗乳癌已经开始走上循证医学之路，但目前中医治疗乳癌的研究起步晚，起点低，个人经验报道多，分散而不能联合，难以形成多中心、大样本的研究基地。在研究方法、动物模型等诸多方面还存在不少问题，中药复方的研究难点更多，只要坚持正确的方向，大胆创新，拿出有说服力的疗效证据，在抗乳癌的综合治疗中，中医定能发挥更大作用。

三十四、乳腺癌患者的随访复查

乳腺癌患者治疗后进行"合适"的随访复查能使治疗效果达到最理想化的状态。"合适"就是既要避免复查不足又要避免复查过度。随访复查最好由参加患者治疗的某一位固定的有经验医生来主导。仍在治疗中的患者最好由提供该治疗的医生完成。

1. 无远处转移患者的随访复查

（1）随访复查的时间和频次：随访应在初始治疗后即开始，一直坚持到终生。

随访及随访性检查的频率应与复发的风险挂钩，体现个体化。术后 3 年内复发转移的风险较高，随访的时间间隔要短一些。术后 5 年以上复发转移的风险明显降低，随访的时间间隔可适当延长。中国卫生部乳腺癌诊疗规范（2011 年版）推荐最初 2 年每 4～6 个月 1 次，其后 3 年每 6 个月 1 次，5 年后每年 1 次。随访及随访性检查的频率还要参考年龄、病期、病理组织学类型、分子分型等因素来决定。高危复发的患者随访应缩短间隔的时间，增加一些检查的项目。如果有异常或有可疑情况应随时进行复查。

（2）随访的内容包括

1）一般项目

①通过随访，患者得到医生指导，每月行患侧乳房／胸壁、对侧乳房、双侧腋下及锁骨上区自我检查 1 次。

②医生详细询问一段时间以来患者的感受、不适和自我检查结果，包括心理、生活质量方面的变化，如有无不明原因的体重减轻、顽固的咳嗽、胸痛、骨痛、头痛、呕吐等，据此寻找是否有复发转移迹象，判断是否有治疗的不良反应。

③医生进行体格检查：检查手术切口愈合情况，并给予相应处理。对患侧胸壁／乳房

及对侧乳房、双侧腋窝、双侧锁骨上下区、肝脏等部位进行常规体检。接受他莫昔芬类药物治疗者，若子宫仍保留，每 0.5 ～ 1 年进行 1 次妇科专科体检。

④医生评估术后辅助治疗的实行情况，并鼓励患者坚持治疗，提高患者对治疗的顺应性。

⑤医生指导患者进行上肢功能锻炼、采取积极的生活方式，包括适度的有氧锻炼、达到并维持理想体重，并提供心理社会方面的咨询与支持。为乳房切除患者提供乳房重建方面的咨询。

⑥遗传学咨询：应考虑遗传学咨询的患者：确诊乳腺癌时年龄＜ 40 岁；有卵巢癌病史，或一级或二级亲属曾患卵巢癌；一级亲属在 50 岁之前被确诊为乳腺癌；2 个或更多的亲属被确诊乳腺癌；双侧乳腺癌或一级或二级亲属曾患双侧乳腺癌；有男性亲属罹患乳腺癌。

2) 对无症状者的特殊检查

①血常规及血生化：美国临床肿瘤学会（ASCO）与美国国立癌症综合网络（NCCN）指南不推荐作为常规。中国卫生部乳腺癌诊疗规范（2011 版）推荐每 6 个月 1 次，3 年后每年 1 次。仍在放化疗周期中的患者必须定期复查血常规和血生化指标，监测放化疗可能对肝、肾、骨髓等带来的损害。血生化中碱性磷酸酶升高可能对提示骨转移有一定意义。

②肿瘤标志物的检测：ASCO 与 NCCN 指南不推荐作为常规。中国卫生部乳腺癌诊疗规范（2011 版）推荐每 6 个月 1 次，3 年后每年 1 次。血清肿瘤标志物 CEA、CA153 等升高，特别是治疗前高治疗后降至正常后又升高可能提示乳腺癌复发转移。但提早发现转移可能并不能改善生存率，肿瘤标志物检测的假阳性率高，易导致患者接受不必要的、昂贵的进一步的检查，而且还会带来患者心理上的焦虑。CA125 升高可能提示是否并发子宫内膜癌，特别是长期服用他莫昔芬的患者。

③乳房 X 线检查：保留乳房的患者，可以术后 1 年或放疗结束后 6 个月时进行 1 次乳房 X 线检查，之后一般每年 1 次。无论保乳还是全乳切除的患者，对侧乳房 X 线检查每年 1 次（小于 40 岁的患者可以用乳房超声检查替代 X 线检查）。

④超声检查：每次复查均可考虑行双侧乳房、腋窝、锁骨上下区的超声检查，特别是前哨淋巴结活检替代腋窝清扫的患者。临床或超声检查异常腋淋巴结应在超声引导下行细针穿刺或空芯针活检，必要时行切开活检手术。肝脏或上腹部超声检查 ASCO 指南不作常规推荐，中国卫生部乳腺癌诊疗规范（2011 版）推荐每 6 个月 1 次，3 年后改为每年 1 次。对服用他莫昔芬类药物者，推荐盆腔检查每年 1 次，了解子宫及附件情况。

⑤胸部 X 线摄片或胸部 CT：ASCO 指南不推荐作为常规。中国卫生部乳腺癌诊疗规范（2011 版）推荐每年 1 次胸部 X 线摄片。

⑥全身骨扫描：ASCO 指南不作常规推荐。碱性磷酸酶异常升高的患者应行全身骨扫描检查。中国卫生部乳腺癌诊疗规范（2011 版）推荐对于存在腋窝淋巴结转移 4 个以上等高危因素的患者，行基线骨扫描检查，随后全身骨扫描每年 1 次，5 年后可改为每 2 年 1 次。

⑦脑影像学检查：不作常规推荐。

⑧乳房磁共振检查：不作为常规。对于保乳手术（包括自体组织或假体乳房成形术或重建术）后，临床怀疑局部复发、但临床检查、乳腺 X 线摄影或超声检查不能确定的患者，磁共振扩散加权成像有助于鉴别肿瘤复发和术后瘢痕。

⑨接受芳香化酶抑制剂治疗或出现有治疗所致的卵巢功能衰竭的患者，建议检测基线骨密度，并每年定期监测骨密度每年 1 次。根据骨密度状况给出相应处理。

3) 对有可疑症状或体征者的特殊检查：如果在常规监测中发现有可疑症状或体征，则应进行针对性的进一步检查。可以根据情况选用血常规、血生化及肿瘤标志物的检查；胸部 X 线检查、骨扫描、有症状或骨扫描异常部位的骨 X 线检查、有症状部位的 B 超、CT 或 MRI 检查。还可选择全身 PET-CT 检查。例如，若有头痛、呕吐、肌力下降、肢体活动障碍以及精神方面症状，应作脑 MRI 或增强 CT 检查，以了解有否脑转移。

对可疑病灶应尽可能地进行病理检查。病理检查可采用针吸细胞学检查、空芯针活检组织病理学检查、切取或切除活检，根据病理检查结果做出合理的治疗计划。

2. 转移性乳腺癌患者的随访复查 转移性乳腺癌患者应有足够的随访频率，以便得到可能最好的症状和生活质量的姑息支持及疑问解答，这意味着在内分泌治疗时平均每 2～3 个月随访 1 次，在化疗时每 1～2 个周期随访 1 次。如果怀疑疾病进展（病变加重、出现新的症状体征、肿瘤标志物水平显著增高），应对治疗反应立即评估。

转移性乳腺癌患者在没有进行主动性治疗的疾病缓解期，也应进行预定的随访。如果发生暗示疾病进展或治疗并发症的症状，应立即与其医生联系。

三十五、乳腺癌疗效评价标准

临床工作中经常遇到乳腺癌患者及家属询问能不能治好，会不会有生命危险？其疑惑出自"乳腺癌是恶性肿瘤，治疗效果差，病情发展快，患上癌症等于死亡"的错误观念。实际上肿瘤治疗水平在不断提高，乳腺癌已成为疗效最佳的实体肿瘤之一。我们评价乳腺癌的疗效不能简单用"治好与治不好"的标准来判断，把乳腺癌的疗效与感冒相比较是不现实的，认为乳腺癌是不治之症也是不正确的。为了有利于我们理解乳腺癌的治疗效果，有必要介绍一下临床肿瘤疗效评价标准。

1979 年世界卫生组织（WHO）制定了实体肿瘤疗效评价标准，对肿瘤新药的开发和治疗效果的评估提供了有力帮助。但试验研究发现，应用 WHO 疗效评价标准的偏倚（偏离真实情况，即误差）为 5%～10%，主要是该标准对有些病灶的定义模糊和肿瘤测量上的误差造成。2000 年欧洲癌症治疗研究组织（EORTC）、美国国立癌症研究所（NCI）及加拿大国立癌症研究所（NCIC）在 WHO 标准基础上进行了修改和补充，推出了新的实体肿瘤疗效评价标准（RECIST），保留了 WHO 标准中对肿瘤疗效的描述，仍沿用完全缓解（CR）、部分缓解（PR）、疾病稳定（SD）和疾病进展（PD）等评价结果，但两种标准所采用的肿瘤测量方法完全不同。RECIST 标准是以肿瘤的最长径评价肿瘤大小，而 WHO 标准是以肿瘤的最长径与最大垂直径的乘积代表肿瘤面积评价肿瘤大小，又被称为单径测量法和双径测量法。使用单径测量法取代双径测量法的理论依据是：肿瘤的直径与肿瘤细胞数量的变化关系比肿瘤双径乘积与肿瘤细胞数量的变化关系更密切，经过对 14 个不同临床试验共计 4 000 多例患者的研究显示，单径测量法简单且评价疗效确切。RECIST 标准还包括了有关肿瘤测量的指导和选择测量的标准，对影像学方法和扫描参数亦做了规定。尽管 RECIST 标准与 WHO 标准对 CR、PR、SD、PD 的规定不尽相同，但临床研究显示两种评价标准的有效率无显著性差异，具有较好的一致性，均可用于乳腺癌疗效的评价。由于 RECIST 标准采用单径测量法简单易行，可操作性强，是一种值得在临床上推广应用的新标准（表 23）。

表 23 WHO 与 RECIST 疗效评价标准比较

疗效	RECIST	WHO
CR	全部病灶消失维持 4 周	全部病灶消失维持 4 周
PR	缩小 30% 维持 4 周	缩小 50% 维持 4 周
SD	非 PR/PD	非 PR/PD
PD	增加 20%（病灶增加前非 CR/PR/SD）	增加 25%（病灶增加前非 CR/PR/SD）

显然上述肿瘤疗效评定标准存在一定不足，治疗肿瘤不仅要看肿瘤大小的变化，还要考虑患者的生存质量、生存期的长短。有些晚期肿瘤通过综合治疗可以长期"带瘤生存"，这一结果从实际意义上讲并不亚于 CR、PR。近年来，肿瘤疗效评价更多地倾向于患者的总

生存期、平均生存期、中位生存期、无进展生存期、无复发生存期以及生活质量等诸多方面。

三十六、乳腺导管原位癌

1．概述　导管原位癌是非浸润性癌，无论临床表现还是生物学特性都与小叶原位癌不同。乳腺 X 线普查的广泛应用使导管原位癌的检测率明显增加。

20 世纪 80 年代美国导管原位癌约占乳腺癌总体的 2%。导管原位癌的临床表现不同，也可表现为伴有或不伴有肿块的病理性的乳头溢液，或在乳腺活检中偶然发现。随着乳房 X 线检查的普及，导管原位癌通常表现为簇状的微钙化。一组资料分析显示，62% 的导管原位癌具有钙化，22% 的具有软组织改变，16% 的表现为无乳房 X 线异常发现。现在有临床表现的导管原位癌逐年下降，而钼靶表现为 3 级病变的导管原位癌呈逐年上升趋势，乳房 X 线普查的应用使导管原位癌的检出率显著增加。美国乳房 X 线摄片资料显示，普查发现癌的女性中 40 ～ 49 岁导管原位癌占 1/4 以上。

2．病因　导管原位癌是否存在独立的风险因素？一组近 4 万名女性健康研究中，经过 10 年以上的随访，前瞻性收集的风险因子资料分析结果提示，在导管原位癌和浸润性癌的风险因子之间未见到差别。

导管原位癌具有多中心性的特点，有极端报道发病率近一半。但应区别多中心性和多灶性的定义，多中心性定义为导管原位癌超出乳腺病灶所在象限以外；多灶性则定义为导管原位癌病灶位于同一象限。有资料报道，2.5 cm 的导管原位癌病变比较小病变的多中心性发生率高 3 倍。另有研究注意到，在微乳头状病变中多中心性的发生频率近八成，明显高于其他类型。Faverly 用立体显微镜三维分析了导管原位癌标本，发现约 50% 的病例表现为连续生长模式，50% 的病例表现为非连续模式，然而分化差的病例中 90% 的表现为连续生长方式而没有间隙，而在分化良好的和中间分化的病变中仅为 30% 和 45% 呈连续性生长。有学者对导管原位癌进行克隆性研究，结果提示大多数是纯系的，研究发现这些广泛分布的每一个位点表现为现同的 X 染色体连锁的磷酸甘油激酶等位基因失活，说明相同的基因起源，尤其在粉刺样的导管原位癌中。

有一些研究报道，导管原位癌患者中乳头受累的发生率 20% ～ 50%，这差异似乎与病变检测的方法有关。有报道，隐匿性浸润的发生率为 0 ～ 26%，发现隐匿性浸润的可能性与病变的大小有关，一项研究显示，> 2.5 cm 病变的患者比肿瘤较小病变的患者隐匿性浸润发生率高 14 倍。隐匿性浸润的发病率也与导管原位癌的组织学类型有关，在粉刺样病变中更为常见。例如，一项报道的粉刺样导管原位癌中，微小浸润为 63%，而非粉刺样病变中仅为 11%。导管原位癌患者中腋淋巴结受累的发病率为 0 ～ 7%，这在乳房 X 线检查时代开始以前的研究中比率更高。美国 1 万多例的回顾性资料显示，仅 3.6% 病例发生腋窝转移。目前，前哨淋巴结活检术广泛应用浸润性癌，免疫组化可在 H&E 染色阴性的淋巴结中发现瘤细胞。

导管原位癌发展到浸润性癌的风险有多大？早先浸润性癌的前驱病变这一假说来自于对肿瘤浸润性和原位成分的研究。一组研究病例的导管原位癌成分都具有染色体 11 q 13 的杂合性丢失，而在相应的浸润性成分中具有相同的丢失。另一个相似的研究病例肿瘤标志物的表达在这两种成分中几乎相同。基因表达谱的研究证实，低分级的导管原位癌与低分级的浸润性癌具有形似的基因表达谱，而在高分级导管原位癌和高分级的浸润性癌之间基因表达谱不同，提示浸润性癌的基因变异在导管原位癌阶段也已经出现，低分级的导管原位癌比高分级的导管原位癌更容易发展为低分级的浸润性癌。

1 万多例乳腺活检的回顾中有 28% 在活检后的 3 ～ 10 年内（平均 6.1 年）发展为浸润性癌。一项长达 24 年的试验，显示导管原位癌患者癌症的发病相对风险为 11，相对风险保持稳定。另一组资料经过中位 16.7 年的随访，其浸润性癌的发病率为 11%。一个研究中 67

名具有乳腺癌遗传风险的女性，在预防性乳房切除术后发现 15% 的患者有导管原位癌存在。携带 BRCA1 或 BRCA2 突变的患者，预防性乳房切除术的患者中 13% 发现导管原位癌，提示导管原位癌是浸润性癌的一个前驱病变，但不是全部都发展为浸润性癌。

3. 治疗 由于导管原位癌转归不同，因而局部治疗差异很大，从单纯肿物切除到全乳房切除术都有。

乳房切除术是导管原位癌标准性处理方法之一。乳房切除术后复发为 1%～2%，几乎都是浸润性癌。乳房切除术治疗失败可能是由于导致局部复发或远处转移的浸润性癌未被取材或未被识别，或者由于乳腺组织切除不完全。复发率随着随访时间的延长而增加，提示大多数复发是由于浸润性癌的未明确诊断而不是残留乳腺组织的恶性转化。

肿物切除和放射治疗是导管原位癌的另一个选择。三个试验共近 4 000 例的随机临床研究评价了导管原位癌患者肿物切除术后放射治疗与全乳房切除效果相当相似：放射治疗减少了 50%～60% 的同侧乳腺肿瘤复发；单纯肿物切除后复发者大约 50% 为浸润性的，而 50% 为导管原位癌；放射治疗减少了 50%～60% 的浸润性和导管原位癌的复发；经过 12 年的随访证实，放射治疗导致的 50%～60% 的减少是持续性的；经过放射治疗，浸润性复发的比率为 0.5%～1%。

三苯氧胺的作用如何？有两个临床随机试验评价了三苯氧胺治疗导管原位癌的效果，一个试验中 1 804 名行乳房肿瘤切除术加放射治疗的导管原位癌患者，随机分配给予三苯氧胺 20 mg/d，连用 5 年，或给予安慰剂，经过中位 82 个月的随访，三苯氧胺使同侧乳腺癌复发减少了 31%，同侧浸润性乳腺肿瘤复发减少了 47%，同侧导管原位癌复发仅减少 15%，任何肿瘤事件减少了 37%。其中雌激素受体阳性者所有的乳腺事件减少了 59%，雌激素受体阴性患者未见加用三苯氧胺的效益。

这两个试验提示，放射治疗后加用三苯氧胺可以有效的减少同侧乳腺癌复发，尤其是浸润性癌。

一个有关导管原位癌患者肿物切除加放射治疗的长期结果，经过中位 9.4 年的随访，局部复发率 5 年为 6%、10 年为 11%、15 年为 16%，提示导管原位癌发展为浸润性癌的时间周期相当漫长。另一组导管原位癌患者仅单纯肿物切除后的长期结果，发现加行放射治疗者 7 年累计局部复发率为 12.6%，10 年为 18.2%，而单纯肿物切除者 7 年局部复发率高达 32.4%，10 年高达 43.8%。年轻患者的局部复发率比年长患者高。

组织学特征也会用作局部复发的预后因子，但结果差异很大，5.4 年的局部复发率在低分级病变为 8%，中间分级病变为 14%，而高分级病变为 18%。另一项试验中，8 年的局部复发率在低分级无坏死的病变为 11%，在低分级伴坏死的病变为 15%，而在高分级伴坏死的病变为 15%。在 Yale 的经验中，坏死的存在被看作是重要的因素，有坏死的患者 10 年的局部复发率为 22%，而无坏死者仅为 7%。导管原位癌的大小也作为预后因子，< 5 mm 的病变其局部复发率仅为 5%，而 5～10 mm 病变的局部复发率为 11%。HER-2/neu 阳性病变的局部复发明显高于 HER-2/neu 阴性，而且雌激素阴性病变高于阳性病变。

有选择性的病例中单独的保留乳房治疗是可以考虑的，如小肿瘤、组织学分级好和无临床表现等。有报道，乳房 X 线发现并行单纯肿物切除治疗的患者，平均肿瘤大小为 7.8 mm，经过平均 124 个月的随访后，局部复发率为 19%；3 级病变中 33% 的患者出现复发，而 1 级病变中复发者为 6%；切缘大于 1 mm 的患者中复发较少见。Van Nuys 预后指数是一种风险分类，按肿瘤大小、切缘宽度和组织学分类界定了 3 个风险级别：3 或 4 分为低危，5～7 分为中危，8 或 9 分为高危。低危人群中未见到放射治疗的效益，其局部复发率仅为 2%。有学者提出，只要能够完全切除并具有 1 cm 的切缘者，不需要放射治疗或三苯氧胺治疗。

尽管所有的导管原位癌患者可以行乳房切除治疗，但很多患者可以采用肿物切除加放射治疗，部分选择性患者可能适宜行单纯肿物切除。肿物切缘 1 mm 以下者可以行再切除。

导管原位癌是一个恶性潜能多样的不同种类的病变群。治疗的指导原则是在保持生活质量的同时将局部复发的风险降低到最小。全乳房切除术可以达到 98% ～ 99% 的治愈率。局限性导管原位癌的患者可以选择保留乳房手术加放射治疗。三苯氧胺联合放射治疗降低了同侧复发率，尤其是浸润性复发。三苯氧胺对年轻患者尤其有益，因为与年长患者相比，她们有较高的同侧复发风险。单纯肿物切除对于选择性的年老患者是一种适当的治疗方法，小肿瘤（＜1 cm）、低分级、切缘阴性。腋窝清扫是非必需的治疗。

三十七、乳腺小叶原位癌

1. 概述 1941 年 Foote 和 Srewart 首先描述了小叶原位癌（LCIS）这种独特的疾病，此后又将小叶非典型增生（ALH）与小叶原位癌区别开来，但二者大多情况下难以区分，因此，Haagensen 用小叶瘤变（LN）将小叶非典型增生和小叶原位癌笼统包括在内，Tavassoli 进一步引入小叶上皮内瘤变的概念（LIN），并分为 3 级，目前认为小叶非典型增生到小叶原位癌是一个渐变的过程，是癌变的风险因子而非癌前病变 o LCIS 细胞与浸润性小叶癌（ILC）细胞在形态上极为相似，一些病例中可同时发生 LCIS 和 ILC，乳房切除术可作为标准的治疗模式。很多研究已经确定 LCIS 并非浸润性癌的必需的前驱病变，近几年手术趋于保守。

2. 流行病学 LCIS 的诊断最常见于 40 ～ 50 岁女性，文献报道显示，在其他良性乳腺活检中 LCIS 的发病率为 0.5% ～ 3.8%。有研究显示，LCIS 和家族性乳腺癌有关，但病变基因和遗传模式还不清楚。LCIS 的特点是大多数患者是多灶和双侧的，50% 以上诊断为 LCIS 的患者在同侧乳房表现为多灶，大约 30% 患者伴有对侧乳房的 LCIS。因为 DCIS 没有特异的临床症状，没有可触及的肿块，不伴有微钙化，乳房 X 线照相术通常难以发现。LCIS 经常是乳腺活检时偶然发现的，LCIS 的发病率尚无准确数据。

3. 小叶原位癌病理及临床特征 LCIS 由充满单一形态细胞的腺泡构成，这些细胞可以表现为小的、圆形、多边形或立方形，细胞核形态一致，染色质纤细均匀分散。典型的细胞学特征是细胞内出现澄清的空泡，细胞黏附松散，间隔规律，扩张并充满腺泡，仍然保持完整小叶的结构，腺状空腔少见，有丝分裂、钙化和坏死罕见。在完整的上层上皮细胞和下层基底膜之间，常见到变形性骨炎样分布。

4. 诊断 LCIS 的诊断标准，Page 认为在一个受累的小叶单位中必须有超过一半的腺泡被典型细胞充满扩张，没有中央空腔；当一个病灶范围小于上述标准，被看作是 ALH。与 LCIS 相比，ALH 发展为浸润性癌的风险较低。

近期发现多形性 LCIS 具有较高的癌变风险，病理上有显著的多形性和明显增大、异位的核，以及核仁和嗜伊红胞质，在部分病例表现为印戒细胞。这些细胞常比典型的 LCIS 黏附更差，小叶的中央坏死和钙化更为罕见。多形性 LCIS 常与浸润性多形性小叶癌并存。

黏素的表达是细胞的特征，LCIS 的新生细胞表达高分子量的细胞角蛋白，如 CK34βE12。多形性 LCIS 中 Ki67 较高和 p53 表达更为常见，这二者都显示了更具侵袭性的特征。LIN 根据形态标准和临床后果分为三个级别的亚型，即 LINI、LIN2 和 LIN3。LIN3 表现为多形性 LCIS。这个标准的好处在于将浸润性癌的风险和 LIN 级别的升高联系起来，但有争议仍未获得公认。E- 钙黏素染色已用于 DCIS 的鉴别，这种分子在 LCIS 中染色很少见。

随着乳腺癌普查数量的增加，空芯针活检或筛查病灶发现 ALH/LCIS，证实 40% 的 ALH/LCIS 中可发现钙化，并且多形性改变比乳房 X 线摄片检查的微钙化更常见。

5. 小叶原位癌的自然病史 LCIS 是一个风险指标，意味着发展为浸润性癌的风险每年增加 1% ～ 2%，终生风险为 30% ～ 40%。

Page 证实，LCIS 与 ALH 发展为浸润癌的风险不同，ALH 比普通人群的风险高 4 ～ 5 倍，LCIS 的风险为普通人群风险的 8 ～ 10 倍，LCIS 的患者发展为对侧乳腺癌的风险是无 LCIS

患者的 3 倍，发展为乳腺癌的风险是双侧的，发展为同侧的乳腺癌可能是对侧乳腺癌的 3 倍，2/3 发展为浸润性癌的女性是在活检的 15 年内。

6. 小叶原位癌临床处理 通过空芯针活检诊断为 ALH 或 LCIS 患者的概率很低，为 0.5% ～ 2.9%，因为临床处理有争论。首选的方法是随访观察，遇有下列情况可考虑切除：如针活检发现伴有导管非典型增生或 DCIS；临床、影像学和病理学不一致；伴有肿块病灶或部分结构异常；形态学上表现为多形性 LCIS；携带 BRCA-1/BRCA-2 基因；有乳腺癌家族史等。

处理选择应包括密切的乳癌监测、化学预防和预防性乳房切除。因 LCIS 癌变的风险是双侧性，故双侧乳房手术切除加或不加乳房重建应慎重考虑。

Hartmann 认为，预防性乳房切除的好处在于可以减少约 90% 有家族史女性的乳腺癌死亡风险。

NSABPP-01 试验评价了三苯氧胺化学预防对于减少 LICS 患者风险的作用。这个前瞻性的、安慰剂对照的临床试验涉及了随机选择的年龄超过 35 岁的 13 388 名高危女性。在中位随访 54.6 个月后，该研究提前解盲，因为两组中乳腺癌的发病率出现巨大差异；应用三苯氧胺确切的减少 56% 的乳腺癌风险。将近 1 200 名 NSABP P-01 研究的参与者具有非典型增生的病史，三苯氧胺在这一亚群的高危女性中减少乳腺癌的风险达 86%。

STAR 试验是比较三苯氧胺和雷洛昔芬对绝经后高危女性乳腺癌化学预防作用的Ⅲ期研究，入组标准包括 LCIS 和非典型增生。其结果与 NSABP P-01 研究一致。

对于选择观察的患者可以选择三苯氧胺或雷洛昔芬，每半年或 1 年体检，每年钼靶摄片。

三十八、乳腺佩吉特病（湿疹样乳腺癌）

1. 概述 乳腺佩杰特病（Paget disease）是一种特殊类型乳腺癌，其特征性的临床表现为乳头乳晕皮肤瘙痒、糜烂、破溃、渗液、结痂、脱屑、伴疼痛等湿疹样改变，故又名为湿疹样乳腺癌，可伴有或不伴有乳腺内肿块。1874 年 Paget 首先报道了 15 例乳头乳晕湿疹样改变的患者，均伴有同侧乳腺癌，故将这一特殊类型乳腺癌命名为佩吉特病，占同期乳腺癌的 0.7% ～ 4.3%。乳腺佩吉特病的高发年龄段为 50 ～ 54 岁；绝大多数为单侧发病，双侧发病者罕见。病理学特征为乳头表皮内可见到 Paget 细胞，显微镜下该细胞表现为圆形或椭圆形，其体积较同层的上皮细胞大 2 ～ 3 倍，是相对较大的恶性肿瘤细胞。乳腺佩吉特病单纯乳头乳晕病变者，或仅伴有导管内癌的患者预后好；伴乳腺肿块，且肿块病理证实为浸润性癌的患者，与一般性乳腺癌患者的预后相似或略差。

2. 病因 乳腺佩吉特病的组织发生有两种学说。一种是嗜表皮迁移学说，认为佩吉特细胞起源于乳腺深部的导管癌，通过输乳管迁移至乳头上皮，形成所谓的"佩吉特样迁移"；有大量数据支持乳腺佩吉特病的上述起源理论。另一种是表皮内转化学说，认为佩吉特细胞是由乳头大导管表皮基底层内的多潜能细胞原位转化而来；支持该理论的主要依据是有少数乳腺佩吉特病患者仅为单纯乳头佩吉特病变，不伴有乳腺深部病灶。

3. 临床表现 乳腺佩吉特病临床表现为乳头乳晕部位出现湿疹样改变，以单侧发病者居多，呈现渐进的病程。先出现乳头部位的异常感觉，表现为乳头奇痒或轻度灼痛，继之出现乳头乳晕处皮肤发红，轻度糜烂，表面常有黄褐色或灰色的鳞屑状痂皮附着，病变区域皮肤粗糙，增厚变硬，与周围分界清楚。以后还可发生患侧乳头凹陷或糜烂腐蚀，并向乳晕扩展，可伴有乳头溢液。多数乳腺佩吉特病乳腺内可触及肿块，病程长者还可出现同侧腋窝淋巴结肿大。

4. 诊断

（1）病史和体征：据临床资料统计，乳腺佩吉特病患者从出现症状到确诊大约半年到 2 年时间，最长者竟然超过 20 年，病程是一个渐进的过程。主要以乳头为中心糜烂，逐渐扩大至乳晕。有的患者经治疗局部见好转，结痂，但很快又溃烂，反复性强，久治不愈。乳腺佩吉特病具有典型的体征：先出现乳头部位的异常感觉，奇痒、灼痛，继而红肿、糜烂，再出现破溃、结痂，揭去痂皮后呈现出红色肉芽面及少量渗出物，周而复始，最终导致乳头及乳晕破坏，病变开始向周围发展累及乳腺皮肤。

（2）外科手术切取活检病理组织学检查和刮片、印片细胞学检查是诊断乳腺佩吉特病的方法。

（3）乳腺佩吉特病发病率低，病程长，漏诊误诊案例屡见不鲜。

乳腺佩吉特病乳头乳晕部位出现湿疹样病变，特别要注意与乳房湿疹鉴别。乳房湿疹是由多种内外因素引起的一种急性或慢性乳房皮肤炎症（表皮及真皮浅层），病因十分复杂，一般认为与变态反应有关，这种反应可能与遗传因素有联系，神经紧张、劳累也是诱因。乳房湿疹以哺乳期妇女多见，常两侧乳房同时发生，皮疹是以红斑、丘疹及丘疱疹为主的多样性损害。病变区质软，与周围边界不清，乳头不发生变形，乳腺内无肿块。而乳腺佩吉特病则常单侧发生，病变区质硬，与周围边界清楚，病程长者乳头可发生凹陷以致消失，乳腺内可触及肿块。乳腺佩吉特病与乳房湿疹通过活检，鉴别诊断并不困难。

5. 检查

（1）乳头乳晕病变处刮片和（或）印片细胞学检查，查找 Paget 细胞。刮片细胞学检查就是刮取细胞做涂片，如遇病变处有痂皮或坏死组织覆盖，则应先将其清除，待露出新鲜组织后，再取该处的脱落细胞进行检查。伴有乳头溢液的患者可行乳头溢液细胞学涂片检查。由于上述检查取材均较少，诊断有一定困难，需要在有技术条件的医院进行。

（2）外科手术切取活检，即在乳头乳晕处楔形切除病变组织，包括足够的上皮和乳腺导管，进行病理组织学检查，是最有效的诊断方法。

（3）乳腺影像学检查（乳腺 X 线摄影、彩超）：由于乳腺佩吉特病伴发乳腺实质癌的比例 > 90%，乳腺可触及肿块的患者 > 50%，而影像学检查不仅可以了解乳头乳晕病变部位，还可以显示病变深部及整个乳腺及区域淋巴结的征象，不失为一种辅助检查方法。

6. 治疗

外科手术是乳腺佩吉特病的首选治疗。若乳腺可触及肿块，术中证实为浸润性乳腺癌，治疗方案与乳腺癌的治疗相同，可行乳腺癌改良根治术（乳房切除加腋窝淋巴结清扫），术后根据病理报告采取相应的辅助治疗，即化疗、放疗、内分泌治疗、靶向治疗等。

对临床检查病变仅限于乳头乳晕的乳腺佩吉特病患者（经乳腺 X 线及超声检查可除外乳头乳晕部位以外病变者），可行保乳手术，即病灶扩大切除术，切除乳头乳晕及其深部组织，连同周围至少 2 cm 范围的乳腺组织，要求切缘阴性，术后辅助放射治疗。若切缘阳性则需要扩大切除或行全乳房切除，根据患者的需求考虑行即刻（Ⅰ期）乳房重建。同侧腋窝淋巴结是否清扫的问题，如病变仅限于乳头乳晕，乳腺实质不伴有肿块，或仅伴有乳腺导管原位癌，原则上可不清扫腋窝淋巴结，但实际上难以掌握，因为即使临床查体腋窝未触及肿大淋巴结，影像学检查也未显示腋窝淋巴结转移，但改良根治术后病理报告仍可见腋窝淋巴结转移的患者，仅凭临床检查，与术后病理检测结果存在差异，所以建议保乳手术仍行腋窝淋巴结清扫。术后依据病理诊断辅助治疗。

7. 预防

乳腺佩吉特病又名湿疹样癌，是一种特殊类型乳腺癌，病因尚不完全清楚，所以还没有确切的预防方法。从流行病学调查分析，乳腺癌的预防可以考虑以下几个方面：①建立良好的生活方式，调整好生活节奏，保持心情舒畅；②坚持体育锻炼，积极参加社交活动，避免和减少紧张因素，保持心态平和；③养成良好的饮食习惯；④积极治疗乳腺疾病；⑤不乱用外源性雌激素；⑥不长期过量饮酒。乳腺佩吉特病是一个渐进的慢性过程，首先出现乳头的异常感觉，继而累及乳晕。故乳头出现痒、痛的患者，特别是按皮肤病治疗2周以上疗效不明显的乳头病变，应提高警惕，去医院检查。建议女性朋友学习一些乳腺疾病的科普知识，掌握乳腺自我检查方法，养成定期自查习惯，积极参加乳腺癌筛查，防患于未然。

三十九、浸润性乳腺癌

1．概述　乳腺癌是发生在乳腺腺上皮组织的恶性肿瘤。乳腺癌中99%发生在女性，男性仅占1%。浸润性乳腺癌是乳腺癌的一种类型，有别于非浸润乳腺癌、原位癌早期浸润、微浸润癌，它的显著特点是恶性上皮细胞增殖并侵入毗邻的乳腺间质，进而能发生转移。浸润性乳腺癌是女性最常见的一组具有异质性的乳腺恶性肿瘤。肿瘤的异质性是恶性肿瘤的特征之一，是指肿瘤在生长过程中，经过多次分裂增殖，其子细胞呈现出分子生物学或基因方面的改变，从而使肿瘤的生长速度、侵袭能力、对药物的敏感性、预后等多方面产生差异。根据预后和临床特征浸润性乳腺癌可分为许多种组织病理学类型，大约2/3为浸润性导管癌，或称为非特殊型浸润性导管癌，1/3为特殊类型乳腺癌。

2．病因　浸润性乳腺癌是乳腺癌的一种类型，病因尚未完全清楚，目前研究已发现乳腺癌发病的高危因素。据中国肿瘤登记年报显示，女性乳腺癌年龄别发病率0～24岁年龄段处于较低水平，自25岁开始快速上升，55～59岁组达发病高峰，之后呈下降趋势。乳腺癌家族史是乳腺癌发生的危险因素，所谓家族史是指一级亲属（母亲、女儿、姐妹）中有乳腺癌患者。近年发现，乳腺腺体致密也成为乳腺癌的危险因素，最能显示乳腺密度的是乳腺影像学检查，尤其是乳腺X线摄影。乳腺癌的危险因素还有月经初潮早（＜12岁），绝经迟（＞55岁）；未婚，未育，晚育，未哺乳；患乳腺良性疾病未及时诊治；经医院活检（活组织检查）证实患有乳腺非典型增生；胸部接受过高剂量放射线的照射；长期服用外源性雌激素；绝经后肥胖；长期过量饮酒；以及携带与乳腺癌相关的突变基因。乳腺癌的易感基因欧美国家做了大量研究，现已知的有BRCA-1、BRCA-2，还有p53、PTEN等。具有以上若干项高危因素的女性并不一定患乳腺癌，只能说其患乳腺癌的风险比正常人高。

3．临床表现　浸润性乳腺癌早期往往不具备典型的症状和体征，不易引起人们的重视，常通过体检或乳腺癌筛查才能被发现。乳腺癌的典型体征：

（1）乳腺肿块：80%的乳腺癌患者以乳腺肿块首诊。患者常无意中发现乳腺肿块，多为单发，质硬，边缘不规则，表面欠光滑。大多数乳腺癌为无痛性肿块，仅少数伴有不同程度的隐痛或刺痛。

（2）乳头溢液：非妊娠期从乳头流出血液、浆液、乳汁、脓液，或停止哺乳半年以上仍有乳汁流出者，称为乳头溢液。引起乳头溢液的原因很多，常见的疾病有导管内乳头状瘤、乳腺增生、乳腺导管扩张症和乳腺癌。乳腺癌若出现乳头溢液常为单侧单孔的血性溢液，多伴有乳腺肿块。

（3）皮肤改变：乳腺癌引起皮肤改变可出现多种体征，最常见的是肿瘤侵犯了对乳房起支持和固定作用的乳房悬韧带，又称Cooper韧带，使该韧带缩短和失去弹性，相应部位的皮肤被牵拉向胸壁，形成酒窝样的皮肤凹陷，称为"酒窝征"。若肿瘤邻近皮肤，可侵及或阻塞皮下淋巴管，或由于肿瘤位于乳房中央区，导致乳房浅层淋巴回流障碍，造成乳房局部皮肤水肿。因皮肤与皮下组织在毛囊和皮脂腺处的连结紧密，故皮肤水肿呈现出点状凹陷，像橘皮一样，即"橘皮样变"。乳腺癌晚期癌细胞沿淋巴管、腺管或纤维组织浸润到皮内并生长，在主癌灶周围的皮肤形成散在分布的质硬结节，即所谓"皮肤卫星结节"。

（4）乳头、乳晕异常：肿瘤位于或接近乳头深部，可引起乳头回缩。肿瘤距乳头较远，乳腺内的大导管受到侵犯而短缩时，也可引起乳头回缩或抬高。乳头湿疹样癌，即乳腺佩吉特病，表现为乳头皮肤瘙痒、糜烂、破溃、结痂、脱屑、伴灼痛，以致乳头回缩。

（5）腋窝淋巴结肿大：医院收治的乳腺癌患者1/3以上有腋窝淋巴结转移。初期可出现同侧腋窝淋巴结肿大，肿大的淋巴结质硬、散在、可推动。随着病情发展，淋巴结逐渐融合，并与皮肤和周围组织粘连、固定。晚期可在锁骨上和对侧腋窝摸到转移的淋巴结。

4. 诊断 乳腺癌的早期诊断应结合患者病史、临床表现、体格检查、影像学检查、组织病理学和细胞病理学检查，进行乳腺癌的诊断与鉴别诊断。

乳腺位于人体体表，照理讲诊断并不困难，但就目前我国医院统计的数据显示，早期病例仍占少数，延误早期诊断原因：①日常生活中人们对乳腺知识了解不多，关注不够；②早期乳腺癌大多是无痛性肿物；③少数妇女受陈旧观念束缚，不愿意去医院查体；④听信个别人的无稽之谈，或迷信某个仪器的诊断，放松了警惕；⑤患了恐癌症，害怕自己患乳腺癌而不敢去医院检查；⑥生活节奏快，工作繁忙，不关心健康，没时间去医院查体。

5. 检查 在乳腺门诊，医生了解病史后首先会进行体检，检查双侧乳房；还会结合影像学检查，包括乳腺X线摄影（乳腺钼靶照相）、彩超，必要时也可进行乳腺磁共振检查（MRI）。乳腺X线摄影是近年来国际上推荐的乳腺癌筛查中的主要方法，可以发现临床查体摸不到肿块的乳腺癌，多用于40岁以上的妇女，此年龄段妇女乳腺对射线不敏感，受到的放射损伤有限，且乳腺密度相对较低，乳腺X线片容易发现异常征象。乳腺彩超对人体没有损伤，对年轻女性、致密型乳腺均可进行检查。磁共振（MBI）检查可以发现多灶、多中心的小病灶，也不失为一种早期诊断的影像学检查方法。最后确诊还要依据细胞病理学（在有条件的医院）和组织病理学诊断，在临床检查发现异常的基础上进行活检，可采用穿刺的方法，也可采用外科手术的方法，一旦发现癌细胞立即进行治疗。若患者有乳头溢液，还可开展一些针对乳头溢液的检查方法，如乳管镜、乳腺导管造影、溢液细胞学涂片等。

6. 治疗 随着对乳腺癌生物学行为认识的不断深入，以及治疗理念的转变与更新，乳腺癌的治疗进入了综合治疗时代，形成了乳腺癌局部治疗与全身治疗并重的治疗模式。医生会根据肿瘤的分期和患者的身体状况，酌情采用手术、放疗、化疗、内分泌治疗、生物靶向治疗及中医药辅助治疗等多种手段。外科手术在乳腺癌的诊断、分期和综合治疗中发挥着重要作用。放疗是利用放射线破坏癌细胞的生长、繁殖，达到控制和消灭癌细胞的作用。手术、放疗均属于局部治疗。化疗是一种应用抗癌药物抑制癌细胞分裂，破坏癌细胞的治疗方法。内分泌治疗是采用药物或去除内分泌腺体的方法来调节机体内分泌功能，减少内分泌激素的分泌量，从而达到治疗乳腺癌的目的。分子靶向治疗是近年来最为活跃的研究领域之一，与化疗药物相比，是具有多环节作用机制的新型抗肿瘤治疗药。中医治疗肿瘤强调调节与平衡的原则，恢复和增强机体内部的抗病能力，从而达到阴阳平衡治疗肿瘤的目的。化疗、内分泌治疗、靶向治疗及中医药治疗，均属于全身治疗。治疗全过程医生会兼顾病人的局部治疗和全身治疗，对早、中期乳腺癌患者争取治愈，对晚期患者达到延长寿命，提高生活质量。

乳腺癌的外科手术包括乳腺和腋窝淋巴结两部分。乳腺手术有保留乳房手术（保乳手术）和全乳房切除手术。腋窝淋巴结手术有前哨淋巴结活检和腋窝淋巴结清扫。前哨淋巴结活检是只切除前哨淋巴结，即最先出现转移的淋巴结，经检测若前哨淋巴结有转移再进行腋窝淋巴结清扫，也有人称之为"保腋窝手术"。保乳手术有严格的手术适应证，目前还做不到所有的乳腺癌患者都能进行保乳手术。对不适合保乳手术的乳腺癌患者还需要切除乳房，医生可以采用整形外科技术重建乳房。乳房重建可采用自体组织重建，也可采用假体重建。可以在切除肿瘤手术的同时进行乳房重建，也可在治疗结束后，各项复查结果正常时进行重建。进行乳房重建不会影响乳腺癌的整体治疗。

7. 预防 乳腺癌的病因尚不完全清楚，所以还没有确切的预防乳腺癌的方法。从流行病学调查分析，乳腺癌的预防可以考虑以下几个方面：①建立良好的生活方式，调整好生活节奏，保持心情舒畅；②坚持体育锻炼，积极参加社交活动，避免和减少精神、心理紧张因素，保持心态平和；③养成良好的饮食习惯。控制热量和脂肪的摄入，多食蔬菜、水果、绿色食品；④积极治疗乳腺疾病；⑤不乱用外源性雌激素；⑥不长期过量饮酒。建议女性朋友学习一些乳腺疾病的科普知识，掌握乳腺自我检查方法，养成定期自查习惯。乳房自查每月进行 1 次，月经规律的妇女最佳时间应选择在两次月经中间，此时乳腺比较松软，无胀痛，容易发现异常。已停经的妇女可选定每月固定一天进行检查。每次自我检查应与以往检查情况相比较，发现异常及时就医。积极参加乳腺癌筛查，防患于未然。

四十、隐匿性乳腺癌

1. 概述 隐匿性乳腺癌是一种少见的特殊类型乳腺癌，又称隐性乳腺癌，是以腋窝淋巴结转移癌为主要表现，而临床体检及影像学检查（乳腺 X 线及超声）均未发现乳腺内原发癌。少数病例是在身体的其他部位发现乳腺转移癌，而在乳腺找不到原发病灶。据文献报告其发病率占乳腺癌的 0.3% ～ 1.0%。因隐匿性乳腺癌已有腋窝淋巴结转移，故不属于早期癌。5 年生存率为 70% 左右，影响预后的因素，如原发乳腺癌的病理类型和腋窝淋巴结转移的数目等。

2. 原因 隐匿性乳腺癌是乳腺癌的一种特殊类型，故病因同一般乳腺癌。

乳腺切除标本的病理检查结果显示，2/3 患者的标本中可以检到原发癌灶，1/3 患者的标本查不到原发灶。多数学者认为，临床检查找不到原发灶的患者乳腺中仍可能存在原发灶，只是由于原发灶太小，即使通过大体和镜下病理检查也难以发现。为什么乳腺部位的癌灶如此之小，而临床上却形成了明显的转移灶，对此一些学者解释为，乳腺癌作为一种抗原，能引起机体产生免疫反应，隐匿性乳腺癌肿瘤始发阶段，患者机体的免疫力有效地控制了原发肿瘤的生长，但控制不住转移癌的生长，可能与癌瘤的抗原性在转移癌内发生改变有关。

3. 临床表现 患者多在无意中发现腋窝处无痛性肿块，仅少数患者因肿块累及神经而伴局部疼痛，乳腺未摸到肿块。腋窝肿块单个或多个，多个时可分离亦可相互粘连固定、质硬，若肿块压迫腋静脉可造成患侧上肢水肿。少数患者就诊时已出现远处转移。

4. 诊断 隐匿性乳腺癌不同于一般乳腺癌，患者往往因无意中发现腋窝处肿块来医院就诊。医生查体可发现腋窝和（或）锁骨上肿大淋巴结，乳腺未见肿物。结合乳腺 X 线及超声检查乳腺均未发现病灶，其他体检和 X 线胸片等亦无阳性结果。对可疑转移淋巴结进行针吸或手术切除活检，如病理诊断为转移性腺癌，可进一步结合免疫组化检测来确定原发病灶的来源及隐匿性乳腺癌诊断能否成立。

5. 检查 腋窝淋巴结行外科切除活检或空芯针穿刺活检，明确病理诊断，是否为转移癌及其病理类型。进一步结合免疫组化检测来判断原发病灶的来源。行乳腺影像学检查包括乳腺 X 线检查、超声及磁共振（MRI），对可疑病灶可进行影像学定位活检。酌情检查甲状腺、胸部、腹部及盆腔，明确和除外原发肿瘤。

6. 治疗 手术治疗隐匿性乳腺癌通常采用的方案：①乳腺癌改良根治术，即切除全部乳腺及清扫腋窝淋巴结，该术式有利于手术后病理科医生在乳腺标本上查找原发癌灶。大约 70% 的隐匿性乳腺癌可以在乳腺上找到原发灶，多为浸润性癌。若腋窝淋巴结转移数≥4个，需术后放疗；若淋巴结转移 1 ～ 3 个，可选择高复发风险患者术后放疗；②手术前借助影像学检查，如磁共振（MRI）发现了乳腺的可疑原发灶，也可进行保乳手术，即局部病灶的扩大切除及腋窝淋巴结清扫，术后放疗；③在无明显乳腺原发癌的腋窝淋巴结转移腺癌且乳腺影像学检查结果阴性的患者，可行腋窝淋巴结清扫及术后放疗，放疗部位应包括乳腺及区域淋巴引流区。术后全身治疗与一般乳腺癌相同，根据肿瘤的病理类型，淋巴结转移、受体、HFR-2 状况，酌情采用化疗、内分泌治疗及靶向治疗。隐匿性乳腺癌需重视定期随访，特别是术前乳腺未发现原发灶行保乳手术或仅行乳腺单纯放疗的患者。

7. 预防 隐匿性乳腺癌是一种特殊类型乳腺癌，因为乳腺癌的病因尚不完全清楚，所以还没有确切的预防方法。从流行病学调查分析，乳腺癌的预防可以考虑以下几个方面：①建立良好的生活方式，调整好生活节奏，保持心情舒畅；②坚持体育锻炼，积极参加社交活动，避免和减少紧张因素，保持心态平和；③养成良好的饮食习惯，控制热量和脂肪的摄入，多食蔬菜、水果、绿色食品；④积极治疗乳腺疾病；⑤不乱用外源性雌激素；⑥不长期过量饮酒。隐匿性乳腺癌的临床体征是腋窝处发现肿块，应提高警惕及时就医。建议女性朋友学习一些乳腺疾病的科普知识，掌握乳腺自我检查方法，养成定期自查习惯，积极参加乳腺癌筛查。

四十一、炎性乳腺癌

1. 概述 炎性乳腺癌是一种罕见的特殊类型乳腺癌，肿瘤特点酷似乳房急性炎症改变，乳房弥漫性增大，皮肤红、肿、热、痛，易误诊为急性乳腺炎。大约50%的炎性乳腺癌摸不到肿块，经病理诊断为乳腺癌。多数患者在诊断时就发现腋窝和/或锁骨上淋巴结转移。炎性乳腺癌发病率占全部乳腺癌的2%～5%，发病平均年龄为52岁，病程进展快、预后差，转移发生率高达30%～40%，5年生存率仅为25%～48%。

2. 病因 炎性乳腺癌是病程进展快、恶性程度高、预后差的一种乳腺癌，其发病机制可能与患者的自身免疫功能低下有关。由于癌细胞的侵犯，使乳房真皮淋巴管内有广泛癌栓，阻塞淋巴管造成淋巴回流受阻，导致受累乳房发红、发热、触痛及皮肤广泛水肿。炎性乳腺癌是乳腺癌的一种病理类型，乳腺癌的病因尚未完全清楚，研究发现，具有乳腺癌高危因素的女性容易患乳腺癌。中国妇女乳腺癌的高发年龄按年龄分组显示：0～24岁年龄段处于较低水平，自25岁开始快速上升，55～59岁组达发病高峰，之后呈下降趋势。乳腺癌家族史是乳腺癌发生的危险因素，所谓家族史是指一级亲属（母亲，女儿，姐妹）中有乳腺癌患者。近年发现，乳腺腺体致密也成为乳腺癌的危险因素。乳腺癌的危险因素还有月经初潮早（小于12岁）、绝经迟（大于55岁）、未婚、未育、晚育、、未哺乳；患乳腺良性疾病未及时诊治、经医院活检（活组织检查）证实患有乳腺非典型增生、胸部接受过高剂量放射线的照射、长期服用外源性雌激素、绝经后肥胖、长期过量饮酒，以及携带与乳腺癌相关的突变基因。具有以上若干项高危因素的女性患乳腺癌的风险比正常人高。

3. 临床表现 炎性乳腺癌发病急剧，病程进展快，由于癌细胞播散到皮下淋巴管网形成癌栓，使淋巴回流受阻，毛细血管受阻扩张而大量充血。乳腺皮肤红肿、增厚、变硬，出现橘皮样外观，逐渐变成似瘀血的紫红色，局部皮肤可出现丹毒样改变或斑纹状色素沉着。病变皮肤温度升高。因乳腺迅速增大、红肿、疼痛和病变范围的扩展，使本病与急性乳腺炎极为相似。触之韧感、坚实，伴触痛，肿瘤的边界多不清楚。有患者乳头出现干裂、结痂、回缩、抬高。腋下可触及肿大淋巴结。

4. 检查

（1）血常规检查（与乳腺炎症鉴别）。

（2）乳腺影像学检查，包括乳腺X线摄影、彩超及磁共振检查。对疑似患者还应进行胸部、腹部CT及全身骨扫描，为下一步治疗提供依据。

（3）由组织病理学明确诊断。从乳腺或有代表性的硬化、水肿或变红的皮肤处穿刺取材，或外科手术切取活检，可获得适当的肿瘤组织及受累皮肤、皮下淋巴管组织，经病理学检查明确诊断。

5. 诊断 根据临床表现：短时间乳腺弥漫性增大，范围常超出整个乳腺的1/3，变硬，有触痛，乳腺皮肤广泛红肿，增厚，出现橘皮样外观，病变皮肤温度增高。结合影像学检查，乳腺X线可见皮肤弥漫性增厚，密度增高，皮下组织及乳腺实质梁状结构增厚、增粗，有时可见微小钙化灶和局部肿块影，乳头回缩，腋下淋巴结肿大等。超声检查可见皮肤增厚，皮下层增厚且出现线状液性暗区，腺体层一般无明显的肿块图像，表现为结构紊乱，回声减弱，边界不清，血流信号增多，出现高速高阻型的动脉频谱，多伴有腋窝淋巴结肿大。乳腺病变部位经穿刺或手术切取活检，经组织病理学检查明确诊断。

炎性乳腺癌需要与急性乳腺炎、乳腺淋巴瘤相鉴别。急性乳腺炎通常发生在哺乳期妇女，常伴有发热和白细胞增多，抗生素治疗有效，穿刺可见脓液和坏死组织，涂片可见炎性细胞。乳腺淋巴瘤，尤其是非霍奇金淋巴瘤，临床表现如同炎性乳腺癌，病理组织学检查可协助鉴别。

6. 治疗　炎性乳腺癌患者常在确诊时肿瘤已扩散出现转移，单纯局部治疗（如外科手术或放射治疗）对转移灶没有作用，故疗效差。经过多年的临床实践与研究发现，治疗炎性乳腺癌应采用综合治疗。首先进行新辅助化疗，即手术前化疗；对 HER-2 检测阳性的炎性乳腺癌患者，化疗中还可联合应用曲妥珠单抗（靶向治疗）。新辅助化疗获得临床缓解的患者，化疗结束后再进行手术或放疗。手术治疗应采用乳房切除手术加腋窝淋巴结清扫，保留乳房手术不适用于炎性乳腺癌。炎性乳腺癌常有淋巴管阻塞，也不适合进行前哨淋巴结活检。尽管有些患者行乳房切除时有乳房重建的需求，但对于炎性乳腺癌患者即刻乳房重建手术应持谨慎态度。由于炎性乳腺癌术后局部和区域淋巴结复发风险较高，常规进行放疗。大剂量化疗加外周血干细胞支持治疗炎性乳腺癌的研究取得了令人鼓舞的结果，但严重的不良反应和较低的生活质量使上述治疗除临床试验外尚未推荐常规应用。

7. 预防　炎性乳腺癌是一种特殊类型乳腺癌，和其他类型乳腺癌一样可以发生在任何年龄。炎性乳腺癌的预防与乳腺癌的预防相同。值得一提的是，炎性乳腺癌的患者与自身免疫功能低下可能有关。因为乳腺癌的病因尚不完全清楚，所以还没有确切的预防乳腺癌的方法。从流行病学调查分析，乳腺癌的预防可以考虑以下几个方面：①建立良好的生活方式，调整好生活节奏，保持心情舒畅；②坚持体育锻炼，积极参加社交活动，避免和减少精神、心理紧张因素，保持心态平和；③养成良好的饮食习惯，控制热量和脂肪的摄入，多食蔬菜、水果、绿色食品；④积极治疗乳腺疾病；⑤不乱用外源性雌激素；⑥不长期过量饮酒。建议女性朋友学习一些乳腺疾病的科普知识，掌握乳腺自我检查方法，养成定期自查习惯。积极参加乳腺癌筛查。

四十二、遗传性乳腺癌

具有明确遗传因子的乳腺癌称为遗传性乳腺癌，占整个乳腺癌的 5% ～ 10%。大部分遗传性乳腺癌都具有家族聚集性，属于家族性乳腺癌，指在乳腺癌患者的家族中至少还有一位具有血缘关系的亲属患乳腺癌；另外一小部分遗传性乳腺癌在流行病学分布上表现为散发型而没有家族史。现在已知的遗传因子，即乳腺癌易感基因有 BRCA-1 和 BRCA-2，还有 p53、PTEN 等，与这些基因突变相关的乳腺癌都被归为遗传性乳腺癌。遗传性乳腺癌的特点为家族聚集性、发病早、双侧和多中心病灶等，另外还可能与卵巢癌、大肠癌、男性前列腺癌、胰腺癌、子宫内膜癌、软组织肉瘤和男性乳腺癌聚集出现于同一家系。通过直接检测基因突变的方法，研究者发现在整个乳腺癌人群中 BRCA-1 和 BRCA-2 基因突变的发生率为 2% ～ 3%。在合并乳腺癌和卵巢癌的家系中，BRCA-1 和 BRCA-2 基因的突变率最高可达 55%，而在同时患有乳腺癌和卵巢癌的个体中则高达 75%。目前最大的一项国际性研究报告显示：统计到 70 岁时，BRCA-1 和 BRCA-2 基因突变携带者的乳腺癌累及发病风险分别为 65% 和 45%，卵巢癌发病风险为 39% 和 11%。另一项国际研究荟萃分析显示，70 岁时，BRCA-I 和 BRCA-2 基因突变携带者的乳腺癌累及发病风险分别为 57% 和 49%，卵巢癌发病风险为 40% 和 18%。美国影星安吉丽娜 - 朱莉因母亲患卵巢癌，自己查出乳腺癌易感基因 BRCA-1 突变，所以做了预防性双侧乳房切除及乳房重建手术。中国早发性 / 家族性乳腺癌患者的相关研究显示：在早发性乳腺癌患者中（发病年龄 ≤ 35 岁），BRCA-1 和 BRCA-2 基因突变的检出率为 8.2%，而家族性乳腺癌中则为 12.2%。由于 BRCA-1 和 BRCA-2 基因突变率在一般人群中较低，且 BRCA-1 和 BRCA-2 突变的检测费用高，国际上已找到并建立了适合西方人群检测 BRCA-1 和 BRCA-2 基因突变的预测模型，为检测携带基因突变的可能性患者提供了方便。但是这些模型尚不完全适合在中国人群中使用，故我国对 BRCA-1 和 BRCA-2 的检测仅处于研究阶段，尚未在医院常规开展。

四十三、年轻人乳腺癌

1. 概述 乳腺癌主要发生在 40～60 岁人群，年轻人发病较罕见。据英国《每日邮报》报道，加拿大一名 3 岁的女童阿莱莎被确诊为世界上年龄最小的乳腺癌患者，之前世界上最年轻的乳腺癌患者是美国加利福尼亚州的一名 10 岁女童汉娜。国际上目前对年轻乳腺癌的定义不同，有界定为 30 岁、35 岁、40 岁甚至 50 岁以下等等，但较多数文献将 35 岁以下定义为年轻乳腺癌。年轻乳腺癌的生物学特征及预后与年长患者有很大差异，因而年轻乳腺癌的诊断和治疗策略，如影像检查、手术、化疗、内分泌治疗等有其特殊性，年轻乳腺癌的相关问题，如生育保留、妊娠、避孕等都值得特别关注。

2. 病因与流行病学 根据美国 NCI 的监测流行病学与最终结果（SEER）的统计 2005～2009 年美国乳腺癌调整发病率为 124.3/10 万，发病的中位年龄为 61 岁，20～34 岁占 1.8%，35～44 岁占 9.9%，45～54 岁占 22.5%，55～64 岁 24.8%，65～74 岁占 20.2%，75～84 岁占 15.1%，85 岁以上占 5.7%，与 1999～2005 年的数据比较，发病率上升 0.9%。2005～2009 年美国乳腺癌调整死亡率为 23.0/10 万，死亡的中位年龄为 68 岁，20～34 岁占 0.9%，35～44 岁占 5.6%，45～54 岁占 14.8%，55～64 岁占 21.4%，65～74 岁占 19.9%，75～84 岁占 22.0%，85 岁以上占 15.5%；以 1998～2009 年死亡数据与 1995～1998 年比较死亡下降 1.9%。年轻乳腺癌在欧美国家虽然十分罕见，但患病人数不断上升，美国 40 岁以下女性罹患乳腺癌的人数从 1992～1995 年的 6 460 例增长至 2000～2004 年的 8 270 例，其中浸润性癌的例数从 5 751 例增长至 7 255 例。德国也有类似情况，以德国 1996～2004 年间的资料为例，年轻乳腺癌的发病率上升约 7%，5 年死亡率下降约 13%，10 年死亡率下降约 33%。在美国 40 岁以下的女性中，黑种人的发病率明显高于白种人（16.8 例/10 万人对 15.1 例/10 万人），而 40 岁以上女性中白种人乳腺癌的发病率较黑种人高。

亚洲人群的乳腺癌总发病率低于欧美等西方国家，但年轻乳腺癌患者的比例则明显高于西方，亚洲年轻乳腺癌患者占所有乳腺癌患者的 9.5%～12%。中国乳腺癌发病率较全球低，约为 20 例/10 万人，但香港、上海等经济较发达地区的发病率却逐年上升，其中，中国香港已成为亚洲第二位乳腺癌高发地区，仅次于新加坡，且年轻乳腺癌比例较高。Kwong 等报告，2003～2006 年间中国香港地区＜40 岁的乳腺癌约占总发病人群的 17%。中国大陆乳腺癌发病率较高的地区也集中在北京、上海、天津等经济较发达地区，这些地区年轻乳腺癌比例也高，上海市区疾病控制中心的统计数据表明，1990～2007 年间上海市＜40 岁乳腺癌患者比例占上海市乳腺癌发病总数的 10%～20%。历时 2 年的"中国乳腺癌流行病学调研项目"对华北、东北、华中、华南、华东、两北和两南 7 大地区的 7 家医院的住院病例进行调研，结果显示，中国女性乳腺癌病人的发病中位年龄为 48 岁，发病年龄跨度从 20～70 余岁，其中 40～49 岁年龄段是发病高峰期，有 38.6% 的患者在这个年龄段确诊，与欧美国家相比，中国乳腺癌患者发病呈现出日益年轻化的趋势，有近 40% 患者在 40～49 岁之间被确诊为乳腺癌，这与欧美国家 2/3 以上患者发病时已是绝经后形成鲜明对比，足足比西方国家提早了 10 年。邵志敏报道复旦大学附属肿瘤医院自 1990～2004 年间乳腺癌手术患者 5 445 名病例，40 岁以下的乳腺癌患者数占所有患者的 16.4%，孟洁报道天津肿瘤医院≤35 岁的乳腺癌患者所占比例为 6.6%(191/2 890)，刘健报道福建省肿瘤医院 2002～2011 年 6 月 4 852 例乳腺癌中＜40 岁占 15.6%，＜35 岁占 7.3%。

年轻乳腺癌是独特的疾病，除激素受体和遗传学差异以外，还有复杂的生物学过程，大量的临床病理学资料和基因表达变量证实年龄因素是年轻乳腺癌最重要的预后决定因子。Anders 设想 367 个基因是年轻乳腺癌区别于年长乳腺癌的重要特征，这一发现可能阐明年轻乳腺癌特殊的基因通路，有助于认识年龄因素对年轻乳腺癌的重要影响，为探索对付具有很强侵袭性年轻乳腺癌的治疗靶点以改善预后。

在病因研究方面，De Bock 建立了以家族史为重要依据的年轻乳腺癌预测模型，其中包括四点危险因素：①在一代亲属中至少有 2 例乳腺癌患者；②在 50 岁以下一代或二代亲属中至少有 2 例女性乳腺癌患者；③在 40 岁以下一代或二代亲属中至少有 1 例乳腺癌患者；④双侧乳腺癌患者的亲属。若具有以上 2 项危险因素的女性，她在 30 岁时患乳腺癌的危险比一般女性高 10.62 倍；40 岁时高 4.56 倍。此外，初潮年龄早、首胎生育年龄大、吸烟、肥胖、不良的生活习惯、环境污染、甜腻饮食等以及太大的工作压力可使女性体内激素水平失调，也会增加乳腺癌的患病风险。

3. 筛查、诊断与临床特征　　年轻妇女乳腺致密钼靶片较难发现，B 超相对敏感。一些回顾性资料推断 MRI 对年轻乳腺癌诊断有帮助。COMICE 试验中 374 例（占 23%）年龄小于 50 岁，该作者认为 MRI 与常规三联检查（临床、放射和病理）比较优势不明显。但常规影像难以鉴别的年轻乳腺癌，MRI 不失一种有益手段。NCCN 指南推荐 20 岁以后每 1 ～ 3 年体检 1 次，40 岁以后每年钼靶检查。BRCA 基因突变与乳腺癌的发生密切相关，相对小于 40 岁的普通女性 BRCA 基因突变携带者患病的概率高很多，但由于年轻女性乳腺组织致密影像学难以发现，且年轻女性对射线敏感，许多政府支持的高风险人群筛查项目采用钼靶和 MRI，有时加上超声对 25 岁或 30 岁人群开始筛查。有证据表明，青少年时期接受胸部放射治疗者成年以后乳腺癌发生率增加 13% ～ 20%，尤其是接受斗篷照射，有资料显示在 10 ～ 30 岁间接受大于 4GY 胸部照射的年轻女性乳腺癌患病风险是同龄女性的 4 ～ 75 倍。Bhatia 报道儿童霍奇金病接受胸部照射后，在 40 岁时约 35% 的患者发展成乳腺癌。霍奇金病接受胸部放射后 10 年就可能发生乳腺癌。因此建议，对青少年时期接受胸部放射治疗者，25 岁以后或放射治疗 8 年以后常规进行每年 1 次钼靶和 MRI 检查。大量证据证实，BRCA-1/-2 携带者或有明显乳腺癌家族史者早期影像学检查可以减少死亡风险。因此，对于 BRCA-1/-2 携带者或有明显乳腺癌家族史者，25 ～ 30 岁以后或家族最年轻乳腺癌患者发病年龄提前 5 ～ 10 年开始联合影像学筛查。

美国放射学院（ACR）乳腺癌影像检查指南：

（1）根据影像技术选择

1）钼靶：①普通妇女 40 岁以后每年检查 1 次；② BRCA-1 或 BRCA-2 携带者或一级亲属（如母女、姐妹）被证实 BRCA 携带者，30 岁以后每年检查 1 次（25 岁以前不推荐）；③终身患乳腺癌风险≥ 20%，30 岁以后每年检查 1 次（25 岁以前不推荐）或在最年轻乳腺癌亲属患病年龄提前 10 年开始每年检查 1 次；这样一级亲属绝经前患乳腺癌，30 岁以后每年检查 1 次（25 岁以前不推荐）或在最年轻乳腺癌亲属患病年龄提前 10 年开始每年检查 1 次；④ 10 ～ 30 岁间接受过胸部放射治疗，治疗结束后 8 年开始每年检查 1 次（25 岁以前不推荐）；⑤活检证实小叶原位癌、小叶不典型增生、导管不典型增生、导管内癌、浸润性乳腺癌或卵巢癌患者，从诊断即刻起每年检查 1 次（不限年龄）。

2）超声检查：①适合 MRI 检查但由于种种原因无法进行者；②致密乳腺组织者辅助 MRI 检查。

MRI 检查：① BRCA 携带者，30 岁以后每年检查 1 次；②一级亲属被证实 BRCA 携带者，30 岁以后每年检查 1 次；③终身患乳腺癌风险≥ 20%，30 岁以后每年检查 1 次；④受过胸部放射治疗，治疗结束后 8 年开始每年检查 1 次；⑤新近确诊乳腺癌，即刻 MRI 检查对侧乳房；

⑥终身患乳腺癌风险15%～20%，或卵巢癌，或小叶原位癌，或导管不典型 (2) 根据患病风险选择

1) 一般风险：40 岁以后每年钼靶检查 1 次。

2) 高风险：①本身 BRCA 携带者，一级亲属被证实 BRCA 携带者，30 岁以后每年钼靶和 MRI 检查 1 次，不早于 25 岁；②终身患乳腺癌风险 ≥ 20%，30 岁以后每年钼靶和 MRI 检查 1 次，不早于 25 岁，或在最年轻乳腺癌亲属患病年龄提前 10 年开始每年钼靶和 MR 检查 1 次；③ 10～30 岁接受过胸部放射治疗，治疗结束后 8 年开始每年钼靶和 MRI 检查 1 次，25 岁以前不推荐钼靶；④浸润性乳腺癌、导管内癌、卵巢癌或活检证实小叶原位癌、导管不典型增生，从诊断即刻起每年钼靶检查 1 次，MRI 或超声检查也可以考虑；⑤致密型乳房者钼靶联合超声可以提高检出率。

人口学研究已经证实，年轻是乳腺癌的独立预后指标。几项研究报告证实，年轻乳腺癌较年长乳腺癌预后差。小于 35 岁的年轻乳腺癌较绝经前年长乳腺癌的年死亡风险增加 5%。以往研究报告，ER 状态与年龄呈负相关。年轻乳腺癌预后差的现象在淋巴结阳性和激素受体阳性的病人更为严重。几项研究比较激素受体阳性或激素受体阴性的年轻乳腺癌与年长乳腺癌的预后，发现年轻因素造成的预后负面影响在激素受体阳性的比激素受体阴性的影响更大。许多研究分析组织病理的因素发现，年轻乳腺癌具有高淋巴结转移率、高组织学级别、高临床分期、高三阴性比例、大肿块的"四高一大"特征。导致年轻乳腺癌患者预后差的原因仅用上述的因素还不足以解释。许多研究发现，年轻乳腺癌 HER-2 过表达比率高造成侵袭性强、预后差。EGFR 是一个跨膜受体，与 HER-2 相关的酪氨酸激酶，mRNA EGFR 高表达预示年轻乳腺癌预后差，但对年长乳腺癌无预测意义。BRCA-1/BRCA-2 相关乳腺癌的特点是伴 EGFR 过表达的基底细胞型乳腺癌，因此，mRNA EGFR 高表达与预后差的关系见于年轻乳腺癌是因为 BRCA-1/BRCA-2 突变与基底细胞型乳腺癌都是年轻乳腺癌的特征。不同年龄组基因表达的差异可能是年轻乳腺癌预后差的真正原因，在 Anders 研究中，784 例早期乳腺癌基因资料按年龄列队，其中，≤ 45 岁有 200 例，≥ 65 岁有 211 例，与 ≥ 65 岁组比较 ≤ 45 岁组中位 mRNA ERα 表达明显偏低（7.2∶9.8，P = 0.0001），中位 mRNA ERβ 表达也稍微偏低（5.6∶5.9，P = 0.02），中位 mRNA PR 表达明显偏低（4.1∶5.0，P = 0.0001）；相反，≤ 45 岁组和 ≥ 65 岁组比较中位 mRNA HER-2 明显偏高（11.1∶9.4，P = 0.0001），中位 mRNA EGFR 明显偏高（7.3∶6.7，P = 0.0001）；按三阴性乳腺癌的定义标准，mRNA（ERα、PR 和 HER-2）低表达，在年轻组偏高（7.0%∶2.8%，P = 0.05）。单因素分析显示，≤ 45 岁组的年轻（HR = 2.13，P < 0.001）、大肿块（HR = 1.97，P = 0.032）、淋巴结转移（HR = 1.60，P = 0.043）和 mRNA ERβ 低表达（HR = 1.18，P = 0.024）等因素预示着 DFS 不良；多因素分析显示，≤ 45 岁组的年轻（HR = 1.96，P = 0.004）、低 mRNA ERβ 表达（HR = 1.41，P = 0.012）和高 mRNA EGFR 表达（HR = 1.24，P = 0.026）等因素预示着 DFS 不良。用 Affymetrix Human Genome U133A 或 U95arrav（Affymetrix, Santa Clara, CA）对 ≤ 45 岁组和 ≥ 65 岁组 10 000 个基因比较结果，≤ 45 岁组的 367 个基因与 ≥ 65 岁组明显不同。年轻乳腺癌独特的基因组包括与免疫功能相关的 mTOR（雷帕霉素作用位点）、低氧、BRCA-1、干细胞、细胞凋亡、组蛋白脱乙酰酶和多基因信号通路，如 Myc、E2F、Ras、p-catenin、AKT、p53、PTEN 和 MAP 激酶通路。

Aebi 等研究表明，≤ 35 岁乳腺癌患者 10 年总生存率（包含所有原因的死亡）显著低于 35 岁以上的患者。Foo 分析了 106 例年龄 40 岁以下的乳腺癌患者，年轻乳腺癌患者淋巴结转移率高，与 40 岁以上组相比为 51.5%∶38.1%。Gonzalez Angulo 分析了 1990～2002 年 452 例小于 35 岁乳腺癌患者的病例资料，评估与生存率相关的因素，发现激素受体阴性者生存率低，无复发时间短。Guarra 分析 108 例小于 35 岁的乳腺癌患者，中位随访 6 年，

结论为 PR 表达状态与生存率相关。Peter 和 Robson 报告的乳腺癌基因检测显示，在年轻乳腺癌患者中，BRCA-1/BRCA-2 突变者占 15%～30%。Cybulskif 发现 CHEK2 基因与乳腺癌的低龄化及多中心发病相关，其与 BRCA2 同时发生突变对家族性乳腺癌的发病也具有预测意义。BRCA-1/BRCA-2 基因突变往往与乳腺癌发病低龄化及年轻乳腺癌的低组织分化、高复发风险存在密切联系。综上所述，年轻患者肿瘤的生物学行为更具侵袭性，包括组织学分级Ⅲ级、脉管浸润、HER-2 过表达、ER 阴性、高 Ki67 指数、S 期细胞比例增加、p53 基因突变或携带 BRCA-1/BRCA-2 基因等。

年轻乳腺癌患者可归纳如下临床特点：①与年长乳腺癌患者比较分期更晚，即使二者分期相同，年轻患者的预后也更差，是由两组患者不同的生物学行为造成；②更易出现骨髓微转移；③大部分是浸润癌，约 70% 为浸润性导管癌；④肿瘤细胞恶性程度高，并且多具有脉管瘤栓、广泛的导管内癌成分、人表皮生长因子受体 2（HER-2）过表达（阳性率为 26%～44%）、雌激素受体（ER）阴性（阴性率为 39%～80%）、S 期细胞比例高以及 p53 和 Ki67 过度表达等特点；⑤基底样乳腺癌或三阴性乳腺癌常见，在 30 岁以下乳腺癌患者中，34% 为基底样乳腺癌，而基底样乳腺癌的总体发生率仅为 14%～16%。

4. 治疗（手术、化疗、内分泌治疗）　年轻和年长的乳腺癌在局部治疗原则上相同；年轻人更多选择保乳手术；无法保乳者应考虑乳房重建，局部肌皮组织不能满足美容要求时，皮肤移植或保留乳头乳晕复合体的一期重建，而不考虑术后放疗，在肿瘤学上是安全的；T_3/T_4 优选二期重建，以避免放疗引起植入物相关并发症；可以实施前哨淋巴结活检；1～3 个淋巴结转移是否放疗，现仍有争议。

年轻乳腺癌保乳治疗的局部复发率高，＜35 岁局部复发率是＞60 岁的 9 倍，但保乳加放射治疗者死亡率没有增加，因而需要密切监测局部情况。BRCA 相关乳腺癌的处理存在争议，一些研究提示保乳治疗增加局部复发。一项多中心研究和二项临床研究显示，BRCA 相关乳腺癌保乳治疗并没有增加局部复发（10 年同侧乳腺复发率约 14%）。BRCA 相关乳腺癌保乳术后局部复发率增加的原因主要与卵巢是否切除有关，因此，对选择保乳治疗而要求保留卵巢者应告知复发风险。

因年轻乳腺癌患者可能具有侵袭性更高的组织学特点（广泛的导管内癌成分，细胞分级差，伴脉管瘤栓）以及更高的阳性切缘发生率，故一般认为年轻患者接受保乳手术治疗（BCT）后的局部复发（LR）率要高于年长患者。然而，目前关于年龄对局部复发的影响还有争议，有证据表明，治疗手段的改善可降低接受 BCT 的年轻患者的 LR 率。一项研究显示，切缘阳性、不确定、阴性的 35 岁以下患者的 LR 率分别为 50%、33.3% 和 20.8%。这充分说明了须更加谨慎地处理年轻患者的切缘状态。另一项随机研究表明，放疗局部加量可使＜49 岁患者的 5 年 LR 率由 19.5% 降低到 10.2%。相似的，他莫昔芬（TAM）可使＜49 岁导管原位癌患者的 LR 风险降低 38%，而＞50 岁患者的 LR 风险只降低了 22%。尚没有证据表明，接受 BCT 年轻者的总生存（OS）率会降低。目前仍缺乏根治术后年龄对 LR 影响的权威性研究结论。切缘阴性、放疗局部加量的应用和辅助性全身治疗均可降低 BCT 后年轻患者的 LR 风险。年轻并不是 BCT 的禁忌证。Yau 对 124 例 40 岁以下保乳手术患者中位随访 6.5 年，局部复发率 8%，无远处转移生存率 88%，总生存率 92%。Beadle 的研究证明，年轻乳腺癌（年龄≤35 岁）保乳术后 10 年复发率达 19.8%。

（1）放射治疗：术后放疗可以降低年轻乳腺癌局部复发，保乳手术后的全乳照射加瘤床加量（16Gy）可以进一步降低局部复发，年轻乳腺癌不主张做部分乳房照射，全乳切除术后的照射指征为 T_3/T_4、N＋、R1。

（2）辅助治疗：辅助治疗包括化疗、内分泌治疗、靶向治疗。＜50 岁患者接受蒽环类联合化疗可以减少死亡风险 38%，＜35 岁与 35～50 岁之间没有差异，指南推荐淋巴结阳性和高危淋巴结阴性患者适用紫衫类方案，化疗相关停经 (CIA)6 个月以上能改善生存。CIA 造成年轻乳腺癌幸存者诸多主客观问题并影响很长一段时间。

1) 内分泌治疗：绝经前标准内分泌治疗是三苯氧胺 (TAM) 每天 20 mg，共 5 年，可以减少死亡风险 31%。绝经前乳腺癌使用促性激素释放激素类似物 (GnRHa) 联合 TAM 与单独 TAM 的比较研究资料还很有限，但在 40 岁以下的年轻患者化疗后单独 GnRHa 或联合 TAM 有益，因为年轻病人化疗很难引起绝经。有 TAM 禁忌的患者可以单独应用 GnRHa，有 3 个相类似的试验证实了 TAM+GnRHa 与单独 GnRHa 的无病生存 (DFS) 无差别。ABCSG-12 试验提示 AI + GnRHa 等同于 TAM + GnRHa。卵巢去势也可能是一种有效的治疗方法。去势的方法包括卵巢切除和放疗，也可使用促黄体生成素释放激素 (LHRH) 类似物来达到可逆的药物去势。早期乳腺癌临床试验协作组 (EBCTCG) 的荟萃分析证实，< 50 岁的患者可以从单独的卵巢去势治疗中获益。此外，一些随机研究结果说明，卵巢去势 ±TAM，与环磷酰胺＋甲氨蝶呤＋氟尿嘧啶 (CMF) 化疗的疗效相似。St.Gallen 的专家共识建议，卵巢去势联合 TAM 可用于部分绝经前具有中度复发风险患者的辅助治疗。一项临床研究发现，与环磷酰胺＋多柔比星＋氟尿嘧啶 (CAF) 化疗＋戈舍瑞林相比，CAF + TAM +戈舍瑞林治疗能显著改善预后（5 年无复发生存率分别为 78% 和 67%）。Hartmann 建议：①低或中等度复发风险的绝经前乳腺癌患者单独使用 TAM 5 年或可用 TAM 5 年＋ GnRHa；② 40 岁以上中或高度复发风险的绝经前乳腺癌患者单独使用 TAM 5 年；③ 40 岁以下中或高度复发风险的绝经前年轻乳腺癌患者可用 TAM 5 年＋ GnRHa；④有 TAM 禁忌证者可单独使用 GnRHa。

2) 辅助化疗：辅助化疗能有效降低＜ 50 岁患者的复发风险。部分原因是在年轻患者中 ER 阴性者比例较高，而且其肿瘤的生物学行为也不同于年长患者。年轻患者接受术前化疗可以降低疾病分期，使其更适于接受 BCT，而免于接受影响美观的根治术。但目前尚没有关于新辅助化疗改善生存的报道。

遗传性乳腺癌 （BRCA-1/-2）的治疗基本同非遗传性乳腺癌，新近热门研究的 PARP 抑制剂是 BRCA 相关乳腺癌新的治疗策略，体外试验提示 PARP 抑制剂对其敏感。新近研究显示，PARP 抑制剂与铂制剂联合有协同作用。回顾性资料和小规模前瞻性研究体现铂制剂在新辅助化疗中取得 90% 的有效率。尽管目前一些研究提示 PARP 抑制剂和（或）铂制剂安全、有效，但还仅限于临床研究使用。

5. 年轻乳腺癌生育相关问题（生育保留、妊娠、遗传问题、避孕） 化疗对生育能力的影响取决于年龄大小、所用的化疗药物以及用药总量。一般来说，年龄越大、用药量越高对卵巢功能的损害就越严重。35 岁以上的危险性高于 35 岁以下者。多种化疗药物会对生殖系统产生影响，烷化剂最易损害卵子和卵巢功能，而环磷酰胺是一种乳腺癌最常用的烷化剂。40 岁以下的女性，约有一半会在化疗期间停经，但多数会在化疗结束后不久恢复月经。每位接受化疗的女性都有提前绝经的危险，有些甚至在化疗结束后直接进入绝经期，而另一些则发生在数年之后。

晚育是发达国家的趋势，如德国平均生育年龄从 1961 年的 22 岁推迟到 2008 年的 30 岁。化疗可能影响卵巢功能达 10 年之久，加上 5 年时间的内分泌治疗后卵巢功能自然衰退。对年轻乳腺癌患者实施化疗之前应该讨论生育保留问题以及保留生育的方法、时间和费用。

(1) 生育能力的保护与保存

1)GnRHa 保护卵巢功能：在激素受体阳性的乳腺癌患者禁止 GnRHa 与化疗同步使用，因为可能影响化疗的效果，激素受体阴性者则不受此限制。ZORO 试验中位随访 2 年显示化疗＋ goserelin 3.6 mg 与单用化疗比较，月经恢复的中位时间并无差异，而且 2 年后所有患者的月经都恢复。OPTION 试验，goserelin 对化疗后卵巢早衰没有差异。Del Mastro 应用曲普瑞林 (triptorelin) 减少了 19% 的化疗引起卵巢早衰，但试验无数据证明对激素受体阳性病人复发以及生存无负面影响。Baclawy 报道 80 例小于 40 岁的年轻乳腺癌患者随机接受 FAC 方案化疗 6 周期或 FAC ＋ GnRHa，结果使用 GnRHa 可使 89.6% 患者恢复月经，而对照组仅 33.3%。

2）保留生育能力的方法：GnRHa 保护卵巢方法简单易行，但效果却不肯定，其他的生育保留方法还有试管婴儿、胚胎冷冻、卵母细胞冷藏、卵巢组织冷藏和异种卵巢移植等。

胚胎冷冻保存是目前临床唯一可行的方法，但在获取胚胎时的激素刺激可能对激素敏感或激素不敏感的患者都有不利的影响。Oktay 报道含来曲唑和卵泡刺激素的刺激方案可获得满意胚胎数，同时保持血清中低雌激素。为获取成熟的卵母细胞，需要刺激卵巢可能要推迟乳腺癌的治疗时间 2～6 周。传统上在乳腺癌手术和术后化疗之间有 4～6 周的间隔，如果生殖专家在手术前介入可以提早 3 周实施化疗。至于新辅助化疗与激素刺激的资料尚缺乏。

现将 Hickey 列举的当今生育保留方法及其优缺点归纳如下：①试管婴儿和胚胎冷冻：冷冻胚胎被证实是一种成功保留生育能力的有效途径。首先，刺激卵巢多排卵，医生取出成熟卵子，在体外与伴侣或供体的精子结合，体外受精的胚胎被冷冻起来以备将来之需。每个冷冻胚胎植入子宫成功妊娠的机会是 10%～25%。优点：相对有效地实现妊娠、临床可行。缺点：需要男伴、很可能增加雌激素水平、可能延误化疗时间、基因携带者将增加癌症风险传给后代；②卵巢刺激和卵母细胞冷藏：首先刺激卵巢排出更多的成熟卵子，然后医生取出卵子冷冻。冷冻卵子的受孕率低于冷冻胚胎。优点：无需男伴。缺点：妊娠成功率低、很可能增加雌激素水平、可能延误化疗时间、基因携带者将增加癌症风险传给后代；③卵巢组织冷藏和异种卵巢移植：适用于在化疗开始前没有时间刺激卵巢的女性。医生取出一侧或双侧卵巢，切成条状组织，其内含有生成激素的细胞和卵子，将这些卵巢组织冷冻，以后再移植回女性体内。移植成功者可以再次产生激素并生产成熟卵子。优点：无需男伴、不增加雌激素水平、不延误化疗时间。缺点：妊娠成功率极低、卵巢移植引起微转移、基因携带者将增加癌症风险传给后代、需要外科手术。以上这些方法都有成功的报道，但过程繁琐，还有一些不利影响。总之，目前还没有找到保护卵巢功能的有效办法。医生和患者在共同选择生育保留方法时可以参考。

（2）生育问题：术后妊娠成为年轻乳腺癌患者特有的问题，对患者本人和家庭均有十分重要的意义。据统计，在美国约有 10% 乳腺癌患者术后有生育需求。由于妊娠会导致女性体内性激素水平发生明显改变，可能对术后肿瘤复发及患者预后存在一定的影响，使得多数患者和临床医师对乳腺癌术后妊娠存在顾虑。尽管妊娠对乳腺癌的预后影响的临床研究很少，但一般建议治疗结束 2 年以后考虑生育问题，因为复发的风险在手术后 1～2 年达 13.3%。回顾性资料提示，妊娠并不影响乳腺癌的预后，相反 5 年、10 年生存更优。乳腺癌治疗结束 2 年后妊娠比 6 个月有生存优势。年轻乳腺癌妊娠不影响预后的现象可以用"健康母亲效应"来解释，因为这群体自我选择妊娠基于其本来就有良好的预后。Mueller 比较了 438 例术后生育患者及 2 775 例术后无生育患者的预后，发现对于＜35 岁的年轻乳腺癌患者，无论肿瘤状态或治疗方式，术后 10 个月以后生育的乳腺癌患者的死亡风险均显著低于未生育患者。丹麦的一项全国性回顾性分析研究发现，与 9 865 例术后无妊娠患者相比，199 例乳腺癌术后足月产患者死亡的相对危险度显著降低，术后自然流产患者的死亡风险也有显著下降。Ives 对 123 例术后妊娠及 2 416 例术后未妊娠患者的预后进行比较，结果显示术后妊娠的患者 OS 显著高于对照患者。芬兰和丹麦都已进行了乳腺癌术后妊娠对预后影响的分析研究，结果均提示乳腺癌术后妊娠患者预后优于未妊娠患者。到目前为止，相关文献报道均未发现术后妊娠对患者的预后有显著不利影响。年轻乳腺癌患者术后妊娠的另一个焦点问题是术后多长时间可以妊娠，并且不会影响患者预后。Mueller 发现疾病诊断 10 个月后生育的患者预后与未生育患者类似，而术后 2～5 年内生育的患者死亡风险与未妊娠患者相比逐年下降。Ives 也发现手术后 2 年妊娠的患者预后较好。有研究显示，乳腺癌患者术后 1 年内妊娠生育的婴儿发生早产和低体重儿的风险升高。术后妊娠对年轻乳腺癌患者预后影响的确切机制目前尚不很清楚。目前认为，妊娠后雌激素和孕激素水平的升高对乳腺的导管结构起到促进增殖和分化的双重作用，妊娠促进分化作用有利于促使乳腺干细胞向正常的细胞分化，同时降低它们对致癌原的敏感性，带来长期的保护作用。年轻乳腺癌患者手术和辅助治疗后，部分具有化疗或放疗耐药性的肿瘤干细胞可能是疾病复发或转移的潜在风险。因此，妊娠所诱导的抑制乳腺干细胞和促进干细胞分化的作用可能对疾病带来改善预后的影响。另外，妊娠导致体内雌、孕激素水平升高，其本身可能直接具有抗肿瘤的生物学效应。

TAM 可以刺激排卵，有报道 TAM 引起子宫内胎儿颅面和生殖道畸形。因此，计划妊娠前 2 个月应停服 TAM，且服用 TAM 期间采取避孕措施。服用 TAM 5 年的获益以及停服 TAM 带来的不利影响必须告知患者。目前没有任何措施可以消除因妊娠而停服 TAM 对 DFS 造成的不利影响。

化疗后有几条途径可以生育：①自然和辅助妊娠：许多女性在治疗后可以自然妊娠，如果化疗没有直接进入绝经期，自然妊娠为最佳选择。如果不能自然妊娠，还可以通过接受不孕症的治疗实现妊娠；②冷冻胚胎、卵子和卵巢组织：对于化疗后没有直接造成不孕或进入绝经期的女性，也可能希望以后妊娠，但由于不知何时会提前闭经，部分女性选择在乳腺癌治疗后冷冻胚胎、卵子和卵巢组织以备以后之需；③卵子和胚胎供体：化疗致不孕或提前绝经的女性可以接受供体卵或供体胚胎而妊娠。供体卵可与伴侣的精子结合形成胚胎，然后植入不孕女性的子宫。应用年轻、健康女性的卵子增加成功的机会；④代孕：将不孕女性的胚胎植入其他女性的子宫称为代孕；⑤领养：适用于不能或不愿意成为具有生物遗传联系母亲的女性。

(3) 遗传咨询：1990 年 Hall 等发现染色体 17q21 与早发性家族乳腺癌相关。1994 年 Miki 克隆了第一个与家族乳腺癌和卵巢癌相关的基因，命名为 BRCA-1 (breast cancer susceptibility gene 1)。BRCA-1/BRCA-2 突变携带者，将有 50% 的概率将突变基因传给后代。避免的方法有捐卵、产前诊断、胚胎植入前的遗传性诊断 (PGD) 等，75% 的 BRCA-1/BRCA-2 突变携带者会接受 PGD，还要考虑这些方法的敏感性。

1) 乳腺癌相关基因：一些基因的突变，BRCA 基因突变是最常见的。此外，与 Cowden 综合征相关的 PTEN 基因、与 Li-Fraumeni 综合征相关的 p53 基因、与 Muir-Torres 综合征相关的 MSH2 和 MLH1 基因似乎也增加乳腺癌的风险。

2) BRCA 基因突变：BRCA 突变是与乳腺癌的遗传密切相关基因中最常见的，BRCA-1 基因突变携带者在 40 岁时患乳腺癌的概率达 19%，终身患乳腺癌的概率为 85%；BRCA-2 基因突变携带者终身患乳腺癌的风险与 BRCA-1 相似，但发病年龄稍迟；BRCA 基因突变也增加卵巢癌的发生概率。以德国为例，35 岁以下 BRCA 突变携带者患乳腺癌的风险约为 12%(8% 是 BRCA-1，4% 是 BRCA-2)。

3) BRCA 携带者的监测：对 BRCA 基因突变携带者监测手段包括 25 岁后临床体检、钼靶、超声和 MRI。BRCA 突变携带者对侧乳腺癌的 10 年患病风险为 30%～40%。

4) BRCA 携带者的预防措施：TAM 或双侧卵巢切除可以预防对侧乳腺癌。双侧卵巢切除可以减少 BRCA 相关乳腺癌患者卵巢癌的发生，新近资料显示可改善生存。预后好的 BRCA 相关乳腺癌推荐双侧卵巢预防性切除。

(4) 避孕问题：很难通过临床试验来证明避孕药无害。禁止使用激素类避孕药，尤其在激素受体阳性乳腺癌患者，尽管只有少量乳腺癌患者的避孕资料。非激素替代的方法，如避孕套、子宫帽、输卵管或输精管结扎是可取的。子宫内低剂量孕酮释放系统（LNG IUS），即子宫局部高浓度而全身低浓度，体外实验提示低浓度孕酮不会刺激乳腺癌生长。在芬兰 17 360 名 LNG IUS 使用者中，没有增加乳腺癌的风险。小样本回顾性列队研究提示，LNC IUS 不增加乳腺癌的风险，但亚组分析显示，使用 LNG IUS 中患乳腺癌者诊断后继续使用 LNG IUS 预后差，建议患乳腺癌后应及时取出 LNG IUS。

2012 年版 NCCN 有关年轻乳腺癌生育问题归纳为：①虽然在化疗及其后一段时间患者会出现停经现象，但是大多数 35 岁以下患者会在停止化疗后 2 年内重新出现月经；②是否重新出现月经与能否生育无必然联系，特别是对仍然进行三苯氧胺治疗的患者。反之亦然，重新出现月经不一定具有生育能力。有关化疗后能否生育资料有限；③一般来说，患者在进行化疗、放疗和内分泌治疗时不应该妊娠；④虽然目前资料有限，但是无沦患者的肿瘤是何种激素受体情况，均不推荐含有激素类的避孕药物作为避孕措施；⑤可选择的避孕方式有宫内避孕器或其他阻止卵子精子结合的方法。另外，对于没有生育需求的患者可以采用输卵管结扎术或性伙伴进行输精管结扎术；⑥目前还没有确切的方法能够完全保证化疗后患者的生育能力；⑦有生育预期的患者在化疗前可咨询生育专家；⑧保乳手术不是哺乳的禁忌证，但是患侧乳腺的乳汁数量和质量可能不足，或是缺少某些必需的营养成分。化疗和内分泌治疗期间不要哺乳。

6. 妊娠相关乳腺癌　妊娠相关乳腺癌（即妊娠哺乳期乳腺癌）是指在妊娠期或产后 1 年内确诊的乳腺癌。其发病率占所有乳腺癌的 0.2% ～ 3.8%。发达国家生育年龄推迟，妊娠相关乳腺癌发病率将越来越高。回顾性队列研究显示，妊娠相关乳腺癌预后并不坏。妊娠相关乳腺癌治疗既要考虑母亲的治疗，又要避免对胎儿的损害。

（1）妊娠相关乳腺癌的诊断：妊娠相关乳腺癌的诊断常常延误，增大的乳腺组织增加检查的难度，平均延误 2.5 个月，延误 1 个月增加腋淋巴结转移风险 0.9%。70% 妊娠相关乳腺癌发生在 30 岁以下患者。浸润性导管癌是妊娠相关乳腺癌最常见的病理类型。大部分患者肿瘤分化差，常伴有脉管瘤栓。妊娠哺乳期妇女被诊断为Ⅳ期乳腺癌的风险比一般妇女高 2.5 倍，Ⅰ期病变很少见。妊娠相关乳腺癌淋巴结转移为 56% ～ 83%，而非妊娠乳腺癌仅 38% ～ 54%，原发转移增加 2.5 倍。每个可疑病灶都需进行影像学检查和活检，腹部遮挡下的乳腺钼靶检查是安全的（约 0.5 Gy，低于每周 2 m Gy 的本底剂量）。因为体位原因不推荐 MRI 检查，钆原子在动物试验中可通过胎盘致畸。活检后乳漏罕见报道。

（2）妊娠相关乳腺癌的治疗：一般认为，妊娠相关乳腺癌患者的预后较差。Daling 等发现乳腺癌确诊前 2 年内有生育患者的预后要劣于确诊前 5 年内无生育的患者。原因可能是前者免疫监视能力的降低和妊娠期间激素水平的升高。妊娠和哺乳期前炎症状态引起的乳腺组织退化可能是这部分患者转移率较高的原因。然而也有不同的观点，Nugent 等报告妊娠相关乳腺癌患者的 5 年生存率为 57%，而非妊娠乳腺癌患者为 56%，无显著性差异，再根据临床分期、腋淋巴结情况进行比较，也未见有显著性差异。妊娠相关乳腺癌的病理研究显示，ER 阴性者更多，但这可能与患者年龄是一致的。其治疗与非妊娠乳腺癌相同，妊娠早期终止妊娠并不能提高生存率。研究发现，相同的年龄及临床分期，妊娠哺乳期乳腺癌患者与非妊娠期患者有相似的 OS 及无复发生存率。

1）妊娠相关乳腺癌的外科治疗：妊娠早、中、晚期均可以手术，允许保乳。妊娠早期以后可以用锝示踪前哨淋巴结，对胎儿影响较少。不推荐用美蓝示踪，因其可能过敏和致畸。

2）妊娠相关乳腺癌的放疗：放疗必须推迟到妊娠结束，因为射线致畸、降低智力、精神发育迟滞（阈值＜ 0.12 Cy）和致胎儿癌症。妊娠前 8 周胎儿可以接受 0.05 ～ 0.15 Gy，妊娠结束前可以接受 1 Gy 辐射剂量（放疗治疗量需达 50 Gy）。

3）妊娠相关乳腺癌的化疗：妊娠相关乳腺癌患者在妊娠期可能需要化疗，但应避免使用烷化剂，因其有严重的致畸作用而且有较高的致流产率。这类患者可使用蒽环类药物为基础的联合化疗方案，因其对胎儿的危害较小。国外学者报告，通过对 52 名母亲妊娠期间接受过 CAF 治疗的后代进行随访发现，化疗并发症的发生率较低，后代均很健康，在学校中的表现良好。然而，即便如此，对于是否须继续妊娠、是否需要化疗以及何时化疗均应与患者充分沟通、权衡利弊后再作决定。化疗可以在早期妊娠以后实施，方案同非妊娠乳腺癌，可参考指南。蒽环类的方案，如 FAC、AC 和 EC 方案是安全的，紫杉类方案似乎也是安全的。

Trastuzumab 不推荐使用，因安全性资料较少，曾有报道其导致羊水过少。在诊断乳腺癌 6 个月以后妊娠，辅助化疗不影响妊娠结局。但目前有关化疗影响后代的资料相当有限，似乎不增加早产发生率、死胎、先天畸形或长期不良影响。

4) 妊娠相关乳腺癌的内分泌治疗：妊娠期不推荐内分泌治疗。动物试验及临床病例报告，TAM 对宫内胎儿有致畸作用，尤其是生殖道畸形。

(3) 妊娠相关乳腺癌的哺乳：妊娠相关乳腺癌手术后需要全身治疗者禁忌哺乳。因为化疗药物能通过乳汁进入新生儿体内。乳腺癌患者是可以进行哺乳的，资料证明哺乳并不影响乳腺癌患者的预后。乳腺癌患者的哺乳行为可行且安全。保乳治疗以及随后的乳腺照射会影响大多数患者的乳腺泌乳功能，而对侧乳腺的泌乳功能不受影响，还可能有一定的代偿。哺乳期间不宜服用 TAM，因为 TAM 会抑制乳汁的分泌。

四十四、老年人乳腺癌

1. 概述　根据我国 6 次人口普查资料，年龄 ≥ 60 岁人口 1.78 亿，其中 ≥ 65 岁人口 1.78 亿。我国已经属于人口老龄化国家，并且是全球老龄人口最多的大国。随着年龄的增长乳腺癌发生率在不断增高，年龄成为此疾病的一个主要危险因素。自 1998 ～ 2000 年间，60 ～ 70 岁之间的女性每 13 人中就有 1 人患乳腺癌，而 40 ～ 59 岁之间每 24 人有 1 人患病，年龄小于 39 岁时每 229 人有 1 人患病。总之，乳腺癌的发病率随年龄增长呈上升趋势，特别是超过 50 岁的女性。在我国，将年龄 ≥ 60 岁的乳腺癌患者统称老年乳腺癌。

2. 临床表现　在临床上 90% 以上老年乳腺癌表现为乳腺肿块或腋窝肿块。肿块早期无疼痛，增长速度较慢而常被不重视，或因经济、社会等因素而至就诊时常为晚期。部分病人是以乳头糜烂就诊，还有因出现呼吸困难（出现肺转移及大量胸水）或骨疼痛（骨转移）就诊，最后确诊乳腺癌。从整体来看，老年性乳腺癌大部分发展缓慢，病程长。

3. 诊断　一旦临床怀疑为乳腺癌，需行全身 CT 检查及乳腺钼靶检查，了解肿瘤的全身状况。然后通过手术或穿刺获取手术病理。老年乳腺癌绝大部分为浸润性癌，与年轻乳腺癌患者相比，老年乳腺癌的组织常以低增殖、高分化居多，同时激素受体 (ER/PR) 阳性率高，HER-2 阳性率相对较低，肿瘤增殖指数 (Ki67) 相对较低，均提示老年乳腺癌恶性程度较年轻乳腺癌低，故在治疗上与年轻乳腺癌的侧重点有所不同。

4. 治疗

(1) 目前大量资料表明，只要患者身体条件许可，手术治疗仍然是老年乳腺癌治疗最为重要的手段。

(2) 对于老年乳腺癌是否应给予术后辅助化疗，目前较多的资料表明，老年乳腺癌激素受体阳性者术后辅助化疗获益不大，但给予内分泌辅助治疗，可明显降低其复发率，延长患者生存期。对于激素受体阴性，术后化疗能延长其生存期，但能否化疗，需要结合患者的年龄、身体状况、预计寿命、肿瘤分期等多方面考虑。

(3) 靶向治疗：对于病理类型 HER-2 阳性的病人，其恶性程度较高，单一化疗效果差，曲妥珠单抗（赫赛汀）是目前临床上使用最多、最成熟的直接对抗 HER-2 的蛋白生物制剂。但因老年人常合并心脏疾病，赫赛汀又对心功能有损害，故在使用前需常规评价心脏功能。

（4）放疗：老年乳腺癌一方面具有肿瘤发展相对缓慢、病程较长和局部复发风险显著低于年轻乳腺癌的特点，而另一方面老年乳腺癌患者身体状况相对较差，且常合并基础疾病而影响放疗耐受性。因此，对老年乳腺癌放疗应根据患者的特殊性作个体化处理。

5. 预防　由于乳腺癌的病因学复杂，发病机制尚未真正探明，欲使乳腺癌对广大妇女健康的威胁降至最低限度，应加大"防"的投入。

（1）一级预防：即病因预防，努力查明癌症的病因，减少或消除暴露于致癌物，针对病因和增强机体抗病能力方面采取措施。因其病因复杂，故一级预防尚处在探索阶段。

1）乳腺癌的危险因素某些是不可避免的，如月经、生育史等。但也有许多因素是人为的，通过对饮食方面的调整，如减少热量摄入，降低脂肪的摄入量，减少过量的摄入肉类、煎蛋、黄油、甜食等，增加绿色蔬菜、水果、胡萝卜素的摄入量，尽量避免暴露于电离辐射的范围内等均可降低乳腺癌的危险性。

2）改变生活方式：随着经济的发展，生活水平逐步提高，饮食成分中脂肪的比例逐步增加，如 20 世纪 60 ～ 70 年代，脂肪摄入量占总热量的 35% ～ 40%。尽管高脂饮食增加乳腺癌的危险性尚未最终定论，但国内专家已经主张逐步改变人们的饮食习惯与食谱。例如，美国曾禁止出售带脂肪层的肉类，并宣传鼓励人们减少脂肪摄入量，使脂肪占总热量的百分比控制在 25% 左右。

3）健康保健宣传：对乳腺癌来讲，减肥、保持理想体型，绝经后少用含雌激素类的药物治疗更年期症状，少饮酒，多参加体育锻炼、社会活动，避免或减少精神心理紧张因素等，是非常重要的。并且加强对高危人群的预防。

（2）二级预防：是指乳腺癌的良性病变，乳腺癌的临床前期和原位癌的防治，包括筛查和早期发现在癌症发展的早期识别病例，从而增加治愈的机会。

1）大于 60 岁妇女，每年乳房造影 1 次，绝经后妇女可间隔 2 ～ 3 年检查 1 次 X 线摄影。对有肿块或结节性病变难以定性时穿刺显得更为重要，其是乳房 X 线摄影后，对有选择性病例的进一步检查。

2）乳房自我检查：此方法对人体无损伤、经济方便、不需要专业人员参加检查，自检能发现较早期的乳腺癌，且发现的乳腺癌瘤块体积小，淋巴结转移率低。如果发现乳腺肿块与月经周期无关，呈持续性存在，应去医院就诊。

四十五、儿童乳腺癌

1. 概述　据英国《每日邮报》报道，加拿大一名 3 岁的女童阿莱莎被确诊为世界上年龄最小的乳腺癌患者，之前世界上最年轻的乳腺癌患者是美国加利福尼亚州的一名 10 岁女童汉娜。儿童乳腺癌泛指发病年龄小于 20 岁的乳腺癌患者，占儿童恶性肿瘤的比例＜ 1%，占乳腺癌的比例＜ 0.1%。

乳腺癌主要症状表现是乳腺肿块，乳腺癌的发病率高，颇具侵袭性，但病程进展缓慢，临床上多见于 40 ～ 50 岁的妇女，很多人认为乳腺癌一般都是成年女性易患的疾病，与儿童不相关，但值得注意的是，由于生活各方面的因素导致儿童同样会患乳腺癌，应引起家长们的重视。

2. 临床表现　人在儿童期，乳房处于尚未发育状态。女性只是到了青春期后，体内雌性激素水平才不断增高，伴随着第二性征的出现，乳房腺体组织才开始发育。因此，人在儿童期患乳腺癌是非常罕见的。有些儿童的乳房出现硬结或者肿块，常常是受到发育期内分泌紊乱、某些内分泌器官发生肿物或类雌激素样药物等因素的影响。例如，有些新生儿出生后可以发现乳房有硬结，这是由于胎儿在子宫内接受了母亲雌激素的影响，一般在出生 1 ～ 2 周后，随着体内残存雌激素代谢消失可以自行消退。

分泌性乳腺癌（SBC）是儿童乳腺癌最常见的病理类型。SBC 多见于女性，男女发病比例约为1：6。SBC可发生于患者乳房的任何部位，一般单发，多见于乳晕下，副乳腺也可发生。一般没有特殊的临床表现，临床上多表现为生长缓慢、可移动的无痛性肿块，个别病例表现为胀痛或乳头血性溢液。肿瘤常呈结节状，大小不一，但多数较小。超声图像常类似其他边界清楚的乳腺良性肿瘤。有时候发现肿块后按良性肿块切除，病理检查后才发现是乳腺癌。

3．**病因**　导致儿童乳腺癌的病因很复杂，主要归纳为：

（1）不良的饮食习惯：童年时期的正确饮食是预防乳腺癌不可忽视的方面。研究发现，幼年时期的饮食习惯会影响女性成年后的健康状况。在幼年时期养成健康的饮食习惯对降低成年后乳腺癌发病风险有重要意义。儿童应该尽可能节制巧克力、冰淇淋、汉堡包等高脂肪高蛋白的饮食，同时儿童也不宜盲目进补。肥胖儿童身体里脂肪细胞数量多，他们长大后很容易发胖，这样的女性在绝经期后乳腺癌的发病率明显增加；另外，如果儿童体内不缺乏某些物质，就不宜吃各种保健品或者补品，因为营养过度、热量过剩都会引起儿童早熟，乳腺过早发育会增加她们成年后患乳腺癌的概率。

（2）养护不当：一些家长由于儿童生来体质弱，为了补充营养，经常给其吃一些营养品，专家分析认为，一些儿童营养品中不排除含有雌激素成分，这不仅会促进女童性早熟；更糟糕的是，可能会打乱人体正常的激素水平，诱发乳腺癌。同时，随着生活水平的提高，越来越多的儿童喜欢吃高脂肪、高蛋白的西式快餐，这些都是癌症的诱因。

4．**诊断和鉴别诊断**　儿童期乳腺癌十分罕见，因而容易误诊，其原因主要是儿童期乳腺发育和儿童期乳腺炎时会出现乳房肿块，一般常伴有发热、疼痛、局部红肿等表现，较容易区别。只有在乳晕区触及边界不清、质地较硬的肿块时，才考虑儿童乳腺癌的可能，此时须到医院就诊。

儿童期乳腺癌常需与其他疾病相鉴别：①活动期乳腺、泌乳结节及分泌性腺瘤，该情况见于青年女性患者，病理可见高度增生的分泌的腺泡状结构，结合病史、年龄等有助鉴别；②纤维瘤、皮脂腺瘤、表皮样囊肿、脂肪瘤均为良性肿瘤，如发生在婴幼儿以及青少年患者极难与癌相鉴别，如患者出现腋窝及锁骨上肿大淋巴结，建议术中肿块以及淋巴结行冷冻切片，再决定手术方案。

5．**治疗**　绝大多数乳腺癌病例预后良好，儿童乳腺癌预后更好。有学者建议发生在青春期前患者，肿块小可作单纯乳腺肿块切除；如有腋淋巴结肿大，根据是否为转移癌后决定是否进行改良根治术。儿童期乳腺癌治疗原则主要以局部手术切除为主，手术效果令人满意。多数文献认为术后放、化疗对减少复发并无显著意义。

四十六、妊娠哺乳期乳腺癌

乳腺癌的治疗可能够导致卵巢失去功能和不能生育，所以对于年轻的乳腺癌幸存者应该考虑的问题是如何保持妊娠和生育能力。更棘手的问题是如何处理妊娠期间发生的乳腺癌。妊娠期乳腺癌面临的问题包括终止妊娠、手术治疗的效果、放射和全身化疗对母亲和胎儿的影响，特别是对胎儿造成的不良影响，如宫内发育迟缓、早期流产和死胎。因为没有前瞻性的临床研究和长期研究的结果，医生也缺少相关的经验。

1．**近期妊娠**　有关近期妊娠（2～3年前）对乳腺癌诊断和预后影响的资料很少。但是其对理解妊娠这一特殊的生物学事件对乳腺癌细胞生长和行为状态的影响是非常重要的。传统的妊娠期乳腺癌定义是妊娠期间或生产后1年内确诊的乳腺癌。然而有大量的年轻妇女在2～3年前妊娠时已经存在亚临床乳腺癌，只是没有发现。因此，在确诊为乳腺癌之前，亚临床乳腺癌已经和妊娠共存了，这些人群也应该被认为"妊娠期乳腺癌"。

在一项多中心的回顾性病例对照研究中（407例20～29岁的女性乳腺癌患者），证明近期妊娠的乳腺癌患者在确诊为乳腺癌后的4年之内，乳腺癌相关死亡的风险每年都在增加。而到 4 年以上，死亡的风险每年都降低 15%。

科尔曼等发现 2 年内有生产史的乳腺癌患者死亡的相对风险增加，5 年和 10 年生存率分别为 59% 和 46%，而产后 2 年以上确诊为乳腺癌的患者 4 年和 10 年生存率分别为 78% 和 66%。对年龄、临床特征和分期进行校对后发现，与 5 年前生产的乳腺癌患者比较，2 年前生产的乳腺癌患者死亡风险增加。

2. 妊娠期乳腺癌 妊娠期乳腺癌的确诊涉及到患者的情感、心理和肉体的煎熬。患者会关心自己的健康，如果能够继续妊娠，希望自己活着看着孩子成长。除了情感和心理的折磨，还要考虑癌症的治疗和不良反应，如果能够继续妊娠，还特别关注治疗及其相关的不良反应对胎儿的影响。

妊娠期乳腺癌的发病率为 1/10 000 ～ 1/3 000，按照妊娠期间或生产后 1 年内确诊的乳腺癌这个标准，在年龄小于 40 岁的乳腺癌患者中，妊娠期乳腺癌患者大约占 15%。在所有的乳腺原发恶性肿瘤中，妊娠期或哺乳期乳腺癌患者占 0.2% ～ 3.8%。据推测，由于妇女分娩的年龄偏大，妊娠期乳腺癌在临床上会很常见。

（1）妊娠期乳腺癌的预后：最早的 3 个报告，5 年生存率为 0、17% 和 8%。

1937 年，梅奥诊所的哈林顿医生报告腋窝淋巴结阴性的妊娠期乳腺癌患者 5 年生存率为 61%，20 世纪 60 年代有 8 个研究报告，病例数从 29 ～ 117，65% 的患者腋窝淋巴结阳性。20 世纪 70 年代又有 4 个相似的报道，56% ～ 81% 的患者腋窝淋巴结阳性。

1960 ～ 1980 年，纽约纪念医院将 56 例妊娠期乳腺癌患者同非妊娠期乳腺癌患者进行了比较，发现 62% 的妊娠期乳腺癌患者腋窝淋巴结阳性，而非妊娠期乳腺癌患者腋窝淋巴结阳性的则只有 39%，妊娠期乳腺癌患者中肿瘤直径小于 2 cm 的占 31%，而非妊娠期乳腺癌患者则有 50% 的患者肿瘤直径小于 2 cm。另一个研究报道，74% 妊娠期乳腺癌患者腋窝淋巴结阳性，而非妊娠期乳腺癌患者则只有 37%。

纽约纪念医院腋窝淋巴结阴性的妊娠期乳腺癌患者 5 年生存率为 82%，与非妊娠期乳腺癌患者相同。腋窝淋巴结阳性的妊娠期乳腺癌患者 5 年生存率为 47%，对照组非妊娠期乳腺癌患者则为 59%。腋窝淋巴结阴性的妊娠期乳腺癌患者 10 年生存率为 77%，腋窝淋巴结阳性的只有 25%。腋窝淋巴结阴性的非妊娠期乳腺癌患者 10 年生存率为 75%，腋窝淋巴结阳性的只有 41%。现代的研究结果提示，妊娠是影响预后的一个独立因素。

最近的一些研究指出，妊娠提示病情较晚，但生存期不一定短。加拿大的多伦多共报道了 118 例妊娠期乳腺癌患者，当与非妊娠期乳腺癌患者进行年龄、分期和诊断年代进行匹配后，统计分析表明两组生存期无统计学差异。妊娠期乳腺癌患者确诊时转移的风险提高 2.5 倍，而 Ⅰ 期患者明显下降，表明妊娠提示分期较晚。总之，几乎所有的研究都报道妊娠期乳腺癌患者生存率较低。但是，当将妊娠期乳腺癌患者与同期非妊娠期乳腺癌患者相比较时，二者生存率相同，至少在早期患者中如此。总体上讲，妊娠期乳腺癌患者预后较差，因为确诊时大多数病期较晚。原因可能为妊娠所导致的更具浸润性的生长方式和 / 或妊娠导致的诊断延迟。

（2）分期和治疗对胎儿的影响：妊娠期乳腺癌诊断和治疗过程中，可能对胎儿造成发育的损害，如因放化疗和全身麻醉造成的胎儿畸形。除了先天畸形外，还有多种危害，如宫内发育迟缓和（或）早产，出生后肿瘤的发生也是必须考虑的。

在啮齿类动物和人类中，在胚胎植入前期（从妊娠到 10 ～ 14 天）放疗造成的首要损害为胚胎死亡。在第二阶段，即器官形成期（从 10 ～ 14 天到 8 周）对电离辐射最敏感。暴露于放射线时间超过 8 周，尽管主要担心神经系统的畸形，但事实上身体任何部位的先天畸形都有可能发生。

原子弹爆炸和动物实验的资料证实，早孕期间放射剂量达 5 c Gy 足以导致畸形的发生。

如果胎儿接受的照射剂量不超过 5 c Gy 不主张终止妊娠。

另一个理论上的风险为癌症的发生。回顾性研究显示，出生前 X 线照射和将来儿童时期癌症的发生有关。接受 2 c Gy 的照射 10 年后白血病的发病风险为 1/2 000，而未接受照射的对照组只有 1/30 000 即使只有 1 c Gy 的照射剂量，也能增加儿童时期癌症发病风险。

（3）妊娠期乳腺癌的分期：分期能够为妊娠期乳腺癌患者提供重要的预后信息和必需的治疗框架。疾病的评估能够让我们对治疗方式的选择、治疗对肿瘤的影响以及对妊娠的潜在影响进行充分的讨论。妊娠期乳腺癌患者确诊时大部分病情较晚甚至已经发生远处转移。分期过程中要进行细致的体检，特别是对骨骼肌的症状和胃肠道或心肺功能失调要引起注意。

准确的分期和恰当的治疗有赖于对转移性疾病的充分评估，大部分实验应用电离辐射。有些原则可供参考。胸部 X 线检查没有禁忌证，有时候要对腹部和盆腔进行遮挡。妊娠后期由于子宫紧贴纵隔下方，遮挡腹部会造成肺下叶实质显示不清。

关于骨转移，妊娠本身就可导致血清碱性磷酸酶浓度升高 2 倍或 3 倍。除了骨盆和腹部以外，其他部位都可以进行传统的影像学检查（如颅骨和长骨）。如果骨扫描结果不能改变目前的治疗计划，可以等到分娩以后再进行。因此，对于临床 I 期或 II 期患者，由于可确诊的骨转移较少，尽量避免行骨扫描检查。反言之，对于临床III期患者，由于骨转移发生率较高，骨扫描的结果可能会改变治疗方案。

腹部超声检查不仅能够评估胎儿的胎龄和发育状况，还可以用来检测肝脏或腹腔内淋巴结有无转移。由于辐射对胎儿的不良影响，一般不要进行腹部和盆腔 CT 扫描。如果高度怀疑腹腔内转移，磁共振扫描（MRI）能够清晰地分辨出腹腔内包括肝脏在内的器官组织结构。MRI 可以分辨出骨小梁转移。对于非妊娠期乳腺癌患者而言，MRI 脊柱扫描能够发现骨转移。

尽管磁共振社会安全委员会声明"妊娠期间进行磁共振扫描的安全性尚未得到证实"，但对胎儿行磁共振扫描结果可靠，看起来也是安全的。即使不应用强化药物，理论上讲，胎儿也有发热和空洞形成的危险。有些放射学家建议，在可能的情况下对不满 3 个月的胎儿最好不要做磁共振扫描。

（4）局部区域治疗

1）麻醉：改良根治术和腋窝淋巴结清扫术已经得到证实对胎儿发育危险最小、妊娠得以继续、母亲身体健康。妊娠期间进行全身麻醉情况非常复杂，它可以引起血容量增加、心率加快、心排出量增加、血小板计数增加、纤维蛋白原浓度增加、直立性低血压、功能残气量减少、膈肌升高、胃排空延迟、呼吸道黏膜充血。但是与放化疗所带来的畸形风险相比较，全身麻醉所用药物带来的风险几乎为零。只要条件允许，就应该实施胎儿监护，以便了解胎儿的状况后立即采取相应的麻醉措施。

一个研究报告了 5 405 例接受任何一种形式手术的妊娠期乳腺癌患者与 720 000 例未接受手术的妇女相比较，即使胎儿未满 3 个月时进行手术，胎儿的畸形率也没有增加。但是低体重和极低体重儿的数目增加。在这个研究中，早产和宫内发育迟缓是由于多种不同的临床问题（疾病和创伤）需要手术造成的。加拿大报道了 2 565 例进行手术的妊娠期妇女，与未进行手术的对照组比较，胎儿畸形的发生率没有增加。

2）妊娠期乳腺癌乳腺和胸壁的放疗：胎儿的接受剂量可以通过放置在解剖模型上的光热放射测量仪来进行估算。大量的放射线通过母体的组织以内散射的方式到达胎儿体内（这种扩散通过外遮挡不能减少）。内散射剂量的多少决定于胎儿和中心野的距离、放射野的大小和放射源的能量。

3）保乳治疗：对非妊娠期乳腺癌患者，保留乳房手术已经成为标准术式，且与非保乳手术长期生存率相同。由此，人们可能会推测，妊娠期乳腺癌患者进行乳腺部分或象限切除加腋窝淋巴结清扫术是可行的。然而，妊娠期乳房有着特殊的解剖和生理特征，含有大量的相互吻合的乳腺导管和丰富的淋巴／血管组织。

妊娠期乳腺癌患者为了保留乳房，可以建议其先在妊娠期行乳房肿块切除，分娩后再进行放疗。

（5）全身治疗：妊娠期乳腺癌患者的治疗包括局部治疗［手术和（或）放疗］和全身辅助化疗。考虑胎龄的变化和潜在的药物不良反应，必须对化疗方法和治疗手段进行改进。

原发性乳腺癌的全身治疗包括内分泌治疗和多种药物联合的化学治疗。大多数妊娠期乳腺癌患者激素受体表达呈阴性。对于绝经前非妊娠期乳腺癌患者，电子束 CT 研究结果显示，辅助应用三苯氧胺能够降低复发的风险，得到确实的益处。因三苯氧胺能引起先天畸形，故不主张应用。

1）化疗：由于潜在的对胎儿的不良反应，妊娠期化疗的应用需谨慎。妊娠期伴随着一些生理的变化，如血容量增加、心排出量增加、肾小球滤过率增加、血循环中蛋白水平的变化等，使预测药代动力学变化变得困难。全身化疗的药物被设计为抗增殖化合物。除了胎儿异常或畸形的产生外，自发流产或死产以及对特定器官的毒性或宫内发育迟缓，也影响化疗的决定。妊娠前 3 个月是造成胎儿畸形的最危险期。有报道，妊娠前 3 个月进行化疗，胎儿有 14% ～ 19% 的畸形率。抗代谢药物危险最大，其中包括抗叶酸剂。妊娠过程的第二个 3 个月似乎相对安全，胎儿畸形率只有 1.3%。宫内化疗存在着许多未知的风险，一些影响在儿童生长的过程会逐渐显现，如癌症的产生、不孕、生长发育过程中生理和精神的变化。

许多化疗药物已应用于妊娠期妇女。妊娠早期的 3 个月，是胎儿中毒危险最大的时期，抗代谢／抗叶酸药物致畸危险最大。妊娠中期 3 个月应用阿霉素和烷化剂对胎儿和新生儿产生的风险似乎是可以接受的。如果产后继续应用 FAC 方案或泰素，则禁止母孕喂养婴儿。

有报告，24 例原发和复发的妊娠期乳腺癌患者于妊娠 22 周时开始应用 FAC 方案化疗，3 例早产，其中 1 例有严重的惊厥前期症状并于 29 周分娩，1 例婴儿体重比正常月龄体重少 10%，1 例患磨玻璃样变性疾病，2 例出生时伴有短暂性的呼吸急促，只有 1 例婴儿短暂性的白细胞减少。法国报道了 20 例化疗的妊娠期乳腺癌患者，2 例患者于妊娠早期 3 个月自发流产，1 例于妊娠中期应用表柔比星和环磷酰胺后死产，出生的 17 个婴儿中，12 例剖宫产，平均随访 3 年半，16 例正常。化疗并发症包括短暂性的白细胞减少、短暂贫血、呼吸窘迫综合征和宫内发育迟缓。爱尔兰报道了 11 例患者表柔比星化疗后，2 例胎儿死亡，死亡时间为妊娠中、后期，1 例终止妊娠。出生的 8 个婴儿中，3 例经阴道分娩，1 例引产，2 例剖宫产，1 例未说明分娩方式。基恩等报道了 39 例应用 FAC 方案化疗，分娩时平均胎龄为 38 周，出生时平均体重力 2.85 kg，没有自发流产、胎儿畸形或死胎的发生。

需要产科医师和化疗医生之间对胎儿生长发育状况进行经常和详细的交流。高风险时的产科监护包括胎儿超声系列检查、胎儿非应激性检查、生化检查以及临床条件允许时进行的氨基酸分析。制定化疗方案时，应使最后一次用药与分娩的时间间隔至少在 2 周以上，以降低由中性粒细胞减少的母亲分娩出一个中性粒细胞减少婴儿的风险。另外，胎儿的药物代谢系统在分娩时由胎盘转换到新生儿的肝、肾。如果化疗后不久分娩，化疗药物在新生儿体内滞留时间可能会延长。为了避免化疗所致的某个时间点的血液系统不良反应所引起的有关并发症，患者一般要有计划地引产和（或）剖宫产。近期化疗的妇女禁止哺乳喂养。

2）胎儿和胎盘的肿瘤转移：恶性黑色素瘤、造血系统恶性肿瘤、肝细胞瘤和绒毛膜癌可发生胎儿转移，而乳腺癌中尚未见报道。据报道，30 例实体肿瘤患者发生了胎盘转移，其中包括部分乳腺癌患者。显微镜下检查胎盘非常重要，特别是对于绒毛间隙的检查，只有一半的患者有肉眼可见的转移。

(6) 关于终止妊娠的问题：1953 年，纽约纪念医院的爱的埃尔注意到妊娠期乳腺癌患者，特别是腋窝淋巴结阳性者，终止妊娠后生存期较长。妊娠期乳腺癌是致命的以及必须终止妊娠。越是病期晚的患者，越倾向于终止妊娠。

为了避免化疗或放疗对胎儿造成的危害，可以建议终止妊娠。孕妇在被告知利弊后，最终作出决定。当与标准治疗相联合后，没有任何已发表的报告能够证明常规终止妊娠能够带来益处。然而，由于终止妊娠和不终止妊娠组生存率相似，而且，病期较晚的患者趋向于终止妊娠，终止妊娠可能是有益的。

3. 乳腺癌患者治疗后的妊娠　越来越多的妇女在完成生育之前就面临乳腺癌的诊断和治疗。延迟至 30 岁或 40 岁妊娠往往也伴随着乳腺癌发生率的增加。有 10% ～ 20% 的乳腺癌妇女处于生育年龄阶段。因此，乳腺癌患者完成治疗后要求妊娠和分娩是很自然的事情。

在一定程度上，激素促进乳腺癌的发展。但是妊娠这一特殊状态带来的激素水平、免疫功能和代谢状态的巨大变化对机体的影响尚不清楚。回顾性研究中报告，治疗后再次妊娠的 Ⅰ、Ⅱ 期患者 5 年生存率可达 80%。法国的一项报告 68 例治疗后再次妊娠者的 10 年生存率为 71%，腋窝淋巴结阴性者 10 年生存率为 90%，与对照组比较无明显差异。

一项研究收治的 136 例患者，5 年生存率高达 78%。治疗后妊娠并不影响总的预后。"健康母亲效应"表明没有复发的"健康母亲"更易再次妊娠。研究表明，治疗后再次妊娠者死亡危险降低。雌激素受体阳性的患者生存率较高。

4. 总结

1) 改良根治术是妊娠期乳腺癌患者的治疗标准术式。因为每年都有大量妊娠妇女需要进行手术，所以目前有足够多的经验对妊娠妇女进行监护和全身麻醉。

2) 妊娠早期的 3 个月应该避免进行放疗，主要为了避免胎儿受到放射线内散射的影响。妊娠期乳房部分切除，分娩后进行放疗虽已有报道，但局部控制率尚不清楚。

3) 治疗性流产未被证明有益。但是现有的报道病例数较少，选择的患者病情较晚，倾向于进行治疗性流产。治疗性流产的价值是不肯定的。

4) 考虑到对胎儿的危害，妊娠期化疗须针对个例具体分析，即"个体化治疗"，妊娠早期的 3 个月尽量避免化疗。

四十七、三阴性乳腺癌 (TNBC)

1. 概述　通过基因芯片技术可将乳腺癌分为四个分子亚型，即 Luminal 型（Luminal A、Luminal B）、HER-2 过表达型和基底样型，使乳腺癌的分类由传统的形态学分类转变为分子学分类。乳腺癌的分子分型与患者预后和治疗反应密切相关，不同的亚型预后明显不同，而产生预后差异的主要原因是各亚型不同的生物学本质。其中基底样型及 HER-2 过表达型预后最差。由于基因芯片技术费用昂贵，对组织标本质量要求高，操作复杂，难以在临床上推广应用。因而病理免疫组化的分子分型应运而生，各亚型分别与基因分型基本对应，其中三阴性乳腺癌（ER、PR 和 HER-2 均阴性）与基底样型乳腺癌相对应，二者在临床和分子特征上有许多共同之处，虽然二者高度重叠，但并非完全等同，概念上不能完全互相代替。

TNBC 约占所有乳腺癌的 10% ～ 20%，三阴性乳腺癌患者更年轻，绝经前，尤其是小于 40 岁乳腺癌患者中三阴性乳腺癌的比例高于非三阴性乳腺癌。具有侵袭性较强、术后复发转移风险高、疾病进展快、内脏转移风险高等特点，并缺乏内分泌治疗、抗 HER-2 靶向治疗的机会，因此，目前三阴性乳腺癌是乳腺癌治疗的瓶颈，也是临床研究的热点。

2. 临床表现

(1) 三阴性乳腺癌典型的临床特征

1) 恶性程度高，发病年轻，诊断时原发肿瘤较大，腋窝淋巴结阳性者较多，临床分期偏晚，组织分级高，多为 Ⅱ～Ⅲ 期。

2) 侵袭性强，诊断三阴性乳腺癌的前 3 年内早期复发风险高，常见远处转移，脑、肺转移率高，病情进展快。

3) 治疗有限，临床预后差。少见的病理类型，如髓样癌、化生性癌或腺样囊性癌免疫组化标记也可能是 ER、PR、HER-2 阴性，即三阴性，但其预后往往比常见三阴性浸润性导管癌要好。

在非三阴性乳腺癌患者中，淋巴结阳性率与肿瘤直径呈正相关，而在 TNBC 患者中，淋巴结阳性率与肿瘤直径大小无相关性，即使肿瘤较小，也会出现较明显的淋巴结转移。组织学分级多为Ⅲ级浸润性导管癌，与其他类型相比，总生存率和无病生存期都较差。TNBC 与非 TNBC 相比，更易发生远处转移，特别是内脏（脊髓、肺、肝、脑），而骨的转移率很低。

(2) 三阴性乳腺癌复发转移特点

1) 术后 1～3 年是其高发期，3 年后复发率迅速下降。至 5～10 年其复发风险与非三阴性乳腺癌无差异，8～10 年甚至比非三阴性乳腺癌转移风险还要低，换句话说，8 年后几乎不会出现复发转移。

2) 内脏转移风险高，三阴性乳腺癌出现肺、脑、肝等内脏转移的概率要比非三阴乳腺癌高，出现复发转移后生存时间短。

3) 脑转移概率高、预后差。研究发现，发生转移的三阴性乳腺癌患者中，有近 50% 存在中枢神经系统的转移。

3. 治疗 三阴性乳腺癌因 ER、PR、HER-2 均阴性，故缺乏内分泌及抗 HER-2 治疗的靶点，治疗方法有限。目前尚无针对性的标准治疗方案，除化疗外尚无其他有效的全身治疗手段。内科治疗仍以化疗为主，多年来，研究主要集中于化疗药物的选择，如蒽环类、紫杉类、伊沙匹隆、铂类等。三阴性乳腺癌对铂类较敏感，新辅助化疗的研究结果表明，单药顺铂即可取得较高的 PCR 率。然而，美国 FDA 尚未批准任何专门针对三阴性乳腺癌的药物，一旦复发转移，预后极差，中位生存期仅 10～12 个月。治疗选择有限，可选择的药物很少。新药方面，白蛋白结合紫杉醇疗效初显，白蛋白结合紫杉醇是新一代的紫杉类药物，初步研究表明，白蛋白结合紫杉醇可能对三阴性乳腺癌更有效。伊沙匹隆是第一种埃博霉素类药物，与紫杉类有不同的微管结合位点，因此，对紫杉类耐药者仍有活性。Eribulin 是一种新型非紫杉类微管动力学抑制剂，相比目前常规治疗能明显提高有效率。这些新药是否能给三阴性乳腺癌患者带来新的希望，尚待大规模临床试验的证实。

近年来，三阴性乳腺癌治疗研究的焦点在于分子靶向药物上，包括 EGFR 抗体类、小分子单靶点及多靶点 TKI 类、抗血管内皮生长因子（VEGF）抗体类以及作用于细胞增殖和 DNA 修复关键酶（如 PARP）等，随着这些药物研究的进展，有望给三阴性乳腺癌患者提供更多的治疗选择，以改善预后。

四十八、副乳腺癌

1. 概述 副乳腺癌是指副乳腺组织发生的乳腺癌，属于一种特殊类型乳腺癌，文献报道，副乳腺癌的发生率为 0.1%～0.6%。副乳腺癌也同乳腺癌一样会发生肺、骨、肝等部位转移。副乳腺癌生存率一般低于乳腺癌，究其原因：①副乳腺癌发生部位邻近腋窝淋巴引流区，出现腋窝淋巴结转移的时间早；②副乳腺癌部位异常，易漏诊和误诊；③由于肿瘤局部无明显疼痛或缺少其他伴随症状，患者本人重视不够，就诊时通常病期较晚。

2. 病因 人类胚胎发育期形成从腋窝通过乳头到腹股沟内侧端的假设的线，称"乳线"，乳线上有原始乳房 6～8 对。仅胸前第 5 肋间的一对得到正常发育，其余都在出生前退化消失。如未退化或退化不全，就形成了副乳腺，亦称为多乳腺症。副乳腺男女均可发生，发生率为 1%～6%，多见于腋窝及胸前部，可对称分布，一对或多对，亦可仅为单侧一个。副乳腺可分为具有乳头、乳晕及乳腺组织的完整副乳腺和仅有乳头或乳晕或乳腺组织的不完整副乳腺。副乳腺与正常乳腺一样受内分泌系统影响，月经前可膨胀和疼痛，妊娠期增大明显，哺乳期可出现泌乳；正常乳腺可能发生的疾病在副乳腺上均可发生。乳腺组织可在多种内、外病因的作用和影响下发生癌变，具有腺体组织的副乳腺也同样可以患癌，只有乳头、乳晕，或二者均有但无腺体的副乳腺是不会发生副乳腺癌的。

3. **临床表现**　副乳腺癌的临床表现多为腋下或腋前区无痛性肿物，质硬，边界欠清楚，生长较快，可侵及皮肤或与基底固定。部分患者可在该部位查到副乳头，既往妊娠或哺乳期时副乳腺常有肿胀史。

4. **检查**　在乳腺门诊，医生了解了病史后首先会进行体检，检查双侧乳腺，不要遗漏腋窝部位；还会结合影像学检查，包括乳腺超声、乳腺 X 线摄影（钼靶照相），必要时也可进行乳腺磁共振检查（MRI）。最后确诊还需要进行穿刺或外科手术活检，依据细胞病理学（在有条件的医院）和组织病理学诊断。

5. **诊断**　乳房体检腋窝部可触及肿块，质硬，不光整，部分患者肿块与皮肤粘连，需考虑是否为腋窝淋巴结，还是来自乳腺尾叶或是副乳腺，若伴有副乳腺的典型体征，如副乳头、乳晕，则有助于鉴别诊断。副乳腺癌超声检查可见腋部低回声结节，多为界限不清，不规则，内部回声不均匀。乳腺 X 线检查表现为腋部肿块阴影，边缘不整，有的患者局部皮肤可增厚。临床手术中需注意肿瘤组织是否与乳腺尾叶相连。明确诊断需依据细胞学及病理组织学检查，若组织学检查为癌时应进一步排除腋下转移癌、腋窝部发生的皮肤附件大汗腺癌及乳腺尾叶癌，方可诊断为副乳腺癌。

6. **治疗**　副乳腺癌的生物学特征与乳腺癌无明显差异，其治疗原则可遵循乳腺癌的综合治疗原则。如术前已明确副乳腺癌的诊断，可行保留乳房的肿物局部扩大切除术，加腋窝淋巴结清扫；若患者乳房较小，肿块较大，亦可行乳腺癌改良根治术。术后辅助治疗亦可依从乳腺癌的治疗原则。因腋部副乳腺癌靠近腋窝淋巴结易发生转移，故放疗的适应证可较乳腺癌放宽；术后辅助化疗可采用含蒽环类的 CAF 方案，也可用紫杉类药物；雌激素受体或孕激素受体阳性者应接受内分泌治疗；HER-2 阳性可接受靶向治疗。对无症状、无肿块但伴有副乳腺发育的患者，不主张常规进行副乳腺切除术。

7. **预防**　副乳腺癌是一种特殊类型乳腺癌，因为乳腺癌的病因尚不完全清楚，所以还没有确切的预防方法。从流行病学调查分析，副乳腺癌的预防可以考虑以下几个方面：①建立良好的生活方式，调整好生活节奏，保持心情舒畅；②坚持体育锻炼，积极参加社交活动，避免和减少紧张因素，保持心态平和；③养成良好的饮食习惯；④积极治疗乳腺疾病；⑤不乱用外源性雌激素；⑥不长期过量饮酒。副乳腺癌的临床体征是近腋窝处发现肿块，应提高警惕及时就医。建议女性朋友学习一些乳腺疾病的科普知识，掌握乳腺自我检查方法，养成定期自查习惯，积极参加乳腺癌筛查。

四十九、复发转移性乳腺癌

1. **概述**　目前有 6%～10% 的乳腺癌患者在初诊时已存在远处转移，并且在早期乳腺癌中约有 30% 的患者在疾病进展过程中会出现远处转移。复发转移性乳腺癌是不可治愈性疾病，主要治疗目的是姑息性的，中位生存时间为 2～3 年。5%～10% 的转移性乳腺癌病人可以生存 5 年以上，或许 2%～3% 能变为长期存活者，甚至可以被认为治愈。除了少数患者有机会接受局部手术或者放疗，多数患者都需要全身治疗（主要化疗、内分泌和靶向治疗）。近十几年来，由于抗肿瘤药物的研究进展，特别是分子靶向药物的问世，使复发和转移性乳腺癌的治疗效果有了很大提高，在发达国家的死亡率已经出现下降趋势。

2. **临床表现及检查**　乳腺癌常见的转移部位是骨、肺、肝、脑等，可出现相应器官病变的临床表现，50%～70% 患者仅有单一脏器受累。局部复发表现为保乳术后同侧乳房复发，全乳切除术后胸壁再次出现肿瘤。区域淋巴结复发指患侧的淋巴引流区，包括腋窝、锁骨上下及内乳淋巴结区域出现肿瘤。

(1) 骨转移：为乳腺癌最常见转移部位，晚期乳腺癌中，骨转移的发生率为 65%～75%，而首发症状为骨转移者占 27%～50%。转移部位骨痛、骨损伤、骨相关事件（包括骨痛加剧或者出现新的骨痛、病理性骨折、椎体压缩或变形、脊髓压迫、骨放疗及高钙血症等）及生活质量降低为乳腺癌骨转移的常见并发症。诊断方法：骨放射性核素扫描是骨转移初筛诊断方法，磁共振扫描、CT 扫描、X 线拍片是骨转移的影像学确诊检查方法，可了解骨破坏的严重程度。正电子发射计算机断层显像 (PET-CT) 具有与骨扫描相似的灵敏度，更高的特异度，对治疗后病情的跟踪优于骨扫描，但对骨转移的明确诊断价值待进一步研究。

(2) 肺转移：乳腺癌患者中有 15%～20% 可发生肺转移，是仅次于骨的第二位最常见乳腺癌转移部位。症状多由于血液循环途径形成。转移癌不直接侵犯肺的气道黏膜上皮，因此，临床表现往往不同于原发性肺癌，在转移的早期多无临床症状和体征。多数患者只是在进行胸部影像学检查时才发现肺内有多发大小不等的结节样阴影，病变以双肺同时并发多见。常侵犯胸膜，可产生胸痛和胸腔积液；侵犯肺大支气管时，可产生干咳或痰中带血等症状；侵犯肺门或纵隔淋巴结时，可产生呼吸困难、进食有阻塞感等压迫症状；少数病人癌肿可压迫喉返神经，出现声音嘶哑。诊断方法：X 线片、CT、MRI、PET.CT 等均有助于诊断，部分患者需行支气管镜、胸水细胞学、肺穿刺活检病理及免疫组化明确。

(3) 肝转移：肝是仅次于骨、肺的乳腺癌远处转移途径，在转移性乳腺癌的整个病程中，有 40%～50% 的患者会出现肝转移。肝转移患者的中位生存期只有 12 个月。常伴有其他部位的复发或转移。早期可无症状，随病情进展可出现消瘦、乏力、食欲不振、发热、眼及皮肤黄染、贫血、恶心、呕吐、腹胀、肝区疼痛及腹水等。诊断方法：肝功能检查、肿瘤标志物、B 超、CT、MRI、肝脏穿刺活检病理及免疫组化检查。

(4) 脑转移：乳腺癌脑转移常见于脑实质的转移，50%～70% 为多发性颅内转移灶，并常伴有颅外转移，如淋巴结、肺、肝转移等。早期局限性乳腺癌脑转移发生率不到 3%，晚期乳腺癌患者发生脑转移的发生率 10%～16%。临床表现：①头痛；②颅压增高症状：多表现头痛、智力改变、脑膜刺激征、嗅觉减退等，而视盘水肿、恶性、呕吐表现较不明显；③精神症状：躁狂、健忘症、痴呆、淡漠寡情、昏睡等；④局灶症状：偏瘫、失语、进行性意识改变；⑤癫痫：乳腺癌脑转移癫痫发作发生率 10%～20%。诊断主要依赖 CT、MRI、X 线、放射性核素扫描、脑电图检查，而 MRI 增强扫描是公认的最佳检查方法。

(5) 局部和区域复发：表现为术后同侧乳房出现肿块，术后胸壁皮肤结节样改变，部分可融合，破溃形成溃疡；腋窝、锁骨上.内乳区出现淋巴结肿大。部分可引起疼痛。胸部 CT、MRI 增强扫描、淋巴结彩超、乳房彩超、PET-CT 有助于诊断，穿刺活检病理可进一步明确诊断。

(6) 转移病灶的粗针穿刺活检：目前所有检测技术都存在一定的假阴性，并且在接受过辅助治疗干预或者经历一定时间的生长过程，可能会出现受体表达状态的改变，可直接影响到治疗策略，将改变 20%～30% 患者的临床治疗抉择。因此，可疑部位的穿刺活检是很必要的，需要明确 ER/PR、HER-2 状态。

3. 治疗

(1) 治疗的目标：对于复发转移性乳腺癌，治疗的主要目标是姑息性的，为减轻症状、改善生活质量和延长生存期。判断病情预后及评估治疗目的有利于选择最佳治疗方案。

(2) 治疗的方法：复发转移性乳腺癌往往病情复杂多变，需要多学科的综合治疗。全身性解救治疗方法包括化疗、内分泌治疗、分子靶向治疗等。应遵循"优选既往未用过方案或者既往有效而非肿瘤进展因素中止的方案，次选既往用过但疗效未评价的方案，排除既往治疗无效的方案"。全身性化疗目前多用于 ER/PR 阴性、进展期内脏转移、内分泌治疗耐受的复发转移性乳腺癌患者；内分泌治疗多用于 ER/PR 阳性、不伴有症状的内脏转移、骨或软组织或淋巴结复发转移性乳腺癌患者，即使是 ER/PR 阴性或内分泌治疗耐受的患者，也可考虑参加内分泌治疗试验研究；分子靶向药物曲妥珠单抗、拉帕替尼主要用于 HER-2 阳性的患者。局部治疗包括手术、放疗、射频消融治疗等。全身性治疗和局部治疗的选择需根据病情、患者治疗意愿、经济状况等多方面因素。

1）化疗

①综合资料显示，一线解救化疗的临床缓解率为 30%～70%，中位肿瘤进展时间为 7～10 个月。一线治疗失败，此后解救化疗的临床有效率仅有 20%～30%，中位肿瘤进展时间降为 6 个月。首选化疗的适应证：a 激素受体阴性；b 有症状的内脏转移；c 激素受体阳性但对内分泌治疗耐药的患者；d 年龄＜35 岁。

②药物选择时，一、二、三线药物的概念是相对的，凡辅助治疗未用过的药物，如蒽环类、紫杉类、长春瑞滨、吉西他滨、卡培他滨、铂类等均有机会在以后长期的解救治疗阶段应用。在化疗药物应用方面，应首先推荐序贯化疗方案；但两药联合方案对于肿瘤进展较快、威胁生命或者需要快速控制症状和疾病的患者是可以接受的。在单药与联合用药的选择方面，需要临床医师权衡每个患者的具体肿瘤情况。

③常用的单药包括：蒽环类，如多柔比星、表柔比星、吡柔比星、多柔比星脂质体；紫杉类，如紫杉醇、多西紫杉醇、白蛋白结合紫杉醇；抗代谢药，如卡培他滨和吉西他滨；非紫杉类微管形成抑制剂，如长春瑞滨、艾日布林。

④常用的联合化疗方案包括：紫杉类＋铂类、长春瑞滨＋铂类、吉西他滨＋铂类、紫杉类＋吉西他滨、紫杉类＋卡培他滨、长春瑞滨＋卡培他滨等，均有 50% 左右的临床有效率。

其他有效的药物还包括环磷酰胺、顺铂、口服依托泊苷、长春花碱、米托蒽醌和氟尿嘧啶持续静脉给药方案。

标准的药物治疗为应用一个治疗方案直至疾病进展换药，但由于缺乏总生存期方面的差异，应该采用长期化疗还是短期化疗后停药或维持治疗需权衡疗效、药物不良反应和患者生活质量。

2）内分泌治疗

①内分泌治疗在晚期复发转移性乳腺癌的全身性药物治疗中发挥了极为重要的作用。在转移性乳腺癌中，有 60% 的患者 ER 和（或）PR 阳性，属内分泌治疗敏感型。适用于：a ER 和（或）PR 阳性的复发转移性乳腺癌；b 转移灶仅局限于骨或软组织；c 无症状的内脏转移；d 复发距手术时间较长，一般＞2 年；e 原则上内分泌治疗适用于激素受体阳性患者，但是如果受体不明或受体为阴性的患者，只要临床病程发展缓慢，也可以试用内分泌治疗。复发转移性乳腺癌治疗为非治愈性，只要情况允许，毒性较小的内分泌治疗优于细胞毒治疗。

②药物的选择：a 绝经后：芳香化酶抑制剂，包括非甾体（阿那曲唑、来曲唑）和甾体类（依西美坦）、雌激素受体调变剂（他莫昔芬和托瑞米芬）、雌激素受体下调剂（氟维司群）、孕酮类药物（甲地孕酮）、雄激素（氟甲睾酮）和大剂量雌激素（乙炔基雌二醇）；b 绝经前：他莫昔芬、LHRH 类似物（戈舍瑞林）、孕酮类药物（甲地孕酮）、雄激素（氟甲睾酮）和大剂量雌激素（乙炔基雌二醇）、外科去势手术。

③一线治疗的选择：a 没有接受过抗雌激素治疗或无复发时间较长的绝经后复发患者，他莫昔芬、芳香化酶抑制剂、氟维司群都可选择，首选芳香化酶抑制剂；b 他莫昔芬辅助治疗失败的绝经后患者可选择芳香化酶抑制剂或氟维司群；c 既往抗雌激素治疗并且距抗雌激素治疗 1 年内复发转移的绝经后患者，芳香化酶抑制剂是首选一线治疗；d 未接受抗雌激素治疗的绝经前患者，可选择他莫昔芬、卵巢去势，或卵巢去势＋他莫昔芬或芳香化酶抑制剂。

④二线治疗选择：a 尽量不要重复使用辅助治疗后一线治疗用过的药物；b 他莫昔芬治疗失败的绝经后患者可选芳香化酶抑制剂或氟维司群；c 一类芳香化酶抑制剂治疗失败可选另外一类或氟维司群，也可选用他莫昔芬；d ER 阳性的绝经前患者可采取卵巢手术切除或其他有效的卵巢功能抑制治疗，随后遵循绝经后妇女内分泌治疗指南；e 二线内分泌治疗之后的内分泌治疗选择无高水平证据供参考。

3）分子靶向治疗

①针对 HER-2 基因的分子靶向治疗：单克隆抗体曲妥珠单抗、酪氨酸激酶抑制剂拉帕替尼是目前常用的分子靶向药物治疗。一线治疗：a 曲妥珠单抗单药解救治疗 HER-2 阳性转移性乳腺癌可联合紫杉醇，联合或不联合卡铂、多西他赛、长春瑞滨和卡培他滨，联合多西他赛＋帕妥珠单抗；b HER-2 和激素受体同时阳性，且病情发展较慢或不适合化疗的晚期乳腺癌患者，可以选择曲妥珠单抗联合内分泌治疗；c 治疗期间每 3 个月检查 1 次左室射血分数。二线治疗：a 含曲妥珠单抗方案治疗后疾病进展的 HER-2 阳性转移性乳腺癌患者中，后续治疗应继续阻滞 HER-2 通路，否则可能导致肿瘤反弹；b 可保留曲妥珠单抗，而更换其他化疗药物，如卡培他滨；c 也可换用拉帕替尼加用其他化疗药物，如卡培他滨；d 可停细胞毒药物，而使用两种靶向治疗药物的联合，如拉帕替尼联合曲妥珠单抗，或帕妥珠单抗联合曲妥珠单抗；e 也可考虑使用 TDM-1。

②抗血管生成分子靶向治疗：贝伐单抗联合化疗，可显著改善无进展生存期，但没有显著延长患者的总生存期。

4）维持治疗

①维持治疗是指转移性乳腺癌患者接受某种抗肿瘤治疗后达到肿瘤的临床控制（完全缓解，部分缓解，病情稳定），此后选择某种有效的治疗手段，继续维持前面获得的临床疗效，从而达到延长患者生存期、维持患者较好生活质量的目的。必须同时满足两个条件：a 必须是对转移性肿瘤有效的治疗手段；b 同时患者可耐受该治疗，便于较长时间的应用。目前有两种维持治疗：a 原来的治疗方案继续使用；b 用一种新的治疗方案替代原来有效的方案。

②维持治疗的常用药物包括药物化疗、内分泌治疗、分子靶向治疗：a 化疗药中卡培他滨、多柔比星脂质体、多西他赛、长春瑞滨、吉西他滨等均可用于维持治疗；b 内分泌治疗多为解救内分泌治疗有效方案的延续，也可用于解救化疗无法耐受时切换应用；c 针对 HER-2 阳性乳腺癌的曲妥珠单抗、拉帕替尼也可作为复发转移性乳腺癌的维持治疗，治疗过程中注意心脏毒性、皮肤黏膜、肝脏毒性的检测。

5）局部及其他治疗

①骨转移：除了以全身治疗为主，双膦酸盐可预防和治疗骨相关事件，镇痛药的使用可缓解骨痛症状，按三阶梯镇痛原则规范治疗。局部治疗包括放射治疗、单发骨转移病灶的手术治疗。a 放射治疗可减轻骨痛，减少病理性骨折的危险，包括体外照射和放射性素治疗二类。放疗缓解骨痛的有效率为 59%～88%，其显效需要一定的时间；b 手术治疗。可解决对神经的压迫、减轻疼痛、恢复肢体功能，从而改善生活质量。方法包括骨损伤固定术、置换术和神经松解术。

②乳腺癌骨转移的双膦酸盐治疗：a 双膦酸盐可以抑制破骨细胞成熟、抑制成熟破骨细胞的功能，抑制肿瘤细胞扩散、浸润和黏附于骨基质。适用于高钙血症、骨痛、治疗和预防骨相关事件（包括骨痛加剧或者出现新的骨痛、病理性骨折、椎体压缩或变形、脊髓压迫、骨放疗及高钙血症等）。可与放疗、化疗、内分泌治疗、镇痛药联合使用，长期使用时应补充钙和维生素 D。严重肾功能不全患者需减量。并注意口腔检查，预防出现下颌骨坏死。双膦酸盐使用的中位时间为 6～18 个月，至少 6 个月。双膦酸盐可能有预防骨转移的作

用，临床研究仍在进行中；b 双膦酸盐包括：第一代，氯膦酸二钠；第二代，帕米膦酸二钠、阿仑膦酸钠；第三代，唑来膦酸、伊班膦酸。第三代双膦酸盐有疗效更好、毒性更低和使用更方便的优点；c 双膦酸盐可应用于乳腺癌患者抗肿瘤治疗引起的骨丢失，骨丢失可发生在老年患者、化疗后、激素治疗，尤其是卵巢功能抑制和芳香化酶抑制剂治疗后。骨密度测定 T 值低于 -2.5 开始使用双膦酸盐，T 值在 -2.5 ～ -1.0 之间患者考虑使用双膦酸盐，T 值高于 -1.0 的不建议使用双膦酸盐。双膦酸盐治疗骨质疏松用法为每 3 ～ 6 个月使用 1 次，并根据骨密度评分调整。

③肺转移：a 对符合条件的患者行局部病灶手术及放射治疗，但化疗等全身治疗仍为基本治疗方法；b 对胸膜转移合并胸水的患者，局部治疗包括胸穿引流胸水、胸膜固定术、胸廓切开术加硬化剂治疗，以及胸腔内化疗、热疗或基因治疗。

④肝转移：全身治疗仍为主要的治疗方法，局部治疗包括：a 手术治疗，仅用于局灶性肝转移或肝外病变得到很好控制者；b 频消融治疗，尤其适用于直径小于 3 cm 的病灶，有助于局部病灶的控制；c 其他局部治疗：经皮激光热疗、瘤体内无水乙醇注射、冷冻治疗及放疗等也有一定效果，疗效还待进一步研究。

⑤脑转移：a 药物对症治疗，激素、脱水药等缓解颅高压症状，镇痛对症治疗；b 局部治疗方法包括全脑放疗、立体定向放射治疗；部分单发病变可考虑手术治疗；c 全身治疗尤其化疗是重要的姑息治疗手段。

⑥局部和区域复发：均需多学科评估和治疗，局部治疗能有效控制局部疾病，全身治疗可尽可能的减少或延迟再次复发或远处转移的发生。a 保乳术后同侧乳房复发，单灶复发或可手术的复发患者，补救性乳房切除是最主要的局部治疗手段，可获得 60% ～ 70% 的 5 年局部控制率；若复发范围广泛或累及皮肤，需全身治疗后再考虑局部手术、放疗；b 乳房切除术后复发，同侧胸壁、锁骨上淋巴结复发率较高，胸壁复发结节可切除者，推荐局部广泛切除，放疗可降低局部再次复发率；孤立的腋窝淋巴结复发，手术切除为主要治疗手段；锁骨上及内乳淋巴结复发，既往未放疗的，放疗为局部治疗的手段。局部治疗得到有效控制，全身治疗可改善无病生存和总生存。

⑦镇痛及姑息治疗：使患者尽可能无痛，提供支持系统，以达到减轻患者身心痛苦，提高生活质量。a 癌痛遵照三阶梯治疗原则：按阶梯用药、按时用药、口服或无创用药、个体化用药、注意具体细节；b 对复发转移晚期症状，如恶心、呕吐、厌食、恶病质、疲乏等的镇吐、对症、营养支持、纠正电解质紊乱的治疗，昏迷患者的病因对症处理及支持治疗和护理。

⑧免疫、中医中药治疗：a 通过主动、被动免疫和过继免疫治疗达到杀伤肿瘤细胞的目的，同时避免药物引起的不良反应，如 CIK 治疗、胸腺肽、干扰素等，其确切疗效还待进一步研究；b 中医中药对缓解晚期肿瘤相关症状、减轻化疗不良反应、提高免疫力、提高化疗等治疗的耐受性方面有一定效果，但抗肿瘤的疗效还待进一步研究。

4. 疗效评价　　复发转移性乳腺癌的病人检测的主要原因是确定最近采用的治疗是否达到了期望目标，或者患者是否需要选择另一个而且推测希望较小的（因为它最初没被选用）治疗策略，评价主要依靠影像学检查等。目前评价标准主要是 RFCIST 标准，疗效分为完全缓解、部分缓解、病情稳定和病情进展，前三种疗效表示治疗有效，后一种表示治疗无效，需更改治疗方案。

目前对女性复发转移性乳腺癌，在显著增加治愈、延长生存期方面的进展缓慢。然而，通过局部和全身化疗，许多患者取得满意的缓解肿瘤相关症状的结果。另一方面，几个新的有效药物治疗转移性乳腺癌有效，包括通过阻断雌激素受体途径起效的药物和相对非特异性细胞溶解作川。曲妥单抗代表了似乎通过阻断由肽类生长因子和相关的受体引导的信号传导途径而起效的这一有希望疗法的第一个药物。总之，这些治疗为大多数转移性乳腺癌患者提供了一系列至少改善生存质量也能适当延长生存期的治疗。

五十、双侧乳腺癌

1. 概述　双侧原发性乳腺癌的发病率较低，占乳腺癌的 1.4%～15%。其定义是同时或非同时性发生于两侧乳腺组织的原发性多发癌，即双侧乳腺都患有原发癌（不包括一侧乳腺癌转移至另一侧乳腺的转移癌）。双侧乳腺癌可同期发生，也就是患者在进行检查时发现双侧乳腺均有癌变；也可异时发生，即患者在单侧乳腺癌术后复查或治疗的过程中发现另一侧乳腺发生癌变。一般来说，双侧乳腺癌异时发生的间隔时间多在半年到 18 年不等。

2. 病因　在临床上，双侧乳腺癌多见于年轻女性，其中绝经前的女性占 80% 以上。因此，具备下列高危因素的女性尤应注意：①曾患过一侧乳腺癌者，已患有单侧乳癌的患者发生对侧原发性乳癌的危险度是一般人群的 2～6 倍；②乳腺癌家族史者，特别是母亲或姊妹曾患过乳腺癌（尤其是在绝经前患过双侧乳腺癌）者；③第一原发癌的病理类型，小叶原位癌及浸润性小叶癌容易发生对侧原发性乳腺癌；④辐射史，放疗是治疗乳腺癌的方法之一，尤其是行保乳术的患者术后均应行放疗，故放疗也是对侧发生原发性乳腺癌的危险因素，但具体多少辐射量仍不清楚；⑤ER、PR 阴性，HER-2 阳性。第一原发癌激素受体阳性的患者经治疗后会使对侧乳腺癌发生概率降低，故 ER、PR 阴性会增加对侧乳腺癌的发病危险。

3. 临床表现　双侧同时性原发性乳腺癌发病率为 0.7%～3.0%，多发生于年龄较大的绝经后妇女，多因发生远处转移而生存率较低。第一原发癌灶多由于触及乳房肿块而发现，第二原发癌灶则多因随访钼靶或超声而发现。双侧非同时性原发性乳腺癌患者较同时性或单侧乳腺癌患者年轻，肿瘤较晚期，易复发。

具有高危因素的女性要坚持对自己进行经常性的"一看二摸"，即经常看一看自己乳房的外形、大小、位置是否对称，乳头是否回缩、糜烂和脱皮等。要经常于坐位或仰卧位时用手轻轻平触自己的乳房（切忌抓捏，以免将乳腺抓起，造成错误感觉），以确定是否有肿块，然后再轻挤乳头，看是否有液体溢出（尤其注意是否有血性溢液）；经常用手触摸自己的腋窝，一般检查右侧乳腺时，可用右手托起左侧肘部，然后用左手触摸；检查左侧乳腺的方法与其相反。一旦在检查中发现异常现象，患者应立即去医院做进一步的检查，必要时可接受乳腺 X 线摄影、乳腺超声、MRI 等检查。

4. 治疗　双侧原发性乳腺癌的治疗遵循一般乳腺癌的治疗原则。根据分期决定手术治疗方式，根据术后病理诊断决定辅助治疗方案。采用以根治性手术为主的综合性治疗措施，即首先清除原发病灶（包括区域淋巴结的清扫），然后兼顾全身的治疗（化疗或内分泌治疗），以控制体内残留的转移灶。需要指出的是，双侧乳腺癌患者在术后要定期复查，一般在术后 5 年内每 3～6 个月就要复查 1 次；6～10 年内应每年复查 1 次。复查时患者可选用 X 线钼靶片、B 超或针吸细胞学等。研究证实，双侧乳腺癌只要早期诊断，其治疗效果并不比单侧乳腺癌差。

五十一、乳腺癌患者的性生活

乳腺癌患者的性生活问题是一个非常复杂的问题。临床证明适度性生活对患者康复有利。女性患者应尽量从自卑、自怜的负面情绪中挣脱出来，和伴侣多沟通，伴侣间的互相理解、互相包容对疾病的治疗非常重要。而且，乳腺癌患者也不需要惧怕，更无须强行克制，适度的性生活会增进夫妻感情，愉悦的性生活对内分泌系统调整也有帮助，而且来自伴侣的感情支持对于女性患者很关键，会提升其面对疾病的信心和勇气。相反，如果一味地自卑和压抑自己，反而会增加复发和转移的机会。乳腺癌患者手术后有较长一段心理适应期，此时伴侣间一定要充分沟通和交流。双方在性需求上可以坦诚自己的感受，性生活要建立在双方自发自愿的基础上，不要强求和强行。一般来说，手术后的 1～3 年内，伴侣间应减少性生活的次数。尤其在病人手术不久后或化疗期间，由于体质虚弱，不宜进行性生活。如果实在有需求，性生活也要轻柔和适度，要尽量减少对胸部的挤压，避免因疼痛不适而引起患者对性生活的恐惧。当病情稳定后，体力逐渐恢复，也适应了由疾病带来的种种变化，可以适当恢复规律的性生活。癌症是不会因性生活而传染的，适度的性生活对疾病无害。性生活以不感到勉强，并在次日不感到疲乏为宜。和健康人群相比，乳腺癌患者在性生活时要注意时间不宜过长，动作应该轻柔。次数过多、动作过猛对乳腺癌患者来说都是禁忌，伴侣应该多理解并配合。

五十二、乳腺癌患者的结婚生育问题

许多年轻乳腺癌患者关心她们的疾病及其治疗对以后生育能力的影响。因此，生殖健康对于乳腺癌患者长期的身心健康十分重要。

乳腺癌患者对生育能力和生殖健康的关注度日益提高，主要原因有：①女性生育年龄越来越晚，而乳腺癌的发病却越来越高；②未产妇和高社会阶层常常在年龄较大时仍希望生育；③40多岁但仍然热衷于生育的女性中乳腺癌数量较多；④化疗和内分泌治疗等影响生育能力。

1. 正常的生殖功能及绝经 原生殖细胞在妊娠3周内在胎儿体内出现，到6周时分化成原始性索。到妊娠20周时已存在700万个卵原细胞，到胎儿出生时这个数字减少到70万，青春期时为20万个。在女性一生中，这些卵母细胞中将只有400个成熟并被排出。其余的则由于卵泡刺激素（FSH）的刺激不足而将依次闭锁。随着青春期的来临，女性开始有每月1次的月经周期。在激素周期性的生理影响下，一个卵泡在一个月经周期内成熟并被排出。月经周期的卵泡期从月经第一天开始持续到排卵时，会稍有变动。月经周期的黄体期是指从排卵到月经来潮之间的时期，它是相对恒定的。在卵泡期，卵泡增殖，卵巢产生的雌激素也增加。月经中期，卵泡刺激素和黄体生成素（LH）的高峰诱发排卵。随后，卵巢产生的雌激素与黄体产生的孕激素一起对FSH和LH产生负反馈。未受精时，孕激素和雌激素水平在黄体后期下降，引起子宫出血。卵巢中的卵泡通常在排卵前85天就开始增殖直至成熟。破坏或干扰卵泡成熟将导致闭经。卵母细胞的成熟既依赖卵母细胞的功能也依赖颗粒细胞的功能，它们将促进卵母细胞成熟。对任何一种细胞的毒性都会阻碍卵泡成熟，并最终导致卵巢储备的消耗。

随着女性年龄的增大，月经周期易于变得不太规律。虽然女性继续排卵，但是体内循环中雌激素、孕激素水平的降低导致了月经周期的变化。体内逐渐代偿性地产生更多的FSH来弥补雌激素、孕激素分泌的不足。随着时间的推移，卵母细胞的有限储备被进一步消耗，卵巢中的卵泡无法对刺激产生应答，导致绝经。

自然绝经的年龄服从正态分布。绝大多数女性的绝经发生在45～55岁之间；绝经期的内分泌特征表现为高促性腺激素的性腺功能减退：卵巢合成的雌激素不足，孕激素的缺如和负反馈引起的FSH和LH水平的增高。绝经后卵巢的病理分析显示为组织的纤维化和卵泡的缺如。

生育能力随着年龄的增长而衰退，它的开始比绝经的发生要早很多。卵母细胞自身功能的减弱、自发性流产率的增高和无排卵周期比例更高都与随年龄增长的生育能力下降有关。与之相比，与年龄相关的子宫的变化对生育能力的影响是有限的，通过助孕技术尚能使年龄较大的女性维持妊娠。全部绝经期前乳腺癌病例中大约有3/4发生在女性40～50岁间。对这些女性来说，癌症诊断时生育能力已经开始衰退了。

2. 化疗导致的闭经 不同的癌症治疗方法包括放射治疗、外科手术、化学疗法和内分泌治疗都会影响到性腺功能。乳腺癌患者中的外科手术或放射治疗对卵巢的损伤不大，化疗和三苯氧胺都能影响卵巢的功能。对于有基础疾病的患者，系统治疗对生育能力的影响

可能更严重。年轻女性选择辅助化疗方案时会担心失去生育能力。

化疗对卵巢的影响与化疗的类型、累积剂量、患者的年龄有关。对化疗引发性腺损害的动物模型和患者的病理学研究表明，化疗使卵巢纤维化、卵泡破坏和损耗；性腺细胞和卵泡的发育似乎都受到影响。对接受化疗的患者进行的内分泌测定显示为高促性腺激素的性腺功能减退，体内循环中的卵泡刺激激素（FSH）和黄体生成素（LH）水平升高，而雌激素水平低。化疗导致的闭经也伴随着其他与停经相关联的生理变化，包括骨密度的降低、血胆固醇过多、血管痉挛症状和泌尿生殖器症状的出现和体重增加。

治疗乳腺癌常用的药物中，烷化剂，如环磷酰胺与卵巢功能紊乱的关联最为明显。在一些女性中也发现铂类药物会干扰月经周期功能。蒽环类药物也很可能引起卵巢功能紊乱。抗代谢药，如甲氨蝶呤和氟尿嘧啶不会明显干扰卵巢功能。许多其他类型的化疗药物，包括紫杉醇和长春碱，对卵巢的影响尚不清楚，但大多数会导致轻微的卵巢功能紊乱。

针对乳腺癌的特殊化疗方案所引起卵巢功能障碍的比率是可以预计的。一种特定的药物或方案引起闭经的频率依赖于患者的年龄和药物的累积剂量。在几乎所有的病例中，年轻女性比起年龄较大的女性发生永久闭经的可能性要小。CMF给药6个月，40岁以下女性发生卵巢功能障碍的风险约为35%，而40岁以上女性为90%。

相比之下，40岁以下女性接受4个周期AC方案治疗者发生卵巢功能障碍者低于15%。对于年轻女性尤其是小于30岁者，使用那些很少导致闭经的方案，闭经的发生率甚至更低。在所有的年龄组中，短期应用以蒽环霉素为主的方案（如AC方案）对卵巢的毒性似乎小于以CMF为主的方案。但是，这也许与用药的时间表和持续时间长短不同有关，而不是蒽环类抗生素本身的作用。在一项随机试验中，用表柔比星替代CMF中的甲氨蝶呤，改用CEF方案，发生闭经的风险为51%，与之相比，接受CMF方案的女性为43%，表明蒽环类抗生素确实有诱发闭经的可能。

我们尚不能很好地说明紫杉类药物在与其他化疗药物序贯或合并应用时对卵巢的作用。几个研究中心报道了接受4个周期AC方案化疗并序贯用4个周期紫杉醇的女性闭经的发生率。在一项研究中，40岁或更年轻的患者在应用AC方案——紫杉醇化疗后，102人中只有14%发生闭经。而另一组接受该方案的28名女性中（中位数年龄为45岁）有75%发生闭经。这个报道证实了在接受AC方案——紫杉醇的女性中，年龄与闭经可能性之间的关系。45岁及以上的女性闭经率为92%，而45岁以下的女性为60%。乔治敦大学的研究人员对单独应用AC方案或AC方案序贯应用紫杉醇的女性发生停经的频率进行了回顾性的分析。在这些绝经期前女性中（中位数年龄41岁），应用AC方案总的闭经发生率为43%，而接受AC序贯紫杉醇方案的女性为38%。包括紫杉醇的"剂量密集"化疗时间表对卵巢功能的影响尚不清楚。总的来说，这些数据不能明确在接受AC方案的女性中序贯应用紫杉醇是否会增加闭经的发生率。用于联合化疗时，泰索帝确实会增加闭经的风险。在一项随机试验中，绝经期前女性接受6个周期的紫杉醇—阿霉素—环磷酰胺（TAC）方案化疗停经的发生率为51%，与之相比，应用氟尿嘧啶-阿霉素-环磷酰胺（FAC）方案的为33%。

发生化疗相关性闭经的女性中确实有临床和生化的异质性。40岁以下女性发生闭经的平均时间为4～5个月，而年龄大的女性为2～3个月。在一些患者中可以出现暂时闭经后月经功能的恢复，通常发生在化疗结束后的6～12个月内。40岁以下的女性大约半数可重获一些月经功能，而这个百分率在年龄较大的女性中要低很多。有些女性已闭经但是体内促性腺激素水平下降，或者循环中雌激素水平升高，尽管没有月经，也提示存在亚临床的卵巢功能。

根据一组早期乳腺癌女性治疗的数据，研究者分析了导致闭经的因素，并且得到了一个描述由于年龄和治疗方案导致闭经的概率的模型。这个模型显示了在乳腺癌诊断一年以后，化疗方案、三苯氧胺疗法和年龄是显著地影响发生闭经的风险因素。青少年女性接受化疗但后来继续来月经者，早年绝经的风险更高。这些数据与接触化疗加速自然绝经的假说一致，即使那些接受化疗但每月仍有周期性卵巢功能的女性也是这样。

在患乳腺癌后，提前绝经可能会影响生育计划。按照以往的观点，我们建议女性至少要等到其乳腺癌诊断 2 年后再妊娠。肿瘤在被诊断后最初几年里复发的可能性较大；与之相对应的是，无瘤生存期越长，未来复发的可能性就越小。这项建议就是基于这个观点。对那些想要生育的乳腺癌患者来说，妊娠延期太久可能会降低她们的妊娠概率，因为生殖细胞储备已经随着化学治疗和时间的流逝而被消耗掉，所以对这些患者尤其是肿瘤复发风险低的女性来说，宁可谨慎地早一点考虑妊娠也不要拖到治疗后。

3. 化疗过程中性腺的保护 如果化疗作用于增生活跃的细胞，那么在化疗过程中抑制卵巢的增殖活动可能会降低对性腺的毒性。对这种观点的临床支持来自于化疗相关的性腺损害在性成熟、青春期后的个体中最明显的报告；接受化疗的青春期前的男童、女童中似乎较少发生性腺毒性。卵巢抑制可以通过应用口服避孕药，或者使用长效促性腺激素释放激素 (GnRH) 激动剂治疗实现，如黄体素释放激素（LHRH：如醋酸亮脯利特）。

有限的临床实验已经测试促性腺激素释放激素 (GnRH) 激动剂治疗是否能使乳腺癌患者避免化疗后闭经。一组意大利研究者报道，根据他们的经验，对 64 名绝经期前女性辅助化疗前开始应用戈舍瑞林（3.6mg 肌内注射，每 4 周 1 次，持续 1 年）。这些女性接受了许多不同的辅助化疗方案治疗，包括以 CMF 为主的治疗方案和蒽环类抗生素。患者的中位数年龄为 43 岁。平均应用 55 个月，86% 的女性表示已经恢复了正常的周期性月经。在宾夕法尼亚大学进行的另一项试验中，24 名绝经期前女性（中位数年龄 35 岁）应用了戈舍瑞林（3.75mg 肌内注射，化疗开始前 1 ～ 2 周开始和以后每个化疗周期的第 1 天）。接受儿种不同类型辅助化疗方案中一种的 24 名女性中有 23 人 (96%) 已经恢复行经 12 个月，这种周期恢复通常始于其化疗结束后 6 个月。这组女性中随后有 6 人妊娠,但也有女性反映尽管有"正常"的月经功能，生育问题的发病率相当高，会导致不孕和流产。

在与接受针对血液系统恶性疾病化疗的女性相似的试验支持下，这些小规模的实验性研究显示，与传统经验相比，卵巢抑制始于辅助化疗开始前，并贯穿于整个化疗过程可能会降低化疗相关性停经的发生率。尽管这样，尚不清楚促性腺激素释放激素 (GnRH) 激动剂在这个方案中的最佳应用和这种对卵巢功能抑制方法对卵巢功能、生育能力（与月经相对）或乳腺癌复发的风险的长期影响。

卵巢保护是否反而会影响乳腺癌的复发危险，无论对临床医生还是患者来说都是一个非常重要的问题。多数回顾性研究提示辅助化疗诱发停经说明预后良好，可降低肿瘤复发的风险。这些数据中的大多数来自于辅助化疗中未使用三苯氧胺的女性的试验。这种良好预后的机制大概是通过降低循环中的性腺激素水平实现的。在已知的内分泌治疗生物学效应的基础上，对于激素受体阳性的乳腺癌患者，化疗导致停经的有利预后是主要的，甚至可能是唯一的效应。这些数据表明了某种理论存在的可能性，那就是用来维持长期卵巢功能的方法可能实际上反而会影响女性乳腺癌复发的风险，尤其是雌激素受体阳性的乳腺癌患者。

卵巢抑制在防止肿瘤复发上真正的临床作用尚不明确，尤其是对于接受化疗和三苯氧胺的女性。尽管如此,现有数据显示性腺保护策略对于激素受体阴性的肿瘤患者可能最合适。对于激素受体阳性的肿瘤患者，他们需要在性腺保护和可能保留生育功能与卵巢抑制或停经在作为一项防止肿瘤复发的治疗策略之间的深入地权衡。不幸的是，现在尚无前瞻性试验来解决这一问题。这种困境更强调了考虑年轻乳腺癌患者生殖健康时选择的困难和个性化的选择。

4. 三苯氧胺与生育能力 第一次三苯氧胺人类临床试验是考察它作为一种避孕或卵巢诱导方法的效果。三苯氧胺对绝经前妇女会造成多种不同的内分泌和妇产科方面的影响，如导致促卵泡刺激激素（FSH）正常或稍微升高的高雌激素血症，卵巢的体积变化，以及影响卵巢囊肿的发病率。对于使用三苯氧胺的女性，经期正常且不变，经期不规律或发展为停经都可能会出现。在大规模随机试验中，作为乳腺癌的辅助治疗，与安慰剂相比，使用三苯氧胺的绝经期前女性反映分泌物增多，潮红，经期不规律——预示绝经期前变化的症状。在化学预防试验中，绝经期前女性服用三苯氧胺者可能发展为停经的是服用安慰剂的 2 倍以上。多个研究模型提示，由于年龄的因素，使用三苯氧胺的辅助性内分泌治疗导致相当一部分的女性闭经。平均来说，三苯氧胺似乎会使绝经期提前 3 ～ 5 年来临。我们尚不清楚这种效应是永久性的，还是停用三苯氧胺月经会恢复。在一项辅助试验中，因服用三苯氧胺发生月经功能紊乱的大多数女性在停药后恢复了正常月经；尽管如此，5 年的辅助化疗会使每一位患者更加接近自然绝经。

通常建议服药的患者不要妊娠。在啮齿类的实验模型中，新生儿期接触三苯氧胺与泌尿生殖器畸形有关。妊娠被当作三苯氧胺疗法的绝对禁忌证，临床医生应该为服用三苯氧胺的育龄妇女推荐适当的避孕方式。因为三笨氧胺的半衰期很长，服用三苯氧胺又希望妊娠的女性应该至少在受孕 2 周以前停用这种药物。5 年的三苯氧胺辅助治疗将降低生育能力。

5. 乳腺癌治疗后的妊娠 将乳腺癌治疗后的月经紊乱的发生率与成功妊娠率区分开是很重要的，前者相当容易确定，后者很难评估且明显受到许多变化的影响。乳腺癌患者的治疗可能会削弱生育能力或者拖延到年龄更大时才妊娠。大于 35 岁的女性容易发生妊娠合并症，包括自发性流产、非正常分娩、伴发疾病（如糖尿病或高血压）预后不利，剖宫产率更高。有乳腺癌病史的大龄女性可能会面临相似的问题。

有数据显示，35 ～ 40 岁的女性中有 3% ～ 11% 在诊断乳腺癌后妊娠。一项对 45 ～ 50 岁的大龄女性的研究证明，诊断乳腺癌后妊娠率降低，一般在 2% ～ 4% 之间。根据乳腺癌人口统计数据，大多数妊娠都发生在诊断 5 年之内。乳腺癌后妊娠的女性 36% ～ 60% 选择了流产。

6. 针对乳腺癌女性的生殖技术 对与乳腺癌无关的或因乳腺癌治疗导致的不孕，生殖药物可能有效。这种治疗大概分为两类。第一种是"体外授精"，包括诱导排卵，捕获卵母细胞，卵母细胞受精形成胚胎，胚胎的官腔再植入。这种方法适用于不孕但保留卵巢功能的女性，或者作为在会导致卵巢衰竭的治疗前获得胚胎的一种方法。第二类是卵母细胞或胚胎捐献，捐献的卵母细胞或胚胎被植入子宫。这种方法用于那些没有卵巢功能的女性，如那些化疗后促性腺激素过多的性腺功能减退。

处理接受这些治疗的癌症患者时，乳腺科医生需要与妇产科医生密切合作。有乳腺癌个人史的女性可能会发生不孕，而成为任何辅助生殖技术潜在的服务对象。这些患者中存在的主要理论问题是激素接触在肿瘤预后方面的危险。克罗米酚诱发排卵，然后获取卵母细胞和试管受精已经在乳腺癌治疗后的女性中成功实行。我们不清楚，用人绝经期促性腺激素（HMG，尿促性素）和（或）促性腺激素释放激素激动剂治疗的不同的诱导方法与克罗米酚相比，对有乳腺癌病史的女性安全性的高低。

在为患乳腺癌的女性设计方案时会出现两种特殊情况。第一是考虑试图在乳腺癌全身治疗之前获取卵母细胞，为以后的妊娠保留胚胎。我们已成功完成了在经过一个自然月经周期后获取卵母细胞的步骤。尽管如此，自然周期产生的成熟卵母细胞往往较少，大多数非乳腺癌患者采用外源性激素诱导排卵增加卵细胞受孕的机会。三苯氧胺也被用于自然周期体外授精前刺激卵巢功能，可以增加应用助孕技术的乳腺癌患者的卵母细胞。

倍受关注的是，辅助生殖技术使激素内环境的改变成为必要，这可能会对乳腺癌患者造成反作用。另外，单个卵母细胞成熟周期需要 4～6 周，也有人担心为了等到卵母细胞成熟而拖延了乳腺癌的治疗；在正常情况下实现多重周期会使妊娠的可能性达到最佳。卵母细胞成熟后一般要进行体外授精,然后是已受精胚胎的低温贮存。这要求确认提供精子者。对一些乳腺癌患者来说，找到和确认一个合适的供精者可能并不容易。已有报道，在后来的融化、受精和植人中使用低温冷冻的未受精的卵母细胞者。尽管如此，这些方法仍被认为是实验性的，至今为止，与此相关的成功妊娠和分娩率比使用低温贮存胚胎要低很多。

在出现治疗相关性停经并希望妊娠的女性中的第二种独特的情况。如果这些女性诱导排卵失败，她们就需要别人捐献卵母细胞或胚胎。植入前的子宫准备需要使患者置于雌激素和孕激素的周期变化中。这种方法已经在有乳腺癌病史和化疗导致卵巢衰竭的女性中获得成功。

化疗导致卵巢衰竭的女性辅助生殖的成功率与其他原因导致的女性不孕相比较，妊娠率与其他采用体外授精的患者相当，但因自发性流产率较高，故分娩率较低。一组 113 名癌症治疗后进行体外受精的患者中，以前接受过化疗的女性反应更差，活胎分娩率往往更低。

7. 体外授精与乳腺癌的风险 有人担心体外授精的激素用药，尤其是卵巢刺激期，会影响乳腺癌的发病风险。妊娠本身就伴随着循环中激素的明显升高，包括雌激素和孕激素。卵巢诱导和胚胎植入的子宫准备都要求使用外源性激素。尤其是在乳腺癌治疗前进行时，加强了我们对是否会反而影响到癌症的理论关注。未孕时，与辅助生殖技术相关的激素治疗与妊娠女性相比是暂时的，一般是低水平的。但是有病例报道，在体外授精后的患者中发生乳腺癌，提出了这种疗法对乳腺癌患者的安全性问题。一些流行病学研究报道，与一般人群或没有接受体外授精疗法的不孕女性的对照组相比较，接受体外受精疗法的女性乳腺癌的发病率。这些研究并没有说明在接受生殖治疗的女性中，乳腺癌的发病风险会增高。虽然这些结论可靠，但是仍不能明确生殖治疗对已诊断的乳腺癌患者的预后有什么影响。

8. 乳腺癌治疗后的哺乳 接受保留乳房手术治疗的女性可能会咨询和关注妊娠后的哺乳问题。手术的范围和位置将会影响顺利哺乳需要的正常解剖；中央位置的肿瘤切除术更有可能影响哺乳。放疗会引起乳腺组织中小叶的硬化和萎缩影响哺乳。乳腺癌患者在妊娠中可能会出现不对称的乳房增大，因为接受治疗后的乳房不会发生肥大。根据一个研究所的经验，在 11 名接受保乳手术和放疗后妊娠的患者中，有 4 名可以经未接受照射的乳房哺乳。尽管如此，因为出奶量少和婴儿偏爱未治疗侧乳房的哺乳问题，患者仍反映哺乳困难。一项多中心回顾性研究确定了 53 名保乳手术和放疗后妊娠的女性，其中 1/3 者受影响侧的乳房有泌乳，但只有 25% 能够从治疗后的乳房侧成功哺乳。

9. 社会心理影响 尚无研究表明在患乳腺癌的患者中生育问题的相对重要性。除了因雌激素水平降低产生的身心症状，提前绝经可能会有重要的情绪和社交方面的影响。对一些女性来说，失去生育能力可能会影响女性特质的感觉，自尊和个性。在那些女性与乳腺癌手术和其他治疗带来的身体变化作斗争时，这些感觉混杂在一起。失去生育能力是令人烦恼的，甚至对于那些本不计划生育的女性也是。对于原本期望生育多胎女性来说，失去生育能力更为重要。此外，乳腺癌的诊断，可能影响女性对生育的兴趣。一个以前倾向于不生育的女性反而更希望能够生育。对一些患者来说，患乳腺癌后又能生育自己的后代意味着积极的人生观和正常家庭关系的恢复。与之相反，其他女性可能因为患乳腺癌，对生育的兴趣比以前小了。对这些担忧没有单一的解决办法，关心年轻乳腺癌女性的临床医生必须意识到这些问题，并且积极地感受其对患者造成的痛苦。

五十三、乳腺癌患者选用化妆品应注意什么

化妆品是女人的影子，永不离身。化妆品产业是欧盟尤其是法国国民经济的支柱产业，可见世界化妆品市场的辉煌。中国改革开放经济腾飞，化妆品的销售额已经跃居亚洲第二，

世界第八。追求时尚的女性是化妆品的最大消费人群，乳癌患者也不例外。我国乳癌患者年龄不大，生存期很长，职场女性还要继续打拼，需要掩饰面容的憔悴，精巧的化妆有利于挽回自信，化妆品必不可少。乳癌患者选用化妆品有什么需要注意到吗？

应当知道，化妆品在国际上目前还没有统一质量标准，不像药品那么严格，都是各国自主监管且有各自的法规，主要靠的是企业和行业自律。中国地广人多，监管难度很大，假冒伪劣层出不穷，违禁品和某些成分的超标使用潜藏着巨大健康风险。据调查，昆明无批号产品市场占有率 24.5%，广州 16.7%，成都 11.8%，可见无批号化妆品仍占有市场一定比例，尤以美容祛斑类最高。化妆品不良反应，例如，接触性皮炎的发生率，与产品质量低劣密切相关，其中以美容院自制的美白祛斑．按摩乳等的不良反应率最高。所以首先要注意产品有无 QS 标识，QS 是质量安全的英文缩写，是通过国家检验合格的产品。国产有三证（营业许可证，卫生许可证，生产许可证），进口也有三证（入境货物检疫证，进出口化妆品标签审核证，检验检疫证 CIQ 标志）。至于用什么品牌则看自己的经济实力和喜好。没有最好，只有最适合自己，所以不要盲目跟风，追赶时髦。

乳癌病人最忌讳激素，尤其是雌激素、激素类药物本足化妆品的禁用品，为什么不法之徒还要添加？肾上腺糖皮质激素抑制纤维形成，减少 5- 羟色胺形成，短时间内有一定美白作用，使皮肤光滑细腻，红润娇嫩。雌激素防止皮肤老化，可除皱，增加皮肤弹性，促进毛发生长。添加激素类的化妆品效果好，显效快，但有依赖性，长久使用皮肤会变薄、发红、发痒、色素沉着。最大潜在风险是致癌，属乳癌患者的绝对禁忌。作者检索有关化妆品激素检测的论文 20 篇，用各种液相色谱法检测乳剂、膏剂等样本 3 ～ 57 个，最高能检测激素 19 种，检测的结果令人担忧。除个别符合标准外，激素检出率最高达 29.8%，平均检出率为 3% ～ 5%，进口高档化妆品检测多合格。含性激素最多的是美容院自制的三无产品，尤其是美白、美发、抗衰除皱、丰乳、美腿化妆品或按摩乳。加入频率依次是雌三醇、己烯雌酚、雌二醇、甲基睾丸酮、黄体酮五种．还有炔雌醇、炔诺酮、甲酸雌二醇、雌三醇、雌二醇等。育发类或治疗雄激素源脱发的化妆品中也常添加雌激素或其他违禁品，如米诺地尔、螺内酯等。美容、祛斑类化妆品，多含汞和铅，为防止其对皮肤的刺激性往往添加激素。有人利用雌激素易在负离子模式下电离，雄激素在阳离子模式下电离，这完全符合中医阴阳学说的特点，检测 20 种抗衰老除皱品，发现一样本含雌二醇，二样本含雌三醇，三样本含甲睾酮，可见激素类药品的检出率仍比较高。所以购买化妆品时必须精心查看所含的成分，特别当心起效快的化妆品。

还有一种工业残留物称丙烯酰胺，是化妆品常用的工业原料，有很好的凝絮性，可以达到满意的触感和稠度，用于多种护肤品。动物实验是致癌物，有生殖毒性，可诱发乳腺癌、子宫癌、甲状腺癌等，乳癌患者亦属禁用之列。检测 170 种染发剂中，11 种含有致突变性物质，还可致眼损伤，均为氧化型染发剂，乳癌病人使用有危险。也许有人会认为这些有害物质，涂在皮肤上，又不是吃下，用一点不会怎么样吧。人体表面积有 18 000 平方厘米，虽然角质层穿透性不强，是人体的保护屏障，但通过皮肤附属器，诸如汗腺、皮脂腺、毛囊，可以扩散式进入真皮内，渗入血液，日积月累，积少成多，刺激敏感的细胞受体，就可能诱发 DNA 突变。一般健康人可能有免疫防护，但对于激素敏感的乳癌患者，却不得不防。临床上确实有化妆品汞中毒、铅中毒的病例报告。所以不能因为用量少而忽视长久累及的慢性毒性。一般来说，低档而有效的美白化妆品多含汞，着色剂多含铅，还有苏丹红、苏丹兰等。其他有害的砷、镉、锑、铬、钴、镍等重金属超标，含抗生素类、磺胺、甲硝唑、细菌污染等问题时有存在。在化妆品安全方面，利用天然物质，如中药做原料优于化工原料。新疆软紫草、白蔹、白及、白僵蚕、白丁香等带白字的中药，玫瑰花、月季花、凌霄花等花类药，都有很好的美白作用。只是目前还没有形成品牌，还处在研发和试用阶段。

选择化妆品，首先注意品牌，远离低档劣质品，警惕冒牌货，不要使用三无产品，这一点大家心里都明白，但有时防不胜防。另外，化妆品使用不当也是造成不良反应的原因之一，最好不要同时使用 2 种以上品牌的产品。注意自己是否为过敏体质，新买的化妆品可先在背部小片涂抹，如果发生过敏性皮炎可做斑贴试验寻找变应原。不要盲目相信广告宣传的"奇效"，也不要追随明星，红颜永驻是虚幻的，现实中的人健康就是美丽。

日本是化妆品检测标准最严格的国家，化妆品的定义中，就是清洁美化人体。本是可以增光添彩，去除不良气味，掩饰缺欠，现在演变成增加女性魅力，改善容貌的必需品，甚至是奢侈品。希望不要再变成潜在的慢性的健康杀手，尤其对乳癌患者和高危人群。

五十四、乳腺癌患者应戒烟禁酒

吸烟有害健康，烟盒上早已注明，但吸烟酗酒社会陋习仍风靡世界。改革开放以来，年轻女性以吸烟、饮酒为时髦，烟民中女性大增，其中不乏乳癌患者或准患者。因此，有必要申明吸烟、饮酒是乳癌发病危险因素之一，乳腺是烟草致癌的目标器官。奉劝乳癌患者和那些高危人群应及早戒烟、禁酒。

早在 2005 年，美国加利福尼亚环保局就申明被动吸烟，即环境二手烟雾暴露与绝经前女性乳癌有一定因果关系，2009 年加拿大学者证实了吸烟是乳癌危险因素，并存在量效关系。2011 年《英国医学杂志》发表了一篇大规模前瞻性队列研究论著，由美国弗吉尼亚大学癌症研究中心学者 Luo 等，收集 1993 ～ 1998 年间 40 家医疗中心 8 万名 50 ～ 79 岁女性，平均随访 10 年，观察到有吸烟史者比从未吸烟者乳癌危险性增加 9%，正在吸烟者危险性增加 16%。风险最高人群是 50 岁以上，其乳癌风险增加 35%，即使戒烟 20 年以上，其危险性依然在增加，说明长期吸烟者，即使戒了烟，其危害性也并不能减小，吸烟危害具有持久性。主动吸烟者的烟龄越长，每天吸烟量越大，其危害性越大。

2006 年青岛医学院，从 40 篇论文中筛选 10 篇合乎标准的病例对照研究，概括了全国 9 个省市，总结 1789 例乳癌与 2040 例对照，分析的结论是被动吸烟的效应指标 OR 值是 1.94，是无被动吸烟者患乳癌危险性的 1.94 倍。还有人随访 9 万名 40 ～ 59 岁吸烟女性 11 年，其中 2 552 人发生了乳癌，证明每天 1 包烟，烟龄超过 40 年，乳癌危险性增加 83%。烟龄少于 40 年者危险性增加 22%。大量研究证明，烟龄是肯定性因素。青少年吸烟更有害，开始吸烟的年龄越小，烟龄越长，其危害性就越大。

我国女性主动吸烟率虽然不高，但却是被动吸烟的主要人群。家庭中或工作环境中有人吸烟，即使自己不吸烟，也是烟雾的受害者。美国与加拿大的研究证实，被动吸烟即所谓"环境二手烟"是乳癌发病的危险因素。如果一个不吸烟者，每周平均 1 天吸入烟草烟雾超过 15 分钟，即为被动吸烟。而且证实不存在安全暴露水平，即"吸入即有害"。尤其是儿童危害更大，有人研究证明，儿童被动吸烟历史长于 10 年，成人被动吸烟史长于 20 年，其乳癌危险性增加 32%。有人证实主动吸烟的效应指标 OR 值是 1.023（大于 1 是危险因素），被动吸烟 OR 值是 1.057，说明被动吸烟比主动吸烟的害处更大。

尽管国内还有一些论文不支持烟草与乳癌相关，但从以上多数学者的大量确凿的事实证明，无论主动还是被动吸烟，均可增加乳癌危险性，环境香烟烟雾（ETS）是一个重要的致癌因素。所以吸烟是一个重大的公共卫生问题，很多场合都是禁烟的。

如果说吸烟导致 70% 的肺癌，大家还可以理解。那么吸烟为什么会诱发乳腺癌？因为烟草烟雾中含大量多种致癌物，多是脂溶性的，属于多环芳香烃类致癌物。可以长期富集于乳腺导管内，作用于上皮细胞，使雌激素烃化酶活性增加，增加了雌激素的刺激作用。有人已经证明，吸烟使 ER 阴性乳癌增加。致癌物沉积在乳腺组织中，可以刺激肿瘤血管的生长，加速肿瘤的生长。已有检测证明，吸烟者的乳腺组织中含有烟草致癌物存积。

关于饮酒与乳腺癌的关系，大家的看法不如吸烟有害那样明确。有人认为少量饮酒，尤其是红酒，有助于解除疲劳，消除焦虑，并能减少冠心病的发作，这恐怕是饮酒的唯一好处。葡萄富含白藜芦醇，是抗氧化、抗癌成分，因此，葡萄酒可减少乳癌发病。红酒不妨作为宴会应酬或家宴饮品，但是警惕低档勾兑红酒充斥于市。大量长期饮酒，尤其高浓度烈性酒，肯定有害。借酒消愁愁更愁，酒精短期的兴奋作用与远期的毒害作用相比，实在得不偿失。2012 发表的克拉玛依 129 例乳癌对照研究，分析单因素的危险性，饮酒是中度的乳癌危险因素，OR 值是 1.70 ~ 2.59，饮酒每天大于 50 g 酒精的效应指标 OR 值是 2.245，类似于人流的危害。另外，研究表明饮酒引发性冷淡，引发女性性功能紊乱，阴道分泌物减少，是破坏性生活和谐的杀手，不育的元凶。

大家都知道，饮酒可诱发食管癌、胃癌、肝癌，饮酒伤肝，减弱肝脏对雌激素的灭活作用，可以诱发男性乳腺增生，当然也会使女性体内雌激素积蓄，就有可能增加乳癌危险性。上海市区 1999 年调查证实，饮酒使女性胃癌增加，吸烟饮酒二者有协同作用。很多情况下，酗酒与吸烟同时并存，危害作用必然是叠加的。

世界权威分析，认为乳癌发病趋势与香烟销售情况有着惊人的一致性。我国乳腺癌每年以 3% 的速度递增，与吸烟饮酒不无关系。如果说乳腺癌家族遗传史、月经、生育等因素是不可调控因素，那么吸烟是完全可防、可控、可修正的环境因素。因为烟是可以戒掉的，环境是可以改变的。为了防治乳腺癌，禁烟、忌酒，不失为一个有效的措施。

五十五、乳腺癌延误诊断的常见原因分析

乳腺癌的早期发现、早期诊断、早期治疗，是提高疗效的关键。乳腺位于人体表面，照理讲诊断应比较容易，但就目前我国医院统计的资料来看，早期病例仍占少数，延误诊断的原因包括：①乳腺癌的科普知识了解不够，对乳腺癌的临床特点尚不认识，日常生活中缺少对这一疾病的警惕性；②早期乳腺癌是一种无痛性肿物，身体可以无任何不适，既不影响生活，也不影响工作；③少数妇女受陈旧观念的束缚，思想守旧，羞于查体，不愿意暴露乳腺，更不愿意去医院检查；④图一时方便，偏信某人的无稽之言或过于迷信某个仪器的诊断，放松了警惕，不再进一步检查；⑤有些人读过一些肿瘤的书籍，或受周围人的影响，患了恐癌症，非常害怕自己患乳腺癌，不敢去医院检查，且不知身陷误区，患不患乳腺癌不取决于去不去医院，去看医生可以排除乳腺癌，解除心理压力，一旦确诊为乳腺癌，也可及时治疗，提高疗效；⑥生活节奏快，工作繁忙，一个个新问题的出现，忙于应对，顾不上关注自己的身体，即使有不适，也没时间去医院，随便应付一下。以上这些错误做法造成不少乳腺癌患者延误了早诊的时机。

五十六、乳腺癌筛查是一项利大于弊的预防措施

乳房出现疼痛会引起人们的重视，及时去医院诊治，但早期乳腺癌往往不痛，既不影响生活也不影响工作，使一些人放松警惕。全球数据显示，乳腺癌发病率在增加，但死亡率已开始出现下降趋势，主要获益于乳腺癌的筛查，使早诊率提高，早期病例增加。筛查不同于普查。顾名思义普查是普遍性检查，如人口普查、住房普查、消费水平普查等。但作为一种癌症筛查有其特殊含义，是指在健康人群中针对某种癌症所做的相关检查，其目的是希望能在临床自然发病前，将此癌症查出并加以确诊，实施早期治疗，降低该癌症在人群中的死亡率。不是所有疾病都适合开展筛查，开展筛查的条件是：①该疾病是目前社会重大的公共卫生问题，有一定的人群发病率；②通过该疾病筛查可以早期发现，且筛查方法简便可行；③早期发现对该疾病的治疗和预后有利。筛查分为机会性筛查和群体筛查。机会性筛查是指参与个体主动或自愿到提供筛查的医疗机构进行相关检查；群体筛查是指政府和（或）医疗保健机构有组织地为目标人群提供相关检查。一般所说的乳腺癌筛查就是指在特定年龄段妇女中开展的群体筛查。20 世纪 60 年代美国开展的纽约健康保障计划是第一个评估乳腺癌筛查效果的多中心随机对照研究，大约有 62 000 名 40 ~ 64 岁的妇女

参加，随机分为两组，研究组采用每年 1 次临床乳腺查体联合乳腺 X 线摄影，持续 4 年，对照组进行常规检查。经过 18 年的随访，研究组乳腺癌死亡率较对照组下降 23%。其后许多国家纷纷开展了以乳腺 X 线摄影为主的乳腺癌筛查的随机对照研究，设计合理、组织严密、数量较大的共有 8 项。参加妇女人数总计超过 50 万人，年龄在 39～74 岁，历时均在 10年以上。8 项乳腺癌筛查研究中除加拿大 2 项研究的随访结果没有显示乳腺癌死亡率下降外，其余 6 项研究结果显示筛查组乳腺癌死亡率均有不同程度的下降。1997 年美国、英国、加拿大、瑞典等国的 8 个筛查中心的荟萃分析，经过 10.5～18.0 年的随访，与不筛查组相比，40～49 岁年龄筛查组乳腺癌死亡率下降约 18%；50～74 岁年龄筛查组死亡率下降约 24%，差异均有统计学意义。德国 Schleicher 等调查了 1 050 例乳腺癌患者，大部分患者是自己发现的，多数延误了最佳治疗时间，预后较差；相比之下靠乳腺 X 线摄影筛查发现的乳腺癌，相对早期病例多，且能得到及时治疗，甚至接受了保乳手术。世界卫生组织（WHO）建议，积极开展乳腺癌筛查是一一项利大于弊的预防措施。乳腺癌的筛查对象往往选择乳腺癌高发人群，这样才能提高效率，降低成本，节省医疗资源。乳腺癌发病的高发年龄东、西方国家不同，北欧、北美地区 30 岁以后乳腺癌发病率呈上升趋势，75～85 岁达到高峰。欧美国家 50% 的乳腺癌为 65 岁以上患者。亚洲是低发国家，据中国肿瘤登记年报显示，女性乳腺癌年龄别发病率 0～24 岁年龄段处较低水平，自 25 岁开始快速上升，55～59 岁组达发病高峰，之后呈下降趋势。上海市乳腺癌发病登记，56% 的患者为绝经前，44% 的患者为绝经后。据北京市癌症发病登记资料，30～39 岁妇女乳腺癌发病率占乳腺癌总发病率的 21.4%，而对照美国统计资料，该年龄段乳腺癌发病率仅占总发病率的 7.3%。北京市 70岁以上妇女乳腺癌发病率占总发病率的 4.7%，而美国该年龄段乳腺癌发病率占总发病率的24%，统计数据截然不同。各国结合本国乳腺癌的高发年龄段、高风险人群，制定符合本国国情的乳腺癌筛查方案。欧、美国家乳腺癌筛查往往计划从 40 岁或 50 岁开始。筛查的年龄上限据美国预防医学工作组得出结论认为，目前尚无足够证据显示，在 70 岁以上妇女中开展乳腺 X 线摄影筛查能改善乳腺癌的总体生存率。美国乳腺癌筛查通常以 70 岁妇女为上限；70 岁以上妇女开展筛查必须由本人及其医师决定，应综合考虑乳腺 X 线摄影的利弊、个人的意愿和预期寿命。我国不是乳腺癌高发国家，为节省卫生资源，卫生部农村妇女两癌（宫颈癌、乳腺癌）筛查项目筛查年龄确定为 35～59 岁。

目前开展乳腺癌筛查间隔时间为 1～3 年，每 1～2 年接受 1 次乳腺 X 线筛查的项目居多。Field 等曾报道：每年筛查 1 次检出乳腺癌的平均直径为 10.7 mm，每 2 年筛查 1 次检出乳腺癌的平均直径为 16.5 mm；每年 1 次检出的早期乳腺癌（$TisN_0$、T_1aN_0、T_1bN_0）达 72%，每2 年 1 次检出的早期癌为 44%。对筛查中发现乳腺明显异常妇女或具有乳腺癌高危因素妇女，不应固守每年 1 次，而应每半年追查、复诊为宜。

乳腺癌筛查中采用的影像学检查方法中国与欧、美国家不同，欧、美国家在筛查中首选 X 线，辅助 MRI；而在中国开展的全国农村妇女"两癌"筛查项目（乳腺癌、宫颈癌）中选择超声。究其原因：①我国农村地区医疗条件较差，许多医院目前尚不具备乳腺 X 线机；②中国乳腺癌高发年龄在绝经前，又乳房发育较西方妇女小，腺体较致密，适合行超声检查；③乳腺超声无创伤，价格便宜，携带方便。用于健康人群进行乳腺癌筛查的乳腺 X 线机质控要求高，价格昂贵，不适宜移动；④乳腺 X 线对微小钙化灶有较高的灵敏度，优于超声；但因有辐射和对致密乳腺分辨率受到限制，故筛查中使用 X 线检查的推荐年龄为 ≥ 40 岁，＜ 40 岁妇女开展乳腺癌筛查不适合首选乳腺 X 线。综上可见，中国乳腺癌筛查首选超声是由于我国不是乳腺癌的高发国家，为提高筛查效率，降低成本，不仅要选择乳腺癌的高危人群，还要选择好筛查方法，既有效又经济，而且可行性强。除国家层面免费开展的乳腺癌筛查项目外，我国很多省、自治区、直辖市也在各自辖区开展了乳腺癌筛查，除选择超声以外，有的还选择了与X线摄影相结合，辅助MRI的方法。

中国乳腺癌筛查项目起步较晚，由卫生部和全国妇联共同组织开展的农村妇女"两癌"筛查项目（乳腺癌、宫颈癌）始于2009年，原计划至2011年为全国120万35～59岁的农村妇女免费进行乳腺癌筛查，结果已有146万农村适龄妇女免费接受了乳腺癌筛查。项目地区共确诊乳腺癌631例，检出率为48/10万人，其中早诊率达69.72%。

乳腺癌筛查不仅是一个研究项目，也是关系到全社会的重大公共卫生问题。中国幅员辽阔，人口众多，全民进行乳腺癌筛查难度较大，任重而道远。

五十七、乳腺癌的预防

乳腺癌的病因尚不完全清楚，目前研究发现乳腺癌的发生与生活习惯和饮食习惯关系密切，乳腺癌的预防可以考虑以下几方面：①建立良好的生活方式，调整好生活节奏，保持心情舒畅；②坚持体育锻炼，积极参加社交活动，避免和减少精神、心理紧张因素；③养成良好的饮食习惯，婴幼儿时期，注意营养均衡，提倡母乳喂养；儿童发育期，减少摄入过量的高蛋白和低纤维饮食，避免月经初潮提前；青春期不要大量摄入脂肪和动物蛋白，加强身体锻炼；绝经期控制总热量的摄入，避免肥胖。平时养成不过量摄入肉类、煎蛋、黄油、奶酪、甜食等习惯，少食腌、熏、炸、烤食品，经常食用新鲜蔬菜、水果、维生素、胡萝卜、素、鱼、豆类食品等；④积极治疗乳腺疾病；⑤不乱用外源性雌激素；⑥不长期过量饮酒；⑦避免不必要的胸部X线照射；⑧乳腺癌高发国家在乳腺癌高危人群中正开展药物预防乳腺癌的探索性研究。事实终将告诉人们，乳腺癌不仅可以治疗，也是可以预防的。

五十八、乳腺纤维肉瘤

1．概述　乳腺纤维肉瘤在乳腺肉瘤中较多见，预后较好，其组织类型复杂多样，一般来源于皮下或筋膜中的纤维组织。

2．病因　根据乳腺肉瘤的组织来源及病理学特征，其分类较复杂，各种乳腺肉瘤的病因尚未完全清楚。目前发现的乳腺肉瘤的高危因素有：

(1) 遗传因素：乳腺肉瘤的发病可能与先天性遗传因素有关，如李一佛美尼综合征、家族性腺瘤性息肉及其变异或Ⅰ型神经纤维瘤的患者发生肉瘤的风险较大，但这些疾病在临床上并不常见。

(2) 环境因素：乳腺肉瘤相关的环境暴露因素包括化疗（特别是烷基剂）、砷化合物、氯乙烯、除草剂、免疫抑制剂以及人类免疫缺陷病毒(HIV)、人类疱疹病毒Ⅷ型感染。

(3) 电离放射：电离放射不仅是继发性乳腺肉瘤明确的危险因素，而且可能引起原发性乳腺肉瘤发病率的增高。近年来，随着乳腺癌治疗方式的进步以及接受保乳手术人数的增加，有报道认为，在间隔一定年限后，患者的放射部位内可出现纤维组织增生，局部软组织变厚并呈浸润性生长，其中有部分病例会继续发展，最后演变为纤维肉瘤。总体而言，乳腺癌患者接受放疗后出现软组织肉瘤的风险高峰期在放疗后10年左右，之后风险虽然降低，但仍然会持续20～30年。

(4) 淋巴水肿：接受乳腺癌治疗后，手臂和乳房的慢性水肿会增加发生肉瘤（特别是血管肉瘤）的风险。这种综合征被称为Stewart-Treves综合征，此类女性患者最典型的表现为乳腺和腋窝淋巴结切除后手臂发生长期大面积水肿，特别是术后接受腋窝照射的患者更为常见。

3．临床表现　乳腺纤维肉瘤无特异性的临床表现，通常表现为单侧乳房内较大、无痛的硬质肿块。患者可有长期的乳腺肿块病史，肿块在短期内生长迅速。肿块呈圆形或椭圆形，结节状，位于乳腺中央或占据整个乳腺，边界清楚，推之可动。乳头多不内陷。少数肿块巨大者，乳腺皮肤往往甚薄，常有明显的静脉扩张。部分患者可有腋窝淋巴结肿大，但出现淋巴结转移者较少。

4. 检查 定期的乳腺科门诊随访很重要。在乳腺科门诊，医生了解病史后首先会进行体检，检查双侧乳腺；还会结合影像学检查，包括乳腺 X 线摄影（乳腺钼靶）、彩超，必要时也可进行乳腺磁共振检查（MRI）。

乳腺钼靶检查可见肿块呈清晰的圆形或略有分叶的肿块，无毛刺，通常无钙化分布和锋芒样腺体纠结表现。有时可被误认为是良性疾病，如纤维腺瘤，需要仔细鉴别。

乳腺 MRI 检查有助于诊断评估。表现为增强下迅速强化。乳腺 MRI 检查也有助于评估皮肤受累及受侵犯程度，以及病变是否累及深筋膜和胸大肌，这有助于指导临床医师制定手术方案。

5. 诊断 乳腺纤维肉瘤的临床表现并无特异性，通常表现为单侧乳房内较大、无痛的硬质肿块。影像学检查可以帮助诊断，但确诊需要病理学检测，检测方法通常选择空芯针活检。

6. 治疗 由于乳腺肉瘤的发生率较低，尚缺乏循证医学证据指导治疗。目前的治疗原则主要是参考四肢和胸壁非乳腺软组织肉瘤的研究及指南。

放射治疗及化学药物对乳腺纤维肉瘤的治疗效果不佳，目前仍以手术治疗为主。术后有无病灶残留是乳腺肉瘤患者长期存活的重要决定因素。若选择局部切除，必须做到切缘阴性，否则易复发。因而，临床大多采用单纯乳房切除的术式。位置较深的肿瘤，如靠近或累及胸壁，可能需要进行局部胸壁的切除。乳腺肉瘤倾向于通过局部直接浸润或血行扩散，除了转移性疾病造成全身广泛扩散外，一般很少累及局部腋窝淋巴结。即使腋窝淋巴结可触及肿大，但通常是反应性增生结节，而不是肿瘤转移。因此，除非冷冻切片证实腋窝淋巴结有肿瘤转移需做腋窝清扫外，一般腋窝不做淋巴结清扫。

对于一些体积特别大和级别较高的乳腺肉瘤可考虑放疗。

与四肢和胸壁非乳腺软组织肉瘤相似，辅助化疗基本上也仅限用于体积较大、级别较高的肿瘤或者复发患者。

复发后的补救治疗可以再切除或者全乳切除。因乳腺肉瘤不表达激素受体，故内分泌治疗无效。

7. 预防 乳腺肉瘤的病因尚不完全清楚，所以还没有确切能够预防乳腺肉瘤的方法。定期检查，做到早发现、早诊断和早治疗至关重要。除此之外，还应注意以下几点：

(1) 保持良好的心态和健康的生活节奏，改变不良的饮食习惯和嗜好，有规律的工作生活。

(2) 少穿束胸或紧身衣，合理使用文胸。型号合适的文胸对乳房健康很重要，最好能选用柔软、透气、吸水性强的棉制文胸。平时能不带文胸时尽量不带，不要带文胸睡觉。

(3) 慎用含雌激素的药物和保健品，慎用丰胸产品。

(4) 沐浴时避免长时间用热水刺激乳房，更不要在热水中长时间浸泡，水温以 27℃ 左右为宜。规律的性生活能促进乳房的血液循环、增加性激素的分泌，有利于女性乳房的健康。

(5) 保持适量的运动。运动不仅有助于乳房健美，还能降低乳腺疾病的发病率。

(6) 每年进行乳房体检。一般来说，月经后的 1～2 周是乳房检查的最佳时期。平时如果发现乳房有肿块、乳房局部皮肤或乳头凹陷、腋窝淋巴结肿大，一定要及时就诊。

五十九、乳腺恶性纤维组织细胞瘤

1. 概述 恶性纤维组织细胞瘤多发于成人的四肢、手足末端及腹膜后，是一种侵袭性很强的软组织肉瘤。乳腺恶性纤维组织细胞瘤罕见，可发生于任何年龄，以中老年人为多。

2. 病因 同乳腺纤维肉瘤。

3. 临床表现 乳腺恶性纤维组织细胞瘤一般多发生于年长者，肿块生长较快，体积较大，且多不侵犯皮肤。绝大多数患者是因为逐渐增大的无痛性肿块前来就医。

4. **检查** 影像学表现不具有特异性，确诊有赖于组织学及免疫组化检查。乳腺钼靶可显示高密度影且不伴有钙化；超声通常表现为不均质低回声，可伴坏死；乳腺 MRI 检查表现为增强下迅速强化。

5. **诊断** 乳腺恶性纤维组织细胞瘤的主要诊断依据为病理学结果。临床症状最常见为逐渐增大的肿块，大多无痛，少部分患者有轻度或中度间歇性或持续性疼痛。钼靶通常仅可见软组织肿块影。

6. **治疗** 乳腺恶性纤维组织细胞瘤属高度恶性肿瘤，进展快，预后差。目前尚缺乏公认一致的治疗方法，治疗原则同乳腺纤维肉瘤。术后放疗在减少局部复发中可能起很重要的作用。化疗的作用仍存争议。

7. **预防** 同乳腺纤维肉瘤。

六十、乳腺脂肪肉瘤

1. **概述** 脂肪肉瘤是软组织中最常见的恶性肿瘤，常发生于股部及腹膜后。在乳腺血管周围的幼稚间叶细胞向脂肪细胞分化而形成的恶性肿瘤，称乳腺脂肪肉瘤。乳腺脂肪肉瘤占所有乳腺肉瘤的 5% ～ 10%。

2. **病因** 同乳腺纤维肉瘤。

3. **临床表现** 乳腺脂肪肉瘤主要发生于 19 ～ 76 岁（中位年龄 47 岁）女性。常表现为缓慢增大的肿块，偶有疼痛，多发生在单侧乳房。

4. **检查** 同乳腺纤维肉瘤。

5. **诊断** 本病诊断并无困难，早期仅表现为质地较软、边缘清楚的无痛性肿块，极易误诊为脂肪瘤，最后确诊还需病理学结果。

6. **治疗** 脂肪肉瘤在局部呈浸润性生长，因此瘤体较大、浸润范围较广者手术不易切净，极易复发，并可经血行或淋巴管转移。治疗原则同乳腺纤维肉瘤。

7. **预防** 同乳腺纤维肉瘤。

六十一、乳腺平滑肌肉瘤

1. **概述** 平滑肌肉瘤是一种常见的肿瘤，多见于子宫及胃肠道，有时也见于腹膜后、肠系膜、大网膜及皮下组织。乳腺平滑肌肉瘤极为罕见，男女均可发病。一般认为，乳腺平滑肌肉瘤多数发生于表浅皮肤，特别是乳头—乳晕复合体周围；更深的部位病变只发生于女性，并且非常少见。

2. **病因** 同乳腺纤维肉瘤。

3. **临床表现** 乳腺平滑肌肉瘤主要发生于 40 ～ 50 岁及 70 ～ 80 岁的成年人。患者多以乳腺肿块或肿块迅速增大就诊，肿块活动良好或受限，可有疼痛。

4. **检查** 同乳腺纤维肉瘤。

5. **诊断** 乳腺平滑肌肉瘤男女均可发病，中年女性较多见，多以乳腺肿块就诊，无特殊临床表现，因此，临床诊断较为困难，只能通过病理检查予以诊断。

6. **治疗** 治疗原则同乳腺纤维肉瘤。位于乳腺皮肤的平滑肌肉瘤可以通过完整局部切除进行治疗，而位于乳腺实质内的平滑肌肉瘤则应予以全乳房切除。

7. **预防** 同乳腺纤维肉瘤。

六十二、乳腺横纹肌肉瘤

1. **概述** 横纹肌肉瘤来源于横纹肌细胞或向横纹肌分化的间叶细胞，是儿童软组织肉瘤中最常见的一种类型。原发于乳腺的横纹肌肉瘤极其罕见，主要见于儿童。转移至乳腺的横纹肌肉瘤相对多见，可见于儿童和青少年。

2. **病因** 同乳腺纤维肉瘤。

3. **临床表现** 临床表现为乳腺内单发或多发的肿块，后者常见于转移病灶。肿瘤边界不清，可浸润到骨骼肌内，质地坚实。

4. 检查 同乳腺纤维肉瘤。

5. 诊断 横纹肌肉瘤好发于儿童和青少年。生长快，病程短，瘤体一般较大，呈圆形、椭圆形或分叶状，边界不清，质地坚实。最终确诊仍需依据病理学结果。

6. 治疗 乳腺横纹肌肉瘤以手术切除为主，对某些特殊类型的乳房横纹肌肉瘤，除切除外还应联合化疗及放疗以缓解症状。儿童横纹肌肉瘤需要化疗。

7. 预防 同乳腺纤维肉瘤。

六十三、乳腺间质肉瘤

1. 概述 乳腺间质肉瘤由间叶性成分构成，缺乏上皮成分并且组织细胞病理学不能明确细胞来源，需排除所有可辨认的乳腺肉瘤，如血管肉瘤、脂肪肉瘤、纤维肉瘤及恶性纤维组织细胞瘤等。因其组成成分具有和乳腺正常间质一样的变异性，除纤维组织成分外，尚可出现黏液样、脂肪肉瘤样组织成分，故有间质肉瘤的命名。乳腺间质肉瘤极为罕见。

2. 病因 同乳腺纤维肉瘤。

3. 临床表现 临床表现主要为无痛性逐渐增大的肿块，体积一般较大，肿物呈结节状或分叶状，质地硬。

4. 检查 同乳腺纤维肉瘤。

5. 诊断 乳腺间质肉瘤的发病年龄一般在 48 岁前后，多见于女性，男性罕见。临床表现主要为无痛性逐渐增大的肿块，体积一般较大，一般为 5～6cm，肿物呈结节状或分叶状，质地硬，偶有出血性坏死区而呈囊实性表现，常见于外上象限，也可累及整个乳腺、胸肌，甚至胸壁。肿瘤表面的皮肤凹陷和乳头回缩现象少见。肿瘤主要为直接浸润和血行转移，淋巴转移少见，主要发生在疾病晚期。

6. 治疗 乳腺间质肉瘤的治疗主要是手术切除，可以采用局部广泛切除或单纯乳房切除，一般不需要行腋淋巴结清扫。本病局部切除后极易复发，因此，保证切缘阴性至关重要。局部切除若出现复发，则应选择全乳切除。术后辅助放化疗的作用目前有争议。因乳腺肉瘤不表达激素受体，故内分泌治疗也是无效的。

7. 预防 同乳腺纤维肉瘤。

六十四、乳腺血管肉瘤

1. 概述与病因 与其他器官相比，血管肉瘤更多见于乳腺，常为自发或发生于乳腺癌放疗后。保乳手术放疗后乳腺皮肤或乳腺实质血管肉瘤的估计风险为 0.3%～0.4%，绝大多数发生于放疗后 6 年。一般认为，放疗剂量大小与乳腺血管肉瘤的发生无明显相关性。乳腺血管肉瘤占乳腺原发性恶性肿瘤的 0.05%，占乳腺肉瘤的 9%，虽然发病率低，但死亡率高，预后很差。

2. 临床表现 乳腺血管肉瘤可发生于 20～90 岁的妇女，平均年龄 34 岁，男性罕见。表现为乳腺内生长迅速的无痛性肿块，常位于外上象限乳腺深处，多数质地较软，有时因肿瘤内血液凝固而触诊较硬，可与皮肤粘连，边界不清。一组 69 例乳腺血管肉瘤，肿块大小 1～14 cm，中位肿块直径 5.5 cm，肿块质地韧或柔软。约 12% 病人无明显肿块，仅表现为乳腺弥漫性肿大或持续性的皮下出血，病变处表面皮肤呈红色或紫色，有时可误诊为炎症或外伤。放疗后血管肉瘤病例，最初的皮肤改变比较轻微，仅有轻微的皮肤发紫，容易被误认为是放疗后的皮肤改变而漏诊。

乳腺血管肉瘤可伴有乳头内陷。穿刺可抽出血液。腋窝淋巴结常肿大，常较快出现骨、肺、皮肤、肝和对侧乳腺等处的转移。

合并妊娠的乳腺血管肉瘤更少见。因妊娠期乳房增大，不容易触及，容易漏诊或误诊。妊娠期乳腺血管肉瘤预后更差。

3．辅助检查

(1) 乳腺超声检查：可见分叶状、界线清楚的肿块，高回声或低回声，肿瘤内部血流信号呈多样性，可丰富也可不丰富。

(2) 乳腺钼靶 X 线检查：表现为边缘呈小分叶状、云朵状的不规则肿块影，边界不清，可见毛刺，肿块内可见粗大钙化。

4．诊断　发现乳腺无痛性肿块，生长迅速，肿块质地软可压缩，肿物表面皮肤出现青紫色，部分患者有胸部或乳腺放疗史，穿刺抽出血液可诊断本病。确诊有赖于病理学检查。

5．鉴别诊断

(1) 乳腺血管瘤：主要与海绵状血管瘤鉴别，后者一般体积较小，生长缓慢，瘤组织软，状如海绵有压缩性，表面皮肤正常，无乳腺实质和周围脂肪组织的浸润，也不会出现远处转移。病理学检查可明确诊断。

(2) 乳腺结核：乳腺结核可形成结核性脓肿，表现为乳腺内软硬不一的肿块，可触及囊性感，呵有腋窝、锁骨下淋巴结肿大。但穿刺可抽出干酪样坏死物'无血液抽出。病理检查可发现朗汉斯巨细胞及结核性肉芽肿改变。

6．治疗　乳腺血管肉瘤的治疗首选手术。较小肿瘤可选择乳腺区段切除或肿瘤扩大切除，在切缘阴性的前提下可保留乳房。较大肿瘤应选择全乳切除术。全乳切除后可采用不同方式的乳房成形或再造手术。本病很少出现区域淋巴结转移,所以不推荐腋窝淋巴结清扫。术后化疗是否能提高乳腺血管肉瘤患者的无病生存期及总生存期有争议。有报道认为,化疗对乳腺血管肉瘤低级别患者获益很小，但高级别患者的无病生存期高于未接受化疗者。对于有远处转移者，以蒽环类和吉西他滨为基础的化疗反应率为 48%,紫杉类药物也有一定疗效。

7．预防　乳腺血管肉瘤的预后很差，肿块大小与生存时间显著相关。因此，对育龄期妇女应定期进行乳腺检查，以期早期发现、早期诊断、早期治疗，提高生存期。

值得注意的是，合并妊娠的病例可因妊娠期乳房增大漏诊或误诊，且此类病人预后更差，因此，当妊娠期单侧乳房增大过快者，应及时到医院检查。

六十五、乳腺淋巴管肉瘤

1．概述与病因　乳腺淋巴管肉瘤多发生于乳腺切除术后和乳腺放射治疗后，因长时间淋巴水肿，淋巴管扩张，内皮细胞恶性增生而导致淋巴管肉瘤形成。发生于乳腺切除术后和乳腺放射治疗后的慢性严重上肢水肿者，称为 Stewart-Treves 综合征。

其发病机制尚不清楚。有人认为，淋巴管阻塞可引起生长因子和细胞因子的高表达，引起血管和淋巴管的过度增生。同时，在慢性水肿的组织中可以看到淋巴管的增生。原有高血压和心血管疾病的患者，放射治疗可能更容易引发淋巴管肉瘤。

2．临床表现　本病发病率占乳腺切除术后的 0.045% ～ 0.09%,自乳腺切除到淋巴肉瘤发病的时间长短不一，短者 16 个月，最长可在乳腺切除术后 24 年发病，平均 9 ～ 10.5 年。发病年龄为 44 ～ 83 岁。

乳腺淋巴管肉瘤表现为乳腺水肿，局部皮肤先出现淡红色斑疹，逐渐相互融合，色泽变深，质地变硬。然后形成隆起的紫色小结节，并形成溃疡。

发生于上肢的淋巴管肉瘤，多位于水肿的皮肤及皮下组织内，首先出现淋巴水肿加剧，局部触痛，同样出现斑丘疹，继而发展成为紫红色小结节，多个散在结节融合形成较大的肿块，易形成溃疡并出血。

3．辅助检查　乳腺钼靶 X 线检查：乳腺手术区域或放疗部位软组织密度增高，乳腺腺体内可出现致密结节影。病灶区域皮下脂肪水肿，间隙不清。

4．诊断　根据乳腺癌根治手术史和胸部放疗史，病变区域先出现水肿，然后出现斑丘疹，继而发展成为紫红色小结节并逐渐融合形成溃疡，易出血，结合影像学检查，可作出初步诊断。

5. 鉴别诊断 主要应与乳腺血管肉瘤相鉴别：乳腺血管肉瘤也可发生于乳腺癌放疗后，为乳腺内出现生长迅速的无痛性肿块，多质地软，有时因血液凝固触及较硬，可与皮肤粘连，边界不清。发生淋巴管肉瘤前，先出现淋巴水肿，后出现斑丘疹及紫红色小结节，融合后形成较大的肿块，易形成溃疡并出血。

6. 治疗及预防 淋巴管肉瘤预后很差，综合治疗后5年生存率低于5%。本病的预防主要是开展乳腺癌筛查以达到早诊早治，提高乳腺癌保乳、保腋窝手术的比例；通过三维适形等精确放射治疗，也有可能降低淋巴管肉瘤的发生。

六十六、乳腺骨肉瘤及软骨肉瘤

1. 概述 乳腺骨肉瘤是骨外骨肉瘤，由能产生骨样基质和/或骨组织的梭形细胞组成，部分可伴有软骨组织。乳腺骨软骨肉瘤可能是由乳腺间质内纤维组织，通过化生和异种组织发育演变而成。该病恶性程度较高，侵袭性强，预后差。但也有认为，含有软骨成分的乳腺肉瘤，其预后不一定不佳。转移以血行转移为主，靶器官最常见于肺，其次是肝，极少累及腋窝淋巴结。

2. 病因 同乳腺纤维肉瘤。

3. 临床表现 临床表现为增大质硬的肿块，依据骨分化所占的比例不同，肿瘤的质地也有所不同，可从较硬到石头样坚硬。部分病例可伴有疼痛。

4. 检查 影像学上乳腺钼靶表现边缘清楚的孤立性肿块，有浅分叶，一般无毛刺，肿块内可有典型的象牙质状骨化。由于病变边界清楚，常被误认为是良性病变。

5. 诊断 乳腺骨肉瘤及骨软骨肉瘤发生于中老年女性，患者大多有数年的乳腺肿物，短期内迅速增大的病史。少数病例肿块生长很快，从发现到诊断时间仅有数月时间。肿块通常较大，界限清楚。

6. 治疗 同乳腺纤维肉瘤。

7. 预防 同乳腺纤维肉瘤。

六十七、乳腺癌肉瘤

1. 概述 乳腺癌肉瘤是指同侧乳腺内出现了癌与肉瘤共存的肿瘤，多见于老年妇女。原发的乳腺癌肉瘤极为少见。乳腺癌肉瘤患者乳腺可触及肿块，常伴有腋窝淋巴结肿大。因癌肉瘤含有癌与肉瘤两种成分，故即可发生淋巴转移，也可发生血行转移。肉瘤成分生长较为迅速，易于引起患者的注意而就诊，故一般说来其预后相对较好。

2. 病因 乳腺癌肉瘤的病因尚不完全清楚，从组织发生来看，乳腺癌肉瘤可由乳腺癌的间质成分发生肉瘤变，也可由乳腺纤维瘤的上皮及管周围结缔组织各自发生恶变，故为一种混合型的恶性肿瘤。

3. 临床表现 乳腺内可触及孤立性肿块，肿块大小可由几厘米到十几厘米，肿块硬度随其组织成分而不同，有的质硬，有的尚有弹性。肿块初期可活动，进而侵及皮肤和（或）胸肌筋膜，活动差，以致固定。腋窝常伴有肿大淋巴结。

4. 诊断 乳腺发现肿块，若患者就诊前有一段时间，往往自己会感到肿块渐长，常伴有腋窝肿大淋巴结，临床查体及有关的影像学检查很难与乳腺癌相鉴别，明确诊断还应依据病理学检查。组织所见间质来源的肉瘤成分和上皮来源的癌成分混合存在，从组织学特征上应注重与梭形细胞癌、叶状肿瘤、伴骨和（或）软骨化生的癌鉴别。

5. 检查 乳腺癌肉瘤多数患者伴有肿块，临床查体是首诊方法之一，乳腺超声、X线摄影及磁共振（MRI）也是重要的检查方法，经活检进行病理组织学检查是确诊的"金标准"。

6. 治疗 乳腺癌肉瘤同时具有癌和肉瘤两种成分，即可按癌转移规律转移至区域淋巴结，也可按肉瘤转移规律发生血行转移，因此治疗方法同乳腺癌，采取综合治疗，确诊后应尽快行根治性手术，术后辅助放疗、化疗等综合治疗。

7. 预防　乳腺癌肉瘤很少见，病因尚不完全清楚，患者常以发现乳房肿块来医院就诊，故此推荐乳腺自我检查，掌握正确自检方法，养成每月一次的乳腺自查习惯，发现异常及时去看医生。定期去医院体检。积极参加乳腺癌筛查，防患于未然。

六十八、原发性乳腺恶性淋巴瘤

1. 概述　乳腺恶性淋巴瘤临床上可分为原发性和继发性。原发性乳腺恶性淋巴瘤首发于乳腺，也包括乳腺病变进展中远处淋巴结或身体其他系统受侵的病例。原发性乳腺恶性淋巴瘤极少见，但组织类型并不少，各种类型的淋巴瘤几乎都可以发生在乳腺，其中以 B 细胞性淋巴瘤为主。继发性乳腺恶性淋巴瘤是指乳腺仅仅是全身淋巴瘤病的一部分；全身淋巴结增大，肝脾大，伴发热、盗汗、体重减轻等伴随症状。原发性乳腺恶性淋巴瘤好发年龄国外报道为 45 ～ 65 岁，国内报道较国外年轻，为 37 ～ 45 岁。原发性乳腺恶性淋巴瘤的预后比乳腺癌要差；若发生在妊娠、哺乳期，肿瘤可迅速生长，至双侧乳腺弥漫性增大，称急进型淋巴瘤，预后更差。

2. 病因　原发性乳腺恶性淋巴瘤的病因目前尚不清楚，研究发现其发病可能与多种危险因素有关：①环境因素，如放射线损伤，密切接触某些化学制品等；②与 EB 病毒感染有关；③与免疫功能低下有关，患有原发性免疫缺陷性疾病者患病风险增加；④具有遗传易感性，患者的同胞姐妹患病风险增加。

3. 临床表现　原发性乳腺恶性淋巴瘤多发生于中年女性，单侧居多，双侧发生约占 20%。临床表现多以乳腺无痛性肿块为首发症状，呈圆形或结节状，边界清楚，直径 1 ～ 15 cm 不等，质软，活动，与周围无粘连。腋窝可触及肿大淋巴结。

4. 诊断　原发性乳腺恶性淋巴瘤的诊断标准为：①以乳腺为首发部位；②既往无其他部位淋巴瘤病史；③肿瘤组织标本病理确诊为恶性淋巴细胞浸润乳腺组织，交界部位既有淋巴瘤细胞浸润又有正常乳腺组织；④与乳腺淋巴瘤同时发生或随后累及区域淋巴结。也包括淋巴瘤首发乳腺，随病变进展远处淋巴结或身体其他系统受侵的病例。

原发性乳腺恶性淋巴瘤依据临床表现、影像学检查很难确诊，需要与良性纤维腺瘤、乳腺癌以及乳腺炎症相鉴别。病理学检查是确诊的重要依据，需要提供足够的肿瘤组织标本。

5. 检查　检查方法包括乳房体检、乳腺影像学检查，乳腺病理学检查。

超声显示乳腺恶性淋巴瘤类似乳腺癌，但内部回声一般较乳腺癌低，近似囊肿图像，后方声影增强，病灶内部血流丰富，多为高阻动脉血流，是与乳腺囊肿相鉴别的图像特征，也是与其他病理类型乳腺癌相鉴别的图像特征。

乳腺 X 线检查显示乳腺恶性淋巴瘤为单侧乳房单发或多发肿块影，也可为双乳多发，多数边缘清楚，边缘不清楚者多是与周围腺体重叠所致。多无毛刺、漏斗征、皮肤凹陷征等乳腺癌的典型征象。

磁共振（MRI）检查乳腺恶性淋巴瘤多表现为乳腺肿块样高信号病灶，动力学曲线多表现为快速增强型，部分伴有乳腺皮肤增厚。

原发性乳腺恶性淋巴瘤病理组织学检查易误诊为癌，尤其是术中冷冻切片快速诊断，最终明确诊断需要石蜡切片及免疫组化检查。

6. 治疗　治疗原发性乳腺恶性淋巴瘤应采用综合治疗，即化疗、放疗、手术及靶向治疗。治疗成败的关键在于及时正确的诊断。对不伴有淋巴结转移的患者采用含放疗在内的综合治疗方案，对已有淋巴结转移的患者采用含化疗在内的综合治疗方案。化疗、放疗是治疗原发性乳腺淋巴瘤的重要手段，外科手术可提供组织学标本，有助于确定病理诊断和进行肿瘤分型。部分患者还可辅助靶向药物治疗。

7. 预防　乳腺恶性淋巴瘤是原发于乳腺的淋巴瘤，病例很少见，主要表现为单侧或双侧乳腺无痛性肿块，临床表现多缺乏特征性，与乳腺其他恶性肿瘤不易鉴别。由于病因尚不清楚，目前尚无确切的预防措施，在此推荐以下三点，望读者结合自身情况采用。①掌握乳腺自我检查方法，养成每月 1 次的乳腺自查习惯，发现异常及时就诊；②定期去医院体检；③积极参加乳腺癌筛查。

（韩莉）

第七节　乳房的保健

一、日常生活中如何注意乳房保健

乳房保健是妇女保健的主要任务之一，1978 年以前，我国妇女癌症以宫颈癌为首，此后发生逆转，乳腺癌成为女性第一杀手，现在发病率每年以 2 个百分点的速度增长，因此，防治乳癌成为广大医务工作者和妇女保健工作者的首要任务。

乳癌的治疗当然是医生的责任，但乳癌的治疗效果很大程度上取决于发现的早晚，早期乳癌 80%～90% 可以健康生存。晚期乳癌，尤其不能手术的乳癌，平均生存期不超过 4 年，可见早期发现是非常关键的。目前，我国 80% 以上的乳癌患者仍是自己发现肿块而主动就诊的，多已经是中晚期，早期或微小癌只是在正规的体检中发现，与发达国家相比，我们相距甚远。因此，呼唤广大妇女注意乳房的保健，只有唤醒民众，防癌才有希望。只有把防病知识武装每一个人，才能达到全民预防的目的，因为知识就是力量，知识就是健康。

乳癌发病是隐袭的，在不知不觉中发病，在不痛不痒中恶化。乳癌的病因至今不明，从根本上预防目前还做不到。某些遗传和家族倾向，也没有办法避免。我们所能做的就是把乳癌危险性降到最低，在日常生活中注意乳房保健，定期自检和体检。有人观察 6 万女性与对照组 18 年，普查能降低乳癌病死率 23%，一般文献中定期参加普查的妇女乳癌死亡率降低 3%～32%，可见定期体检意义重大。乳癌一旦发病做到及早发现，及时就医。千万不可讳疾忌医，因为乳癌是不能自愈的，如果想用生命与乳癌抗争，那失败的一定是自己。

大家知道，乳癌与精神情志因素关系极为密切，中医曰"怒伤肝，思伤脾"，精神压力下，男人肝癌，女人乳癌，是首当其冲的两个癌。所以大度淡定，心情豁达，情绪稳定，家庭美满，无论男女，都是身体健康的首要，有关精神情感抑郁导致乳癌的问题已在另文详述，此不重提。

体育运动有利于乳房的发育和健康，那些不好运动的女孩乳房发育较差，应当去游泳、跳舞、引体向上、哑铃运动、扩胸运动、上肢运动等，应当说所有运动对乳房健康都有好处。有人统计体育锻炼，每周 4 次，每次半小时，乳癌危险性下降 50%。2012 年克拉玛依的一项调查证实体育运动的效应指标 OR 值是 0.572，小于 1 证明有保护作用。

合适的乳罩是保护乳房的第一道防线，应当根据自己的乳房大小，配戴适合自己的乳罩，不要跟风，不能赶时髦，戴乳罩不光是为了美。

有些女孩乳房发育较别人稍早或发育的好一些，由于封建思想作怪，因害羞就想把乳房隐藏起来，用布紧缠胸部，这就是束胸。封建社会还有一句俗语："低头老婆，仰头汉"，意思是女人宜低头含胸，这是封建社会的男尊女卑的余孽。新时代女性，亦应抬头挺胸，无论站、坐都要保持正确姿势，绝对不要含胸驼背，束胸驼背对乳房绝对不利。睡姿自由度较大，但不提倡趴着睡，趴着总会压迫乳房，不利血液循环。记住，乳房永远不能受压迫。

性生活是乳腺疾病的相关因素，容易被很多人忽视。文献资料早已证实，修女、尼姑乳腺癌发病率最高，而妓女乳腺癌发病率最低。临床实践中发现，单身、离婚、长期分居、夫妻不和、性生活不满意的妇女，患乳癌和乳腺增生症的概率增加。因为性生活属于讳莫最深的隐私，病人多回避不谈。性医学专家认为女性性功能障碍比男性更普遍，更复杂，更隐讳。情感因素和心理因素的作用比男性显著得多，若不做认真分析，很难找到问题之所在。有时妇女本人也说不清楚，更令人遗憾的是整个社会，包括女人自己对女性性障碍很少重视，殊不知各种性障碍可能是乳腺癌等疾病的一个重要的病因学因素。

乳腺增生病人中性冷淡，即冷漠型占 66%，饥渴型仅占 20%。乳腺的质地、饱满程度，肿块的形态和位置能准确地反应性生活状态。一般的乳房胀痛，轻度的乳腺增生症，仅通过性医学指导、心理咨询、调理性生活，就可以使肿块消失，疼痛缓解。例如，一位中学老师，双乳胀如皮球，肿块车轮状分布，因医生反复问婚姻状况，病人误解其意，回家与丈夫分床而卧，药物治疗效果不佳。后来经再三引导，病人始诉真情：因工作繁忙，身体劳累，不敢同床，又以为医生不让同床，故分床数月之久。这正好违背医嘱，所以疗效不佳。于是让调整性生活，讲究质量，不追求次数。性生活以女性自发性要求为主，在丈夫的理解、体贴、配合之下，不服任何药物，增生症治愈多年不复发。大量的临床资料告诉我们，正常的性生活对乳腺是有保护作用的，能调节内分泌，防止乳腺疼痛和增生症，对乳腺癌也有预防作用。

如果说性障碍是人们最讳莫如深的，那么饮食问题则是大家最喜闻乐道的事情。吃什么能防乳癌？乳癌患者应该多吃什么？忌口什么？这在医学界是还没有解决的问题，迄今为止没有一篇论文能拿出有说服力的证据，多是根据食物的成分做出的推测而已，在这里归纳一下，希望对大家有所裨益。

早在 1930 年就发现低脂膳食能防乳癌，乳癌死亡率与脂肪摄入量呈正相关，与硒、碘摄入量成反比。所以要想预防乳癌或乳癌患者都应当减少脂肪摄入量，因为动物脂肪和动物蛋白，属于高热量食品，富含的类固醇可转化为雌激素，而且能诱发肥胖。像烧烤、油炸、腌制、烟熏食品，糕点、加工红肉、肯德基、麦当劳等所谓的垃圾食品，均属有害食品。不要吸烟，或被动吸烟，不饮酒。提倡均衡的饮食结构，多样搭配，清淡素食为好。补充蛋白质以鱼类最好，但宜清蒸、水煮，不要红烧。有预防乳癌作用的食品是牛奶，每日至少一杯牛奶，提供人体所需的维生素 D、钙和优质蛋白质。每日一杯酸奶，提供高活性乳酸菌和嗜热性链球菌，可促进肝肠循环环。豆类及其制品，尤其是新鲜大豆，即黄豆，有人担心含大豆异黄酮而不敢食用，这完全是一种误解。国人乳癌发病率明显低于欧美，大豆功不可没。应当每日 2 杯豆浆，可降低雌激素孕激素水平。乳癌患者宜食蜂蜜，但不是蜂皇浆。蜂蜜是工蜂的食物，营养丰富而不含雌激素。蜂皇浆是蜂王的食品，富含雌激素，男人多食也会乳房增生，所以乳癌禁忌。

主食最好选择全麦面，有人观察到每天食麦麸（糠）30 g，2 个月后雌激素下降 17%。为了抗乳癌可用全麦饼干代替高糖高脂的糕点。有人证明维生素 A 不足，乳癌危险性增加 20%，所以要食用富含维生素 A 的饮食：胡萝卜、土豆、南瓜、西红柿、芹菜、菠菜、植物油、苦瓜、大白菜、葱头、西兰花。其中十字花科的大白菜是北方人冬季的主菜，含吲哚 -3-甲醇酶化合物，在体内转化为甲醇酶，能分解雌激素。植物油是指葵花籽油、橄榄油、亚麻籽油等，富含不饱和脂肪酸，属于抗氧化食品。大枣（干枣）改变雌激素代谢，可预防乳癌。有人证明，养殖水产品与乳癌发病呈正相关，产品中雌激素残留明显超标，而且稳定性较高，不易降解，所以，应尽量不食用人工饲养的海鲜。有饮茶习惯的人最好选用绿茶，因系未经发酵，富含茶多酚，抗氧化作用强。少量红酒、咖啡均可饮用，葡萄含白藜芦醇，咖啡含植物雌激素，均可降低乳癌风险。

女人离不开化妆品，所以才会出现化妆品就能支撑法国国民经济的现象。乳癌患者在日常生活和社交中也需要化妆品，饮食都有选择，那用化妆品有无禁忌？这是人们必然关切的问题。大家知道，化妆品成分极为复杂，品种繁多，个人喜好不同，很难具体指明用什么，或不用什么，只能提出一些原则，那就是绝时不能含雌激素及其类似成分。

二、乳罩的佩戴与选购

乳罩的诞生已经超过100岁了。1912年美国人玛丽发明乳罩并第一个申请专利，始于舞会服饰的需求，灵机一动用两块手帕固定托起乳房，女士们纷纷效仿，轰动一时。有人说早在1893年法国人就发明了乳罩，因为英文的Brassiere，来源于法文，原意是"婴儿的奶嘴"。不管是谁最先申请了专利，在那个欧美资本经济飞速发展的时代，上层社会出于对女性美的追求，乳罩必然会应运而生，并不断改进，1907年正式纳入服装系列大批生产，女人从此就与乳罩亲密无间，再也不曾离开过乳罩。直到今天，最现代的、最简化的比基尼，乳罩也是基本要素。乳罩最基本的功能应当是保护和托举乳房，但时代赋予了乳罩特定内涵，遮掩与展示，美丽与性感，隐讳与强化的绝妙统一，早已超出一般服饰的概念。

从生理与健康的角度看，健是第一，美是第二。乳罩是保护乳房的第一道防线，可以缓冲外力，所以乳罩的基本功能是保护。合适的乳罩应当具备稳定、举托、防止下垂，壁免走路或运动时的过大震颤和摆动，还可以适当的弥补或纠正体形缺陷。有人以为戴乳罩纯粹就是为了美，那是片面的。但是过分的追求夸张的美化和过度的性感，像"满城尽带黄金甲"式的风光，那是艺术表演，而不利于健康。

乳罩既然如此不同凡响，如何选购适合于自己的乳罩，就是一个重要的问题。首先是乳罩尺码，用皮尺测量乳房基底部，即乳房下部皮肤反折线处的胸围尺寸是多少厘米，即下胸围（底胸围），成年妇女一般是70、75、80、85、90、95 cm……，乳罩大小的尺码均为5的倍数，测量误差是±2.5 cm。再通过站立位，自然呼吸状态下的两个乳头测量上胸围（顶胸围），测量误差为±1.25 cm。上胸围一下胸围所得之差，即为罩杯的高低尺寸，用A、B、C、D、E表示，分别代表10、12.5、15、17.5、20 cm。乳罩与罩杯的尺码组合，例如，70A、80B、90C、95D等即为市场上标记的乳罩尺码。杯型有半杯、全杯、3/4、1/2之分，一般以3/4杯最为常用。罩杯的尖端要有乳头的容身之地，不能压迫乳头。

有了尺码之后，还用注意不同厂家品牌、用料、款式的不同。所以还要像买鞋一样，不能托别人代买，一定要亲自试戴，看看是否真正适于自己。要求以舒适为准，不要束缚过紧产生压迫感，吊带宽度合适。至于有无吊带，前扣还是后扣，取决于个人需求。前扣有利于内收乳房，后扣有利于收紧背部赘肉。肩带有利于悬吊，但要松紧可调，宽窄适中，必要时可两侧吊带项后相连，以增加悬吊之力，很适用于产妇，但久用可能引发驼背。新买来的乳罩需要用清水漂洗，通风干燥，去除残余甲醛等化学成分。轻度下垂的妇女可选用土台（乳罩下方的支持部分）稍宽的乳罩，不要用钢托或硬塑料支撑物，以免长期摩擦导致乳房下方疼痛和横向的肿硬。一般来说，应尽量选用染色少，花纹少，天然材质，高档面料的乳罩，低档的面料洗几次就会失去支持作用。肥胖之人可选用白色系或黑色系的，不宜鲜艳明亮色泽。乳房过小，或明显不对称者，可选用所谓的魔术胸罩，即带有衬垫，可托起乳房。手术后严重的外形缺欠，可以用义乳撑起外形。

乳罩如此多用，是否一天到晚永不离身？任何事物都有两面性，保护衬托的同时，必然束缚压迫乳房，不利于内部血液淋巴循环，尤其长期佩戴过紧过小的乳罩，乳罩就变成了紧箍咒，不仅可能引发头晕、胸闷、颈椎病等不良反应，还有增加乳癌的危险性。有人调查，一天戴乳罩超过12小时，乳癌发生的危险性高20倍，全天候佩戴，乳癌危险性高120倍。所以在一天当中，佩戴乳罩时间不宜超过12小时，夜里睡眠应当去掉乳罩，在家休闲也可以不戴，给乳房一个自由空间。但是重度下垂和肥大者还是以悬吊为好。有人在妊娠期和哺乳期不戴乳罩，显然不对。妊娠哺乳乳房体积增大，重量激增，极易导致乳房下垂，更应当佩戴乳罩，还要根据乳房大小不断地更换合适的乳罩。哺乳期乳罩可顶部开窗，即便于哺乳，又能举托沉重的乳房，减少积乳和乳腺炎的发生。

最后要说的是女人什么时候开始戴乳罩？这没有严格的年龄限制，主要看乳房发育的大小，从乳房隆起的上缘到下缘超过 15 cm，就应当佩戴乳罩了。有人乳房发育不良，扁平胸，不必为了追求外形美而戴乳罩。这样的女性更需要乳房活动自如，从事多种运动，如游泳、舞蹈、体操，这是促进乳房发育的大好时机，而不必担心乳房的摆动。一般来说，青春期乳房发育良好，就应当佩戴乳罩，尤其那些稍显肥大的乳房，为了避免重力下垂，更应当及时佩戴尺码合适的乳罩，但绝对不要束胸。有些老年妇女，只图方便，任其自然，早早放弃了乳罩，这是老年乳房保健的一个误区。乳罩的保健作用，不会随年龄增大丽消失。

三、情志异常诱发乳腺疾病

现代医学的发展正向着"生物－心理－社会－环境"的医学模式转换，精神与情感因素在疾病的发生与转归中的作用越来越受到重视。因为在女性所有器官中受情志影响最为显著的就是乳腺，其次是甲状腺。所以乳腺疾病患者的情志心理问题尤其受到关注，研究成果的报告日渐增多。情志异常可诱发乳腺疾病，高强度、持久的劣性刺激造成的心理应激，可降低免疫力，诱发乳腺癌已是不可争辩的事实。国外调查早期乳癌 45% 有精神障碍，其中 42% 为抑郁或焦虑症。中医历来强调情志因素致病，中医认为任何疾病的病因不外内伤七情，外感六淫。七情就是喜、怒、忧、思、悲、恐、惊，其中以思为核心，为根本，为主导。思而高兴为之喜，思而担心为之忧，思而凄惨或无奈为之悲，思而危险为之恐，来不及思索为之惊，可见七情中的思最为关键。《外科正宗》云："忧郁伤肝，思虑伤脾，积虑在心，所愿不得者，至经络痞涩，聚结成核"。可见思虑太深，积愿过多，欲望过高，心想事不成者，最容易患病。孙思邈的《千金要方》云："子嗜欲多于丈夫，感病倍于男子，加以慈恋爱憎，妒忌忧患，染着坚牢，情不自抑"。明确指出女性更重于情感，不耐情伤，难以解脱，女性情伤甚于男子，这也是男女有别的重要层面。朱丹溪《丹溪心法》云，"唯不得于夫（丈夫），不得于舅姑（公婆），忧怒抑郁，朝夕积累，脾气消阻，肝气横逆，遂成隐核"，明确指出夫妻不和，家庭不睦，长久的抑郁忧伤是乳癌的病因。金代的窦汉卿云："惟乳岩多媚居，情志乖，或室女，或姑"，指出寡居、单身女性容易患癌。清代陈实功的《外科正宗》云："若中年以后，无妇之夫得此，其死尤速"，观察到了乳癌寡居者预后不良。现代社会经济的发达，生活方式、思想观念的改变，婚姻质量急剧下降，离婚率快速攀升。据统计全国女性离婚率北京居首，高达 39%，其他城市为 35% ～ 38%。可见婚姻家庭正面临严酷的挑战。离婚的伤害，女人的情伤必然普遍化和加剧化，这与乳癌发病率的增加似乎同步。

广东省中医院用反映情感因素的生活事件量表（LES）和特质对应方式量表（TCSQ），对 202 例乳癌患者与对照组配对研究。调查 38 项生活事件，分为婚姻家庭问题、工作学习问题、社会生活问题、人际关系问题、自我心身健康五大类，对比研究乳癌组与对照组的频度和强度，发现乳癌发病 5 年前遭遇负性生活事件的频度和强度均高于对照组，其中尤以家庭生活问题，诸如夫妻不和、感情破裂、失恋、离婚、丧偶等居多，明显多于对照组，并有统计学意义（$P < 0.05$）。认为抑郁、思虑、难以解脱的悲伤，强烈而持久的不良情绪是"促癌剂"。不良事件作为一种"应激源"，长久作用于人体，导致神经－内分泌－免疫功能紊乱，免疫监控能力下降，癌细胞趁虚而发。在家庭生活的问题中，我们发现被动离婚，例如，男人变心等男方原因，女方情伤痛苦不能自拔，属于伤害最大的负面家庭因素，对乳癌发病影响最大。总之一句话，乳癌是气出来的。

乳癌发病与否也与本人的应对方式有关，采用消极的应对方式（不成熟防御方式），是不良因素作用持久的条件。如果能及时化解，可能就影响不大。面对不良刺激，要积极寻找解脱、升华的办法，缓解消极情绪，积极工作，多参加文体活动，交友旅游等，使负面影响尽快消失。山西中医学院用雌性未生育 SD 大鼠乳癌的研究，证实短期的心理应激对非典型增生和乳癌发病率无明显影响。南京中医药大学研究证实，抑郁是发病因素，也是预后因素。而正性事件，即可以统称为高兴的事件，对乳癌发病无影响。以上这些研究均采用了现代的科学方法，证实情志因素在乳癌发病中可能是重要诱因，也诠释了古人的宝贵经验。

四、提倡母乳喂养，母子双受益

母乳是婴儿的生命源泉，是最好的天然食品，它既经济方便，又无菌抗菌，既营养全面，又易被婴儿吸收。也许不少人认为喂牛奶孩子也能长大，何必自己劳神？要知道，动物为了繁衍，必然产出最适合自己幼崽的奶水，而不会考虑人类的营养需求，喂牛奶纯属无奈之举，母乳是不可取代的。世界卫生组织（WHO）与联合国基金会在大量科学研究的基础上，在第 55 届世界卫生大会向全球倡议母婴同室、按需哺乳，推荐出生后 4～6 个月纯母乳喂养，并维持母乳喂养同时适当添加辅食至 24 个月。母乳在提高婴儿智商、促进婴儿发育、增加抵抗力、防止营养不良等许多方面是任何代乳品所不及的。哺乳还可促进子宫收缩复原，减少产后恶露，有利于产妇形体的恢复，减少乳腺癌和宫颈癌的发生。所以，母乳喂养，母子双赢。

1. 目前我国母乳喂养的现状堪忧　世界卫生组织一直倡导母乳喂养，倡导全世界创建爱婴医院，并于 20 世纪 90 年代初期规定母乳喂养的十条标准。我国现有 7 300 多家爱婴医院，约占全世界爱婴医院总数的 1/3。但是由于现代社会母婴喂养传统的缺失，女性职业的压力，对母乳喂养的偏见和误解，再加上奶粉厂商的商业宣传，医院管理的放松，目前我国的母乳喂养率还是处于一个很低的水平。2011 年母乳喂养率仅 27.6%，其中城市 15.8%，农村 31%，远远低于世界卫生组织要求的 50%。据调查，家庭收入越高，文化程度越高，社会地位越高，与母乳喂养率成反比。产妇年龄小于 25 岁比大于 25 岁的喂养率低 3 倍。剖宫产比自然分娩母乳喂养率要低，目前产妇剖宫产率已经占 70%，剖宫产率的不当提升导致母乳喂养率下降。乳母的自我效能，母乳喂养知识，喂养技能与母乳喂养率成正比。尽管原因众多，归根结底还是对母乳喂养认识不够，相关知识太少所致。

2. 母乳喂养的重要性　母乳喂养是改善儿童生活环境的四大措施之一，是降低初生儿死亡率的重要手段，尤其早产儿。大家都知道初乳对婴儿的重要性，初乳含大量生长因子，大分子抗体，免疫物质，抗炎物质，乳铁蛋白，抗氧化成分，保护消化道黏膜，SLgA，可溶性 CD14，未分化的干细胞，能影响孩子的远期健康。如果你希望你的宝宝健康成长，就从出生后 30 分钟内的第一口奶开始。要知道，产后第一小时喂奶，每年可拯救 100 万新生儿生命。

早产儿，俗话说"不足月"，出生后体重过低，生存能力极差，即超低生体质量早产儿，一般都收治在新生儿重症监护病房（NICU）。与母亲暂时分离，一般人以为就不需要母乳了，其实不然。早产儿更不能放弃母乳，早产儿的初乳含有适合于早产儿特殊需求的成分，即使在气管插管情况下，只要口咽滴乳 0.2 ml 母乳，即可保护婴儿生命，减低早产儿相关疾病，诸如坏死性小肠炎、肺炎、脑炎、败血症等，大大降低早产儿的死亡率。也许人类应该向袋鼠学习，袋鼠的婴儿都是早产儿，却征服了贫瘠的澳洲大陆，提倡袋鼠式护理，保障早产儿顺利成活。作为母亲，如果你能帮助早产儿成功闯关，唯一能做的就是尽早奉献你的乳汁。

母乳能提供 6 个月内婴儿的完全营养保障，母乳喂养持续时间最短不能少于 6 个月。6 个月以上逐渐加辅食。母乳的免疫物质、生长激素，促进健康生长发育，抵抗疾病能力，如果延长哺乳期，可明显提高婴儿智力发育。如果你有望子成龙的梦想，就从坚持母乳喂养做起。母乳含有动物乳汁没有的长链不饱和脂肪酸，可消化蛋白质，多种寡糖，减少牛奶过敏性婴儿湿疹的发生率。

3. 母乳喂养母子双赢　现代职业妇女，竞争压力很大，唯美时尚，追求苗条身材，担心哺乳会影响体形美，乳房会松弛下垂，容易衰老，而不愿意哺乳，这是导致母乳喂养率不能提高的主要社会心理原因。母乳喂养不是母亲单方面的付出，而是母子双受益，并且是长远。哺乳对母亲本人也有莫大的好处。首先，婴儿吸吮，刺激缩官素的分泌，促进子宫复原，缩短恶露时间。母乳喂养减少 4 成乳癌，减少乳腺增生症，如果你想远离乳癌和增生，就坚持母乳喂养 1 年以上。母乳喂养，母子情深；光生不养，母儿不亲，所以说不自己哺乳的母爱是不完美的。在哺乳婴儿的过程中母亲会体验一种人生的幸福和憧憬，会充分展示慈爱与母性，在性格和心理上将会终身受益，这种情感如果没有亲身体验是不会产生的。有人说产后需要休息，小儿啼哭会影响睡眠。应当知道婴儿呱呱坠地，那声音是宣言，宣告自己来到人间，那是嗓音和肺活量的锻炼，那不是悲伤，所以没有眼泪。啼哭也是需求的信号，只当饥饿和感到不适时才会啼哭，吃饱喝足后自然安睡，并在睡眠中成长。

当前很多人不愿自己哺乳的原因是怕影响自己体形。要知道，产后体形的改变不是因为哺乳本身，而是产后过度饮食，营养过剩，身体肥胖所致。产后进补是中国人的习惯，所谓"坐月子"，即产后静养，足不出户，既不干活，更不会运动，其结果必然就是肥胖，体形大变，判若两人。如果把产后体形改变算在哺乳的账上，那实在冤枉。中国产妇"坐月子"的习惯是否也要改变，学习一下欧美并与世界接轨？人家产后可以游泳健身，这在我们是何等的不可思议。

4. 排除干扰，促使母乳喂养蔚然成风　目前我国母乳喂养的现状很不乐观，距世界卫生组织的要求相差甚远，所以摆在我们面前的任务就是努力排除干扰，促使母乳喂养蔚然成风。干扰主要来自产妇自身，缺乏母乳喂养的知识，对母乳喂养的重要性认识不足，过分追求魔鬼身材，无端放弃或不愿哺乳。另一方面就是社会负面的宣传误导，商家为自身盈利不择手段，网络电视虚假广告是其帮凶。

首先就要规范化母乳喂养的健康教育，研究表明规范化教育远比零散劝说效果好。母乳喂养率的高低与产妇的自我效能，自信心，母乳喂养知识，喂养技能，家庭、尤其丈夫的支持态度密切相关。产前检查就应当包括母乳喂养的教育，爱婴医院或妇产医院统一安排，系统宣讲母乳喂养知识，进行母乳喂养的技术培训。缺乏母乳喂养知识是被社会风气误导的主要原因，才会盲目听信商家虚假宣传和煽动性广告。从医院管理和商业道德上应严格禁止向产妇推销奶粉、奶瓶、奶嘴及五花八门的代乳品，尽量消除乳品商业活动的负面影响，积极倡导母乳喂养，淡化人工喂养。

剖宫产的母乳喂养率低于自然分娩，开奶时间也晚。产妇因为输液、伤口疼痛、活动不便等原因，在产后 30 分钟开奶常有困难，但最迟不宜超过 24 小时，因为一旦人工喂养，因口味习惯，小儿很难再吸母乳。现在的产妇常因害怕分娩的疼痛，紧张过度或找各种理由要求剖宫产，所以医生应该严格掌握剖宫的适应证，劝导产妇争取自然分娩，自然分娩优于剖宫产的道理，要向待产妇讲明。

国家规定产假 6 个月，这是满足婴儿基本需求的最短哺乳期，不要因为工作压力或其他理由缩短这个期限。联合国卫生组织建议哺乳期最好 2 年，除非农村妇女，一般职业妇女难做到，但争取混合喂养不少于 1 年半为宜。

当然对于先天无奶、缺奶，乳头畸形，产后抑郁症或患有母婴传播的疾病，诸如艾滋病、梅毒、乙肝传染期等不可抗拒的原因另当别论。

五、哺乳期乳房保健

哺乳期是乳房生理功能最旺盛的时期。乳房已得到充分的发育，腺体肥厚，腺泡发达，大量生产乳汁，以供婴儿的需求。产妇也是历经千辛万苦，耗费气力自然分娩，或冒麻醉手术风险剖官生产，紧张、疼痛、精力消耗、气血耗损也许是妇女一生中最大的一次考验。

产后体力已经十分虚弱，却要面临最生疏、最漫长的艰巨任务，那就是哺育婴儿。因此，产后必须提供全方位的保障系统，包括饮食起居，营养供应，哺乳方法的指导，预防乳腺炎等。

1. 居室环境　常温 24～26℃，相对湿度 55%～60%，空气新鲜而流通，环境清洁而舒适。中国产妇坐月子是门窗紧闭，室温偏高，卧床而不下地，室内空气污浊，这种习惯应当改变。

2. 饮食　产妇食欲大增，可适当加餐。提倡科学营养，合理搭配，食不过量。乳母比一般成人每日多需要 1 000 卡热量，每日需蛋白质 100 g，钙 20 g，铁 15 mg，维生素 C 150 mg，维生素 A 8 000 U，维生素 D 400～800 U，维生素 B2 2～3 mg，要满足这些要求并不难，并不需要膏粱厚味全国采购。要求饮食质量要高，但量上不宜过多，不要吃过于油腻的东西。以新鲜的蔬菜、水果、鸡汤、排骨汤、鱼汤、牛羊奶、鸡蛋最好。有人计算每天 3 个鸡蛋已足够，每天吃 30 个鸡蛋，不仅浪费而且有害。有人错误的理解加强营养就是猛吃鸡鸭鱼肉，产后体重与日俱增，血脂及胆固醇急剧升高，造成肥胖、乃至失明。加强营养要讲究科学，不是多多益善，更不需要任何补品或补药。

3. 情绪稳定，精神愉快　泌乳是受大脑高级神经中枢调节的，精神舒畅才能保证乳汁的正常分泌。凡忧虑、惊恐、恼怒、悲伤、焦急等都会使乳汁分泌减少，甚至突然停止。这样的事例很多，盛怒之下乳汁枯竭，惊吓之后乳汁减少。所以产妇应当切忌生气、着急，要保持家庭关系和谐，生活安宁，环境清静。这些精神或情绪因素要比大鱼大肉丰盛的物质重要，乳母身心健康，是保障正常哺乳的首要条件。

4. 睡眠充足，活动适度　产后体质虚弱应当卧床休息，避免风寒和坐立过久。过早接触凉水，关节疼痛；缺乏睡眠，乳汁不足；紧张劳累，乳汁减少，这是保健常识。所以，乳母应当充分休息，保证充足的睡眠，但轻微的、适度的上肢活动可增加乳汁分泌。产后 2 个月以后，可以适当的活动，参加一定的劳动（家务或轻体力劳动），但要量力而行，不可过分劳累及紧张，不要上夜班。为保证乳母健康及允分的哺乳，产后休息 6 个月的产假时需要的。

5. 避开毒品，慎用药物　凡接触苯、汞、铅、有机磷等有毒物质及放射线工作的，在妊娠及哺乳期应当调离。这些有害的物质可使乳汁分泌量减少，增加新生儿患病率及死亡率。有许多药物在乳汁内浓度较高，易使婴儿发生毒性反应。例如，四环素可使婴儿牙齿发黄，产生鹅口疮，影响骨骼的发育，产生真菌性肠炎，引起顽固性腹泻；有的乳母使用青霉素，婴儿发生过敏反应；链霉素及庆大霉素能引起婴儿耳聋；氯霉素不仅能使母亲骨髓抑制，而且抑制婴儿的造血功能；母亲服用硫酸镁、大黄、番泻叶等泻药，也能引起婴儿腹泻；阿托品、避孕药均可抑制乳汁分泌。所以哺乳期不宜服用避孕药及其他激素类药物。哺乳期妇女禁忌饮酒、吸烟，室内烟雾腾腾对婴儿极为有害。

6. 30 分钟内开奶　产后身心疲惫，剖宫产后伤口疼痛，输液静卧，经常会推迟首次的哺乳，这对哺乳不利。应当尽早开始第一次哺乳，即开奶时间应在产后 30 分钟之内。30 分钟内婴儿吸吮乳头，刺激下丘脑释放缩宫素、催乳素。出生后 20～30 分钟，婴儿处于兴奋期，吸吮力量大。剖宫产后最迟不超过 24 小时开奶，而且要母婴同室。

7. 哺乳的正确姿势　哺乳是一种本能，但本能不等于正确。如果仔细观察初产妇的第一次哺乳，你会发现至少 40% 的人哺乳姿势和方法不正确或不完全正确，多是那些产前缺乏规范化教育的人。有的产妇不知所措，急得满头大汗，可称狼狈不堪。正确的哺乳姿势是坐位，怀抱婴儿要求母婴胸贴胸，腹贴腹，婴儿的头身基本处于一条直线，头不歪颈不扭。有的产妇把孩子几乎抱成鞠状，孩子肚皮还朝天就想塞入乳头。婴儿本能的会寻找乳头，头往往偏向母亲一侧，这都是不正确的姿势。乳头全部和大部分乳晕应吸在婴儿口内，吸吮动作造成乳晕下反复出现的负压才能吸出乳汁，并不完全是靠婴儿口腔内的负压，就像水井上压水机的工作原理一样。乳头过大的产妇难以做到这一点，吸吮力量常显不足。

8. 哺乳的正确方法　以前总是强调定时喂奶，2～3小时1次，婴儿饿的哇哇哭，乳母看时间不到，就不喂奶，这种刻板的方式带来不少弊端。现在要按需哺乳，强调早吸、勤吸，不计次。因为婴儿个体差异，需求和消化能力差别很大，不必强求间隔和喂奶时间的长短。注意双乳轮流，机会均等，不要因为自己的习惯而偏喂。喂的多的那侧容易松弛下垂，喂的少一侧容易患病。喂饱之后，婴儿心满意足，略带疲倦，自然很快入睡，注意不要让婴儿含着乳头睡觉，也不要强行拉出奶头，可以轻按其下颌，缓慢松开乳头。

9. 及时排空，防止积奶　排乳不畅，乳汁淤积，是诱发乳腺炎的物质基础。预防哺乳期急性化脓性乳腺炎，是产妇的，尤其是初产妇的保健第一要务。所以一定要注意乳汁的排空，双乳交替哺乳也为了保证双乳排空。吃不完的乳汁可以挤出，不要吝惜。不要婴儿含乳而睡，防止咬破乳头，防止皲裂、湿疹。喂完奶之后用温水清洗乳头，或用40～50℃干净的热毛巾热敷乳房，保持局部的清洁与干燥，就能预防乳腺炎或乳头乳晕炎。

10. 哺乳期持续多长时间为合适　哺乳期短于6个月为哺乳不充分，既不利于小儿发育，也不利于母亲的乳房保健。由于没有充分哺乳，乳腺的生理功能没有发挥到极致，就不能对乳腺自身产生保护作用，腺体持续性增生而退化不良，容易发生胀痛或增生症等多种疾病。肉芽肿性小叶性乳腺炎发病就与哺乳不充分有密切关系。6个月以上的婴儿已经添加辅食，10个月以上婴儿若单靠母乳已经不能满足营养需求。超过1年，乳汁分泌量会逐渐减少，乳汁的质量下降。1～1.5年以后可逐渐断奶。联合国卫生组织建议哺乳2年，但一般职业妇女很难做到。我国农村习惯哺乳3～7年，甚至上小学了还要吃奶，这只是一种心理依赖。容易造成小孩营养不良，独立生活能力差，也会导致母亲的衰老和乳房下垂。尤其35岁以上的高龄产妇，不宜哺乳时间过长。因为哺乳期过长，乳母抵抗力下降，会加速衰老。由于长期缺钙，会造成手足麻木、腰腿疼痛、弯腰驼背，还会引起卵巢、子宫的萎缩，乳房萎缩而松弛下垂，容易发生导管扩张或溢乳-闭经综合征。长期哺乳乳癌发病率也有所增加，农村多胎的、长期哺乳的老年妇女，乳癌也相当常见。所以，过于长期的嗜乳对母亲、小儿的健康都是有害无益的。

六、产后乳汁不足

1. 概述　产妇乳汁日产量没有固定标准，通常一侧乳房的乳汁即可满足或基本满足婴儿的需求。如果两个乳房一次哺乳仍不能吃饱，即为乳汁不足，俗称奶少。有人产后没一滴奶水或极少，两乳空空，谓之无奶。产后乳少在产后2～3天后至半月内发生率较高，尤其高龄初产妇和剖宫产后容易发生。现代生活方式催生乳少或无奶，所以职业妇女奶少的发生率高于农村妇女。这对想用母乳喂养的母亲来说，无异于无米下锅之焦虑。在非母乳喂养的群体中，大概1/3的母亲是由于缺乳而停止了母乳喂养。但应当注意的是，不要把乳汁不足或无奶与乳络不通、排乳不畅相混淆，但二者可能同时并存。前者是奶源匮乏，后者仅是通路阻塞。如果乳汁产量不足，无论怎么通乳也无济于事。

2. 病因　乳汁的分泌与乳母的体质状态、精神情绪、营养状况等密切相关。任何精神上的刺激，如忧虑、惊恐、烦恼、悲伤，都会减少乳汁分泌，甚至使泌乳骤停。中医认为，乳汁乃精血所化，若生化无源，奶从何来？素来脾胃虚弱，产后更加气血不足，或肝失条达，气机郁滞，或痰湿内阻，乳络不畅，或肺失宣降，肾气亏虚，或多汗伤津，胃热熏蒸等多种原因，均可导致乳汁不足。

职场女性，乳汁多不足。特别是那些高强度的脑力劳动者，更容易导致无奶。她们本来就体质较差，睡眠不足，劳累过度，却还要奋力打拼，争强好胜，致使心力交瘁，容易发生产后抑郁症。或错失生育良机，生育过晚，肾气已衰，生化无力，乳汁必然不足。

一般所谓的"无奶"，并非真性乳腺发育不良，而是乳汁过少不能维持哺乳而已。先天无奶，即在妊娠和哺乳期乳房也不发育，不仅形态不佳，而且无奶可喂。有的外形尚且饱满，但无泌乳功能，属真性无奶，多与遗传因素有关，带有家族倾向。还有隆胸术后、盲目减肥、偏食厌食等均可导致乳汁不足或完全无奶。

3. 临床表现 乳汁不足的妇女，乳房大小和形态可能无异常。在妊娠期和哺乳期乳房不饱满，哺乳前乳房不充盈或充盈度差，挤不出乳汁或很少，婴儿吃不饱。如果先天无奶，就是滴乳全无，可能伴有乳房发育不良，乳房体积过小。

4. 治疗

（1）中医辨证施治：中医治疗乳汁不足方法较多，效果较好。但不能一见奶少就拼命吃下奶的食品和药物，一定要辨证施治，才能取得理想的效果。奶少属于气虚者偏多，脾胃虚弱，气血不足，两乳胀满不够，则以补脾健胃，大补气血为主，常用八珍汤等，人参、黄芪、当归、白术等为常用之品。若属肾气亏虚，生化无力，则补肾益精更好，常用六味地黄汤加减。若属肝郁气滞型，痰湿中阻者，疏肝解郁，理气化痰为主，常用逍遥散或加味逍遥散等。若是产后血瘀缺乳，则用王清任的血府逐瘀汤或《傅青主女科》的通乳丹。心神不宁，失眠多梦或津液不足者用宁心安神，生津通乳。乳腺肿块，乳汁不通者用《外科正宗》的透脓散，黄芪、当归、桔梗、皂刺、川芎等。因为一般奶少，多伴有乳络不通或以乳管不通为主，通常在中医辨证的基础上，多配合一些开窍通络的药物，如漏芦、通草、路路通、赤小豆等药。俗话说，"穿山甲，王不留产妇吃了乳长流"，显然是下奶的常用中药。中药不仅可以口服，还可以外洗或湿热敷。另外，可以用针刺下奶，针刺乳根、檀中、少泽、肩井等穴位，或按摩增乳。

（2）饮食疗法：自古就有猪蹄汤、鲫鱼汤下奶的饮食疗法。像猪蹄、鲜鲫鱼、鲤鱼、鲢鱼、羊肉、獐肉、红小豆、淡菜（一种小型蚌类）、鸡汤、排骨汤均为下奶佳肴。多喝牛奶、豆浆，即可补充钙、铁等元素，又能下奶，应为产妇最佳食品。

5. 预防 乳汁不足影响母乳喂养，只要不是先天发育不良所致，均应注意预防。

（1）产妇心情舒畅，情绪乐观，生活规律，睡眠充足，是保证乳汁分泌的首要条件。

（2）体质素虚、气血不足者，在服用补气下奶药的同时，应加强营养，调理膳食，多吃下奶食品，多喝汤。

（3）坚持哺乳：人们对乳汁不足往往只知道用饮食下奶或盲目服用下奶药，而不注意乳母的调养及辨证用药，常使一些妇女误认为自己就是"天生无奶"，从而轻易地放弃了哺乳的机会。所以奶汁不足者一定要坚持哺乳，不要轻言放弃。婴儿的吸吮会刺激垂体分泌催乳素，能使乳汁分泌逐渐增多，即所谓乳汁越吃越有，越吃越多。所以，哪怕没有多少奶水，也要让婴儿勤吸吮。

七、产后漏乳

非哺乳期乳头流出乳汁，称溢乳。原因复杂，详见乳头溢液章节或溢乳－闭经综合征。哺乳期在不喂奶时，乳汁自流，称为漏奶，中医日乳泣，意思是像哭泣一样流泪不止。乳头下局部终日奶水汪汪，衣衫湿透，很是烦人。容易诱发皮肤的湿疹、糜烂。哺乳期乳腺脓肿切开引流后或自行破溃后，流脓流奶不止，甚至以流奶为主，也称为乳漏，这是较太叠乳管破裂所致。

中医认为，产后气血亏损，摄纳无权，乳管失控，导致乳汁自流。表现为乳房不胀满，奶水清稀，气短乏力，舌淡苔白。治以补气养血，和胃敛乳。急用八珍汤、归脾汤、十全大补汤等，加芡实、煅龙牡、海螵蛸收敛之药。若见乳胀灼热，苔黄而干，大便干燥，此为胃热熏蒸，治以养阴清热，用丹皮、芦根、荷叶等。若见口苦咽干，脉弦而数，心情郁闷，此为肝郁化火，迫乳自出，治以丹栀逍遥散。

乳腺炎切开以后的漏奶，主要是以治疗感染为主，炎症消退，漏奶才能停止。用瓜蒌、公英等清热解毒剂，加生麦芽等回奶。或用芒硝外敷，以减少乳汁分泌。若是因虚而瘀，可用补阳还五汤加味，漏奶严重者可用溴隐亭帮助回奶。

八、乳腺自我检查方法

乳腺自我检查无须任何设备、仪器，是一项简单易行、安全无创的检查方法。美国自20世纪50年代起，就推荐妇女定期进行乳腺自查，以期在无症状妇女中早期发现乳腺癌。美国国立癌症研究所、美国癌症学会都将乳腺自查作为常规筛查乳腺癌的方法之一。

乳腺自我检查方法是：

1. 观察　站立或坐在镜子前，面对镜子仔细观察自己两侧乳房的大小、形态、轮廓、皮肤及颜色有无改变，乳头有无抬高、回缩、溢液。

2. 触摸　手指伸开、并拢，用手指指腹侧触摸乳腺，左手查右乳腺，右手查左乳腺，可按顺时针方向或逆时针方向触摸，检查有无乳腺肿块，不要遗漏乳头、乳晕及腋窝部位。

乳腺自查应每月1次，最佳时间应选择在月经过后2次月经中间，此时乳腺比较松软，无胀痛，容易发现异常，对已停经的妇女可选择每月固定的时间进行自查。每次乳腺自查应与以往自查的情况进行比较，如发现异常应及时到医院检查，从而达到早期发现、早期诊断的目的，乳腺自查绝不能替代去医院就诊。

九、喝豆浆会导致乳腺癌的说法没有科学根据

豆浆中含有植物雌激素。雌激素水平高的妇女易患乳腺癌。将上述两句话联系在一起便得出了这样一种假想："豆浆含雌激素，长期服用会导致乳腺癌"，一时在网上广为流传，造成很多女性朋友不敢喝豆浆，乳腺癌患者更是不敢接触豆制品。这种说法对吗？女性喝豆浆会导致乳腺癌吗？回答是否定的，"喝豆浆会导致乳腺癌"的说法是没有科学根据的。

豆浆中植物雌激素的主要成分是大豆异黄酮。大豆异黄酮的结构和女性体内雌激素很相似，是一种类似人体内雌激素生物活性的植物成分，也可以和体内的雌激素受体结合，似与受体的亲和力相对较弱。人体内的雌激素是乳腺癌发病的重要刺激因素。雌激素受体是一种能和雌激素特异性结合的蛋白。当人体内的雌激素与受体结合形成激素—受体复合物，才会对乳腺等靶器官产生生物学效应。食用豆浆后大豆异黄酮在体内雌激素水平相对较低时，具有补充雌激素的作用；在体内雌激素水平较高时，会和体内雌激素竞争性地与受体结合阻碍了体内雌激素与受体的正常结合，减弱了雌激素对靶器官的作用，起到抗雌激素的作用。故此大豆异黄酮又被称为女性雌激素水平的调节器。

乳腺癌发病率西方国家是东南亚国家的5倍，但就大豆异黄酮摄入量的统计数据来看，东南亚国家人每日平均摄入量为20～50毫克，而西方国家人每日摄入量却不到1毫克。

来自中国、日本、美国的多项对照研究结果显示：适量服用大豆异黄酮不但不会增加乳腺癌的风险，反而会降低乳腺癌的患病率，这一趋势在绝经后妇女中更为明显。研究还发现，乳腺癌患者每日摄入大豆异黄酮10毫克以上，复发风险明显降低（风险比0.75），死亡风险也呈现下降趋势（风险比0.83）。《国际乳房健康和癌症指南》一文列举了世界各国有关预防乳腺癌的方法，其中预防乳腺癌的饮食方法之一就是适量食用大豆制品。

豆浆是人体的健康饮料，但豆浆中的蛋白质会阻碍人体对铁的吸收，故饮用时要注意适度适量。每天可饮豆浆1～2次，成人每次饮250～350毫升，儿童每次饮200～230毫升。贫血患者在食用补铁食品或铁补充剂时不要同时喝豆浆，以免降低铁的吸收率。健康的饮食习惯需要食品的多样化，均衡膳食。

十、乳房疾病就诊须知

（一）哪些人应该去医院就诊？

具有乳腺癌高危因素的妇女应定期体检。乳腺自查时或偶然发现乳腺异常，包括乳腺肿块、乳头溢液等，均应去医院就诊。

（二）什么时间去医院就诊最好？

女性受内分泌激素的影响，乳腺会发生生理性的增生与复旧的变化。月经前可以出现乳房胀痛，月经来潮二、三天后胀痛会逐渐减轻、消失，有的人胀痛持续时间较长。月经前体内雌激素水平增高，引起乳房腺上皮增生，导管扩张，周围组织水肿。绝经前妇女去医院就诊最好避开月经期，最佳时间应选择在月经过后或2次月经中间，此时雌激素对乳腺的影响小，乳腺处于相对静止状态，比较松软，无胀痛，病变或异常容易被发现。绝经后妇女不受月经周期影响，可随意选择就诊时间。

乳头溢液的患者应及时到医院检查。有些患者乳头溢液量少，提醒注意的是，就诊前最好不要勤洗或反复挤压乳头乳晕，造成医生检查乳房时未能引出溢液，无法进行溢液细胞学涂片和预约乳管镜检查，延误诊断。

乳腺癌手术治疗后复查时间，应遵照医生的建议。一般手术后前2年每4～6个月复查，后3年每半年复查，五年以后每年复查。复查如不在原手术医院，应携带病理检查报告复印件及术后治疗用药记录，有利于医生了解病情并做出判断和处理。乳腺癌的治疗是遵循个体化原则，医生要结合患者病期、身体状况、对药物的耐受性以及病人体表面积给出相应的治疗方案。乳腺癌患者定期复查一定要本人亲自就诊，绝不能图方便由家属或朋友代劳。

（三）乳腺疾病就诊注意事项

乳腺就诊时可以穿容易显露上身的衣服，便于医生触诊乳房。进行乳腺彩超、乳腺X线摄影（钼靶照相）、或乳腺病灶穿刺活检，均无需空腹。需要空腹的检查有腹部超声及血液生化检查。盆腔超声还需要憋尿，以便膀胱充盈，有助于显示子宫、卵巢图像。

乳腺X线摄影是一种有效的乳腺癌早诊方法，但年轻女性乳腺组织对放射线敏感性较高，容易受到伤害，且年轻女性乳房腺体致密，乳腺X线显影效果不佳。因此，35岁以下女性若无明确的乳腺癌高危因素或阳性体征，不建议首选乳腺X线摄影，可以进行对身体没有伤害的超声检查。

推荐广大妇女积极参加乳腺癌筛查，若筛查中发现异常，筛查机构将安排具体时间到指定医院进一步检查。

（韩莉）

第十二章　妇科病史及检查

病史采集和体格检查是诊断疾病的主要依据，也是妇科临床实践的基本技能。盆腔检查更是妇科所特有的检查方法。在书写妇科病历时，不仅要熟悉有关妇科病史的采集方法，并要通过不断临床实践，逐步掌握妇科检查技术。本章除介绍妇科病史的采集和妇科检查方法，还重点列举妇科疾病常见症状的鉴别要点。

第一节　妇科病史

一、病史采集方法

采集病史时，作到态度和蔼、语言亲切，为正确判断妇科病情，应与患者融洽交流，耐心细致地询问病情。询问病史应有目的性，切勿遗漏关键性的病史内容，以免造成漏诊或误诊，但应避免暗示和主观臆测。对危重患者在初步了解病情后，应立即抢救，以免贻误治疗。外院转诊者，应索阅病情介绍作为重要参考资料。对不能自己口述的危重患者，可询问最了解其病情的家属或亲友。要考虑患者的隐私，遇有不愿说出真情者，不宜反复追问与性生活有关的病史，可先行检查。对未婚患者有的需行直肠 - 腹部诊和相应的化验检查，明确病情后再补充询问与性生活有关的问题。

二、病史内容

1. 一般项目　包括患者姓名、性别、年龄、籍贯、职业、民族、婚姻、住址、入院日期、病史记录日期、病史陈述者、可靠程度。若非患者陈述，应注明陈述者与患者的关系。

2. 主诉　是指促使患者就诊的主要症状（或体征）及持续时间。要求通过主诉初步估计疾病的大致范围。力求简明扼要，通常不超过 20 字。妇科临床常见症状有外阴瘙痒、阴道流血、白带增多、闭经、下腹痛、下腹部包块以及不孕等。若患者有停经、阴道流血及腹痛 3 种主要症状，应按其发生时间的顺序，将主诉书写为：停经 42 日后，阴道流血 2 日，腹痛 6 小时。若患者无任何自觉症状，仅妇科普查时发现子宫肌瘤，主诉应写为：普查发现"子宫肌瘤" 10 日。

3. 现病史　是指患者本次疾病发生、演变、诊疗全过程，为病史的主要组成部分，应以主诉症状为核心，按时间顺序书写。包括起病时间、主要症状特点、伴随症状、发病后诊疗情况及结果，睡眠、饮食、体重及二便等一般情况的变化，以及与鉴别诊断有关的阳性或阴性资料等。与本次疾病虽无紧密关系，但仍需治疗的其他疾病情况，可在现病史后另起一段记录。

4. 既往史　是指患者过去的健康和疾病情况。内容包括以往一般健康状况、疾病史、传染病史、预防接种史、手术外伤史、输血史、药物过敏史。为避免遗漏，可按全身各系统依次询问。若患过某种疾病，应记录疾病名称、患病时间及诊疗转归。

5. 月经史　包括初潮年龄、月经周期及经期持续时间，经量、经期伴随症状。如：11 岁初潮，月经周期 28 ～ 30 日，持续 4 日，可简写为 11。经量可问每日更换卫生巾次数，有无血块，经前和经期有无不适，如乳房胀痛、水肿、精神抑郁或易激动等，有无痛经及疼痛部位、性质、程度以及痛经起始和消失时间。常规询问并记录末次月经（LMP）起始日期及其经量和持续时间。若其流血情况不同于以往正常月经时，还应问准前次月经（PMP）起始日期。绝经后期患者应询问绝经年龄，绝经后有无再现阴道流血、阴道分泌物增多或其他不适。

6. 婚育史　婚次及每次结婚年龄，是否近亲结婚（直系血亲及三代旁系血亲），男方健康状况，有无性病史及双方同居情况等。生育情况包括足月产、早产及流产次数以及现存子女数，以 4 个阿拉伯数字顺序表示。如足月产 1 次，无早产，流产 1 次，现存子女 1 人，可记录为 1-0-1-1,或仅用孕$_2$产$_1$(G$_2$P$_1$) 表示。记录分娩方式,有无难产史,新生儿出生情况,有无产后大量出血或产褥感染史。自然流产或人工流产情况。末次分娩或流产日期。采用何种计划生育措施及其效果。

7. 个人史 生活和居住情况,出生地和曾居住地区,有无烟、酒嗜好。

8. 家族史 父母、兄弟、姐妹及子女健康情况。家族成员有无遗传性疾病(如血友病、白化病等)、可能与遗传有关的疾病(如糖尿病、高血压、癌肿等)以及传染病(如结核等)。

(李同民)

第二节 体格检查

体格检查应在采集病史后进行。检查范围包括全身检查、腹部检查和盆腔检查。除病情危急外,应按下列先后顺序进行。不仅要记录与疾病有关的重要体征,还要记录有鉴别意义的阴性体征。盆腔检查为妇科所特有,又称为妇科检查。

一、全身检查

常规测量体温、脉搏、呼吸及血压,必要时测量体重和身高。其他检查项目包括患者神志、精神状态、面容、体态、全身发育及毛发分布情况、皮肤、浅表淋巴结(特别是左锁骨上淋巴结和腹股沟淋巴结)、头部器官、颈、乳房(注意其发育、皮肤有无凹陷、有无包块、分泌乳汁或液体)、心、肺、脊柱及四肢。

二、腹部检查

为妇科体格检查的重要组成部分,应在盆腔检查前进行。视诊观察腹部有无隆起或呈蛙腹状,腹壁有无瘢痕、静脉曲张、妊娠纹、腹壁疝、腹直肌分离等。扪诊腹壁厚度,肝、脾、肾有无增大及压痛,腹部有无压痛、反跳痛和肌紧张,能否扪到包块。扪到包块时,应描述包块部位、大小(以 cm 为单位表示或相当于妊娠月份表示,如包块相当于妊娠 3 个月大)、形状、质地、活动度、表面是否光滑或有高低不平隆起以及有无压痛等。叩诊时注意鼓音和浊音分布范围,有无移动性浊音。必要时听诊了解肠鸣音情况。若合并妊娠,应检查腹围、子宫底高度、胎位、胎心及胎儿大小等。

三、盆腔检查

又称为妇科检查,包括外阴、阴道、宫颈、宫体及双侧附件。

1. 基本要求

(1)医师应关心体贴被检查的患者,做到态度严肃、语言亲切、检查仔细,动作轻柔。检查前告知患者盆腔检查可能引起不适,不必紧张。

(2)除尿失禁患者外,检查前应排空膀胱,必要时导尿。大便充盈者应于排便或灌肠后检查。

(3)为避免感染或交叉感染,置于臀部下面的垫单或纸单应一人一换,一次性使用。

(4)患者取膀胱截石位。臀部置于台缘,头部略抬高,两手平放于身旁,以使腹肌松弛。检查者面向患者,立在患者两腿之间。不宜搬动的危重患者,可在病床上检查。

(5)应避免于经期作盆腔检查。若为阴道异常流血则必须检查。检查前消毒外阴,以防发生感染。

(6)对无性生活患者禁作阴道窥器检查及双合诊检查,应行直肠-腹部诊。确有检查必要时,应先征得患者及其家属同意后,方可作阴道窥器检查或双合诊检查。

(7)男医师对患者进行妇科检查时,应有一名医护人员在场,以减轻患者紧张心理和避免发生不必要的误会。

(8)疑有盆腔内病变的腹壁肥厚、高度紧张不合作或未婚患者,若盆腔检查不满意时,可行 B 型超声检查，必要时可在麻醉下进行盆腔检查。

2．检查方法及步骤

（1）外阴部检查：观察外阴发育及阴毛多少和分布情况（女性型或男性型），有无畸形、皮炎、溃疡、赘生物或肿块，注意皮肤和黏膜色泽或色素减退及质地变化，有无增厚、变薄或萎缩。分开小阴唇，暴露阴道前庭观察尿道口和阴道口。查看尿道口周围黏膜色泽及有无赘生物。无性生活的处女膜一般完整未破，其阴道口勉强可容示指；已婚者的阴道口能容两指通过；经产妇的处女膜仅余残痕或可见会阴后一侧切瘢痕。检查时还应让患者用力向下屏气，观察有无阴道前后壁脱垂、子宫脱垂或尿失禁等。

（2）阴道窥器检查：无性生活者未经本人同意，禁用窥器检查。使用阴道窥器检查阴道和宫颈时，要注意阴道窥器的结构特点，以免漏诊。

1）放置和取出：临床常用鸭嘴形阴道窥器，可以固定，便于阴道内治疗操作。阴道窥器有大小之分，根据阴道宽窄选用。当放置窥器时，应先将其前后两叶前端并合，表面涂滑润剂以利插入，避免损伤。若拟作宫颈细胞学检查或取阴道分泌物作涂片检查时，不应用滑润剂，以免影响涂片质量。放置窥器时，检查者用左手拇指示指将两侧小阴唇分开，右手将窥器避开敏感的尿道周围区，斜行沿阴道侧后壁缓慢插入阴道内，边推进边将窥器两叶转正并逐渐张开两叶，暴露宫颈、阴道壁及穹隆部，然后旋转窥器，充分暴露阴道各壁。

2）视诊：

①检查阴道：观察阴道前后壁和侧壁及穹隆黏膜颜色、皱襞多少、是否有阴道隔或双阴道等先天畸形，有无溃疡、赘生物或囊肿等。注意阴道内分泌物量、性质、色泽，有无臭味。阴道分泌物异常者应作滴虫、假丝酵母菌、淋菌及线索细胞等检查。

②检查宫颈：暴露宫颈后，观察宫颈大小、颜色、外口形状，有无出血、柱状上皮异位、撕裂、外翻、腺囊肿、息肉、赘生物，宫颈管内有无出血或分泌物。同时可采集宫颈外口鳞－柱交接部或宫颈分泌物标本作宫颈细胞学检查。

（3）双合诊：是盆腔检查中最重要的项目。检查者一手的两指或一指放入阴道，另一手在腹部配合检查，称为双合诊。目的在于检查阴道、宫颈、宫体、输卵管、卵巢、宫旁结缔组织以及骨盆腔内壁有无异常。

检查方法：检查者戴无菌手套，右手（或左手）示、中两指蘸润滑剂，顺阴道后壁轻轻插入，检查阴道通畅度、深度、弹性，有无畸形、疤痕、肿块及阴道穹隆情况。再扪触宫颈大小、形状、硬度及外口情况，有无接触性出血。当扪及宫颈外口方向朝后时，宫体为前倾；宫颈外口方向朝前时，宫体为后倾。宫颈外口朝前且阴道内手指伸达后穹隆顶部可触及子宫体时，子宫为后屈。随后将阴道内两指放在宫颈后方，另手掌心朝下手指平放在患者腹部平脐处，当阴道内手指向上向前方抬举宫颈时，腹部手指往下往后按压腹壁，并逐渐向耻骨联合部位移动，通过内、外手指同时分别抬举和按压，相互协调，即能扪清子宫位置、大小、形状、软硬度、活动度及有无压痛。正常子宫位置一般是前倾略前屈。"倾"指宫体纵轴与身体纵轴的关系。若宫体朝向耻骨，称为前倾（anteversion）；当宫体朝向骶骨，称为后倾（retroversion）。"屈"指宫体与宫颈间的关系。若两者间的纵轴形成的角度朝向前方，称为前屈（anteflexion），形成的角度朝向后方，称为后屈（retroflexion）。扪清子宫后，将阴道内两指由宫颈后方移至一侧穹隆部，尽可能往上向盆腔深部扪触；与此同时，另一手从同侧下腹壁髂嵴水平开始，由上往下按压腹壁，与阴道内手指相互对合，以触摸该侧子宫附件区有无肿块、增厚或压痛。若扪及肿块，应查清其位置、大小、形状、软硬度、活动度、与子宫的关系以及有无压痛等。正常卵巢偶可扪及，触后稍有酸胀感。正常输卵管不能扪及。

（4）三合诊：经直肠、阴道、腹部联合检查，称为三合诊。方法：一手示指放入阴道，中指插入直肠以替代双合诊时的两指外，其余检查步骤与双合诊时相同，是对双合诊检查不足的重要弥补。通过三合诊能扪清后倾或后屈子宫大小，发现子宫后壁、宫颈旁、直肠子宫陷凹、宫骶韧带和盆腔后部病变，估计盆腔内病变范围，及其与子宫或直肠的关系，特别是癌肿与盆壁间的关系，以及扪诊阴道直肠隔、骶骨前方或直肠内有无病变。所以三合诊在生殖器官肿瘤、结核、内异症、炎症的检查时尤显重要。

(5) 直肠-腹部诊：检查者一手示指伸入直肠，另一手在腹部配合检查，称为直肠-腹部诊。适用于无性生活史、阴道闭锁或有其他原因不宜行双合诊的患者。

行双合诊、三合诊或直肠-腹部诊时，除应按常规操作外，掌握下述各点有利于检查的顺利进行：①当两手指放入阴道后，患者感疼痛不适时，可单用示指替代双指进行检查；②三合诊时，在将中指伸入肛门时，嘱患者像解大便一样同时用力向下屏气，使肛门括约肌自动放松，可减轻患者疼痛和不适感；③若患者腹肌紧张，可边检查边与患者交谈，使其张口呼吸而使腹肌放松；④当检查者无法查明盆腔内解剖关系时，继续强行扪诊，不但患者难以耐受，且往往徒劳无益，此时应停止检查。待下次检查时，多能获得满意结果。

3. 记录 通过盆腔检查，应将检查结果按解剖部位先后顺序记录：

外阴 发育情况及婚产式（未婚、已婚未产或经产）。有异常发现时，应详加描述。

阴道 是否通畅，黏膜情况，分泌物量、色、性状以及有无臭味。

宫颈 大小、硬度，有无柱状上皮异位、撕裂、息肉、腺囊肿，有无接触性出血、举痛及摇摆痛等。

宫体 位置、大小、硬度、活动度，有无压痛等。

附件 有无块物、增厚或压痛。若扪及块物，记录其位置、大小、硬度、表面光滑与否，活动度，有无压痛以及与子宫及盆壁关系。左右两侧情况分别记录。

（李同民）

第三节　妇科疾病常见症状的鉴别要点

一、阴道流血

为最常见的主诉。妇女生殖道任何部位，包括宫体、宫颈、阴道、和外阴均可发生出血。虽然绝大多数出血来自宫体，但不论其源自何处，除正常月经外，均称"阴道流血"。

1. 原因 引起阴道流血的常见原因有：

(1) 卵巢内分泌功能失调：可引起异常子宫出血。包括无排卵性功能失调性子宫出血和排卵性月经失调两类，以及月经间期卵泡破裂，雌激素水平短暂下降所致子宫出血。

(2) 与妊娠有关的子宫出血：常见的有流产、异位妊娠、妊娠滋养细胞疾病、产后胎盘部分残留、胎盘息肉和子宫复旧不全等。

(3) 生殖器炎症：如外阴溃疡、阴道炎、急性宫颈炎、宫颈息肉和子宫内膜炎等。

(4) 生殖器肿瘤：子宫肌瘤是引起阴道流血的常见良性肿瘤，分泌雌激素的卵巢肿瘤也可引起阴道流血。其他几乎均为恶性肿瘤，包括外阴癌、阴道癌、宫颈癌、子宫内膜癌、子宫肉瘤、绒毛膜癌等。

(5) 损伤、异物和外源性性激素：生殖道创伤如外阴、阴道骑跨伤、性交所致处女膜或阴道损伤，均可发生出血。放置宫内节育器常并发子宫出血；幼女玩弄别针等而放入阴道也可引起出血。雌激素或孕激素使用不当（包括含性激素保健品使用不当）可引起不规则子宫出血。

(6) 与全身疾病有关的阴道流血：如血小板减少性紫癜、再生障碍性贫血、白血病、肝功能损害等，均可导致子宫出血。

2．临床表现　阴道流血的形式有：

（1）经量增多：月经量多（＞80 ml）或经期延长，月经周期基本正常，为子宫肌瘤的典型症状，其他如子宫腺肌病、排卵性月经失调、放置宫内节育器，均可有经量增多。

（2）周期不规则的阴道流血：多为无排卵性功能失调性子官出血，但应注意排除早期子宫内膜癌。性激素药物应用不当或使用避孕药物后也会引起周期不规则阴道流血。

（3）无任何周期可辨的长期持续阴道流血：多为生殖道恶性肿瘤所致，首先应考虑宫颈癌或子宫内膜癌的可能。

（4）停经后阴道流血：发生于育龄妇女，应首先考虑与妊娠有关的疾病，如流产、异位妊娠、葡萄胎等；发生于绝经过渡期妇女，多为无排卵性功能失调性子宫出血，但应排除生殖道恶性肿瘤。

（5）阴道流血伴白带增多：一般应考虑晚期宫颈癌、子宫内膜癌或子宫黏膜下肌瘤伴感染。

（6）接触性出血：于性交后或阴道检查后，立即有鲜血出现，应考虑急性宫颈炎、早期宫颈癌、宫颈息肉或子宫黏膜下肌瘤的可能。

（7）经间出血：若发生在下次月经来潮前14～15日，历时3～4日，且血量极少，偶可伴有下腹疼痛和不适，多为排卵期出血。

（8）经前或经后点滴出血：月经来潮前数日或来潮后数日，持续极少量阴道褐红色分泌物，可见于排卵性月经失调或为放置宫内节育器的副反应。此外，子宫内膜异位症亦可能出现类似情况。

（9）绝经多年后阴道流血：若流血量极少，历时2～3日即净，多为绝经后子宫内膜脱落引起的出血或萎缩性阴道炎；若流血量较多、流血持续不净或反复阴道流血，应考虑子宫内膜癌的可能。

（10）间歇性阴道排出血性液体：应警惕有输卵管癌的可能。

（11）外伤后阴道流血：常见于骑跨伤后，流血量可多可少。

除上述各种不同形式的阴道流血外，年龄对诊断有重要参考价值。新生女婴出生后数日有少量阴道流血，系因离开母体后雌激素水平骤然下降，子宫内膜脱落所致。幼女出现阴道流血，应考虑有性早熟或生殖道恶性肿瘤的可能。青春期少女出现阴道流血，多为无排卵性功能失调性子官出血。育龄妇女出现阴道流血，应考虑与妊娠相关的疾病。绝经过渡期妇女出现阴道流血，以无排卵性功能失调性子宫出血最多见，但应首先排除生殖道恶性肿瘤。

二、异常白带

白带（leucorrhea）是由阴道黏膜渗出液、宫颈管及子宫内膜腺体分泌液等混合而成，其形成与雌激素作用有关。正常白带呈白色稀糊状或蛋清样，高度黏稠，无腥臭味，量少，对妇女健康无不良影响，称为生理性白带。生殖道出现炎症，特别是阴道炎和急性宫颈炎或发生癌变时，白带数量显著增多且性状亦有改变，称为病理性白带。临床常见的有：

1．透明黏性白带　外观与正常白带相似，但数量显著增多，应考虑卵巢功能失调、阴道腺病或宫颈高分化腺癌等疾病的可能。

2．灰黄色或黄白色泡沫状稀薄白带　为滴虫阴道炎的特征，可伴外阴瘙痒。

3．凝乳块状或豆渣样白带　为假丝酵母菌阴道炎的特征，常伴严重外阴瘙痒或灼痛。

4．灰白色匀质鱼腥味白带　常见于细菌性阴道病。有鱼腥味，伴外阴轻度瘙痒。

5．脓性白带　色黄或黄绿，黏稠，多有臭味，为细菌感染所致。可见于阴道炎、急性宫颈炎及宫颈管炎。阴道癌或宫颈癌并发感染、宫腔积脓或阴道内异物残留等也可导致脓性白带。

6. 血性白带 白带中混有血液，血量多少不一，应考虑宫颈癌、子宫内膜癌、宫颈息肉、宫颈柱状上皮异位合并感染或子宫黏膜下肌瘤等。放置宫内节育器亦可引起血性白带。

7. 水样白带 持续流出淘米水样白带且具奇臭者，一般为晚期宫颈癌、阴道癌或黏膜下肌瘤伴感染。间断性排出清澈、黄红色或红色水样白带，应考虑输卵管癌的可能。

三、下腹痛

下腹痛为妇女常见的症状，多为妇科疾病所引起。应根据下腹痛的性质和特点，考虑各种不同妇科情况。但下腹痛来自内生殖器以外的疾病并不少见，应注意鉴别。

1. 起病缓急 起病缓慢而逐渐加剧者，多为内生殖器炎症或恶性肿瘤所引起；急骤发病者，应考虑卵巢囊肿蒂扭转或破裂，或子宫浆膜下肌瘤蒂扭转；反复隐痛后突然出现撕裂样剧痛者，应想到输卵管妊娠破裂型或流产型的可能。

2. 下腹痛部位 下腹正中出现疼痛，多为子宫病变引起，较少见；一侧下腹痛，应考虑为该侧子宫附件病变，如卵巢囊肿蒂扭转、输卵管卵巢急性炎症、异位妊娠等；右侧下腹痛还应考虑急性阑尾炎；双侧下腹痛常见于盆腔炎性病变；卵巢囊肿破裂、输卵管妊娠破裂或盆腔腹膜炎时，可引起整个下腹痛甚至全腹疼痛。

3. 下腹痛性质 持续性钝痛多为炎症或腹腔内积液所致；顽固性疼痛难以忍受，应考虑晚期生殖器官癌肿可能；子宫或输卵管等空腔器官收缩表现为阵发性绞痛；输卵管妊娠或卵巢肿瘤破裂可引起撕裂性锐痛；宫腔内有积血或积脓不能排出常导致下腹坠痛。

4. 下腹痛时间 在月经周期中间出现一侧下腹隐痛，应考虑为排卵性疼痛；经期出现腹痛，或为原发性痛经，或有子宫内膜异位症的可能；周期性下腹痛但无月经来潮多为经血排出受阻所致，见于先天性生殖道畸形或术后宫腔、宫颈管粘连等。与月经周期无关的慢性下腹痛见于下腹部手术后组织粘连、子宫内膜异位症、慢性附件炎、残余卵巢综合征、盆腔静脉瘀血综合征及妇科肿瘤等。

5. 腹痛放射部位 腹痛放射至肩部，应考虑为腹腔内出血；放射至腰骶部，多为宫颈、子宫病变所致；放射至腹股沟及大腿内侧，多为该侧子宫附件病变所引起。

6. 腹痛伴随症状 腹痛同时有停经史，多为妊娠合并症；伴恶心、呕吐，应考虑有卵巢囊肿蒂扭转的可能；伴畏寒、发热，常为盆腔炎性疾病；伴休克症状，应考虑有腹腔内出血；出现肛门坠胀，常为直肠子宫陷凹积液所致；伴恶病质，常为生殖器晚期癌肿的表现。

四、外阴瘙痒

外阴瘙痒（pruritus vulvae）是妇科患者常见症状，多由外阴各种不同病变引起，外阴正常者也可发生。当瘙痒严重时，患者坐卧不安，甚至影响生活与工作。

1. 原因

（1）局部原因：外阴阴道假丝酵母菌病和滴虫阴道炎是引起外阴瘙痒最常见的原因。细菌性阴道病、萎缩性阴道炎、阴虱、疥疮、蛲虫病、寻常疣、疱疹、湿疹、外阴鳞状上皮增生，药物过敏或化妆品刺激及不良卫生习惯等，也常是引起外阴瘙痒的原因。

（2）全身原因：糖尿病、黄疸、维生素 A、B 族缺乏、重度贫血、白血病、妊娠期肝内胆汁淤积症等。

除局部原因和全身原因外，还有查不出原因的外阴瘙痒。

2. 临床表现

（1）外阴瘙痒部位：外阴瘙痒多位于阴蒂、小阴唇、大阴唇、会阴甚至肛周等皮损区。长期搔抓可出现抓痕、血痂或继发毛囊炎。

（2）外阴瘙痒症状与特点：外阴瘙痒常为阵发性发作，也可为持续性，通常夜间加重。瘙痒程度因不同疾病和不同个体而有明显差异。外阴阴道假丝酵母菌病、滴虫阴道炎以外阴瘙痒、白带增多为主要症状。外阴鳞状上皮增生以外阴奇痒为主要症状，伴有外阴皮肤色素脱失。蛲虫病引起的外阴瘙痒以夜间为甚。糖尿病患者尿糖对外阴皮肤刺激，特别是并发外阴阴道假丝酵母菌病时，外阴瘙痒特别严重。无原因的外阴瘙痒一般仅发生在生育年龄或绝经后妇女，外阴瘙痒症状严重，甚至难以忍受，但局部皮肤和黏膜外观正常，或仅有抓痕和血痂。黄疸、维生素 A、B 族缺乏、重度贫血、白血病等慢性疾病患者出现外阴瘙痒时，常为全身瘙痒的一部分。妊娠期肝内胆汁淤积症也可出现包括外阴在内的全身皮肤瘙痒。

五、下腹部肿块

下腹部肿块是妇科患者就医时的常见主诉。肿块可能是患者本人或家属无意发现，或因其他症状（如下腹痛、阴道流血等）做妇科检查时或行 B 型超声检查盆腔时发现。根据肿块质地不同，分为囊性和实性。囊性肿块多为良性病变，如充盈膀胱、卵巢囊肿、输卵管卵巢囊肿、输卵管积水等。实性肿块除妊娠子宫、子宫肌瘤、卵巢纤维瘤、盆腔炎性包块等为良性外，其他实性肿块均应首先考虑为恶性肿瘤。

下腹部肿块可以是子宫增大、子宫附件肿块、肠道肿块、泌尿系肿块、腹壁或腹腔肿块。

1. 子宫增大　位于下腹正中且与宫颈相连的肿块，多为子宫增大。子宫增大可能是：

（1）妊娠子宫：育龄妇女有停经史，下腹部扪及包块，应首先考虑为妊娠子宫。停经后出现不规则阴道流血，且子宫增大超过停经周数者，可能为葡萄胎。妊娠早期子宫峡部变软，宫体似与宫颈分离，此时应警惕将宫颈误认为宫体，将妊娠子宫误诊为卵巢肿瘤。

（2）子宫肌瘤：子宫均匀增大，或表面有单个或多个球形隆起。子宫肌瘤典型症状为月经过多。带蒂的浆膜下肌瘤仅蒂与宫体相连，不扭转无症状，妇科检查时有可能将其误诊为卵巢实性肿瘤。

（3）子宫腺肌病：子宫均匀增大，通常不超过手拳大，质硬。患者多伴有逐年加剧的痛经、经量增多及经期延长。

（4）子宫恶性肿瘤：年老患者子宫增大且伴有不规则阴道流血，应考虑子宫内膜癌。子宫增长迅速伴有腹痛及不规则阴道流血，可能为子宫肉瘤。有生育史或流产史，特别是有葡萄胎史，子宫增大且外形不规则及子宫不规则出血时，应想到子宫绒毛膜癌的可能。

（5）子宫畸形：双子宫或残角子宫可扪及子宫另一侧有与其对称或不对称的包块，两者相连，硬度也相似。

（6）宫腔阴道积血或宫腔积脓：宫腔及阴道积血多系处女膜闭锁或阴道无孔横隔引起的经血外流受阻。患者至青春期无月经来潮，有周期性腹痛并扪及下腹部肿块。宫腔积脓或积液也可使子宫增大，见于子宫内膜癌合并宫腔积脓。

2. 子宫附件肿块　子宫附件包括输卵管和卵巢。输卵管和卵巢通常不能扪及。当子宫附件出现肿块时，多属病理现象。临床常见的子宫附件肿块有：

（1）输卵管妊娠：肿块位于子宫旁，大小、形状不一，有明显触痛。患者多有短期停经史，随后出现阴道持续少量流血及腹痛史。

（2）附件炎性肿块：肿块多为双侧性，位于子宫两旁，与子宫有粘连，压痛明显。急性附件炎症患者有发热、腹痛。慢性附件炎性疾病患者，多有不育及下腹隐痛史，甚至出现反复急性盆腔炎症发作。

（3）卵巢非赘生性囊肿：多为单侧、可活动的囊性包块，直径通常不超过 6 cm。黄体囊肿可在妊娠早期扪及。葡萄胎常并发卵巢黄素囊肿，双侧或一侧。卵巢子宫内膜异位囊肿多为与子宫有粘连、活动受限、有压痛的囊性肿块。输卵管卵巢囊肿常有不孕或盆腔感染病史，附件区囊性块物，可有触痛，边界清或不清，活动受限。

（4）卵巢赘生性肿块：不论肿块大小，其表面光滑、囊性且可活动者，多为良性囊肿。肿块为实性，表面不规则，活动受限，特别是盆腔内扪及其他结节或伴有胃肠道症状者，多为卵巢恶性肿瘤。

3. 肠道肿块

(1) 粪块嵌顿：块物位于左下腹，多呈圆锥状，直径 4～6 cm，质偏实，略能推动。排便后块物消失。

(2) 阑尾周围脓肿：肿块位于右下腹，边界不清，距子宫较远且固定，有明显压痛伴发热、白细胞增多和红细胞沉降率加快。初发病时先有脐周疼痛，随后疼痛逐渐转移并局限于右下腹。

(3) 腹部手术或感染后继发的肠管、大网膜粘连：肿块边界不清，叩诊时部分区域呈鼓音。患者以往有手术史或盆腔感染史。

(4) 肠系膜肿块：部位较高，肿块表面光滑，左右移动度大，上下移动受限制，易误诊为卵巢肿瘤。

(5) 结肠癌：肿块位于一侧下腹部，呈条块状，略能推动，有轻压痛。患者多有下腹隐痛、便秘、腹泻或便秘腹泻交替以及粪便带血史，晚期出现贫血、恶病质。

4. 泌尿系肿块

(1) 充盈膀胱：肿块位于下腹正中、耻骨联合上方，呈囊性，表面光滑，不活动。导尿后囊性肿块消失。

(2) 异位肾：先天异位肾多位于髂窝部或盆腔内，形状类似正常肾，但略小。通常无自觉症状。静脉尿路造影可确诊。

5. 腹壁或腹腔肿块

(1) 腹壁血肿或脓肿：位于腹壁内，与子宫不相连。患者有腹部手术或外伤史。抬起患者头部使腹肌紧张，若肿块更明显，多为腹壁肿块。

(2) 腹膜后肿瘤或脓肿：肿块位于直肠和阴道后方，与后腹壁固定，不活动，多为实性，以肉瘤最常见；亦可为囊性，如良性畸胎瘤、脓肿等。静脉尿路造影可见输尿管移位。

(3) 腹水：大量腹水常与巨大卵巢囊肿相混淆。腹部两侧叩诊浊音，脐周鼓音为腹水特征。腹水合并卵巢肿瘤，腹部冲击触诊法可发现潜在肿块。

(4) 盆腔结核包裹性积液：肿块为囊性，表面光滑，界限不清，固定不活动。囊肿可随患者病情加剧而增大或好转而缩小。

(5) 直肠子宫陷凹脓肿：肿块呈囊性，向后穹隆突出，压痛明显，伴发热及急性盆腔腹膜炎体征。后穹隆穿刺抽出脓液可确诊。

（李同民）

第十三章　妇科常见疾病

第一节　子宫肌瘤

一、子宫肌瘤的概述

子宫肌瘤，又称子宫平滑肌瘤，是女性生殖器最常见的一种良性肿瘤。多无症状，少数表现为阴道出血，腹部触及肿物以及压迫症状等。如发生蒂扭转或其他情况时可引起疼痛。以多发性子宫肌瘤常见。本病确切病因不明，现代西医学采取性激素或手术治疗，尚无其他理想疗法。

二、子宫肌瘤的病因

根据大量临床观察和实验结果证明肌瘤是一种依赖于雌激素生长的肿瘤。如临床常见于育龄妇女，30～50岁多见，尤其是在高雌激素环境中，如妊娠、外源性高雌激素等情况下生长明显，而绝经后肌瘤逐渐缩小。肌瘤患者又常伴卵巢充血、胀大、子宫内膜增生过长，提示这与过多雌激素刺激有关。

实际上，肌瘤雌激素依赖性也包括受体。从近年来随着子宫肌瘤与内分泌的相关研究中，实验证实肌瘤组织由具有雌激素受体（ER）与孕激素受体（PR），其密度超过周围正常肌组织。ER、PR随月经周期而变化。有报道应用外源性激素及克罗米芬后子宫肌瘤增大，抑制或降低性激素水平可防止肌瘤生长，缩小肌瘤及改善临床症状，提示肌瘤是性激素依赖性肿瘤。应用拮抗性激素药物可治疗肌瘤，但临床测定肌瘤病人与无肌瘤妇女周围血中性激素，两者间无明显差异。说明肌瘤的发生与其说与肌瘤病人激素环境有关，不如说是与肌瘤本身局部内分泌环境异常有关。如肌瘤中雌激素浓度比子宫肌的高；肌瘤附近子宫内膜增生度高等。受体情况亦然，肌瘤中E2R（雌二醇受体）及PR含量均比子宫肌高。

从组织发生来看，早就有子宫肌瘤细胞源于子宫肌、血管壁的平滑肌细胞如未成熟的成肌细胞，但后者在组织学上尚未明确概念。组织学研究发现生长时间不长的微小子宫肌瘤，不但有富含肌丝的成熟平滑肌细胞，而且也发现在胎儿子宫见到的未成熟平滑肌细胞。表明人类子宫肌瘤的发生可能来自未分化间叶细胞向平滑肌细胞的分化过程。多发性子宫肌瘤可能是由于起源细胞在子宫肌层内多灶潜伏。这种未分经的间叶细胞是肌瘤原始细胞，是胚胎期具有多分化功能的细胞。它具有生物学媒体，依赖雌激素增殖，靠孕酮分化、肥大。进入性成熟期后，残存于肌层的未分化间叶细胞和未成熟的平滑肌细胞，在雌、孕激素周期作用下出现自身连续性增殖、分化及肥大过程，在长时间内反复进行，直至形成肌瘤。

【病理改变】

典型的子宫肌瘤是一个实质性的球形肿块，表面光滑或亦有凹凸。切面呈白色螺旋状线纹，微带不平。线纹乃是肌瘤中的纤维组织所形成，肌瘤的硬度决定于纤维组织成分，其中的纤维组织越多，肌瘤越白而坚硬。反之，肌瘤中平滑肌细胞较多，纤维组织较少，则肌瘤的切面与子宫肌壁的颜色差别不大，且质也软。肌瘤外表有一层薄的包膜，形成肌瘤假包膜，系由肌瘤周围肌壁的结缔组织束和肌纤维束构成。包膜与肌瘤间的联结疏松，易将肌瘤从肌壁间剥离。包膜中布有放射状血管支，以供给肌瘤血液营养。肌瘤越大，血管越粗，数目也越多。在肌瘤中央，血管分支减少，当肌瘤直径超过4cm以上，肌瘤中心即易发生变性。

子宫肌瘤大小差异甚大，一般引起临床症状的多为8～16周妊娠大者，单发者一般不超过儿头大，多发者一般也不超过6个月妊娠大。个别可达数十kg。

子宫肌瘤按其生长位置与子宫壁各层的关系可分为3类。

子宫肌瘤开始均从肌层发生，倘若肌瘤一直位于肌层，则称为"壁间肌瘤"或"间质肌瘤"最为多见。壁间肌瘤常为多发，数目不定，往往有一个或数个较大的，有时可为极多小瘤结节，分布全部子宫壁，呈不规则团块状融合，构成多发性子宫肌瘤。有的则在发展中累及宫颈或深达穹窿，而易与原发性宫颈肌瘤相混淆。壁间肌瘤因血循环较好，一般瘤本较少发生退变，可使宫体严重变形，且影响子宫收缩，由于子宫体积增大，内膜面积增加，故常引起月经过多、过频及经期持续时间延长。

肌瘤在生长发展过程中，常向阻力较小的方向发展。当其突向子宫腔后，其表面仅覆盖一层子宫内膜，称为"粘膜下子宫肌瘤"，甚至仅以一蒂与子宫相连。粘膜下肌瘤成为子宫腔内异物而引起子宫收缩，被排挤下降，瘤蒂也逐渐被拉长，当达到一定程度时肌瘤可通过宫颈管，垂脱于阴道中甚或突出于外阴口，同时蒂部所附着的宫壁亦被牵拉，而向内凹陷，当凹陷增大，可形成不同程度的子宫内翻。粘膜下肌瘤由于瘤蒂血运较差，并常伸入阴道内，故易感染，坏死、出血。

肌瘤若向子宫体表面突出，其上由一层腹膜覆盖（没有包膜），称为"浆膜下子宫肌瘤"。若继续向腹腔方向发展，最后亦可仅由一蒂与子宫相连，成为带蒂的浆膜下子宫肌瘤。瘤蒂含有之血管是肌瘤的唯一血循环。如发生瘤蒂扭转，瘤蒂可坏死断离，肌瘤脱落于腹腔，贴靠邻近器官组织如大网膜、肠系膜等，获得血液营养而成为"寄生性肌瘤"或"游离性肌瘤"。但可使大网膜血管部分扭转或阻塞而发生漏出作用，形成腹水等引起腹部症状。

肌瘤发生于子宫体侧壁向阔韧带两叶腹膜之间伸展者，称为"阔韧带肌瘤"，属于浆膜下类型。但还有一种阔韧带肌瘤，系由阔韧带中子宫旁平滑肌纤维生长而成，与子宫壁完全无关。阔韧带肌瘤在其增长发展过程中常使盆腔器官、血管等发生位置与形态改变，尤其是输尿管变位，造成手术治疗上的困难。

子宫圆韧带、子宫骶骨韧带也可发生肌瘤，但较少见。

子宫颈部肌瘤的发展同子宫体。但由于其解剖位置的特点，当肌瘤发展增大达一定程度时，容易产生邻的器官的压迫症状，常造成分娩障碍，也使手术增加很大困难。

子宫肌瘤 90% 以上生长于子宫体部，仅少数（4～8%）发生于子宫颈，且多在后唇。在体部者，多长于子宫底，后壁次之，位于前壁者比后壁少一半，而以两侧者最少。就肌瘤的类型而言，以壁间肌瘤最多，浆膜下肌瘤次之，粘膜下肌瘤比较少见。

显微镜所见：肌瘤的肌纤维排列与正常的肌纤维排列相似，但肌瘤的肌纤维较疏松，有时排列呈"S"形或扇形，构成特殊的漩涡状。肌纤维常较累长或粗短。年久的肌瘤纤维比子宫肌纤维长而粗。肌纤维束之间有或多或少的结缔组织纤维，偶尔可见血管很多的肌瘤（血管性肌瘤）或富有淋巴管的肌瘤（淋巴管性肌瘤）。肌细胞核的形态多种多样，但大部分呈卵圆或杆状，胞核染色较深。在肌纤维横剖面，细胞呈圆形或多角形，具有丰富的胞浆及位于中央的圆形核；纵剖面，细胞呈梭形及更清楚的长形核。

三、子宫肌瘤的症状

【临床表现】

子宫肌瘤的临床表现常随肌瘤生长的部位、大小、生长速度、有无继发变性及合并症等而异。临床上常见的现象是子宫出血、腹部包块、疼痛、邻近器官的压迫症状、白带增多、不孕、贫血和心脏功能障碍。但无症状患者为数亦不少。

（一）**子宫出血**　为子宫肌瘤的主要症状，出现于半数或更多的患者。其中以周期性出血（月经量过多、经期延长或者月经周期缩短）为多，约占 2/3；而非周期性（持续性或不规则）出血占 1/3。出血主要由于壁间肌瘤和粘膜下肌瘤引起。周期性出血多发生在壁间肌瘤，而粘膜下肌瘤则常常表现为不规则出血。浆膜下肌瘤很少引起子宫出血。个别病例月经量反而减少。

肌瘤所致出血量多的原因：①肌瘤患者常由于雌激素过高而合并子宫内膜增殖及息肉，致月经时量多；②肌瘤所致子宫体积增大，内膜面积增加，出血量过多和出血过久。尤粘膜下肌瘤时，粘膜出血面积可达 225 cm^2 以上（正常约 15 cm^2）；③粘膜下肌瘤，粘膜表面经常溃烂、坏死，导致慢性子宫内膜炎而引起淋漓不断出血；④壁间肌瘤，影响子宫收缩及绞钳血管作用，或粘膜下肌瘤内膜剥脱而本身无法收缩，均致出血量多及持续时间延长；⑤较大肌瘤可合并盆腔充血，使血流旺盛而量多；⑥更年期月经不调。

月经量过多或者经期延长均可单独存在或合并出现。若与月经周期缩短（过频）同时存在，则可在短时间内丢失大量血液而致严重贫血。粘膜下肌瘤脱出于阴道内呈非周期性出血，量可极多。大的息肉状肌瘤亦常引起持续性的流血。

（二）**腹部肿块**　下腹部肿块常为子宫肌瘤患者的主诉，可高达 69.6%。有时也可能为肌瘤的唯一症状。凡向腹腔内生长不影响子宫内膜的壁间肌瘤，尤其位于子宫底部或带蒂的浆膜下肌瘤往往有这种情况。腹部肿块的发现多在子宫肌瘤长出骨盆腔后，常在清晨空腹膀胱充盈时明显。由于子宫及肌瘤被推向上方，故患者易于自己触得，超过 4～5 个月妊娠子宫大的，在膀胱不充盈时亦可触及。子宫肌瘤一般位于下腹正中，少数可偏居下腹一侧，质硬或有高低不平感。较大者多出现变性，较软而光滑。大多数生长速度不快。解放初期资料，有生长达 22 年始就诊者，主要由于在旧社会劳动妇女深受压迫，无条件就医所致。极少数生长可较快或伴有隐痛，应怀疑有恶性变。

（三）**疼痛**　表现为腹痛者约占 40%，腰酸者 25% 和痛经者 45%；亦有表现为下腹坠胀感或腰背酸痛，程度多不很严重。疼痛乃肿瘤压迫盆腔血管，引起瘀血，或压迫神经，或有蒂的粘膜下肌瘤可刺激子宫收缩，由宫腔内向外排出所致宫颈管变宽大而疼痛；或肌瘤坏死感染引起盆腔炎，粘连、牵拉等所致。如个别因子宫肌瘤红色变性，则腹痛较剧并伴有发烧。子宫浆膜下肌瘤蒂扭转或子宫轴性扭转时亦产生急性剧烈腹痛。大的浆膜下肌瘤向阔韧带内生长，不仅可压迫神经、血管引起疼痛，而且还可压迫输尿管引起输尿管或肾盂积水而致腰痛。凡痛经剧烈且渐进性加重者常为子宫肌瘤并发子宫腺肌病或子宫内膜异位症等所致。

（四）**压迫症状**　多发生于子宫颈部肌瘤，或为子宫体下段肌瘤增大，充满骨盆腔，压迫周围脏器而引起。压迫膀胱，则出现尿频或排尿困难、尿潴留等；压迫输尿管，可致肾盂积水、肾盂炎。生长在子宫后壁的肌瘤可压迫直肠，引起便秘，甚至排便困难。盆腔静脉受压可出现下肢水肿。压迫症状在月经前期较显著，此乃子宫肌瘤充血肿胀之故。如果浆膜下肌瘤嵌顿于子宫直肠窝也可出现膀胱或直肠压迫症状。

肌瘤引起压迫症状者约达 30%，其中尿频占 20%，小便困难 10% 左右，尿闭 3.3%，尿潴留 5%，尿痛 5%，便秘 20%，下肢浮肿 6%。

（五）**白带**　白带增多占 41.9%。子宫腔增大、子宫内膜腺体增多，伴有盆腔充血或炎症均能使白带增加；当粘膜下肌瘤发生溃疡、感染、出血、坏死时，则产生血性白带或脓臭性白带，量可很多。

（六）**不孕与流产**　30% 子宫肌瘤患者不孕。不孕可能是就诊原因，而在检查时发现存在着子宫肌瘤。子宫肌瘤引起不孕的原因是多方面的，见子宫肌瘤合并妊娠专节。

自然流产率高于正常人群，其比为 4：1。

（七）**贫血**　长期出血而未及时治疗者可发生贫血。解放前，广大劳动妇女由于生活所迫，虽有持久的子宫出血，无力求治而造成贫血。解放初期一份有关子宫肌瘤患者的材料介绍：患者血红蛋白在 5～10 克者占 45.25%。而血红蛋白在 5 克以下者占 12.4%，多为粘膜下肌瘤。严重贫血（5 克以下）能导致贫血性心脏病、心肌退行性变。

（八）**高血压**　有的子宫肌瘤患者伴有高血压，有人统计肌瘤合并高血压者（除外有高血压史者）在去除肌瘤以后多数恢复正常，可能与解除输尿管压迫有关。

（九）**体征**　肌瘤小于 3 个月妊娠子宫大者，一般不易经腹触及。能触及者一般在下腹中部，质硬，多不平整。在腹壁薄的患者，肿瘤的轮廓可清楚摸出，甚至能看出其外形。妇科双合诊一般可较清楚摸出子宫肌瘤轮廓。肌瘤居子宫前壁或后壁者则前壁或后壁较突出；多发性肌瘤则可在子宫上触及多个光滑、硬球形块物；从子宫侧壁向一侧突出的硬块可能是阔韧带肌瘤；宫颈明显增大而在其上可摸到正常子宫者，表示为子宫颈肌瘤；子宫明显一致增大，且较硬，可能为藏于宫腔内或颈管内的粘膜下肌瘤，如宫颈口松弛，伸入手指往往可触及光滑球形的瘤体；有的则已露于宫颈口，甚或突入阴道内，可以一目了然；但有的继发感染、坏死，或较大，触不到宫颈，则易与宫颈恶性肿瘤、子宫内翻等混误。

肌瘤的生长部位也可影响子宫体的宫颈的位置。如子宫后壁的肌瘤，可将宫体和宫颈推向前面；加子宫后壁的肌瘤向子宫直肠窝发展，甚至可将子宫挤向耻骨联合后上方，在下腹部即可触及子宫轮廓，而子宫颈也随之上移，阴道后壁向前膨隆，阴道指诊不能触及宫颈；如为阔韧带肌瘤，则往往将子宫体推向对侧。

肌瘤发生变性者，除触诊感觉肿块的性状、大小改变外，其与宫体及宫颈关联仍同前述。

（十）**患者全身情况的改变** 如营养、贫血、心功能、泌尿系统状态等与病程长短以及出血量或其他并发症有关。

【诊断】

子宫肌瘤诊断标准：

1. 月经过多，经期延长或不规则出血，下腹可出现硬块，少数有疼痛及压迫症状，或伴盆血。

2. 子宫增大，质硬。

3. 探测宫腔增长或变形。

4. 诊刮时宫腔内触及凸起面。

5. B型超声或子宫镜检查可协助诊断。

四、子宫肌瘤的检查

（一）**超声检查** 目前国内B超检查较为普遍。鉴别肌瘤，准确率可达93.1%，它可显示子宫增大，形状不规则；肌瘤数目、部位、大小及肌瘤内是否均匀或液化囊变等；以及周围有否压迫其他脏器等表现。由于肌瘤结节中肿瘤细胞单位体积内细胞密集，结缔组织支架结构的含量及肿瘤、细胞排列不同，而使肌瘤结节于扫描时表现为弱回声，等回声和强回声3种基本改变。弱回声型是细胞密度大，弹力纤维含量多，细胞巢状排列为主，血管相对丰富。强回声型，胶原纤维含量较多，肿瘤细胞以束状排列为主。等回声型介于两者之间。后壁肌瘤，有时显示不清。肌瘤愈硬衰减表现愈重，良性衰减比恶性明显。肌瘤变性时，声学穿透性增强。恶变时坏死区增大，其内回声紊乱。故B超检查既有助于诊断肌瘤，区别肌瘤是否变性或有否恶性变提供参考，又有助于卵巢肿瘤或其他盆腔肿块的鉴别。

（二）**探测宫腔** 用探针测量宫腔，壁间肌瘤或粘膜下肌瘤常使子宫腔增大及变形，故可用子宫探针探测宫腔的大小及方向，对照双合诊所见，有助于确定包块性质，同时可了解腔内有无包块及其所在部位。但必须注意子宫腔往往迂回弯曲，或被粘膜下肌瘤阻挡，使探针不能完全探入，或为浆膜下肌瘤，宫腔往往不增大，反而造成误诊。

（三）**X光平片** 肌瘤钙化时，表现为散在一致斑点，或壳样钙化包膜，或边缘粗糙及波浪状的蜂窝样。

（四）**诊断性刮宫** 小的粘膜下肌瘤或是功能失调性子宫出血，子宫内膜息肉不易用双合诊查出，可用刮宫术协助诊断。如为粘膜下肌瘤，刮匙在宫腔感到有凸起面，开始高起后又滑低，或感到宫腔内有物在滑动。但刮宫可刮破瘤面引起出血、感染、坏死，甚至败血症，应严格无菌操作，动作轻柔，刮出物应送病理检查。疑为粘膜下肌瘤而诊刮仍不能明确者，可采用子宫造影术。

（五）**子宫输卵管造影** 理想的子宫造影不但可显示粘膜下肌瘤的数目、大小，且能定位。因此，对粘膜下肌瘤的早期诊断有很大帮助，而且方法简单。有肌瘤处造影摄片显示宫腔内有充盈残缺。

（六）CT 与 MRI　一般不需使用此两项检查。CT 诊断肌瘤其图象只表达特定层面内的详细内容，图象结构互不重叠。子宫良性肿瘤 CT 图象是体积增大，结构均匀、密度 +40～+60H（正常子宫为 +40～+50H）。

MRI 诊断肌瘤时，对肌瘤内部有无变性、种类及其程度呈不同信号。肌核无变性或轻度变性，内部信号多均一。反之，明显变性者呈不同信号。

五、子宫肌瘤的预防

1．定期参加妇科普查，以便早期发现，早期治疗。

2．有子宫肌瘤者更要做好避孕工作。一旦怀孕，对人流手术带来一定难度，易出血多。

3．中药治疗子宫肌瘤时要定期作妇科检查和 B 超检查，了解子宫肌瘤变化情况，如发现以下情况，应作手术治疗：

（1）有明显症状，特别是月经过多或腹痛，治疗无效者。

（2）子宫肌瘤迅速增大，或大于 3 个月妊娠子宫者。

（3）子宫肌瘤伴变性者。

（4）子宫肌瘤位于子宫颈部或突出于阴道者。

4．子宫肌瘤合并妊娠的处理

（1）妊娠期应在严密观察下，注意预防流产或早产的发生，如肌瘤过大，估计难以继续妊娠者，应及早手术。

（2）分娩时要注意避免胎位异常、滞产和胎盘滞留的发生。如肌瘤阻塞产道坝 u 须作剖宫产术。

（3）产后要注意预防出血及感染。

六、子宫肌瘤易发人群

与十几年前相比，子宫肌瘤越来越青睐三四十岁的中年女性，特别是未育、性生活失调和性情抑郁这三类女性。妇科专家介绍，子宫肌瘤的具体原因目前尚不十分明确，但研究表明，激素分泌过于旺盛，是导致子宫肌瘤的最普遍原因，而女性的这三种行为模式，是造成内分泌紊乱，导致激素分泌过剩的罪魁祸首。

第 1 类：未育女性提前进入更年期

女性一生原始卵泡数目有限，排卵的年限约有 30 年。妊娠期和哺乳期，由于激素作用，卵巢暂停排卵，直至哺乳期的第 4～6 个月才恢复，卵巢由此推迟了一定数量的排卵，有生育史的女性要较晚进入更年期。而未育女性得不到孕激素及时有效保护，易发生激素依赖性疾病，子宫肌瘤就是其中之一。权威研究表明，女性一生中如果有一次完整的孕育过程，能够增加 10 年的免疫力，而这 10 年的免疫力，主要针对的是妇科肿瘤

第 2 类：性生活失调影响子宫健康

传统中医学讲，子宫肌瘤归属于”症瘕”（肚子里结块的病）范畴。而”症瘕”的形成多与正气虚弱、气血失调有关。中医讲解”症瘕”：妇人为性情中人，夫妻不和，势必伤及七情，七情内伤，气机不畅，气血失调，气滞血淤，淤积日久，则可为”症瘕”。可见，夫妻间正常的性生活刺激，可促进神经内分泌正常进行，使人体激素正常良好地分泌，而长期性生活失调，容易引起激素水平分泌紊乱，导致盆腔慢性充血，诱发子宫肌瘤。

第 3 类：抑郁女性多发子宫肌瘤

中年女性面临着工作和家庭的双重精神压力，易产生抑郁情绪。而伴随着绝经期的到来，女性开始出现”雌激素控制期"。在这个时期中，女性自身的抑郁情绪，很容易促使雌激素分泌量增多，且作用加强，有时可持续几个月甚至几年，这同样是子宫肌瘤产生的重要原因。

中医讲情绪对子宫肌瘤的影响时提到：”气滞，七情内伤，肝失条达，血行不畅滞于

胞宫而致，表现为下腹痞块，按之可移，痛无定处时聚时散，精神抑郁，胸胁胀满。"讲的也是这个道理。

患子宫肌瘤后应注意：

（1）防止过度疲劳，经期尤须注意休息。

（2）多吃蔬菜、水果，少食辛辣食品。

（3）保持外阴清洁、干燥，内裤宜宽大。若白带过多，应注意随时冲洗外阴。

（4）确诊为子宫肌瘤后，应每月到医院检查：次。如肌瘤增大缓慢或未曾增大，可半年复查 1 次；如增大明显，则应考虑手术治疗，以免严重出血或压迫腹腔脏器。

（5）避免再次怀孕。患子宫肌瘤的妇女在做人工流产后，子宫恢复差，常会引起长时间出血或慢性生殖器炎症。

（6）如果月经量过多，要多吃富含铁质的食物，以防缺铁性贫血。

（7）不要额外摄取雌激素，绝经以后尤应注意，以免子宫肌瘤长大。

（8）需要保留生育能力而又必须手术治疗的，可采用肌瘤挖除术。

生活提示

子宫肌瘤压迫周围脏器时，宜作手术切除肌瘤。对于年龄在 40 岁以下、出血量多并出现贫血等并发症时，可以考虑手术根治（仅限于不再生育的妇女）。年龄大于 45 岁者宜保守治疗，度过更年期后，不治而愈（出血停止）。经期要慎用活血化瘀的药物，以防出血量增加，饮食上也应以清淡饮食为主，禁食辛辣煎炸之品，并适当休息。对于出血量多、急性失血、出现头晕眼花、心悸、面色苍白者应到医院治疗，以防发生失血性休克。

七、预防子宫肌瘤的食疗法

治疗子宫肌瘤，要做到消瘤不忘止血，止血不忘消瘤，并得兼顾调理卵巢功能。用药不可猛攻峻伐，以免损伤元气。

此外，以下中医食疗有助保健，可预防子宫肌瘤：

1. 消瘤蛋

鸡蛋 2 个、中药壁虎 5 只、莪术 9 克，加水 400 克共煮，待蛋熟后剥皮再煮，弃药食蛋，每晚服 1 次。

功效：散结止痛，祛风定惊。适宜气滞血淤型。

2. 二鲜汤

鲜藕 120 克切片、鲜茅根 120 克切碎，用水煮汁当茶饮。

功效：滋阴凉血，祛淤止血。适宜月经量多，血热淤阻型。

3. 银耳藕粉汤

银耳 25 克、藕粉 10 克、冰糖适量，将银耳泡发后加适量冰糖炖烂，入藕粉冲服。

功效：有清热润燥止血的功效。适宜月经量多，血色鲜红者。

八、子宫肌瘤术后保养

首先，要确定患者的手术性质。是子宫肌瘤剔除术，还是子宫全切术。一般子宫肌瘤的患者过来更年期，都是连子宫和子宫劲全切的。如果是前者，肌瘤剔除，那么和剖腹产手术没什么区别，创面小，出血少，相对恢复容易。如果是后者，那么属于肌瘤剔除加器官摘除，相对创面和出血量都要比前者大。一般恢复期都在 1-2 个月之间，修养的方法和坐月子差不多，很多患者已为人母自己应该清楚的。只要不受凉不劳累，安静休息就好。另外，子宫肌瘤的手术切口很特别，注意是在肚脐下三寸的地方，横切口，不是竖的。所以恢复起来比别的手术要容易。手术过后的一两天，尤其是当天夜里比较难熬，家人多关心一下就好。另外，根据个人情况，如果保留子宫，并且患者还没绝经，那还要继续服用半年的药物控制月经到来。术后的病人一般都会全身发虚或者腰疼，不过只要安静修养问题都不大。人在生病的时候家人的关心最重要啊。

九、子宫肌瘤的治疗与用药

子宫肌瘤的治疗方式取决于患者年龄，症状有无，肌瘤的部位、体积大小、生长速度、数目，造成子宫的变形情况，是否保留生育功能及病人的意愿等因素而定。其处理有以下几种方式。

（一）期待疗法 肌瘤较小，无症状，无并发症及无变性，对健康无影响。围绝经期病人，无临床症状，考虑到卵巢功能减退后可能使肌瘤退缩或缩小。以上情况均可采取期待疗法，即在临床及影象学方面实行定期随访观察（3～6个月1次）。根据复查情况再决定其处理。

通常，绝经后肌瘤自然退缩，故不需手术处理。然而，肌瘤患者年龄40有余，距绝经可能还有几年，也可以考虑手术。但术前可先行药物保守治疗，药物有效者也可暂不手术。还应注意，绝经后妇女肌瘤，少数患者肌瘤并不萎缩反而增大者，故应加强随访。

（二）药物治疗 药物治疗有不少新进展。

1. 药物治疗的适应症

1）年轻要求保留生育功能者。生育年龄因肌瘤所致不孕或流产，药物治疗后使肌瘤萎缩促使受孕，胎儿成活。

2）绝经前妇女，肌瘤不很大，症状亦轻，应用药物后，使子宫萎缩绝经，肌瘤随之萎缩而免于手术。

3）有手术指征，但目前有禁忌症需要治疗后方可手术者。

4）患者合并内科、外科疾病不能胜任手术或不愿手术者。

5）选择药物治疗前，均宜先行诊断性刮宫做内膜活检，排除恶性变，尤对月经紊乱或经量增多者。刮宫兼有诊断及止血作用。

药物治疗的根据在于，子宫肌瘤为性激素依赖性肿瘤，故采用拮抗性激素的药物以治疗。新近应用的是暂时性抑制卵巢的药物。丹那唑、棉酚为国内常用药物。其他雄激素、孕激素及维生素类药物也使用。自1983年开始研究报道，应用促性腺激素释放激素类似物（GnRHa）成功的缩小了子宫平滑肌瘤。研究证明GnRHa间接地减少垂体水平促性腺激素分泌，从而有效地抑制卵巢功能，即所谓"降调节"（downregulation）现象。

2. 药物种类及用法

1）LHRH激动剂（LHRH-A）：即GnRHa为近年来一种新型抗妇科疾病药物。LHRH大量持续应用后，垂体细胞受体被激素占满而无法合成与释放FSH及LH；另外，LHRH有垂体外作用，大剂量应用后促使卵巢上的LHRH受体增多，降低卵巢产生雌、孕激素能力。由于药物明显抑制FSH，减少卵巢激素分泌，其作用似"药物性卵巢切除"，使肌瘤萎缩。LHRH与LHRH-A为同功异质体，但后者较前者活性高数十倍。

用法：LHRH-A，多用肌注，也可用于皮下植入或经鼻喷入。自月经第一天起肌注100～200 μg，连续3～4个月。其作用取决于应用剂量、给药途径和月经周期的时间。用药后肌瘤平均缩小40～80%，症状缓解、贫血纠正。血清E2下降与肌瘤缩小相一致。FSH.LH无明显变化。停药后不久肌瘤又重新长大，提示LHRH-A的作用是暂短的和可逆的。如用于围绝经期，在有限时间内达到自然绝经。如用于保留生育者，当肌瘤缩小、局部血流减少，从而减少手术中出血和缩小手术范围；或原影响输卵管口肌瘤，治疗后肌瘤缩小使不通畅的输卵管变通畅，提高受孕率。为减少停药后肌瘤重新长大，在用LHRH-A时，序贯应用醋酸甲孕酮200～500 mg，则可维持其疗效。

副作用为潮热、出汗、阴道干燥或出血障碍。因低雌激素作用可有骨质疏松可能。

2）丹那唑：具有微弱雄激素作用。丹那唑抑制丘脑、垂体功能，使FSH.LH水平下降，从而抑制卵巢类固醇的产生，亦可直接抑制产生卵巢类固醇的酶。从而使体内雌激素水平下降而抑制子宫生长，内膜萎缩而闭经。同时，肌瘤亦萎缩变小。但年轻者应用，停药 6 周后月经可恢复。故需重复应用。

用法：200 mg，1 日 3 次口服，从月经第二天开始连续服 6 个月。

副反应为潮热、出汗、体重增加、痤疮、肝功 SGPT 升高（用药前后查肝功）。停药 2～6 周可恢复。

3）棉酚：是从棉籽中提出的一种双醛萘化合物，作用于卵巢，对垂体无抑制，对子宫内膜有特异萎缩作用，而对内膜受体也有抑制作用，对子宫肌细胞产生退化作用，造成假绝经及子宫萎缩。此药有中国丹那唑之美称，用于治疗子宫肌瘤症状改善有效率为 93.7%，肌瘤缩小为 62.5%。

用法：20 mg，每日 1 次口服，连服 2 个月。以后 20 mg，每周 2 次，连服 1 个月。再后 1 周 1 次，连服 1 个月，共 4 个月。因棉酚副作用为肾性排钾，故需注意肝、肾功能及低钾情况。通常用棉酚时需加服 10% 枸橼酸钾。停药后卵巢功能恢复。

4）维生素类：应用维生素治疗子宫肌瘤在于它可降低子宫肌层对雌激素的敏感性，对神经内分泌系统有调节作用，使甾体激素代谢正常化而促使肌瘤缩小。1980 年苏联 Палла дии 报道以 vit A 为主，加 vit B、C、E 等综合治疗小肌瘤，效果达 80% 以上，无副作用。国内包岩亦试用，治愈率达 71.6%，此法适用于小型肌瘤。

用法：vit A150,000IU，自月经第十五～二十六天，每日口服。vit Bco1 片 1 日 3 次，自月经第五～十四天口服。vitc，0.5，每日 2 次，自月经第十二～二十六天口服。vit E 100 mg，1 日 1 次，于月经第十四～二十六日口服，共服 6 个月。

5）雄激素：对抗雌激素，控制子宫出血（月经过多）及延长月经周期。

用法：甲基睾丸素 10 mg，舌下含化，每日 1 次，连服 3 个月。或月经干净后 4～7 天开始，每日肌注丙酸睾丸酮 1 次，每次 25 mg，连续 8～10 日，可获止血效果。长效男性素为苯乙酸睾丸素，作用比丙酸睾丸酮强 3 倍，150 mg 每月注射 1～2 次。一般不会出现男性化，即使出现，停药后症状自然消失。雄激素应用宜在 6 个月以内，如需再用，应停 1～2 月后。

按上述剂量长期给药，多无副作用。可使近绝经妇女进入绝经期而停止出血。用雄激素后不仅可使肌瘤停止生长，而且可使 1/3～1/2 的患者的肌瘤退化、萎缩变小。因雄激素使水盐潴留，故对心力衰竭、肝硬化、慢性肾炎、浮肿等患者应慎用或忌用。由于有的学者认为肌瘤的发生还可能与雄激素有关，故有的倾向不用雄激素。

6）孕激素：孕激素在一定程度上是雌激素的对抗剂，且能抑制其作用，故有的学者用孕激素治疗伴有卵泡持续存在的子宫肌瘤。常用孕激素有：甲孕酮（安宫黄体酮）、妇宁片（甲地孕酮）、妇康片（炔诺酮）等。可根据患者具体情况行周期或持续治疗的假孕疗法，使肌瘤变性、软化。但因可使瘤体增大和不规则子宫出血，不宜长期应用。

甲孕酮：周期治疗为每日口服 4 mg，自月经第六～二十五天口服。持续疗法：第一周 4 mg，1 日 3 次口服，第二周 8 mg，1 日 2 次。以后 10 mg，1 日 2 次。均持续应用 3～6 个月。亦有用 10 mg，1 日 3 次，连服 3 个月。

妇康片：周期治疗为每日口服 5～10 mg，自月经第六～二十五天或第十六～二十五日。持续疗法为第一周 5 mg，1 日 1 次，第二周 10 mg，1 日 1 次。以后 10 mg，1 日 2 次。均应用 3～6 个月。

7）三苯氧胺（tamoxifin，TMX）：TMX 为双苯乙烯衍生物，为一种非甾体的抗雌激素药物。它是通过与胞浆中 ER 竞争性结合，形成 TMX-ER 的复合物，运送至细胞核内长期潴留。TMX 先作用于垂体，继而影响卵巢，同时对卵巢亦有直接作用。TMX 对 ER 阳性效果较好。

用法：10 mg，1 日 3 次口服，连服 3 个月为一疗程。副反应有轻度潮热、恶心、出汗、月经延迟等。

8）三烯高诺酮（R2323）：即内美通（nemestran），为 19 去甲睾酮衍生物，具有较强的抗雌激素作用，它抑制垂体 FSH、LH 分泌，使体内雌激素水平下降，子宫缩小，主要用于治疗子宫肌瘤。

用法：5 mg，每周 3 次，阴道放置，宜长期应用，防止子宫反跳性增大。治疗初 6 个月，疗效佳，子宫缩小明显。副反应为痤疮、潮热、体重增加。

在肌瘤患者的出血期，出血量较多，可用子宫收缩药或口服、肌注止血药。如益母草流浸膏、益母草膏、催产素、麦角新碱等。止血药有妇血宁、三七片、止血敏、止血芳酸、止血环酸、6- 氨基乙酸等。钙剂可兴奋子宫肌张力和增加血液的凝固性能，也可试用。如 10% 葡萄糖酸钙 5 ～ 10 ml 静注，或用 5% 氯化钙 30 ～ 35 ml 温液灌肠。

不可忘记的是，阴道出血止血药收效不显时，诊断性刮宫，不仅对诊断有帮助，且对止血也有效果。

有贫血者应纠正贫血，服用维生素、铁剂或输血。

中药治疗可减少月经量，详月经病章。

凡药物治疗失败，不能减轻症状而加重者或疑恶性变者则应手术治疗。

（三）手术治疗　肌瘤患者，子宫附件切除的年龄，以往定为 45 岁以上。现在看来，要从实际出发，尤其是根据妇科内分泌学的进展，卵巢的保留年龄一般以 50 岁为界（绝经年龄平均 49.5 岁），即 50 岁以内者，能保留卵巢者应予保留。或者 50 岁以后未绝经者的正常卵巢也应予保留，不以年龄划线。因为，正常绝经后卵巢仍具有一定内分泌功能，还要工作 5 ～ 10 年。保留卵巢有助于隐定植物神经，调节代谢，有利于向老年期过渡。子宫也有其内分泌作用，它是卵巢的靶器官，也不应随便切除。通常子宫切除的年龄定为 45 岁以上，45 岁以下者，尤 40 岁以下，宜行肌瘤挖除术。行保留附件者，如双侧均可保留，则保留双侧比仅保留单侧为好。保留卵巢其卵巢癌的发生率为 0.15%，不高于未切子宫者。

1. 肌瘤切除术　系将子宫上的肌瘤摘除，保留子宫的手术。主要用于 45 岁以下，尤 40 岁以下者。这不仅仅是为了不孕症妇女因无子女而作的手术，即是已有子女，肌瘤较大，直径大于 6 cm；月经过多，药物保守无效；或有压迫症状；粘膜下肌瘤；肌瘤生长较快者。为了心身健康也应采取剜除术。至于肌瘤数目，通常限于 15 个以内。迫切要子女，数目再多，甚至超过 100 个以上者也有挖除后得子的例子。山东省立医院挖除最多为 116 个肌核。

如肌瘤有恶变，伴严重的盆腔粘连，如结核或内膜异位症等；或宫颈细胞学高度可疑恶性者为挖除的禁忌。

做肌瘤挖除术者，术前最好有子宫内膜的病理检查，以排除子宫内膜癌前病变或癌变。术中注意肌瘤有否恶性变，有可疑时送快速切片检查。

经腹子宫肌瘤剜除，为防止术后发生腹腔粘连，子宫上的切口应于前壁为好，且尽量少做切口，从一个切口尽量多剜除肌瘤。还应尽量避免穿透子宫内膜。切口止血要彻底，缝合切口不留死腔。术毕子宫切口尽量做到腹膜化。粘膜下肌瘤，已脱出宫颈者可经阴道切除肌瘤，切除时避免过度牵引以免切除时损伤宫壁。未脱出者，也可经腹子宫切开取出。术后处理应给止血药与抗生素；未孕者应避孕 1 ～ 2 年；日后妊娠应警惕子宫破裂及胎盘植入，足月时宜实行选择性剖宫产。肌瘤剜除术后还有复发可能，宜定期检查。

2. 子宫切除术　在期待疗法、药物疗法尚不能改善病人症状，需手术者又不符合肌瘤切除者，宜行子宫切除术。子宫切除可选用全子宫切除或阴道上子宫切除。子宫切除术，以经腹为主，个别肿瘤小，附件无炎症粘连，腹壁过于肥胖，腹壁有湿疹者可考虑经阴道。

经腹优点是：技术操作比经阴道简单，出血少；肌瘤大，附件粘连也能较易处理。不足之处为如有直肠膀胱膨出，阴道壁松弛者多需另行阴道手术。

宫颈、阔韧带肌瘤等复杂病例所致盆腔脏器（输尿管、膀胱、直肠、大血管等）的解剖变异及粘连严重，手术不易暴露等均给手术带来很大困难，这些问题可参阅妇科手术学专著。

大的粘膜下肌瘤引起出血而继发严重贫血，一般常在输血改善机体情况后再予手术（单纯肌瘤切除或子宫切除术）。但在边远的农村有时缺乏血源，出血不停止，又不宜搬动行走，子宫颈口开大，肌瘤已突出宫颈口外或近阴道口者，应经阴道摘除肌瘤，往往更有助于止血和纠正一般情况。

切除一般皆主张做全子宫切除，尤其伴有宫颈肥大、裂伤或糜烂严重者。但如患者一般情况差，技术条件受限，也可只行次全子宫切除，残端癌发生率只不过占 1～4% 左右。但术后仍宜定期检查。

（四）放射治疗 用于药物治疗无效而有手术治疗禁忌或拒绝手术治疗者。但也有一定的禁忌症：

1. 40 岁以下患者一般避免使用放疗，以免过早引起绝经症状。

2. 粘膜下肌瘤（基底部宽的粘膜下肌瘤可行 X 线治疗）。在镭疗后易发生坏死，而引起严重的宫腔盆腔感染。

3. 盆腔炎：盆腔急慢性炎症，尤其疑有附件脓肿，不宜使用，因为放射治疗可激发炎症。

4. 肌瘤超过 5 个月妊娠子宫大小者或子宫颈肌瘤，宫腔内置镭常不能获得预期效果。

5. 子宫肌瘤有恶性变或可疑者。

6. 子宫肌瘤与卵巢瘤同时存在。

十、子宫动脉栓塞术

子宫动脉栓塞术（Uterine arterial embolization 简称 UAE）。子宫动脉栓塞术原本用于治疗急性子宫出血，1995 年首次用于治疗子宫肌瘤，由于 UAE 方法较简单，创伤小，不影响其它治疗，应用前景广。其主要原理是：动脉造影显示子宫肌瘤患者的子宫动脉明显增粗，肌瘤越大，动脉越粗，血管也更丰富。子宫肌瘤的局部血液供应主要来自左右子宫动脉，双侧子宫动脉供血约占 93%。通过放射介入疗法，经皮做股动脉穿刺，可直接将动脉导管插至子宫动脉，并注入一种永久性的栓塞微粒，阻断子宫肌瘤的血液供应，使其发生缺血改变而逐渐萎缩，甚至完全消失，从而达到治疗目的。

子宫动脉栓塞术近期疗效显著，自 1998 年统计在世界范围内总有效率达 90%，肿瘤体积缩小达 50%，因开展时间短，随访有限，远期效果尚待观察。UAE 的适应症基本于手术相同。

此疗法的主要优点有：

1. 疗效优良，特别是对出血症状为主者疗效较好，栓塞后肿瘤明显缩小且保持稳定。

2. 与手术相比，UAE 创伤性小，技术操作简单，术后并发症发生率低，可接受性高于手术。

3. UAE 可保留子宫功能和正常子宫生育能力。

4. UAE 后不影响其它治疗，换而言之，即使栓塞失败，患者也可接受其它治疗。因此子宫动脉栓塞术是一种创伤小，简便易行，疗效稳定，具有广阔前景的新疗法。

子宫肌瘤应该切除吗？

子宫肌瘤的发病率越来越高，且发病者年龄越来越低。对于"该不该切除子宫肌瘤"这一问题，许多病人困惑不已。

子宫肌瘤是长在女性子宫上的肿瘤，是子宫平滑肌组织异常增生所形成的良性肌瘤结节。一般常见于 30～50 岁的妇女，发生率在 20%～25%。像年轻的未婚女性，子宫肌瘤切还是不切对于她今后的个人生活来讲非常重要，因为子宫肌瘤的患者有 40% 是不孕的，子宫接受手术治疗则对子宫有损伤，当然会影响到生育和个人健康，所以选择怎样的治疗方法对女性来讲尤其重要。

虽然 40% 的子宫肌瘤患者在临床上无明显的自觉症状，但日常生活中只要注意还是可以观察到子宫肌瘤的蛛丝马迹。最常见的症状就是月经改变，有周期缩短、经量增多、经期延长、不规则阴道流血等。由于子宫上长出一块多余的肿瘤，腹部胀大，抚摩下腹正中有块状物体，当清晨膀胱充盈将子宫推向上方时更加容易摸到很坚硬形态不规则的肿块。由于肿瘤会压迫膀胱出现尿频、排尿障碍、尿潴留等，其他还有腹痛、腰酸、下腹坠胀、白带增多、不孕食继发性贫血等。

如果发现自己有上述症状，到医院进行诊断并不难，有经验的妇科医师只要根据临床症状做妇科检查，辅助 B 超检查一般都可以明确诊断。

保健对策：一旦怀疑或者发现患有子宫肌瘤，不必惊慌，首先明确的是子宫肌瘤绝大部分是良性，恶变的几率非常小。患者可作如下准备：在正规医院进行 B 超检查，明确肌瘤的位置、大小、数目；将医生的专业治疗意见告诉你的亲人和朋友，最好咨询已经接受相同治疗方法的患者；将你的治疗要求告诉医生（如需要保留子宫等），与医生共同制定"个性化的治疗方案"，风险共担。　随访观察是子宫肌瘤的重要治疗方法。很多病人不明白生病长子宫肌瘤还需要观察，以为一发现就应该立刻采取手术治疗。其实若肌瘤小且无症状，对身体不会产生太大的影响，通常不需要治疗，尤其是接近绝经年龄患者，雌激素水平低，肌瘤可自然萎缩或消失，此时患者最大的问题是心理问题，总担心肌瘤会继续生长和恶变，其实找一个值得信任的医生，每 3 ～ 6 月随访一次，在随访期间若发现肌瘤增大或者症状明显再考虑进一步治疗。

子宫肌瘤恶化的几率很小，一般在 1% 以下。所以大部分肌瘤不必开刀，只需定期追踪检查。当有下列情况时，就应该接受手术治疗：

1. 子宫肌瘤造成大量出血，或长期的经量过多、经期过长以致贫血，而药物无法根治。此时，开刀切除是有效的解决办法。

2. 子宫肌瘤长到拳头大小，造成骨盆中的其他器官受到压迫，手术切除可解除症状，而且大的肌瘤发生恶化的几率比小肌瘤要大。

3. 肌瘤生长速度太快，或者在更年期之后，肌瘤不但不萎缩，反而变大。

4. 妇女不孕而其他一切检查正常，此时不孕的原因可能就是子宫肌瘤。子宫肌瘤可能会造成习惯性流产。

切除子宫肌瘤是否要切除子宫呢？这要视肌瘤的位置、大小，以及患者的年龄、生育情况、症状严重程度而决定。

有些患者认为切除子宫时保留子宫颈才不会影响性生活。其实，子宫全切除，阴道并未缩短，而性生活所需的润滑分泌物主要来自阴道壁和外阴附近的巴式腺，和子宫没有关系。因此，切除子宫颈对性生活没有影响。另外，子宫颈癌是排名第一位的生殖系统癌，因而没有必要在切除子宫的同时保留子宫颈。

十一、子宫肌瘤应何时切除

1. 子宫肌瘤造成大量出血，或长期的经量过多、经期过长以致贫血，而药物无法根治。此时，开刀切除是有效的解决办法。

2. 子宫肌瘤长到拳头大小，造成骨盆中的其他器官受到压迫，手术切除可解除症状，而且大的肌瘤发生恶化的几率比小肌瘤要大。

3. 肌瘤生长速度太快，或者在更年期之后，肌瘤不但不萎缩，反而变大。

4. 妇女不孕而其他一切检查正常，此时不孕的原因可能就是子宫肌瘤。子宫肌瘤可能会造成习惯性流产。

切除子宫肌瘤是否要切除子宫呢？这要视肌瘤的位置、大小，以及患者的年龄、生育情况、症状严重程度而决定。

至于卵巢及输卵管是否切除，就更需慎重。因为卵巢是维持女性特征的主要器官，切除两侧卵巢，则女性荷尔蒙的主要来源就没有了，需要打针或吃药补充荷尔蒙的不足，因此一般尽可能不切除卵巢，尤其是对 40 岁以下的妇女。

有些患者认为切除子宫时保留子宫颈才不会影响性生活。其实，子宫全切除，阴道并未缩短，而性生活所需的润滑分泌物主要来自阴道壁和外阴附近的巴式腺，和子宫没有关系。因此，切除子宫颈对性生活没有影响。另外，子宫颈癌是排名第一位的生殖系统癌，因而没有必要在切除子宫的同时保留子宫颈。

十二、子宫肌瘤的鉴别

（一）卵巢肿瘤　浆膜下子宫肌瘤与实质性卵巢瘤，肌瘤有囊性变者与囊性卵巢瘤而张力很大者或卵巢瘤与子宫发生粘连者，在鉴别上存在一定困难。应详询月经史及腹部包块生长速度（恶性卵巢瘤较快），仔细做妇科检查，因腹壁紧张妇科检查不满意者，可借助于麻醉药品或止痛剂下检查。检查包括肛诊，注意子宫体能否与肿块分离，并可用子宫探针测量宫腔长度及方向。综合病史、检查加以分析。在鉴别有困难时，还可以肌肉注射催产素 10 单位，注射后肿块有收缩者为子宫肌瘤，否则为卵巢肿瘤。大多数情况下，均可通过 B 超显象检查相区别。但有的须在手术中方能确诊。

（二）宫内妊娠　在妊娠前 3 个月，个别孕妇仍按月有少量流血，如误认为月经正常来潮而子宫又增大，往往错诊为肌瘤。应详细追问以往月经史（包括量的多少），有无生育史，年龄多大（年青的肌瘤机会更少）；还应注意有无妊娠反应。如为妊娠，子宫增大符合月经减少的月份；肌瘤者子宫较硬。此外妊娠者外阴、阴道着紫蓝色，子宫颈柔软，乳房胀感，乳晕外可出现次晕。妊娠达 4 个月以后，可感胎动或听到胎心音，用手探触可感到子宫收缩。除病史、体征外，还可做妊娠试验或 B 超显象检查来鉴别。

过期流产伴有不规则阴道流血，尿妊娠试验呈阴性反应，易误诊为子宫肌瘤。但过期流产者有停经史，曾有妊娠反应，子宫形态正常。行 B 超检查，一般可确诊。必要时可行诊刮鉴别。

子宫肌瘤可以合并妊娠，也必须想到，否则或漏诊妊娠或误诊为葡萄胎。以往如曾查到肌瘤，目前又有早孕史和体征，而子宫大于停经月份，无阴道流血，孕试阳性，则诊断当无困难。但以往未经确诊者，应详细询问月经是否过多，有无不孕史。检查时注意子宫有无肌瘤突出，必要时可严密观察。如为葡萄胎，则停经后常有少量阴道流血，而腹部包块在短期内长大，妊娠试验阳性且滴定度高；B 型超声检查葡萄胎呈雪片状特有波型。

（三）子宫腺肌病　子宫腺肌病的妇女，半数以上伴有继发性剧烈的渐进性痛经，常有原发性或继发性不孕。但很少超过 2～3 个月妊娠子宫。如伴有子宫以外子宫内膜异位症，有时可在后穹窿触到痛性小结节。此外还可试用孕激素治疗，观察其效果，以资鉴别（参阅子宫内膜异位症章）。但子宫肌瘤合并子宫腺肌病者也不少见，约占肌瘤的 10% 左右。C 超检查更有助于鉴别。其他无症状者，或 B 超未查出，则往往在手术切除标本的病理学检查始能明确。

（四）子宫肥大症　此症也引起月经过多，子宫增大，易与小的壁间肌瘤或宫腔内粘膜下肌瘤混淆。但子宫肥大症常有多产史，子宫增大均匀，无不平结节，子宫增大常在 2 个月妊娠左右，探测宫腔无变形，亦不感觉有肿块存在。B 超检查见不到肌瘤结节。

（五）盆腔炎性包块　子宫附件炎块紧密与子宫粘连常误诊为肌瘤。但盆腔炎块往往有大、小产后急性或亚急性感染史，继以下腹痛、腰痛。妇科检查肿块往往是双侧性，较固定，压痛明显，而肌瘤多无压痛。包块虽与子宫关系密切，但仔细检查，往往可查出正常子宫轮廓。检查不清时，可探测子宫腔。或作 B 超检查协助鉴别。

（六）子宫颈癌或子宫内膜癌　较大的有蒂粘膜下肌瘤突出于阴道内伴有感染而发生溃烂，引起不规则阴道出血或大流血及恶臭排液，易与外生型子宫颈癌相混淆，在农村尤应注意。检查时手指应轻轻绕过肿物向内触到扩张的子宫颈口及瘤蒂，而宫颈癌则不会有蒂性感。必要时可行病理检查鉴别。

宫腔内的粘膜下肌瘤继发感染、出血，白带增多，易与子宫内膜癌相混。诊断时可先B超检查，宫腔细胞学检查等。而后行诊断性刮宫作病理检查。

（七）子宫内翻　子宫翻出后很象垂脱于阴道内的有蒂粘膜下肌瘤。慢性内翻可引起阴道分泌物增多及月经过多。但双合诊时，除在阴道内摸到包块外，查不到另外有子宫体存在，也查不出有瘤蒂存在。子宫探针检查时，不能探入宫腔。有时可在肿块表面观察到双侧输卵管开口。但应注意，附着在子宫底部的粘膜下肌瘤往往引起不同程度的子宫内翻。

（八）子宫畸形　双子宫或残角子宫不伴有阴道或宫颈畸形者易误诊为子宫肌瘤。畸形子宫一般无月经过多的改变。如年青患者在子宫旁有较硬块物，形状似子宫，应想到有子宫畸形的可能。常须行子宫输卵管造影以明确诊断。自有B超检查以来，畸形子宫易于诊断。甚至残角子宫早期妊娠于破裂前即可明确诊断。

（九）陈旧性宫外孕　陈旧性宫外孕合并盆腔血块并与子宫附件粘连一起者，有可能误诊为子宫肌瘤。然而，仔细询问有无停经史，急性腹痛史及反复腹痛发作，结合病人多伴有严重贫血貌，妇检穹窿部饱满、触痛，盆腹腔包块与子宫难以分开，且包块边界模糊、硬度不如肌瘤等特点，应想到陈旧性宫外孕的可能。此时，可行阴道后穹窿穿刺，必要时注入 10 ml 盐水，则可抽出陈旧性血液及小血块则鉴别容易。B超显象检查可助鉴别。

十三、子宫肌瘤的并发症

（一）感染及化脓　肌瘤感染多系瘤蒂扭转或急性子宫内膜炎的后果，血源性感染极为罕见。感染有时可为化脓性，少数病例在肿瘤组织中形成脓肿。

浆膜下肌瘤蒂扭转后发生肠粘连，可受肠道细菌感染，发炎的肌瘤与子宫附件粘连，引起化脓性炎症。

粘膜下肌瘤最易发生感染，常与流产后或产褥期急性子宫内膜炎并存。有些是刮宫术或产科手术的损伤所引起。由于肿瘤突出或手术创伤常使肿瘤包膜破裂，破裂后就易感染而发生腐崩。腐崩常引起严重不规则出血及发烧。排出之腐败碎屑因坏死组织失去着色反应，镜检常不能得到结果。

（二）扭转　浆膜下肌瘤可在蒂部发生扭转，引起急性腹痛。瘤蒂扭转严重者若不立即进行手术或不能自行转回，则可能由于瘤蒂扭断而形成游离肌瘤，已如前述。扭转的肌瘤也可带动整个子宫，引起子宫轴性扭转。子宫扭转的部位多在子宫颈管内口附近，但这种情况极少发生，多由于较大的浆膜下肌瘤附着在子宫底部而子宫颈管又较细长所致。症状、体征与卵巢囊瘤蒂扭转近拟只是包块较硬。

（三）子宫肌瘤合并子宫体癌　子宫肌瘤合并子宫体癌者占2%，远较子宫肌瘤合并子宫颈癌为高。故更年期子宫肌瘤患者有持续子宫出血，应警惕有无子宫内膜癌同时存在。在确定治疗前，应做诊刮。

（四）子宫肌瘤合并妊娠

（李同民）

第二节　卵巢囊肿

一、卵巢囊肿的概述

卵巢囊肿属广义上的卵巢肿瘤的一种，各种年龄均可患病，但以 20-50 岁最多见。

二、卵巢囊肿的病因

卵巢囊肿是广义上的卵巢肿瘤的一种，卵巢囊肿组织形态的复杂性超过任何器官，这是因为：①卵巢的组织结构具有潜在的富于发展的多能性；②卵巢在胚胎发生时期和泌尿系统非常接近，部分中肾组织可迷路进入卵巢；③卵巢来自胚胎生殖嵴，男女同源，以后方分化。因而卵巢囊肿的发病原因很复杂，超出正常病因的很多倍，下边我们把卵巢囊肿是怎样产生的以及它在临床上的分类做一个概括。

对卵巢囊肿是怎样产生的有以下八方面的说法：

1. 子宫内膜种植学说　Sampson 最早提出月经期脱落的子宫内膜碎片，随经血逆流经输卵管进入腹腔，种植于卵巢和邻近的盆腔腹膜，并继发生长和蔓延，发展成子宫内膜异位症。有生殖道畸形或梗阻的妇女常并发子宫内膜异位症，说明经血逆流可致子宫内膜种植。重复的或过于粗暴的妇科双合诊，将子宫内膜挤入输卵管，引起腹腔种植。输卵管通畅试验（通气、通液）及造影的操作规程不规范，将内膜碎片经输卵管压入腹腔引起腹腔种植。腹壁刀口子宫内膜异位或分娩后会阴伤口出现子宫内膜异位症，是手术者将子宫内膜带至切口造成医源性种植。剖腹产及剖宫取胎术中宫腔内容溢入腹腔，在缝合子宫切口时，缝线穿过子宫内膜层等引起的内膜种植。

2. 淋巴及静脉播散学说　在盆腔静脉或淋巴结中发现子宫内膜组织存在支持该论点。并认为远离盆腔部位的器官如肺、手、大腿的皮肤和肌肉发生的子宫内膜异位可能是淋巴或静脉播散的结果。

3. 体腔上皮化生学说　女性生殖系统上皮、卵巢生殖上皮及盆腔腹膜胸膜均起源于体腔上皮，当受到炎症、创伤、雌激素过高等因素的影响时，或体腔上皮，反复受经血、激素或慢性炎症的刺激可以化生为子宫内膜样组织，形成子宫内膜异位症。80%的子宫内膜异位症发生在卵巢，与卵巢生发上皮的化生潜能有关。但目前很多学者认为腹膜刺激合并子宫内膜异位症是果而不是因，而且腹膜刺激都发生在异位灶以外的部位

4. 免疫学说　有人认为在妇女免疫功能正常的情况下，月经期经输卵管流入腹腔的内膜细胞为主的局部免疫系统所杀灭，若局部免疫功能不足或逆流腹腔内的内膜细胞数量过多时，免疫细胞不足以将杀灭，即发生子宫内膜异位症。也有报道子宫内膜异位症患者有红斑狼疮或其它自身免疫疾病史者为无该病患者的两倍。从实验结果表明，在子宫内膜异位症患者血清中 1gG 及抗子宫内膜自身抗体较对照组明显增加，其子宫内膜中的 1gG 及补体 C3 沉积率亦高于正常妇女，故认为子宫内膜异位症可能是一种自身免疫性疾病。目前认为子宫内膜异位患者既有体液免疫，即 B 细胞应答反应增强，亦可有细胞免疫，即 T 细胞免疫功能不足。上述免疫功能的异常是内膜异位的原因，还是内膜异位的结果仍有待确定。

5. 基因学说　某些子宫内膜异位症患者，在其家属中同病的发生率较一般妇女为多，因而推测可能有遗传基因的存在。

6. Koninckx 等学说　最近 Koninckx 等提出在于宫内膜异位症患者中常合并黄素化未破裂卵泡综合征（luteinized unruptuted follicle syndrome，简称 LUFS）。由于 LUFS，卵泡未破裂，腹水内雌、孕激素的浓度低，有利于子宫内膜细胞种植而易发生子宫内膜异位症，此学说尚待进一步证实。

7. 下丘脑－垂体－卵巢轴功能异常说　下丘脑－垂体功能异常主要表现在患者有过多 LH 分泌，无周期性改变及 LH 峰出，而 FSH 的分泌正常或稍低，从而 LH/FSH 比值增加，LH 直接作用于卵巢的卵泡膜细胞，通过增加细胞内支链裂解 P450c17a 的活性，使卵巢内卵泡膜细胞产生过多雄激素。临床上很多卵巢囊肿患者和多囊卵巢综合征患者的基本病理生理改变是卵巢产生过多雄激素，而雄激素的过量产生是由于体内多种内分泌系统功能异常协同作用的结果。

三、卵巢囊肿的症状

（一）症状　卵巢囊肿在早期并无明显的临床表现，患者往往因其他疾病就医在行妇科

检查时才被发现。以后随着肿瘤的生长，患者有所感觉，其症状与体征因肿瘤的性质、大小、发展、有无继发变性或并发症而不同。

1．**下腹不适感**　为患者未触及下腹肿块前的最初症状。由于肿瘤本身的重量以及受肠蠕动及体位变动的影响，使肿瘤在盆腔内移动牵扯其蒂及骨盆漏斗韧带，以致患者有下腹或髂窝部充胀、下坠感。

2．**腹围增粗、腹内肿物**　是主诉中最常有的现象。患者觉察自己的衣服或腰带显得紧小，方才注意到腹部增大，或在晨间偶然感觉，因而自己按腹部而发现腹内有肿物，加之腹胀不适。

3．**腹痛**　如肿瘤无并发症，极少疼痛。因此，卵巢瘤患者感觉腹痛，尤其突然发生者，多系瘤蒂发生扭转，偶或为肿瘤破裂、出血或感染所致。此外，恶性囊肿多引起腹痛、腿痛，疼痛往往使患者以急症就诊。

4．**月经紊乱**　一般卵巢，甚至双侧卵巢囊肿，由于并不破坏所有的正常卵巢组织，故多半不引起月经紊乱。有的子宫出血并不属于内分泌性，或因卵巢瘤使盆腔的血管分布改变，引起子宫内膜充血而起；或由于卵巢恶性肿瘤直接转移至子宫内膜所致。因内分泌性肿瘤所发生的月经紊乱常合并其他分泌影响。

5．**压迫症状**　巨大的卵巢肿瘤可因压迫横膈而引起呼吸困难及心悸，卵巢肿瘤合并大量腹水者也可引起此种症状；但有的卵巢肿瘤患者的呼吸困难系由一侧或双侧胸腔积液所致；并且往往合并腹水，形成所谓 Meigs 综合症。

巨大的良性卵巢囊肿充盈整个腹腔，使腹腔内压增加，影响下肢静脉回流，可导致腹壁及双侧下肢水肿；而固定于盆腔的恶性卵巢囊肿压迫髂静脉，往往引起一侧下肢水肿。

盆腹腔脏器受压，发生排尿困难、尿潴留、便急或大便不畅等现象。

（二）体征

1．**腹内肿块**　中等大以下的腹内肿块，如无并发症或恶变，其最大特点为可动性，往往能自盆腔推移至腹腔。肿块一般无触痛，但如有并发症或恶变，则不仅肿块本身有压痛，甚至出现腹膜刺激症状。

2．**腹水征**　腹水存在常为恶性肿瘤的特征，但良性囊肿如卵巢纤维瘤及乳头状囊腺瘤亦可产生腹水。内分泌症状 如多毛、声音变粗、阴蒂肥大等为男性化囊肿。

3．**恶病质**　其特征是腹部极度膨大、显著消瘦、痛苦的面部表情及严重衰竭。

临床上对于卵巢瘤的诊断应达到4个要求：

（1）是否卵巢肿瘤；

（2）是何种卵巢肿瘤；

（3）有无并发症；

（4）何侧生长。

（三）关于是否卵巢肿瘤的诊断

卵巢肿瘤的诊断往往因肿瘤的大小、性状不同而有难易之别，详细询问病史时不仅注意生殖器官，并需注意周身情况与其他重要器官的有关病史；结合临床表现与体检，除注意肿瘤本身的特征外，尚应了解周身情况，故不仅妇科检查，而周身检查，特别是腹部检查亦极重要。必要时借助其他辅助诊断方法，如妊娠试验、全消化道X线透视、子宫输卵管造影、静脉肾盂造影、超声诊断或CT、MRI，以及个别特殊情况下应用腹腔穿刺、腹腔镜检查、剖腹探查等，再结合病史经过全面分析后，方能得到正确的诊断。

卵巢肿瘤患者可能有腹部肿块史，而并无严重的症状或其他对于身体的影响；通过腹部视诊、触诊及双合诊，一般能查清子宫及肿块的境界，肿块且有一定的活动度。小的卵巢肿瘤虽无症状，一般伴有月经障碍、炎症或不孕情况而卵巢瘤相应小者均无此种现象。

（四）关于卵巢瘤类别的诊断

根据肿瘤生长的快慢、大小、性状、侧别、活动度、有无并发症并结合其他辅助检查（如 B 超、CT、MRI 等）所得，多数在治疗前能获得较确切的诊断。如肿瘤虽大而无显著症状，囊性而略带充实感，形状稍不规则者多为多房性粘液性囊腺瘤。大如手拳、实性、表面有结节感、浮动于腹水中，并有一侧胸腔积液者多为纤维瘤；同样大，实性而较软，双侧生长，并无月经影响者多为囊性畸胎瘤。若以上情况突然生长迅速，并有肿瘤之一部变硬（癌变）或变软（坏死、出血），由原先之可动变为固定，多为良性肿瘤恶变。有的肿瘤起始即为实性，双侧生长，发展迅速，伴有腹水，甚至一侧下肢水肿，营养不良，应考虑为原发性恶性卵巢瘤，以腺癌为多见。先有胃肠道症状，随后发现双侧卵巢实性肿瘤，则应考虑来自胃肠道的转移瘤。

有的病例可由患者的排泄物或伴发的腹水检定其性质，如肿瘤穿破肠壁由粪便或穿破膀胱由尿液排出毛发或皮脂样物，则囊性畸胎瘤的诊断得以确立。

四、卵巢囊肿的检查

妊娠试验、全消化道 X 线透视、子宫输卵管造影、静脉肾盂造影、超声诊断或 CT、MRI，以及个别特殊情况下应用腹腔穿刺、腹腔镜检查、剖腹探查等。

五、卵巢囊肿的预防

1．发病率　卵巢肿瘤是妇科常见病之一，其种类之多在全身各器官的肿瘤中居首位，其在妇科疾病中患病率为 13-23.9 %，其中恶性肿瘤约占 10% 。卵巢肿瘤可发生在任何年龄，在多数发生在生育年龄，良性卵巢肿瘤大多发生在 20-44 岁，恶性卵巢肿瘤发生在 40-50 岁，青春期或幼女也可患卵巢肿瘤，常为恶性，而绝经后期患肿瘤也多为恶性。由于卵肿瘤位于盆腔，早期无症状，而恶性肿瘤扩散快，患者就医时 70 % 以上已为晚期，据国内外报告卵巢癌五年存活率仅在 30 % 左右，其死亡率居妇科恶性肿瘤之首位。

2．预防　卵巢囊肿可以预防，定期作妇科检查，早发现早诊断、早治疗、若发现卵巢有异常而不能确诊者，必须定期随访。同时检查对侧卵巢是否正常，结合患者年龄，是否保留生育功能，一般采用中医中药的保守治疗。月经期和产后妇女应特别注意摄养、严禁房事，保持外阴及阴道的清洁，心情畅稳定，尽量减轻生活中的各种竞争压力，切忌忧思烦怒，学会自我调节、注意保暖，避免受寒，冒雨涉水，或冷水淋洗，游泳等，劳逸适度，饮食富于营养、宜清淡、易消化，忌食生冷刺激性食物，保持机体正气充足，气血通畅，身心健康。

六、卵巢囊肿的治疗

卵巢囊肿的治疗方式取决于患者年龄，症状是否恶变，囊肿的部位，体积，大小，生长速度，造成子宫附件的变形情况，是否保留生育功能及患者的主观愿望等因素而定。

现代医学一般采用手术切除囊肿，痛苦大，潜在风险高，费用也高，恢复缓慢，易感染，对工作，学习和生活有一定影响，放疗，化疗易损伤正气及机体正常细胞，使患者免疫功能降低，痛苦较大，费用也大，激素类药物易引起肝，肾等其他脏腑功能正常，也会对药品产生依赖性。对卵巢囊肿的治疗基本上分为保守疗法和开刀抽取疗法。患者不到万不得已最好不开刀治疗卵巢囊肿，一但切除了卵巢输卵管和子宫，对女士的身体生理和精神都有不同程度的影响。卵巢囊肿不要刺激它也不要随便就进行抽取，很多患者反映越抽囊肿长的越快。据不完全统计，一个省级三甲医院每天都有几台卵巢囊肿切除术，全国有多少这类的医院？每年要切掉多少女士的卵巢，子宫？外科手术的确治愈了很多患者，但同时也切出了多少人间悲剧！科学的办法应该是选对药物积极治疗并结合密切随访复查，注意卵巢囊肿的性质变化，再采取相应的对策。

中医中药从整体观入手，对机体的气血，经络，脏腑功能进行全面调理，以达气血，经络之通畅，阴阳之平衡的升降浮沉原理，使正气内存，邪不可干的祛邪外出之功。

中药采用调节内分泌，强增免疫辩证施治的方法，采用"软坚散结、活血化瘀、扶正固本"的治疗原则治疗卵巢囊肿，服药方便，见效快，费用低，愈后基本不复发，达到了治病求本、标本兼治的治疗效果．不开刀治疗卵巢囊肿，在临床上取得了很大的进展，取得了很好的疗效。

七、卵巢囊肿的鉴别

1. 单纯性囊肿　若滤泡囊肿肾大，粒层细胞被挤压呈扁平或立方形，则与单纯囊肿无法区别，如找到卵丘或残余受挤压的粒层细胞，应诊断为滤泡囊肿。

2. 囊性粒层细胞瘤　偶见粒层细胞癌呈示巨大囊性变，瘤组织被挤压于囊壁呈斑块状，但仍具备粒层瘤细胞的特点。

八、卵巢囊肿的并发症

1. 卵巢肿瘤　卵巢体积虽小，却是肿瘤最好发生的器官；肿瘤种类之多亦居全身器官之首。卵巢是妇科常见的疾病。可发生在任何年龄，但多见于生育期的妇女。由于卵巢位于盆腔内，无法直接窥视，而且早期无症状，又缺乏较好的早期诊断和鉴别的方法，一旦发现为恶性肿瘤时，往往已属晚期病变，因此迄至今日，卵巢癌5年生存率仍仅25%-30%，为妇科肿瘤中威胁最大的疾患。

妊娠合并卵巢肿瘤较非妊娠时更易发生扭转和破裂；早孕时肿瘤嵌入盆腔可引起流产，晚期妊娠时阻塞产道可发生梗阻性难产。

妊娠时合并的良性肿瘤以成熟囊情畸胎瘤及浆液或粘液性囊腺瘤最多见，恶性者以浆液性囊腺癌为多。在妊娠前半期尚可合并妊娠黄体囊肿，因此在早孕时发现卵巢囊肿时，应想此可能性。

在早期妊娠时，较易发现卵巢瘤；中期妊娠以后则较困难。在早期妊娠发现合并卵巢囊瘤时，如为单侧、活动、囊性肿瘤可待孕3个月后进行手术，一方面可以减少流产的可能，另一方面观察是否为妊娠黄体囊肿而自然缩小或消退。如在妊娠晚期发现，可待胎儿存活后即进行手术。如因肿瘤阻塞产道应即行剖宫产，同时切除肿瘤。如为卵巢癌或疑有恶性或恶变时应及时手术，不宜等待。

囊性、实性、良性或恶性的卵性的卵巢瘤，都可发生并发症，而并发症可于任何时期出现。有的有诱因，有的则无。

2. 瘤蒂扭转　约有10%的卵巢瘤发生扭转。发生卵巢瘤蒂扭转的条件，是瘤蒂长而肿瘤拳头大至胎儿头大，与周围组织无粘连，肿瘤在腹腔中活动较易。囊性畸胎瘤、粘液性及浆液性囊腺瘤最易发生蒂扭转，这类肿瘤的蒂瘤的蒂一般较长且重心偏于一侧，瘤体易于受肠蠕动或体位变动的影响而转动。颇多患者诉称，在疼痛发作前，曾有起床或弯腰等活动，但有时患者系因疼痛发作而醒（也可能在睡眠中曾翻动身体，或肠蠕所致）。如卵巢瘤患者合并妊娠，则瘤蒂扭转多发生于妊娠前半期或产后。因中期妊娠时卵巢瘤随子宫体升入腹腔，较先前在盆腔之活动余地大，而产生子宫缩小，腹壁松弛，卵巢瘤的活动余地更大，故也易发生蒂扭转。

首先静脉受压而阻塞，动脉继续供应，致使肿瘤充血，呈紫褐色。囊瘤内的血管可以破裂，血液充盈囊腔，偶亦有腹腔内出血。如瘤蒂扭转严重，则动脉亦阻塞，久之肿瘤坏死。

患者的主要症状是突然下腹部剧烈疼痛。亦有疼痛发作轻缓者，则为瘤蒂扭转较慢而不严重。扭转急剧者伴有呕吐；偶因子宫内膜血管充血而致有少量子宫出血。病史中多有下腹可动性肿块，并可能有过一二次相似的发作性腹痛。

3. 破裂及穿破　前者指囊瘤胀破或被挤破，其内容溢入腹腔；后者指囊瘤内容侵蚀囊壁而进入腹腔，如浆液性囊腺瘤或癌之乳头状突起空透瘤壁。

卵巢瘤的破裂率约为 3%，恶性畸胎最易发生破裂。

自发性破裂较多见，由于生长过快，囊壁的局部血液供应不足，增量的囊液即自囊壁的薄弱部破出，溢入腹腔。不同的瘤内容在腹腔内可形成不同的后果，在形成这些情况的过程中可引有复膜炎、肠粘连甚至肠梗阻。

外伤性裂较少，可发生于较大的囊瘤患者腹部受重伤之后，偶有卵巢囊瘤嵌顿于子宫直肠窝，在分娩过程中为胎儿先露部分所挤破者。但较多的原因为较小而境界不清囊瘤在双合诊时或麻醉下反复检查所挤破。因此，在检查卵巢肿瘤者时，即使在行 B 超检查时，必须动作轻柔，小囊肿破裂时患者多仅感轻微腹痛，但由于囊瘤性质的不同以后可产生不同的症状。大囊瘤的破裂或破口特大，患者常有剧烈疼痛，并因瘤内容物进入腹腔后的刺激，引起呕吐及不等程度的休克。腹部检查有压痛及腹壁紧张，原有的肿块消失或仅能触及小于疼痛发作前的肿块。囊内容物溢出多，或刺激性强者可出现腹水征。双合诊：阴道后穹窿部可有触痛及触及缩小的肿块或有子宫浮动感。

4. 出血 在剖腹查中发现卵控查中发现卵巢囊瘤内有小量出血者为数不少，但不引起症状。偶有瘤内大量出血者，尤其是恶化肿瘤，则可产生如同瘤蒂扭转的症状。瘤蒂扭转或破裂可致腥腔内不等程度的出血，甚至引起休克。

5. 感染 卵巢肿瘤合并感染的发生率，最高者 20%，可由种种原因所致，多数感染继发于瘤蒂扭转或产生感染。卵巢瘤蒂扭转或穿破后与肠管粘连，继发大肠杆菌感染，甚至有肿瘤内容物由邻近粘连的器官（肠、膀胱）排出者，如囊性畸胎瘤。

由于腹膜炎所引起的腹壁紧张，不易查清肿瘤的境界。有时误诊为脓肿，患者多先觉有下腹肿块而后有腹痛、体温升高等感染症状。

6. 嵌顿 小于胎儿头大的卵巢瘤，可被挤入子宫直肠窝，偶亦可被挤入子宫膀胱而引起排便或排尿障碍。

7. 水肿 囊肿主要为纤维瘤，可并发明显水肿，致使肿瘤体积急速增大，常易误诊为恶性肿瘤。

8. 腹水 腹水可以并发于良性或恶性，囊性或突发性，完整的或破裂的卵巢瘤。腹水呈淡黄色、黄绿色，或带红色甚至为明显的血性；有时由于混有粘液或其他瘤内容物而混浊。

腹水多伴发于恶性卵巢囊肿，尤其是有腹膜种植或转移者。腹水发生与肿瘤之恶性程度成正比，腹水最多伴发于实质性原发癌，占 75%。腹水亦可发生于并无蒂扭转、坏死或炎性变化的良性肿瘤。

9. Meigs 综合征（Meigs syndrome）

卵巢纤维瘤常并发腹水与胸水。

Meigs 综合征患者的临床表现，往往颇似晚期肝硬化、充血性心力衰竭或晚期恶性肿瘤，但切除肿瘤后，腹水及胸腔积液均消失。此种综合症常并发于卵巢的实质性肿瘤、Brenner 瘤及粒层细胞瘤。

10. 子宫内膜变化 可以见于具有异常内分泌作用的卵巢瘤。

恶性卵巢肿瘤的周身性并发症。

囊肿恶性卵巢对于全身影响较大，因而可引起种种全身性并发症。

贫血常见于癌症患者，可因出血、造血不良或溶血所致。已知肿瘤的坏死性产物可使红细胞加速破坏并抑制骨髓的造血细胞作用。溶血则目前认为系一种自体免疫现象，肿瘤可形成与患者本身红细胞作用之抗体而发生溶血。这种自体免疫性、溶血性贫血，偶可发生于良性卵巢肿瘤患者，在切除卵巢瘤后，溶血病变即消失。此外，由于自身免疫反应尚可引起皮肌炎。据报道在卵巢癌患者血清中存有与肿瘤浸出物起反应的抗体，在其横纹肌及皮肤胶原束的表面，也发现有免疫球蛋白，释放至血循环的肿瘤抗原与肌肉及胶原表面的抗体起反应，从而引起患者有皮肌炎的临床表现。因此，卵巢恶性肿瘤患者手术切除后发生皮肌炎，则应想到有复发的可能。

11. 卵巢肿瘤的腹膜外生长 有些卵巢瘤在其生长过程中一部或大部向腹膜后深埋，大多进入同侧阔韧带内，使子宫移位；逐渐发展，更可使乙状结肠、直肠、膀胱、输尿管移位，并使之受压，产生各脏器的压迫症状，如排尿、排便障硬，腰腹痛，下肢水肿；有的甚至可进至肾脏周围，引起肾盂积水。

向腹膜外生长的卵巢瘤，偶见于多房性粘液囊腺癌。在手术切除时易损伤邻近器官 -- 输尿管、膀胱或肠管，通过现代影像检查（B 超、CT 、MRI），不难判断。

（李同民）

第三节　月经失调

一、月经失调的概述

月经失调，也称月经不调。这是一种常见的妇科疾病？。表现为月经周期或出血量的异常，或是月经前、经期时的腹痛及全身症状。病因可能是器质性病变或是功能失常。血液病、高血压病、肝病、内分泌病、流产、宫外孕、葡萄胎、生殖道感染、肿瘤（如卵巢肿瘤、子宫肌瘤）等均可引起月经失调。

二、月经失调的病因

（一）发病原因

1. 月经量过多者，可用长效避孕药，因为避孕药中含有一定的激素可以使月经量减少。

2. 月经过多的妇女，如果想要选择节育器避孕的话，应在放置避孕环时，应选择含孕酮等药物的活性宫内节育器以减少出血。

3. 月经过少或经常闭经者不应选用避孕药来闭经，否则会导致长期闭经，可放置宫内节育器。无论是哪一种月经异常，都可采用阴茎套或阴道隔膜。

4. 月经周期不规律，用短效口服避孕药可使月经周期规律。

5. 月经稀发：隔 40 天以上来一次月经，而且经量过少。

6. 月经频发：不到 21 天就来一次月经，且经量过多。

7. 月经不规则：指月经周期不规则、经量不多者。

8. 月经中期出血：指两次正常规律月经之间少量子宫出血，常伴排卵和排卵痛。

（二）发病机理

疾病机理在于气血失于调节而导致血海蓄溢失常，其病因多由于肝气郁滞或者肾气虚衰所致。而以肝郁为主，肝为肾之子，肝气郁滞，疏泄失调，子病及母，使肾气的闭藏失司，故常发展为肝肾同病。

1. 肝郁 肝藏血，主疏泄，司血海，肝气条达，疏泄正常，血海按时满溢，则月经周期正常。若情志抑郁，或忿怒伤肝，以至疏泄失司，气血失调，血海蓄溢失常，如疏泄过度，则月经先期而至，疏泄不及，则月经后期而来。

2. 肾虚 素体肾气不足，或年少肾气未充，或久病失养，或多产房劳，损伤肾气，或老年肾气渐衰，使肾气亏损，藏泄使司，冲任失调，血海蓄溢失常，以至月经周期紊乱。

三、月经失调的症状

1. 经期提前。月经提前指平时月经周期正常，突然出现月经周期缩短，短于21天，而且连续出现 2 个周期以上，但月经量正常。属于排卵型功血基础体温双相，卵泡期短，仅 7～8 天，或黄体期短于 10 天，或体温上升不足 0.5℃。

2. 经期延迟平时月经规律，月经错后 7 天以上，甚至 40～50 天一行，并连续出现两个月经周期以上，但月经量正常。有排卵者，基础体温双相，但卵泡期长，高温相偏低；无排卵者，基础体温单相。

3. 经期延长月经周期正常，经量正常，但经期延长，经期超过 7 天以上，甚至 2 周方净。有炎症者平时小腹疼痛，经期加重，平时白带量多，色黄或黄白、质稠、有味。黄体萎缩不全者同时伴有月经量多；子宫内膜修复延长者在正常月经期后，仍有少量持续性阴道出血。

4. 月经失调月经先后不定期、月经提前或延迟，周期或短于 21 天，或长于 35 天。

5. 月经中期出血（又称经间期出血、排卵性出血）指两次规律正常的月经周期中间出现的出血，是由于雌激素水平短暂下降，使子宫内膜失去激素的支持而导致的子宫内膜脱落引起的出血。

四、月经失调的检查

为准确判断原因，医师可根据患者的情况，选择适当的检查。常用的检查方法有以下几种：

1. 详细询问病史，查找可能的原因，患者要力求准确地提供资料。

2. 全面体格检查以了解有无严重的全身性疾病。

3. 盆腔检查以初步了解生殖器官有无畸形、肿瘤或炎症。

4. 辅助检查：①月经不调检查有 B 超检查：反映子宫、卵巢及盆腔情况②细胞学检查：检查卵巢功能及排除恶性病变③活组织检查：确定病变的性质，多用于肿瘤的诊断④月经不调检查有内分泌测定：目前可以测定垂体促性腺激素，泌乳素，卵巢、甲状腺及肾上腺皮质分泌的激素。临床常用以了解卵巢功能的简易方法有阴道涂片、宫颈粘液、基础体温为准确判断原因，医师可根据患者的情况，选择适当的检查。

常用的检查方法有以下几种：

1. 详细询问病史，查找可能的原因，患者要力求准确地提供资料。

2. 全面体格检查以了解有无严重的全身性疾病。

3. 盆腔检查以初步了解生殖器官有无畸形、肿瘤或炎症。

4. 辅助检查：

（1）月经不调检查有 B 超检查：反映子宫、卵巢及盆腔情况。

（2）细胞学检查：检查卵巢功能及排除恶性病变。

（3）活组织检查：确定病变的性质，多用于肿瘤的诊断。

（4）月经不调检查有内分泌测定：目前可以测定垂体促性腺激素，泌乳素，卵巢、甲状腺及肾上腺皮质分泌的激素。临床常用以了解卵巢功能的简易方法有阴道涂片、宫颈粘液、基础体温及子宫内膜活检等。

（5）月经不调检查有 X 线检查、子宫碘油造影可了解子宫内腔情况，有无粘膜下肌瘤或息肉。蝶鞍正侧位断层可了解有无垂体肿瘤。

（6）宫腔镜或腹腔镜检查：观察子宫腔及盆腔器官的病变。

（7）酌情作肝、肾功能及血液系统的检查。必要时作染色体检查。及子宫内膜活检等。

五、月经失调的预防

月经期间为避免月经不调，需要注意的事项

1. 身体要保温，勿食生冷（包括凉拌生菜、西瓜、椰子汁，及冰箱刚拿出来的食品或冷饮），勿食酸醋，以及螃蟹、田螺等寒凉食物，以免引起月经骤止或淋漓不净、疼痛加剧。

2. 严禁洗头，主要是因为月经期间女性抵抗力较弱，易感染风邪（感冒），现代吹风机发明后，只要洗头完及时吹干，而且等头发全干后再上床睡觉即可。

3. 避免游泳及盆浴，也要避免涉水、淋雨，否则可能造成寒湿滞留及血液循环障碍。避免房事（对于此点目前仍有争议）。

4. 勿提重物，造成经血过多或延长，但做适度温和的运动，可放松肌肉促进血液循环，阻止水份滞留，更可以促使大脑分泌脑内啡（这是一种使人全身舒畅的天然鸦片）。

5. 勿抽烟，勿食用含酒精、咖啡因的饮料。酒精会加重情绪低潮、头痛及疲倦，并引发吃甜食的冲动；咖啡因则会促进乳房胀痛、焦虑及烦躁。限盐（防止水份滞留体内）、红肉（动物性脂肪会提升动情激素的量，可能促成经前症候群）、减少乳品摄取（乳糖会阻碍体内吸收镁）、减少任何糖（甜食促使焦虑及情绪不稳，使水份滞留，更重要的是使你变胖）、加工食品、垃圾食物及速食。

6. 吃大量鲜果、蔬菜，多吃纤维（帮助清除体内过量的动情激素）、全麦谷类（大麦不仅纤维丰富，且含有大量的镁）、豆类、烘鸡、烘鱼，两餐间吃蛋白点心可能有帮助。

7. 摄取均衡维他命及营养：

1）维他命 B_6 有助于消除水份滞留、情绪不稳、乳房胀痛、想吃甜食及疲劳等症状；维他命 B_5、B_{12}、1- 酪氨酸可减轻紧张焦虑。

2）维他命 C 为抗氧化剂，可能有助于减轻经前症候群（pms）的情绪紧张，而且维他命 C 是一种天然的抗组织氨，对月经前夕的过敏症有益。

3）维他命 E 也是抗氧化剂，可能影响内分泌系统、减轻乳房不适、焦虑及沮丧等症状。

4）维他命 D 是吸收钙、镁所必需，维他命 A 及 D 或许有助于抑制经前的粉刺及皮肤油脂过旺，改善皮肤的健康。

5）钙及氯化镁可舒解痉挛、背痛、神经紧张（镁能控制对食物的欲望和稳定情绪，帮助动情激素的浓度调节）。

因此有些妇女只要补充维他命，作运动及改变饮食习惯，就可以解决问题，而综合维他命可说是治疗 pms 或痛经的最佳营养补充品。

8. 寻求医生的诊治，平日的自我调理亦很重要。因此自我调整的原则在于改善体质，增强身体的抵抗力，于日常生活中，有规律的生活、充足的睡眠、均衡的营养及勿焦虑紧张，保持愉悦的心情。

六、月经失调的鉴别

1. 月经先期

（1）月经周期提前 7 天以上，甚至半月余一行，连续 3 个月经周期以上。

（2）月经周期提前半月，应与经间期出血、青春期、更年期月经先期相鉴别。

2. 月经后期

（1）月经周期超过 35 天，连续 3 个月经周期以上。

（2）育龄妇女周期延后，应与妊娠、青春期、更年期月经后期相鉴别。

（3）妇科检查，B 超或气腹造影，以排除子宫及卵巢器质性疾病。

3. 月经过多

（1）月经周期基本正常，经量明显增多，在 50 毫升以上，或时间超过 7 天。

（2）妇科检查及 B 超检查，排除子宫肌瘤等器质性疾病。

（3）排除血小板减少症及凝血机制障碍所致月经过多。

4. 月经过少

（1）月经周期基本正常，经量很少，不足 30 毫升，甚或点滴即净。

（2）本病应与早孕相鉴别。

（3）排除因结核病引起的月经过少。

七、月经失调的并发症

（一）月经异常表现或并发其他症状有以下几种情况：

1. 痛经　月经期间合并下腹部严重疼痛,影响工作和日常生活。分原发性和继发性两种。

2. 经前期综合征　少数妇女在月经前出现的一系列异常征象，如精神紧张、情绪不稳定、注意力不集中、烦躁易怒、抑郁、失眠、头痛、乳房胀痛等。多由于性激素代谢失调和精神因素引起。治疗以适当休息为主，必要时可用镇静及利尿剂，也可用孕激素、雄激素、溴隐亭等抗雌激素疗法。

3. 多囊卵巢综合征　原因不明。表现为月经稀发或闭经、不孕。多毛和肥胖等症状，双卵巢呈多囊性增大，可用激素手术治疗。

4. 绝经期综合征　指部分妇女在绝经期前后出现性激素波动或减少所致的一系列躯体及精神心理症状，分为自然绝经和人工绝经。如性功能减退、阵发性出血。

（二）引起月经不调的病因是多方面的，但主要的有外感六淫，内伤七情，以及饮食、起居、环境的改变等因素。其机理与肝、脾、肾及冲任等脏腑功能失常，气血阴阳失调有关，与妇女的"血少气多"的生理特点也有联系。色斑的病因主要是内分泌紊乱，色素沉积于皮肤而成。暗疮的病因是由内分泌旺盛，皮脂分泌过多，堵塞毛孔或细菌感染而成。

月经不调引起色斑、暗疮主要由下面几种原因引起：

1. 肝气郁结，凡忧患抑郁、肝失条达、肝气郁滞，郁久化热，灼伤阴血，致使颜面气血失和而发病。

2. 脾虚湿阴，凡饮食不节，劳倦过度，偏嗜辛腻，致脾失健运，化源不足，气血不能润泽于颜观，故色如尘垢，萎暗不华而得病。

3. 肾气亏损。因房劳过度，伤及肾精，肾阴不足，虚火上炎，以致肤失所养，或肾阳不足，阴气弥散，肾之本色泛于颜面而成。

许多妇女面部出现色斑、暗疮后，为自己的容貌受损而焦虑万分。她们不去找有经验的医生诊治，而是去美容院和商店买化妆品。还有些妇女认为面部长一些色斑、暗疮找一些化学制剂合成的化妆品涂抹就可以解决问题。这种想法就大错特错了，其实这些色斑、暗疮是那些化妆品解决不了的，因其是机体病变的反映，尤其是月经不调及一些癌症、肝硬化等病症的外在表现。如果不及早诊治，不但影响美容，而且还会影响身体健康。

（李同民）

第四节　多囊卵巢综合征

一、多囊卵巢综合征的概述

多囊卵巢综合征是一种卵巢增大并含有很多充满液体的小囊，雄激素水平增高、不能排卵的内分泌疾病。最显著的特征是无排卵。

二、多囊卵巢综合征的病因

1. 遗传学因素　PCOS 是一种常染色体显性遗传，或 X 一连锁（伴性）遗传，或基因突变所引起的疾病。多数患者染色体核型 46，XX，部分患者呈染色体畸变或嵌合型如 46，XX/45，XO；46，XX/46，XXq 和 46，XXq。

2. 肾上腺萌动假说　Chom（1973）认为，PCOS 起源于青春前肾上腺疾病，即当受到强烈应激刺激时网状带分泌过多雄激素，并在性腺外转化为雌酮，反馈性地引起 HP 轴 GnRH-GnH 释放节律紊乱，LH/FSH 比值升高，继发引起卵巢雄激素生成增多，即肾上腺和卵巢共同分泌较多雄激素致成高雄激素血症。高雄激素血症在卵巢内引起被膜纤维化增厚、抑制卵泡发育和卵，造成卵巢囊性增大和慢性无排卵。

三、多囊卵巢综合征的症状

多囊卵巢综合征的诊断

1. 临床表现：

（1）发生于育龄妇女，22～31岁约占85%。

（2）月经稀发、月经过少、继发性闭经约占60%，无排卵月经、月经过多、过频或功能性子宫出血者约占20%。

（3）多毛，约占70%，以上唇、两臂、下肢为显著，乳周、下腹中线可有1至数根长毛。

（4）肥胖，约占30%，或只有体重增加，而肥胖不明显。

（5）不孕，约占75%，以原发性不孕较多见。

（6）妇科检查，约67%的病人可触及一侧或双侧卵巢。

2．B超见双侧卵巢均大于正常子宫的1/4以上，内有多个囊性卵泡。

3．激素测定：促黄体生成素/促卵泡生成激素≥3，有诊断意义，雌酮水平往往超过雌二醇水平。雄激素水平高，而孕激素水平偏低。促黄体生成素及雌二醇都没有正常排卵前的高峰。约30%的病人催乳素也增高。

4．腹腔镜检查：卵巢包膜增厚呈珍珠色，表面不平者约占73%，卵巢增大者约占80%，卵巢包膜下有多个卵泡散在，使卵巢表面稍突出者约占71%，卵巢表面血管增多者约占64%。

5．取卵巢组织活检，发现包膜较正常增厚约2～5倍，厚薄不均。皮质下有发育至不同程度的卵泡，直径约2～6 mm，少数可达到甚至超过10 mm，卵泡内膜细胞增生及黄素化，缺乏或偶见黄体或白体。

根据上述1、2项即可考虑诊断得以多囊卵巢综合征，检查中心项目越多，诊断的准确率越高。

四、多囊卵巢综合征的检查

诊断包括实检　典型的PCOS，即所谓Stein-Leventhal综合征，诊断并不困难，然临床多见非典型者则应作必要的实验性检查和卵巢病理。

（一）激素测定

1．促性腺激素　约75%患者LH升高，PSH正常或降低，LH/FSH≥3。

2．甾体激素

1）雄激素，包括睾酮、双氢睾酮、雄稀二酮和17酮类固醇升高。由于SHBG降低使游离态雄激素升高。

2）雌激素总量可达140 pg/ml，雌二醇相当于卵泡早期水平约60 pg/ml，性腺外雌酮生成增加使E1/E2≥1。

3）肾上腺DHEAS生成增加，血浆浓度≥3.3 μg/ml，17羟孕酮也增高（正常腹腔镜，以直接观察卵巢形态学或施以活检、穿刺、楔切和电烙等治疗。

（二）CT和磁共振

以鉴定和除外盆腔肿瘤。

（三）剖腹探查

以拟诊卵巢肿瘤或欲行卵巢楔切时施行。

五、多囊卵巢综合征的预防

近年来，对PCOS的治疗观念已不仅仅限于促排卵和妊娠。PCOS与糖尿病、高血压、心血管疾病、子宫内膜癌等之间的肯定关系，使保健问题进入了这类研究其重要性日益突出。使用胰岛素增敏剂，如美迪康和曲格列酮，不仅可改善机体胰岛素抵抗，而且可明显改善排卵和受孕，而其蕴涵的真实意义可能还远不至于此。因为增进机体组织细胞的敏感性和稳定性，比单纯的促排卵重要的多。

六、多囊卵巢综合征的治疗

一般治疗：病人应该积极进行锻炼，减少高脂肪、高糖食物的摄取，降低体重。这样可以促使雄激素水平下降，对恢复排卵有利。

药物治疗：药物治疗可以对抗雄激素的作用，促使卵巢排卵。使用的药物主要是口服避孕药，药物同时可以调整月经周期。一般服用3-6个月左右，经过激素所平检测正常后就可以停止服药。

如果上述两种方法效果都不好，就需要考虑腹腔镜手术治疗。在腹腔镜下，手术穿刺卵泡，使雄激素水平下降，从而达到治疗目的。

患者一般在症状得到控制后都可以恢复排卵，从而怀孕。但有部分患者也会复发，这需要定期到医院进行检查。需要指出的是，多囊性卵巢综合症持续的时间越长就越难治疗，因此，一旦有相关的症状，应该及时到医院就诊，以免延误病情。

七、多囊卵巢综合征的鉴别

用 CT 和磁共振以鉴定和除外盆腔肿瘤

（一）卵巢男性化肿瘤

包括支持一间质细胞瘤、门细胞瘤、类脂细胞瘤、性母细胞瘤、肾上腺残迹瘤、黄体瘤、畸胎瘤和转移癌。以上除性母细胞瘤外，其他肿瘤多呈单侧生长实质性肿瘤，雄激素分泌呈自主性，男性化症候明显，并常伴有腹水及转移灶。

（二）肾上腺疾病

包括先天性肾上腺皮质增生、腺瘤和腺癌。后二者主要分泌雄烯二酮和 DHEA，亦为自主性分泌，不受 ACTH 促进和地塞米松抑制。而先天性肾上腺皮质增生症，21 羟化酶缺陷者，有典型外阴－泌尿生殖窦畸形伴性器发育不良。

（三）甲状腺疾病

包括甲亢和甲低。甲亢时 T3、T4、SHBG 增高，雄激素代谢清除率降低，使血浆睾酮升高致男性化和月经失调。甲低时，雄激素向雌激素转化增加致无排卵。

（四）遗传性多毛症

有家族史，仅单纯性多毛而无 PCOS 症状和体征。生育力正常。

（五）卵巢卵泡膜细胞增生症（ovarian hyperthecosis）

该症促性腺激素分泌正常，卵巢不增大，但卵泡膜细胞呈巢（岛）性增生，血浆雄激素升高明显，伴严重男性化。对氯蔗酚胺治疗不敏感。

（六）胰岛素拒抗综合征和黑色素棘皮瘤

为一种脂岛素受体缺陷性疾病（A/B型），可出现类似于 PCOS 症状体征。其显著特征是，高胰岛素血症和颈、腋部黑色素棘皮瘤。

（七）高催乳素血症

闭经、溢乳、不孕、PRL 和 DHEAS 升高，男性化症候不明显，卵巢正常。

七、多囊卵巢综合征的并发症

可并发子宫内膜癌、2 型糖尿病、高血压、心血管疾病等。

（李同民）

第五节　子宫发育异常

一、子宫发育异常概述

先天性子宫发育异常是生殖器官畸形中最常见的一种，临床意义亦比较大。两侧副中肾管在演化过程中，受到某种因素的影响和干扰，可在演化的不同阶段停止发育而形成各种发育异常的子宫。

二、子宫发育异常病因

　　子宫发育异常的原因是多方面的，目前对该领域的基础研究尚不够深入。研究发现两侧副中肾管在演化过程中，受到某种因素的影响和干扰，可在演化的不同阶段停止发育而形成各种发育异常的子宫。

三、子宫发育异常症状

（一）临床表现

1. 子宫发育异常的几种类型

1）先天性无子宫及子宫发育不全　后者指子宫发育停留在胎儿期至青春期前之不同幼稚阶段。

①先天性无子宫：两侧副中肾管向中线横行伸延而会合，如未到中线前即停止发育，则无子宫形成。先天性无子宫常合并先天性无阴道，但可有正常的输卵管与卵巢。肛诊时在相当于子宫颈、子宫体部位，触不到子宫而只扪到腹膜褶。

②始基子宫：如两侧副中肾管向中线横行延伸会合后不久即停止发育，则这种子宫很小，多无宫腔或虽有宫腔而无内膜生长，因此亦无月经来潮。

③幼稚子宫：妊娠晚期或胎儿出生后到青春期以前的任何时期，子宫停止发育，可出现各种不同程度的子宫发育不全。这类子宫的宫颈相对较长，多呈锥形，外口小；子宫体比正常小，常呈极度前屈或后屈。前屈者往往子宫前壁发育不全，后屈者则往往子宫后壁发育不全。幼稚子宫可造成痛经、月经过少、闭经或不孕。

2）两侧副中肾管会合受阻　这种类型最为常见，亦具有重要的临床意义。由于其会合受阻的时期及程度不同，可有如下表现：

①单角子宫：一侧副中肾管发育完好，形成一发育较好的单角子宫伴有一发育正常输卵管。对侧副中肾管发育完全停止。单角子宫的功能可能正常。如妊娠，则妊娠及分娩经过可正常，但亦可能引起流产或难产。

②残角子宫：一侧副中肾管发育正常，另一侧在发育过程中发生停滞等异常情况，而形成不同程度的残角子宫，多数仅通过纤维条束与对侧的单角子宫联接。由于内膜多半无功能，常无症状出现。如有功能，则在青春期后出现周期性下腹疼痛等经血潴留症状。有些与对侧子宫有一狭窄腔道相通，这种情况下可发生残角子宫妊娠，其症状一如输卵管间质部妊娠，常在妊娠 3～4 个月破裂，发生严重内出血。

③宫角子宫：两侧副中肾管发育均较好，但一侧子宫角未与阴道沟通，形成盲角子宫。青春期后月经来潮，有周期性下腹痛，且日渐严重，长期不被发现。经血潴留，可造成子宫积血、输卵管积血，甚至经血可经输卵管伞端开口流入腹腔。可在下腹部触及日益增大的肿块。有的盲角子宫本身具有发育不完全的阴道，但不与正常阴道相通，形成阴道积血后可误诊为阴道囊肿。处理办法：通过矫形手术将盲角子宫与对侧子宫腔或阴道腔沟通。

④双子宫及重复子宫（对称型）：这两种畸形极相似。前者系由于副中肾管发育后完全没有会合，各具一套输卵管、子宫、宫颈及阴道，这种情况比较少见。后者亦称双角双颈型双子宫，系副中肾管完全会合，但中隔完全未吸收。两者区别仅在于，前者两子宫间之间隙较后者宽大。双子宫可有或可无阴道纵隔。

⑤双角子宫：两侧副中肾管尾端已大部会合，末端中隔已吸收，故有一个宫颈及一个阴道；但相当于子宫底部会合不全，导致子宫两侧各有一角突出，称双角子宫。如此类畸形程度更轻，表现宫底向内凹陷，根据不同程度，形成所谓马鞍形子宫、心形子宫、弓形子宫，如妊娠可引起流产或胎位异常。

⑥纵隔子宫：两侧副中肾管会合后，纵隔未被吸收，将宫体分为两半，但子宫外形完全正常。有时纵隔不完全，导致两个分开的子宫—宫颈间有小通道，故称相通子宫。常伴有阴道纵隔，通道常位于子宫峡部。有时一侧阴道部分闭锁，潴留的经血可通过峡部通道

向对侧通畅阴道缓慢流出，因而病人可因经常有陈旧性血性分泌物自阴道流出而就诊。

⑦马鞍形子宫：宫底凹陷，程度可不同。

3）**副中肾管会合后管道未贯通**　副中肾管会合后形成子宫的部分，其一部或全部未贯通而形成实质性子宫，亦无内膜，这种子宫除较小外，外观似正常子宫，但无月经。

4）**先天性子宫异位**　子宫或双子宫之一可象卵巢，输卵管一样，移位于腹股沟疝内。子宫亦可停留在胚胎时期的较高位置而不降入盆腔。

子宫脱垂偶可见于出生后各时期，常与脊椎裂并存，多合并有盆底肌肉发育不良。

5）**医源性先天性子宫异常**　先天性子宫异常可发生于某些副中肾管发育异常，伴已烯雌酚综合征病人。在宫内发育阶段受过已烯雌酚影响，导致发生已烯雌酚综合征或有阴道上皮改变的病人中，82%子宫输卵管造影有异常发现。这些异常包括子宫发育不全或子宫增大，T形或弓形子宫，宫腔内出现纤维肌性缩窄带或子宫角，子宫任何部位发生缩窄或子宫下段相对宽阔，宫腔边缘不整齐或息肉状病变，宫腔粘连等。

2. **子宫发育异常的临床表现**　有些子宫畸形患者可无任何自觉症状，月经、性生活、妊娠、分娩等亦均无异常表现，以至终身不被发现，或于体检时偶被发现。但亦有一部分患者的生殖系统功能受到不同程度影响，到性成熟时，婚后、或孕期、产时，因出现症状才被发现。

1）月经异常　先天性无子宫或始基子宫患者无月经。幼稚型子宫患者可无月经，亦可有月经过少、迟发、痛经、经期不规则等表现；双子宫、双角子宫患者常可出现月经量过多及经期持续时间延长。

2）不孕　无子宫、始基子宫、幼稚型子宫等子宫发育不良者，常为不孕主要原因之一。

3）病理妊娠　发育异常之子宫于妊娠后往往引起流产，早产或胎位异常。偶可发生妊娠期自发性子宫破裂。残角子宫如输卵管通畅，则孕卵可着床于残角子宫内，但由于其子宫肌层发育不良，常于孕期破裂，症状同宫外孕。

4）产时、产后病理　发育畸形之子宫常并存子宫肌层发育不良。分娩时可因产力异常、宫颈扩张困难，而造成难产甚至子宫破裂。经阴道分娩可能发生胎盘滞留、产后出血或产后感染。双子宫患者妊娠后，妊娠之子宫发育成长，非妊娠之子宫如位于子宫直肠窝，分娩时可造成阻塞性难产。双子宫、双角子宫或纵隔子宫患者，于产后可因非妊娠侧宫腔排出蜕膜而发生出血。

（二）诊断

如患者有原发性闭经、痛经、不孕、习惯性流产、每次妊娠胎位均不正或难产等病史，应首先想到子宫畸形的可能，进一步详细询问病史及进行妇科检查。必要时，用探针探测宫腔大小、方向，或进行子宫输卵管造影，以明确诊断。生殖器官畸形常合并泌尿系统畸形或下消化道畸形，必要时可作静脉肾盂造影或钡灌肠检查。当发现泌尿道或下消化道畸形时，亦需详细检查有无生殖器官畸形，包括子宫畸形在内。

四、子宫发育异常检查

如患者有原发性闭经、痛经、不孕、习惯性流产、每次妊娠胎位均不正或难产等病史，应首先想到子宫畸形的可能，进一步详细询问病史及进行妇科检查。必要时，用探针探测宫腔大小、方向，或进行子宫输卵管造影，以明确诊断。生殖器官畸形常合并泌尿系统畸形或下消化道畸形，必要时可作静脉肾盂造影或钡灌肠检查。当发现泌尿道或下消化道畸形时，亦需详细检查有无生殖器官畸形，包括子宫畸形在内。

五、子宫发育异常预防

母亲怀孕时、孩子发育时应注意避免接触对发育有害的物质。

六、子宫发育异常治疗

子宫发育异常,如不引起临床症状,可不必加以处理。如因子宫发育不良引起闭经、痛经、不孕或习惯性流产，可试用内分泌治疗，详细治疗方法详见有关章节。凡经药物治疗后仍不能解除病人痛苦者，可考虑手术。如为痛经，亦可考虑手术切除畸形子宫。如因子宫畸形引起流产、早产，可按不同畸形情况分别采取相应手术。

七、子宫发育异常鉴别

应与子宫脱垂相鉴别，子宫脱垂偶可见于出生后各时期，常与脊椎裂并存，多合并有盆底肌肉发育不良。

八、子宫发育异常并发症

可引起闭经、痛经、不孕或习惯性流产。

（李同民）

第六节 女性尿道癌

一、女性尿道癌概述

原发性尿道肿瘤临床上较少见，女性尿道较短、但癌发病率比男性尿道癌为高。好发于 40～60 岁，恶性肿瘤包括癌、肉瘤、黑色素瘤等。病理分类以鳞状细胞癌最多见，达 40% 左右。其次为移行上皮细胞癌、占 30%；腺癌占 23%；未分化癌占 1%。早期即可有尿道流血、尿频、尿急、尿痛等症状。肿瘤增大，也会引起排尿困难。治疗困难，预后较差。

二、女性尿道癌病因

女性尿道癌的发病原因不明，但有人认为与长期刺激和慢性炎症有关，如产伤、尿道感染等，粘膜白斑、尿道肉阜、尿道息肉可能也与其有关。

三、女性尿道癌症状

女性尿道癌多见于老年妇女，3/4 发生于 50 岁以上。常见症状为尿道流血和血尿，其他症状有尿频、尿痛、排尿烧灼感、排尿困难、痛、痒、痒或性感不快等。局部可见到或触到肿块。肿瘤坏死、溃疡和感染则见尿道或阴道流出黄色或血性带臭味的分泌物。晚期症状为体重减轻，骨盆痛，尿道周围脓肿，尿失禁，尿道阴道瘘或尿潴留。少数病人全无症状，因他故作体格检查而发现肿瘤。

位于尿道远段的肿瘤早期可见到乳头状肿物或表浅小溃疡，逐渐发展为莱花状肿块，突出于尿道口。肿瘤硬度不一，表面有溃疡及出血。尿道近段肿瘤则局部有肿胀感、变硬和压痛。阴道触诊可估计病变范围。位于尿道近段的肿瘤有时表现为尿道弥漫性浸润，活体组织病理检查可以确诊。

一般认为女性尿道癌来源于尿道周围腺体。免疫组织化学显示 PSA 阳性染色。病人血清中 PSA 升高，手术切除肿瘤后迅速下降。故手术前后血清 PSA 监测有助于诊断和判断疗效。

女性尿道癌分期：0 期：原位癌，A 期：浸润粘膜下层，B 期：浸润尿道周围肌肉，C 期：尿道周围（C1 阴道肌层，C2 阴道肌肉及粘膜，C3 邻近结构如膀胱、阴唇、阴蒂），D 期：转移（D1 腹股沟淋巴结、D2 主动脉分叉下的盆淋巴结、D3 主动脉分叉以上的淋巴结，D4 远处转移。）

四、女性尿道癌检查

1. X 线检查近段尿道癌可直接侵犯耻骨，造成骨质破坏。

2. CT 和 MR 工检查有助于检查盆腔淋巴结，判断分期。

3. 淋巴管造影对诊断盆腔淋巴结转移有帮助。

4. 内腔镜检查 尿道膀胱镜检查可观察病灶并取活检。

5. 病理学检查

（1）任何尿道口赘生物可疑尿道癌时，应直接行活检。

（2）尿道拭子深入尿道擦拭后行脱落细胞学检查。

五、女性尿道癌预防

本病无特殊有效的预防措施，改变坏的生活方式，注意个人卫生是预防的关键。

六、女性尿道癌治疗

早期治疗是提高疗效的重要措施。可参照下列治疗方案：

1. 远段尿道癌

（1）低期（0、A、B）肿瘤：宜用放疗用镭针或铱植入（60 Gy）或体外放射（65 Gy），0、A 期的疗效很好，放射治疗的并发症有尿道或尿道口狭窄、尿道旁溃疡、尿失禁、小肠炎及肠梗阻。部分 B 期病人因肿瘤残存或并发症而需作手术治疗。无放疗设备时，可行尿道部分切除术。肿瘤侵犯较广但未浸润阴道者，可作尿道全切除及膀胱瓣尿道重建术。

（2）C 和 D 期肿瘤：未侵犯膀胱的 C 期肿瘤可行保留膀胱的手术。累及膀胱的 C 期和 D 期肿瘤宜施行前盆脏器清除术。术前 4～6 周内给放疗 40～50 Gy。浸润较广泛的肿瘤宜作全阴道和外阴整块切除。必要时一并切除耻骨下支甚至耻骨联合的下半部。D 期肿瘤伴有腹股沟淋巴转移者，作腹股沟淋巴清除术。

（3）对 0、A、B 和 C 期肿瘤宜密切观察腹股沟淋巴结；当发现转移时才作淋巴清除术。

（4）远段尿道癌经部分切除或放射治疗反复发，应施行根治性手术。

2、全层道癌 0、A 期或 B 期小病灶吞吐量可用放射／局部切除治愈，但多数在确诊时已广泛转移，可先作术前放疗，然后作前盆脏器清除术。

恶性黑色素瘤多主张作根治性手术，由于病人多死于广泛血行播散，对淋巴结清除是否必要尚有争论；已有淋巴结转移者手术效果差，应行化学疗法。阿霉素、博莱霉素和氮烯咪胺（DTIC）对一些实体型肿瘤和黑色素瘤有一定疗效，可作为放疗的辅助疗法。当盆淋巴结已有转移，可用动脉化疗，继以放疗／手术，可能改善疗效。

七、女性尿道癌鉴别

1. 尿道肉阜 为发生于女性尿道口部位的良性息肉样组织。有时可与突出至尿道外口的尿道癌混淆。尿道肉阜以绝经后女性多见，伴烧灼感，呈鲜红色、质软、易出血的息肉样肿块，基底广，血管丰富，表面无溃疡与分泌物，有明显触痛，不向外浸润。

2. 尿道尖锐湿疣 为性传播疾病，除了发生在尿道外口外，多同时出现在外阴、阴道、肛门周围等，有排尿灼痛及尿道分泌物。鉴别困难时，取活组织检查。

八、女性尿道癌并发症

可出现尿道出血、梗阻、尿道狭窄等病发症。远处转移部位最常见的是肺、肝、骨和脑。

（李同民）

第七节　子宫肥大

一、子宫肥大症的概述

子宫肥大症（hypertrophy of uterus），是指子宫均匀增大，肌层厚度超过 2.5 cm 以上，伴有不等程度子宫出血的一种疾病。

二、子宫肥大症的病因

（一）**多产妇慢性子宫复旧不全** 多产妇的子宫肌层内弹力纤维组织在平滑肌间及血管周围增生，致使子宫肥大。

（二）**卵巢功能障碍** 雌激素持续刺激，可使子宫肌层肥厚。临床上常见功能性子宫出血患者，尤其病程较长者，都有不同程度的子宫增大。

（三）**炎症引起** 慢性附件炎、盆腔结缔组织炎及子宫慢性肌炎，引起子宫肌层内胶原纤维增生，使子宫纤维化。

（四）**盆腔瘀血** 引起子宫结缔组织增生，亦可致子宫肥大。

（五）子宫肌层血管硬化　原发性子宫血管病变等。

三、子宫肥大症的症状

（一）临床表现

主要症状为月经量过多，持续天数延长；亦有表现为周期缩短至 20 天左右，经量及持续天数无明显改变；或表现为月经期延长，但经量不多。

患者多为经产妇，且多数为 3 产以上。患病时间长、流血量多者呈贫血貌。妇科检查子宫均匀增大，一般为 6 周妊娠大小，少数超过 8 周妊娠大小，质地较坚韧。双侧卵巢可稍增大，有多发性滤泡囊肿。

本病的基本病理改变是子宫肌层内平滑肌细胞及血管壁的变化。

1．大体所见　子宫呈均匀增大，肌层肥厚达 2.5～3.2 cm。切面呈灰白色或粉红色，硬度增加，纤维束呈编织状排列。外 1/3 肌层内血管隆突，内膜正常或增厚，有时可见合并小型平滑肌瘤（直径小于 1 cm）或内膜息肉。

2．镜检　图象所见不一致，有以下几种形态：①单纯平滑肌细胞肥大。镜下观察与正常子宫肌层相同，无胶原纤维增生，血管壁亦无明显变化；②子宫肌层内胶原纤维增生，形成子宫纤维化；③肌层内血管壁变化：动静脉明显扩张，在新生的血管周围有成团的弹力纤维增生。

（二）诊断

多产妇，月经地多而子宫一致性增大，子宫内膜正常或增厚，个别呈息肉状，但病理检查多数正常，少数显示增生，则可诊断为子宫肥大症。应注意与子宫肌瘤鉴别，尤其肌核为单一壁间或粘膜下者，其宫体均匀增大时，往往不易与子宫肥大症鉴别，通过诊刮探查宫腔及 B 超检查可协助诊断。但仍有少数病例上有在剖腹探查时方能确诊。

此外，还应注意与子宫腺肌病、子宫内膜癌等疾病鉴别。

四、子宫肥大症的检查

诊断性刮宫探查宫腔及 B 超检查可辅助诊断，但仍有少数病例要用剖腹探查才可明确诊断。

五、子宫肥大症的预防

由于发病原因是多方面的，有些可以预防其发生，如做好计划生育，预防产后感染，产后子宫收缩不良者应及时给予子宫收缩药物。注意产后适当俯卧或膝胸卧位及产后运动，以防子宫后倒，减少盆腔淤血。积极治疗卵巢功能失调，避免雌激素的持续刺激等。

六、子宫肥大症的治疗

中药治疗可以控制月经过多，及改善全身情况；雄激素治疗可减小流血量。保守治疗无效者，可考虑全子宫切除术。50 岁以下，卵巢正常者，应予保留。

七、子宫肥大症的鉴别

应注意与子宫腺肌病、子宫内膜癌等疾病鉴别。

八、子宫肥大症的并发症

可并发宫颈糜烂等。

（李同民）

第八节　子宫内膜息肉

一、子宫内膜息肉的概述

子宫内膜息肉为炎性子宫内膜局部血管和结缔组织增生形成息肉状赘生物突入宫腔内所致。

息肉大小数目不一，多位于宫体部，借助细长蒂附着于子宫腔内壁。

主要表现为经期延长和经量增多。

二、子宫内膜息肉的病因

（一）发病原因

本病是慢性子宫内膜炎的一种类型，是炎性的未成熟的子宫内膜，尤其是基底部内膜，局部血管和结缔组织增生，形成蒂性息肉状赘生物突入宫腔内，这可能与炎症、内分泌紊乱，特别是雌激素水平过高有关。

诱发因素：

1．慢性子宫内膜炎或子宫肌炎。

2．特异性感染：阿米巴虫病、血吸虫病、结核等。

3．胎盘残留，并发感染。

4．宫腔异物存留：宫内节育器及其他异物。

（二）发病机制

子宫内膜增生过长可有息肉形成，某些晚分泌期子宫内膜可呈息肉样改变。

子宫内膜组织内，少数息肉细胞缺乏激素受体，呈增生期改变，形成无功能性息肉。

炎性息肉：伴有纤维组织增生，慢性炎细胞浸润。

腺肌瘤型息肉：息肉中有较多平滑肌组织。

（三）、引起不孕的机制

1．合并感染时，改变宫腔内环境，不利于精子和孕卵存活。

2．合并输卵管或卵巢炎，引起梗阻性或无排卵性不孕。

3．充塞宫腔，妨碍精子和孕卵存留和着床。

4．妨碍胎盘植入和胚胎发育。

三、子宫内膜息肉的症状

（一）症状

主要症状：月经量增多或不规则子宫出血。宫颈口处看到或触及息肉，子宫体略增大。

1．单发：一般无症状，较少见。

2．多发性、弥漫型：

月经过多、经期延长，或出现不规则阴道流血、绝经后阴道流血。

巨大息肉或突出于宫颈的息肉常继发感染、坏死而引起阴道不规则出血及伴有恶臭的血性分泌物可导致不孕。

（二）诊断

发生于青春期后，常见于 35 岁以上的妇女。息肉大小和数目不一，多位于宫体部，颈管内息肉可引起颈管扩张并脱出外口。

1．有急性或慢性子宫内膜炎病史。

2．出现月经失调，如月经过多、经期延长、经间期出血、痛经等。

3．子宫正常或轻度增大，伴有下腹坠痛、白带增多、性交后出血等症状。

4．出现原发性或继发性不孕、有病理妊娠史。

四、子宫内膜息肉的检查

（一）宫腔镜检查、组织病理学检查

1．子宫输卵管碘油造影　可见充盈缺损。

2．超声检查　有实质性强回声光团或充盈缺损，且宫腔形态异常，内膜线不规整。

3．宫腔镜检查　可见灰红色、肉样质地的内膜肿物突出于宫腔内，蒂长短、粗细不一，直径多为 0.5～2 cm。

子宫内膜息肉蒂大而多者可充满子宫腔，宫颈口可见到或触及肿块。

4. 分段诊刮取子宫内膜活检 可见子宫内膜未成熟上皮，呈增生期改变，息肉组织团块周围有完整上皮包绕，无分泌现象。

有时含腺体增生囊状，排列紊乱，大小不，呈腺瘤样改变。

（二）其他检查

血常规检查、分泌物检查、肿瘤标志物检查等。

（三）息肉恶变的病理诊断标准

1. 必须看到整个息肉的形态。

2. 恶变限于息肉内。

3. 息肉周围的内膜无癌变。

五、子宫内膜息肉的预防

1. 坚持锻炼，增强体质，提高免疫力。同时保持乐观的情绪，注意调整个人心态。

2. 注意个人卫生、经期卫生，保持外阴清洁，穿透气性好的宽松棉松内裤。

3. 正规服用避孕药。

4. 定期去医院进行妇科检查，特别时出现外阴瘙痒、分泌物增多及手术后。

5. 发现妇科炎症后要积极治疗，发现有子宫内膜息肉后尽快进行手术摘除。

六、子宫内膜息肉的治疗

1. 小型息肉：子宫镜、镜下手术及激光治疗。

（1）双合诊检查了解子宫的位置、大小、形态、硬度、活动度等。

（2）使用宫颈钳夹住宫颈前唇，用探针经宫颈口轻缓进入宫腔探知子宫腔深度。

（3）用子宫扩张器扩张子宫颈至 6～6.5 号。

（4）调整子宫镜限位器，将子宫镜插入宫颈管，过内口循子宫壁一侧缓缓推入到宫腔内。

开启冷光源，打开注水阀门，手通过加压器向宫腔内注入膨腔液 5% 葡萄糖液体，压力维持在 18～22 kPa（130～160 mmHg）之间。

寻找子宫息肉蒂部的准确位置，自宫镜活检孔道，通过橡胶帽插入 Nd：YAG 光纤，直视下插入息肉根部，输出激光，根据息肉根部大小调整激光输出功率。

2. 小型局灶型或弥漫型息肉：行刮宫术，全面搔刮，尤其是宫底及宫角处。

3. 较大、有蒂的息肉，可在子宫下段见到或摸到：通过扩张宫颈将息肉摘除，然后进行宫颈及宫腔搔刮术。

4. 出血明显、未能根除或经常复发：应考虑行子宫切除。

5. 抗感染：术后给予抗生素类药物口服或静点。

七、子宫内膜息肉的鉴别

1. 功能失调性子宫出血：子宫镜下可见子宫内膜增厚，也可不增厚，表面平滑无组织突起，但有充血。

2. 宫颈息肉：白带增多，有接触性出血，特别在性交或排便后出现点滴状出血或血性白带。

3. 胎盘息肉：有产后或流产后胎盘残留可疑史，有压痛，妊娠试验可呈阳性。

4. 子宫粘膜下肌瘤：白带增多，有时产生大量脓血性排液及腐肉样组织排出伴臭味。

5. 其他：宫颈糜烂、子宫内膜癌、宫颈癌、和宫内节育器引起子宫出血等。

八、子宫内膜息肉的并发症

1. 出血过多并发贫血。

2. 出现继发感染、组织坏死。

3. 增加流产危险或导致不孕。

（李同民）

第九节 尿道综合征

一、尿道综合征的概述

女性尿道综合征是指有尿频、尿急、尿痛等症状，但膀胱和尿道检查无明显器质性病变的一组非特异性症候群。多见于已婚的中青年女性。常由于尿道外口解剖异常（如小阴唇融合、尿道处女膜融合、处女膜伞等）、尿道远端梗阻、泌尿系感染以及局部化学性、机械性刺激等因素所引起。

二、尿道综合征的病因

1923 年 Stevens 首先描述，但迄今其病因尚未能完全阐明，目前的研究表明主要与以下原因有关：①泌尿系统感染，患者尿道口组织的病理改变均为慢性炎症反应。多数患者尿培养可能阳性，46% 为大肠埃希菌，18% 为衣原体，厌氧菌培养可增加阳性发现，32% 患者病因不确切。②尿道梗阻：如膀胱颈梗阻、尿道远端周围组织纤维化或括约肌痉挛导致远端尿道缩窄。③尿道外口解剖异常，如尿道处女膜融合、处女膜伞、小阴唇融合等。有报道，尿道外口至阴道口距离与尿道综合征关系密切，间距越近患病率越高，间距在 3 mm 以下者患病率达 72.15%。④神经功能异常，损伤、感染、X 线照射等引起尿道内纤维组织增生，使神经发生异常反射。⑤心理因素。如紧张焦虑、多疑及内向等心理状态是尿道综合征的易感因素。⑥其他，如免疫因素、雌激素水平下降、镁离子缺乏、医源性因素等。

三、尿道综合征的症状

1. 症状 有尿频、尿急、尿痛症状，部分病人伴尿道烧灼感及排尿困难症状。同时，可出现耻骨上膀胱区痛、腰痛和性交痛等。

2. 体格检查 于尿道外口处可见黏膜水肿、尿道分泌物，有时还可见尿道肉阜、尿道处女膜融合和处女膜伞等。尿道、膀胱颈部有压痛且伴尿道硬结。

女性尿道综合征是在排除其他可以引起尿路刺激症状的疾病后才能确诊定为尿道综合征。

四、尿道综合征的检查

1. 尿常规检查 在非感染性尿道综合征无异常发现；在感染性尿道综合征，仅有少许白细胞、脓细胞，少于 5 个 / 高倍视野。

2. 无真菌性细菌尿 3 次中段尿细菌培养均为阴性。同时排除结核菌、厌氧菌、真菌等致尿路感染的假阴性之可能。

3. 衣原体、支原体检查 在感染性尿道综合征，有时可寻及膀胱、尿道或邻近器官感染之病灶，并衣原体、支原体检查阳性。

1）IVU 静脉泌尿系统感染 可初步排除泌尿系结核、肿瘤、结石以及膀胱憩室等疾病。

2）尿道膀胱镜检查 了解尿道、膀胱有无感染、肿瘤，有无尿道狭窄及间质性膀胱炎等。

3）尿动力学检查 表现为膀胱过度活动、膀胱乏力、远端尿道缩窄和尿道压力增高等。其中远端尿道狭窄最常见，而膀胱过度活动症往往是其症状迁延的病理基础。

五、尿道综合征的预防

本病任何年龄均可发生，发生率很高，多见于已婚中青年女性具体流行病学统计资料，未见详尽报道。

（一）预后

目前主要根据不同病例的临床表现及尿动力学检查，采用不同的药物及外科治疗，亦应注意心理治疗及生物反馈治疗，以利于症状缓解。经行为治疗、药物治疗适当配合尿道扩张，多能取得较好的效果。有局部病变或解剖异常者，可行手术治疗，但应掌握手术指征，选择适当手术方式。

（二）保健

1．保持局部干燥卫生，勤洗澡。避免因尿频、尿急、尿失禁诱发炎症和湿疹。

2．饮食上少吃辛辣食品。

3．大量饮水，每天至少 2000 毫升左右，多喝水后，排尿次数增多，大量尿液的排出可将泌尿道里的细菌冲出体外，因怕尿频、尿急而不喝水的做法是不妥当的。

4．下腹部及膀胱区域进行热敷，或洗热水浴及热水坐浴，目的是加速下泌尿道的血液循环，控制炎症和缓解症状。

5．禁止房事，生病期间停止房事，以免进一步加重病情。

（三）预防

1．讲究会阴部的清洁卫生，防止会阴部接触脏东西，大便后最好用温水清洗肛门；有阴道炎及宫颈糜烂的要及时治疗；内衣裤最好是纯棉的，不要穿化纤的；洗外阴要用温开水，不要用过猛酸钾或肥皂水；平时多饮水，保持排尿通畅，防止尿液浓缩；小便后用干净柔软的纸擦净会阴；性生活的动作不要太大，结束后要用温开水洗净会阴。

2．在医生指导下服用小剂量的雌激素尼尔雌醇，每月服 1 次，每次服一片（5 毫克）。

3．生活要规律，不吸烟不喝酒，多吃蔬菜水果，防止"生火"。第四，如果出现尿频、尿痛、零尿、尿道刺痒时，不要用手搔抓，要多用温开水洗几次会阴，或口服扑尔敏、氟美松。症状严重的，要请医生治疗。

六、尿道综合征的治疗

1．一般治疗　休息、利尿、热水坐浴、下腹热敷、理疗及针刺治疗等。

2．行为治疗　包括心理治疗及生物反馈治疗。医生需与患者进行耐心的交谈，使患者对疾病能有正确的认识，并积极配合治疗。

膀胱功能训练是行为治疗和生物反馈治疗的重要内容，通过膀胱训练能增强神经系统对排尿的控制能力，降低膀胱的敏感性，重建正常的排尿功能，从而缓解或消除尿频及尿急症状。具体方法是白天鼓励多饮水，进行其他劳作或休闲活动，分散对尿意的注意力。主动控制排尿时间，逐渐延长排尿间隔时间，适量配合有关药物治疗。

3．药物治疗

（1）α - 受体阻滞药：如萘哌地尔 25 mg，1 次 /d，特拉唑嗪 2 mg，1 次 /d，或坦洛新（哈乐）0.2 mg，1 次 /d 或 2 次 /d 口服。

（2）解痉镇痛药：抗胆碱类药物如溴丙胺太林（普鲁本辛）、山莨菪碱（氢溴酸山莨菪碱）；或选择性平滑肌松弛剂如泌尿灵；毒蕈碱受体阻滞药如舍尼亭等。

（3）镁离子口服液：可以提高细胞外液镁离子的浓度，降低逼尿肌的兴奋性，使之处于舒张状态，提高膀胱的顺应性。

（4）镇静及抗抑郁药：如阿普唑仑（佳乐定）0.25 mg，3 次 /d 或氟西汀（百忧解）20 mg，2 次 /d 或 3 次 /d，有抗焦虑、抗抑郁的协同作用。

（5）辣椒辣素或辣椒辣素类似物：2% 利多卡因 40 ml 注入膀胱保留 30 min 作为局部麻醉。正常膀胱容量者于排空膀胱后以 30 ml/min 的速度注入浓度为 100 μmol 的辣椒辣素溶液 100 ml，保留 30 min。灌注后膀胱容量增加，有局部烧灼痛副作用，疗效好，维持时间长，可作为顽固性尿道综合征的一种有效的治疗手段。有研究表明，人类膀胱内存在对辣椒辣素敏感的神经，应用辣椒辣素阻断传入神经后，94% 的患者症状得到改善甚至消失。而辣椒辣素类似物辣度为辣椒辣素的 1000 倍，所需灌注浓度小，具有同样治疗效果，无辣椒辣素的副作用，似乎更值得应用。

（6）抗生素：感染仍可能是本症的基本因素，故仍主张在发作时，适当选用抗生素治疗，但应避免长时间应用。

（7）局部封闭治疗：常用封闭药物如庆大霉素 8 万 U，地塞米松 5 mg 加入 2% 普鲁卡因 6 ml。可用于膀胱颈及近端尿道封闭，膀胱三角区封闭。

（8）雌激素：用于雌激素水平低下者，分全身用药和局部用药。常用尼尔雌醇 2 mg，每半月或 1 月 1 次；或己烯雌酚 0.5 mg，1 次 /d，连用 3 周，停药 1 周，酌情重复 1 疗程；或替勃龙（利维爱）隔天或每 3 天半片；或己烯雌酚霜剂，外阴或阴道局部应用等。

4. 外科治疗

（1）尿道扩张：适用于不同程度包括无症状的尿道梗阻，在尿道黏膜麻醉下施行，每周 1 次，尿道扩张器号码应逐渐增大至 F36 ～ F42，多数患者症状得到改善。

（2）尿道松解术（Richardson 术）：尿道狭窄经扩张术无效者，可在局麻下行此术，待伤口愈合后可配合使用每两周 1 次的尿道扩张。手术去除尿道阴道膈间远端 1/2 弹力组织索或多处环形切开弹力组织索，可降低尿道阻力。

（3）尿道口、处女膜变异矫治：

①小阴唇融合：小阴唇分离术。

②尿道外口呈瓣形、堤坝形者行堤坝或瓣切除术；处女膜伞应予切除。

③尿道处女膜融合型：有多种手术方式，如尿道外口成形术、阴道口前缘后移术、尿道前庭移植术等。前两种式设计似乎更合理，效果也较好。适应证：症状与性交关系密切的尿道处女膜融合症患者最适合此手术治疗；经各种治疗无效者，尽管症状与性生活关系不大，但也可以考虑手术治疗。婚后未育者暂不宜手术治疗，以免日后因分娩创伤而影响手术效果。手术要求达到尿道口和远端尿道平滑，延长尿道口 - 阴道口间距（1 cm 以上），效果较好，且性生活满意度提高。

七、尿道综合征的鉴别

1. 泌尿系感染 包括肾盂肾炎和膀胱炎等。多有明显尿频、尿急、尿痛和尿道烧灼感等症状。肾盂肾炎还常伴有发热、头痛、腰痛、乏力、食欲不振等全身症状，肾区有压痛及叩击痛。实验室检查，尿常规可见大量白细胞、脓细胞和红细胞；中段尿培养有致病菌生长，菌落计数 $\geq 10^5$/ml 尿。

2. 泌尿系结核 有尿频、尿急、尿痛症状，长期抗生素治疗无效。行尿沉渣抗酸染色涂片检查可发现结核杆菌，采用聚合酶链反应（PCR）技术检测尿液中结核杆菌的 DNA 可大大提高泌尿系结核的诊断率。行结核杆菌培养可明确诊断。IVU 早期结核可见典型的肾小盏边缘虫蛀样改变；结核晚期则可出现一侧肾脏不显影、膀胱挛缩、对侧肾积水的典型结核改变。有时还可发现肾结核空洞和钙化。

3. 神经源性膀胱 多继发于糖尿病，脊髓灰、白质炎，脑炎，脑卒中，脑脊膜膨出，脊柱裂，脊膜膨出以及神经中枢或周围神经损伤等。伴膀胱过度活动时，其症状与尿道综合征有相似之处。表现为尿频、尿急、排尿困难、紧迫性尿失禁等排尿功能障碍症状。但尿动力学检查示尿道压力正常，膀胱逼尿肌压增高，反射亢进。有时可出现尿潴留、肾积水和肾功能减退等。

4. 尿路真菌感染 可表现有尿路刺激症状，尿液一般细菌培养无致病菌生长。但它不同于女性尿道综合征。它有以下不同之特点：多发于糖尿病、肿瘤、免疫力低下及长期应用抗生素、激素、免疫抑制药及留置导尿管者。上行性感染所致。其特征性表现为：尿中排出"真菌球"显微镜下可见真菌孢子和菌丝。

（李同民）

第十节 外阴皮肤脂溢性皮炎

一、外阴皮肤脂溢性皮炎的概述

外阴皮肤脂溢性皮炎是发生于皮脂溢出基础上的一种浅表性、慢性炎症性皮肤病，通常从头部开始向下蔓延至其他皮脂腺丰富的部位，表现为暗红色或黄红色斑片上覆有油腻性鳞屑或痂皮，伴程度不同的瘙痒。

二、外阴皮肤脂溢性皮炎的病因

（一）发病原因

病因到目前尚不完全清楚，但目前多认为此病可能与皮脂腺活动性增加以致释放的皮脂增多或其有关化学成分的改变，造成皮肤表面菌群失调。可继发微生物感染：如卵圆形糠秕孢子菌、痤疮短棒菌苗大量繁殖，引起皮肤炎症反应；皮脂腺分泌增加特别是真菌感染对本病的发生和发展亦起到一定作用。遗传因素、内分泌性激素水平改变尤其是男性激素水平增高、神经内分泌功能失调、精神因素、胃肠道功能障碍、维生素 B 缺乏、饮食习惯等也与本病发生发展有一定关系。

（二）发病机制

组织病理检查见表皮灶性角化不全，表皮内偶见中性粒细胞，棘层轻度肥厚，可见棘细胞内、间水肿，真皮血管周围有轻度淋巴细胞浸润。实验证明脂溢性皮炎患者抗微生物的 IgG 抗体及卵圆形糠秕孢子菌提取物诱导的淋巴细胞刺激反应均低于正常人，这 2 个因素促进这些嗜酸性微生物的繁殖，产生炎症反应。

三、外阴皮肤脂溢性皮炎的症状

病变时好时坏，低温潮湿时发作较频。主要症状为局部皮肤瘙痒。外阴部主要累及腹股沟、耻骨部、会阴皱褶处、两臀间。损害表现为边界清楚的弥漫性红斑或痂皮，上覆油腻性鳞屑或黄色结痂，散在或融合。由于摩擦，易发生糜烂、渗液、皲裂，呈湿疹样改变，生殖器部位慢性病例可出现银屑病样损害（暗红色鳞屑性厚斑片）。外阴皮肤脂溢性皮炎发病者一般均有身体其他多皮脂、多毛、多汗部位的皮肤同时发病，如头皮、面部、上胸部、肩胛间区、腋窝、脐窝、肛周等部位，故不难确诊。在不同部位，皮疹稍有不同。

诊断主要依据：好发于皮脂溢出部位的带油腻性鳞屑的黄红色斑片，对称分布，慢性经过，有不同程度瘙痒。

四、外阴皮肤脂溢性皮炎的检查

分泌物行微生物学检查。

组织病理检查。

五、外阴皮肤脂溢性皮炎的预防

注意生活规律，充足睡眠。少吃脂肪及辛辣刺激性食品，多吃蔬菜。避免热水、肥皂刺激、避免局部搔抓，以免皮脂分泌更为亢进而加重病情。

六、外阴皮肤脂溢性皮炎的治疗与用药

1. 全身治疗 可内服维生素 B_2、维生素 B_6、维生素 B_{12} 或复合维生素 B。瘙痒明显者可给予抗组胺药治疗。炎症明显、范围较大时可用抗生素（如多西环素、四环素、红霉素口服）加小量泼尼松（强的松）或雷公藤多甙片，顽固病例可选用抗真菌药（如酮康唑片 0.22 g/d 连用 14 天，伊曲康唑 0.1 g/d，连用 21 天）、中小量泼尼松（强的松）、异维 A 酸等。

2. 局部治疗 以减少皮脂、角质剥脱。治疗原则为去脂、杀菌、消炎、止痒。

（1）无糜烂渗出时，可用 5% 硫黄霜与糖皮质激素霜混合应用，亦可应用糠馏油或煤焦油糊剂，由于外阴及皱褶部位损害易继发真菌、细菌感染，可用含激素、抗生素、抗真菌药的复方制剂，如曲安奈德 / 咪康唑 / 新霉素（皮康霜）、制霉菌素 / 硫酸新霉素 / 短杆菌肽 / 曲安奈德（复方康纳乐）霜等。

（2）有糜烂、渗出者,可用 3% 硼酸或 1 ： 5000 高锰酸钾液湿敷,渗出减少可用上述霜剂、糊剂治疗。

（3）合并有真菌感染,可采用 2% 酮康唑霜或软膏局部涂擦, 1 天数次。

七、外阴皮肤脂溢性皮炎的鉴别

应与以下疾病鉴别：

1. 银屑病　皱襞、外阴部位银屑病主要累及腹股沟、腋下、乳房下,会阴及其他皱褶部位。皮损呈境界清楚的泛发性红斑,无鳞屑, 由于局部潮湿、摩擦皮损表面湿润呈湿疹样改变。患者身体其他部位如头皮、四肢伸侧常同时有银屑病典型皮损：红色斑块, 上覆厚层银白色鳞屑, 剥去鳞屑可见薄膜现象, 轻刮薄膜可见点状出血现象。头皮损害常扩展到发际处,头发呈束状, 但不脱落。大多数病人冬重夏轻。

2. 玫瑰糠疹　主要发生于躯干、四肢近端．下腹部及腹股沟亦可受累。常先出现一个较大的母斑为椭圆形淡红色或黄褐色斑片, 边缘略高起, 表面覆有薄的糠秕样鳞屑, 不带油腻, 以后身体其他部位出现类似皮疹, 椭圆形皮疹长轴与皮纹走向一致, 能自愈。

3. 股癣　常发生于腹股沟、会阴、肛周, 呈中心痊愈、周围扩展的炎性环状或半环状损害, 鳞屑不呈油腻性, 真菌镜检可查到菌丝或孢子。

4. 湿疹　主要波及两侧大阴唇、阴阜、肛周, 少数波及小阴唇和前庭部,以红斑、渗液、肥厚、脱屑为主, 皮疹为多形性, 鳞屑不油腻, 最后导致色素增加, 偶有色素减少, 伴有剧痒。

5. 痤疮　有毛囊性丘疹、脓疱、粉刺等特征损害, 有皮脂溢出, 但无油性鳞屑及结痂,常见于青年人。

八、外阴皮肤脂溢性皮炎的并发症

常伴发念珠菌感染。

（李同民）

第十一节　子宫内膜增生

一、子宫内膜增生的概述

子宫内膜增生也称为癌前病变, 它具有一定的癌变倾向。子宫内膜增生有可逆性病变,可能发展为癌。绝大多数子宫内膜增生是一种可逆性病变, 或保持一种持续性良性状态。仅有少数病例在较长的时间间隔以后可能发展为癌。子宫内膜增生有单纯增生、复杂增生及不典型增生 3 种类型。

二、子宫内膜增生的病因

（一）发病原因

1. 内源性雌激素

在青春期女孩、围绝经妇女、下丘脑－垂体－卵巢轴的某个环节失调、多囊卵巢综合征等,都可有不排卵现象, 使子宫内膜较长期地持续性受雌激素作用, 导致不排卵；在肥胖妇女,脂肪组织越多, 转化能力越强, 血浆中雌酮水平越高, 造成持续性雌激素的影响导致；垂体腺的促性腺功能不正常, 卵巢颗粒细胞瘤也是持续性分泌雌激素的肿瘤。

2. 外源性雌激素

（1）雌激素替代疗法（Estrogen replacement therapy ERT）：围绝经期或绝经后, 出现更年期综合征,表现为骨质疏松、血脂代谢异常、心血管变化、甚至脑细胞活动的改变等。如果单有 ERT 雌激素, 会刺激子宫内膜增生。单用雌激素一年, 即可有 20% 妇女子宫内膜增生而 ERT 的应用, 常常是经年不断, 甚至直到终生, 长期如此, 如若不同时联合应用孕激素, 将有严重内膜增生, 甚或子宫内膜癌的发生。

（2）他莫昔芬的应用：他莫昔芬（Tamoxifen TAM）有抗雌激素的作用，故被用于绝经后晚期乳腺癌患者。在雌激素低的条件下，TAM 又有微弱的类似雌激素的作用，故长期服用 TAM，也可使子宫内膜增生。Cohen（1996）组 12 例乳腺癌在服用 TAM 期间，同时用孕激素，全部病例内膜间质有蜕膜变。

（二）发病机制

1. 组织学分类　在组织学山一般将子宫内膜增生分类为囊性增生、腺瘤样增生及不典型增生。后来又提出了以增生性病变中有无腺上皮细胞异型性作为病变的分类基础，即单纯增生和复杂增生均无细胞异型性，而具有细胞异型性的子宫内膜增生为不典型增生。腺体结构的形态改变也不相同，单纯增生同时伴有间质成分的增生，复杂增生及不典型增生的腺体增生更明显，较少间质增生。

2. 病理特点

（1）子宫内膜单纯增生：病变的子宫稍大，内膜明显增厚，有时呈弥漫息肉状。刮宫物量较大，可混有红色光滑的息肉状组织。镜下病变呈弥漫性，累及内膜的功能层与基底层，由于间质与腺体同时增生腺体表现不拥挤。腺体大小不一，轮廓较平滑，腺上皮细胞的形态与正常的晚增殖期相似，不具有异型性。

（2）子宫内膜复杂增生：病灶呈局灶性，可能还与组织中激素受体的分布有关。少数复杂增生可以发展为不典型增生，从而影响预后。病变的子宫内膜表现为增厚或很薄，也可以呈息肉状。病变为腺体成分的局灶性增生而不累及间质。刮宫物量可多可少，常混有正常、萎缩或其他类型增生的子宫内膜。病变区腺体拥挤，间质少。腺体的轮廓不规则，或弯曲呈锯齿状，或形成腺腔内乳头。没有异型性腺上皮细胞的。

（3）子宫内膜不典型增生：　发生于子宫内膜腺体，腺上皮细胞呈异型性。病变呈局灶性或多灶性分布，其间亦可见正常、萎缩或其他类型增生的腺体。病变区腺体增多，间质减少，增生的腺体轮廓不规则，细胞排列的极向紊乱或消失，细胞核增大变圆、不规则，核仁明显，胞浆丰富嗜酸性。

不典型增生伴有间质肌纤维化生时，表现为息肉样突入宫腔。不典型增生可分为轻，中，重三种病变的程度。轻度：腺体轮廓稍不规则，腺上皮细胞异型性轻微。重度：腺体轮廓明显不规则分支状，有腺腔内出芽和乳头状结构，腺上皮细胞异型性明显。中度：病变介于二者之间。

三、子宫内膜增生的症状

1. 年龄　子宫内膜增生在任何年龄，青春期、生殖期、围绝经期或绝经后期均可发生。对于<40 岁患者诊断癌时要慎重，而对于老年重度增生患者要警惕癌变的可能。

2. 症状　常表现月经失调，阴道不规则出血，月经稀发，闭经或闭经一段后出血不止。生殖期无排卵功血患者除阴道流血以外，不育亦为其主要症状。

四、子宫内膜增生的检查

1. 宫腔镜检　利用宫腔镜观察宫内膜的外观看到内膜情况，且可在直视下进行刮宫术或负压吸引。

2. 血清激素测定　B 超检查或腹腔镜检查，以了解有无多囊卵巢。

3. X 线或 CT 检查　垂体蝶鞍及眼底视野的检查，以便除外脑垂体瘤。

4. 基础体温测定　可以了解有无排卵／根据体温上升的弧度以及上升后维持时间的长短了解黄体的功能是否健全。

五、子宫内膜增生的预防

做好预防措施：女性朋友可根据自身的症状，积极进行预防，有若发生不规则阴道流血、月经淋漓不净等症状应引起注意。围绝经期的妇女，由于体内雌孕激素水平不平衡，更容易患此病。此外，肥胖、高血压、糖尿病、未婚未产的妇女及绝经后延的妇女，特别是有子宫内膜癌家族史的妇女，尤其要高度警惕。出现以上症状及时进行行妇科检查，从而及时发现病情进行治疗。

五、子宫内膜增生的治疗与用药

1. 治疗原则

明确诊断子宫内膜不典型增生的类别，查清不典型增生的原因，针对性是否有多囊卵巢、卵巢功能性肿瘤或其他内分泌功能紊乱等，再结合年龄、内膜增生的类型、对生育的要求等采取不同的治疗方案。可采用药物治疗或手术治疗。

（1）不同的年龄不同的考虑：

①年轻切盼生育者，要防止过分诊断，过分处理。却勿诊断未能肯定即切除其子宫。在临床实践中，这种错误却不乏其例。所以，对于年轻未育妇女内膜活检的诊断，如发现有可疑，应有多位专家会诊和论证，明确内膜增生或内膜腺癌的鉴别诊断。

②围绝经或已绝经妇女可能存在着子宫内膜不典型增生有合并癌，可考虑子宫切除。应注意不要过分保守，为明确诊断时却勿切割内膜而造成不良后果。应注意有无癌肌层浸润的情况而选择恰当的手术范围。

（2）针对不同的内膜增生，有不同的处理原则：

①子宫内膜单纯增生及复杂增生：

A、年轻患者：多为不排卵性功血，应测基础体温，确为单相不排卵者，可采用促排卵治疗。

B、生殖期：一般刮宫一次即可控制出血，如刮宫后仍有出血，应行宫腔镜检及 B 超以除外黏膜下肌瘤或其他器质性病变。生殖期也可能有不育并临床表现为不排卵的多囊卵巢综合征者，则按多囊卵巢综合征治疗。

C、绝经过渡期：常属不排卵功血，若刮宫止血后月经稀发且血量多或流血时间长，则每两个月周期性孕酮治疗，共 3 个周期后随诊观察。

D、绝经后期：应询问是否用单纯雌激素替代疗法。刮宫后可暂停替代疗法或加用孕激素。

②内膜不典型增生：

A、绝经过渡期或绝经后期：子宫切除。既然年龄是内膜增生恶变的主要高危因素，对于这一组年龄患者以切除子宫为宜。

B、年轻或生殖期盼生育者：药物治疗。不典型增生是潜在恶性的癌前病变，如果不治疗，20% 将发展癌。但癌发生在年轻患者较为少见，而且，对年轻及生殖期患者，药物治疗效果好。故可选择药物治疗，以保留生育机能。

2. 药物治疗

（1）促排卵药物：促排卵药物有舒经酚及绒促性素。一般多用于子宫内膜轻度不典型增生患者。氯米酚用量 50～100 mg，1 次 /d，周期第 5～9 天服用，必要时用药期也可延长 2～3 天。

（2）孕激素类药物：孕激素类药物可以抑制雌激素引起的子宫内膜增生。其作用机制：

①通过下丘脑及垂体而抑制排卵及垂体促性腺激素的分泌，使血清 E_2 水平下降相当于早滤泡期。

②减少子宫内膜的雌激素核受体水平。

③抑制子宫内膜 DNA 合成。

④增加雌二醇脱氢酶及异柠檬酸脱氢酶活性，从而增加雌二醇向雌酮等活性较弱的雌激素转化。

常用的孕激素有黄体酮、己酸羟孕酮、甲羟孕酮（安宫黄体酮）和醋甲孕酮。用药方法及用药剂量根据内膜不典型增生的程度不同而有区别，轻度不典型增生可以黄体酮 30 mg

肌注，周期第 18 天或 20 天开始，共用药 5～7 天，使内膜转化为分泌期。以后彻退出血行经时，使增生的内膜脱落。中度或重度不典型增生者，不取周期性用药方法，而连续性应用。各作者所报道的激素用量不一致，甲羟孕酮（安宫黄体酮）剂量小者仅有 10～30 mg/d，剂量大者为 200～800 mg/d。醋甲孕酮 40～160 mg/d、己酸羟孕酮 125 mg/ 隔天 1 次。必须坚持持续用药，断断续续的间隔用药将极大的影响效果。

（3）达那唑是一种乙炔基睾丸酮（ethinyl-testosterone）的衍生物，是治疗内膜异位症的常用药物。对子宫内膜有较强的抗增殖作用。以 200 mg/d 的剂量治疗 3 个月，对子宫内膜增生有明显效果。

（4）棉酚是我国用来治疗子宫内膜增生性功能性子宫出血及子宫内膜异位症的有效药物。

作用机制：抑制卵巢，抑制子宫内膜的增生。治疗后，内膜病理形态呈高度萎缩，超微结构有明显退性变。

（5）GnRH 促效剂可提高血液促性腺激素水平，使垂体中促性腺激素库存衰竭从而抑制垂体，使雌二醇水平降至绝经后水平。

以上诸药，均以三个月为一疗程。每完成一个疗程即刮宫或取子宫内膜作组织学检查，根据对药物的反应，或停止治疗，或对药物的剂量酌量增减。治疗期限不一致。3 个月、6 个月、9 个月、12 个月不等，平均 9 个月。其区别与发病的潜在病因的轻重有关。可根据定期内膜活检的结果指导药物的剂量及用药的期限。

3. 在药物治疗时，必须重视在治疗过程中对内膜不典型增生的监测。

（1）病情的监测可指导用药方案：有些内膜不典型增生的年轻患者，由于下丘脑垂体卵巢轴中某些环节有所欠缺或不平衡导致其不排卵或黄体不足。这种情况会延续很长时间，经过药物治疗后有所好转，但停药后，又复不正常，因此需要阶段性或经年累月的长期不断的治疗。坚持长期药物治疗尚有预防癌变的作用。在这漫长的过程中，必须进行药物反应监测，根据不同的用药效果好，来决定用药情况。

（2）病情的监测可协助鉴别诊断内膜不典型增生与高分化腺癌：子宫内膜癌与内膜不典型增生虽然在组织病理形态上各有其特点，但单凭刮宫所取内膜的病检结果是很难鉴别重度不典型增生与高分化腺癌，但这两种情况对药物治疗反应会有所不同，可作为鉴别诊断的参考。

（3）病情的监测可以及早发现顽固性病例并注意癌变

4. 孕激素治疗后的妊娠 孕激素治疗后，当内膜有好转而停用孕激素后，应及时考虑促排卵或其他医疗技术助孕，防止内膜增生或高分化癌再度复发。

六、子宫内膜增生的鉴别

子宫内膜不典型增生与其他两类单纯性增生、复杂性增生须予以鉴别。同时尚需注意与早期子宫内膜腺癌相鉴别。

1. **病理形态的鉴别** 从形态上内膜增生与癌的诊断中存在的混乱。各种类型的增生性病变会被误诊为癌变。主要从以下几点发生混淆诊断：①对于细胞异型性的诊断各作者所取标准不一致。②用以鉴别不典型增生与高分化腺癌的间质浸润不易确定。③内膜间质肌纤维母细胞或平滑肌的化生易误诊为癌的肌层浸润。④息肉样腺肌瘤（Polypoid adenomyoma）也易误诊为间质浸润。

随着诊断标准的继续完善、再加上分子生物学基因方面的发展，诊断准确性逐渐提高。

2. **临床特点的鉴别** 当组织学鉴别诊断遇到困难时，可结合临床特点综合考虑。对于子宫内膜不典型增生与内膜腺癌的鉴别，主要从以下两点作为参考。

（1）年龄：从内膜增生发生的年龄来判断。内膜腺癌患者中年龄小于 40 岁者非常少见。

但子宫内膜样癌却不具备这样的年龄特点。因此，在鉴别诊断时，首先要根据组织病理学提示的组织学类型，仅仅在不能鉴别分化好的内膜样癌与不典型增生时，可以年龄作为鉴别的参考因素。

（2）药物治疗的反应：通过对药物治疗的反应来判别子宫内膜不典型增生和内膜腺癌。子宫内膜不典型增生对药物治疗的反应较敏感，在用药后短时间内其内膜即有明显逆转，用药剂量也可偏小。轻度不典型增生者，如果用小剂量孕激素周期性治疗（每个周期用药8～10天），一般在3个月内显出疗效。中度或重度不典型增生者，所用孕激素剂量须要增加并且须不间断的连续应用3～6个月。停药后，有可能复发。而内膜腺癌患者一般对药物治疗反应慢，并需要更大剂量才能使内膜有转化反应。停药会很快复发。通过对他们对药物治疗反应的不同的特点可作鉴别诊断。

七、子宫内膜增生的并发症

感染、因出血不止而发生休克。

休克是各种强烈致病因素作用于机体，使循环功能急剧减退，组织器官微循环灌流严重不足，以至重要生命器官机能、代谢严重障碍的全身危重病理过程。休克是一急性的综合征，全身有效血流量减少，微循环出现障碍，导致重要的生命器官缺血缺氧。

（李同民）

第十二节　出血性输卵管炎

一、出血性输卵管炎的概述

出血性输卵管炎是急性输卵管炎的一种特殊类型，在输卵管间质层发生出血，突破黏膜上皮进入管腔，甚至由伞端流入腹腔，引起输卵管及腹腔积血。此病国外文献报道甚少，国内多误诊仅剩少数病例有报道。但近十年报道逐渐增多，已逐步为临床医生所认识，已不成为罕见病例，且作为妇产科新的急腹症之一。

二、出血性输卵管炎的病因

（一）发病原因

不十分明确。出血性输卵管炎的致病微生物不明，也可能是妇科手术后，特别是人工流产术后引起的亚临床感染，且伴有程度不等的宫颈或宫腔粘连，导致经血或输卵管出血的血液逆流入腹腔。也与妇产科手术有关，尤其是近期（2个月）有过人工流产者，也与术者无菌观念淡薄、动作粗暴有关；输卵管通畅试验，小切口输卵管结扎术时反复钩取、提夹输卵管等以致本病。此外，经血逆流者开腹时见输卵管伞端有活动性出血不能排除有出血性输卵管炎。

（二）发病机制

推测可能为某些细菌特别是厌氧菌或病毒等潜在深部生殖器官作为条件致病微生物，在妇科、计划生育手术操作、妊娠、分娩或月经时易致机体免疫失衡，引起输卵管炎症，使血管通透性增高，导致间质层血管破裂出血。

三、出血性输卵管炎的症状

1. **症状**　多数患者有分娩、宫腔操作、妇科检查史；发病前无性生活史，可以有停经史。主要表现为阴道不规则出血，下腹痛伴肛门坠胀感，腹痛开始于腹部一侧，以后全下腹呈持续性疼痛，腹痛至就诊时间从数小时至10天不等，平均48 h。多有停经史，多数腹腔内出血不超过200 ml。严重者可表现为头昏、心悸等症状。也有恶心、呕吐等类似早孕反应，重症可有颜面苍白、晕厥。

2. **体征**　发热、脉率快，下腹痛，反跳痛，严重者表现为腹部移动性浊音阳性，低血压。

妇科检查：宫颈举痛，后穹隆触痛，附件触痛或有增粗或包块。

根据临床表现及妇科检查、实验室检查可明确诊断。

四、出血性输卵管炎的检查

1．血常规　血红蛋白值在正常范围，血白细胞计数及中性粒细胞均升高。

2．尿妊娠试验阴性。

3．微生物培养及药敏试验。

4．B型超声检查见附件包块及腹腔积液。

5．后穹隆穿刺抽出不凝固血性液体，少则 1 ml，多则 5 ml 以上，呈淡红色或血水样，很少有暗红色或陈旧性血液。

6．腹腔镜检查　见腹腔积血，一侧或双侧输卵管增粗、充血、水肿或与周围粘连等。可能有输卵管伞端活动性出血，无输卵管妊娠的着床肿块及破裂大出血的表现。

五、出血性输卵管炎的预防

患了急性输卵管炎的后果，较为严重，因就诊治疗不及时，迁延时久，更难治愈，对女性的身心健康造成极大的危害。所以减少本病发生的关键是及早做好预防工作，从先期入手，做到以下几点，以杜绝病原体的侵入。

①女性在过性生活时，应注意自己及性伙伴的个人卫生。行房事前，需清洗男女双方的外生殖器，防止病菌的顺利入侵。女性当阴道有出血症状时，应自我克制禁止性生活。

②女性应注意自己的外阴卫生及个人清洁卫生；注意防止来自洁具及卫生间内的感染。

③广大妇女应注意自身的营养保健，加强月经期、人工流产后、分娩后的营养；增强自身体质，增加抵抗力、免疫力，减少患病的机会。

④需进行人工流产术、分娩术、取放宫内节育器术，及其他官腔术时，应进行严格消毒，避免经手术将病菌带入阴道及子宫，人为造成感染。

⑤患有急性输卵管病症的女性患者，要取半卧位休息，防止和限制炎性液体因体位变化而流动。进食高营养、易消化，富含维生素的食品。

⑥女性一旦患有附件疾病，应遵守治疗原则，采取积极态度，彻底治疗，尽快控制病情，防止转为慢性。

六、出血性输卵管炎的治疗与用药

（一）中药治疗

输卵管炎属中医"带下"、"痛经"、"癥瘕"、"不孕"等范畴。慢性输卵管炎导致的阻塞性不孕，主要是"瘀滞"，行气活血化瘀为其治疗大法，应采取综合治疗的措施，全身用药和局部用药相结合，要重在局部用药。我们采用的是：中药保留灌肠法，灌肠方是我们多年的临床经验方，主要药物有：山甲、三棱、莪术、桃仁、透骨草、路路通、败酱草等，以活血化瘀为主，佐以清热解毒，保留灌肠法使药直达病灶，作用快、疗效明显、无毒副作用，有利于炎症引起的微循环障碍，促进组织的修复和再生能力，起到消炎作用，使输卵管解除粘连再通，恢复其正常功能．

（二）出血性输卵管炎西医治疗方法

手术治疗：出血性输卵管炎的治疗以抗感染治疗为主对有大量出血休克者可行开腹探查，手术止血。针对出血可用止血剂对症治疗，若输卵管伞端出血则可用电凝止血，也可通过腹腔镜或开腹手术并可作输卵管伞端病原微生物培养及药敏试验指导以后的治疗。一般病情不严重，进展不迅速可保守治疗。

七、出血性输卵管炎的鉴别

须与输卵管妊娠破裂、黄体血肿破裂、经血输卵管逆流入腹腔、卵巢巧克力囊肿破裂、盆腔脓肿、阑尾炎等鉴别。

出血性输卵管炎与输卵管妊娠症状十分相似，主要鉴别要点。

八、出血性输卵管炎的并发症

严重者可发生出血性休克。

（李同民）

第十三节　异位妊娠

异位妊娠（ectopic pregnancy，EP）是指着床在子宫腔以外的妊娠。

一、异位妊娠的流行病学

1．占所有妊娠的 2%。

2．异位妊娠是早孕期致死的首要原因。

3．所有与妊娠相关的死亡中，6% 是因异位妊娠导致的。

4．输卵管绝育术失败后的妊娠中，至少有 1/3 为异位妊娠。

5．在辅助生殖技术（assisted reproductive technolo Gy，ART）中，EP 的发生率约为 3% ～ 5%。当然这类患者一般都处于严密监测下，所以如果是异位妊娠，可以在很早期就被诊断。

6．尽管 EP 可以着床在腹腔、宫颈、卵巢或者官角，但 97% 的 EP 都在输卵管内着床。EP 最常见的病因就是输卵管病变。

7．EP 的高危因素：包括既往 EP 史（即使已行输卵管切除术治疗）、盆腔炎症疾病、输卵管手术史、不孕症、目前或既往使用官内节育器（intrauterinedevice，IUD）、两次或多次的人工终止终止妊娠手术、已烯雌酚暴露、年龄 ＞ 40 岁、吸烟、既往有三次以上的自然流产史、以及辅助生殖。

8．复发性 EP 的高危因素：包括既往自然流产史（似乎随着每一次流产，EP 的发生率都会逐渐增加）和盆腔手术史。与初次 EP 的患者相比，有盆腔感染史的患者反复发生 EP 的概率没有明显增高。

9．40% 的 EP 没有明确的病因。

二、异位妊娠的诊断

1．临床表现

1）经典的三联症（仅不到 50% 的患者会出现）：有停经史伴阴道异常出血，腹部或盆腔疼痛和附件区包块。

2）疼痛（EP 破裂的患者中 95% 会出现）：通常是下腹痛，也可以是腹腔内其他部位。75%EP 破裂的患者有宫颈剧痛（cervical motion tenderness，CMT）。

3）阴道点滴出血（见于 60% ～ 80% 的患者）：极少的暗红色出血，间断或者持续性。

4）EP 可能表现为外科急症，因此及时诊断很重要。

激素测定结果可因检测技术及参考值的不同而有很大变化。超声下可见宫内孕囊的阈值各医院应确定自己的标准。

2．鉴别诊断　包括与妊娠无关的疾病和妊娠相关疾病。

1）输卵管炎：与 EP 患者有类似的症状和体征，但妊娠试验阴性，白细胞计数和体温多有升高。

2）先兆流产：阴道出血一般比较多，为下腹正中疼痛，一般无宫颈剧痛。

3）阑尾炎：一般无闭经或异常阴道出血。持续右下腹痛伴发热和胃肠症状提示为阑尾炎。如果有宫颈剧痛，一般也比 EP 轻。妊娠试验阴性。

4）卵巢扭转：腹痛起初表现为间断性，随后因缺血而转为持续性。检查可发现白细胞计数升高，附件区可触及肿物，但妊娠试验阴性。

5）其他疾病：正常的宫内妊娠、宫内宫外同时妊娠（尤其是在 ART 中）、卵巢囊肿破裂、黄体出血、子宫内膜异位症、憩室炎以及功能性子宫出血。胃肠炎、泌尿系感染或者早孕期肾脏结石都会出现与 EP 类似的症状。

3. 体格检查

1）破裂不稳定的 EP：如果为不稳定的 EP），则可能出现低容量性休克的体征，包括心动过速、低血压和昏迷。腹部检查可以发现与腹膜炎一致的体征，包括腹肌紧张、僵直、反跳痛。大约有 15% 的患者会有因腹腔积血刺激横膈膜而发生肩部疼痛。这都需要急诊手术治疗。

2）稳定的 EP：EP 患者压痛的症状可以是全腹（45%）、双侧下腹痛（25%），或一侧下腹痛（30%），伴或不伴反跳痛。由于腹膜刺激引起的宫颈剧痛是 EP 常见但非特异表现。据报道 40% 的病例可触及附件包块或后陷凹包块，但没有触及包块也不能除外 EP。

4. 实验室检查

如果 EP 在破裂前被确诊，则需要进行实验室检查以进行保守治疗。

1）**促性腺激素水平测定：**

① β- 人绒毛膜促性腺激素（beta human chorioniC gonadotropin，β-hCG）：正常妊娠时，排卵后 2～4 周，β-hCG 滴度呈线性上升，每 48～72 小时增长一倍，直到浓度达到 10000mIU/ ml。

②若 β-hCG 48 小时增长小于 50%，极有可能为非正常妊娠。

③与自然流产相比，β-hCC 的水平更可能处于平台水平（变化小于 15%）。

④ β-hCG 水平低于 1500mIU/ ml 伴疼痛和阴道出血时，EP 的可能性增加 2.5 倍。

⑤患者单次 β-hCG 滴度为 2000mIU/ ml，且阴道超声（transvaginal ultrasound，TVUS）未发现孕囊时，应该在 12～24 小时内重复测定 β-hCG，因为 β-hCG 水平快速下降通常提示完全自然流产。

⑥ 17% 的 EP 患者 β-hCG 的倍增时间正常（即 48 小时增长超过 66%）。

2）**血红蛋白和红细胞比容：**

需首先测定基础水平。EP 破裂的诊断不确定时，动态观察血红蛋白和红细胞比容的变化很有用，如最初几小时内急剧下降，则其意义比基础数值重重要。急性出血后，与基础数值相比可能最初没有变化或只有轻微下降，随后的下降则提示为丢失血容量恢复后的血液稀释的结果。

3）**代谢水平：**

测定肌酐和肝脏转氨酶的基础水平，为 EP 的甲氨蝶呤（methotrexate,MTX）治疗做准备。任何肾脏、肝脏或血液学功能障碍都是甲氨蝶呤治疗的的禁忌证。

4）**孕酮：**

理论上，正常的宫内妊娠时血清孕酮水平应在 25 ng/ml 或以上，如低于 5 ng/ml 则预示不良妊娠；但因为很多患者的血清孕酬水平处于 10～20 ng/ml 之间，所以限制了此检测的临床应用。孕酮水平可用于预测未知位置妊娠的活力但不足以诊断 EP。

5）**影像学检查：经阴道超声检查**

① EP 的常见部位：壶腹部（70%）、峡部（12%）、输卵管伞（11.1%）、卵巢（3.2%）、间质部和宫角（2.4%）、腹腔（1.3%）、宫颈（0.15%）。

②分辨区间（β-hCG 1500～2000）：各医疗机构超声人员的技术能力不同，但如 β-hCG 水平超过 1500～2000 mIU/ml，TVUS 应该可以确定宫内妊娠。当 β-hCG 水平低于 2000 时，超声检查除了确认宫内无孕囊，还应看见附件区肿块而诊断 EP。

③宫内宫外同时妊娠：除了接受体外受精治疗的患者，在一般人群中罕见。宫内宫外同时妊娠时，监测 hCG 浓度动态变化没有意义。超声检查时，通过看到异位和宫内妊娠同时存在，或者宫内妊娠时同时检测到后陷凹存在液体回声可以确定诊断。手术（如输卵管造口术或输卵管切除术）是宫内妊娠伴有输卵管妊娠的标准治疗方法，因为宫内妊娠是药物治疗的禁忌证。

④EP 的放射学征象：包括子宫腔空虚，附件囊性或实性包块，输卵管扩张或管壁变厚，盆腔内游离液体，输卵管积血和宫外禽有卵黄囊的孕囊（胚胎可有可无）。

⑤多普勒技术：可显示 EP 时附件区血流增加。有研究表明，EP 患者的患侧附件区血流增加 20%，而非 EP 患者两侧附件的血流只有 30% 的差异。但用这种方法须谨慎，因为正常黄体也可在超声下表现为血流增加。大多数病例中，可见到卵巢和受累输卵管两个独立的结构。

⑥假孕囊：10% 异位妊娠在宫内出现假孕囊，这种假孕囊没有"双蜕膜征"。侧孕囊多为椭圆形，边界不规则，而宫内孕的孕囊边缘光滑。假孕囊常位于宫腔中央。

⑦TVUS 可以检查到超过 2 cm 的 EP。

⑧如果纠 β-hCG 的滴度超过 15000 mIU/ ml，附件区应可见胎心搏动。

5. 病理诊断：诊断性刮宫（dilation and curettage, D&C）

1）当 β-hCG 水平在 1500～2000 mIU/ml 之间，但 TVUS 不能肯定为宫内孕时，可考虑采用 D&C 鉴别异常的宫内孕和 EP。

2）最近对 β-hCG 水平＞2000 mIU/ml 且超声未见宫内孕囊的患者研究显示，其中 45.7% 为 EP，54.3% 为自然流产；而 β-hCG 水平＜2000 mIU/ml 的患者中结论类似，68.8% 为异位妊娠，31.2% 为自然流产。

3）β-hCG 上升异常或平台期水平＜2000 mIU/ml 者，在甲氨蝶呤治疗前必须先行清宫，确认是否为不需要处理的自然流产。

4）宫术中未见绒毛，提示 EP 的可能，但敏感性只有 70%，因为也可能是发生了完全自然流产。应继续随访 β-hCG 水平。

5）若刮宫术后，β-hCG 水平上升或达到平台期，应开始进行 MTX 治疗。

三、异位妊娠的治疗

开始治疗的方案取决于患者一般状况。休克或外科急腹症患者必须开放两条大的静脉通道，静脉输液支持治疗，留置尿管监测尿量，并尽快送到手术室。应检查血型并交叉配血，并检查 CBC、凝血酶原时间、部分活化凝血活酶时间和全部代谢情况（特别是考虑准备采用甲氨蝶呤治疗时）。如果 EP 患者病情平稳，可考虑不同的药物或手术治疗。

（一）药物治疗：甲氨蝶呤

1. 作用机制：作为叶酸拮抗剂，甲氨蝶呤可使二氢叶酸还原酶降解失活，导致四氢叶酸的耗竭，而四氢叶酸是 DNA 以及 RNA 合成必需的物质，因此最终抑制 EP 时滋养细胞的快速增长。

2. 甲氨蝶呤治疗的标准（表 24）。

甲氨蝶呤治疗的相对和绝对禁忌证（表 25）。

1. 应用甲氯蝶呤之前

检查血型，必要时给予抗 Rh 球蛋白

行全血细胞计数和包括肝肾功能的代谢检查

2. 甲氨蝶呤的副作用：

包括恶心、呕吐、口腔炎、腹泻、胃部不适感、头晕、肝脏转氨酶升高、肺炎、中性粒细胞减少（罕见）和可逆性脱发（罕见）。

一项荟萃分析显示，单剂和多次剂量治疗有效的患者中，36.2% 会出现某副作用。

最常见的副作用是转氨酶升高、轻度口腔炎、胃肠道不适。

表 24 甲氨蝶呤治疗的标准

Stovall 和 Ling，1993[a]

血流动力学稳定

刮宫后 β-hCG 滴度升高

阴道超声显示异位妊娠未破裂且最大直径 <3.5 cm

有生育要求

ACOG，1990[b]

异位妊娠囊直径 ≤ 3 cm

有生育要求

病情稳定或 β-hCG 升高峰值 <15 000 mIU/ml

输卵管浆膜完整

无活动出血

腹腔镜下探查异位妊娠完全可见

官颈、官角妊娠（某些病例）

表 25 甲氨蝶呤治疗的禁忌证

Stovall and Ling，1993[a]

肝功异常：谷草转氨酶水平 > 两倍正常值

肾脏疾病：血肌酐水平 >130 mmol/L（1.5 mg/dl）

活动性消化系统溃疡

恶血质：白细胞计数 <3000/μl or 或血小板计数 <100 000/μl

ACOG，2008[b]

绝对禁忌证：

母乳喂养

显著的或有实验室证据的免疫缺陷

酒精中毒，酒精性肝病或其他慢性肝脏疾病

已经存在的恶血质，例如骨髓发育不良，白细胞减少症，血小板减少症或显著的贫血

消化系统溃疡

肝脏、肾脏或者血液系统功能障碍

相对禁忌证：

妊娠囊大于 3.5 cm

有胎心搏动

（二）治疗的副作用：

1. 最显著的副作用可能是治疗 2～3 天后出现的腹痛，大概是因为药物的细胞毒性作用引起的输卵管流产。这一疼痛可能会与异位妊娠破裂的诊断相混淆，因此需要住院严密观察。由于存在与甲氨蝶呤相互作用的风险，应避免服用 NSAIDS 药物镇痛。

2. 在治疗后最初的 1～3 天内，β-hCG 水平会升高。

3. 阴道出血或点滴出血。

4. 输卵管破裂风险为 10%。

5. 甲氨蝶呤剂量疗程

6. 单剂和多剂治疗：单次或多次甲氨蝶呤注射的治疗方案见表 26。单剂量治疗的优点是费用低、副作用少、依从性好，且不需要甲酰四氢叶酸解毒治疗。多剂量的优点是失败率低。一项系统性回顾分析报道，当治疗前 β-hCG 高于 5000 mlU/ml 时，单剂量甲氨蝶

呤治疗的失败率为 14.3% 或更高,而 β-hCG 低于 5000 mlU/ml,失败率为 3.7%。如果 β-hCG 高于 5000 mlU/ml 时, 两次药物治疗更合适, 仍然可以避免甲酰四氢叶酸解毒治疗并性状病人的依从性。

表 26 异位妊娠甲氨蝶呤治疗方案

	单剂量治疗[a]	两次剂量治疗[b]	多剂量治疗[c]
疗程	1 天, 如需要可重复应用	0 天和 4 天	1、3、5、7 天
药物			
甲氨蝶呤	50 mg/m²IM	50 mg/m²IM	1 mg/m²IM
甲酰四氢叶酸	不需要	不需要	0.1 mg/kgIM 2、4、6、8 天
监测	在第 4 和第 7 天测量 hCG, 从第 4 到第 7 天应该下降 15%。 如果下降少于 15%, 则在第 7 天重复应用一次（50 mg/m²）, 在第 11 天和 14 天测量 hCG。 如果下降大于 15%, 则每周监测 hCG 水平直至达到非妊娠期水平。	在第 4 和第 7 天测量 hCG, 从第 4 到第 7 天应该下降 15%。 如果下降少于 15%, 则在第 7 天和第 11 天各重复应用一次（50 mg/m²）, 同时测量 hCG。	在给药后当天测量 hCG, 直到出现测量值下降 15%。 如果下降少于 15% 或反而增加, 则考虑重复应用甲氨蝶呤治疗。

7. 甲氨蝶呤治疗的总体成功率为 89%。

8. 有报道单剂治疗的成功率为 88.1%, 而多剂的成功率可达 92.7%（P=0.035）。

9. 既往有 EP 史的患者, 甲氨蝶呤治疗失败的可能性较无 EP 史者高 4 倍。

10. 甲氨蝶呤治疗特殊指征包括特殊部位的 EP, 如宫颈、卵巢或宫角妊娠, 这类异位妊娠手术治疗的风险大于药物治疗。

（三）治疗监测 第一次使用甲氨蝶呤后 β-hCG 水平经常会升高。给药后 4～7 天,β-hCG 水平至少下降 15%。TVUS 不能用于确定治疗失败与否。甲氨蝶呤治疗后, 常见异位包块增大或盆腔游离液体, 一般无需干预。

尽管在一些研究中, 治疗失败指单剂量注射甲氨蝶呤后 β-hCG 下降不足 15%, 但这一名词一般意味着需要继续接受手术治疗。

（四）手术治疗 适用于血流动力学不稳定或甲氨蝶呤治疗失败, 以及既往同侧输卵管异位妊娠的患者。手术方式视术中情况而定, 包括输卵管开窗术、输卵管切除术、部分输卵管切除术、节段切除、宫角切除术, 间质部妊娠可能需行子宫全切除术。

1. 输卵管开窗术 手术时在妊娠灶对侧系膜边缘做一纵形切口, 使妊娠物从开口处排除。出血点是用激光或点状烧灼止血, 开口不必缝合, 可自行愈合。壶腹部 EP 患者最适合行输卵管开窗术。

2. 输卵管切除术 指切除患侧的全部输卵管。手术时应根据输卵管受损情况选择输卵管切除，尤其是同侧输卵管的二次 EP。已经完成生育和出血不止的患者，都可以行输卵管切除术。

输卵管结扎后的 EP 多数发生在输卵管伞端。这类患者应行双侧输卵管伞端切除，并将近端断端烧灼，防止异位妊娠复发。

（五）腹腔镜治疗

腹腔镜手术适用于血流动力学稳定的患者。尽管对早期 EP 会有 4% ～ 8% 的漏诊率，但一般情况下可提供确切的诊断。不过，不是所有的患者都适合腹腔镜手术（例如患者体形过大或既往有腹部手术史）。手术方法包括输卵管线性切开术和输卵管切除术。

1. 腹腔镜检查的禁忌证　包括盆腔粘连，腹膜积血，孕囊超过 4 cm 和血流动力学不稳定。

15% 接受输卵管线性切开术治疗和患者需要术后甲氨蝶呤治疗。必须每周监测 β-hCG 的水平。

输卵管破裂并不是输卵管切除的绝对指征，特别是破口为线性且较小者。破裂口可以用于清除妊娠物从而保留输卵管。

输卵管切除指征：行输卵管线性切开术后如输卵管持续出血、此次 EP 发生在既往受损的输卵管，或正在接受 IVF 治疗的患者，EP 发生在有积水的输卵管。

必须充分灌洗盆腔，防止盆腔粘连和滋养细胞种植。

2. 开腹手术　开腹手术适用于有大量出血和血流动力学异常患者。在止血后，可行全部或部分输卵管切除。如为间质部或宫角妊娠，可能需要切除宫角。因盆或腹腔粘连导致腹腔镜视野不满意时，也需要行开腹探查。

3. 手术治疗的并发症　滋养叶组织或 EP 持续存在视为手术治疗失败。输卵管开窗术后必须每周监测 β-hCG 水平，直至达到非孕期水平。手术治疗 EP 后，如果 β-hCG 水平保持在平台期，可以给予一次剂量的甲氨蝶呤以彻底根除持续存在的滋养细胞组织，避免二次手术。

四、随访和预后

一次 EP 后，60% 的患者可以自然受孕。

EP 复发的概率为 10% ～ 27%，是一般人群的 5 ～ 10 倍。两次或是多次 EP 的患者复发的风险增加，只有 1/3 的患者能自然受孕，其中 20% ～ 57% 会再次发生 EP。

药物和输卵管开窗术治疗后，患者输卵管通畅率相似（80% 到 85%）

输卵管严重损伤和输卵管切除的患者可以通过 IVF 受孕。

患者应该使用有效的避孕措施直到最初和炎症吸收后（约 6 ～ 12 周）。术后再次妊娠或持续异位妊娠都会引起 β-hCG 上升，因此采取有效避孕措施可以避免二者混淆。

术后应告知患者 EP 的复发风险，以及今后妊娠时应早期就诊，进行动态检查，包括 β-hCG 水平，直到超声检查明确宫内孕或 EP。

Rh 阴性患者术后应注射 Rh 免疫球蛋白，避免将来妊娠时发生 Rh 同种异体免疫反应。

（李同民）

第十四节　盆腔炎性疾病

盆腔炎性疾病（pelvic infla mmatory disease，PID）是指女性上生殖道的一组感染性疾病，主要包括子宫内膜炎（endometritis）、输卵管炎（salpingitis）、输卵管卵巢脓肿（tubo-ovanan abscess，TOA）、盆腔腹膜炎（peritonitis）。炎症可局限于一个部位，也可同时累及几个部位，以输卵管炎、输卵管卵巢炎最常见。盆腔炎性疾病多发生在性活跃期、有月经的妇女，初潮前、绝经后或未婚妇女很少发生盆腔炎性疾病。若发生盆腔炎性疾病也往往是邻近器官炎症的扩散。盆腔炎性疾病若未能得到及时、彻底治疗，可导致不孕、输卵管妊娠、慢性盆腔痛以及炎症反复发作，从而严重影响妇女的生殖健康，且增加家庭与社会经济负担。

一、女性生殖道的自然防御功能

女性生殖道的解剖、生理、生化及免疫学特点具有比较完善的自然防御功能，增强对感染的防御能力，在健康妇女阴道内虽有某些病原体存在，但并不引起炎症。

1. 两侧大阴唇自然合拢，遮掩阴道口、尿道口。

2. 由于盆底肌的作用，阴道口闭合，阴道前后壁紧贴，可防止外界污染。阴道正常菌群尤其是乳杆菌，可抑制其他细菌生长。此外，阴道分泌物可维持巨噬细胞活性，防止细菌侵入阴道黏膜。

3. 宫颈内口紧闭，宫颈管黏膜为分泌黏液的单层高柱状上皮所覆盖，黏膜形成嵴突或陷窝，从而增B黏膜表面积；宫颈管分泌大量黏液形成胶冻状黏液栓，成为上生殖道感染的机械屏障；黏液栓内含乳铁蛋白、溶菌酶，可抑制细菌侵入子宫内膜。

4. 育龄妇女子宫内膜周期性剥脱，也是消除宫腔感染的有利条件；此外，子宫内膜分泌液也含有乳铁蛋白、溶菌酶，清除少量进入官腔的病原体。

5. 输卵管黏膜上皮细胞的纤毛向官腔方向摆动以及输卵管的蠕动，均有利于阻止病原体侵入。输卵管分泌液与子宫内膜分泌液一样，含有乳铁蛋白，溶菌酶，清除偶尔进入上生殖道的病原体。

6. 生殖道免疫系统　生殖道黏膜如宫颈和子宫聚集有不同数馥淋巴组织及散在淋巴细胞，包括 T 细胞、B 细胞。此外，中性粒细胞、巨噬细胞、补体以及一些细胞因子均在局部有重要的免疫功能，发挥抗感染作用。

当自然防御功能遭到破坏，或机体免疫功能降低、内分泌发生变化或外源性致病菌侵入，均可导致炎症发生。

二、病原体及其致病特点

盆腔炎性疾病的病原体有外源性及内源性两个来源。两种病原体可单独存在，但通常为混合感染，可能是衣原体或淋病奈瑟菌感染造成输卵管损伤后，容易继发需氧菌及厌氧菌感染。

1. **外源性病原体**　主要为性传播疾病的病原体，如沙眼衣原体、淋病奈瑟菌。其他有支原体，包括人型支原体、生殖支原体以及解脲支原体。据西方国家报道，盆腔炎性疾病的主要病原体是沙眼衣原体及淋病奈瑟菌。在美国，40%～50% 盆腔炎性疾病由淋病奈瑟菌引起，10%～40% 盆腔炎性疾病可分离出沙眼农原体，对下生殖道淋病奈瑟菌及沙眼衣原体的筛查及治疗已使盆腔炎性疾病发病率下降。在我国，淋病奈瑟菌、沙眼衣原体引起的盆腔炎性疾病明显增加，已引起人们重视，但目前尚缺乏大宗流行病学资料。

2. **内源性病原体**　来自原寄居于阴道内的菌群，包括需氧菌及厌氧菌，可以仅为需氧菌或仅为厌氧菌感染，但以需氧菌及厌氧菌混合感染多见。主要的需氧菌及兼性厌氧菌有金黄色葡萄球菌、溶血性链球菌、大肠埃希菌；厌氧菌有脆弱类杆菌。消化球菌、消化链球菌。厌氧菌感染的特点是容易形成盆腔脓肿、感染性血栓静脉炎，脓液有粪臭并有气泡。据文献报道，70%～80% 盆腔脓肿可培养出厌氧菌。

三、感染途径

1. **沿生殖道黏膜上行蔓延**　病原体侵入外阴、阴道后，或阴道内的菌群沿宫颈黏膜、子宫内膜、输卵管黏膜，蔓延至卵巢及腹腔，是非妊娠期、非产褥期盆腔炎性疾病的主要感染途径。淋病奈瑟菌、沙眼衣原体及葡萄球菌等，常沿此途径扩散。

2. 经淋巴系统蔓延 病原体经外阴、阴道、宫颈及官体创伤处的淋巴管侵入盆腔结缔组织及内生殖器其他部分，是产褥感染、流产后感染及放置官内节育器后感染的主要感染途径。链球菌、大肠埃希菌、厌氧菌多沿此途径蔓延。

3. 经血循环传播 病原体先侵入人体的其他系统，再经血循环感染生殖器，为结核菌感染的主要途径。

4. 直接蔓延 腹腔其他脏器感染后，直接蔓延到内生殖器，如阑尾炎可引起右侧输卵管炎。

四、高危因素

了解高危因素利于盆腔炎性疾病的正确诊断及预防。

1. 年龄 据美国资料，盆腔炎性疾病的高发年龄为15～25岁。年轻妇女容易发生盆腔炎性疾病可能与频繁性活动、官颈柱状上皮生理性向外移位、宫颈黏液机械防御功能较差有关。

2. 性活动 盆腔炎性疾病多发生在性活跃期妇女，尤其是初次性交年龄小、有多个性伴侣、性交过频以及性伴侣有性传播疾病者。

3. 下生殖道感染 下生殖道感染如淋病奈瑟菌性宫颈炎、农原体性宫颈炎以及细菌性阴道病与盆腔炎性疾病的发生密切相关。

4. 宫腔内手术操作后感染 如刮宫术、输卵管通液术，子宫输卵管造影术、宫腔镜检查等，由于手术所致生殖道黏膜损伤、出血、坏死，导致下生殖道内源性菌群的病原体上行感染。

5. 性卫生不良 经期性交、使用不洁月经垫等均可使病原体侵入而引起炎症。此外，低收人群体不注意性卫生保健，阴道冲洗者盆腔炎性疾病的发生率高。

6. 邻近器宫炎症直接蔓延 如阑尾炎、腹膜炎等蔓延至盆腔，病原体以大肠埃希菌为主。

7. 盆腔炎性疾病再次急性发作 盆腔炎性疾病所致的盆腔广泛粘连、输卵管损伤、输卵管防御能力下降，容易造成再次感染，导致急性发作。

五、病理及发病机制

1. 急性子宫内膜炎及子宫肌炎 子宫内膜充血、水肿，有炎性渗出物，严重者者内膜坏死、脱落形成溃疡。镜下见大量白细胞浸润，炎症向深部侵入形成子宫肌炎。

2. 急性输卵管炎、输卵管积脓、输卵管卵巢脓肿 急性输卵管炎症因病原体传播途径不同而有不同的病变特点。

（1）炎症经子宫内膜向上蔓延：首先引起输卵管黏膜炎，输卵管黏膜肿胀、间质水肿及充血、大量中性粒细胞浸润，严重者输卵管上皮发生退行性变或成片脱落，引起输卵管黏膜粘连，导致输卵管管腔及伞端闭锁，若有脓液积聚于管腔内则形成输卵管积脓。淋病奈瑟菌及大肠埃希菌、类杆菌以及普雷沃菌除直接引起输卵管上皮损伤外，其细胞壁脂多糖等内毒索引起输卵管纤毛大量脱落，导致输卵管运输功能减退、丧失。因衣原体的热休克蛋白与输卵管热休克蛋白有相似性，感染后引起的交叉免疫反应可损伤输卵管，导致严重输卵管黏膜结构及功能破坏，并引起盆腔广泛粘连。

（2）病原菌通过宫颈的淋巴播散：通过宫旁结缔组织，首先侵及浆膜层发生输卵管周围炎，然后累及肌层，而输卵管黏膜层可不受累或受累极轻。病变以输卵管间质炎为主，其管腔常可因肌壁增厚受压变窄，但仍能保持通畅。轻者输卵管仅有轻度充血、肿胀、略增粗；严重者输卵管明显增粗、弯曲，纤维索性脓性渗出物增多，造成与周围组织粘连。

卵巢很少单独发炎，白膜是良好的防御屏障，卵巢常与发炎的输卵管伞端粘连而发生卵巢周围炎，称为输卵管卵巢炎，习称附件炎。炎症可通过卵巢排卵的破孔侵入卵巢实质形成卵巢脓肿，脓肿壁与输卵管积脓粘连并穿通，形成输卵管卵巢脓肿。输卵管卵巢脓肿可为一侧或两侧病变，约半数是在可识别的急性盆腔炎性疾病初次发病后形成，另一部分是屡次急性发作或重复感染而形成。输卵管卵巢脓肿多位于子宫后方或子宫、阔韧带后叶及肠管间粘连处，可破入直肠或阴道，若破入腹腔则引起弥漫性腹膜炎。

3. 急性盆腔腹膜炎 盆腔内器官发生严重感染时，往往蔓延到盆腔腹膜，发炎的腹膜充血、水肿，并有少量含纤维素的渗出液，形成盆腔脏器粘连。当有大量脓性渗出液积聚于粘连的间隙内，可形成散在小脓肿；积聚于直肠子宫陷凹处形成盆腔脓肿。较多见。脓肿前面为子宫，后方为直肠，顶部为粘连的肠管及大网膜，脓肿可破入直肠而使症状突然减轻，也可破入腹腔引起弥漫性腹膜炎。

4. 急性盆腔结缔组织炎 病原体经淋巴管进入盆腔结缔组织而引起结缔组织充血、水肿及中性粒细胞浸润。以宫旁结缔组织炎最常见，开始局部增厚，质地较软，边界不清，以后向两侧盆壁呈扇形浸润，若组织化脓形成盆腔腹膜外脓肿，可自发破入直肠或阴道。

5. 败血症及脓毒血症 当病原体毒性强，数量多、患者抵抗力降低时，常发生败血症。发生盆腔炎性疾病后，若身体其他部位发现多处炎症病灶或脓肿者，应考虑有脓毒血症存在，但需经血培养证实。

6. 肝周围炎(Fitz—Hugh-Curtis综合征) 是指肝包膜炎症而无肝实质塌害的肝周围炎。淋病奈瑟菌及衣原体感染均可引起。由于肝包膜水肿，吸气时有上腹疼痛。肝包膜上有脓性或纤维渗出物，早期在肝包膜与前腹壁腹膜之间形成松软粘连，晚期形成琴弦样粘连。5%～10%输卵管炎可出现肝周围炎，临床表现为继下腹痛后出现右上腹痛，或下腹疼痛与右上腹疼痛同时出现。

六、临床表现

可因炎症轻重及范围大小而有不同的临床表现。轻者无症状或症状轻微。常见症状为下腹痛、发热、阴道分泌物增多。腹痛为持续性，活动或性交后加重。若病情严重可有寒战、高热、头痛、食欲缺乏。月经期发病可出现经量增多、经期延长。若有腹膜炎，出现消化系统症状如恶心、呕吐、腹胀、腹泻等。若有脓肿形成，可有下腹包块及局部压迫刺激症状；包块位于子宫前方可出现膀胱刺激症状，如排尿困难、尿频，若引起膀胱肌炎还可有尿痛等；包块位于子宫后方可有直肠刺激症状；若在腹膜外可致腹泻、里急后重感和排便困难。若有输卵管炎的症状及体征并同时有右上腹疼痛者，应怀疑有肝周围炎。

患者体征差异较大，轻者无明显异常发现，或妇科检查仅发现宫颈举痛或宫体压痛或附件区压痛。严重病例呈急性病容，体温升高，心率加快，下腹部有压痛、反跳痛及肌紧张，叩诊鼓音明显，肠鸣音减弱或消失。盆腔检查：阴道可见脓性臭味分泌物；宫颈充血、水肿，将宫颈表面分泌物拭净，若见脓性分泌物从宫颈口流出，说明宫颈管黏膜或宫腔有急性炎症。穹隆触痛明显，须注意是否饱满；宫颈举痛；宫体稍大，有压痛，活动受限；子宫两侧压痛明显，若为单纯输卵管炎，可触及增粗的输卵管，压痛明显；若为输卵管积脓或输卵管卵巢脓肿，可触及包块且压痛明显，不活动；宫旁结缔组织炎时，可扪及宫旁一侧或两侧片状增厚，或两侧宫骶韧带高度水肿、增粗，压痛明显；若有盆腔脓肿形成且位置较低时，可扪及后穹隆或侧穹隆有肿块且有波动感，三合诊常能协助进一步了解盆腔情况。

七、诊断

根据病史、症状、体征及实验室检查可做出初步诊断。由于盆腔炎性疾病的临床表现差异较大，临床诊断准确性不高（与腹腔镜相比，阳性预测值为65%～90%）。理想的盆腔炎性疾病诊断标准既要敏感性高，能发现轻微病例，又要特异性强避免非炎症患者应用抗生素。但目前尚无单一的病史、体征或实验室检查，既敏感又特异。由于临床正确诊断盆腔炎性疾病比较困难，而延误诊断又导致盆腔炎性疾病后遗症的产生，2006年美国疾病控制中心（CDC）推荐的盆腔炎性疾病的诊断标准（表27）旨在提高对盆腔炎性疾病的认识，对可疑患者做进一步评价，及时治疗，减少后遗症的发生。

最低诊断标准提示性活跃的年轻女性或者具有性传播疾病的高危人群若出现下腹痛，并排除其他引起下腹痛的原因，妇科检查符合最低诊断标准，即可给予经验性抗生素治疗。

表 27　盆腔炎性疾病的诊断标准（2006 年美国 CDC 诊断标准）

最低标准（minimum criteria）
官颈举痛或子官压痛或附件区压痛
附加标准（additional criteria）
体温超过 38.3℃（口表）
官颈或阴道异常黏液脓性分泌物
阴道分泌物 0.9% 氯化钠溶液涂片处到大量白细胞
红细胞沉降率升高
血 C- 反应蛋白升高
实验室证实的官颈淋病奈瑟菌或农原体阳性
特异标准（specific criteria）
子官内膜活检组织学证实子官内膜炎
阴道超声或核磁共振检查显示输卵管增粗、输卵管积液，伴或不伴有盆腔积液、输卵管卵巢肿块，以及腹腔镜检查发现盆腔炎性疾病征象

附加标准可增加诊断的特异性，多数盆腔炎性疾病患者有宫颈黏液脓性分泌物，或阴道分泌物 0.9% 氯化钠溶液涂片中见到白细胞，若宫颈分泌物正常并且镜下见不到白维泡，盆腔炎性疾病的诊断需慎重。

特异标准基本可诊断盆腔炎性疾病，但由于除 B 型超声检查外，均为有刨检查或费用较高，特异标准仅适用于一些有选择的病例。腹腔镜诊断盆腔炎性疾病标准包括：①输卵管表面明显充血；②输卵管壁水肿；③输卵管伞端或浆膜面有脓性渗出物。腹腔镜诊断输卵管炎准确率高，并能直接采取感染部位的分泌物做细菌培养，但临床应用有一定局限性。并非所有怀疑盆腔炎性疾病的患者均能接受这一检查，对轻度输卵管炎的诊断准确性降低。此外，对单独存在的子宫内膜炎无诊断价值。

在做出盆腔炎性疾病的诊断后，需进一步明确病原体。宫颈管分泌物及后穹隆穿刺液的涂片、培养及核酸扩增检测病原体，虽不如通过剖腹探查或腹腔镜直接采取感染部位的分泌物做培养及药敏准确，但临床较实用，对明确病原体有帮助。涂片可作革兰染色，若找到淋病奈瑟菌可确诊，除查找淋病奈瑟菌外，可以根据细菌形态为选用抗生素及时提供线索；培养阳性率高，并可做药敏试验。除病原体检查外，还可根据病史（如是否为性传播疾病高危人群）、临床症状及体征特点初步判断病原体。

八、鉴别诊断

盆腔炎性疾病应与急性阑尾炎、输卵管妊娠流产或破裂、卵巢囊肿蒂扭转或破裂等急症相鉴别。

九、治疗

主要为抗生素药物治疗，必要时手术治疗。抗生素治疗可清除病原体，改善症状及体征，减少后遗症。经恰当的抗生索积极治疗，绝大多数盆腔炎性疾病能彻底治愈。抗生素的治疗原则：经验性、广谱、及时及个体化。根据药敏试验选用抗生素较合理，但通常需在获得实验室结果前即给予抗生素治疗，因此，初始治疗往往根据经验选择抗生素。由于盆腔炎性疾病的病原体多为淋病奈瑟菌、农原体以及需氧菌、厌氧菌的混合感染，需氧菌及厌氧菌又有革兰阴性及革兰阳性之分，故抗生素的选择应涵盖以上病原体，选择广谱抗生素以及联合用药。在盆腔炎性疾病诊断 48 小时内及时用药将明显降低后遗症的发生。具体选用的方案根据医院的条件、病人的接受程度、药物价格以及药物有效性等综合考虑。

1. 门诊治疗　若患者一般状况好，症状轻，能耐受口服抗生素，并有随访条件，可在门

诊给予口服或肌内注射抗生素治疗。常用方案：①氧氟沙星 400 mg 口服，每日 2 次，或左氧氟沙星 500 mg 口服，每日 1 次，同时加服甲硝唑 400 mg，每日 2-3 次，连用 14 日。②头孢曲松钠 250 mg 单次肌注，或头孢西丁钠 2g，单次肌注，同时口服丙磺舒 1g，然后改为多西环素 100 mg，每日 2 次，连用 14 日，可同时口服甲硝唑 400 mg，每日 2 次，连用 14 日；或选用其他第三代头孢菌素与多西环素、甲硝唑合用。

2. 住院治疗 若患者一般情况差，病情严重，伴有发热、恶心、呕吐；或有盆腔腹膜炎；或输卵管卵巢脓肿；或门诊治疗无效；或不能耐受口服抗生素；或诊断不清，均应住院给予以抗生素药物治疗为主的综合治疗。

（1）支持疗法：卧床休息，半卧位有利于脓液积聚于直肠子宫陷凹而使炎症局限。给予高热量、高蛋白、高维生素流食或半流食，补充液体，注意纠正电解质紊乱及酸碱失衡。高热时采用物理降温。尽量避免不必要的妇科检查以免引起炎症扩散，有腹胀应行胃肠减压。

（2）抗生素药物治疗：给药途径以静脉滴注收效快，常用的配伍方案如下：

1）第二代头孢菌素或相当于第二代头孢菌素的药物及第三代头孢菌素或相当于第三代头孢菌素的药物：如头孢西丁钠 2g，静注，每 6 小时 1 次；或头孢替坦二钠 2g，静注，每 12 小时 1 次；加多西环素 100 mg，每 12 小时 1 次，静脉或口服。其他可选用头孢呋辛钠、头孢唑肟钠、头孢曲松钠、头孢噻肟钠。临床症状改善至少 24 小时后转为口服药物治疗，多西环素 100 mg，每 12 小时 1 次，连用 14 日。对不能耐受多西环素者，可用阿奇霉素替代，每次 500 mg，每日 1 次，连用 3 日。对输卵管卵巢脓肿的患者，可加用克林霉素或甲硝唑，从而更有效的对抗厌氧菌。

2）克林霉素与氨基糖苷类药物联合方案：克林霉素 900 mg．每 8 小时 1 次，静滴；庆大霉素先给予负荷量（2 mg/kg），然后给予维持量（1.5 mg/kg），每 8 小时 1 次，静滴。临床症状、体征改善后继续静脉应用 24～48 小时，克林霉素改为口服，每次 450 mg，1 日 4 次，连用 14 日；或多西环素 100 mg，口服，每 12 小时 1 次，连服 14 日。

3）喹诺酮类药物与甲硝唑联合方案：氧氟沙星 400 mg 静滴，每 12 小时 1 次；或左氧氟沙星 500 mg 静滴，每日 1 次。甲硝唑 500 mg 静滴，每 8 小时 1 次。

4）青霉素类与四环素类药物联合方案：氨苄西林／舒巴坦 3 g，静注，每 6 小时 1 次，加多西环素 100 mg，每日 2 次，连服 14 日。

（3）手术治疗：主要用于治疗抗生素控制不满意的 TOA 或盆腔脓肿。手术指征有：

1）药物治疗无效：TOA 或盆腔脓肿经药物治疗 48～72 小时，体温持续不降，患者中毒症状加重或包块增大者，应及时手术，以免发生脓肿破裂。

2）脓肿持续存在：经药物治疗病情有好转，继续控制炎症数日（2～3 周），包块仍未消失但已局限化，应手术切除，以免日后再次急性发作。

3）脓肿破裂：突然腹痛加剧、寒战、高热、恶心、呕吐、腹胀，检查腹部拒按或有中毒性休克表现，应怀疑脓肿破裂。若脓肿破裂未及时诊治，死亡率高。因此，一旦一怀疑脓肿破裂，需立即在抗生素治疗的同时行剖腹探查。

手术可根据情况选择经腹手术或腹腔镜手术。手术范围应根据病变范围、患者年龄、一般状态等全面考虑。原则以切除病灶为主。年轻妇女应尽量保留卵巢功能，以采用保守性手术为主；年龄大、双侧附件受累或附件脓肿屡次发作者，行全子宫及双附件切除术；对极度衰弱危重患者的手术范围须按具体情况决定。若盆腔脓肿位置低、突向阴道后穹隆时，可经阴道切开排脓，同时注入抗生素。国外近几年报道对抗生素治疗 72 小时无效的输卵管卵巢脓肿，可在超声引导下采用经皮引流技术，获得较好的治疗效果。

3. 中药治疗 主要为活血化瘀、清热解毒药物，如银翘解毒汤、安官牛黄丸或紫血丹等。

十、盆腔炎性疾病后遗症

若盆腔炎性疾病未得到及时正确的治疗，可能会发生一系列后遗症，即盆腔炎性疾病后遗症（sequelae of PID）。主要病理改变为组织破坏、广泛粘连、增生及瘢痕形成，导致：①输卵管阻塞、输卵管增粗；②输卵管卵巢粘连形成输卵管卵巢肿块；③若输卵管伞端闭锁、浆液性渗出物聚积，形成输卵管积水或输卵管积脓或输卵管卵巢脓肿的脓液吸收，被浆液性渗出物代替形成输卵管积水或输卵管卵巢囊肿；④盆腔结缔组织表现为主、骶韧带增生、变厚，若病变广泛，可使子宫固定。

1. 临床表现

（1）不孕：输卵管粘连阻塞可致不孕。急性盆腔炎性疾病后不孕发生率为 20% ～ 30%。

（2）异位妊娠：盆腔炎性疾病后异位妊娠发生率是正常妇女的 8 ～ 10 倍。

（3）慢性盆腔痛：炎症形成的粘连、瘢痕以及盆腔充血，常引起下腹部坠胀、疼痛及腰骶部酸痛，常在劳累、性交后及月经前后加剧。文献报道约 20% 急性盆腔炎发作后遗留慢性盆腔痛。慢性盆腔痛常发生在盆腔炎性疾病急性发作后的 4 ～ 8 周。

（4）盆腔炎性疾病反复发作：由于盆腔炎性疾病造成的输卵管组织结构的破坏，局部防御机能减退，若患者仍处于同样的高危因素，可造成盆腔炎的再次感染导致反复发作。有盆腔炎性疾病病史者，约 25% 将再次发作。

2. 妇科检查 若为输卵管病变，则在子宫一侧或两侧触到呈索条状增粗输卵管，并有轻度压痛；若为输卵管积水或输卵管卵巢囊肿，则在盆腔一侧或随侧触及囊性肿物，活动多受限；若为盆腔结缔组织病变，子宫常呈后倾后屈，活动受限或粘连固定，子宫一侧或两侧有片状增厚、压痛，宫骶韧带常增粗、变硬，有触痛。

3. 治疗 盆腔炎性疾病后遗症需根据不同情况选择治疗方案。不孕患者多需要辅助生育技术协助受孕。对慢性盆腔痛，尚无有效的治疗方法，对症处理或给予中药、理疗等综合治疗，治疗前需排除子宫内膜异位症等其他引起盆腔痛的疾病。对盆腔炎性疾病反复发作者，在抗生素药物治疗的基础上可根据情况选择择手术治疗。输卵管积水者需行手术治疗。

十一、随访

对于抗生素治疗的患者，应在 72 小时内随诊，明确有无临床情况的改善。患者在治疗后的 72 小时内临床症状应改善，如体温下降，腹部压痛、反跳痛减轻，宫颈举痛、子宫压痛、附件区压痛减轻。若此期间症状无改善，需进一步检查，重新进行评价，必要时行腹腔镜或手术探查。对沙眼衣原体以及淋病奈瑟菌感染者，可在治疗后 4 ～ 6 周复查病原体。

十二、预防

1. 注意性生活卫生，减少性传播疾病。对沙眼衣原体感染高危妇女筛查和治疗可减少盆腔炎性疾病发生率。虽然细菌性阴道病与盆腔炎性疾病相关，但检测和治疗细菌性阴道病能否降低盆腔炎性疾病发生率至今尚不清楚。

2. 及时治疗下生殖道感染。

3. 加强公共卫生教育，提高公众对生殖道感染的认识及预防感染的重要性。

4. 严格掌握妇科手术指征，作好术前准备，术时注意无菌操作，预防感染。

5. 及时治疗盆腔炎性疾病，防止后遗症发生。

（李同民）

第十四章 生殖内分泌疾病

第一节 功能失调性子宫出血

一、无排卵性功能失调性子宫出血

（一）病因和病理生理

正常月经的发生是基于排卵后黄体生命期结束，雌激素和孕激素撤退，使子宫内膜功能层皱缩坏死而脱落出血。正常月经的周期、持续时间和血量，表现为明显的规律性和自限性。当机体受内部和外界各种因素，诸如精神紧张、营养不良、代谢紊乱、慢性疾病、环境及气候骤变、饮食紊乱、过度运动、酗酒以及其他药物等影响时，可通过大脑皮质和中枢神经系统，引起下丘脑－垂体－卵巢轴功能调节或靶细胞效应异常而导致月经失调。无排卵性功血好发于青春期和绝经过渡期，但也可以发生于生育年龄。在青春期，下丘脑－垂体－卵巢轴激素间的反馈调节尚未成熟，大脑中枢对雌激素的正反馈作用存在缺陷，FSH呈持续低水平，无促排卵性LH陡直高峰形成而不能排卵；在绝经过渡期，卵巢功能不断衰退，卵巢对垂体促性腺激素的反应性低下，卵泡发育受阻而不能排卵；生育年龄妇女有时因应激等因素干扰，也可发生无排卵。各种原因引起的无排卵均可导致子宫内膜受单一雌激素刺激且无孕酮对抗而发生雌激素突破性出血（breakthrough bleeding）或撤退性出血（withdrawal bleeding），雌激素突破性出血有两种类型：低水平雌激素维持在阈值水平，可发生间断性少量出血，内膜修复慢，出血时间延长；高水平雌激素维持在有效浓度，引起长时间闭经，因无孕激素参与，内膜增厚但不牢固，容易发生急性突破性出血，血量汹涌。雌激素撤退性出血是子宫内膜在单一雌激素的刺激下持续增生，此时因多数生长卵泡退化闭锁，导致雌激素水平突然急剧下降，内膜失去激素支持而剥脱出血。

无排卵性功血时，异常子宫出血还与子宫内膜出血自限机制缺陷有关。主要表现为：①组织脆性增加：子宫内膜受单一雌激素刺激腺体持续增生，间质缺乏孕激素作用反应不足，致使子宫内膜组织脆弱，容易自发破溃出血。②子宫内膜脱落不完全致修复困难：无排卵性功血由于雌激素波动子宫内膜脱落不规则和不完整。子宫内膜某一区域在雌激素作用下修复，而另一区域发生脱落和出血，这种持续性增生子宫内膜的局灶性脱落缺乏足够的组织丢失量，使内膜的再生和修复困难。③血管结构与功能异常：无排卵性功血时，破裂的毛细血管密度增加，小血管多处断裂，加之缺乏螺旋化，收缩不力造成流血时间延长、流血量增多。④凝血与纤溶异常：多次组织的破损活化纤溶酶，引起更多的纤维蛋白裂解，子宫内膜纤溶亢进，凝血功能缺陷。⑤血管舒张因子异常：增生期子宫内膜含血管舒张因子PGE_2，在无排卵性功血时PGE_2含量和敏感性更高，血管易于扩张，出血增加。

（二）子宫内膜病理改变

无排卵性功血患者的子宫内膜受雌激素持续作用而无孕激素拮抗，可发生不同程度的增生性改变，少数可呈萎缩性改变。

1. 子宫内膜增生症（endometrial hyperplasia） 根据国际妇科病理协会（ISGP，1998）的分型为：

（1）单纯型增生（simple hyperplasia）：镜下所见如瑞士干酪，又称瑞士干酪样增生。镜下特点是腺体数量增加，腺腔囊性扩大，大小不一。腺上皮为单层或假复层，细胞呈高柱状，无异型性。间质也有增生，将腺体分开。发展为子宫内膜腺癌的几率仅约1%。

（2）复杂型增生（complex hyperplasia）：腺体增生明显，拥挤，结构复杂，出现腺体与腺体相邻呈背靠背现象。由于腺上皮增生，可向腺腔内呈乳头状或向间质出芽样生长。腺上皮细胞呈柱状，可见复层排列，但无细胞不典型。由于腺体增生明显，使间质减少。约3%可发展为子宫内膜腺癌。

（3）不典型增生（atypical hyperplasia）：指腺体增生并有细胞不典型。表现为在单纯型或复杂型增生的基础上，腺上皮细胞增生，层次增多，细胞极性紊乱，体积增大，核浆比例增加，核深染，见核分裂象。只要腺上皮细胞出现不典型，应归类于不典型增生。不典型增生不属于功血范畴。

2. 增殖期子宫内膜（proliferative phase endometrium）　子宫内膜所见与正常月经周期中的增生期内膜无区别，只是在月经周期后半期甚至月经期仍表现为增生期形态。

3. 萎缩型子宫内膜（atrophic endometrium）　子宫内膜菲薄萎缩，腺体少而小，腺管狭而直，腺上皮为单层立方形或低柱状细胞，间质少而致密，胶原纤维相对增多。

（三）临床表现

无排卵性功血患者可有各种不同的临床表现。临床上最常见的症状是子宫不规则出血，表现为月经周期紊乱，经期长短不一，经量不定或增多，甚至大量出血。出血期间一般无腹痛或其他不适，出血量多或时间长时常继发贫血，大量出血可导致休克。根据出血的特点，异常子宫出血包括：①月经过多（menorrhagia）：周期规则，经期延长（＞7日）或经量过多（＞80 ml）。②子宫不规则过多出血（menometrorrhagia）：周期不规则，经期延长，经量过多。③子宫不规则出血（metrorrhagia）：周期不规则，经期延长而经量正常。④月经过频（polymenorrhea）：月经频发，周期缩短，＜21日。

（四）诊断

鉴于功血的定义，功血的诊断应采用排除法。需要排除的情况或疾病有：妊娠相关出血、生殖器官肿瘤、感染、血液系统及肝肾重要脏器疾病、甲状腺疾病、生殖系统发育畸形、外源性激素及异物引起的不规则出血等。主要依据病史、体格检查及辅助检查作出诊断。

1. 病史　详细了解异常子宫出血的类型、发病时间、病程经过、出血前有无停经史及以往治疗经过。注意患者的年龄、月经史、婚育史、避孕措施、激素类药物使用史及全身与生殖系统有无相关疾病如肝病、血液病、糖尿病、甲状腺功能亢进症或减退症等。

2. 体格检查　包括妇科检查和全身检查，排除生殖器官及全身性器质性病变。

3. 辅助检查

（1）子宫内膜取样（sampling）：

1）诊断性刮宫（dilation & curettage，D&C）：简称诊刮。其目的是止血和明确子宫内膜病理诊断。年龄＞35岁、药物治疗无效或存在子宫内膜癌高危因素的异常子宫出血患者，应行诊刮明确子宫内膜病变。为确定卵巢排卵和黄体功能，应在经前期或月经来潮6 h内刮宫。不规则阴道流血或大量出血时可随时刮宫。诊刮时必须搔刮整个宫腔，尤其是两宫角，并注意宫腔大小、形态，宫壁是否平滑，刮出物性质和数量。疑有子宫内膜癌时，应行分段诊刮。无性生活史患者若激素治疗失败或疑有器质性病变，应经患者或其家属知情同意后考虑诊刮。

2）子宫内膜活组织检查：目前国外推荐使用 Karman 套管或小刮匙等的内膜活检，其优点是创伤小，能获得足够组织标本用于诊断。

（2）超声检查：经阴道B型超声检查可了解子宫大小、形状，子宫内膜厚度及宫腔内病变等。

（3）宫腔镜检查：在宫腔镜直视下，选择病变区进行活检可诊断各种宫腔内病变，如子宫内膜息肉、子宫黏膜下肌瘤、子宫内膜癌等。

（4）基础体温测定：基础体温呈单相型，提示无排卵。

（5）激素测定：于月经周期黄体期合适时间（第21日）测定血孕酮值，若升高提示近期有排卵。但常因出血频繁，难以选择测定孕激素的时间。测定血睾酮、催乳激素水平及甲状腺功能以排除其他内分泌疾病。

（6）妊娠试验：有性生活史者应行妊娠试验，排除妊娠及妊娠相关疾病。

（7）宫颈细胞学检查：排除宫颈癌。

（8）感染病原体检测：对年轻性活跃者，应检测淋病双球菌、解脲支原体、人型支原体和沙眼衣原体。

（9）血红细胞计数及血细胞比容；了解贫血情况。

（10）血凝功能测定：血小板计数、出凝血时间、凝血酶原时间、活化部分凝血酶原时间等。

（五）鉴别诊断

在诊断功血前，必须排除生殖器官病变或全身性疾病所导致的生殖器官出血，需注意鉴别的有：

1. 异常妊娠或妊娠并发症　如流产、异位妊娠、葡萄胎、子宫复旧不良、胎盘残留、胎盘息肉等。

2. 生殖器官肿瘤　如子宫内膜癌、宫颈癌、滋养细胞肿瘤、子宫肌瘤、卵巢肿瘤等。

3. 生殖器官感染　如急性或慢性子宫内膜炎、子宫肌炎和生殖道淋病双球菌、支原体和衣原体感染等。

4. 激素类药物使用不当及宫内节育器或异物引起的子宫不规则出血。

5. 全身性疾病　如血液病、肝肾衰竭、甲状腺功能亢进症或减退症等。

（六）治疗

1. 一般性治疗　贫血者应补充铁剂、维生素 C 和蛋白质，严重贫血需输血。流血时间长者给予抗生素预防感染。出血期间应加强营养，避免过度劳累，保证充分休息。

2. 药物治疗　功血的一线治疗是药物治疗。青春期及生育年龄无排卵性功血以止血、调整周期、促排卵为主；绝经过渡期功血以止血、调整周期、减少经量，防止子宫内膜病变为治疗原则。常采用性激素止血和调整月经周期。出血期可辅以促进凝血和抗纤溶药物，促进止血。

（1）止血：需根据出血量选择合适的制剂和使用方法。对少量出血患者，使用最低有效量激素，减少药物副反应，对大量出血患者，要求性激素治疗 8 小时内见效，24～48 小时内出血基本停止。96 小时以上仍不止血，应考虑更改功血诊断。

1）联合用药：性激素联合用药的止血效果优于单一药物。口服避孕药在治疗青春期和生育年龄无排卵性功血时常常有效。出血量不多、轻度贫血的青春期和生育年龄功血患者，可于月经第 1 日口服复方低剂量避孕药（combination low-dose oral contraceptive），共 21 日，停药 7 日，共 28 日为一周期。也可采用前 21 日为含有药物活性的药片，后 7 日为无药物活性的药片，连续 3～6 个周期。急性大出血，病情稳定，可用复方单相口服避孕药（combination monophasic oral contraceptive），每 6～8 小时 1 片，血止后每 3 日递减 1/3 量直至维持量（每日 1 片），共 21 日停药。可在雌孕激素联合的基础上加用雄激素，以达到加速止血的目的，如三合激素（黄体酮 12.5 mg，苯甲酸雌二醇 1.25 mg，睾酮 25 mg）2 ml 肌注，每 8～12 小时一次，血止后逐渐递减（每 3 日减量一次）至维持量，共 21 日停药。

2）雌激素：应用大剂量雌激素可迅速促使子宫内膜生长，短期内修复创面而止血，适用于急性大量出血时。口服结合雌激素 2.5 mg，每 4～6 小时一次，血止后每 3 日递减 1/3 量直至维持量 1.25 mg，每日 1 次；也可用己烯雌酚（stilbestrol）1～2 mg，每 6～8 小时一次，血止后每 3 日递减 1/3 量，维持量每日 1 mg。口服大剂量己烯雌酚胃肠道反应重，药物吸收慢。也可用苯甲酸雌二醇肌注，从血止日期算起第 21 日停药。大剂量雌激素止血对有血液高凝或血栓性疾病史的患者应禁忌应用。

间断性少量长期出血者的雌激素水平常较低，应用雌激素治疗也是好方法。多采用生理替代剂量，如结合雌激素 1.25 mg，每日 1 次，共 21 日，最后 7～10 日应加用孕激素，如醋酸甲羟孕酮（medroxyprogesterone acetate MPA）10 mg，每日 1 次，但需注意停药后出血量会较多，一般 7 日内血止。

3）孕激素：止血作用机制是使雌激素作用下持续增生的子宫内膜转化为分泌期，达到止血效果。停药后子宫内膜脱落较完全，起到药物性刮宫作用。适用于体内已有一定雌激素水平的功血患者。合成孕激素分两类，常用 17-羟孕酮衍生物（醋酸甲羟孕酮、甲地孕酮）和 19-去甲基睾酮衍生物（炔诺酮等）。以炔诺酮治疗出血较多的功血为例，首剂量 5 mg，每 8 小时一次，2～3 日血止后每隔 3 日递减 1/3 量，直至维持量每日 2.5～5.0 mg，持续用至血止后 21 日停药，停药后 3～7 日发生撤药性出血。

4）雄激素：雄激素有拮抗雌激素、增强子宫平滑肌及子宫血管张力的作用，减轻盆腔充血而减少出血量。适用于绝经过渡期功血。大量出血时单独应用效果不佳。

5）宫内孕激素释放系统：常用于治疗严重月经过多。在宫腔内放置含孕酮或左炔诺孕酮的宫内节育器（levonorgestrel-releasing IUD），使孕激素在局部直接作用于子宫内膜，能减少经量 80%～90%，有时甚至出现闭经。

6）其他：非甾体类抗炎药和其他止血药有减少出血量的辅助作用，但不能赖以止血。

（2）调整月经周期：应用性激素止血后必须调整月经周期。青春期及生育年龄无排卵性功血患者需恢复正常的内分泌功能，以建立正常月经周期；绝经过渡期患者需控制出血及预防子宫内膜增生症的发生。常用方法有：

1）雌、孕激素序贯法：即人工周期。模拟自然月经周期中卵巢的内分泌变化，序贯应用雌、孕激素，使子宫内膜发生相应变化，引起周期性脱落。适用于青春期及生育年龄功血内源性雌激素水平较低者。雌激素自血止周期撤药性月经第 5 日起用药，生理替代全量为结合雌激素 1.25 mg 或戊酸雌二醇 2 mg，每晚 1 次，连服 21 日，服雌激素 11 日起加用醋酸甲羟孕酮，每日 10 mg，连用 10 日。连续 3 个周期为一疗程。若正常月经仍未建立，应重复上述序贯疗法。若患者体内有一定雌激素水平，雌激素可采用半量或 1/4 量。

2）雌、孕激素联合法：此法开始即用孕激素，限制雌激素的促内膜生长作用，使撤药性出血逐步减少，其中雌激素可预防治疗过程中孕激素突破性出血。适用于生育年龄功血内源性雌激素水平较高者或绝经过渡期功血。常用低剂量给药，如口服避孕药自血止周期撤药性出血第 5 日起每晚 1 片，连服 21 日，一周为撤药性出血间隔，连续 3 个周期为一个疗程。对停药后仍未能建立正常月经周期者，可重复上述联合疗法。

3）后半周期疗法：适用于青春期或活组织检查为增殖期内膜功血。可于月经周期后半期（撤药性出血的第 16～25 日）服用醋酸甲羟孕酮 10 mg，每日 1 次或肌注黄体酮 20 mg，每日 1 次，连用 10 日为一周期，共 3 个周期为一疗程。

（3）促排卵：功血患者经上述调整周期药物治疗几个疗程后，通过雌、孕激素对中枢的反馈调节作用，部分患者可恢复自发排卵。青春期一般不提倡使用促排卵药物，对有生育要求的无排卵不孕患者，可针对病因采取促排卵，具体方法将在闭经（本章第二节）中介绍。

3. 手术治疗

（1）刮宫术：适用于急性大出血或存在子宫内膜癌高危因素的功血患者。

（2）子宫内膜切除术（endometrial ablation）：利用宫腔镜下电切割或激光切除子宫内膜、或采用滚动球电凝或热疗等方法，使子宫内膜凝固或坏死。适用于经量多的绝经过渡期功血和经激素治疗无效且无生育要求的生育年龄功血。术前 1 个月口服达那唑 600 mg，每日 1 次，以减少所切除的组织量，增加手术安全性。治疗优点是微创、有效，可减少月经量 80% ～ 90%，部分患者可达到闭经。缺点是除宫腔镜下电切割外，其他治疗后组织受热效应破坏影响病理诊断，因此术前必须有明确的病理学诊断，以避免误诊和误切子宫内膜癌。

（3）子宫切除术：因功血而行子宫切除术约占子宫切除术的 20%。患者经各种治疗效果不佳，并了解了所有治疗功血的可行方法后，可由患者和家属知情选择接受子宫切除。

二、排卵性月经失调

排卵性月经失调（ovulatory menstrual dysfunction）较无排卵性功血少见，多发生于生育年龄妇女。患者有排卵，但黄体功能异常。常见有两种类型。

（一）黄体功能不足（luteal phase defect, LPD）

月经周期中有卵泡发育及排卵，但黄体期孕激素分泌不足或黄体过早衰退导致子宫内膜分泌反应不良和黄体期缩短。

【发病机制】

足够水平的 FSH 和 LH 及卵巢对 LH 良好的反应，是黄体健全发育的必要前提。黄体功能不足有多种因素：神经内分泌调节功能紊乱可导致卵泡期 FSH 缺乏，使卵泡发育缓慢，雌激素分泌减少，从而对垂体及下丘脑正反馈不足；LH 脉冲峰值不高及排卵峰后 LH 低脉冲缺陷，使排卵后黄体发育不全，孕激素分泌减少；卵巢本身发育不良，卵泡期颗粒细胞 LH 受体缺陷，也可使排卵后颗粒细胞黄素化不良，孕激素分泌减少，从而使子宫内膜分泌反应不足。有时黄体分泌功能正常，但维持时间短。部分黄体功能不足可由高催乳素血症引起。此外，生理性因素如初潮、分娩后、绝经过渡期、内分泌疾病、代谢异常等，也可出现黄体功能不足。

【病理】

子宫内膜形态一般表现为分泌期内膜腺体分泌不良，间质水肿不明显或腺体与间质发育不同步。内膜活检显示分泌反应落后 2 日。

【临床表现】

一般表现为月经周期缩短。有时月经周期虽在正常范围内，但卵泡期延长、黄体期缩短，以致患者不易受孕或在孕早期流产。

【诊断】

根据月经周期缩短、不孕或早孕时流产，妇科检查无引起功血的生殖器官器质性病变；基础体温双相型，但高温相小于 11 日；子宫内膜活检显示分泌反应至少落后 2 日，可作出诊断。

【治疗】

1. **促进卵泡发育**　针对其发生原因，促使卵泡发育和排卵。

（1）卵泡期使用低剂量雌激素：低剂量雌激素能协同 FSH 促进优势卵泡发育，月经第 5 日起每日口服结合雌激素 0.625 mg 或戊酸雌二醇 1 mg，连续 5 ～ 7 日。

（2）氯米芬：氯米芬通过与内源性雌激素受体竞争性结合，促使垂体释放 FSH 和 LH，达到促进卵泡发育的目的。月经第 5 日每日口服氯米芬 50 mg，连服 5 日。

2. **促进月经中期 LH 峰形成**　在监测到卵泡成熟时，绒促性素 5 000 ～ 10 000 U 一次或分两次肌注，以加强月经中期 LH 排卵峰，达到不使黄体过早衰退和提高其分泌孕酮的功能。

3. **黄体功能刺激疗法**　于基础体温上升后开始，隔日肌注 hCG 1 000 ～ 2 000 U，共 5 次，可使血浆孕酮明显上升，延长黄体期。

4. **黄体功能替代疗法**　一般选用天然黄体酮制剂，自排卵后开始每日肌注黄体酮 10 mg，共 10 ～ 14 日，以补充黄体孕酮分泌不足。

5. 黄体功能不足合并高催乳激素血症的治疗 使用溴隐亭每日 $2.5 \sim 5.0$ mg，可使催乳激素水平下降，并促进垂体分泌促性腺激素及增加卵巢雌、孕激素分泌，从而改善黄体功能。

（二）子宫内膜不规则脱落（irregular shedding of endometrium）

月经周期有排卵，黄体发育良好，但萎缩过程延长，导致子宫内膜不规则脱落。

【发病机制】

由于下丘脑－垂体－卵巢轴调节功能紊乱，或溶黄体机制失常，引起黄体萎缩不全，内膜持续受孕激素影响，以致不能如期完整脱落。

【病理】

经第 $3 \sim 4$ 日时，分泌期子宫内膜已全部脱落。黄体萎缩不全时，月经期第 $5 \sim 6$ 日仍能见呈分泌反应的子宫内膜。常表现为混合型子宫内膜，即残留的分泌期内膜与出血坏死组织及新增生的内膜混合共存。

【临床表现】

表现为月经周期正常，但经期延长，长达 $9 \sim 10$ 日，且出血量多。

【诊断】

临床表现为经期延长，基础体温呈双相型，但下降缓慢。在月经第 $5 \sim 6$ 日行诊断性刮宫，病理检查作为确诊依据。

【治疗】

1. 孕激素 孕激素通过调节下丘脑－垂体－卵巢轴的反馈功能，使黄体及时萎缩，内膜按时完整脱落。方法：排卵后第 $1 \sim 2$ 日或下次月经前 $10 \sim 14$ 日开始，每日口服醋酸甲羟孕酮 10 mg，连服 10 日。有生育要求者肌注黄体酮注射液。无生育要求者也可口服单相口服避孕药，自月经周期第 5 日始，每日 1 片，连续 21 日为一周期。

2. 绒促性素 用法同黄体功能不足，hCG 有促进黄体功能的作用。

（李同民）

第二节　闭经

闭经（amenorrhea）为常见的妇科症状，表现为无月经或月经停止。根据既往有无月经来潮，分为原发性闭经和继发性闭经两类。原发性闭经（primary amenorrhea）指年龄超过 16 岁、第二性征已发育、月经还未来潮，或年龄超过 14 岁、第二性征未发育者。由于近年月经初潮年龄提前，国外有建议将上述两年龄分别提前 1 年。继发性闭经（secondary amenorrhea）指正常月经建立后月经停止 6 个月，或按自身原有月经周期计算停止 3 个周期以上者。青春期前、妊娠期、哺乳期及绝经后的月经不来潮属生理现象，本节不展开讨论。

一、病因

正常月经的建立和维持有赖于下丘脑－垂体－卵巢轴的神经内分泌调节、靶器官子宫内膜对性激素的周期性反应和下生殖道的通畅，其中任何一个环节发生障碍均可导致闭经。

1. 原发性闭经 较少见，多为遗传学原因或先天性发育缺陷引起。约 30% 患者伴有生殖道异常。根据第二性征的发育情况，分为第二性征存在和第二性征缺乏两类。

（1）第二性征存在的原发性闭经：

1）米勒管发育不全综合征（Mullerian agenesis syndrome，又称 Mayer-Rokitansky-Kuster-Hauser syndrome）：约占青春期原发性闭经的 20%。由副中肾管发育障碍引起的先天畸形，可能基因突变所致，和半乳糖代谢异常相关，但染色体核型正常，为 46，XX。促性腺激素正常，有排卵，外生殖器、输卵管、卵巢及女性第二性征正常。主要异常表现为始基子宫或无子宫、无阴道。约15%伴肾异常（肾缺如、盆腔肾或马蹄肾），40%有双套尿液集合系统，约5%～12%伴骨骼畸形。

2）雄激素不敏感综合征（androgen insensitivity syndrome）：又称睾丸女性化完全型。为男性假两性畸形，染色体核型为46，XY，但X染色体上的雄激素受体基因缺陷。性腺为睾丸，位于腹腔内或腹股沟。睾酮水平在男性范围，靶细胞睾酮受体缺陷，不发挥生物学效应，睾酮能通过芳香化酶转化为雌激素，故表型为女性，致青春期乳房隆起丰满，但乳头发育不良，乳晕苍白，阴毛、腋毛稀少，阴道为盲端，较短浅，子宫及输卵管缺如。

3）对抗性卵巢综合征（savage syndrome）：或称卵巢不敏感综合征。其特征有：①卵巢内多数为始基卵泡及初级卵泡；②内源性促性腺激素，特别是FSH升高；③卵巢对外源性促性腺激素不敏感；④临床表现为原发性闭经，女性第二性征存在。

4）生殖道闭锁：任何生殖道闭锁引起的横向阻断均可导致闭经：如阴道横隔、无孔处女膜等。

5）真两性畸形：非常少见，同时存在男性和女性性腺，染色体核型可为XX，XY或嵌合体。女性第二性征存在。

（2）第二性征缺乏的原发性闭经：

1）低促性腺激素性腺功能减退（hypogonadotropic hypogonadism）：多因下丘脑分泌GnRH不足或垂体分泌促性腺激素不足而致原发性闭经。最常见为体质性青春发育延迟。其次为嗅觉缺失综合征（Kallmann's syndrome），为下丘脑GnRH先天性分泌缺乏同时伴嗅觉丧失或减退。临床表现为原发性闭经，女性第二性征缺如，嗅觉减退或丧失，但女性内生殖器分化正常。

2）高促性腺激素性腺功能减退（hypergonadotropic hypogonadism）：原发于性腺衰竭所致的性激素分泌减少，可引起反馈性LH和FSH升高，常与生殖道异常同时出现。

①特纳综合征（Turner's syndrome）：属于性腺先天性发育不全。性染色体异常，核型为45，XO或45，XO/46，XX或45，XO/47，XXX。表现为原发性闭经，卵巢不发育，身材矮小，第二性征发育不良，常有蹼颈、盾胸、后发际低、腭高耳低、鱼样嘴、肘外翻等临床特征，可伴主动脉缩窄及肾、骨骼畸形、自身免疫性甲状腺炎、听力下降及高血压等。

②46，XX单纯型生殖腺发育不全（pure gonadal dysgenesis）：体格发育无异常，卵巢呈条索状无功能实体，子宫发育不良，女性第二性征发育差，但外生殖器为女型。

③46，XY单纯型生殖腺发育不全：又称Swyer综合征。主要表现为条索状性腺及原发性闭经。具有女性生殖系统，但无青春期性发育，女性第二性征发育不良。由于存在Y染色体，患者在10～20岁时易发生性腺母细胞瘤或无性细胞瘤，故诊断确定后应切除条索状性腺。

2. 继发性闭经　发生率明显高于原发性闭经。病因复杂，根据控制正常月经周期的4个主要环节，以下丘脑性最常见，依次为垂体、卵巢及子宫性闭经。

（1）下丘脑性闭经：最常见，以功能性原因为主。

1）精神应激（psychogenic stress）：突然或长期精神压抑、紧张、忧虑、环境改变、过度劳累、情感变化、寒冷等，均可能引起神经内分泌障碍而导致闭经，其机制可能与应激状态下下丘脑分泌的促肾上腺皮质激素释放激素和皮质激素分泌增加，进而刺激内源性阿片肽分泌，抑制下丘脑分泌促性腺激素释放激素和垂体分泌促性腺激素有关。

2）体重下降和神经性厌食（weight loss, anorexia nervosa）：中枢神经对体重急剧下降极敏感，1年内体重下降10%左右，即使仍在正常范围也可引发闭经。饮食习惯改变也是原因之一。严重的神经性厌食在内在情感剧烈矛盾或为保持体型强迫节食时发生，特征性表现为极度厌食、严重消瘦和闭经，其死亡率达9%。持续进行性消瘦还可使GnRH降至青春期前水平，使促性腺激素和雌激素水平低下。

3）运动性闭经：长期剧烈运动或芭蕾舞、现代舞等训练易致闭经。初潮发生和月经维持有赖于一定比例（17% ～ 22%）的机体脂肪，肌肉 / 脂肪比率增加或总体脂肪减少，均可使月经异常。运动剧增后 GnRH 释放受抑制，使 LH 释放受抑制，也可引起闭经。目前认为体内脂肪减少和营养不良引起瘦素水平下降是生殖轴功能受抑制的机制之一。

4）药物性闭经：长期应用甾体类避孕药及某些药物，如吩噻嗪衍生物（奋乃静、氯丙嗪）、利血平等，可引起继发性闭经，其机制是药物抑制下丘脑分泌 GnRH 或通过抑制下丘脑多巴胺，使垂体分泌催乳激素增多。药物性闭经通常是可逆的，停药后 3 ～ 6 个月月经多能自然恢复。

5）颅咽管瘤：瘤体增大可压迫下丘脑和垂体柄引起闭经、生殖器萎缩、肥胖、颅内压增高、视力障碍等症状，也称肥胖生殖无能营养不良症。

（2）垂体性闭经：主要病变在垂体。腺垂体器质性病变或功能失调，均可影响促性腺激素分泌，继而影响卵巢功能引起闭经。

1）垂体梗死：常见的为希恩综合征（Sheehan syndrome）。由于产后大出血休克，导致垂体尤其是腺垂体促性腺激素分泌细胞缺血坏死，引起腺垂体功能低下而出现一系列症状：闭经、无泌乳、性欲减退、毛发脱落等，第二性征衰退，生殖器官萎缩，以及肾上腺皮质、甲状腺功能减退，出现畏寒、嗜睡、低血压，可伴有严重而限局的眼眶后方疼痛、视野缺损及视力减退等症状，基础代谢率降低。

2）垂体肿瘤：蝶鞍内的腺垂体各种腺细胞发生催乳激素腺瘤、生长激素腺瘤、促甲状腺激素腺瘤、促肾上腺皮质激素腺瘤以及无功能的垂体腺瘤时，可出现闭经及相应症状，系因肿瘤分泌激素抑制 GnRH 分泌和（或）压迫分泌细胞，使促性腺激素分泌减少所致。如常见的催乳激素细胞肿瘤引起闭经溢乳综合征。

3）空蝶鞍综合征（empty sella syndromne）：蝶鞍隔因先天性发育不全、肿瘤或手术破坏，使脑脊液流入蝶鞍的垂体窝，使蝶鞍扩大，垂体受压缩小，称空蝶鞍。当垂体柄受脑脊液压迫而使下丘脑与垂体间的门脉循环受阻时，出现闭经和高催乳激素血症。X 线检查仅见蝶鞍稍增大，CT 或 MRI 检查精确显示在扩大垂体窝中见萎缩的垂体和低密度的脑脊液。

（3）卵巢性闭经：闭经的原因在卵巢。卵巢分泌的性激素水平低下，子宫内膜不发生周期性变化而导致闭经。

1）卵巢早衰（premature ovarian failure）：女性 40 岁前由于卵巢内卵泡耗竭或医源性损伤（iatrogenic causes）导致卵巢功能衰竭，称为卵巢早衰。病因可因遗传因素、自身免疫性疾病、医源性损伤（放疗、化疗对性腺的破坏或手术所致的卵巢血供受影响）或特发性原因引起。以低雌激素及高促性腺激素为特征，表现为继发性闭经，常伴围绝经期症状。

2）卵巢功能性肿瘤：分泌雄激素的卵巢支持 - 间质细胞瘤，产生过量雄激素抑制下丘脑 - 垂体 - 卵巢轴功能而闭经。分泌雌激素的卵巢颗粒 - 卵泡膜细胞瘤，持续分泌雌激素抑制排卵，使子宫内膜持续增生而闭经。

3）多囊卵巢综合征：以长期无排卵及高雄激素血症为特征。临床表现为闭经、不孕、多毛和肥胖。

（4）子宫性闭经：闭经原因在子宫。月经调节功能正常，第二性征发育也正常，由于子宫内膜受破坏，或对卵巢激素不能产生正常反应，均可出现闭经。

1）Asherman 综合征：为子宫性闭经最常见原因。多因人工流产刮宫过度或产后、流产后出血刮宫损伤子宫内膜，导致宫腔粘连而闭经。流产后感染、产褥感染、子宫内膜结核感染及各种宫腔手术所致的感染也可造成闭经。因宫颈上皮内瘤变而行各种宫颈锥切手术所致的宫颈管粘连、狭窄也可致闭经。当仅有宫颈管粘连时有月经产生而不能流出，宫腔完全粘连时则无月经。

2) 手术切除子宫或放疗破坏子宫内膜而闭经。

（5）其他内分泌功能异常甲状腺、肾上腺、胰腺等功能紊乱也可引起闭经。常见的疾病有甲状腺功能减退或亢进、肾上腺皮质功能亢进、肾上腺皮质肿瘤等。

二、诊断

闭经是症状，诊断时需先寻找闭经原因，确定病变部位，然后再明确是何种疾病所引起。

1. 病史 详细询问月经史，包括初潮年龄、月经周期、经期、经量和闭经期限及伴随症状等。发病前有无导致闭经的诱因，如精神因素、环境改变、体重增减、饮食习惯、剧烈运动、各种疾病及用药情况、职业或学习成绩等。已婚妇女需询问生育史及产后并发症史。原发性闭经应询问第二性征发育情况，了解生长发育史，有无先天缺陷或其他疾病及家族史。

2. 体格检查 检查全身发育状况，有无畸形（包括骨骼）。测量体重、身高，四肢与躯干比例，五官特征。观察精神状态、智力发育、营养和健康情况。妇科检查应注意内外生殖器发育，有无先天缺陷、畸形，腹股沟区有无肿块，第二性征如毛发分布、乳房发育是否正常，乳房有无乳汁分泌等。其中第二性征检查有助于鉴别原发性闭经的病因，缺乏女性第二性征提示从未受过雌激素刺激。多数解剖异常可以通过体格检查发现，但无阳性体征仍不能排除有解剖异常。

3. 辅助检查 生育年龄妇女闭经首先需排除妊娠。通过病史及体格检查对闭经病因及病变部位有初步了解，再通过有选择的辅助检查明确诊断。

（1）功能试验：

1) 药物撤退试验：用于评估体内雌激素水平，以确定闭经程度。

①孕激素试验（progestational challenge）：黄体酮注射液，每日肌注 20 mg，连续 5 日；或口服醋酸甲羟孕酮，每日 10 mg，连用 5 日。停药后出现撤药性出血（阳性反应），提示子宫内膜已受一定水平雌激素影响，为工度闭经。停药后无撤药性出血（阴性反应），应进一步行雌孕激素序贯试验。

②雌孕激素序贯试验：适用于孕激素试验阴性的闭经患者。每晚睡前服妊马雌酮 1.25 mg 或己烯雌酚 1 mg，连续 21 日，最后 10 日加用醋酸甲羟孕酮，每日口服 10 mg，停药后发生撤药性出血者为阳性，提示子宫内膜功能正常，可排除子宫性闭经，引起闭经的原因是患者体内雌激素水平低落，为Ⅱ度闭经，应进一步寻找原因。无撤药性出血者为阴性，应重复一次试验，若仍无出血，提示子宫内膜有缺陷或被破坏，可诊断为子宫性闭经。

2) 垂体兴奋试验：又称 GnRH 刺激试验，了解垂体对 GnRH 的反应性。典型方法：将 LHRH 100 μg 溶于 0.9% 氯化钠射液 5 ml 中，30 s 内静脉注射完毕。于注射前及注射后 15、30、60、120 分钟分别采血测定 LH 含量。注射后 15～60 分钟 LH 高峰值较注射前升高 2～4 倍，说明垂体功能正常，病变在下丘脑；经多次重复试验 LH 值无升高或升高不显著，说明垂体功能减退，如希恩综合征。

（2）激素测定：

1) 血甾体激素测定：包括雌二醇、孕酮及睾酮测定。血孕酮水平升高，提示排卵；雌激素水平低，提示卵巢功能不正常或衰竭；睾酮水平高，提示可能为多囊卵巢综合征或卵巢支持 - 间质细胞瘤等。

2) 催乳激素及垂体促性腺激素测定：PRL > 25 μg/L 时称为高催乳激素血症（hyperprolactinemia）。PRL 升高者测定 TSH，TSH 升高为甲状腺功能减退；TSH 正常，而 PRL < 100 μg/L，应行头颅 MRI 或 CT 检查，排除垂体肿瘤。PRL 正常应测定垂体促性腺激素。月经周期中 FSH 正常值为 5～20 U/L，LH 为 5～25 U/L。若两次测定 FSH > 25～40 U/L，为高促性腺激素性腺功能减退，提示卵巢功能衰竭；若 LH＞25 U/L 或 LH/FSH 比例＞3 时，应高度怀疑多囊卵巢综合征；若 FSH、LH 均＜5 U/L，为低促性腺激素性腺功能减退，提示垂体功能减退，病变可能在垂体或下丘脑。

3）肥胖、多毛、痤疮患者还需测定胰岛素、雄激素（血睾酮、硫酸脱氢表雄酮，尿17-酮等），以确定是否存在胰岛素抵抗、高雄激素血症或先天性 21-羟化酶功能缺陷等。Cushing 综合征可通过测定 24 小时尿皮质醇或 1 mg 地塞米松抑制试验排除。

（3）影像学检查：

1）盆腔 B 型超声检查：观察盆腔有无子宫，子宫形态、大小及内膜厚度，卵巢大小、形态、卵泡数目等。

2）子宫输卵管造影：了解有无宫腔病变和宫腔粘连。

3）CT 或磁共振显像（MRI）：用于盆腔及头部蝶鞍区检查，了解盆腔肿块和中枢神经系统病变性质，诊断卵巢肿瘤、下丘脑病变、垂体微腺瘤、空蝶鞍等。

4）静脉肾盂造影：怀疑米勒管发育不全综合征时，用以确定有无肾脏畸形。

（4）宫腔镜检查能精确诊断宫腔粘连。

（5）腹腔镜检查能直视下观察卵巢形态、子宫大小，对诊断多囊卵巢综合征等有价值。

（6）染色体检查对鉴别性腺发育不全病因及指导临床处理有重要意义。

（7）其他检查如靶器官反应检查，包括基础体温测定、子宫内膜取样等（详见本章第一节）。怀疑结核或血吸虫病应行内膜培养。

三、治疗

1. 全身治疗 占重要地位，包括积极治疗全身性疾病，提高机体体质，供给足够营养，保持标准体重。运动性闭经者应适当减少运动量。对应激或精神因素所致闭经，应进行耐心的心理治疗，消除精神紧张和焦虑。对肿瘤、多囊卵巢综合征等引起的闭经，应进行特异性治疗。

2. 激素治疗 明确病变环节及病因后，给予相应激素治疗以补充机体激素不足或拮抗其过多，达到治疗目的。

（1）性激素替代治疗：目的有：①维持女性全身健康及生殖健康，包括心血管系统、骨骼及骨代谢、神经系统等。②促进和维持第二性征和月经。主要治疗方法有：

1）雌激素替代治疗：适用于无子宫者。结合雌激素 0.625 mg/d 或微粒化 17-β 雌二醇 1 mg/d，连用 21 日，停药 1 周后重复给药。

2）雌、孕激素人工周期疗法：适用于有子宫者。上述雌激素连服 21 日，最后 10 日同时给予醋酸甲羟孕酮 6～10 mg/d。

3）孕激素疗法：适用于体内有一定内源性雌激素水平的 I 度闭经患者，可于月经周期后半期（或撤药性出血第 16～25 日）口服醋酸甲羟孕酮每日 6～10 mg，共 10 日。

（2）促排卵：适用于有生育要求的患者。

1）氯米芬：是最常用的促排卵药物。适用于有一定内源性雌激素水平的无排卵者。作用机制是通过竞争性结合下丘脑细胞内的雌激素受体，以阻断内源性雌激素对下丘脑的负反馈作用，促使下丘脑分泌更多的 GnRH 及垂体促性腺激素。给药方法为月经第 5 日始，每日 50～100 mg，连用 5 日。

2）促性腺激素：适用于低促性腺激素闭经及氯米芬促排卵失败者，促卵泡发育的制剂有：①尿促性素（human menopausal gonadotropin，HMG），内含 FSH 和 LH 各 75 U；②卵泡刺激素，包括尿提取 FSH、纯化 FSH、基因重组 FSH。促成熟卵泡排卵的制剂为绒促性素（hCG）。常用 HMG 或 FSH 和 hCG 联合用药促排卵。HMG 或 FSH 一般每日剂量 75～150 U，于撤药性出血第 3～5 日开始，连续 7～12 日，待优势卵泡达成熟标准时，再使用 hCG 5 000～10 000 U 促排卵。并发症为多胎妊娠和卵巢过度刺激综合征（ovarian hyperstimulation syndrome，OHSS）。

3）促性腺激素释放激素（GnRH）：利用其天然制品促排卵，用脉冲皮下注射或静脉给药，适用于下丘脑性闭经。

（3）溴隐亭（bromocriptine）：为多巴胺受体激动剂。通过与垂体多巴胺受体结合直接抑制垂体 PRL 分泌，恢复排卵；溴隐亭还可直接抑制垂体分泌 PRL 肿瘤细胞生长。单纯高 PRL 血症患者，每日 2.5～5 mg，一般在服药的第 5～6 周能使月经恢复。垂体催乳激素瘤患者，每日 5～7.5 mg，敏感者在服药 3 个月后肿瘤明显缩小，较少采用手术。

（4）其他激素治疗：

1）肾上腺皮质激素：适用于先天性肾上腺皮质增生所致的闭经，一般用泼尼松或地塞米松。

2）甲状腺素：如甲状腺片，适用于甲状腺功能减退引起的闭经。

3. 手术治疗　针对各种器质性病因，采用相应的手术治疗。

（1）生殖器畸形：如处女膜闭锁、阴道横隔或阴道闭锁，均可通过手术切开或成形，使经血流畅。宫颈发育不良若无法手术矫正，则应行子宫切除术。

（2）Asherman 综合征：多采用宫腔镜直视下分离粘连，随后加用大剂量雌激素和放置宫腔内支撑的治疗方法。术后宫腔内支撑放置 7～10 日，每日口服妊马雌酮 2.5 mg，第 3 周始用醋酸甲羟孕酮每日 10 mg，共 7 日，根据撤药出血量，重复上述用药 3～6 个月。宫颈狭窄和粘连可通过宫颈扩张治疗。

（3）肿瘤：卵巢肿瘤一经确诊应予手术治疗。对于垂体肿瘤患者，应根据肿瘤部位、大小及性质确定治疗方案。催乳激素瘤常采用药物治疗，手术多用于药物治疗无效或巨腺瘤产生压迫症状者。其他中枢神经系统肿瘤多采用手术和（或）放疗。含 Y 染色体的高促性腺激素闭经者，性腺易发生肿瘤，应行手术治疗。

（李同民）

第三节　多囊卵巢综合征

多囊卵巢综合征（polycystic ovarian syndrome，PCOS）是一种生殖功能障碍与糖代谢异常并存的内分泌紊乱综合征。持续性无排卵、雄激素过多和胰岛素抵抗是其重要特征，是生育期妇女月经紊乱最常见的原因，其病因至今尚未阐明。因 Stein 和 Leventhal 于 1935 年首先报道，故又称 Stein-Leventhal 综合征。

一、内分泌特征与病理生理

内分泌特征有：①雄激素过多；②雌酮过多；③黄体生成激素/卵泡刺激素（LH/FSH）比值增大；④胰岛素过多。产生这些变化的可能机制涉及：

1. 下丘脑 - 垂体 - 卵巢轴调节功能异常　由于垂体对促性腺激素释放激素（GnRH）敏感性增加，分泌过量 LH，刺激卵巢间质、卵泡膜细胞产生过量雄激素。卵巢内高雄激素抑制卵泡成熟，不能形成优势卵泡，但卵巢中的小卵泡仍能分泌相当于早卵泡期水平的雌二醇（E_2），加之雄烯二酮在外周组织芳香化酶作用下转化为雌酮（E_1），形成高雌酮血症。持续分泌的雌酮和一定水平雌二醇作用于下丘脑及垂体，对 LH 分泌呈正反馈，使 LH 分泌幅度及频率增加，呈持续高水平，无周期性，不形成月经中期 LH 峰，故无排卵发生。对 FSH 分泌呈负反馈，使 FSH 水平相对降低，LH/FSH 比例增大。LH 水平升高又促进卵巢分泌雄激素，形成雄激素过多、持续无排卵的恶性循环。低水平 FSH 持续刺激，使卵巢内小卵泡发育至一定时期，但无优势卵泡形成，导致卵巢多囊样改变。多数小卵泡形成却无排卵。

2. 胰岛素抵抗和高胰岛素血症　胰岛素促进器官、组织和细胞吸收、利用葡萄糖的效能下降时，称为胰岛素抵抗 (insulin resistance)。约50% 患者不同程度存在胰岛素抵抗及代偿性高胰岛素血症。过量胰岛素作用于垂体的胰岛素受体 (insulin receptor)，可增强 LH 释放并促进卵巢和肾上腺分泌雄激素；抑制肝脏性激素结合球蛋白 (sex hormonebinding globulin, SHBG) 合成，使游离睾酮增加。

3. 肾上腺内分泌功能异常　50% 患者存在脱氢表雄酮 (DHEA) 及脱氢表雄酮硫酸盐 (DHEAS) 升高，可能与肾上腺皮质网状带 P450c17α 酶活性增加、肾上腺细胞对促肾上腺皮质激素 (ACTH) 敏感性增加和功能亢进有关。脱氢表雄酮硫酸盐升高提示过多的雄激素来自肾上腺。

二、病理

1. 卵巢变化　大体检查见双侧卵巢均匀性增大，为正常妇女的 2～5 倍，呈灰白色，包膜增厚、坚韧。切面见卵巢白膜均匀性增厚，较正常厚 2～4 倍，白膜下可见大小不等、≥10 个囊性卵泡，直径多＜1 cm。镜下见白膜增厚、硬化，皮质表层纤维化，细胞少，血管显著存在。白膜下见多个不成熟阶段呈囊性扩张的卵泡及闭锁卵泡，无成熟卵泡生成及排卵迹象。

2. 子宫内膜变化　患者因无排卵，子宫内膜长期受雌激素刺激，呈现不同程度增殖性改变，如单纯型增生、复杂型增生，甚至呈不典型增生。长期持续无排卵增加子宫内膜癌的发生几率。

三、临床表现

PCOS 多起病于青春期，常见的临床表现有：

1. 月经失调　为最主要症状。多表现为月经稀发或闭经。闭经前常有经量过少或月经稀发。

2. 不孕　生育期妇女因排卵障碍导致不孕。

3. 多毛、痤疮　是高雄激素血症最常见表现。出现不同程度多毛，以性毛为主，阴毛浓密且呈男性型倾向，延及肛周、腹股沟或腹中线，也有上唇细须或乳晕周围有长毛出现等。油脂性皮肤及痤疮常见，与体内雄激素积聚刺激皮脂腺分泌旺盛有关。

4. 肥胖　50% 以上患者肥胖（体重指数 ≥25），且常呈腹部肥胖型（腰围／臀围 ≥0.80）。肥胖与胰岛素抵抗、雄激素过多、游离睾酮比例增加及与瘦素抵抗有关。

5. 黑棘皮症　阴唇、颈背部、腋下、乳房下和腹股沟等处皮肤皱褶部位出现灰褐色色素沉着，呈对称性，皮肤增厚，质地柔软。

四、辅助检查

1. 基础体温测定　表现为单相型基础体温曲线。

2. B 型超声检查　见卵巢增大，包膜回声增强，轮廓较光滑，间质增生回声增强；一侧或两侧卵巢各有 10 个以上直径为 2～9 mm 无回声区，围绕卵巢边缘，呈车轮状排列，称为项链征。连续监测未见主导卵泡发育及排卵迹象。

3. 诊断性刮宫　应选在月经前数日或月经来潮 6 小时内进行，刮出的子宫内膜呈不同程度增殖改变，无分泌期变化。

4. 腹腔镜检查　见卵巢增大，包膜增厚，表面光滑，呈灰白色，有新生血管。包膜下显露多个卵泡，无排卵征象，无排卵孔、无血体、无黄体。镜下取卵巢活组织检查可确诊。

5. 内分泌测定

(1) 检测血清雄激素：睾酮水平通常不超过正常范围上限 2 倍，脱氢表雄酮、硫酸脱氢表雄酮正常或轻度升高。

(2) 检测血清 FSH、LH：血清 FSH 偏低，LH 升高，LH/FSH 比值 ≥2～3。无排卵前 LH

峰值出现。肥胖患者由于瘦素等因素对中枢 LH 的抑制作用，LH/FSH 比值也可在正常范围。

(3) 检测血清雌激素：雌酮 (E1) 升高，雌二醇 (E_2) 正常或轻度升高，并恒定于早卵泡期水平，$E_1/E_2 > 1$，高于正常周期。

(4) 检测尿 17-酮类固醇：正常或轻度升高。正常时提示雄激素来源于卵巢，升高时提示肾上腺功能亢进。

(5) 检测血清催乳激素 (PRL)：部分患者血清 PRL 轻度增高。

(6) 其他：腹部肥胖型患者，应检测空腹血糖及口服葡萄糖耐量试验 (OGTT)，还应检测空腹胰岛素（正常 < 20 mU/L）及葡萄糖负荷后血清胰岛素（正常 < 150 mU/L）。肥胖型患者可有甘油三酯增高。

五、诊断

根据临床表现和辅助检查不难诊断。目前采用的标准：①稀发排卵或无排卵；②高雄激素的临床表现和(或)高雄激素血症；③卵巢多囊改变：超声提示一侧或双侧卵巢直径 2 ~ 9 mm 的卵泡 ≥ 12 个，和（或）卵巢体积 ≥ 10 ml。④3 项中符合 2 项并排除其他高雄激素病因，先天性肾上腺皮质增生、库欣综合征、分泌雄激素的肿瘤。血 LH 增高、LH/FSH 比值增高是非肥胖型多囊卵巢综合征特征。对肥胖型多囊卵巢综合征，应检查有无胰岛素抵抗、糖耐量异常和异常脂质血症。

六、鉴别诊断

1. 卵泡膜细胞增殖症　临床表现及内分泌检查与多囊卵巢综合征 PCOS 相仿但更严重，血睾酮高值，血硫酸脱氢表雄酮正常，LH/FSH 比值可正常。镜下见卵巢皮质黄素化的卵泡膜细胞群，皮质下无类似多囊卵巢综合征 PCOS 的多个小卵泡。

2. 肾上腺皮质增生或肿瘤　血清硫酸脱氢表雄酮值超过正常范围上限 2 倍时，应与肾上腺皮质增生或肿瘤相鉴别。肾上腺皮质增生患者血 17 α 羟孕酮明显增高，ACTH 兴奋试验反应亢进，地塞米松抑制试验抑制率 ≤ 0.70。肾上腺皮质肿瘤患者对上述两项试验均无明显反应。

3. 卵巢分泌雄激素肿瘤　卵巢睾丸母细胞瘤、卵巢门细胞瘤等均可产生大量雄激素。多为单侧、实性肿瘤。B 型超声、CT 或 MRI 可协助定位。

4. 其他　催乳激素水平升高明显，应排除垂体催乳激素腺瘤。

七、治疗

1. 一般治疗　对肥胖型多囊卵巢综合征患者，应控制饮食和增加运动降低体重和腰围，可增加胰岛素敏感性，降低胰岛素、睾酮水平，从而恢复排卵及生育功能。

2. 药物治疗

(1) 调节月经周期：定期合理应用药物，对抗雌激素作用并控制月经周期，非常重要。

1) 口服避孕药：为雌孕激素联合周期疗法，孕激素通过负反馈抑制垂体 LH 异常高分泌，减少卵巢产生雄激素，并可直接作用于子宫内膜，抑制子宫内膜过度增生和调节月经周期；雌激素可促进肝脏产生性激素结合球蛋白 (SHBG)，导致游离睾酮减少。常用口服短效避孕药，周期性服用，疗程一般为 3 ~ 6 个月，可重复使用。能有效抑制毛发生长和治疗痤疮。

2) 孕激素后半周期疗法：可调节月经并保护子宫内膜。对 LH 过高分泌同样有抑制作用。亦可达到恢复排卵效果。

(2) 降低血雄激素水平

1) 糖皮质类固醇：适用于多囊卵巢综合征的雄激素过多为肾上腺来源或肾上腺和卵巢混合来源者。常用药物为地塞米松，每晚 0.25 mg 口服，能有效抑制脱氢表雄酮硫酸盐浓度。剂量不宜超过每日 0.5 mg，以免过度抑制垂体-肾上腺轴功能。

2) 环丙孕酮 (cyproterone)：为 17-羟孕酮类衍生物，具有很强的抗雄激素作用，能抑制垂体促性腺激素的分泌，使体内睾酮水平降低。与炔雌醇组成口服避孕药，对降低高雄激素血症和治疗高雄激素体征有效。

3）螺内酯（spironolactone）：是醛固酮受体的竞争性抑制剂，抗雄激素机制是抑制卵巢和肾上腺合成雄激素，增强雄激素分解，并有在毛囊竞争雄激素受体作用。抗雄激素剂量为每日 40～200 mg，治疗多毛需用药 6～9 个月。出现月经不规则，可与口服避孕药联合应用。

（3）改善胰岛素抵抗：对肥胖或有胰岛素抵抗患者常用胰岛素增敏剂。二甲双胍（metformin）可抑制肝脏合成葡萄糖，增加外周组织对胰岛素的敏感性。通过降低血胰岛素纠正患者高雄激素状态，改善卵巢排卵功能，提高促排卵治疗效果。常用剂量为每次口服 500 mg，每日 2～3 次。

（4）诱发排卵：对有生育要求的患者在生活方式调整、抗雄激素和改善胰岛素抵抗等基础治疗后，进行促排卵治疗。氯米芬为一线促排卵药物，氯米芬抵抗患者可给予二线促排卵药物。诱发排卵时易发生卵巢过度刺激综合征，需严密监测，加强预防措施。

3．手术治疗

（1）腹腔镜下卵巢打孔术：对 LH 和游离睾酮升高者效果较好。在腹腔镜下对多囊卵巢应用电针或激光打孔，每侧卵巢打孔 4 个为宜，可获得 90% 排卵率和 70% 妊娠率。

（2）卵巢楔形切除术：将双侧卵巢楔形各切除 1/3 可降低雄激素水平，减轻多毛症状，提高妊娠率。术后卵巢周围粘连发生率较高，临床已不常用。

（李同民）

第四节　痛经

痛经（dysmenorrhea）为妇科最常见的症状之一，是指行经前后或月经期出现下腹部疼痛、坠胀，伴有腰酸或其他不适，症状严重影响生活质量者。痛经分为原发性和继发性两类，原发性痛经是指生殖器官无器质性病变的痛经，占痛经 90% 以上；继发性痛经是指盆腔器质性疾病引起的痛经。本节仅叙述原发性痛经。

一、病因

原发性痛经的发生主要与月经时子宫内膜前列腺素（prostaglandin，PG）含量增高有关。研究表明，痛经患者子宫内膜和月经血中 $PGF_{2\alpha}$ 和 PGE_2 含量均较正常妇女明显升高。$PGF_{2\alpha}$ 含量增高是造成痛经的主要原因。$PGF_{2\alpha}$ 和 PGE_2 是花生四烯酸脂肪酸的衍生物，在月经周期中，分泌期子宫内膜前列腺素浓度较增生期子宫内膜高。月经期因溶酶体酶溶解子宫内膜细胞而大量释放，使 $PGF_{2\alpha}$ 及 PGE_2 含量增高。$PGF_{2\alpha}$ 含量高可引起子宫平滑肌过强收缩，血管挛缩，造成子宫缺血、乏氧状态而出现痛经。此外，原发性痛经还受精神、神经因素影响，疼痛的主观感受也与个体痛阈有关。增多的前列腺素进入血循环，还可引起心血管和消化道等症状。无排卵的增生期子宫内膜因无孕酮刺激，所含前列腺素浓度很低，通常不发生痛经。

二、临床表现

主要特点表现为：①原发性痛经在青春期多见，常在初潮后 1～2 年内发病；②疼痛多自月经来潮后开始，最早出现在经前 12 小时，以行经第 1 日疼痛最剧烈，持续 2～3 日后缓解，疼痛常呈痉挛性，通常位于下腹部耻骨上，可放射至腰骶部和大腿内侧；③可伴有恶心、呕吐、腹泻、头晕、乏力等症状，严重时面色发白、出冷汗；④妇科检查无异常发现。

三、诊断与鉴别诊断

根据月经期下腹坠痛，妇科检查无阳性体征，临床即可诊断。诊断时需与子宫内膜异位症、子宫腺肌病、盆腔炎性疾病引起的继发性痛经相鉴别。继发性痛经常在初潮后数年方出现症状，多有月经过多、不孕、放置宫内节育器或盆腔炎性疾病病史，妇科检查有异常发现，必要时可行腹腔镜检查加以鉴别。

四、治疗

1. 一般治疗　应重视精神心理治疗，阐明月经时轻度不适是生理反应，消除紧张和顾虑有缓解效果。疼痛不能忍受时可辅以药物治疗。

2. 药物治疗

(1) 前列腺素合成酶抑制剂　通过抑制前列腺素合成酶的活性减少前列腺素产生，防止过强子宫收缩和痉挛，从而减轻或消除痛经。该类药物治疗有效率可达80%。月经来潮即开始服药效佳，连服 2～3 日。美国 FDA 批准的用于治疗痛经的药物有布洛芬、酮洛芬、甲氯芬那酸、双氯芬酸、甲芬那酸、萘普生。布洛芬 (ibuprofen) 200～400 mg，每日 3～4 次，或酮洛芬 (ketoprofen) 50 mg，每日 3 次。

(2) 口服避孕药　通过抑制排卵减少月经血前列腺素含量。适用于要求避孕的痛经妇女，疗效达 90% 以上。

（李同民）

第五节　经前期综合征

经前期综合征 (premenstrual syndrome) 是指反复在黄体期出现周期性以躯体、精神症状为特征的综合征。月经来潮后，症状自然消失。

一、病因

病因尚无定论，可能与精神社会因素、卵巢激素失调和神经递质异常有关。

1. 精神社会因素　经前期综合征患者对安慰剂治疗的反应率高达 30%～50%，部分患者精神症状突出，且情绪紧张时常使原有症状加重，提示社会环境与患者精神心理因素间的相互作用，参与经前期综合征的发生。

2. 卵巢激素失调　最初认为雌、孕激素比例失调是经前期综合征的发病原因，患者孕激素不足或组织对孕激素敏感性失常，雌激素水平相对过高，引起水钠潴留，致使体重增加。近年研究发现，经前期综合征患者体内并不存在孕激素绝对或相对不足，补充孕激素不能有效缓解症状。目前认为可能与黄体后期雌、孕激素撤退有关。临床补充雌、孕激素合剂减少性激素周期性生理性变动，能有效缓解症状。

3. 神经递质异常　经前期综合征患者在黄体后期循环中类阿片肽浓度异常降低，表现内源性类阿片肽撤退症状，影响精神、神经及行为方面的变化。其他还包括 5- 羟色胺等活性改变等。

二、临床表现

多见于 25～45 岁妇女，症状出现于月经前 1～2 周，月经来潮后迅速减轻直至消失。主要症状归纳为：①躯体症状：头痛、背痛、乳房胀痛、腹部胀满、便秘、肢体浮肿、体重增加、运动协调功能减退；②精神症状：易怒、焦虑、抑郁、情绪不稳定、疲乏以及饮食、睡眠、性欲改变；③行为改变：注意力不集中、工作效率低、记忆力减退、神经质、易激动等。周期性反复出现为其临床表现特点。

三、诊断与鉴别诊断

根据经前期出现周期性典型症状，诊断多不困难。但需与轻度精神病及心、肝、肾等疾病引起的浮肿相鉴别。必要时可同时记录基础体温，以了解症状出现与卵巢功能的关系。

四、治疗

1. 心理治疗 帮助患者调整心理状态，给予心理安慰与疏导，让精神放松，有助于减轻症状。

2. 调整生活状态 包括合理的饮食及营养，适当的身体锻炼，戒烟，限制钠盐和咖啡的摄入。

3. 药物治疗

(1) 抗焦虑药：适用于有明显焦虑的患者。阿普唑仑 (alprazolam) 经前用药，0.25 mg，每日 2～3 次口服，逐渐增量，最大剂量为每日 4 mg，用至月经来潮第 2～3 日。

(2) 抗忧郁症药：适用于有明显忧郁的患者。氟西汀 (fluoxetine) 能选择性抑制中枢神经系统 5-羟色胺的再摄取。黄体期用药，20 mg，每日 1 次口服，能明显缓解精神症状及行为改变，但对躯体症状疗效不佳。

(3) 醛固酮受体的竞争性抑制剂：螺内酯 20～40 mg，每日 2～3 次口服，可拮抗醛固酮而利尿，减轻水潴留，对改善精神症状也有效。

(4) 维生素 B_6：可调节自主神经系统与下丘脑-垂体-卵巢轴的关系，还可抑制催乳激素合成。10～20 mg，每日 3 次口服，可改善症状。

(5) 抑制排卵 口服避孕药能缓解症状，并可减轻水钠潴留症状，避孕药疗法也是一种抑制循环和内源性激素波动的方法。也可用促性腺激素释放激素激动剂 (GnRH-a) 抑制排卵。连用 4～6 个周期。

（李同民）

第六节 绝经综合征

绝经综合征是指妇女绝经前后出现性激素波动或减少所致的一系列躯体及精神心理症状。绝经 (menopause) 分为自然绝经和人工绝经。自然绝经指卵巢内卵泡生理性耗竭所致的绝经；人工绝经指两侧卵巢经手术切除或受放射治疗所致的绝经。人工绝经患者更易发生绝经综合征。

一、内分泌变化

绝经前后最明显变化是卵巢功能衰退，随后表现为下丘脑-垂体功能退化。

1. 雌激素 卵巢功能衰退的最早征象是卵泡对 FSH 敏感性降低，FSH 水平升高。绝经过渡早期雌激素水平波动很大，甚至高于正常卵泡期水平。系因 FSH 升高对卵泡过度刺激引起雌二醇过多分泌所致。整个绝经过渡期雌激素水平并非逐渐下降，只是在卵泡停止生长发育时，雌激素水平才急速下降。绝经后卵巢不再分泌雌激素，妇女循环中仍有低水平雌激素，主要来自肾上腺皮质和来自卵巢的雄烯二酮经周围组织中芳香化酶转化的雌酮。绝经期妇女循环中雌酮 (E_1) 高于雌二醇 (E_2)。

2. 孕酮 绝经过渡期卵巢尚有排卵功能，仍有孕酮分泌。但因卵泡期延长，黄体功能不良，导致孕酮分泌减少。绝经后无孕酮分泌。

3. 雄激素 绝经后雄激素来源于卵巢间质细胞及肾上腺，总体雄激素水平下降。其中雄烯二酮主要来源于肾上腺，量约为绝经前的一半。卵巢主要产生睾酮，由于升高的 LH 对卵巢间质细胞的刺激增加，使睾酮水平较绝经前增高。

4. 促性腺激素 绝经过渡期 FSH 水平升高，呈波动型，LH 仍在正常范围，FSH/LH 仍 < 1。绝经后雌激素水平降低，诱导下丘脑释放促性腺激素释放激素增加，刺激垂体释放 FSH 和 LH 增加，其中 FSH 升高较 LH 更显著，FSH/LH > 1。卵泡闭锁导致雌激素和抑制素水平降低以及 FSH 水平升高，是绝经的主要信号。

5. 促性腺激素 释放激素 绝经后 GnRH 分泌增加，并与 LH 相平衡。

6. 抑制素 绝经后妇女血抑制素水平下降，较雌二醇下降早且明显，可能成为反映卵巢功能衰退更敏感的指标。

二、临床表现

1. 近期症状

（1）月经紊乱：月经紊乱是绝经过渡期的常见症状，由于无排卵，表现为月经周期不规则、经期持续时间长及经量增多或减少。此期症状的出现取决于卵巢功能状态的波动变化。

（2）血管舒缩症状：主要表现为潮热，是雌激素降低的特征性症状。其特点是反复出现短暂的面部和颈部及胸部皮肤阵阵发红，伴有轰热，继之出汗。一般持续 1 ~ 3 分钟。症状轻者每日发作数次，严重者十余次或更多，夜间或应激状态易促发。该症状可持续 1 ~ 2 年，有时长达 5 年或更长。潮热发作严重影响妇女的工作、生活和睡眠，是绝经后期妇女需要性激素治疗的主要原因。

（3）自主神经失调症状：常出现如心悸、眩晕、头痛、失眠、耳鸣等自主神经失调症状。

（4）精神神经症状：围绝经期（perimenopausal period）妇女往往感觉注意力不易集中，并且情绪波动大。表现为激动易怒、焦虑不安或情绪低落、抑郁、不能自我控制等情绪症状。记忆力减退也较常见。

2. 远期症状

（1）泌尿生殖道症状：主要表现为泌尿生殖道萎缩症状，出现阴道干燥、性交困难及反复阴道感染，排尿困难、尿痛、尿急等反复发生的尿路感染。

（2）骨质疏松：绝经后妇女雌激素缺乏使骨质吸收增加，导致骨量快速丢失而出现骨质疏松。50 岁以上妇女半数以上会发生绝经后骨质疏松（postmenopausal osteoporosis），一般发生在绝经后 5 ~ 10 年内，最常发生在椎体。

（3）阿尔茨海默病（Alzheimer's disease）：是老年性痴呆的主要类型。绝经后期妇女比老年男性罹患率高，可能与绝经后内源性雌激素水平降低有关。

（4）心血管病变：绝经后妇女动脉硬化、冠心病较绝经前明显增加，可能与雌激素低下和雄激素活性增强有关。

三、诊断

根据病史及临床表现不难诊断。需注意除外相关症状的器质性病变、甲状腺疾病及精神疾病，卵巢功能评价等实验室检查有助于诊断。

1. 血清 FSH 值及 E_2 值测定 应检查血清 FSH 值及 E_2 值了解卵巢功能。绝经过渡期血清 FSH > 10 U/L，提示卵巢储备功能下降。闭经、FSH > 40 U/L 且 E_2 < 10 ~ 20 pg/ml，提示卵巢功能衰竭。

2. 氯米芬兴奋试验 月经第 5 日起口服氯米芬，每日 50 mg，共 5 日，停药第 1 日测血清 FSH > 12 U/L，提示卵巢储备功能降低。

四、治疗

治疗目的应能缓解近期症状，并能早期发现、有效预防骨质疏松症、动脉硬化等老年性疾病。

1. 一般治疗 围绝经期精神神经症状可因神经类型不稳定或精神状态不健全而加剧，应进行心理治疗。必要时选用适量镇静药以助睡眠，如睡前服用艾司唑仑 2.5 mg。谷维素有助于调节自主神经功能，口服 20 mg，每日 3 次。老年妇女应坚持身体锻炼，增加日晒时间，摄入足量蛋白质及含钙丰富食物，预防骨质疏松。

2. 性激素治疗（hormone therapy，HT） 有适应证且无禁忌证时选用。

（1）适应证：主要用于缓解绝经症状（血管舒缩症状及泌尿生殖道萎缩症状），也是预防骨质疏松的有效方法。

(2) 禁忌证：①绝对禁忌证包括已有或可疑乳腺癌、子宫内膜癌、生殖道异常出血、6个月内活动性血栓病、重症肝脏疾病等，脑膜瘤禁用孕激素。②相对禁忌证有心脏病、偏头痛、肝胆疾病史、子宫内膜癌病史、血栓性疾病史、乳腺良性疾病和乳腺癌家族史等。

(3) 制剂及剂量选择：主要药物为雌激素，可辅以孕激素。单用雌激素治疗仅适用于子宫已切除者，单用孕激素适用于绝经过渡期功能失调性子宫出血。剂量和用药方案应个体化，以最小剂量且有效为佳。

1) 雌激素制剂：应用雌激素原则上应选择天然制剂。常用雌激素有：①戊酸雌二醇 (estradiol valerate)：每日口服 $1 \sim 2$ mg；②结合雌激素 (conj ugated estrogen)：每日口服 $0.3 \sim 0.625$ mg；③ 17β - 雌二醇经皮贴膜：有每周更换两次和每周更换一次剂型；④尼尔雌醇 (nylestriol)：为合成长效雌三醇衍生物。每 2 周服 $1 \sim 2$ mg。

2) 组织选择性雌激素活性调节剂：替勃龙 (tibolone)，根据靶组织不同，其在体内的3 种代谢物分别表现出雌激素、孕激素及弱雄激素活性。每日口服 $1.25 \sim 2.5$ mg。还用于预防和治疗骨质疏松。

3) 选择性雌激素受体调节剂 (selective estrogen receptor modulator, SERM)：雷洛昔芬 (raloxifene) 每日口服 60 mg，用于预防和治疗骨质疏松。长期应用有发生静脉血栓的可能。

4) 孕激素制剂：常用醋酸甲羟孕酮 (medroxyprogesterone acetate, MPA)，每日口服 $2 \sim 6$ mg。还可用微粒化孕酮 (micronized progesterone)，每日口服 $100 \sim 300$ mg。

(4) 用药途径及方案：

1) 口服：主要优点是血药浓度稳定，但对肝脏有一定损害，还可刺激产生肾素底物及凝血因子。口服法的方案有：①雌激素＋周期性孕激素：雌激素每周期应用 $21 \sim 25$ 日，后 $10 \sim 14$ 日加用孕激素，每周期停用 $6 \sim 8$ 日。模拟自然月经周期。适用于年龄较轻的绝经早期妇女。②雌激素＋连续性孕激素：每日同时口服雌激素及孕激素。不发生撤药性出血，但可发生不规则淋漓出血，常发生在用药 6 个月以内。适用于绝经多年妇女。③单用雌激素治疗：适用于子宫已切除妇女。

2) 胃肠道外途径：能缓解潮热，防止骨质疏松，能避免肝脏首过效应，对血脂影响较小。①经阴道给药：常用药物有 E_3 栓和 E_2 阴道环 (estring) 及结合雌激素霜。主要用于治疗下泌尿生殖道局部低雌激素症状。②经皮肤给药：包括皮肤贴膜及涂胶，主要药物为 17β - 雌二醇，每周使用 $1 \sim 2$ 次。可使雌激素水平恒定，方法简便。

(5) 用药时间：选择最小剂量且有效的短时间用药。在卵巢功能开始减退并出现相关绝经症状后即可开始应用，治疗期间以 $3 \sim 5$ 年为宜，需定期评估，明确受益大于风险方可继续应用。停止雌激素治疗时，一般主张应缓慢减量或间歇用药，逐步停药，防止症状复发。

(6) 副作用及危险性：

1) 子宫出血：性激素替代治疗时的子宫异常出血，多为突破性出血，必须高度重视，查明原因，必要时行诊断性刮宫，排除子宫内膜病变。

2) 性激素副作用：①雌激素：剂量过大可引起乳房胀、白带多、头痛、水肿、色素沉着等，应酌情减量，或改用雌三醇。②孕激素：副作用包括抑郁、易怒、乳房痛和浮肿，患者常不易耐受。③雄激素：有发生高血脂、动脉粥样硬化、血栓栓塞性疾病危险，大量应用出现体重增加、多毛及痤疮，口服时影响肝功能。

3) 子宫内膜癌：长期单用雌激素，可使子宫内膜异常增殖和子宫内膜癌危险性增加，此种危险性依赖于用药持续时间长短及用药剂量大小。目前对有子宫者强调雌孕激素联合使用，能够降低风险。

4）乳腺癌：有资料表明，雌孕激素联合治疗超过 5 年，有增加乳腺癌危险。

3．非激素类药物

（1）选择性 5-羟色胺再摄取抑制剂：盐酸帕罗西汀 20 mg，每日 1 次早上口服，可有效改善血管舒缩症状及精神神经症状。

（2）钙剂：氨基酸螯合钙胶囊每日口服 1 粒（含 1 g），可减缓骨质丢失。

（3）维生素 D：适用于围绝经期妇女缺少户外活动者，每日口服 400～500 U，与钙剂合用有利于钙的吸收完全。

（李同民）

第七节　高催乳激素血症

各种原因导致血清催乳激素（PRL）异常升高，＞1.14 nmol/L(25 μg/L)，称为高催乳激素血症（hyperprolactinernia）。

一、发病机制

1．下丘脑疾患　颅咽管瘤、炎症等病变影响催乳激素抑制因子（PIF）的分泌，导致高催乳激素升高。

2．垂体疾患　是引起高催乳激素血症最常见的原因，以垂体催乳激素瘤最常见。1/3以上患者为垂体微腺瘤（直径＜1 cm）。空蝶鞍综合征也可使血清催乳激素增高。

3．原发性甲状腺功能减退症　促甲状腺激素释放激素增多，刺激垂体催乳激素分泌。

4．特发性高催乳激素血症　血清催乳激素增高，多为 2.73～4.55 nmol/L，但未发现垂体或中枢神经系统疾病。部分患者数年后发现垂体微腺瘤。

5．其他　多囊卵巢综合征、长期服抗精神病药和抗忧郁症药均可引起血清催乳激素升高。

二、临床表现

1．月经紊乱及不育　85% 以上患者有月经紊乱。生育年龄患者可不排卵或黄体期缩短，表现为月经少、稀发甚至闭经。青春期前或青春期早期妇女可出现原发性闭经，生育期后多为继发性闭经。无排卵可导致不育。

2．溢乳　是本病的特征之一。闭经－溢乳综合征患者中约 2/3 存在高催乳激素血症，其中有 1/3 患垂体微腺瘤。溢乳通常表现为双乳流出或可挤出非血性乳白色或透明液体。

3．头痛、眼花及视觉障碍　垂体腺瘤增大明显时，由于脑脊液回流障碍及周围脑组织和视神经受压，可出现头痛、眼花、呕吐、视野缺损及动眼神经麻痹等症状。

4．性功能改变　由于垂体 LH 与 FSH 分泌受抑制，出现低雌激素状态，表现为阴道壁变薄或萎缩，分泌物减少，性欲减退。

三、诊断

1．临床症状　对临床表现为月经紊乱及不育、溢乳、闭经、多毛、青春期延迟者，应检测血清催乳激素。

2．血液学检查　血清催乳激素＞1.14 nmol/L（25 μg/L）可确诊为高催乳激素血症。检测最好在上午 9～12 时。

3．影像学检查　当血清催乳激素 ＞4.55 nmol/L（100 μg/L）时，应行垂体 MRI 检查，明确是否存在垂体微腺瘤或腺瘤。

4．眼底检查　由于垂体腺瘤可侵犯和（或）压迫视交叉，引起视乳头水肿；也可因肿瘤压迫视交叉致使视野缺损，因而眼底、视野检查有助于确定垂体腺瘤的大小及部位，尤其适用于孕妇。

四、治疗

确诊后应及时治疗，治疗手段有药物治疗、手术治疗及放射治疗。

1. 药物治疗

（1）甲磺酸溴隐亭（bromocryptine mesylate）：系多肽类麦角生物碱，选择性激动多巴胺受体，能有效降低催乳激素。溴隐亭对功能性或肿瘤引起催乳激素水平升高均能产生抑制作用。溴隐亭治疗后能缩小肿瘤体积，使闭经-溢乳妇女月经和生育能力得以恢复。在治疗垂体微腺瘤时，常用方法为：第 1 周 1.25 mg，每晚 1 次；第 2 周 1.25 mg，每日 2 次；第 3 周 1.25 mg，每日晨服，2.5 mg，每晚服；第 4 周及以后 2.5 mg，每日 2 次，3 个月为一疗程。主要副反应有恶心、头痛、眩晕、疲劳、嗜睡、便秘、直立性低血压等，用药数日后可自行消失。新型溴隐亭长效注射剂（parlodel）可克服口服造成的胃肠功能紊乱。用法为 50 ～ 100 mg，每 28 日注射一次，起始剂量为 50 mg。

（2）喹高利特（quinagolide）　为作用于多巴胺 D_2 受体的多巴胺激动剂。多用于甲磺酸溴隐亭副反应无法耐受时。每日 25 μg，连服 3 日，随后每 3 日增加 25 μg，直至获得最佳效果。

（3）维生素 B_6　20 ～ 30mg，每日 3 次口服。和甲磺酸溴隐亭同时使用起协同作用。

2. 手术治疗　当垂体肿瘤产生明显压迫及神经系统症状或药物治疗无效时，应考虑手术切除肿瘤。手术前短期服用溴隐亭能使垂体肿瘤缩小，术中出血减少，有助于提高疗效。

3. 放射治疗　用于不能坚持或耐受药物治疗者；不愿手术者；不能耐受手术者。放射治疗显效慢，可能引起垂体功能低下、视神经损伤、诱发肿瘤等并发症，不主张单纯放疗。

（李同民）

第十五章 性及女性性功能障碍

性（sexuality）是人类对性别的确认、性感觉的表达及与此相关的人与人之间的亲密关系等的总和。从生物学角度，性是人类的本能之一，也是整个人类得以生存和繁衍的基础。从社会学角度，人类的性不仅是生命实体的存在状态，同时也被赋予精神和文化内涵，所以性也是生命健康和幸福的基本要素。

性科学（sexology）是研究人类性、性欲及性行为的综合学科，其研究范围涵盖医学、心理学和社会学，其中以性医学（sexual medicine）为基础和核心。妇产科临床经常遇到妇女有关性方面的问题，这些问题的解决有赖于性医学乃至性科学的基本理论和基本知识。

第一节 性欲、性行为及其影响因素

一、性欲和性行为

性欲（sexual desire, libido）是一个极复杂、多层次、多含义的概念，很难用简单的定义加以确切描述，它不仅体现生物学的驱动力，也是生物学、心理学、社会学和宗教文化的相互作用的终点。性欲是人类本能之一，是一种在一定的生理和心理基础上，在性刺激的激发下产生与性伴侣完成身心结合的欲望。性刺激可以是来自触觉、视觉、听觉、嗅觉及味觉等非条件的感官刺激，也可以是建立在性幻想、性意识、性知识、性经验等复杂思维活动基础上的条件刺激。性欲可分为接触欲和胀满释放欲。女性表现为要求抚摸和阴道容纳的欲望。这种欲望在青春期前不明显，青春期后逐渐增强并成熟。性成熟后的性欲称为成熟性欲，成熟性欲的出现使得性生活具有生殖意义。性欲在绝经后逐渐减弱，但能保持终身。

性欲启动性行为。性行为（sexual behavior）是指为满足性欲和获得性快感而出现的动作和活动，可分为狭义和广义两种。狭义性行为专指性交（sexual intercourse），即以男性阴茎和女性阴道交媾方式进行的性行为，具有生殖意义。广义性行为泛指接吻、拥抱、爱抚、口交、自慰等各种其他性刺激形成的行为，及各种准备性、象征性、与性有联系的行为，如恋爱、结婚、阅读成人书刊、观看成人电影等。性行为的功能是繁衍后代、获得愉悦和维护健康。人类性行为最重要的特征是必须受社会道德规范和法律约束。

性行为根据其性满足程度分为目的性、过程性和边缘性3种。目的性性行为指合乎生物学上"性交目的性"规则的性行为，主要指性交。过程性性行为指为达到目的性性行为而采取的一系列能使双方逐步达到性兴奋的辅助性行为，如性交前的各种爱抚活动。边缘性性行为的概念比较模糊，指介于性行为和非性行为之间的具有性爱意义的行为，即两性之间有性吸引倾向、有性需求表达动机而双方均不想交合的行为，如两性相悦时的眉眼传情和悄悄情话，以及社交场合中男女身体接触时的"异性效应"等。其次，性行为可按有无性对象分为个人性行为和社会性性行为。个人性行为指以人体自身、物品器具、动物、幻想的人作为性对象或性对象缺如。社会性性行为指性对象是他人，包括尸体，也包括同性者。第三，性行为按社会文化是否认可和对身心健康是否有益分为正常性行为和异常性行为，符合时代社会道德规范和有利于身心健康的性行为属于正常性行为，反之属于异常性行为。

性行为的连续过程称为性生活（sexual life），大致包括双方性信号传递、性交前爱抚、性交及性交后爱抚等过程。性欲是性生活的原始驱动力，而性生活是性欲释放的载体。所以，理想的性生活对男女双方均应是自愿的、和谐的和愉快的，是充分的生理释放和心理宣泄，并有愉悦的精神享受。

二、影响性欲和性行为的因素

从人类性行为的内容和本质看，人类性行为是生理、心理和社会因素综合作用的结果。

1. 生理因素 性欲和性行为是一种与生俱来的本能，个体的性遗传特征和生殖器解剖结构以及神经内分泌的生理调节是性欲和性行为的生物学基础，也决定了本能性性行为的方式和动力。

2. 心理因素 心理因素是人类性行为独有的也是重要的影响因素。儿童自 3～4 岁开始便认知自己的生物学性别。这种自身性别的确认影响其一生在服饰、言语、举止及生活、人际交往和职业活动的性别特征。进入青春期，随着生理发育和性心理逐渐成熟，产生性要求和择偶意识。到一定年龄又自然产生恋爱和结婚的要求。心理因素决定性取向，性取向又决定性行为。虽然绝大多数人的性取向为异性，但估计约有 5% 男性和 2% 女性的性取向为同性。"同性恋"已不再被认为是异常的性取向。

3. 社会因素 人的社会属性决定人类性行为是特殊的社会行为，两性关系是一切人际关系的前提和起源。社会以它的风俗、宗教、伦理、规章及法律修饰和制约个人性行为的内容和方式，使人类性行为必须对社会负责，并接受社会制约。随科技发展和社会文明进步，人类性行为也会改变社会认可的性行为模式。因此，社会也要不断研究和改进人类自身的性问题，并进行正确的控制。

（李同民）

第二节 女性性反应和性反应周期

性反应（sexual response）是指人体受性刺激后身体出现可感觉到、观察到并能测量到的变化。这些变化不仅发生在生殖器官，也可以发生在身体其他部位。人类性反应是极复杂的过程，男女双方的性欲因性刺激而被唤起，进而发生性兴奋，性兴奋积蓄到一定强度通过性高潮使性能量释放，并同时出现行为、生理及心理的阶段性变化模式和周期性变化规律，即性反应周期（sexual response cycle）。性反应周期最初由美国学者 Masters 和 Johnson 于 1966 年根据实验首先提出，他们将人类性反应周期划分为 4 个阶段：性兴奋期、性持续期、性高潮期和性消退期。性反应周期概念的提出是性医学史上最重要的发现之一，随后又有一些新的周期划分提出。目前认为，Masters-Johnson 周期模式虽然有助于理解性反应时所发生的解剖学和生理学方面的变化，但忽视性欲和性唤起这两个极重要的人类对性反应的主观感受。为此，许多学者建议综合各种周期模式，将性反应周期划分为性欲期、性兴奋期、性持续期、性高潮期和性消退期。

男女性反应周期的规律性基本相似，但也有各自特点，本节仅介绍女性性反应周期。

1. 性欲期（sexual desire phase） 指心理上受非条件性和（或）条件性性刺激后对性的渴望阶段。此期以性幻想和对性渴望为特征，只有心理变化，无明显生理变化。

2. 性兴奋期（sexual arousal phase） 指性欲被唤起后机体开始出现的性紧张阶段。此期主要表现为生殖器充血，以阴道润滑为首要特征，一般在性刺激 10～30 秒后液体从阴道壁渗出，使阴道湿润；出现阴蒂和大小阴唇肿胀及阴道长度增加。全身反应有乳房肿胀和乳头勃起、心率加快、血压轻度升高、呼吸略加快及肌肉紧张等。心理上表现为性兴奋。

3. 性持续期（sexual plateau phase） 指性兴奋不断积聚、性紧张持续稳定在较高水平阶段，又称平台期、高涨期。此期生殖器充血更明显，阴蒂勃起，阴道更湿润，阴道外 1/3 段呈环状缩窄而内 2/3 段扩张，子宫提升，乳房进一步肿胀，全身肌肉紧张更明显并出现部分肌强直，心率及呼吸继续加快，血压进一步升高。胸前和颈部皮肤出现粉红色皮疹，称为"性红晕"。心理上进入明显兴奋和激动状态。

4. 性高潮期（sexual orgasm phase） 指在性持续期的基础上迅速发生身心极度快感

阶段，是性反应周期中最关键最短暂阶段。伴随性高潮到来，阴道和肛门括约肌发生不随意的节律性收缩，约 3～12 次，由强到弱逐步消失，子宫也发生收缩和提升，同时伴面部扭曲、全身痉挛、呻吟、出汗及短暂神志迷惘。全身许多部位均可出现性红晕。心率加快到 110～180 次/分钟，呼吸达 40 次/分钟，收缩压升高 30～80 mmHg，舒张压升高 20～40 mmHg。性高潮只持续数秒，在短暂时间里通过强烈的肌肉痉挛使逐渐积累的性紧张迅速释放。心理上感受到极大的愉悦和快感。

5. 性消退期（sexual resolution phase） 指性高潮后性紧张逐步松弛并恢复到性唤起前状态的阶段。此期第一个生理变化是乳房肿胀消退，随后生殖器充血、肿胀消退，全身肌张力恢复正常，心率、血压和呼吸均恢复平稳，感觉舒畅，心理满足。女性在消退期后与男性的不同点是不存在不应期，女性具有连续性高潮能力。

（李同民）

第三节　女性性功能的神经内分泌调节

性生活作为生理过程，其完成不仅涉及生殖系统，而且有赖于身体其他系统的参与，尤其是神经系统调控及内分泌系统调节。

性反应的神经调控基本是反射性调控。研究表明，调控性反应的初级中枢位于腰骶部脊髓，来自生殖器或其他性敏感区的刺激通过感觉神经传入初级中枢，再由中枢通过传出神经达到性器官引起性兴奋。第二级中枢位于下丘脑和间脑，该中枢除对下一级脊髓中枢有直接调控作用外，还能通过分泌促性腺激素释放激素参与性反应的调控。第三级中枢即最高中枢位于大脑皮质和边缘系统，包括扣带回、海马、隔区及杏仁等部位。大脑皮质通过接受下级中枢和来自全身外周感觉器官传入的神经冲动，经综合处理后产生性兴奋的加强或抑制。人类大脑不仅能接受触、视、听、嗅、味等感觉器官的性刺激，还能通过来自自身的性幻想、性思念、性回忆等心理活动达到性唤起和性兴奋。通常非条件性刺激主要由脊髓低级中枢完成反射，而条件性刺激由大脑皮质高级中枢参与，在正常情况下，两种刺激通过三级中枢协调起作用。研究表明，神经系统参与性反应的调控需神经递质传递才能完成。神经递质分为中枢性和外周性，根据功能又分为刺激性和抑制性。中枢性刺激性神经递质有多巴胺、缩宫素等，中枢性抑制性神经递质有 5-羟色胺、阿片类等。外周性刺激性神经递质有乙酰胆碱、一氧化氮（NO）等，外周性抑制性神经递质有去甲肾上腺素、内皮素等。

除神经系统调控外，性激素在女性性反应调节中起重要作用。雄激素是调节女性性功能最重要的性激素，与女性性欲、性兴奋及性高潮密切相关。雌激素和孕激素对促进女性生殖器官分化成熟及功能维持起关键作用。雌激素对性欲可能无直接影响，但能促进中枢和外周神经传递，降低感觉阈值，通过血管保护和血管扩张增加阴蒂和阴道血流，通过增加阴道一氧化氮合酶活性提高局部一氧化氮浓度，促进性反应。孕激素对性行为的作用尚不明确，在一定的雌、孕激素比例下，孕激素对女性性反应可能起抑制作用。

（李同民）

第四节　女性性功能障碍

女性性功能障碍是指女性性反应周期一个或几个环节发生障碍，或出现与性交有关的疼痛。女性性功能障碍的诊断主要依靠临床判断，需注意的是这种障碍必须已造成患者心理痛苦或双方性生活困难，不存在频率或严重程度方面的最低规定，同时要考虑到患者的文化程度、伦理、宗教及社会背景等，这些因素均会影响患者的性欲和性期望。

女性性功能障碍发生率的流行病学资料较少，报道的发生率差异较大。国外报道女性性功能障碍的总发生率为 26% ～ 60%，性欲障碍和性高潮障碍居多。对美国 1 749 名 18 ～ 59 岁女性志愿者的调查结果显示，43% 有性功能障碍，其中 22% 为性欲障碍，14% 为性唤起障碍，7% 为性交痛。丹麦的调查资料显示，性欲缺乏占 42%，性交时无快感占 20%。最近对 13 882 名 40 ～ 80 岁妇女性态度和性行为的全球性调查发现，缺乏性兴趣和性高潮障碍是最常见的性功能障碍，发生率分别为 26% ～ 48% 和 18% ～ 41%。国内资料不多，近年对 540 名 23 ～ 55 岁健康妇女的调查发现，性生活不满意占 55.5%，性高潮困难占 39.7%，性交频率每月少于 2 次占 31.75%。

一、分类及临床特征

女性性功能障碍分类较多，均依据女性性反应周期划分。1994 年我国精神疾病分类与诊断标准将其分为性欲减退、性交疼痛、阴道痉挛（性恐惧症）和性高潮缺乏。1998 年美国泌尿系统疾病性功能健康委员会在综合各种分类的基础上提出新的分类法。根据这一分类，女性性功能障碍分为 4 类，各类及其临床特征如下：

1. 性欲障碍（sexual desire disorders） 包括低反应性性欲障碍和性厌恶。低反应性性欲障碍指持续或反复发生的性幻想或性欲望低下或缺如，并引起心理痛苦。性厌恶指持续或反复发生的恐惧性性厌恶和避免与性伴侣性接触，并引起心理痛苦。

2. 性唤起障碍（sexual arousal disorders） 指持续或反复发生不能获得或维持足够的性兴奋，并引起心理痛苦。具体表现为性活动时主观上持续缺乏性愉悦和性兴奋，客观上部分或完全缺乏阴道湿润和生殖器充血。

3. 性高潮障碍（sexual orgasmic disorders） 指足够的性刺激和性兴奋后，持续或反复发生性高潮困难、延迟或缺如，并引起心理痛苦。

4. 性交疼痛障碍（sexual pain disorders） ①性交痛（dyspareunia）：指反复或持续发生与性交相关的生殖器和盆腔疼痛。②阴道痉挛（vaginismus）：指反复或持续发生阴道外 1/3 段肌肉不自主痉挛以干扰或阻止阴茎插入，并引起心理痛苦。③其他性交痛：指反复或持续发生由非性交性刺激引起的生殖器疼痛。

上述每种性功能障碍均又分为终身性（原发性）和获得性（继发性）、完全性和境遇性、器质性和功能性。

2003 年国际定义协会基于循证研究资料，在第二届国际性医学会议上提出对女性性功能障碍分类的若干修改意见，包括：①女性性欲经常是在性刺激后已经引起主观性唤起后才出现，性欲和性唤起相互作用相互加强。因此认为只有在整个性活动中始终没有性欲才定义为性欲障碍。②主观性唤起几乎与血管充血无相关性，主诉缺乏主观性唤起的妇女仍有明显的生殖器充血，因此应将性唤起障碍分成生殖、主观性及持续的性唤起障碍 3 种亚型。③性高潮障碍只限于有强烈主观性唤起后仍缺乏性高潮。④性交困难的定义反映阻止性交的可能性大小。因为阴道括约肌紧张度的可变性及缺乏阴道痉挛时的客观发现，因此在定义阴道痉挛性疼痛障碍只注重疼痛的特征，而忽略是否有肌肉痉挛。⑤性交疼痛分为插入阴道时局部疼痛和性交过程中疼痛。

二、相关因素

与女性性功能障碍发病相关的因素很多，涉及解剖、生理、生化、病理、心理甚至社会，其中心理社会因素起重要作用。

1. 心理社会因素 羞怯、忧郁、焦虑、畏惧、紧张、憎恨、悲痛等情感因素均可抑制女性性欲和性唤起，引起这些心理反应的原因很多，如受宗教或传统保守观念影响，既往痛苦或创伤性经历的回忆，夫妻关系和家庭成员不和睦，工作过度劳累、过度紧张或压力过大等。

2. 年龄和绝经因素 随妇女年龄增加和绝经，体内雌激素水平不断下降，出现进行性生殖器官萎缩、盆腔血流量减少、盆底肌肉张力降低及阴道萎缩和干燥等，这些均影响女性性功能。但部分绝经后妇女可能因体内雄、雌激素比例相对增高，不再担心妊娠等原因，性欲反而增强。

3. 手术因素 各种妇科手术均可能影响女性性功能。最常见的是双侧卵巢切除导致卵巢去势。外阴根治术直接破坏外生殖器解剖对性功能影响极大。子宫和阴道手术也可因改变阴道解剖结构和盆腔血流等原因影响性功能。乳腺癌根治术可因性敏感区和体型破坏或因心理因素影响性功能。

4. 放疗因素 因妇科肿瘤实施放射治疗能引起卵巢去势和阴道粘连或顺应性改变，影响性功能。

5. 神经性因素 许多中枢和外周神经系统的疾病和损伤均可引起女性性功能障碍，如脊髓损伤或退行性病变、癫痫、糖尿病性神经病变等。

6. 血管性因素 原发性高血压、动脉粥样硬化、心脏病、糖尿病等疾病能影响髂动脉及其分支的血流，减少会阴部血供，导致性刺激时进入阴道和阴蒂的血流明显减少，称为阴道充血和阴蒂勃起供血不足综合征。

7. 妊娠和产后因素 妊娠期因对胎儿关心和自身体型改变引起女性性功能减退。产褥期因会阴疼痛、阴道分泌物减少及生殖器尚未复旧等因素影响女性性功能。

8. 妇科和泌尿系统疾病 一些妇科疾病能影响女性性功能，如子宫内膜异位症、外阴阴道炎症、压力性尿失禁等。

9. 药物性因素 药源性性功能障碍发生率在20%左右。任何能改变人精神状态、神经传导、生殖系统血流和血管舒缩功能及性激素水平的药物均可能影响女性性功能。

10. 性知识、性技巧缺乏 包括不了解女性性反应特点、缺乏适当性刺激、缺乏交流技巧、选择不适宜时间和地点等。

三、诊断

目前对女性性反应尚无客观或量化的测定方法。女性性功能障碍的诊断需综合病史、性功能评估、体格检查及实验室检查等才能做出。

1. 病史采集 包括患者年龄、文化程度、职业、宗教信仰、性取向、既往性经历、月经生育史、精神病及全身其他疾病史、手术外伤史、化疗放疗史、药物应用史及有无吸毒等。采集病史时要注意环境的舒适和保密性。

2. 性功能评估 可采用 Kaplan 等提出的女性性功能积分表进行性功能评估，内容主要包括4周内性交次数、性欲强度、性高潮次数、阴蒂感觉、性交不适感等。

3. 情感及相关问题评价 对婚姻满意度或与性伴侣情感关系，及其在性活动时对自我体形的自信性和其有性需求时与性伴侣交流的能力等作出评价。

4. 心理检查 包括与性有关的各种心理社会状态的评定。

5. 盆腔及全身检查 细致的妇科检查有助于明确生殖器官的发育情况和有无器质性病变。另外，还应对心血管、呼吸、运动、神经、直肠及泌尿系统检查。

6. 实验室检查 包括性激素测定、阴道 pH 值、顺应性及振荡器感应阈值测定，彩色多普勒超声对生殖器刺激前后血流变化的测定，及有关原发性高血压、糖尿病等全身性疾病的检查。

四、治疗

1. 心理治疗 多数性功能障碍为功能性，由心理因素造成。即使是器质性性功能障碍，也多伴有心理因素。因此，心理治疗很重要。在全面掌握病情特点和明确性功能障碍类型的基础上综合分析，准确判断患者性心理障碍的类型和程度，结合其个性特征、行为模式及文化、宗教等背景制定有针对性的治疗方案。具体方法有精神分析疗法、催眠疗法、婚姻疗法及集体疗法等。

2. **一般治疗** 包括提供有关性的基本知识和技巧，鼓励阅读介绍性知识书籍；建议性生活时双方相互沟通，商量改变性交姿势、性生活时间及地点；提供使注意力分散的技巧，如性幻想、使用背景音乐、录像或电视；推荐使用润滑剂等。

3. **行为疗法** 依据条件反射学说和社会学理论改正人们不良行为的治疗方法。常用的方法有：

(1) 性感集中训练：即训练自己在性生活中的主观感觉。整个训练可分 3 个阶段：第一阶段的重点是指导女方集中精力体验由男方爱抚身体所激发的感觉，但不能触及生殖器和乳房；第二阶段的重点是生殖器刺激，但避免性交；第三阶段又称无需求性交阶段，在对生殖器刺激已发生良好反应的基础上开始性交，重点是无需求（不追求性高潮）和以调整愉悦为定向的性体验。

(2) 自我刺激训练：指导患者通过手淫或借助振荡器的方法获得性高潮。成功的性高潮体验有助于增强患者性欲和树立自信心。自我刺激成功后让性伴侣加入，帮助患者体验与性伴侣在一起的性高潮。

(3) 盆底肌肉锻炼：训练患者模拟排尿和紧急停尿的动作，即交替收缩和舒张盆底肌肉，通过这种训练提高骨盆底肌群的张力和性交时阴道感觉的敏感性。

(4) 脱敏疗法：为针对阴道痉挛采用的治疗方法，也称阴道扩张法，即利用一系列大小不等的阴道扩张器从小到大逐渐扩张阴道，也可指导患者自己或性伴侣用手指作类似的练习。该方法原理是通过由小到大对阴道循序渐进的插入，使患者了解到阴道的容纳能力很大，性生活时阴茎插入不会造成损伤，消除对阴茎插入的一切焦虑和紧张。

4. **药物治疗**

(1) 性激素：雌激素常用于绝经后和各种原因所致雌激素水平低落的妇女。虽然目前尚无证据表明雌激素与性欲有直接关系，但可通过改善泌尿生殖道萎缩、血管舒缩症状和绝经期情绪障碍等间接改善性欲。有子宫的妇女长期使用雌激素应每 1～3 个月给予孕激素以对抗雌激素的副反应。雄激素常与雌激素联合应用用于缓解绝经后妇女性欲减退、性交痛和阴道干涩。雄激素治疗绝经前妇女性欲减退的疗效尚有争议。性激素可全身用药，也可局部用药。

(2) 抗抑郁药：通过增强多巴胺和抑制 5- 羟色胺、催乳激素等作用提高性欲，如丁胺苯丙酮、曲唑酮、氟西汀等。

(3) 多巴胺激动剂：通过增加多巴胺在脑内活性和多巴胺神经兴奋性，提高性欲，如溴隐亭、司来吉兰等。

(4) 西地那非（sildenafil）：作为 V 型磷酸二酯酶抑制剂，减少第二信使 cGMP 的降解，增强一氧化氮介导的阴蒂海绵体和阴道平滑肌舒张作用。用于女性性唤起障碍的治疗，有效性和安全性评价的临床试验尚在进行中。

5. **原发病治疗** 许多女性性功能障碍由各种器质性疾病引起，只有积极治疗原发病才能消除性功能障碍。但要注意许多治疗原发病的药物本身也可引起性功能障碍，使用时需综合考虑。

（李同民）

第五节　女性性卫生和性健康教育

一、女性性卫生

性卫生（sexual hygiene）是指通过性卫生保健实现性健康和达到提高生活质量的目的。性卫生包括性心理卫生和性生理卫生。

1. 性心理卫生 健康的性心理是健康性生活的基础和前提。它要求夫妇双方首先清楚性生活是人类心理和生理的需要，是人体性功能的正常表现，也是夫妇生活重要的和不可缺少的组成部分。因此，夫妇双方不应为对方的性要求而反感或恐惧，也不应为自身的性要求而内疚或羞愧。对于妇女更应改变自己在性生活中的被动角色，要主动参与，共享其乐。

其次，夫妇双方要充分认识男女双方性反应的差异。女性性唤起较缓慢，在性刺激前可以没有性欲，而常常在性刺激后有了主观性唤起时才出现性欲，性欲和性唤起相互作用、相互加强；性敏感区分布较广泛，除外生殖器外，还包括大腿内侧、臀部、乳房、唇、舌、脸颊、颈项、腋下等，几乎占了全身大部分区域；对触觉最敏感，但视觉不及男性；达到性高潮较慢，但高潮体验比男性强烈，而且拥有连续性高潮能力，性消退期也较缓慢。另外，女性性反应个体差异较大，即使同一个体在不同时期、不同条件下反应也可能不一致。对女性性反应的特点应有充分了解，合理安排性生活，正确掌握性技巧。

2. 性生理卫生

（1）良好的生活习惯：妇女应有合理饮食、良好起居生活习惯，不酗酒、不吸烟、远离毒品。

（2）性器官卫生：女性外生殖器解剖结构特殊，较男性更容易被感染。每次性生活之前清洁外生殖器，预防女性泌尿生殖系统感染性疾病。

（3）性生活卫生：要根据夫妇双方具体情况合理安排性生活时间、频率和时机。女性应注意月经期、妊娠期、哺乳期和绝经期的性生活卫生。有心、肺、肝、肾等重要脏器功能不全或有高血压、动脉硬化等严重疾病者应在医师指导下过性生活。

（4）避孕：对不再有生育要求或暂时不希望生育的育龄夫妇应采取有效的、适合夫妇双方的避孕措施，避免意外妊娠。

（5）预防性传播疾病：杜绝滥性交是预防性传播疾病最有效措施。应进行广泛的使用避孕套教育和包括艾滋病在内的各种性传播疾病危害性的教育。夫妇双方中一方患性传播疾病时，应夫妇双方共同治疗。患病期间推荐使用避孕套，以预防夫妇间再感染。

二、性健康教育

性健康教育（sexual health education）是指通过有计划、有组织、有目标的系统教育活动，进行关于性知识和性道德教育，使受教育者具有科学的性知识、正确的性观念、高尚的性道德和健康的性行为。

性健康教育的目的是向各年龄段人群普及性生理和性心理知识，建立对性的正确态度，确立科学的性观念，重视性道德价值，选择健康的性行为，预防性传播疾病和消除性犯罪。性健康教育中最重要内容是性知识（sexual knowledge）教育，性医学知识包括男女生殖器解剖、生理、性反应特点、与性有关的疾病、性功能障碍、性传播疾病及其预防、避孕和优生优育等；性心理知识包括男女性心理形成、发展和成熟，社会性别的规范，性欲和性冲动的心理特点等；性道德教育包括恋爱和婚姻道德、男女平等、尊重女性等；性法学教育包括性犯罪防范等。

性健康关系到人的一生，因此不同年龄、不同生活状况的人群均应接受有针对性的性健康教育。儿童期、青春期、成年期、围绝经期和老年期均应各自成为接受教育的人群对象。性唤起能力在出生时即已存在，所以性健康教育应从 0 岁开始。儿童期教育的重点是指导孩子树立正确的性态度和帮助孩子培养正确的性别自认和性别角色意识。男女在生物学上的差别称为"性"，在心理学上的差别称为"性别"，在社会学上的差别称为"性别角色"。一个人把自己看成男性或女性就是"性别自认"。儿童的性别自认是在生物学基础上通过后天学习得来，因此必须对孩子进行性别自认教育，正确引导孩子从幼年起保证其性别角色、性别与性保持一致。

青少年的性健康教育是一生性教育的关键阶段，其意义特别重大。青少年性健康教育主要向青少年传授科学的性知识，纠正与性有关的认识和行为偏差，树立健康的性观念。正确认识月经初潮，正确认识性欲和性冲动，正确认识手淫。应该让青少年知道手淫是常见的和正常的现象，带有普遍性，是消除性紧张的自慰行为，其本身对健康并无害处，而且有助于婚后的性生活。青少年性健康教育应在普及性知识基础上，重点突出性道德教育，帮助青少年认识和适应青春期身心的急剧变化，能够正确、理智地对待性问题，使他们的性行为方式符合社会发展和社会行为规范，做一个有高尚情操的人。

成人期性健康教育的主要任务是帮助成年人建立幸福和谐的夫妇生活，并在普及性知识的同时教育他们遵守合乎性道德规范的行为准则，帮助他们学会如何对自己子女进行性健康教育。

老年人性健康教育的重点是帮助他们了解老年人的生理特点。绝经后虽然躯体变老和生殖器官退化，性反应减弱，但性欲和获得性高潮的能力仍然保持，有规律的性生活有助于健康。要指导建立适合老年人生理特点的性生活习惯和性行为方式，从而达到延年益寿的目的。

（李同民）

第十六章　不孕不育常见疾病

第一节　不孕症

一、不孕症的概述

凡夫妇同居 2 年以上，没有采取避孕措施而未能怀孕者，称为不孕症。婚后 2 年从未受孕者称为原性不孕；曾有过生育或流产，又连续 2 年以上不孕者，称为继发性不孕。

二、不孕症的病因

不孕症的原因有 2/3 在于女方输卵管阻塞一向是主要原因，但自从普遍重视预防感染及广谱抗生素问世以来，引起输卵管阻塞的产科妇科炎症已大为减少；另一方面，有关内分泌疾病的认识及检查技术不断进展，卵巢功能不全所致不孕的诊断率有所提高，所以卵巢性不孕也占重要地位。

卵巢因素引起的不孕约占不孕症的 15% ～ 25%，卵巢性不孕可由多种因素引起：

1. **卵巢局部因素**　如先天性无卵巢或幼稚型卵巢、卵巢功能早衰、多囊卵巢、某些卵巢肿瘤如颗粒－卵泡膜细胞瘤、睾丸母细胞瘤等都可影响卵巢激素分泌及排卵。

2. **全身性疾患**　如重度营养不良，或饮食中缺乏某些重要的营养因素，都可影响卵巢功能而致不孕；慢性疾病、代谢病如甲状腺功能低下或亢进、糖尿病、肾上腺功能紊乱等也能导致不孕。

3. **中枢性的影响**　丘脑下部、垂体、卵巢间内分泌平衡失调，垂体肿瘤或瘢痕都可以引起卵巢功能失调而致不孕；精神因素如精神紧或过度焦虑，可对丘脑下部－－脑垂体－－卵巢轴产生影响抑制排卵。

除卵巢因素可致女性不孕外，按其部位及发生原因大致可分为：

1. **外阴阴道因素所致不孕**　如无处女膜、阴道横隔、先天性无阴道等先天畸形，能妨碍性生活；严阴道炎症时，大量白细胞能吞精子，降低精子活动力，缩短其生存时间而影响受孕。

2. **子宫因素所致的不孕**　约占不孕症的 10% ～ 15%。正常子宫前倾前屈、子宫颈口向后，性交后子宫颈口浸泡在精液中，有利于受孕。如子宫后倾后屈，使子宫颈口向前向上，可影响受孕；由于卵巢孕酮分泌不足，使子宫内膜分泌反应不良；子宫发育不全以及子宫内膜炎症如结核性子宫内膜炎，粘膜下子宫肌瘤等都可影响孕卵着床。

3. **子宫颈因素所致的不孕**　是不孕症较为重要的原因，约占不孕症的 10% ～ 20%。排卵期子宫颈外口开大，由月经后的 1 mm 直径开大至 3 mm，子宫颈粘液在排卵期增多，清亮透明，pH 值 7.0 ～ 8.2 可以中和阴道的酸性，有利于精子的活动和通过。由于慢性宫颈炎或雌激素水平低落，子宫颈粘液可变粘稠、或含有大量白细胞，不利于精子的活动和通过，可影响受孕。此外，子宫颈息肉或子宫颈肌瘤能堵塞子宫颈管，影响精子的通过，子宫颈口狭窄也可能是不孕的原因。

4. **输卵管因素所致不孕**　输卵管炎症粘连引起输卵管阻塞，阻碍卵子和精子相遇而致不孕。盆腔子宫内膜异位症也可使输卵管粘连扭曲而造成不孕。

5. **其他因素**　经系统检查后，尚有 10% 左右的男女双方均未发现明显不孕原因。近年来认为与免疫因素有关。在某些不孕妇女的血清中发现含有抗精子的抗体，此种抗体与精液能发生凝集反应，这些不孕夫妇，如用避孕套避孕一段时间后，能使这些抗体消失而妊娠。其他如夫妇双方血型不和，也有人认为可能是不孕的原因。性染色体畸变如核型为 45XXO 或 46XXP- 或嵌合体，有时病人外观正常，但卵巢发育不全，无排卵或闭经，多因不孕要求诊治。

三、不孕症的症状

凡夫妇同居 2 年以上，没有采取避孕措施而未能怀孕者。

四、不孕症的检查

不孕症妇女体检包括一般检查和妇科检查两部分内容。

（1）体格检查：注意全身发育、营养状况，第二性征发育情况包括乳房发育、脂肪分布、毛发生长、阴毛分布、有无男性化现象，挤压乳腺有无溢乳、甲状腺有无肿大等。注意因脑垂体、肾上腺、甲状腺等器官内分泌失调所引起的体态变异或皮肤色素异常等。

（2）妇科检查：包括外生殖器发育情况，有无畸形及炎症；处女膜厚薄、处女膜及阴道口是否存在狭小或特异敏感情况等；阴道深度及松紧，有无阴道闭锁，粘膜色泽是否正常，还要测定阴道分泌物 pH 值；有无子宫颈狭小、炎症、糜烂，必要时作涂片检查有关病菌，或作淋菌、支原体、衣原体培养；检查子宫体发育情况，看有无畸形，子宫位置是否正常，是否存在可疑肌瘤；附件有无增大变硬、压痛；直肠子宫陷凹及宫骶韧带处有无触及结节或瘢痕性增厚，子宫颈向前提托有无疼痛；探测子宫腔深度、弯曲方向，子宫壁是否光滑，子宫颈与子宫体比例，是否存在纵隔或单角子宫等畸形。

应注意的是，不可在月经来潮期间到医院检查，因为此时宫颈口张开，容易感染，医生做双合诊时还可能使经血及其中的子宫内膜碎片倒流入输卵管，甚至盆腔，而发生子宫内膜异位症。出血时也不便于取白带化验和取宫颈分泌物检查。

五、不孕症的预防

1．月经初潮莫忧虑 一般女子在 14 岁左右的时候，月经就会初潮，这是一种正常的生理现象，它象征着生殖系统已逐步发育成熟，是无须大惊小怪的。但是、有些缺乏生理知识的少女对此都感到害羞，并由此背上思想包袱，每逢经期，忧心忡忡，甚至食不下、卧不眠，长此以往，就会发生中医所谓的"气滞"；气滞则血瘀、血瘀就会损伤胞系，细胞系受损，婚后则不孕。因此，少女月经初潮时，应注意了解这方面的生理知识及处理方法，这样就会消除顾虑，婚后自然容易受孕。

2．讲究经期卫生 在月经来潮期间，如不讲究卫生，那是很容易得各种妇女病，如月经不调、痛经、外阴炎、阴道炎、宫颈炎、子宫内膜炎、附件炎、盆腔炎等、这些病症均会妨碍婚后受孕。那么，在月经期间应如何讲究卫生？总的来说，在精神上要保持乐观舒畅；在身体上要注意适当休息，避免劳累；在饮食上宜温热，忌寒凉；在起居上宜规律、舒适，忌坐卧湿地或冒雨涉水，另外，月经带要勤洗，内裤和卫生纸要勤换）全身淋浴不宜过频，以免着凉感冒。

3．月经不调应早治 月经不调是指经期、经色、经量发生变化，或发生闭经、痛经、崩漏等，不孕妇女大都不同程度地存在着这些现象。因此，可以说月经不调是难以受孕的信号。少女患月经不调的原因比较单纯，治疗比较容易。所以，少女患月经不调时，要及早治疗，争取一次治好，莫留后患。可采取中医治疗，一般效果较好。

4．月经迟来要晚婚 有的少女月经初潮时间较晚，直到 18 岁～20 岁以后才见月经，并且量少、色淡、质稀。这说明生殖系统的功能比较低下，婚后不但不能怀孕，而且月经情况每况愈下，直到闭经或并发其他病症。因此，凡是月经迟来、发育比较迟缓的少女，应认真锻炼，适当辅以药物调理。

六、不孕症的治疗

（一）一般治疗

加强体质和增进健康有利于恢复生育能力；掌握性知识，学会预测排卵期，可以增加受孕机会。

（二）针对病因的处理与治疗

1．治疗器质性疾病 如肿瘤和生殖道异常等；

2．诱发排卵 经检查属于无排卵性不孕，这可以采用药物诱发排卵；

3、改善子宫颈口黏液 药物可以使子宫颈口黏液变得稀薄，利于精子穿过；

4、治疗输卵管阻塞 可以采用药物或手术治疗，将阻塞的输卵管变为通畅。

（三）针对男方性功能障碍的治疗方法

1、人工受精 将男方或供精者的精子注入女性生殖道，使女性受孕；

2、体外受精与胚泡移植（人工受精） 使用与用其他方法治疗无效者。

七、不孕症的鉴别

1．男方检查（注意有无慢性病史如结核、腮腺炎等）了解生活习惯及有无性交困难，外生殖器检查有无畸形，精液检查有无异常，正常精液量 2～6 毫升，ph7.5～7.8，液化时间不超过 30 分钟，精子数每毫升 6 千万以上，活动数 60% 以上，异常精子不超过15～20%，精子数如少于 6 千万则生育力差，有条件者可进一步作免疫及染色体检查。

2．女方检查除详细询问病史，全身检查外，应用以下检查。

（1）妇科检查了解内外生殖器的发育，有无炎症、肿瘤及畸形者，检查有无溢乳。

（2）白带检查阴道的酸碱度及有关炎症及性病检查，包括滴虫、念珠菌、淋菌及衣原体等检查。

（3）输卵管通液检查或子宫输卵管造影术。

（4）卵巢功能检查

①基础体温测定，连续测量三个月，了解排卵的规律及黄体功能情况。

②宫颈粘液结晶检查，排卵期宫颈粘液稀薄，便于精子穿透，涂片上出现典型羊齿状结晶，羊齿状结晶逐渐减少或消失，因此根据月经周期中宫颈粘液结晶的变化，有助于诊断有无排卵及卵巢功能的变化。

③阴道细胞学检查，涂片测定激素水平月经干净后开始，隔日一次，直至下次月经来潮。

④子宫内膜病理检查，了解有无排卵及黄体功能。

⑤内分泌测定，疑有垂体，甲状腺或肾上腺疾病患者，可测定垂体促性腺激素，17 酮，17 羟，雌激素，孕激素，催产素等。

3．性交后试验最好在排卵期性交后两小时进行，用两根消毒吸管，分别吸取宫颈粘液及阴道后穹窿液体，分置两块玻片镜检，均有活动精子则正常，均无精子则说明男方无精子，如后穹窿涂片有精子而宫颈涂片无精子，则说明女方宫颈粘液不正常。

不育与不孕是一回事吗？

一般地讲，不育与不孕都是指婚后女方不能生育。但严格地讲，两者并不是一回事。

不孕症是指女方不能受孕，不孕是因受精障碍引起的；不育症则是女方有过妊娠，但妊娠不能维持，指流产、早产或死产，从而得不到一个活婴。为什么会发生流产呢？原因是多方面的。一般讲，怀孕两个月以内的流产，80% 是由于精子或卵子，或两者均有缺陷，使得胚胎发育不健全或者不发育，其中约有一半左右是由于男方或女方，或双方生殖细胞内染色体异常，例如某些遗传性疾病就表现为染色体的异常。又如 40 岁以上的妇女怀孕后，由于染色体的老化，也会影响胚胎不能正常发育而导致流产。

流产的其他常见原因一般为母体内分泌功能不正常。要维持正常妊娠，妇女体内不仅要分泌一些特殊的激素，而且这些激素要有足够的数量。主要的激素有三种，即孕酮、雌激素及绒毛膜促性腺激素，缺少任何一种或数量不够都可影响胚胎的发育，从而引起流产。治疗流产常用黄体酮就是这个道理。有些妇女的子宫形态不正常，如子宫有两个角，子宫腔内有一个膈，或者子宫上长瘤子，这些都能使小生命很早就离开母体。如果怀孕期间母体患有急性疾病，特别是严重流感、风疹、高烧及急性传染病等，往往会引起子宫收缩；同时，母体的病菌通过胎盘进入胎儿体内会使其夭折而发生流产。母亲患有严重的慢性病如重度心脏病及贫血，引起母亲缺氧也会引起流产。怀孕早期如接触毒物如酒精、汞、铅等也常使胚胎畸变而流产。另有一些少见的流产原因是由于母亲与胎儿的血型不合，或者母亲宫颈太松，怀孕4至5个月后流产，这二者常常引起的流产称晚期流产。

流产一次不能称为不育。如果流产三次以上，就是习惯性流产。一直未能得到活婴者，才称之为不育症。此时一定要去医院检查。不育并不都是女方的问题，一定要男女双方共同检查。因为早期流产绝大部分是由于胚胎发育不正常，它关系到卵子和精子，最好到有条件的医院，夫妇双方同时作一些特殊的检查，包括染色体、血型及其他化验。检查每次流产的排出物也非常重要。女方还要作必要的盆腔检查。如果找出了不育的病因，在医生的具体指导下，有些不育妇女是可以生育的。

八、不孕症的并发症

1. 女方并发症　内分泌失调、输卵管堵塞、排卵障碍、子宫发育不良及畸形、子宫肌瘤、子宫内膜炎、子宫内膜结核、子宫颈门狭窄粘连、子宫颈既液量和性状异常、先天件无阴道、阴道横隔。

2. 男方并发症　先天性睾丸发育异常、隐宰、睾丸结核、腮腺炎后睾丸炎、输精管堵塞、生殖器发育异常、阳痿、早泄。

（李同民）

第二节　输卵管堵塞

一、输卵管堵塞的概述

输卵管堵塞是不孕症的常见原因，占不孕患者的1/3，近年来有逐渐上升的趋势，是不孕症的治疗难题。输卵管堵塞主要由于炎症经子宫内膜向上蔓延，首先引起输卵管黏膜炎性改变，输卵管上皮发生退行性或成片脱落，导致输卵管黏膜粘连，继而输卵管管腔或伞部闭锁。传统治疗方法主要为输卵管通液或手术治疗。输卵管通液虽然操作简单，但准确性差，效果不满意，已逐渐被淘汰；输卵管植入术，吻合术或造口术等外科显微手术设备要求高、耗资大并且在功能恢复方面疗效不确切。

机械性输卵管堵塞是有一些脱落的栓子及器官的功能性收缩所造成的。常见的栓子有月经期的内膜碎片、血凝块，药物流产及人工流产时由于子宫收缩及流产时的子宫付压吸引的突然解除引起胚胎组织及胚胎附属物进入输卵管造成输卵管阻塞。还有的是由于输卵管液的固缩引起输卵管阻塞等；输卵管受到一些刺激时会发生功能性痉挛致开口及管腔收缩而形成输卵管的梗阻．这样造成输卵管堵塞的机会还是不多的，最常见的原因是病理性的阻塞。病理性多数则由输卵管病变引起，最常见的是输卵管出现炎性病变，输卵管炎的病因是由于病原体感染引起，病原体主要有葡萄球菌、链球菌、大肠杆菌、淋球菌、变形杆菌、肺炎球菌、衣原体等所引起。

二、输卵管堵塞的病因

1. 阴道炎、宫颈炎、子宫内膜炎、卵巢疾病、阑尾炎、结核病的病原菌上行感染。

2. 人工流产、上环、取环等宫腔操作并发输卵管炎症引起堵塞。

3. 月经期间行房事，不洁性交、长期阴道出血等人为和疾病因素造成的输卵管堵塞。

4. 腹腔手术、反复通液也会波及输卵管导致炎症扩散，造成的输卵管堵塞。

5. 不健康生活方式：流产后休息太少导致不孕，饮咖啡过多，久坐的女性导致的。

最主要综合的原因还是由于输卵管炎症所引起。因此女性养成良好的卫生习惯是预防输卵管炎症的关键，日常清洁私处应避免只用清水或碱性沐浴液进行，可选用pH4的弱酸性女性护理液每天洁净私处。

常见的炎症有两种：一种是化脓性输卵管炎多数是因为分娩流产或自然手术后发生炎症而引起也可因为邻近脏器的炎症引起如阑尾炎、腹膜炎；另一种是结核性输卵管炎大多是因为肺结核和腹膜结核播散而来。早期的炎症只是使输卵管粘膜充血水肿引起暂时的阻塞，这时积极的开始进行抗炎治疗可以使输卵管的结构和功能恢复正常如果病变继续加重则可形成脓肿破坏输卵管的结构。

炎症使输卵管的管壁肥厚、僵硬、粘连从而造成不通。这种陈旧性的输卵管炎引起的输卵管粘连所造成的输卵管不通单靠用药是不能解决任何问题的；而女性不洁性生活导致性传播疾病的发生，而又不到正规医院进行彻底规范的治疗，导致上行感染而引起输卵管炎最终造成输卵管不通。

三、输卵管堵塞的症状

输卵管阻塞或通而不畅是女性不孕症的重要原因，其病变原因以炎症为主。其形成可由急性输卵管炎治疗不彻底或不及时而导致输卵管粘膜粘连，如不全流产、残留胎盘引发炎症，个别带宫内节育器者，继发慢性输卵管炎，长期炎性刺激使输卵管增粗、变硬、管腔粘连、狭窄，甚至与周围组织粘连，从而影响输卵管拾卵功能及输送精子卵子能力。输卵管阻塞病人大都有慢性盆腔炎表现，如小腹一侧或两侧疼痛、下坠、分泌物多、腰痛等。有部分病人可无明显的临床症状，常因婚后多年不孕到医院检查时才发现。

有些输卵管阻塞病人会出现小腹一侧或两侧疼痛、下坠、分泌物多、腰痛等症状，月经来潮时血量增多，不过很容易和其他疾病搞混。输卵管是否有堵塞要通过输卵管碘油造影检查才能确诊，而且输卵管堵塞也是可以治疗的，如果是轻微的可以通过通水治疗，比较严重时也可以考虑通过宫腔镜或腹腔镜下疏通。排卵和输卵管一点儿关系都没有。只是输卵管阻塞不能受孕。

【明显症状】

1. 腹部不适 下腹能够出现不同程度的疼痛，大多数是隐性不适感，腰背部及骶部酸痛、发胀、下坠感，经常会因为劳累而导致症状加重。

2. 月经不调 输卵管以及卵巢是相邻，通常输卵管的疾病对于卵巢的功能没有影响，对于月经量的多少也不会有影响，只有炎症扩散到卵巢，对于卵巢功能产生损害的模式和才会出现月经的异常。

3. 痛经 因盆腔充血而导致瘀血性痛经，大多数是在月经前一个星期开始就会有腹痛，越接近经期就会越重，一直到月经来潮。

4. 不孕 输卵管自身受到了病损的侵害，导致阻塞的形成而进一步引起不孕，会以继发不孕比较的常见。

5. 其它症状表现 会有性交疼痛，胃肠道障碍乏力，白带量的加多，劳动会受到影响及精神抑郁等症状。

四、输卵管堵塞的检查

1. 输卵管通水 也叫输卵管通液，输卵管通水是将一根管子插入被检查者宫腔，然后通过管子注射药水 20 ml，药水一般是生理盐水加上抗生素（一般是庆大霉素）。药水从子宫腔里流经输卵管，最后到达盆腔。根据子宫腔仅能容纳 5 ml 容积的特点，如能顺利无阻力地推注入全部 20 ml 溶液，放松针管后又无液体回流入针筒，提示溶液已通过子宫腔、输卵管腔进入腹腔中去，表明输卵管通畅；如阻力很大，放松针管后有 10 ml 以上的溶液回流入针筒，表明输卵管阻塞不通；如虽有阻力，尚能注入大部液体，仅有少量回流，表明输卵管通而不畅。

但是，由于整个过程都依靠医生手动操作，完全依据主观感觉判断，造成假阴性和假阳性的诊断结果较多。例如在输卵管积水时，液体进入输卵管积水腔中，虽能顺利注入 20 ml，实际上输卵管是不通的。积水也不能精确判断到底是输卵管单侧堵塞（通畅）还是双侧堵塞，也不能具体到是哪个位置堵塞。而病人做检查时心情的紧张也会影响检查的结果。不少病人检查时肌肉紧张引起输卵管痉挛导致药水打不过去，医生感觉到注射阻力，也会得出假性不通的诊断结果。同时部分输卵管堵塞患者由于在输卵管通液时较大的推注压力下造成子宫内膜血管开放，至输卵管通液检查进入开放血管腔中，此时，一是在输卵管通液时不会有任何的阻力造成诊断错误，同时过量液体注入血管腔血循环中有可能引起子宫内膜移位症的发生。但由于输卵管通液检查其设备简单，操作俭便，价格低廉等优点。这种方法在80年代前曾被普遍应用。但在临床实际工作中却发现该方法误诊率高达50%以上，所以不主张采用。

2．超声检查　超声检查输卵管有普通超声检查和超声下通液。普通检查，某些输卵管积水在超声上能被查出来，表现为子宫两侧有增粗的液性暗区，但是超声上不能确诊是输卵管积水或是卵巢囊肿，只能诊断为：提示有积水可能。子宫输卵管超声下通液，有负性造影剂和正性造影剂之分，负性造影剂可以采用生理盐水，正性造影剂可以采用双氧水、二氧化碳发泡剂、超声晶氧、手振微泡、声微显等。负性造影剂多通过观察造影后宫腔分离情况及盆腔是否出现积液或积液量是否增加来间接判断输卵管是否通畅，难以直接观察液体在双侧输卵管内的流动情况，因此临床上基本不予采用。正性造影剂是以观察造影剂强光点在双侧输卵管内流动快慢，流动量多少及强光点是否进入盆腔，但由于受肠道内气体等因素影响较大，盆腔组织对比度较差，因此临床诊断价值较低，更加上有可能造成气体进入血循环，引起严重气栓，危及病人生命，就目前临床上常用的双氧水为例，一次用量能产生氧气达$70\sim200$ml，宫腔内压可明显增高，加之本身对粘膜的刺激性，因此毒负作用大。此外一旦较多双氧水返流入血，则可导至严重气栓（心脏声学造影3%双氧水最大用量不超过1ml，理论上产氧气10ml）20ml以上气体进入血循环就有可能造成患者至死。由于以上众多因素的综合结果所以目前临床上一般很少采用。

3．经X线的子宫输卵管造影术　经X线的子宫输卵管造影可以从荧光屏和X光照片上看到子宫腔的大小形态和位置、输卵管的形态。通畅者，影像延伸到输卵管伞端口外，X光片上并可同时看到造影剂在盆腔的弥散。如输卵管堵塞，可明确显示输卵管堵塞部位、程度及性质。此方法还可辨认子宫内膜情况、输卵管和盆腔的结核病变情况。是目前诊断输卵管通畅性最可靠的方法，如果医生的技术过关的话，准确率可大95%以上。但由于目前国内医疗体制及操作医生对接受X线照射对自身身体健康的影响所产生的担心，所以造成这一非常好的诊疗技术方法由于技术操作不规范造成诊断失误及错误治疗的机会众多。

4．腹腔镜检查　通过子宫导管向子宫腔注入色素液如美蓝，经腹腔镜观察美蓝经输卵管伞端溢入盆腔，即为通畅；如有输卵管近端堵塞（输卵管间质部及峡部）则见不到美兰液经输卵管伞端溢入腹腔，如为输卵管远端堵塞（输卵管壶腹部及伞部）则可见输卵管伞端及壶腹部扩张增粗并蓝染，但没有美蓝流体流自输卵管伞端并流入腹腔。缺点是对于输卵管间质部、峡部、壶腹部堵塞无法了解是否真正堵塞及堵塞部位及性质程度，输卵管粘膜性况，所以只适合于经过经X线的输卵管造影检查片诊断为输卵管伞端堵塞积水或考虑有输卵管周围粘连可能时方进行腹腔镜检查及治疗。另外，腹腔镜可直视输卵管周围的粘连、粘连部位、粘连程度以及输卵管伞端与卵巢之间的解剖关系，并可同时对粘连进行分离治疗。

以上四种方法是经常采用的方法，以输卵管通水最常用但是误诊率太高已逐渐淘汰，经X线的输卵管造影检查最可靠，但一定要确保技术操作规范，医生阅片经验丰富。腹腔镜检查也是比较可靠的一种方法，但是其费用高，创伤大一般不做首选检查方法。

五、输卵管堵塞的预防

1．女性在过性生活时，应注意自己及性伙伴的个人卫生。行房事前，需清洗男女双方的外生殖器，防止病菌的顺利入侵。

2．女性当阴道有出血症状时，应自我克制禁止性生活。注意自己的外阴卫生及个人清洁卫生；注意防止来自洁具及卫生间内的感染。

3．注意自身的营养保健，加强月经期、人工流产后、分娩后的营养；增强自身体质，增加抵抗力、免疫力，减少患病的机会。需进行人工流产术、分娩术、取放宫内节育器术，及其他宫腔术时，应进行严格消毒，避免经手术将病菌带入阴道及子宫，人为造成感染。

六、输卵管堵塞的并发症

1. 输卵管堵塞比较直接的危害，就是能够导致女性不孕的发生。因为输卵管是女性的一个内生殖器官，主要作用是运送卵子和精子，使其进行结合的场所，而且是运送受精卵的管道，如果产生堵塞，就能够影响到其功能。

2. 其中比较常见的危害就是能够导致宫外孕的发生，所以，防范输卵管的堵塞是十分重要的。产后或者是流产之后，以及是月经期都需要留意到个人卫生，从而防范导致感染，患有炎症的时候需要及时并且彻底的采取治疗。

（李同民）

第三节　不孕不育

一、不孕不育的概述

不孕不育（分为不孕症和不育症）是指成人男女双方同居一处并有正常性生活一年以上没有采用任何避孕措施的情况下没有怀孕就可以诊断想要孩子同居一年未避孕还没有怀上孩子就叫不孕症不育是指能怀孕但是总是流产。

受孕过程必须有卵巢排出正常的卵子精液含正常活动的精子卵子和精子能够在输卵管内相遇并结合为孕卵并被输送入子宫腔子宫内膜适合于孕卵着床任一条件不正常就能阻碍受孕导致不孕症的发生。

女性不孕的主要原因可归纳为类：

1. 排卵功能障碍表现为月经周期中无排卵或虽然有排卵但排卵后黄体功能不健全。

2. 生殖器官先天性发育异常或后天性生殖器官病变阻碍从外阴至输卵管的生殖通道通畅和功能妨碍精子与卵子相遇导致不孕。

3. 免疫学因素：系指女性生殖道或血清中存在有抗精子抗体引起精子互相凝集丧失活力或死亡导致不孕或不育此外部分不孕妇女的血清中存在有对自身卵子透明带抗体样物质可阻碍精子穿透卵子受精亦可引起不孕。

4. 性生活失调性知识缺乏全身系统性疾病及不明原因等引起的不孕约占不孕症病因的左右。

二、不孕不育的治疗

不孕症的治疗主要是针对病因对于女性来说有排卵障碍这方面的病人排卵障碍有高泌乳素血症多囊卵巢综合症子宫内膜异位症还有先天子宫发育不全卵巢早衰。

对于排卵不好的病人我们肯定是促排卵的治疗用一些促排卵的药物主要根据不同的病因采取不同的治疗方法。

对于输卵管的因素根据输卵管的状态如果输卵管病变比较轻可以复通输卵管复通之后还有怀孕的机会如果输卵管完全梗阻复通机会比较小建议病人采取试管婴儿的治疗。

子宫的因素如果有先天性子宫纵膈可以做手术。

宫颈因素如果特别严重的宫颈糜烂可以治疗而且可以由宫颈免疫的因素通过人工授精把精液洗涤之后打到妻子的宫腔里面克服了精子穿过宫颈的受阻。

三、不孕不育的病因

（一）不孕症的病因

主要病因是肾虚。肾阳虚、命门火衰、冲任不足、胞宫失于温煦、宫寒不能摄精成孕；肾阴虚、冲任失滋、子宫不能摄精成孕。

女子以肝为先天、肝气郁结、疏泄失常、气血不调、冲任不和、胞宫不能摄精成孕。

脾胃为后天之本、气血生化之源。脾虚则气血不足、脏腑失充,而致肝肾不足、冲任失滋;脾虚则聚湿生痰、痰湿内蕴、阻滞冲任胞宫、不能摄精受孕。

气滞则血瘀,淤血内阻、胞脉不畅、冲任不通不能受孕。此外阳虚热灼,或淤毒内阻、精液凝集,使精子难以活动,难与卵子结合而不孕。外因则为风寒侵袭、寒阻胞宫,或形体肥胖,或女性年龄加大,或子宫发育不良,或生理缺陷所致。其中肾虚、肝郁、脾虚和寒、湿、痰、淤又互关连,互为因果,造成不孕症错综复杂的特点。

从中医结合而论,排卵功能障碍,多属脾肾不足之虚症;输卵管障碍,多属气滞血瘀、痰湿淤阻,久则亦可见虚证;免疫性不孕,多见阴不足、虚火内盛、淤血阻络或邪毒淤阻胞脉。

(二)男性不育

男性不育有很多原因,先天性问题较大,后天性比较容易克服,只要医疗得法,还是有机会再先生机。

性功能障碍包括阳痿、早泄、遗精、不射精等,不射精症占男性不育原因的 35%。

以内科疾病为例,如糖尿病及有些神经系统的疾病,会引起性无能,也会造成精子产量减少。肺结核引起的副睾丸炎和前列腺炎,都会使精子的输送发生问题,如果患者常罹患慢性鼻窦炎、慢性支气管炎及细支气管扩张症(造成双侧输精管缺损)有关。青春期后的腮腺炎有时会引起睾丸炎,使睾丸失去制精能力。

长期大量服用烟酒会造成精液品质下降。吸食大麻、海洛因也会影响男性生育力。最近六个月有无发烧超过 38.5℃,如果发烧超过 38.5 ℃,会抑制精子的制造达六个月之久,并且发烧也会破坏精子 DNA。

精液质量异常,包括少精症、无精症、死精症、弱精症、多精症、精量过少及精液不液化等。少精症占男性不育原因的 15.4%。

免疫学因素:指男子血清或精浆中存在有抗精子抗体,产生自身抗精子免疫反应,导致免疫性不育。

精索静脉曲张引起的男性不育占 12%。

有一些药物会造成精子暂时性或永远性的减少,像一些贺尔蒙制剂,如男性荷尔蒙、女性荷尔蒙、类固醇等一些治疗泌尿道感染的药物,如 Nitrofuratoin;治疗痛风的药物如秋水仙素、治疗溃疡性结肠炎药物,如 Sulphasalaz inel(一种黄胺剂),会造成精子数目暂时性的减少。孕妇食用或暴露在女性贺尔蒙或类女性贺尔蒙添加物,会生下生殖器异常或睾丸制精能力低的男孩。为使身材健美而服用男性贺尔蒙也会造成精子数目下降。

一些治疗癌症的化学药物也会对生育能力造成影响;放射线治疗会对生育功能造成不可恢复性的伤害,对于这些病人事先将精虫冷冻起来以备日后之需。

生殖道感染、先天性异常、全身性疾病及不明原因引起的不育。

另外,最近半年内有无为了外科手术接受全身麻醉、有无接受睾丸切片手术,这些都会暂时抑制睾丸制精能力。曾经接受前列腺切除手术、膀胱颈口因阻塞手术的病人,有时会造成逆行性射精造成无精液症。尿道口因外伤造成狭窄也会造成精液不能射出。

尿道下裂症或尿道上裂症在重建手术之后有时会造成射精困难。疝气的手术有时会造成输精管的阻塞。输精管结扎或切除手术会造成抗精虫抗体的产生,这些使得输精管再接通手术的效益打折扣。成功的精索静脉曲张手术之后,精液品质还是没有改善,则要找出其它造成不育的原因。

反复的泌尿道感染,像前列腺的感染,会伤害到生殖器官,而影响精液的品质。性病,如梅毒、淋病、单纯性疱疹病毒及人类乳突病毒的感染,都会造成男性不育。疱疹病毒及人类乳突病毒会降低精子活动力。

睾丸曾经受到外力伤害,偶尔是造成不育的原因,这主要是因睾丸外伤造成睾丸血肿或睾丸萎缩，单侧睾丸外伤会经由抗精子抗体的产生，影响另侧睾丸所制造精子的功能。在青春期前或青春期是否曾有阴囊肿胀剧痛的经验，这表示可能是睾丸扭转，睾丸扭转超过六个小时没有紧急开刀会造成生育能力下降。隐睾症也和不育的严重程度有关系。

除此之外，男性不育的诱因还与个人行为紧密相关，比如缺乏性生活的基本知识，造成夫妻双方虽然性功能都正常，但是不知道怎样过性生活的困境；精神过度紧张，引起内分泌失调；长期过度劳累，休息不正常导致免疫系统的混乱。

四、不孕不育的检查

1．用于原发性、继发性不孕症的盆腹腔内检查，寻找致病原因，协助诊断治疗；

2．用于输卵管性不孕症的诊断和治疗，了解输卵管的功能状态，分离粘连，疏通输卵管，并做伞端再造口，使输卵管恢复蠕动和拾卵功能；

3．用于排卵障碍性不孕症的诊断和治疗，如多囊卵巢综合症的治疗、卵巢活检等；

4．用于子宫内膜异位症的早期诊断，正确分期及病灶清除；

5．校正和悬吊后倾位的子宫，使其恢复正常；

6．配合宫腔镜开展手术；

7．助孕技术前盆腔情况的诊断，腹腔镜下取卵及配子输卵管内移植术。

五、不孕不育的鉴别

（一）女性不孕

1．根据不孕的性质可分为生理性不孕和病理性不孕。在青春前期、哺乳期和绝经期的不孕称为生理性不孕。由于各种疾病引起的不孕称为病理性不孕。

2．根据是否有过妊娠可分为原发性不孕和继发性不孕。符合不孕症定义从未妊娠者称为原发性不孕。曾有妊娠而后来有规律的性生活未采用避孕措施，连续一年不孕者称继发性不孕。

3．根据是否有怀孕的可能分为绝对不孕和相对不孕。夫妇双方或双方有先天或后天、解剖或生理方面有缺陷且无法纠正而不能妊娠称为绝对不孕。夫妇一方或双方因某些因素阻碍受孕，导致暂时不孕，一旦得到纠正仍能受孕者称为相对不孕。

4．根据引起女性不孕的病变器官的不同可分为卵巢性不孕、输卵管性不孕、子宫性不孕、子宫颈性不孕及外阴和异常性不孕等。

5．先天性生殖系统发育性不孕。

6．免疫性不孕。

7．诸多降低生育能力因素导致的不孕。

8．医源性不孕。

9．非特异性、特异性及性传播性感染性不孕。

10．性生活失调

11．卵巢排卵障碍

（二）男性不育

1．**按不育病史分类**　可分为原发性不育与继发性不育。前者指婚后从未有过生育，后者指曾有一次或几次生育，以后一年以上，没有采用避孕措施，仍未再有生育者；

2．**按治疗可能性分类**　可分为绝对性不育和相对性不育。无治疗成功希望的不育症称绝对性不育，有治疗成功希望的不育症称相对性不育；

3．**按病因性质分类**　可分为性不育和病理性不育、品质性不育和功能性不育、先天性不育和后天性不育；

4．**按引起不育的病因分类**　按可分为干扰不同的生殖环节性不育及精液检验的异常状态性不育。

（李同民）

第四节 无排卵性不孕症

一、无排卵性不孕症的概述

因卵巢不排卵而造成的不孕症，称为无排卵性不孕症。排卵障碍是构成不孕的主要原因之一，据统计排卵障碍约占女性不孕的 25% ～ 30%。

二、无排卵性不孕症的病因

卵巢有规律的排卵是生育的必要条件，无排卵的原因多由于下丘脑—垂体—卵巢轴中任何一环存在病理障碍所致，但也能受身体其他内分泌腺疾病因素所影响。妇女受孕，排卵是先决条件。因下丘脑—垂体前叶—卵巢之间存在着正负反馈的相互作用，从而支配着育龄妇女的排卵及月经来潮。下丘脑—垂体前叶—卵巢轴功能发生失调就会阻碍排卵，引起月经失调，以致闭经。

其因或卵巢先天发育不良排卵。腮腺炎后并发卵巢炎，卵巢衰竭，放射线破坏影响正常的卵巢功能等；或由多囊卵巢，或由异常之激素分泌量，影响了下丘脑—垂体—卵巢轴的正常调节关系，干扰正常排卵而不孕，为无排卵性不孕。 祖国医学认为，无排卵性不孕症，主要是肾、天癸、冲 任、胞宫之间的阴阳平衡失调。

三、无排卵性不孕症的症状

无排卵的临床表现一般为月经周期少于 21 天，或出现不规则阴道出血，或月经稀发或闭经，均应考虑无排卵的可能。无排卵性不孕症临床表现为周期经量、经色、经质均发生改变，月经周期不是提前就是后错，甚而闭经，多年不孕。但须区别原发性或继发性不孕。另外根据病史、妇科检查、基础体温、宫颈粘液、阴道脱落细胞内分泌涂片，血内分泌激素等测定，以及 B 超、宫腔镜，腹腔镜等检查区别不孕原因和类别。

四、无排卵性不孕症的治疗

对于治疗无排卵性不孕可以采用两步法，在卵泡期采用滋补肾精、养血益阴法，使阴精充盈，促使卵泡发育。至排卵前期，在补肾填精的基础上，加用助阳活血之品，以促进阴阳转换，卵泡破裂，正常排卵。

此法在阴道 B 超监测下进行，成功率较高，第一步从月经周期第 6 天起连续服促卵泡发育汤 6 服，每日 1 剂。药物组成：熟地黄 30 克，山药 15 克，山萸肉 15 克，当归 20 克，白芍 10 克，枸杞 15 克，菟丝子 20 克，仙灵脾 15 克，鸡内金 10 克。

第二步月经周期第 12 天开始，服用促卵泡破裂汤 6 服，每日 1 剂。促卵泡破裂汤药物组成：熟地黄 30 克，山药 15 克，枸杞 15 克，当归 30 克，菟丝子 30 克，仙灵脾 30 克，桂枝 15 克，赤芍 30 克，桃仁 10 克，鸡血藤 30 克，鸡内金 15 克。若有经前乳房胀痛，心烦易怒症状，加柴胡 15 克，制香附 15 克。兼有口干、手脚心发热者，加丹皮 15 克。若卵泡虽发育成熟不易破裂或卵泡持续长大，直径大于 31 mm 以上时，加穿山甲 15 克。

五、无排卵性不孕症的鉴别

须区别原发性或继发性不孕。凡处于育龄期的女性，婚后有正常的性生活而未采取避孕措施 2 年未怀孕者，称为原发性不孕；曾经有生育或流产后两年未再怀孕者，为继发性不孕。

六、无排卵性不孕症的并发症

月经不调，不规则阴道出血。

（李同民）

第五节 黄体功能不全性不孕

一、黄体功能不全性不孕的概述

黄体功能不全性不孕是指由于黄体发育不良或过早退化，孕酮分泌不足，或子宫内膜对孕酮反应性降低而引起的分泌期子宫内膜发育迟缓或停滞，或基质和腺体发育不同步而影响孕卵着床而导致的不孕症。

二、黄体功能不全性不孕的病因

中医认为：黄体功能的发挥有赖于肾气的充盛、阴阳的平和、气血的调达。如肾虚、肝郁、脾虚、血热、血瘀等因素均可导致本病，而以肾虚为主。

西医认为：内分泌调节的异常、卵巢和黄体的自分泌－旁分泌调节异常、子宫内膜反应性降低均可导致该病。其可能的发病机制可能为：卵泡期促性腺激素不足，颗粒细胞缺陷，雌激素对内膜启动不足；黄体期 LH 峰异常，黄体退化加快；子宫内膜异位症、卵巢周围组织炎、卵巢纤维化、卵泡未破裂综合征等均可导致黄体功能不全。

三、黄体功能不全性不孕的症状

1. **全面的体格检查和妇科检查**
2. **基础体温测定** 多表现为体温升高缓慢，高温持续时间短，或高温相偏低，起伏等。
3. **激素检测**
4. **B 超检查和监测排卵** 注意有无盆腔肿瘤，卵泡监测可显示卵泡发育不良或黄素化。
5. **内膜检查** 怀疑有内膜病变时。
6. **丈夫精液检查**

四、黄体功能不全性不孕的预防

黄体不全（LPD）的发病机制目前还不完全明确，可能与下列因素有关：由于排卵前 LH 分泌的高峰及其月经不同时期，脉冲节律性释放，调控着卵泡排卵和颗粒细胞黄素化。同时基础体温之测量，亦可证明这一点，黄体功能不全者，基础体温双相曲线均不典型，月经后期呈阶梯形上升，升亦不稳。因黄体产生之黄体酮，是一种致热源，可使体温升高，排卵后期基础体温上升，即源于此。黄体功能不全则黄体酮分泌不足，以致基础体温后期低于正常水平，而影响受孕。即或受孕亦有堕胎之虞，甚且屡孕屡堕。故中西学说虽所论各异，然其机 理亦有相通处。根据临床研究资料；提示黄体期是在肾阴充 盛的基础上，转化为阳，治疗应取气血双补，补肾通络法。因此，育肾温胞、养血通络法，客观上似已分别起到了促排卵，健黄体的作用。

五、黄体功能不全性不孕的治疗

中医认为本病的治疗大法为补益肾气，调理冲任。或兼健脾，或兼疏肝，或补气血，或祛瘀。

西医以单纯的替代治疗为主，未免有失片面，中医以整体调节，双向调节为主，恢复机体的自我修复能力，不易产生偏差。

西医治疗多以黄体酮补充黄体分泌功能。

六、黄体功能不全性不孕的鉴别

自我诊断要点：

1. 月经不调，常常表现为月经周期提前。
2. 多次自然流产史。

七、黄体功能不全性不孕的并发症

故任何因此干扰了 LH 的分泌量或影响了 LH 脉冲节律，都将影响黄体对孕酮的合成和分泌，导致 LPD。另外，FSH、E、PRL 及前列腺素（PG）都能影响 LH，或间接影响卵泡发育，颗粒细胞黄素化，干扰黄体功能，导致不孕。

（李同民）

第六节 月经失调性不孕症

一、月经失调性不孕症的概述

月经失调性不孕症，是指妇女长期月经错乱，夫妇同居3年以上不受孕者，为妇科临床常见病之一。

二、月经失调性不孕症的病因

内伤七情、外感六淫或气血偏盛、阴阳相乘致经水不调，经行失调，则孕育无机。

三、月经失调性不孕症的症状

妇女长期月经错乱，夫妇同居3年以上不受孕。经期或前或后，或数月一至，或一月数至，甚则闭经。经量或多或少，经色或淡或紫，或经行腹痛，或经期前后腹痛。或伴有附件炎、输卵管包块、子宫发育不全、子宫内膜炎等。

四、月经失调性不孕症的检查

（一）输卵管积液的症状表现为

1. **腹痛** 下腹会有疼痛感，但是程度不一，有中有轻。大多为隐性的不适感。

2. **月经不调** 常见的表现为月经量过多或者月经次数明显增多。

3. **不孕症** 输卵管受到病症一定的损害，进一步造成了输卵管的梗阻，而导致不孕。

4. **痛经** 离经期越近，疼痛感就会越严重，知道月经的来潮。

5. **其他** 如性交疼痛、白带增多、胃肠道障碍等等。

（二）子宫内膜异位症

1. **痛经** 为一常见而突出的症状，多为继发性，即自发生内膜异位开始，患者诉说以往月经来潮时并无疼痛，而从某一个时期开始出现痛经。可发生在月经前，月经时及月经后。有的痛经较重难忍，需要卧床休息或用药物止痛。疼痛常随着月经周期而加重。由于雌激素水平不断高涨，使异位的子宫内膜增生、肿胀，如再受孕激素影响则出血，刺激局部组织，以致疼痛。如系内在性子宫内膜异位症，更可促使子宫肌肉挛缩，痛经势必更为显著。异位组织无出血的病例，其痛经可能由血管充血引起。月经过后，异位内膜逐渐萎缩而痛经消逝。此外，在盆腔子宫内膜异位症中，可查出许多炎症过程，很可能局部的炎症过程伴有活跃的腹膜病变，从而产生前列腺素、激肽和其他肽类物质引起疼痛或触痛。

但疼痛程度往往不能反映出腹腔镜检查所查出的疾病程度。临床上子宫内膜异位显著，但无痛经者，占25%左右。妇女的心理状况也能影响痛觉。

2. **月经过多** 内在性子宫内膜异位症，月经量往往增多，经期延长。可能由于内膜增多所致，但多伴有卵巢功能失调。

3. **不孕** 子宫内膜异位患者常伴有不孕。根据天津、上海两地报道，原发性不孕占41.5～43.3%，继发性不孕占46.6～47.3%。不孕与内膜异位症的因果关系尚有争论，盆腔内膜异位症常可引起输卵管周围粘连影响卵母细胞捡拾或导致管腔堵塞。或因卵巢病变影响排卵的正常进行而造成不孕。但亦有人认为长期不孕，月经无闭止时期，可造成子宫内膜异位的机会；而一旦怀孕，则异位内膜受到抑制而萎缩。

4. **性交疼痛** 发生于子宫直肠窝、阴道直肠隔的子宫内膜异位症，使周围组织肿胀而影响性生活，月经前期性感不快加重。

5. **大便坠胀** 一般发生在月经前期或月经后，患者感到粪便通过直肠时疼痛难忍，而其他时间并无此感觉，为子宫直肠窝及直肠附近子宫内膜异位症的典型症状。偶见异位内膜深达直肠粘膜，则有月经期直肠出血。子宫内膜异位病变围绕直肠形成狭窄者有里急后重及梗阻症状，故与癌瘤相似。

6. **膀胱症状** 多见于子宫内膜异位至膀胱者，有周期性尿频、尿痛症状；侵犯膀胱粘膜时，则可发生周期性血尿。

五、月经失调性不孕症的预防

自月经初潮起，就应学习、了解一些卫生常识，对月经来潮这一生理现象有一个正确的认识，消除恐惧及紧张心理，可预防原发性痛经产生或提高痛阈减轻疼痛程度。注意经期及性生活卫生，防止经、产期间上行感染，积极预防和治疗可能引起经血潴留的疾病。

经期应注意保暖，忌寒、凉、生、冷刺激，防止寒邪侵袭；注意休息、减少疲劳，加强营养，增强体质；应尽量控制剧烈的情绪波动，避免强烈的精神刺激，保持心情愉快；平时要防止房劳过度，经期绝对禁止性生活。

经期要注意饮食调理，经前和经期忌食生冷寒凉之品，以免寒凝血瘀而痛经加重月经量多者，不宜食用辛辣香燥之物，以免热迫血行，出血更甚。而且注意别滥用药，应根据痛经的原因，辨证施治。

六、月经失调性不孕症的治疗与用药

（一）月经失调性不孕症中医治疗方法

1. 月经先期

1）实热型　症见月经提前而至，量多，色深红或紫红，质黏而稠，伴心烦，口干，面红，尿黄，便干，舌质红，舌苔黄。治疗选用止血片。

2）虚热型　症见经行提前，量少色红，质稠，伴手足心热，两颧骨潮红，舌红苔少。治疗可选用知柏地黄丸。

3）肝郁化热型　症见月经提前，量或多或少，色红或紫，或夹有瘀块，伴乳房、胸胁、小腹胀痛，心烦易怒，口苦，舌苔薄黄。治疗用加味逍遥丸。

4）气虚型　症见经行提前，量多色淡，质清稀，伴神疲乏力，心慌气短，食少，大便稀软，舌淡，苔薄。治疗宜选用人参归脾丸。

2. 月经后期

1）实寒型　症见经期延后，色黯量少，伴小腹冷痛，热敷则痛减，怕冷，面色苍白。治疗可选用七制香附丸或痛经丸。

2）虚寒型　症见行经延后，量少，质清稀，小腹隐隐作痛，喜温喜按，伴腰酸无力，小便清长，大便稀软。治疗可用艾附暖宫丸。

3）血虚型　症见经期延后，量少色淡，质清稀，伴头晕眼花，心慌失眠，面色苍白或萎黄，手足麻木。治疗可选用当归丸、八珍益母丸、当归红枣颗粒等。

4）气滞型　症见月经延后，量少色黯有块，伴小腹胀痛，胸胁乳房作胀。治疗选用七制香附丸或元胡止痛片。

3. 月经先后无定期

1）肝郁型　症见经来或提前或错后，经量或多或少，经行不畅，伴胸胁、乳房、少腹胀痛，嗳气食少，闷闷不乐。治疗可选用加味逍遥丸。

2）肾虚型　症见经来或先或后，量少色淡，伴头晕耳鸣，腰酸腿软，足后跟痛，夜尿多。治疗宜选用乌鸡白凤丸合六味地黄丸。

4. 经期延长

1）气虚型　症见月经淋漓不净，色淡质稀，伴神疲乏力，心慌失眠，食少，大便稀，舌淡。治疗宜选用人参归脾丸。

2）血热型　症见月经持续不净，量少色红，伴手足心热，口燥咽干，两颧潮红，舌红，苔少。治疗可用止血片合知柏地黄丸。

5. 月经过多

1）气虚型　症见月经量多，色淡，清稀如水，伴面色萎黄，心慌气短懒言，四肢无力，舌淡。治疗可选用乌鸡白凤丸、人参归脾丸。

2）血热型　症见经来量多，色深红或紫红，质稠或有块，伴心烦口渴，腰腹胀痛，尿黄，大便干，舌红苔黄。治疗宜选用止血片。

6. 月经过少

1）血虚型　症见月经量少色淡，或点滴即净，伴小腹空痛，头晕眼花，心慌，面色萎黄，舌淡。治疗选用当归红枣颗粒、妇康宝口服液或四物合剂。

2）肾虚型　症见月经量少，伴腰膝酸软，足跟痛，头晕耳鸣，舌淡。治疗宜选用乌鸡白凤丸合六味地黄丸。

3）血瘀型　症见经来量少，色紫黑有块，小腹胀痛拒按，血块排出痛减，舌质紫黯有瘀斑。治疗选用七制香附丸、妇科得生丸合益母草膏。以上药物请在医生指导下服用。

（二）月经失调性不孕症西医治疗方法

下丘脑—垂体—卵巢轴中的一个或多个环节功能失调引起无排卵，是月经病的病理生理基础之一，也是不孕的原因之一，是许多患者迫切要求解决的问题。有些患者虽然排卵但黄体功能不足，也能引起不孕。根据患者情况选择不同的促排卵药物，改善卵巢的功能或代替垂体及下丘脑的部分功能。

七、月经失调性不孕症的并发症

伴有附件炎、输卵管包块、子宫发育不全、子宫内膜炎等。

（李同民）

第七节　盆腔炎症性不孕症

一、盆腔炎症性不孕症的概述

盆腔炎性不孕是指妇女盆腔急、慢性炎症所致之夫妇同居3年以上不能受孕而言，属祖国医学"癥瘕痛经"、"带下 病"、"月经不调"等范畴。由肝失条达，肝气郁结，或外邪侵袭而引起胞宫瘀血阻滞而不能受孕。

二、盆腔炎症性不孕症的病因

由肝失条达，肝气郁结，或外邪侵袭而引起胞宫瘀血阻滞而不能受孕。

三、盆腔炎症性不孕症的症状

急性期：高热寒战，腹痛拒按，白带增多呈脓性有臭味，或伴腹膜刺激症状，阴道充血，穹窿有触痛，子宫颈充血、水肿、疼痛明显，有时可扪及肿物。化验室检查白细胞明显增多。慢性期：病程长，下腹隐痛及下坠，伴腰骶骨韧带增粗变硬，有压痛。故以腹痛、带多、低热、神疲乏力、月经不调为特点。妇科检查可发现附件增厚或有包块触及。结核性：腹痛、低热、月经不规则，继则闭经，带多不孕等，甚至全腹痛或伴腹水。妇科检查与慢性基本相同，伴结核性腹膜炎时可触及团样肿块，诊断性刮宫或子宫输卵管碘油与气腹造影可协助诊断本病。

四、盆腔炎症性不孕症的预防

未患病的女性，平时要在经期卫生、个人卫生、避免手术感染等方面积极预防盆腔炎症性疾病。

五、盆腔炎症性不孕症的治疗

（一）盆腔炎症性不孕症中医治疗方法

1. 冲任虚寒型　小腹冷痛，喜暖喜按，带下量多色白质稀，畏寒肢冷，舌质淡，苔薄白，脉沉细。妙方：温经丸：每次1丸，一日2次，温开水送服。

2. 热毒型　高热，寒战，头痛，小腹疼痛，带下量多如脓，臭秽，尿黄便秘，舌质红，苔黄，脉滑数或弦数。妙方：野菊花栓：外用，每次1粒，肛门给药，一日1～2次。

3．淤血阻滞型　下腹持续疼痛拒按，或经行不畅，或量多有块，舌紫黯，或有淤斑淤点，苔薄，脉沉弦或涩。妙方：妇女痛经丸：每次 9g，一日 2 次，温开水送服。

4．湿热型　低热，小腹疼痛灼热感，口干不欲饮，带下量多色黄质稠，或赤黄相兼，舌质红、苔黄腻，脉滑数。妙方：金鸡胶囊：每次 4 粒，一日 3 次，温开水送服。

5．湿热淤滞型　小腹胀痛，口苦口干，带下黄而稠，小便混浊，大便干结，舌黯红，苔黄或白，脉弦或弦数。妙方：妇宝冲剂：每次 20 g，一日 2 次，开水冲服。

慢性盆腔炎以湿热型居多，治则以清热利湿。活血化瘀为主，方药用：丹参 18 g、赤芍 15g、木香 12 g、桃仁 9 g、金银花 30 g、蒲公英 30 g、茯苓 12 g、丹皮 9 g、生地 9 g。痛重时加延胡索 9 g。有些患者为寒凝气滞型，治则为温经散寒、行气活血。常用桂枝茯苓汤加减。气虚者加党参 15 g、白术 9 g、黄芪 15 g。

（二）盆腔炎症性不孕症西医治疗方法

1．心理治疗　一般治疗解除患者思想顾虑，增强治疗的信心，增加营养，锻炼身体，注意劳逸结合，提高机体抵抗力。

2．物理疗法　温热的良性刺激可促进盆腔局部血液循环。改善组织的营养状态，提高新陈代谢，以利炎症的吸收和消退。常用的有短波、超短波、离子透入（可加入各种药物如青霉素、链霉素等）、蜡疗等。

3．药物治疗

1）急性盆腔炎

①抗生素：宜联合用药，最好根据细菌培养和药敏试验选用药物。

ⅰ）青霉素 G：每日 240 万～1000 万单位，静脉滴注；病情好转后减至每日 80 万～160 万单位，分次肌肉注射。

ⅱ）红霉素：每日 1～1.5 g，静脉滴注，加用卡那霉素 0.5 g，每日 2 次，肌肉注射。

ⅲ）庆大霉素：每日 16 万～32 万单位，静脉滴注或分 2～3 次肌肉注射。

ⅳ）林可霉素：每次 0.3～0.6 g，一日 3 次，肌肉注射。

ⅴ）克林霉素：每次 0.6 g，静脉滴注，每 6 小时 1 次。体温降至正常后改为口服，每次 0.3 g，每 6 小时 1 次。

②给予充分营养及液体摄入，纠正电解质紊乱及酸碱平衡失调。

（三）慢性盆腔炎

在使用抗生素的同时，可用 α-糜蛋白酶 5 mg 或透明质酸 1 500 单位，肌肉注射，隔日 1 次，5～10 次为一疗程。也可抗生素与泼尼松同时应用，泼尼松 5 mg，每日口服 3 次，停药后应逐渐减量。

1．手术治疗

有肿块如输卵管积水或输卵管卵巢囊肿可行手术治疗；存在小的感染灶，反复引起炎症发作者亦宜手术治疗。手术以彻底治愈为原则，避免遗留病灶再有复发的机会，行单侧附件切除术或子宫全切除术加双侧附件切除术。对年轻妇女应尽量保留卵巢功能。慢性盆腔炎单一疗法效果较差，采用综合治疗为宜。

2．盆腔炎不孕症内镜治疗更优

药物、物理、手术疗法因人而异。目前最新采用的内镜治疗盆腔炎具有诊断及治疗同步进行、确诊率高的优势。创伤小、恢复快、住院时间短，对不孕症的诊断和治疗有独到之处。可在宫腹腔镜下诊断：输卵管卵巢包块、盆腔粘连、盆腔积液、输卵管积水、输卵管伞端堵塞、子宫内膜炎、宫腔粘连等症。诊断具有科学准确性、同时可作出病原学诊断、细菌培养＋药敏测试。

六、盆腔炎症性不孕症的鉴别

淋病性盆腔炎有较为明显的特征，一般不洁性交后 7 ～ 14 天，出现尿频、脓带，随后小腹疼痛、发热，妇科检查可见子宫颈管有较多脓带等分泌物，附件（输卵管、卵巢）增厚、压痛，或有肿块。B 超可见输卵管管壁增厚，管腔内积水，宫旁有肿块，后穹窿有积液。颈管分泌物培养淋菌阳性，并可同时查到衣原体。据此可以确诊。

七、盆腔炎症性不孕症的并发症

月经不调，结核性腹膜炎，肿块。

（李同民）

第八节　不孕症

一、不孕症定义

1. 不孕症　是指一对达到生育年龄的夫妻正常性生活未避孕达 1 年以上而未孕。

2. 原发性不孕　是指妇女从未怀孕过的不孕症；继发不孕是指有过 1 次或多次妊娠史的不孕症。

3. 受精能力　是指在一个月经周期内妊娠的概率。一对正常夫妻的受精能力大约为 25%。

4. 生育力　是指在一个月经周期内能够怀孕并且婴儿安全出生。

二、不孕症发病率

1. 2002 年美国家族增长的调查数据显示，美国 2% 育龄期女性在过去一年内曾因不孕症相关问题进行就诊。

2. 此外，11.9% 的育龄期女性一生中曾接受过不孕症治疗。

3. 7% 的女性在育龄期的夫妻中，在过去一年内未采取避孕措施，女性也未怀孕。

4. 近年来，对于不孕症治疗的需求增加，其主要原因如下：

5. 女性因为职业需要和结婚年龄较晚而延迟生育。

6. 辅助生殖技术（assisted reproductive technology，ART）的多样性和有效性的增加，大众对这些治疗技术的认知增加，包括体外受精（in vitro fertilization，IVF）。

7. 由于性传播疾病引起的输卵管不孕增加。

8. 由于有效避孕和流产的增加使得能够被领养的孩子相对减少。

三、鉴别诊断

不孕症的鉴别诊断包括 5 个主要类别（表 28）：①男方因素；②排卵障碍；③结构因素（输卵管 / 腹腔和子宫）；④宫颈因素；⑤其他不明因素。

表 28　不孕症的鉴别诊断

鉴别诊断	百分比	基本评估
男方因素	30	精液分析
输卵管 / 子宫 / 腹膜因素	25	子宫输卵管造影、腹腔镜、输卵管灌注
无排卵 / 卵巢因素	25	基础体温测定、黄体中期孕酮水平、内膜活检、黄体激素试验
官颈因素	10	性交后试验
不明原因不孕	10	以上所有

四、评估

对有一年或以上未避孕的规律性生活而未怀孕的女性应进行不孕的评估。年龄超过 35 岁的女性应该尽早评估（经六个月未避孕的规律性生活后）。不管这种状况持续时间长短，女性对不孕症检查或咨询的要求都不应该被拒绝。成功生殖需要整个生殖轴具有正常的结构和功能，生殖轴包括下丘脑、垂体、卵巢、输卵管、子宫、富颈和阴道。不孕症的评估主要由 8 个要素组成：病史和查体；精液分析；精子 - 宫颈黏液相互作用（性交后试验）-对部分患者适用；卵巢储备评价；排卵监测；输卵管功能评价；检查有无子宫畸形；检查腹膜有无异常。

如果安排得当，上述评估能在一个月经周期内完成。有 10% ～ 15% 的夫妻找不到不孕的异常或原因，此类不孕则称为"不明原因的不孕"。

五、病史和体格检查

1. **初始评估**　包括采集夫妻双方的完整病史和体格检查。男性的体格检查可以推迟到精液分析结果出来后进行，且通常由泌尿科医生检查。

2. **男女双方的病史应包括以下内容**　不孕持续的时间、避孕的方法、之前的就诊和治疗的情况、生育史、性功能障碍、性传播疾病、吸烟和饮酒、咖啡因的使用、智力迟缓的家族史以及出生缺陷。

3. **女性的病史应包括以下内容**　完整的月经史、痛经或月经过多、盆腔或腹腔疼痛、甲状腺疾病症状、乳漏、多毛症症状、锻炼习惯和压力指数。

4. **女性体格检查皮包括以下内容**　体重和体重指数、甲状腺检查、乳房检查、多毛症体征、盆腔或腹腔压痛、子宫大小和活动性、附件肿块和或压痛、直肠子宫陷凹压痛或结节。

5. **基础实验室检查应包括**　TSH、催乳激素、FSH、17- 羟基孕酮、血清雄激索、孕酮、脱氢表雄酮、精液分析和子宫输卵管造影。

六、男性因素不孕的评估

1. 精液标本是评估男性因素不孕的重要基础。

2. 应该在至少禁欲 48 到 72 小时之后收集并在射精后 1 小时内完成评估。

3. 采集样本可以通过手淫或者通过性交时使用硅胶避孕套,因橡胶避孕套有杀精作用。

4. 世界卫生组织（World Health Orgnization，WHO）提供的正常参数如下：

- 精液 ≥ 1.5 ml
- 精液 pH 值 ≥ 7.2
- 精子数（每次射精）≥ 39×10^6/ml
- 精子密度 ≥ 15×10^6/ml
- 前向运动 32%
- 存活率 58%
- 正常精子形态 4%

5. 精液分析结果的专业术语：

- 无精子症：精液中不存在精子。
- 少精子症：精液中精子浓度少于 2000 万 /ml。
- 弱精子症：精子活动性降低。

6. 男性的精液分析结果存在异常，特别是少精子症或无精子症，应转诊

患者到泌尿科医生就诊。男性因素不孕的病因如下：

（1）Kleinefelter 综合症：①染色体核型为 47，XXY；②是无精子症患者最常见的遗传异常；③在男性活产婴儿的发生率为 1:500 到 1:1 000；④发病率：3% 的不能生育的男性、3.5% ～ 14.5% 的无精子症男性、1% 接受细胞质内精子注射的夫妻。

（2）输精管先天缺失（congenital absence of the vas deferens，CAVD）：①与囊性纤维化的囊性纤维化跨膜转导调节子（cyseic fibrosis transmembrane conductance regulator，GFTR）基因的突变相关。②在利用取得的精子进行不孕症治疗前，CAVD 患者的伴侣必须进行 CFTR 基因突变的检查。

（3）Y 染色体微缺失：①占男性因素不孕症的 7%；②尽管这些男性可以通过 IVF/ICSI 生育子代，但其男性子代将会遗传 Y 染色体的微缺失而不能生育。

七、排除排卵因素的不孕

为了排除排卵障碍，必须确定患者有排卵。此外，应评价卵巢储备以排除卵母细胞耗竭或老化，或卵巢早衰。

确定排卵

1. 基础体温（basal body temperature，BBT）是确定有否排卵的简单方法。

2. 在每天醒来后，进行任何活动之前测量体温，并记录在图表上。

3. 排卵后，体内孕酮水平升高，可通过下丘脑产热效应使基础体温升高大约 0.22℃。

4. 因为孕酮水平在排卵前 2 天到排卵后 1 天之内都可能升高，所以体温升高不能预测排卵的确切时间，只能提供排卵的回顾性证据。

5. 体温升高通常持续时间为 14±2 天，如果持续时间少于 11 天可能提示黄体功能不足。

6. 黄体中期孕酮水平测定是评价排卵的另一种方法。月经周期 19～23 天监测血样，如孕酮浓度 > 3.0 ng/ml 则说明有排卵，黄体功能正常充足时，孕酮浓度大于 10 ng/ml。

7. 随着家庭用检测试纸的商业化普及，现在患者可以每天检测尿中的 LH 值。

8. 当 LH 的界值浓度设定为 40 mIU/ml，尿 LH 阳性与引发排卵的血清 LH 有很好的相关性。

9. 不能仅依靠尿液 LH 检测确定排卵，因为 7%～80% 的妇女，无论有无生育能力，使用这种方法都会出现假阳性。

八、卵巢储备的评价

1. 由于卵子的质量和数量不好，卵巢储备不足对受孕能力有不良影响。以下检查有助于确定卵巢储备不足，以及辅助生殖时控制卵巢过度刺激有效的可能性。

2. 月经第 3 天 FSH 浓度：如结果低于 10～15 mIU/ml，提示卵巢储备充足。具体的参考值由各实验室自行确定的参考标准而定。

3. 氯米芬刺激试验（clomiphene citrate challenge test，CCCT）：在月经周期第 5～9 天口服氯米芬 100mg，并在第 3～10 天测定 FSH 水平。过度的 FSH 反应提示自然受孕或辅助妊娠的可能性较差。

4. 超声检测囊状卵泡的数目。

九、排除解剖结构的因素（输卵管/腹腔和子宫）

输卵管/腹腔因素包括子宫内膜异位症、盆腔粘连疾病或双侧输卵管结扎史。子宫因素包括子宫平滑肌瘤、子宫内粘连（Asherman 综合症）、纵隔子宫和其他 Mullerian 管发育异常。

子宫输卵管造影（HysterosaIpingogram，HSG）可用于评价子宫和输卵管形态和输卵管通畅程度。

通过插入宫颈管的套管将不能透过射线的染料注入宫腔获得实时的 X 光影像。正常通畅的输卵管可见染料从双侧输卵管溢出到盆腔。

HSG 可以发现 Mullerian 管异常以及大部分子宫内膜息肉、粘连和黏膜下纤维瘤。该检查还可以发现输卵管是否通畅。

一般在卵泡早期、月经期结束后的 1 周内进行，以把对妊娠的影响降到最低。

手术通过宫颈注射一种不能透过射线的染料，染料通常会通过官腔进入输卵管和腹腔。在 x 透视下拍摄 x 线片，评估输卵管是否通畅。

造影前可用非甾体类抗感染药防止腹部疼挛。

HSC 可能也具有治疗作用。几项研究表明，造影术后几个月妊娠成功率增加。

如患者有盆腔炎性疾病史或造影过程中发现有输卵管积水时，建议预防性给予抗生素

（例如，多西环素 100mg 口服，每天两次，连用 5 ～ 7 天）。

生理盐水灌注超声检查（宫腔超声造影术，Sonohysterography，SHG）：① SHG 为将无菌水或生理盐水注入子宫宫腔后，行经阴道超声检查。②可用于评估子宫宫腔畸形如息肉或黏膜下纤维瘤。

子宫宫腔镜：①为评估宫腔结构的最佳方法；②对于经 HSG 或 SHG 检查后的患者进一步评估有益。在操作时它可以提供创伤微小的治疗。

诊断性腹腔镜：①可用于评价腹腔和输卵管因素，如子宫内膜异位症和盆腔粘连，而且可以同时进行相关矫正手术。②腹腔镜检查应安排在卵泡期。腹腔镜应该是对患者评估的最后手段，是最具有创伤性的。③ HSG 结果与腹腔镜术中所见有 60% ～ 70% 的相关性。④输卵管灌注：腹腔镜时，将染料（通常是稀释的靛胭脂溶液）灌注到输卵管，以直接观察记录输卵管的通畅情况。⑤也可同时做宫腔镜来确定没有补 HSG 漏诊的宫腔内异常。

十、排除宫颈原因的不孕

性交后试验（postcoital，PCT）或 Huhner 试验可以直接分析精子和宫颈黏液的相互作用，大致评估精子的质量。

月经周期为 28 ～ 30 天，一般在月经周期的第 12 ～ 14 天进行此项检查（禁欲 48 小时后），因此时雌激素分泌量最大。

宫颈黏液检查应在 2 ～ 12 小时内完成。

因为对 PCT 结果的解释较为主观，尽管这一方法使用时间较长，但其有效性还有争议。该检查对于病史或体格检查发现可能存在宫颈因素的患者最有价值，该结果可以帮助指导治疗。

不过，如果每个高倍视野可以找到 5 ～ 10 个向前运动的精子，透明的无细胞黏液可拉成 8cm 的细丝线状（黏液在两张玻璃片间的可拉伸程度），一般表明宫颈功能正常。

受孕率与可见的活动的精子数量没有直接相关性。造成 PCT 结果异常最常见的原因是检测时机不当，其他原因包括宫颈狭窄、宫颈管发育不良、性交障碍以及男方因素。样本也可做 pH、黏液细胞学、WBC 和羊齿状结晶检查。精子聚积且摇摆不向前运动，则通常提示存在抗精子抗体。

十一、内膜活检和黄体功能不全

内膜活检通过蜕膜基质的组织学表现可确认排卵、评价有无子宫内膜炎，并可通过组织学表现推断 2 ～ 3 天内的内膜情况。

如月经周期为 28 天，则一般在第 24 ～ 26 天，或在预计月经来潮前的 2 ～ 4 天进行。

活检的日期和其后的月经周期可用于确认是否存在黄体功能不全，即孕酮不足以维持内膜组织学变化。

最近的报道提示有生育能力的妇女至少与无生育能力妇女一样，会因内膜活检时机不当而提示黄体功能不全。

十二、不孕症治疗

无排卵：绝大多数生育年龄的无排卵女性属 WHO 第二类，所幸，这一类患者诱导排卵有效。最常用的可刺激多个卵泡的药物是氯米芬（clomiphenecitratP，CC），人绝经期促性腺激素（human menopa;usal gonadotropins，hMG）、和纯化尿促性索（folliclestimulating hormone，FSH）。WHO 将无排卵的女性分为以下要类：

WHO 第一类：促性腺激素分泌不足、性腺功能减退的无排卵。低 CnRH 水平或垂体对下丘脑 GnRH 无反应导致的下丘脑性闭经，此时 FSH 和血清雌激素水平是低的。病因包括体重过度增加或者减少、体育锻炼或情感压力。

WHO 第二类：促性腺激素和雌激素水平均正常的无排卵，其雌二醇和 FSH 水平正常，但 LH 水平升高。多囊卵巢综合征（polycystic ovarian syndrome，PCOS）属此尖。

WHO 第三类：促性腺激素分泌过多和雌激素水平过低的无排卵。主要原因包括卵巢早衰（由于绝经早而无卵泡）或卵巢抵抗。无排卵治疗对这一类患者很少有效。这一类患者的最佳选择可能是接受捐赠卵子获得妊娠。

氧米芬（clomiphene citrate，CC）

作用机制：CC 是合成的非甾体类雌激素激动－拮抗剂，可增加促性腺激素释放激素（GnRT）的释放，进而引起 LH 和 FSH 的释放（在下丘脑的抗雌激素效应导致 GnRT 释放增高）。

CC 对于月经过少和闭经，且下丘脑－垂体－卵巢轴完整的女性很有效。

肥胖和高雄激素或低雌激素水平的患者对 CC 的反应性降低。

在月经周期的第 3．4 或 5 天开始使用，初始剂量为 50mg 连续 5 天。

不良反应：血管收缩症状如头痛和情绪改变；少见的视觉症状如一过性视物模糊或者视野盲点也有报道。

并发症：卵巢囊性增大和多胎妊娠（5% 到 10% 的妊娠）。

外源性促性腺激素

GnRH、hMG 和 FSH 主要用于 CC 无效或低促性腺激素性闭经或不明原因的不孕者。这些昂贵的药物，一般在体外受精中应用，使用较为复杂，应该由专业人员处方使用。

高泌乳素血症：

溴隐亭用于高泌乳素血症患者的诱发排卵。

溴隐亭是一种多巴胺激动剂，直接抑制垂体分泌泌乳素，从而恢复促性腺激素正常释放。

通常的起始剂量是睡前 2.5mg，以预防多巴胺能副作用的出现，包括恶心、腹泻、眩晕和头痛。

如果口服给药不能耐受，则推荐阴道给药。

一般用药 2～3 个月见效，80% 的高泌乳素患者可恢复排卵并妊娠。

如果治疗 3 个月后仍无排卵，则加用 CC。

不能耐受溴亭的患者可采用麦角卡林作为替代药品。

下丘脑－垂体轴功能障碍

下丘脑－垂体轴的异常包括体重过度增加或减少、过度锻炼、精神压力等，都会影响下丘脑分泌 GnRH，导致排卵障碍。这些异常需要适当的行为或心理指导干预。

男性因素不孕

虽然妇科医生不能直接治疗男性患者，但男性因素不孕的治疗通常会涉及女性伴侣的激素调节。男性不育的评估与女性类似，包括对下丘脑－垂体－睾丸轴＼流出道和睾丸功能的检查。

毒素、病毒、性传播疾病、精索静脉曲张和先天异常等都会影响生育能力。

卵胞浆内单精子注射（intracytoplasmic sperm injection，ICSI）技术是男性不育的革新性治疗措施。通过射精、附睾穿刺抽吸或睾丸活检只要获得有活力的精子，就能成功受精和妊娠。受精率为 95%，与体外受精（in vitro fertjlization，ICF）相似。

子宫内膜异位症

子宫内膜异位症为对激素有反应的异位生长的子宫内膜组织，15% 的女性不孕的病因是子宫内膜展位症。手术治疗可能有效，但也可能需要到不孕症专科进行 IVF 治疗。

黄体功能不足

无论能否受孕的妇女，都可能存在黄体功能不足，治疗方面争议较多。但是，一对不孕的夫妇，如考虑可能为黄体功能不足，应在月经周期的排卵后期肌肉或阴道给予孕激素是合理的，如果妊娠，需维持治疗至胎盘代替黄体能够分泌孕激素之时。

子宫因素

2%的不孕症是由子宫因素引起的，如黏膜下肌瘤、宫腔粘连（Asherman 综合症）以及子宫畸形或隔等。治疗主要是手术纠正，一般通过宫腔镜进行。

感染

女性和男性生殖道感染也认为是不孕的原因。衣原体和淋球菌是主要的病原菌，应给予恰当治疗。解脲支原体和人型支原体也可能引起不孕，如果培养阳性，应口服多西环素，100mg，每天 2 次，连服 7 天。有研究证明此方案在原发不孕患者中可提高妊娠率。

输卵管因素不孕

随着输卵管炎发病率的增加，输卵管因素不孕患者越来越多。据报道 1 次、2 次、3 次输卵管炎发作后，输卵管闭锁的概率分别是 11%、23% 和 54%。阑尾炎、既往盆腹腔手术、子宫内膜异位症和异位妊娠也能引起输卵管粘连和损伤。

HSG 可发现近端输卵管闭锁，输卵管痉挛可能与近端输卵管梗阻类似，不过应行腹腔镜检查确诊。治疗包括输卵管疏通、显微输卵管富角再通术或 IVF。

HSG 和腹腔镜可见到远端输卵管病变或扭曲变形。矫正手术（新式输卵管造口术）成功与否取决于病变程度。

有研究表明，如果输卵管因素不孕的患者采用 IVF 治疗，当输卵管积水因素纠正后 IVF 的成功率也增加。

有双侧输卵管结扎手术史的患者需要生育时，可以选择输卵管绝育后显微复通手术和 IVF。

输卵管复通的成功取决于年龄、类型和绝育术的位置及修复后输卵管的最终长度。

IVF 对于只需要再生育一个孩子的患者可能是个更佳选择。

（王凤梅）

第十七章 妇科宫颈病变诊断与治疗

第一节 宫颈炎

一、宫颈炎的概述

宫颈炎是育龄妇女的常见病，有急性和慢性两种。急性宫颈炎常与急性子宫内膜炎或急性阴道炎同时存在，但以慢性宫颈炎多见。主要表现为白带增多，呈粘稠的粘液或脓性粘液，有时可伴有血丝或夹有血丝。长期慢性机械性刺激是导致宫颈炎的主要诱因，此情况可用凝胶治疗，效果最佳。

性生活过频或习惯性流产，分娩及人工流产术等可损伤宫颈，导致细菌侵袭而形成炎症，或是由于化脓菌直接感染，或是高浓度的酸性或碱性溶液冲洗阴道，或是阴道内放置或遗留异物感染所致。慢性宫颈炎多于分娩、流产或手术损伤子宫颈后，病原体侵入而引起感染。慢性宫颈炎有多种表现。如宫颈糜烂、宫颈肥大、宫颈息肉、宫颈腺体囊肿、宫颈内膜炎等，其中以宫颈糜烂最为多见。

正确认识：对于宫颈炎（cervicite）的认识一种人认为，结了婚的女性都会有，它既不影响工作又不影响生活，无足轻重，治疗与不治疗都一样。另一种人认为，宫颈炎是癌前病变，谈癌色变，产生"恐癌症"而影响个人情绪乃至日常生活，这些都是不正确的。慢性宫颈炎和宫颈癌有一些共同症状，如性交后出现阴道点滴出血或白带带血丝。出现此种情形，一定要作宫颈涂片、阴道镜宫颈活检等，排除癌症后再治疗宫颈炎。

宫颈防御系统：①宫颈阴道部鳞状上皮②宫颈内口紧闭③宫颈粘液栓。

二、宫颈炎的病因

1. 机械性刺激或损伤 宫颈炎的发生与性生活有关系，自然或人工流产，诊断性刮宫以及分娩都可造成子宫颈损伤而导致炎症，成年女性应注意避孕，避免或减少人工流产手术，注意产后卫生，避免产后感染。

2. 病原体感染 由于分娩、流产或手术损伤而导致宫颈炎发生。宫颈炎可以用一些专业的中药进行治疗。

病原体主要为：

1）性传播疾病病原体：淋病奈瑟菌及支原体衣原体。

2）内源性病原体：葡萄球菌、链球菌、大肠杆菌和厌氧菌等。

3）其他：原虫中有滴虫和阿米巴。特殊情况下为化学物质和放射线所引起。

3. 化学物质刺激 用高锰酸钾溶液冲洗阴道，或将栓剂放入阴道，都可引起宫颈炎。

4. 阴道异物并感染 阴道异物感染引起宫颈炎。

三、宫颈炎的症状

1. 大体 充血发红、宫颈管粘膜水肿、宫颈管稍外翻。

2. 组织学 血管充血、粘膜及粘膜下组织、腺体周围大量嗜中性粒细胞浸润、腺腔内脓性物。

3. 症状

宫颈炎主要症状是白带增多。急性宫颈炎白带呈脓性，伴下腹及腰骶部坠痛，或有尿频、尿急、尿痛等膀胱刺激征。慢性宫颈炎白带呈乳白色黏液状，或淡黄色脓性；重度宫颈糜烂或有宫颈息肉时，可呈血性白带或性交后出血。轻者可全身无症状，当炎症沿子宫骶骨韧带扩散到盆腔时，可有腰骶部疼痛，下腹部坠胀感及痛经等，每于排便、性交时加重。此外，黏稠脓性的白带不利于精子穿过，也可引起不孕。

1）急性宫颈炎：白带增多，呈脓性，伴腰痛，下腹不适。

2）慢性宫颈炎：白带多，呈乳白色，粘液状或白带中夹有血丝，或性交出血，伴外阴瘙痒，腰骶部疼痛，经期加重。

3）体征：急性宫颈炎，妇科检查，宫颈充血，水肿，有触痛；慢性宫颈炎，妇科检查，宫颈不同程度的糜烂，肥大或有息肉。

4.宫颈炎早期症状

1）白带增多：有时为宫颈炎的症状的唯一表现。通常为粘稠的粘液或脓性粘液。有时慢性宫颈炎的症状表现为分泌物中可带有血丝或少量血液，也可有接触性出血。由于白带的刺激可引起外阴瘙痒。

2）有阴道流血的现象，表现为接触性出血，经期延长，周期缩短，经量增多等。还有阴道排液增多，呈白色或血性，有时可稀薄如水样或米汤样，腥臭味。到了晚期因癌组织破溃，组织坏死，继发感染等，会出现大量脓性或米汤样恶臭白带。

四、宫颈炎的检查

1.局部炎症表现

2.妇科检查　急性炎症可见宫颈充血水肿，或糜烂，有脓性分泌物白宫颈管排出，触动宫颈时可有疼痛感。慢性宫颈炎可见宫颈有不同程度的糜烂、肥大、息肉、腺体囊肿、外翻等表现，或见宫颈口有脓性分泌物，触诊宫颈较硬。如为宫颈糜烂或息肉，可有接触性出血。

3.宫颈刮片示巴氏Ⅱ级。

4.病情较重者，可做官颈活检以明确诊断。

5.宫颈糜烂或息肉与早期宫颈癌肉较难以鉴别，后者组织较硬、脆、易出血，必须依靠做宫颈刮片找癌细胞，必要时做阴道镜检查及宫颈组织活检进行鉴别

6.宫颈粘液镜检 >10 个中性核白 C/ 高倍视野。

诊断关键：明确病原体

淋菌检测方法：①涂片染色法②培养法③ PCR 法④酶联免疫附吸试验

五、宫颈炎的预防

1.搞好计划生育，避免计划外妊娠，少做或不做人工流产。

2.注意流产后及产褥期的卫生，预防感染。

3.慢性宫颈炎与宫颈癌有一定的关系，故应积极治疗。

4.保持外阴干燥。外阴清洁使用 pH4 弱酸配方的女性护理液更适合。

5.尽量减少人工流产及其他妇科手术对宫颈的损伤。

6.经期暂停宫颈上药，治疗期间禁房事。

7.合理使用抗菌素。

六、宫颈炎的鉴别

宫颈炎是生育年龄妇女的常见的妇科疾病，炎症的发生多由于病菌感染，感染的途径可为分娩、流产或手术损伤宫颈引起。宫颈炎分为急性与慢性两种。

1.宫颈糜烂　以其糜烂范围分为三度，轻度指糜烂而小于整个宫颈面积的 1/3；中度指糜烂面占整个宫颈面的 1/3-2/3；重度指糜烂面占整个宫颈面的 2/3 以上。

2.宫颈肥大　是由于慢性炎症的长期刺激引起的局部纤维结缔组织增生。

3.宫颈息肉　慢性炎症的长期刺激使宫颈管局部粘膜增生，形成息肉，一个或多个不等，并常脱出于宫颈外口。

宫颈炎常见的并发症，逐步恶化就会造成不孕，急性宫颈炎常常是由淋病感染，慢性宫颈炎多由于妇科手术造成的伤害，并且手术后不注意保健，造成的后遗症。

七、宫颈炎的并发症

1.宫颈肥大　长期炎症刺激，宫颈可因充血、水肿，炎症细胞浸润及结缔组织增生等

变得肥大。

2. 宫颈息肉　宫颈内膜可因慢性炎症而出现局限性增生，形成单个或多个带蒂的鲜红色息肉，从宫颈管内或在宫颈外口突出，直径多在1cm以下，血管丰富触之易出血。

3. 宫颈炎　常见的并发症逐步恶化就会造成不孕。

（王凤梅）

第二节　宫颈癌前病变

一、宫颈癌前病变的概述

宫颈癌前病变是指癌症发生前该部位发生的病变而由此引发癌症的病变。宫颈癌前病变即宫颈不典型增生。宫颈癌的发生和发展有一个渐进的演变过程，时间可以从数年到数十年，一般认为这个演变过程经过这样几个阶段：增生、不典型增生、原位癌、早期浸润、浸润癌。

二、宫颈癌前病变的病因

HPV病毒引起CIN（癌前病变），甚至宫颈癌，按祖国医学理论认为主要的病因为房事不洁、早婚早育、孕产频多（人工流产、药物流产、引产等）、宫颈裂伤、包皮垢的刺激、月经失调、精神因素等，导致正气不足、机体免疫功能下降，及感受湿热淫毒和秽浊之邪，侵犯子宫胞门所致。"邪之所凑，其气必虚"。一方面是由于湿热邪毒对宫颈的长期刺激，另一方面是"其气必虚"的关系。若机体正气足，脏腑功能健旺，气血运行顺畅，筋脉腠理固密，则虽染邪毒，而不易发为病。《灵枢·经脉篇》渭"虚则生疣"。正气虚，不能鼓邪外出，邪气搏结于子宫胞门发为赘生物。正虚邪恋，故缠绵难愈，反复发作。根据长期临床观察，体虚与肝、脾、肾三脏功能有关。肝郁脾虚，肝脾失调，不仅致气血失和，而且也易滋生内在湿热。湿热下注，任带失固，而流注胞门。而肝脾失调又往往与肾阴阳不足互为因果，故肾阴虚、肾阳虚在下焦湿热病变中占有重要地位。所谓"肾主二阴"亦包括阴道、官颈在内。湿热邪毒在宫颈局部长期为害，肆意浸润，实际上意味着肾阴阳的衰退，故而形成该病并趋向恶性病变。

三、宫颈癌前病变的症状

1. 性生活后出血　70%～80%的宫颈癌症患者都有这一症状；

2. 接触出血　性生活后出血，或是妇科内诊检查后子宫出血，都是宫颈癌前病变的征兆；

3. 宫颈糜烂　年轻女性宫颈糜烂经久不治，或是围绝经期后仍有宫颈糜烂，应该引起重视；

4. 白带混血　除上环引起子宫出血外，女性长期白带混血应及时检查。

有80%的宫颈癌前病变可以通过早期发现、早期治疗达到治愈。

四、宫颈癌前病变的检查

1. 宫颈细胞学检查

（1）宫颈巴氏涂片法：为传统的宫颈细胞学检查，它的广泛应用，已在过去50年里成功地将宫颈癌的发病率和死亡率降低了约70%。但由于巴氏涂片假阴性、漏诊率较高，已不再适应当今医疗服务的需要，逐渐被更先进的检查方法所替代。

（2）TCT宫颈薄层液基细胞学检查：是90年代末发明的一项细胞学新技术，它可以明显提高宫颈癌及癌前病变的检出率，是全世界应用最为广泛的宫颈细胞学检查方法。

2. 人乳头状病毒HPV检测　以发现高危发病人群并作进一步检查。

3. 电子阴道镜检查

4. 宫颈碘试验检查

5. 宫颈和宫颈管活组织检查

6. 宫颈锥切术病检

7. 阴道细胞学检查

阴道细胞学检查注意事项：

（1）细胞涂片前，勿冲洗阴道，禁止性生活，亦不做阴道镜检查。细胞涂片应在妇科检查前进行。窥阴器上勿涂抹润滑油，可涂少许生理盐水，以免影响检查结果。

（2）玻片应干燥，清洁。

（3）涂片要均匀，动作要轻柔，用力过重可造成细胞损伤或变形。

（4）涂片不要太厚或太薄，以免影响观察。

（5）应避免在刮片时造成出血，否则之制成的玻片被红细胞干扰、覆盖，难以找到癌细胞。

（6）取到阴道分泌物后应立即制片。

（7）制片后应立即固定，以免涂片干燥造成细胞变形，难以辨认癌细胞。

五、宫颈癌前病变的预防

1. 对已发现的宫颈病变及生殖系统感染，尤其是人乳头状病毒 HPV 感染人群，应做积极采取相应诊疗措施，以防宫颈癌的发生和发展。

2. 加强健康教育，提高防范意识，避免过早性生活、杜绝性生活混乱。

3. 定期做妇科检查，已婚女性建议至少每两年做一次宫颈细胞学检查，发现问题应进一步做病理学检查。

（王凤梅）

第三节　宫颈上皮内瘤变

宫颈上皮内瘤变（cervical intraepithelial neoplasia, CIN）是与宫颈浸润癌密切相关的一组癌前病变，它反映宫颈癌发生发展中的连续过程，常发生于 25～35 岁妇女。CIN 具有两种不同结局：一是病变自然消退，很少发展为浸润癌；二是病变具有癌变潜能，可能发展为浸润癌。

一、病因

流行病学调查发现 CIN 与性活跃、HPV 感染、吸烟、性生活过早（＜16 岁）、性传播疾病、经济状况低下、口服避孕药和免疫抑制相关。

1. **人乳头瘤病毒感染**　接近 90%CIN 有人乳头瘤病毒（HPV）感染。约 20% 有性生活妇女感染 HPV，但 HPV 感染多不能持久，常可自然消退而无临床症状。当 HPV 感染持续存在时，在吸烟、使用避孕药、性传播疾病等因素作用下，可诱发宫颈上皮内瘤变（CIN）。

2. **宫颈组织学特性**　宫颈上皮由宫颈阴道部鳞状上皮和宫颈管柱状上皮组成。

（1）宫颈阴道部鳞状上皮：由深至浅可分为基底带、中间带及浅表带 3 个带。基底带由基底细胞和旁基底细胞组成。基底细胞和旁基底细胞含有表皮生长因子受体（EGFR）、雌激素受体（ER）及孕激素受体（PR）。基底细胞为储备细胞，无明显细胞增殖表现，在某些因素刺激下可以增生，也可以增生成为不典型鳞状细胞或分化为成熟鳞状细胞，但不向柱状细胞分化。旁基底细胞为增生活跃的细胞，偶见核分裂象。中间带与浅表带为完全不增生的分化细胞，细胞渐趋死亡。

（2）宫颈管柱状上皮：柱状上皮为分化良好细胞，而柱状上皮下细胞为储备细胞，具有分化或增殖能力，通常在病理切片中见不到。柱状上皮下储备细胞的起源，有两种不同看法：①直接来源于柱状细胞。细胞培养和细胞种植实验结果显示，人柱状细胞可以双向分化，即分化为 CK7 和 CK18 阳性分泌黏液的柱状细胞和分化为 CK13 阳性的储备细胞；②来源于宫颈鳞状上皮的基底细胞。

（3）转化区（transformation zone）及其形成：转化区也称为移行带，为宫颈鳞状上皮与柱状上皮交接部，称为鳞-柱状交接部或鳞-柱交接。鳞-柱状交接部又分为原始鳞-柱状交接部和生理鳞-柱状交接部。

胎儿期来源于泌尿生殖窦的鳞状上皮向上生长，至宫颈外口与宫颈管柱状上皮相邻，形成原始鳞-柱状交接部。青春期后，在雌激素作用下宫颈发育增大，宫颈管黏膜组织外移，即宫颈管柱状上皮及其下的间质成分到达宫颈阴道部，使原始鳞-柱状交接部外移。原始鳞-柱状交接部的内侧覆盖的宫颈管单层柱状上皮菲薄，其下间质透出呈红色，外观呈细颗粒状的红色区，称为柱状上皮异位（columnar ectopy）。由于肉眼观似糜烂，过去称为宫颈糜烂，实际上并非真性糜烂；此后，在阴道酸性环境或致病菌作用下，外移的柱状上皮由原始鳞-柱状交接部的内侧向宫颈口方向逐渐被鳞状上皮替代，形成新的鳞-柱状交接部，即生理鳞-柱状交接部。原始鳞-柱状交接部和生理鳞-柱状交接部之间的区域，称为转化区。在转化区形成过程中，新生的鳞状上皮覆盖宫颈腺管口或伸人腺管将腺管口堵塞，腺管周围的结缔组织增生或形成瘢痕压迫腺管，使腺管变窄或堵塞，腺体分泌物潴留于腺管内形成囊肿，称为宫颈腺囊肿（Naboth cyst）。宫颈腺囊肿可作为辨认转化区的一个标志。绝经后雌激素水平下降，宫颈萎缩，原始鳞-柱状交接部退回至宫颈管内。

转化区表面被覆的柱状上皮被鳞状上皮替代的机制有：①鳞状上皮化生（squamousmetaplasia）：暴露于宫颈阴道部的柱状上皮受阴道酸性影响，柱状上皮下未分化储备细胞（reserve cell）开始增殖，并逐渐转化为鳞状上皮，继之柱状上皮脱落，被复层鳞状细胞所替代。化生的鳞状上皮偶可分化为成熟的角化细胞，但一般均为大小形态一致、形圆而核大的未成熟鳞状细胞，无明显表层、中层、底层3层之分，也无核深染、异型或异常分裂象。化生的鳞状上皮既不同于宫颈阴道部的正常鳞状上皮，镜检时见到两者间的分界线；又不同于不典型增生，因而不应混淆。宫颈管腺上皮也可鳞化而形成鳞化腺体。②鳞状上皮化（squamous epithelization）：宫颈阴道部鳞状上皮直接长入柱状上皮与其基膜之间，直至柱状上皮完全脱落而被鳞状上皮替代。

转化区成熟的化生鳞状上皮对致癌物的刺激相对不敏感，但未成熟的化生鳞状上皮却代谢活跃，在一些物质如精子、精液组蛋白及人乳头瘤病毒等的刺激下，发生细胞分化不良、排列紊乱、细胞核异常、有丝分裂增加，最后形成宫颈上皮内瘤变。

二、病理学诊断和分级

宫颈上皮内瘤变分为3级：

Ⅰ级：即轻度不典型增生。上皮下1/3层细胞核增大，核质比例略增大，核染色稍加深，核分裂象少，细胞极性正常。

Ⅱ级：即中度不典型增生。上皮下1/3～2/3层细胞核明显增大，核质比例增大，核深染，核分裂象较多，细胞数量明显增多，细胞极性尚存。

Ⅲ级：即重度不典型增生和原位癌。病变细胞几乎或全部占据上皮全层，细胞核异常增大，核质比例显著增大，核形不规则，染色较深，核分裂象多，细胞拥挤，排列紊乱，无极性。

三、临床表现

无特殊症状。偶有阴道排液增多，伴或不伴臭味。也可在性生活或妇科检查后发生接触性出血。检查宫颈可光滑，或仅见局部红斑、白色上皮，或宫颈柱状上皮异位表现，未见明显病灶。

四、诊断

1. 宫颈刮片细胞学检查 为最简单的宫颈鳞状上皮内瘤变的辅助检查方法，可发现早期病变，但有一定的漏诊率及误诊率，炎症也可导致宫颈鳞状上皮不典型改变，应抗感染治疗3～6个月后重复检查。婚后或有性生活妇女均应常规作宫颈刮片细胞学检查，并每

1～3 年定期复查。宫颈细胞学检查的报告形式过去国内采用巴氏 5 级分类法。巴氏分类法简单，但其各级之间的区别无严格客观标准，也不能很好地反映癌前病变，约有 20% 假阴性率。目前国外普遍采用 TBS（the Bethesda System）分类系统，该系统较好地结合细胞学、组织病理与临床处理方案。国内正在推广使用。

2. **阴道镜检查**　若细胞学检查巴氏分类Ⅲ级及Ⅲ级以上或 TBS 低度鳞状上皮内病变或以上者，应作阴道镜检查。

3. **宫颈活组织检查**　为确诊宫颈鳞状上皮内瘤变的最可靠方法。任何肉眼可见病灶均应作单点或多点活检。若无明显病变，可选择在宫颈转化区 3.6.9.12 点处活检，或在碘试验（又称为 Schiller 试验）不染色区取材，或在阴道镜下取材以提高确诊率。若想了解宫颈管的病变情况，应刮取宫颈管内组织（endocervical curettage，ECC）或用宫颈管刷（endocervical brush）取材作病理学检查。

4. **高危型 HPV-DNA 检测**　TBS 细胞学分类为意义不明的不典型鳞状细胞者，可进行高危型 HPV-DNA 检测。若高危型 HPV-DNA 阳性，进行阴道镜检查。若高危型 HPV-DNA 阴性，12 个月后行宫颈刮片细胞学检查。

五、治疗

1. **CIN Ⅰ**　60%～85%CIN Ⅰ 会自然消退，故对满意阴道镜检查者活检证实的 CIN Ⅰ 并能每 6 个月复查一次细胞学或高危型 HPV-DNA 者可仅观察随访。若在随访过程中病变发展或持续存在 2 年，应进行治疗。治疗方法有冷冻和激光治疗等。

2. **CIN Ⅱ 和 CIN Ⅲ**　约 20%CIN Ⅱ 会发展为原位癌，5% 发展为浸润癌，故所有的 CIN Ⅱ 和 CIN Ⅲ 均需要治疗。虽可用各种方法治疗 CIN Ⅱ 和 CIN Ⅲ，但较好的治疗方法是宫颈环形电切除术（loop electrosurgical excision procedure，LEEP）。经宫颈锥切确诊、年龄较大、无生育要求的 CIN Ⅲ 也可行全子宫切除术。

六、妊娠合并宫颈鳞状上皮内瘤变

妊娠期间，增多的雌激素使柱状上皮外移至宫颈阴道部，转化区的基底细胞出现不典型增生类似原位癌改变；妊娠期免疫功能可能低下，易患 HPV 感染。但大部分患者为 CIN Ⅰ，仅约 14% 为 CIN Ⅱ 或 CIN Ⅲ。一般认为妊娠期 CIN 可观察，产后复查后处理。

（王凤梅）

第四节　宫颈癌

宫颈癌（cervical cancer）是最常见的妇科恶性肿瘤。原位癌高发年龄为 30～35 岁，浸润癌为 50～55 岁。近 40 年由于宫颈细胞学筛查的普遍应用，使宫颈癌和癌前病变得以早期发现和治疗，宫颈癌的发病率和死亡率已有明显下降。

一、发病相关因素

病因尚未完全明了，可能与以下因素相关：

1. **性行为及分娩次数**　性活跃、初次性生活 <16 岁、早年分娩、多产等，与宫颈癌发生密切相关。青春期宫颈发育尚未成熟，对致癌物较敏感。分娩次数增多，宫颈创伤几率也增加，分娩及妊娠内分泌及营养也有改变，患宫颈癌的危险增加。孕妇免疫力较低，HPV-DNA 检出率很高。与有阴茎癌、前列腺癌或其性伴侣曾患宫颈癌的高危男子性接触的妇女也易患宫颈癌。

2. **病毒感染高危型**　HPV 感染是宫颈癌的主要危险因素。90% 以上宫颈癌伴有高危型 HPV 感染。目前已知 HPV 有 120 多种亚型，其中 6、11、42、43、44 亚型属低危型，一般不诱发癌变；16、18、31、33、35、39、45、51、52、56 或 58 亚型属高危型。高危型 HPV

亚型产生 E6 和 E7 癌蛋白（oncoprotein），与宿主细胞的抑癌基因 P53 和 Rb 相结合，导致细胞周期控制失常发生癌变。此外，单纯疱疹病毒 II 型及人巨细胞病毒等也可能与宫颈癌发生有一定关系。

3. **其他应用**　屏障避孕法者有一定的保护作用。吸烟可增加感染 HPV 效应。

二、组织发生和发展

CIN 形成后继续发展，突破上皮下基膜浸润间质，形成宫颈浸润癌。宫颈转化区上皮化生过度活跃，并在致癌因素作用下也可形成宫颈浸润癌。

三、病理

1. **鳞状细胞浸润癌**　占宫颈癌的 80%～85%。

（1）巨检：微小浸润癌肉眼观察无明显异常，或类似宫颈柱状上皮异位。随病变发展，可形成 4 种类型。

1）外生型：最常见，癌灶向外生长呈乳头状或菜花样，组织脆，触之易出血。常累及阴道。

2）内生型：癌灶向宫颈深部组织浸润，宫颈表面光滑或仅有柱状上皮异位，宫颈肥大变硬，呈桶状。常累及宫旁组织。

3）溃疡型：上述两型癌组织继续发展合并感染坏死，脱落后形成溃疡或空洞，似火山口状。

4）颈管型：癌灶发生于宫颈管内，常侵入宫颈管及子宫峡部供血层及转移至盆腔淋巴结。

（2）显微镜检：

1）微小浸润癌：指在原位癌基础上镜检发现小滴状、锯齿状癌细胞团突破基膜，浸润间质。诊断标准见临床分期。

2）浸润癌：指癌灶浸润间质范围超出微小浸润癌，爹呈网状或团块状浸润间质。根据癌细胞分化程度可分为：I 级为高分化鳞癌（角化性大细胞型），大细胞，有明显角化珠形成，可见细胞间桥，细胞异型性较轻，无核分裂或核分裂 <2/ 高倍视野。II 级为中分化鳞癌（非角化性大细胞型），大细胞，少或无角化珠，细胞间桥不明显，细胞异型性明显，核分裂象 2～4/ 高倍视野。III 级为低分化鳞癌（小细胞型），多为未分化小细胞，无角化珠及细胞间桥，细胞异型性明显，核分裂象 >4/ 高倍视野。

2. **腺癌**　占宫颈癌 15%～20%。

（1）巨检：来自宫颈管内，浸润管壁；或自宫颈管内向宫颈外口突出生长；常可侵犯宫旁组织；病灶向宫颈管内生长时，宫颈外观可正常，但因宫颈管膨大，形如桶状。

（2）显微镜检：主要组织学类型有 2 种。

1）黏液腺癌：最常见，来源子宫颈管柱状黏液细胞，镜下见腺体结构，腺上皮细胞增生呈多层，异型性明显，见核分裂象，癌细胞呈乳突状突入腺腔。可分为高、中、低分化腺癌。

2）恶性腺瘤：又称微偏腺癌 cMbc），属高分化宫颈管黏膜腺癌。癌性腺体多，大小不一，形态多变，呈点状突起伸入宫颈间质深层，腺上皮细胞无异型性，常有淋巴结转移。

3. 腺鳞癌占宫颈癌的 3%～5%。是由储备细胞同时向腺细胞和鳞状细胞分化发展而形成。癌组织中含有腺和鳞癌两种成分。

四、转移途径

主要为直接蔓延及淋巴转移，血行转移极少见。

1. **直接蔓延**　最常见，癌组织局部浸润，向邻近器官及组织扩散。常向下累及阴道壁，极少向上由宫颈管累及宫腔；癌灶向两侧扩散可累及主韧带及宫颈旁、阴道旁组织直至骨盆壁；癌灶压迫或侵及输尿管时，可引起输尿管阻塞及肾积水。晚期可向前、后蔓延侵及膀胱或直肠，形成膀胱阴道瘘或直肠阴道瘘。

2. **淋巴转移**　癌灶局部浸润后侵入淋巴管形成瘤栓，随淋巴液引流进入局部淋巴结，在淋巴管内扩散。淋巴转移一级组包括宫旁、宫颈旁、闭孔、髂内、髂外、髂总、骶前淋巴结；二级组包括腹股沟深浅淋巴结、腹主动脉旁淋巴结。

3. 血行转移 极少见，晚期可转移至肺、肝或骨骼等。

五、临床分期

采用国际妇产科联盟（FIGO）的临床分期标准（表29）。临床分期在治疗前进行，治疗后不再更改。

表29 宫颈癌的FIGO临床分期

〇期	原位癌（浸润前癌）
Ⅰ期	富颈癌局限在子宫（扩展至宫体将被忽略）
Ⅰ_A	镜下浸润癌。所有肉眼可见的病灶，包括表浅浸润，均为ⅠB
Ⅰ_A1	间质浸润深度<3mm，水平扩散≤7mm
Ⅰ_A2	间质浸润深度3～5mm，水平扩散≤7mm
Ⅰ_B	肉眼可见癌灶局限于宫颈，或者镜下病灶＞ⅠA2
Ⅰ_B1	肉眼可见癌灶最大径线≤4cm
Ⅰ_B2	肉眼可见癌灶最大径线>4cm
Ⅱ期	肿瘤超越子宫，但未达骨盆壁或未达阴道下1/3
Ⅱ_A	无宫旁浸润
Ⅱ_B	有宫旁浸润
Ⅲ期	肿瘤扩展到骨盆壁和（或）累及阴道下1/3和（或）引起肾盂积水或肾无功能
HIA	肿瘤累及阴道下1/3，没有扩展到骨盆壁
RIB	肿瘤扩展到骨盆壁和（或）引起肾盂积水或肾无功能
Ⅳ_A	肿瘤侵犯膀胱黏膜或直肠黏膜和（或）超出真骨盆
Ⅳ_B	远处转移

六、临床表现

早期宫颈癌常无明显症状和体征，宫颈可光滑或难与宫颈柱状上皮异位区别。颈管型患者因宫颈外观正常易漏诊或误诊。随病变发展，可出现以下表现：

1. 症状

（1）阴道流血：早期多为接触性出血；晚期为不规则阴道流血。出血量根据病灶大小、侵及间质内血管情况而不同，若侵蚀大血管可引起大出血。年轻患者也可表现为经期延长、经量增多；老年患者常为绝经后不规则阴道流血。一般外生型癌出血较早，量多；内生型癌出血较晚。

（2）阴道排液：多数患者阴道有白色或血性、稀薄如水样或米泔状、有腥臭排液。晚期患者因癌组织坏死伴感染，可有大量米汤样或脓性恶臭白带。

（3）晚期症状：根据癌灶累及范围出现不同的继发性症状。如尿频、尿急、便秘、下肢肿痛等；癌肿压迫或累及输尿管时，可引起输尿管梗阻、肾盂积水及尿毒症；晚期可有贫血、恶病质等全身衰竭症状。

2. 体征 原位癌及微小浸润癌可无明显病灶，宫颈光滑或仅为柱状上皮异位。随病情发展可出现不同体征。外生型富颈可见息肉状、菜花状赘生物，常伴感染，质脆易出血；内生型表现为宫颈肥大、质硬、宫颈管膨大；晚期癌组织坏死脱落，形成溃疡或空洞伴恶臭。阴道壁受累时，可见赘生物生长或阴道壁变硬；宫旁组织受累时，双合诊、三合诊检查可扪及宫颈旁组织增厚、结节状、质硬或形成冰冻盆腔状。

七、诊断

根据病史、症状和检查并进行宫颈活组织检查可以确诊。确诊后根据具体情况选择胸部 X 线摄片、静脉肾盂造影、膀胱镜检查、直肠镜检查、B 型超声检查及 CT、MRI、PET 等影像学检查。

1. **宫颈刮片细胞学检查**　是宫颈癌筛查的主要方法，应在宫颈转化区取材。

2. **宫颈碘试验**　正常宫颈阴道部鳞状上皮含丰富糖原，碘溶液涂染后呈棕色或深褐色，不染色区说明该处上皮缺乏糖原，可能有病变。在碘不染色区取材活检可提高诊断率。

3. **阴道镜检查**　宫颈刮片细胞学检查巴氏Ⅲ级及Ⅲ级以上、TBS 分类为鳞状上皮内瘤变，均应在阴道镜观察下选择可疑癌变区行宫颈活组织检查。

4. **宫颈和宫颈管活组织检查**　为确诊宫颈癌及宫颈癌前病变的最可靠依据。宫颈有明显病灶，可直接在癌灶取材。宫颈无明显癌变可疑区时，可在转化区 3、6、9、12 点 4 处取材或在碘试验、阴道镜下取材做病理检查。所取组织应包括间质及邻近正常组织。宫颈刮片阳性，但宫颈光滑或宫颈活检阴性，应用小刮匙搔刮宫颈管，刮出物送病理检查。

5. **宫颈锥切术**　适用于宫颈刮片检查多次阳性而宫颈活检阴性者；或宫颈活检为原位癌需确诊者。可采用冷刀切除、环形电切除（LEEP）或冷凝电刀切除，切除组织应作连续病理切片（24～36 张）检查。

八、鉴别诊断

主要依据宫颈活组织病理检查，与有临床类似症状或体征的各种宫颈病变鉴别。包括：

1. **宫颈良性病变**　宫颈柱状上皮异位、宫颈息肉、宫颈子宫内膜异位症和宫颈结核性溃疡等；

2. **宫颈良性肿瘤**　宫颈黏膜下肌瘤、宫颈管肌瘤、宫颈乳头瘤等；

3. **宫颈恶性肿瘤**　原发性恶性黑色素瘤、肉瘤及淋巴瘤、转移性癌等。

九、处理

根据临床分期、患者年龄、生育要求、全身情况、医疗技术水平及设备条件等综合考虑制定适当的个体化治疗方案。采用以手术和放疗为主、化疗为辅的综合治疗方案。

1. **手术治疗**　手术优点是年轻患者可保留卵巢及阴道功能。主要用于早期宫颈癌（I_A～II_A 期）患者。① I_{A1} 期：选用全子宫切除术；② I_{A2} 期：选用改良根治性子宫切除术及盆腔淋巴结切除术；③ I_B～II_A 期：选用根治性子宫切除术及盆腔淋巴结切除术，髂总淋巴结有癌转移者，作腹主动脉旁淋巴切除或取样。年轻患者卵巢正常可保留。对要求保留生育功能的年轻患者，I_{A1} 期可行宫颈锥形切除术；I_{A2}～I_{B1} 期、肿瘤直径 <2cm 者可行根治性宫颈切除术及盆腔淋巴结切除术。

2. **放射治疗**　适用于：①Ⅱ$_B$~Ⅳ期患者；② 全身情况不适宜手术的早期患者；③ 宫颈不块病灶的术前放疗；④ 手术治疗后病理检查发现有高危因素的辅助治疗。放射治疗包括腔内照射及体外照射。腔内照射采用后装治疗机，放射源为 ^{137} 铯（Cs），^{192} 铱（Ir）等，用以控制局部原发病灶。体外照射多用直线加速器、^{60} 钴（Co）等，治疗宫颈旁及盆腔淋巴结转移灶。早期病例以局部腔内照射为主，体外照射为辅；晚期以体外照射为主，腔内照射为辅。

3. **化疗**　主要用于晚期或复发转移的患者，近年也用于术前静脉或动脉灌注化疗，以缩小肿瘤病灶及控制亚临床转移，也用于放疗增敏。常用抗癌药物有顺铂、卡铂、博来霉素、丝裂霉素、异环磷酰胺、氟尿嘧啶等。常采用以铂类为基础的联合化疗方案，如 BVP（博来霉素、长春新碱与顺铂）、BP（博来霉素与顺铂）、FP（氟尿嘧啶与顺铂）、TP（紫杉醇与顺铂）等。可采用静脉或动脉灌注化疗。

十、预后

与临床期别、病理类型等密切相关。有淋巴结转移者预后差。宫颈腺癌早期易有淋巴转移，预后差。

十一、随访

宫颈癌治疗后复发 50% 在 1 年内；75%～80% 在 2 年内。治疗后 2 年内应在每 3 个月复查 1 次；3～5 年内每 6 个月复查 1 次；第 6 年开始每年复查 1 次。随访内容包括盆腔检查、阴道刮片细胞学检查、胸部 X 线摄片及血常规等。

十二、预防

1. 普及防癌知识，开展性卫生教育，提倡晚婚少育。

2. 重视高危因素及高危人群，有异常症状者及时就医。

3. 积极治疗性传播疾病，早期发现及诊治 CIN，阻断宫颈浸润癌发生。

4. 健全及发挥妇女防癌保健网的作用，开展宫颈癌筛查，作到早发现、早诊断、早治疗。

5. 经卫生部妇幼保健与社区卫生司批准、为期 10 年（2007～2016）的中国宫颈癌防治工程，已于 2007 年 7 月正式启动。目标有三，在 10 年内使所覆盖的人群对宫颈癌防治知晓率达到 90% 以上。高危型 HPV-DNA 检测可与细胞学方法联合应用。高危型 HPV-DNA 阳性、细胞学阳性，或仅细胞学阳性，均应行阴道镜检查及宫颈多点活组织检查；细胞学阴性、高危型 HPV-DNA 阳性，应每年至少随访一次，可用中药保妇康栓阴道给药，初步观察有一定疗效。

十三、宫颈癌合并妊娠

较少见。妊娠期出现阴道流血，在排除产科因素引起的出血后，应做详细的妇科检查，对宫颈可疑病变作宫颈刮片、阴道镜检查、必要时在阴道镜下行宫颈活检明确诊断。因宫颈锥切可能引起出血、流产和早产，只是在细胞学和组织学提示可能是浸润癌时才做宫颈锥切活检。诊断时应注意：①妊娠时宫颈鳞-柱交接部受高雌激素影响外移，基底细胞增生活跃，可出现类似原位癌病变，产后 6 周可恢复正常；②宫颈上皮基底细胞增生活跃，其脱落细胞可有核增大、深染等表现，细胞学检查易误诊。

通常妊娠期宫颈癌的处理原则和非孕期宫颈癌的处理原则相同。应由包括产科、儿科在内的多学科专家共同参与制定治疗方案。所有的治疗措施均应在与患者及其配偶充分讨论后作出决定，尊重他们的选择。

对可疑宫颈微小浸润癌的孕妇推迟治疗抢救胎儿，不能以损害孕妇的治疗效果为代价。通过宫颈锥切确定的切缘阴性的 I_{A1} 孕妇，可以追踪至妊娠晚期并经阴道分娩。对 I_{A2} 期或更晚期病例，应根据临床分期和妊娠周数进行个体化处理。若在妊娠 20 周前诊断。不应推迟治疗，可连同胎儿一并进行根治性子宫切除术和盆腔淋巴结切除术。妊娠 28 周后才诊断的病例可以等待胎儿成熟后再治疗。在妊娠 20～28 周诊断的 I_{A2} 和 I_{B1} 期病例可以推迟至胎儿成熟后治疗，一般不影响预后。所有病例均必须在妊娠 34 周前终止妊娠。

（王凤梅）

第五节　宫颈糜烂

一、宫颈糜烂的概述

宫颈由于炎症的刺激程度不同，宫颈处粘膜柱状上皮生长较慢，上皮平坦，外表光滑，即为单纯性糜烂；柱状上皮生长速度快，形成腺体增生时为腺样糜烂。如果腺体扩张则可为滤泡型糜烂，同时伴间质增生，形成小的突起，被覆柱状上皮不均，则形成乳头状糜烂。上述类型常可混合发生。宫颈糜烂是妇科疾病中最常见的一种。

二、宫颈糜烂的病因

发病原因有机械性刺激或损伤，如性生活、流产和分娩裂伤和细菌的侵袭造成宫颈炎；

病原体侵袭，常见为一般化脓菌如葡萄球菌、链球菌、淋病双球菌、结核杆菌、病毒、放线菌、滴虫、阿米巴均可引起宫颈炎。

三、宫颈糜烂的危害

1. 引起不孕　当此病发展到中度的时候，女性的白带就会有粘性，并且含有大量的白细胞，只对于精子来说是极其不利的，不仅妨碍精子通过，白细胞还会扼杀精子，造成不孕。

2. 引起其他炎症　宫颈糜烂的症状越来越严重，就会引起一些列的炎症，像是附件炎、盆腔炎等，当到达膀胱时，就会感染泌尿系统，就会使病人出现尿急、尿痛、排尿困难的症状。

3. 会有癌变的几率　有研究证明，患有此病的女性的宫颈癌的几率是普通女性的十倍，病症严重并得不到治疗，就会向宫颈癌的前病发展。

四、宫颈糜烂的症状

（一）临床表现

宫颈糜烂是慢性子宫炎病变过程中最常见的局部特征。由于受炎性分泌物浸渍，宫颈鳞状上皮脱落，由宫颈管的柱状上皮覆盖代替，即表现为宫颈糜烂。临床上按宫颈糜烂面积的大小，将宫颈糜烂分为Ⅰ　Ⅱ　Ⅲ度。主要症状有：

1. 白带增多　白带增多为本病的主要症状，通常白带呈乳白色或淡黄色的脓性分泌物乃橛矼袯阕乏，有时为血性或夹杂血丝。

2. 外阴痒痛　外阴阴道由于白带增多刺激可继发外阴炎或阴道炎而引起外阴阴道瘙痒疼痛。

3. 下腹及腰骶部疼痛　炎症较重时可沿子宫骶韧带、主韧带扩散而导致盆腔结缔组织炎乃橛矼袯阕乏，引起下腹部或腰骶部疼痛，并伴有下坠感。

4. 尿频或排尿困难　当炎症波及膀胱三角区或膀胱周围，可出现尿频或排尿困难。

5. 不孕　粘稠的白带不利于精子穿透，故严重的宫颈炎可引起不孕。

（二）诊断

根据临床表现诊断并不困难，但应注意宫颈糜烂与宫颈上皮内瘤样病变或早期宫颈癌从外观上难以鉴别，应常规作宫颈刮片；宫颈管吸片，必要时作阴道镜检查及活体组织检查以明确诊断。

五、宫颈糜烂的检查

1. 妇科检查　重点检查宫颈的大小、外形、质地、宫颈管粗细，是否有接触性出血，其次检查外阴、阴道、子宫及宫旁组织的情况（卵巢、输卵管、盆腔淋巴结等）。

2. 宫颈刮片细胞学检查　为妇科常规检查，简便易行，经济有效，是最重要的辅助检查及防癌普查首选的初筛方法。

3. 阴道镜检查　能迅速发现肉眼看不见的病变，在阴道镜检查中取可疑部位活检，能显著提高活检的准确率。

4. 碘试验和肉眼观察　方法十分简单、廉价，至少可检出 2/3 的病变。目前，世界卫生组织（WHO）推荐在发展中国家采用肉眼观察。作为宫颈癌初筛方法即用 3%-5% 醋酸溶液涂抹宫颈后．观察宫颈上皮对醋酸的反应，再在白色病变区取活检。

5. 宫颈活体组织的病理检查　是确诊宫颈癌的依据。

目前，医学专家研究表明患宫颈癌的主要病因是由于妇女感染了人乳头瘤病毒。因此，医学家正在致力于研究一种经济、高效、廉价的人乳头瘤病毒检验法，来筛查早期宫颈癌，不久可望用于临床。

六、宫颈糜烂的预防

（一）宫颈糜烂可以同房吗？

正常的、讲究卫生的性生活不会给女性带来任何危害，因为正常的精液具有一定的杀菌、消毒作用，而且女性的阴道也有自净自洁作用。如果男方每次性交前都仔细清洗外生殖器，病菌就没有侵入阴道的机会。相反，如果性生活时不注意清洁卫生，病菌侵入阴道就有了可乘之机，会增加妻子患生殖器官炎症的可能性。

（二）宫颈糜烂物理治疗后注意事项

术后禁止性生活，盆裕，注意卫生，多休息，加强营养。在创面尚未愈合期间（4--8 周）禁盆浴，性交和阴道冲洗。治疗后定期复查，观察擦创面愈合情况直到痊愈。复查时应注意有无宫颈管狭窄。

主要应注意以下几点：

1. 讲究性生活卫生，适当控制性生活，坚决杜绝婚外性行为和避免经期性交。

2. 及时有效地采取避孕措施，降低人工流产。引产的发生率，以减少人为的创伤和细菌感染的机会。

3. 凡月经周期过短、月经期持续较长者，应予积极治疗。

4. 防止分娩时器械损伤宫颈。

5. 产后发现宫颈裂伤应及时缝合。

6. 定期妇科检查，以便及时发现宫颈炎症，及时治疗。

七、宫颈糜烂的治疗

宫颈糜烂一般有三种情况，有轻、中、重三种糜烂。假如是育龄期的妇女，宫颈轻度糜烂，又没有任何的症状可以不进行治疗。这里有一些生理性的因素导致糜烂，假如是中到重度糜烂，一定要在正规的医院得到确诊后除外是宫颈癌病变以外可以做一些物理治疗，现在用得比较多的是微波、激光、冷冻、射频消融，这些治疗比较有效。一般治疗一次可能会好，多则两次。

药物治疗适用于糜烂面小、炎症浸润较浅或受条件所限的病人，在局部用 25% 硝酸银、铬酸等局部腐蚀，用药前阴道宜灌洗，然后用干棉球擦干，并用棉球保护好正常的阴道粘膜。药物也可使用爱宝疗局部敷（最好由大夫进行）或自行上阴道栓剂，药物治疗主要适于未孕的轻到中度的宫颈糜烂患者，但药物治疗一般疗程较长，花费也较多。

许多中药粉剂也有一定疗效，但月经期、孕期禁止使用。

用药后禁止性交及盆浴

任何药物都不能长期用药：尤其阴道的环境，长期用药容易导致霉菌性阴道炎，就是菌群失调。所以有重度宫颈糜烂不宜长期用药，而且到了重度宫颈糜烂，长期用药也不会好，所以把即行炎症消掉后做物理疗法会好一些。

八、宫颈糜烂的日常护理方法

治疗宫颈糜烂的方法有很多种，目前比较来看，物理疗法是治疗重度宫颈糜烂最有效的方法，但创面愈合时间较长，需两个月左右，在此期间有多量阴道排液甚至创面出血因此需要注意以下几点：

1. 术后应严格遵照医嘱服药。

2. 前两周可出现阴道分泌物增多，排液、黄色白带、脓性白带甚至血性分泌 物，一般 1 个月左右可以逐步减少，为正常现象，没有异味，没有发烧，没有多量出血不必担心。

3. 应注意保持外阴部清洁，严禁冲洗阴道内部。

4. 半月内禁止骑自行车，2 个月内严禁盆浴及性生活。

5. 术后 2 个月必须到医院复查。如果治疗后阴道出血超过月经量，要到医院进行检查。

治愈标准治愈：宫颈上结痂脱落，长出新的宫颈粘膜组织呈淡红色，表面光滑，显效，临床症状和体征基本消失，糜烂面缩小大于 50% 或中度转为轻度，重度转为中度，无效，糜烂面积无改变。

6.所有宫颈糜烂未一次性治愈者,2个月复查后,经第2次微波治疗,1个月后再次复查,基本可以痊愈。

7.及时有效地采取避孕措施,降低人工流产引产的发生率,以减少人为的创伤和细菌感染的机会。

只有治疗后精心护理,才能康复。

九、宫颈糜烂的鉴别

应注意宫颈糜烂与宫颈上皮内瘤样病变或早期宫颈癌从外观上难以鉴别,应常规作宫颈刮片;宫颈管吸片,必要时作阴道镜检查及活体组织检查以明确诊断。

十、宫颈糜烂的并发症

宫颈糜烂与不孕之间有一定的相关性,但无绝对的必然性。只要经过正确的治疗,等宫颈糜烂痊愈或好转,怀孕是很有可能的。

如有宫颈管狭窄,可引起难产。

（王凤梅）

第六节　宫颈白斑

一、宫颈白斑的概述

子宫颈白斑（Leucoplasia of the cervix）,系指在子宫颈阴道部出现的一种灰白色不透明的斑块状病变。多数学者认为,临床肉眼所见白斑仅表示有不同程度的上皮增生。随着对宫颈癌前病变和早期癌的深入研究及阴道镜的广泛应用,此病已逐渐被引起重视。

二、宫颈白斑的病因

宫颈白斑的病因还不太清楚,可能与以下因素有关:

1. 内分泌失调　体内雌激素含量增高,以致宫颈表层上皮异常角化。

2. 局部刺激　如慢性宫颈炎症、阴道滴虫的影响等。中山医科大学曾在700例宫颈糜烂活检病理临床分析中,发现宫颈白斑37例,占5.2%,可见在慢性子宫颈炎的病例中,发生率显著增加。

3. 其他因素　据文献报告,宫颈白斑偶与非典型增生、原位癌或早期浸润癌并存。认为宫颈白斑的发生,可能与宫颈癌的致癌因素有关。

三、宫颈白斑的症状

（一）临床表现

单纯宫颈白斑多无症状,并有可能自然消退;若合并宫颈糜烂或宫颈内膜外翻时,则白带增多,或偶有阴道血性分泌物及接触性出血。

大体观察,可见宫颈表面有白色不透明斑片状区域,大小、形态不一,一般病灶较小,直径不超过1cm。单个或多个出现,个别病例的白斑可超越子宫颈达阴道穹窿。表面为灰白色或仅比周围粉红色粘膜稍发亮,边缘有的则整齐,界限清楚,有的则不整齐,用棉签易将白斑的表面擦去,底部呈点状出血。

1. 局部视诊　通过宫颈局部仔细观察,可发现白色斑块区域,但肉眼不能辨别出不全角化病变。

2. 碘液试验　由于上皮角化或不全角化缺乏贮存糖原能力,涂碘局部不着色,借此能发现病变的范围。但碘试验为非特异性,如宫颈糜烂、外翻或癌前病变等亦呈阳性。

3. 阴道镜检查　应用阴道镜放大来观察宫颈病变,显然比肉眼观察发现宫颈白斑要容易得多。上海第二医科大学曾作阴道镜检查1000例,发现子宫颈白斑79例,占7.9%。

4. 镜下所见有以下特征　①白斑的表层出现过度角化或不全角化;②上皮细胞增生、

肥大，伴有棘细胞层增厚；③颗粒细胞层增厚，上皮脚延长、增宽；④上皮层下间质有圆形细胞及淋巴细胞浸润。有人根据组织形态特点，将宫颈白斑分为两级，宫颈上皮表面仅有 2～3 层角化或不全角化，其下之棘细胞及基底细胞层保持正常状态或呈良性增生者，为白斑Ⅰ级；角化层下的上皮细胞增生不典型者，为白斑Ⅱ级。

（二）诊断

根据局部视诊、碘试验及阴道镜检查，一般不难作出诊断。但更重要的是发现白斑后应进一步检查，避免遗漏与白斑并存的宫颈早期癌变。据文献报道，阴道镜下的各类白斑，是早期子宫颈癌的重要表现。如有人在 105 例原位癌阴道镜所见异常改变的 60 例中，以各类白斑占多数（36 例）。对宫颈白斑，应作活组织检查，以排除早期癌的存在。

四、宫颈白斑的检查

1. 碘液试验　由于上皮角化或不全角化缺乏贮存糖原能力，涂碘局部不着色，借此能发现病变的范围。但碘试验为非特异性，如宫颈糜烂、外翻或癌前病变等亦呈阳性。

2. 阴道镜检查　应用阴道镜放大来观察宫颈病变，显然比肉眼观察发现宫颈白斑要容易得多。上海第二医科大学曾作阴道镜检查 1000 例，发现子宫颈白斑 79 例，占 7.9%。

五、宫颈白斑的预防

宫颈涂片细胞学检查是目前推行最广、最有成效的防癌方法。

六、宫颈白斑的治疗

由于宫颈白斑为良性病变，故一般在排除宫颈恶性病变后，可作宫颈电熨或冷冻治疗。对伴发重度宫颈糜烂者，可考虑宫颈椎形切除，并作病理连续切片检查，确定有无早期宫颈癌，以便及时采取进一步治疗。对无症状的患者，可严密观察，定期随访。

七、宫颈白斑的鉴别

与宫颈早期癌相鉴别，组织活检可资鉴别。

八、宫颈白斑的并发症

合并宫颈糜烂或宫颈内膜外翻。

（王凤梅）

第七节　宫颈湿疣

一、宫颈湿疣的概述

宫颈湿疣是由人乳头瘤病毒（HPV）引起的性传播疾病。宫颈湿疣初期为粟粒大，柔软，淡红色疣状丘疹，逐渐增大，表面凹凸不平显示乳头状、蕈状或菜花状，可有蒂。863 生物技术从根本解决了尖锐湿疣反复发作病因，3-5 天即可治愈，通过临床应用 36540 例观察，疗效明显且持久，6 个月至 3 年随访，无 1 例复发。对于宫颈湿疣的治疗一般应采用局部破坏性治疗，如激光、冷冻、电凝等。妊娠合并宫颈湿疣时宜在孕 34 周前进行局部治疗，以免分娩时发生宫颈裂伤等并发症；若妊娠足月合并较大的宫颈湿疣宜行剖宫产术。宫颈 HPV 感染大多为亚临床性，损害一般较小，常需涂 5% 醋酸后在阴道镜下才能发现，为模糊发白或略带光泽的白色病损，轮廓不规则，边缘呈锯齿状、多面形或羽毛状，其卫星病损可蔓延至移行区外，尚可见毛细血管网。组织病理学检查典型所见为表皮呈乳头瘤样增生，在角质层、棘细胞层内可见凹空细胞。

二、宫颈湿疣的病因

尖锐湿疣的主要病因为直接性接触传染，占到了发病率的 95%。间接传染比如共用内衣裤、卧具和修脚刀等。尖锐湿疣病毒感染者或病毒携带者，通过性生活极易将病毒传播给性伙伴，也可由于外阴皮肤粘膜接触了有病邪的污秽之物品而感染，如浴巾、浴缸、内衣裤、医疗用品等。还有不注意阴部卫生或在便前不注意洗手。

三、宫颈湿疣的症状

宫颈湿疣是由人乳头瘤病毒（HPV）感染引起，并通过性接触而传染，好发于年轻妇女。宫颈湿疣的症状常常会表现为初起为少数淡红色柔软细小丘疹，以后逐渐增大增多，倾向融合或互相重叠，表面凹凸不平呈疣状。 宫颈湿疣症状可有痒感、灼痛或压迫感。肛门、直肠尖锐湿疣可有疼痛和里急后重感。阴道、宫颈尖锐湿疣可有性交痛和白带增多。

四、宫颈湿疣的检查

阴道镜检查，聚合酶联反应检测，组织学检查。

五、宫颈湿疣的预防

1. 注意个人卫生，避免不洁性交和性乱。性接触传染为本病主要的传播方式，预防应以避免不洁性交和性乱为主，此外，少数可通过间接接触感染，应注意个人卫生，不共用生活用品，如毛巾、内裤、浴盆等。

2. 早发现、早诊断、早治疗。宫颈 HPV 感染多为亚临床型，单靠肉眼识别将有大部分病人被漏诊，有资料显示宫颈湿疣的临床漏诊率达 85%，这成为复发和蔓延的原因，并且宫颈 HPV 感染有发展至宫颈癌的危险性，早期彻底治疗有助于降低宫颈癌的发生。应用阴道镜早期可发现宫颈部的异型上皮、异型血管以及早期癌变，并准确地选择可疑部位作活体组织检查。有调查显示阴道镜和病理诊断符合率为 99%。

六、宫颈湿疣的鉴别

女性宫颈湿疣潜伏期 2～3 个月，病变发展无自限性，女性宫颈湿疣的症状一局部搔痒、疼痛，少数病人无症状。女性宫颈湿疣的生长部位：外阴、阴道、宫颈、肛周，常见两个部位同时发生，局部表现为淡红色或灰色小丘疹，呈疣状突起，常融合形成菜花样赘生物。有性乱史，用 5% 的醋酸涂后病变处变白。假性女性宫颈湿疣潜伏期 3 天～3 周，有自限性，一般无症状，有的局部搔痒。多见两侧小阴唇对称性分布，少见两个部位同时发生，病变呈鱼子样或珍珠样小丘疹，有的呈息肉样、绒毛样，不融合，无性乱史，5% 醋酸涂后不变白。女性宫颈湿疣的病因尚不清楚，有人认为多激素，真菌感染或其他慢性刺激有关，易被误诊为尖脱湿疣。女性尖锐湿疣是否为 HPV 感染，文献报导不一致。

七、宫颈湿疣的并发症

细菌感染，疮面出血、糜烂。

（王凤梅）

第十八章　外阴上皮内非瘤样病变

外阴上皮内非瘤样病变是指女性外阴皮肤和黏膜组织发生变性及色素改变的一组慢性疾病。根据 1987 年国际外阴疾病研究协会（International Society for the Study of Vulvar Disease，ISSVD）与国际妇科病理学家协会（International Society of Gynecological Pathologists，ISGYP）共同制订的新的外阴皮肤疾病分类法，外阴上皮内非瘤样病变分为外阴鳞状上皮增生、外阴硬化性苔癣及其他外阴皮肤病。由于外阴鳞状上皮增生及外阴硬化性苔癣患者的外阴皮肤黏膜多呈白色，故也称为外阴白色病变。

外阴鳞状上皮增生及外阴硬化性苔癣在不同年代由于对其临床、病理认识不同而几易其名，最早称为外阴白斑、外阴干枯症、增生性或萎缩性外阴炎等，1966 年 Jeffcoate 建议将此类病变统称为慢性外阴营养不良，因在随后观察中未发现病变部位有明确的血管神经营养失调，1987 年国际外阴疾病研究协会建议废止慢性外阴营养不良的术语，以"外阴上皮内非瘤样病变"取代。目前对外阴皮肤病变的分类，采用新制订的分类法，见表 30。

表 30　外阴皮肤疾病分类法（ISSVD，1987）

皮肤和黏膜上皮内非瘤样病变（nonneoplastic epithelial disorders of skin and mucosa）
　鳞状上皮增生（squamous hyperplasia）
　硬化性苔癣（lichen sclerosus）
　其他皮肤病（other dermatoses）
上皮内瘤变（intraepithelial neoplasia）
　鳞状上皮内瘤变（squamous intraepithelial neoplasia）
　　轻度不典型增生（VIN Ⅰ）
　　中度不典型增生（VIN Ⅱ）
　　重度不典型增生或原位癌（VIN Ⅲ）
　非鳞状上皮内瘤变（nonsquamous intraepithelial neoplasia）
　　派杰病（Paget's disease）
　　非浸润性黑色素瘤（tumors of melanocytes，noninvasive）
浸润癌（invasive tumors）

VIN：vulvar intraepithelial neoplasia

上述新分类法中，将上皮内瘤变和非瘤样病变截然分开，有利于临床治疗。本章重点讨论外阴上皮内非瘤样病变，即外阴鳞状上皮增生和硬化性苔癣两种病因不明的外阴疾病。若患者外阴同时存在两种疾病，则应将两者同时列为诊断；如合并不典型增生，则按鳞状上皮内瘤变诊断和处理。将在以后章节中阐述。

第一节　外阴鳞状上皮增生

外阴鳞状上皮增生（squamous hyperplasia of vulva）是以外阴瘙痒为主要症状、病因不明的鳞状上皮细胞良性增生为主的外阴疾病，多见于 30 ～ 60 岁妇女，国外报道绝经后期妇女多见。恶变率 2% ～ 5%。是最常见的外阴白色病变。

一、病因

病因不明。迄今尚无确切证据表明慢性损伤、过敏、局部营养失调或代谢紊乱是导致此病的直接原因。其发生可能与外阴局部潮湿、阴道排出物刺激及对外来刺激反应过度有关。

二、病理

病变区主要病理变化为表皮层角化过度和角化不全，棘细胞层不规则增厚，上皮脚向下延伸，末端钝圆或较尖。上皮脚之间的真皮层乳头明显，并有轻度水肿及淋巴细胞和少量浆细胞浸润。但上皮细胞层次排列整齐，保持极性，细胞大小和核形态、染色均正常。

三、临床表现

主要症状为外阴瘙痒，患者多难耐受而搔抓，严重者坐卧不安，影响睡眠。由于搔抓局部时刺激较大的神经纤维，可抑制瘙痒神经纤维反射，患者症状得到暂时缓解，但搔抓又加重皮损使瘙痒加重，表现为愈痒愈抓，愈抓愈痒，形成恶性循环。检查可见病变范围不一，主要累及大阴唇、阴唇间沟、阴蒂包皮、阴唇后联合等处，病变可呈局灶性、多发性或对称性。病变早期皮肤暗红或粉红，角化过度部位呈白色。病变晚期则皮肤增厚、色素增加、皮肤纹理明显，出现苔癣样变，似皮革样增厚，且粗糙、隆起。严重者有抓痕、皲裂、溃疡。若溃疡长期不愈，应警惕局部癌变，需及早活检确诊。

四、诊断

在诊断本组疾病时，应在明亮光线下对外阴病灶进行仔细观察。根据临床症状和体征，可作出初步诊断。确诊靠病理组织学检查，活检应在色素减退区、皲裂、溃疡、隆起、硬结或粗糙处进行，注意多点活检。为使取材适当，活检前先以1%甲苯胺蓝涂抹局部皮肤，干燥后用1%醋酸液洗脱色，在不脱色区活检。甲苯胺蓝为核染色剂，不脱色区常表示有裸核存在，此处活检有助于提高不典型增生或早期癌变的检出率。若局部破损范围太大，应先治疗数日，待皮损大部愈合后，再选择活检部位以提高诊断准确率。若病检结果为不典型增生或原位癌，则应归为外阴上皮内瘤变。

五、鉴别诊断

外阴鳞状上皮增生应与外阴白癜风及特异性外阴炎相鉴别。若外阴皮肤出现界限分明发白区，表面光滑润泽，质地完全正常，且无任何自觉症状者为白癜风；外阴皮肤增厚，发白或发红，伴有瘙痒且阴道分泌物增多者，应首先排除假丝酵母菌、阴道毛滴虫感染所致阴道炎和外阴炎，分泌物中可查见病原体，炎症治愈后白色区逐渐消失；外阴皮肤出现对称性发红、增厚，伴有严重瘙痒，但无阴道分泌物者，应考虑糖尿病所致外阴炎的可能。

六、治疗

1. 一般治疗　日常生活及治疗期间，应做到：①保持外阴皮肤清洁、干燥。②忌食过敏和辛辣食物，少饮酒。③不宜经常用肥皂、清洁剂或药物擦洗外阴。④外阴瘙痒时，用止痒剂止痒，忌用手指或器械搔抓。⑤衣着宜宽大，忌穿不透气化纤内裤，以免外阴部长时间局部潮湿而加重病情。⑥精神较紧张、瘙痒症状明显以致失眠者，加用镇静、安眠和抗过敏药物以加强疗效。

2. 药物治疗　目的在于控制局部瘙痒。一般主张采用糖皮质激素局部治疗。临床常用药物有0.025%氟轻松（fluocinolone acetonide）软膏，0.01%曲安奈德（triamcinolone acetonide）软膏或1%～2%氢化可的松（hydrocortisone）软膏或霜剂等，每日涂擦局部3～4次缓解瘙痒症状。长期连续使用高效糖皮质激素类药物，可导致局部皮肤萎缩，故当瘙痒基本控制后，即应停用高效糖皮质激素类制剂，改以作用较轻微的氢化可的松软膏每日1～2次继续治疗，连用6周。在局部涂药前可先用温水坐浴，每日2～3次，每次10～15分钟，以暂时缓解瘙痒症状，并有利于药物的吸收。坐浴时切忌用毛巾揩擦患处，以免因机械性摩擦而加剧病损。即使瘙痒消失，患者不再搔抓，仍须经过较长时期后，增生变厚的皮肤才有明显改善，甚至有完全恢复正常的可能。故需坚持长期用药。

3. 物理治疗　对缓解症状、改善病变有一定效果，但有复发可能。常用方法有：①激光治疗：一般采用CO_2激光或氦氖激光治疗，破坏深达2 mm皮肤层，消灭异常上皮组织和破坏真皮层内神经末梢，从而阻断瘙痒和搔抓所引起的恶性循环。②冷冻治疗：可用棉签蘸液氮直接涂擦于皮损表面，待其发白即可。也可用液氮治疗仪冷冻头贴于皮损表面，每次30～60秒，每周1～2次。治疗翌日局部有水疱出现，皮肤多在2周至3个月内愈合。

③聚焦超声治疗：是近年发展的一种无创技术。将超声波束经体外穿透入组织内预先选定深度，在该处产生一个生物学焦域而不损伤超声波所经过的表层组织和邻近组织。超声焦域位于真皮层，使真皮内组织包括血管和神经末梢发生变性，继而促进该处新的微血管形成和改进神经末梢的营养状况，以达到治疗目的。复发后仍可再次治疗。

4. 手术治疗 外阴鳞状上皮增生发生癌变几率仅 2% ～ 5%，手术后对局部功能有一定影响，且术后约半数患者发生远期复发。目前主张以药物治疗或物理治疗为主。手术治疗仅适用于：①局部病损组织出现不典型增生或有恶变可能者。②反复应用药物治疗或物理治疗无效者。

病灶极局限，可考虑行单纯病灶切除。病变范围较广，多需行单纯外阴切除术。为避免术后疤痕形成和阴道口狭窄引起性交痛，有学者主张在术时作皮片移植以保持外阴正常形态和功能。术后应定期随访。复发部位多在切口周围，再次手术仍有可能再复发。

（王凤梅）

第二节 外阴硬化性苔癣

外阴硬化性苔癣（lichen sclerosus）是一种以外阴及肛周皮肤萎缩变薄、色素减退变白为主要特征的疾病。

一、病因

病因不清。有报道本病患者常合并斑秃、白癜风、甲状腺功能亢进或减退等自身免疫性疾病，说明此病可能与自身免疫性疾病有关。且病变部位有淋巴细胞和浆细胞浸润，提示局部组织有免疫应答。有研究发现患者的多种性激素水平发生显著变化，雌激素受体（ER）、孕激素受体（PR）、雄激素受体（AR）均有不同程度降低，血清二氢睾酮水平明显低于正常妇女，提示睾酮不足可能为发病原因之一，为丙酸睾酮治疗本病的依据。而基底层性激素受体缺少，推测这是应用性激素不能完全治愈本病的原因所在。有母女、姐妹等直系亲属家族性发病报道，提示发病与基因遗传有关。近年认为此病与自由基作用密切相关，当局部组织中超氧化物歧化酶（SOD）和全血谷胱甘肽（GSH）含量明显下降时，自由基不断产生和积聚，对皮肤组织进行强氧化性损伤，新陈代谢发生障碍，导致局部病变。

二、病理

典型病理特征为表皮萎缩，表层角化过度和毛囊角质栓塞，棘层变薄伴基底细胞液化变性，黑素细胞减少，上皮脚变钝或消失。病变早期真皮乳头层水肿，晚期出现均质化，均质带下有淋巴细胞和浆细胞浸润。表皮过度角化及黑素细胞减少使皮肤外观呈白色。

三、临床表现

此病可发生于任何年龄，但以绝经后妇女和青春期少女最多见，其次为幼女。主要症状为外阴瘙痒，程度较外阴鳞状上皮增生患者轻，甚至有个别患者无瘙痒不适。晚期出现性交困难。病损常位于大阴唇、小阴唇、阴蒂包皮、阴唇后联合及肛周，多呈对称性。早期皮肤发红肿胀，出现粉红、象牙白色或有光泽的多角形小丘疹，丘疹融合成片后呈紫癜状，但在其边缘仍可见散在丘疹。进一步发展，皮肤和黏膜变白、变薄，失去弹性，干燥易皲裂。其典型临床特征为外阴萎缩，小阴唇变小甚至消失，大阴唇变薄，皮肤颜色变白、发亮、皱缩、弹性差，常伴有皲裂及脱皮，皮肤菲薄，阴道口挛缩狭窄。幼女患者瘙痒症状多不明显，可能仅在排尿或排便后感外阴及肛周不适。检查时在外阴及肛周区见锁孔状珠黄色花斑样或白色病损环，至青春期多数患者的病变可自行消失。硬化性苔癣极少发展为浸润癌。

四、诊断和鉴别诊断

根据症状及体征作出初步诊断，确诊需行病理检查。病理检查方法与外阴鳞状上皮增生相同。硬化性苔癣应与老年生理性萎缩相鉴别，后者仅见于老年妇女，其外阴部皮肤萎缩情况与身体其他部位皮肤相同，表现为外阴皮肤各层组织及皮下脂肪层均萎缩，因而大阴唇变平，小阴唇退化，但患者无自觉症状。

五、治疗

1．一般治疗 与外阴鳞状上皮增生治疗相同。

2．局部药物治疗 主要药物有丙酸睾酮及黄体酮。

（1）丙酸睾酮：丙酸睾酮局部涂擦是治疗硬化性苔癣的主要方法，疗效因人而异。有些萎缩皮肤可基本恢复正常，有的病变有所改善，但也有无明显疗效者。丙酸睾酮有促进蛋白合成作用，能促使萎缩皮肤恢复正常，因而有利于治疗硬化性苔癣。临床用 2% 丙酸睾酮油膏涂擦患部，擦后稍予按揉，每日 3～4 次，用药达 1 月左右始出现疗效，症状缓解后改为每日 1～2 次。临床上可根据治疗反应及症状持续情况决定用药次数及时间。一般需长期用药，次数可逐渐减少至维持量每周 1～2 次。若瘙痒症状较重，亦可将上述丙酸睾酮制剂与 1% 或 2.5% 氢化可的松软膏混合涂擦，瘙痒缓解后逐渐减少以至最后停用氢化可的松软膏。

（2）黄体酮：应用丙酸睾酮治疗期间，出现毛发增多或阴蒂增大等男性化副反应或疗效不佳时，可改用 0.3% 黄体酮油膏局部涂擦，每日 3 次取代丙酸睾酮制剂。

（3）近年采用 0.05% 氯倍他索（clobetasol）软膏局部治疗取得良好效果。最初 1 月每日 2 次，继而每日一次共用 2 月，最后每周 2 次共用 3 月，总计治疗时间为半年。瘙痒顽固、局部用药无效者，可用曲安奈德混悬液皮下注射。将 5 mg 曲安奈德混悬液用 2 ml 0.9% 氯化钠液稀释后，取脊髓麻醉穿刺针在耻骨联合下方注入皮下，经大阴唇皮下直至会阴，缓慢回抽针头，将混悬液注入皮下组织。对侧同法治疗。注射后轻轻按摩以使混悬液弥散。

（4）幼女硬化性苔癣至青春期时有自愈可能，其治疗有别于成年妇女，一般不宜采用丙酸睾酮油膏或软膏局部治疗，以免出现男性化。治疗目的主要是暂时缓解瘙痒症状，现多主张用 1% 氢化可的松软膏或 0.3% 黄体酮油膏涂擦局部，症状多获缓解，但仍应长期定时随访。

3．物理治疗 与外阴鳞状上皮增生治疗相同。

4．手术治疗 手术方法与外阴鳞状上皮增生的治疗相同。因恶变机会极少，很少采用手术治疗。

（王凤梅）

第三节　外阴硬化性苔癣合并鳞状上皮增生

外阴硬化性苔癣合并鳞状上皮增生是指两种病变同时存在。可能原因为硬化性苔癣患者长期瘙痒和搔抓，导致在原有硬化性苔癣基础上出现鳞状上皮增生，即以往所称的外阴混合性营养不良，约占外阴白色病变 20%。因易合并不典型增生，应特别重视病理检查。当上述两种病变同时存在时，治疗应选用氟轻松软膏涂擦局部，每日 3～4 次，共用 6 周，继用 2% 丙酸睾酮软膏 6～8 周，之后每周 2～3 次，必要时长期使用。也可选择物理疗法。

（王凤梅）

第四节　其他外阴皮肤病

一、外阴白癜风

外阴白癜风（vitiligo）是黑素细胞被破坏引起的疾病。病因不明，多数认为与自身免疫有关。可发生在任何年龄，青春期发病多见。表现为外阴大小不等、形态不一、单发或多发的白色斑片区，外阴白色区周围皮肤往往有色素沉着，故界限分明。病变区皮肤光滑润泽，弹性正常，除外阴外，身体其他部位也可伴发白癜风。外阴白癜风极少转化为癌，患者也无不适。除伴发皮炎应按炎症处理外，通常不需治疗。

二、外阴白化病

外阴白化病（albinism）为遗传性疾病，可表现为全身性，也可能仅在外阴局部出现白色病变。此病系因表皮基底层中仅含大而灰白的不成熟黑素细胞，因而不能制造黑素所致。外阴白化病无自觉症状，也不发生癌变，无需治疗。

三、继发性外阴色素减退疾病

各种慢性外阴病变，如糖尿病外阴炎、外阴阴道假丝酵母菌病、外阴擦伤、外阴湿疣等长期刺激外阴，均可使外阴表皮过度角化，角化表皮常脱屑而呈白色。此类患者多有局部瘙痒、灼热甚至疼痛等自觉症状。临床有时可能误诊为外阴鳞状上皮增生。通常在原发疾病治愈后，白色区随之消失。若在表皮脱屑区涂以油脂，白色也可减退。应针对原发疾病进行治疗。此外，还应注意个人卫生，平时穿透气棉质内裤，经常保持外阴干燥、清洁。忌食过敏和辛辣食物，少饮酒。不宜经常用肥皂、清洁剂或药物擦洗外阴。

（王凤梅）

第十九章 外阴及阴道炎症

外阴及阴道炎症是妇科最常见疾病，各年龄组均可发病。外阴阴道与尿道、肛门毗邻，局部潮湿，易受污染；生育年龄妇女性活动较频繁，且外阴阴道是分娩、宫腔操作的必经之道，容易受到损伤及外界病原体的感染；绝经后妇女及婴幼儿雌激素水平低，局部抵抗力下降，也易发生感染。外阴炎及阴道炎可单独存在，也可两者同时存在。

1. 阴道正常微生物群 正常阴道内有病原体寄居形成阴道正常微生物群。①革兰阳性需氧菌及兼性厌氧菌：乳杆菌、棒状杆菌、非溶血性链球菌、肠球菌及表皮葡萄球菌。②革兰阴性需氧菌及兼性厌氧菌：加德纳菌（此菌革兰染色变异，有时呈革兰阳性）、大肠埃希菌及摩根菌（Morganella）。③专性厌氧菌：消化球菌、消化链球菌、类杆菌、动弯杆菌（Mobiluncus）、梭杆菌及普雷沃菌（Prevotella）。④支原体及假丝酵母菌。

2. 阴道生态系统及影响阴道生态平衡因素 正常阴道内虽有多种细菌存在，但由于阴道与这些菌群之间形成生态平衡并不致病。在维持阴道生态平衡中，乳杆菌、雌激素及阴道pH起重要作用。生理情况下，雌激素使阴道上皮增生变厚并增加细胞内糖原含量，阴道上皮细胞分解糖原为单糖，阴道乳杆菌将单糖转化为乳酸，维持阴道正常的酸性环境（pH≤4.5，多在3.8～4.4），抑制其他病原体生长，称为阴道自净作用。正常阴道菌群中，以产生过氧化氢（H_2O_2）的乳杆菌为优势菌，乳杆菌除维持阴道的酸性环境外，其产生的H_2O_2及其他抗微生物因子可抑制或杀灭其他细菌。阴道生态平衡一旦被打破或外源病原体侵入，即可导致炎症发生。若体内雌激素降低或阴道pH升高，如频繁性交（性交后阴道pH可上升至7.2并维持6～8小时）、阴道灌洗等均可使阴道pH升高，不利于乳杆菌生长。此外，长期应用抗生素抑制乳杆菌生长，或机体免疫力低下，均可使其他致病菌成为优势菌，引起炎症。

3. 阴道分泌物检查 外阴及阴道炎症的共同特点是阴道分泌物增多及外阴瘙痒，但因病原体不同，分泌物特点、性质及瘙痒轻重不同。在做妇科检查时，应注意阴道分泌物颜色、气味及pH。取阴道分泌物作pH测定及病原体检查。常用精密pH试纸测定pH。将分泌物分别放在滴有0.9%氯化钠溶液和10%氢氧化钾溶液的两张玻片上，前者用于检查滴虫及线索细胞，后者用于检查假丝酵母菌。

正常妇女虽也有一定数量阴道分泌物，但分泌物清亮、透明、无味，不引起外阴刺激症状。除外阴阴道炎症外，宫颈炎症等疾病也可导致阴道分泌物增多，因此，对阴道分泌物异常者，应做全面的妇科检查。

第一节 非特异性外阴炎

一、病因

外阴与尿道、肛门邻近，经常受到经血、阴道分泌物、尿液、粪便刺激，若不注意皮肤清洁易引起外阴炎；其次糖尿病患者糖尿刺激、粪瘘患者粪便刺激以及尿瘘患者尿液长期浸渍等，也易引起外阴炎。此外，穿紧身化纤内裤、经期使用卫生巾导致局部通透性差，局部潮湿，均可引起非特异性外阴炎（non-specific vulvitis）。

二、临床表现

外阴皮肤黏膜瘙痒、疼痛、烧灼感，于活动、性交、排尿及排便时加重。检查见外阴充血、肿胀、糜烂，常有抓痕，严重者形成溃疡或湿疹。慢性炎症可使皮肤增厚、粗糙、皲裂，甚至苔癣样变。

三、治疗

治疗原则为保持局部清洁、干燥；局部应用抗生素；重视消除病因。

1. 局部治疗 可用0.1%聚维酮碘液或1:5 000高锰酸钾液坐浴，每日2次，每次15～30分钟。坐浴后涂抗生素软膏或紫草油。也可选用中药水煎熏洗外阴部，每日1～2

次。急性期还可选用微波或红外线局部物理治疗。

2. 病因治疗 积极寻找病因，若发现糖尿病应及时治疗糖尿病。若有尿瘘、粪瘘应及时行修补术。

（王凤梅）

第二节　前庭大腺炎

病原体侵入前庭大腺引起炎症，称为前庭大腺炎（Bartholinitis）。前庭大腺位于两侧大阴唇后 1/3 深部，腺管开口于处女膜与小阴唇之间，在性交、分娩等情况污染外阴部时易发生炎症。此病育龄妇女多见，幼女及绝经后期妇女少见。

一、病原体

主要病原体为葡萄球菌、大肠埃希菌、链球菌、肠球菌。随着性传播疾病发病率的增加，淋病奈瑟菌及沙眼衣原体已成为常见病原体。急性炎症发作时，病原体首先侵犯腺管，导致前庭大腺导管炎，腺管开口往往因肿胀或渗出物凝聚而阻塞，脓液不能外流、积存而形成脓肿，称为前庭大腺脓肿（abscess of Bartholin gland）。

二、临床表现

炎症多为一侧。初起时局部肿胀、疼痛、灼热感，行走不便，有时会致大小便困难。检查见局部皮肤红肿、发热、压痛明显，患侧前庭大腺开口处有时可见白色小点。当脓肿形成时，疼痛加剧，脓肿直径可达 3～6 cm，局部可触及波动感。部分患者出现发热等全身症状，腹股沟淋巴结可呈不同程度增大。当脓肿内压力增大时，表面皮肤变薄，脓肿自行破溃，若破孔大，可自行引流，炎症较快消退而痊愈；若破孔小，引流不畅，则炎症持续不消退，并可反复急性发作。

三、治疗

急性炎症发作时，需卧床休息，局部保持清洁。可取前庭大腺开口处分泌物进行细菌培养，确定病原体。根据病原体选用口服或肌内注射抗生素。也可选用清热、解毒中药局部热敷或坐浴。脓肿形成后需行切开引流及造口术，并放置引流条。

（王凤梅）

第三节　前庭大腺囊肿

一、病因

前庭大腺囊肿（Bartholin cyst）系因前庭大腺腺管开口部阻塞，分泌物积聚于腺腔而形成。前庭大腺管阻塞的原因：①前庭大腺脓肿消退后，腺管阻塞，脓液吸收后由黏液分泌物所代替。②先天性腺管狭窄或腺腔内黏液浓稠，分泌物排出不畅，导致囊肿形成。③前庭大腺管损伤，如分娩时会阴与阴道裂伤后疤痕阻塞腺管口，或会阴后一侧切开术损伤腺管。前庭大腺囊肿可继发感染，形成脓肿并反复发作。

二、临床表现

前庭大腺囊肿多由小逐渐增大，囊肿多为单侧，也可为双侧。若囊肿小且无感染，患者可无自觉症状，往往于妇科检查时方被发现；若囊肿大，患者可有外阴坠胀感或性交不适。检查见囊肿多呈椭圆形，大小不等，位于外阴部后下方，可向大阴唇外侧突起。

三、治疗

行前庭大腺囊肿造口术取代以前的囊肿剥出术，造口术方法简单、损伤小，术后还能保留腺体功能。手术方法还可采用 CO_2 激光或微波行囊肿造口术。

（王凤梅）

第四节　滴虫阴道炎

一、病原体

滴虫阴道炎（trichomonal vaginitis）是由阴道毛滴虫引起的常见阴道炎。阴道毛滴虫适宜在温度 25 ～ 40℃、pH 值 5.2 ～ 6.6 的潮湿环境中生长，在 pH 5 以下或 7.5 以上环境中则不生长。滴虫生活史简单，只有滋养体而无包囊期，滋养体生活力较强，能在 3 ～ 5℃生存 21 日，在 46℃生存 20 ～ 60 分钟，在半干燥环境中约生存 10 小时；在普通肥皂水中也能生存 45 ～ 120 分钟。月经前、后阴道 pH 值发生变化，月经后接近中性，故隐藏在腺体及阴道皱襞中的滴虫于月经前、后常得以繁殖，引起炎症发作。滴虫能消耗或吞噬阴道上皮细胞内的糖原，阻碍乳酸生成，使阴道 pH 升高。滴虫阴道炎患者的阴道 pH 值 5.0 ～ 6.5。滴虫不仅寄生于阴道，还常侵入尿道或尿道旁腺，甚至膀胱、肾盂以及男性的包皮皱褶、尿道或前列腺中。

二、传播方式

1. 经性交直接传播　由于男性感染滴虫后常无症状，易成为感染源。

2. 间接传播　经公共浴池、浴盆、浴巾、游泳池、坐式便器、衣物、污染的器械及敷料等传播。

三、临床表现

潜伏期为 4 ～ 28 日。25% ～ 50% 患者感染初期无症状。主要症状是阴道分泌物增多及外阴瘙痒，间或有灼热、疼痛、性交痛等。分泌物典型特点为稀薄脓性、黄绿色、泡沫状、有臭味。分泌物呈脓性是因分泌物中含有白细胞，若合并其他感染则呈黄绿色；呈泡沫状、有臭味是因滴虫无氧酵解糖类，产生腐臭气体。瘙痒部位主要为阴道口及外阴。若合并尿道感染，可有尿频、尿痛，有时可见血尿。阴道毛滴虫能吞噬精子，并能阻碍乳酸生成，影响精子在阴道内存活，可致不孕。检查见阴道黏膜充血，严重者有散在出血点，甚至宫颈有出血斑点，形成"草莓样"宫颈，后穹隆有多量白带，呈灰黄色、黄白色稀薄液体或黄绿色脓性分泌物，常呈泡沫状。带虫者阴道黏膜无异常改变。

四、诊断

典型病例容易诊断，若在阴道分泌物中找到滴虫即可确诊。最简便的方法是 0.9% 氯化钠溶液湿片法，具体方法是：取温 0.9% 氯化钠溶液一滴放于玻片上，在阴道侧壁取典型分泌物混于 0.9% 氯化钠溶液中，立即在低倍光镜下寻找滴虫。显微镜下可见到呈波状运动的滴虫及增多的白细胞被推移。此方法的敏感性为 60% ～ 70%。对可疑患者，若多次湿片法未能发现滴虫时，可送培养，准确性达 98% 左右。取分泌物前 24 ～ 48 小时避免性交、阴道灌洗或局部用药，取分泌物时阴道窥器不涂润滑剂，分泌物取出后应及时送检并注意保暖，否则滴虫活动力减弱，造成辨认困难。

五、治疗

因滴虫阴道炎可同时有尿道、尿道旁腺、前庭大腺滴虫感染，治愈此病需全身用药，主要治疗药物为甲硝唑及替硝唑。

1. 全身用药　初次治疗可选择甲硝唑 2 g，单次口服；或替硝唑 2 g，单次口服；或甲硝唑 400 mg，每日 2 次，连服 7 日。口服药物的治愈率为 90% ～ 95%。服药后偶见胃肠道反应，如食欲减退、恶心、呕吐。此外，偶见头痛、皮疹、白细胞减少等，一旦发现应停药。甲硝唑用药期间及停药 24 小时内、替硝唑用药期间及停药 72 小时内禁止饮酒，哺乳期用药不宜哺乳。

2. 性伴侣的治疗　滴虫阴道炎主要由性行为传播，性伴侣应同时进行治疗，治疗期间禁止性交。

3. 随访 治疗后无症状者不需随访。对甲硝唑 2 g 单次口服,治疗失败且排除再次感染者,增加甲硝唑疗程及剂量仍有效。若为初次治疗失败,可重复应用甲硝唑 400 mg,每日 2 次,连服 7 日;或替硝唑 2 g,单次口服。若治疗仍失败,给予甲硝唑 2 g,每日 1 次,连服 5 日或替硝唑 2 g,每日 1 次,连服 5 日。

4. 妊娠合并滴虫阴道炎的治疗 甲硝唑 2 g 顿服;或甲硝唑 400 mg,每日 2 次,连服 7 日。应用甲硝唑时,最好取得患者及其家属的知情同意。

5. 治疗中的注意事项 有复发症状的病例多数为重复感染,为避免重复感染,内裤及洗涤用的毛巾应煮沸 5 ～ 10 分钟以消灭病原体,并应对其性伴侣进行治疗。因滴虫阴道炎可合并其他性传播疾病,应注意有无其他性传播疾病。

(王凤梅)

第五节　外阴阴道假丝酵母菌病

外阴阴道假丝酵母菌病(vulvovaginal candidiasis, VVC)是由假丝酵母菌引起的常见外阴阴道炎症。国外资料显示,约 75% 妇女一生中至少患过 1 次外阴阴道假丝酵母菌病,45% 妇女经历过 2 次或 2 次以上的发作。

一、病原体及诱发因素

80% ～ 90% 病原体为白假丝酵母菌,10% ～ 20% 为光滑假丝酵母菌、近平滑假丝酵母菌、热带假丝酵母菌等。酸性环境适宜假丝酵母菌生长,有假丝酵母菌感染的阴道 pH 多在 4.0 ～ 4.7,通常 < 4.5。白假丝酵母菌为双相菌,有酵母相和菌丝相,酵母相为芽生孢子,在无症状寄居及传播中起作用;菌丝相为芽生孢子伸长成假菌丝,侵袭组织能力加强。假丝酵母菌对热的抵抗力不强,加热至 60℃ 1 小时即死亡;但对干燥、日光、紫外线及化学制剂等抵抗力较强。

白假丝酵母菌为条件致病菌,10% ～ 20% 非孕妇女及 30% 孕妇阴道中有此菌寄生,但菌量极少,呈酵母相,并不引起症状。只有在全身及阴道局部细胞免疫能力下降、假丝酵母菌大量繁殖并转变为菌丝相,才出现症状。常见发病诱因有:应用广谱抗生素、妊娠、糖尿病、大量应用免疫抑制剂。长期应用抗生素,抑制乳杆菌生长,有利于假丝酵母菌繁殖。妊娠及糖尿病时,机体免疫力下降,阴道组织内糖原增加,酸度增高,有利于假丝酵母菌生长。大量应用免疫抑制剂如皮质类固醇激素或免疫缺陷综合征,机体抵抗力降低。其他诱因有胃肠道假丝酵母菌、应用含高剂量雌激素的避孕药、穿紧身化纤内裤及肥胖,后者可使会阴局部温度及湿度增加,假丝酵母菌易于繁殖引起感染。

二、传染途径

1. 主要为内源性传染,假丝酵母菌除作为条件致病菌寄生于阴道外,也可寄生于人的口腔、肠道,一旦条件适宜可引起感染。这 3 个部位的假丝酵母菌可互相传染。

2. 少部分患者可通过性交直接传染。

3. 极少通过接触污染的衣物间接传染。

三、临床表现

主要表现为外阴瘙痒、灼痛、性交痛以及尿痛,部分患者阴道分泌物增多。尿痛特点是排尿时尿液刺激水肿的外阴及前庭导致疼痛。分泌物由脱落上皮细胞和菌丝体、酵母菌和假菌丝组成,其特征为白色稠厚呈凝乳或豆腐渣样。妇科检查可见外阴红斑、水肿,常伴有抓痕,严重者可见皮肤皲裂、表皮脱落。阴道黏膜红肿,小阴唇内侧及阴道黏膜附有白色块状物,擦除后露出红肿黏膜面,急性期还可能见到糜烂及浅表溃疡。目前根据其流行情况、临床表现、微生物学、宿主情况而分为单纯性外阴阴道假丝酵母菌病(uncomplicated

VVC) 和复杂性外阴阴道假丝酵母菌病 (complicated VVC)，见表 31。

表 31 WC 临床分类

单纯性 VVC		复杂性 VVC	单纯性 VVC		复杂性 VVC
发生频率	散发或非经常发作	复发性	宿主情况	免疫功能正常	免疫功能低下、应用免疫抑制剂、糖尿病、妊娠
临床表现	轻到中度	重度			
真菌种类	白假丝酵母菌	非白假丝酵母菌			

四、诊断

对有阴道炎症状或体征的妇女，若在阴道分泌物中找到假丝酵母菌的芽生孢子或假菌丝即可确诊。可用 0.9% 氯化钠溶液湿片法或 10% 氢氧化钾溶液湿片法或革兰染色检查分泌物中的芽生孢子和假菌丝。由于 10% 氢氧化钾溶液可溶解其他细胞成分，假丝酵母菌检出率高于 0.9% 氯化钠溶液。若有症状而多次湿片检查为阴性，或为顽固病例，为确诊是否为非白假丝酵母菌感染，可采用培养法。pH 值测定具有重要鉴别意义，若 pH < 4.5，可能为单纯假丝酵母菌感染；若 pH > 4.5 且涂片中有多量白细胞，可能存在混合感染。

五、治疗

消除诱因，根据患者情况选择局部或全身应用抗真菌药物。

1. 消除诱因 若有糖尿病应给予积极治疗，及时停用广谱抗生素、雌激素及皮质类固醇激素。勤换内裤，用过的内裤、盆及毛巾均应用开水烫洗。

2. 单纯性 VVC 的治疗 可局部用药，也可全身用药，主要以局部短疗程抗真菌药物为主。全身用药与局部用药的疗效相似，治愈率 80% ～ 90%。唑类药物的疗效高于制霉菌素。

(1) 局部用药：可选用下列药物放于阴道内：①咪康唑栓剂，每晚 1 粒 (200 mg)，连用 7 日；或每晚 1 粒 (400 mg)，连用 3 日；或 1 粒 (1 200 mg)，单次用药。②克霉唑栓剂，每晚 1 粒 (150 mg)，塞入阴道深部，连用 7 日；或每日早、晚各 1 粒 (150 mg)，连用 3 日；或 1 粒 (500 mg)，单次用药。③制霉菌素栓剂，每晚 1 粒 (10 万 U)，连用 10 ～ 14 日。

(2) 全身用药：对不能耐受局部用药者、未婚妇女及不愿采用局部用药者，可选用口服药物。常用药物：氟康唑 150 mg，顿服。也可选用伊曲康唑每次 200 mg，每日 1 次，连用 3 ～ 5 日；或采用 1 日疗法，400 mg 分 2 次口服。

3. 复杂性 VVC 的治疗

(1) 严重 VVC：无论局部用药还是口服药物均应延长治疗时间。若为局部用药，延长为 7 ～ 14 日；若口服氟康唑 150 mg，则 72 小时后加服 1 次。

(2) 复发性外阴阴道假丝酵母菌病 (recurrent vulvovaginal candidiasis, RVVC) 的治疗：一年内有症状并经真菌学证实的 VVC 发作 4 次或以上，称为 RVVC，发生率约 5%。多数患者复发机制不明确。抗真菌治疗分为初始治疗及维持治疗。初始治疗若为局部治疗，延长治疗时间为 7 ～ 14 日；若口服氟康唑 150 mg，则第 4 日、第 7 日各加服 1 次。常用的维持治疗：氟康唑 150 mg，每周 1 次，共 6 个月；或克霉唑栓剂 500 mg，每周 1 次，连用 6 个月；或选用其他局部唑类药物间断应用。在治疗前应作真菌培养确诊。治疗期间定期复查监测疗效及药物副作用，一旦发现副作用，立即停药。

(3) 妊娠合并外阴阴道假丝酵母菌病的治疗局部治疗为主,7 日疗法效果佳,禁用口服唑类药物。

4. 性伴侣治疗 无需对性伴侣进行常规治疗。约 15% 男性与女性患者接触后患有龟头炎，对有症状男性应进行假丝酵母菌检查及治疗，预防女性重复感染。

5. 随访 若症状持续存在或诊断后 2 个月内复发者，需再次复诊。

（王凤梅）

第六节　细菌性阴道病

一、病因

细菌性阴道病（bacterial vaginosis）为阴道内正常菌群失调所致的一种混合感染，但临床及病理特征无炎症改变。正常阴道内以产生过氧化氢的乳杆菌占优势。细菌性阴道病时，阴道内能产生过氧化氢的乳杆菌减少，导致其他细菌大量繁殖，主要有加德纳菌、厌氧菌（动弯杆菌、普雷沃菌、紫单胞菌、类杆菌、消化链球菌等）以及人型支原体，其中以厌氧菌居多，厌氧菌数量可增加 100 ～ 1 000 倍。促使阴道菌群发生变化的原因仍不清楚，推测可能与频繁性交、多个性伴侣或阴道灌洗使阴道碱化有关。

二、临床表现

10% ～ 40% 患者无临床症状，有症状者主要表现为阴道分泌物增多，有鱼腥臭味，尤其性交后加重，可伴有轻度外阴瘙痒或烧灼感。分泌物呈鱼腥臭味是由于厌氧菌繁殖的同时可产生胺类物质（尸胺、腐胺、三甲胺）所致。检查见阴道黏膜无充血的炎症表现，分泌物特点为灰白色，均匀一致，稀薄，常黏附于阴道壁，但黏度很低，容易将分泌物从阴道壁拭去。

细菌性阴道病除导致阴道炎症外，还可引起其他不良结局，如妊娠期细菌性阴道病可导致绒毛膜羊膜炎、胎膜早破、早产；非孕妇女可引起子宫内膜炎、盆腔炎、子宫切除术后阴道断端感染。

三、诊断

下列 4 项中有 3 项阳性即可临床诊断为细菌性阴道病。

1. 匀质、稀薄、白色阴道分泌物，常黏附于阴道壁。

2. 线索细胞（clue cell）　阳性取少许阴道分泌物放在玻片上，加一滴 0.9% 氯化钠溶液混合，高倍显微镜下寻找线索细胞，与滴虫阴道炎不同的是白细胞极少。线索细胞即阴道脱落的表层细胞于细胞边缘贴附颗粒状物，即各种厌氧菌，尤其是加德纳菌，细胞边缘不清。

3. 阴道分泌物 pH 值＞ 4.5。

4. 胺臭味试验（whiff test）阳性　取阴道分泌物少许放在玻片上，加入 10% 氢氧化钾溶液 1 ～ 2 滴，产生烂鱼肉样腥臭气味，系因胺遇碱释放氨所致。

除临床诊断标准外，还可应用革兰染色，根据各种细菌的相对浓度进行诊断。细菌性阴道病为正常菌群失调，细菌定性培养在诊断中意义不大。本病应与其他阴道炎相鉴别，见表 32。

表 32　细菌性阴道病与其他阴道炎的鉴别诊断

	细菌性阴道病	外阴阴道假丝酵母菌病	滴虫阴道炎
症状	分泌物增多，无或轻度瘙痒	重度瘙痒，烧灼感	分泌物增多，轻度瘙痒
分泌物特点	白色，匀质，腥臭味	白色，豆腐渣样	稀薄、脓性，泡沫状
阴道黏膜	正常	水肿、红斑	散在出血点
阴道 pH	＞ 4.5	＜ 4.5	＞ 5
胺试验	阳性	阴性	阴性
显微镜检查	线索细胞，极少白细胞	芽生孢子及假菌丝，少量白细胞	阴道毛滴虫，多量白细胞

四、治疗

治疗原则为选用抗厌氧菌药物，主要有甲硝唑、克林霉素。甲硝唑抑制厌氧菌生长，不影响乳杆菌生长，是较理想的治疗药物，但对支原体效果差。

1. 口服药物　首选甲硝唑 400 mg，每日 2 次，口服，共 7 日；或克林霉素 300 mg，每日 2 次，连服 7 日。甲硝唑 2 g 顿服的治疗效果差，目前不再推荐应用。

2. 局部药物治疗　含甲硝唑栓剂，每晚 1 次，连用 7 日；或 2% 克林霉素软膏阴道涂布，每次 5 g，每晚 1 次，连用 7 日。口服药物与局部用药疗效相似，治愈率 80% 左右。

3. 性伴侣的治疗　本病虽与多个性伴侣有关，但对性伴侣给予治疗并未改善治疗效果及降低其复发率，因此，性伴侣不需常规治疗。

4. 妊娠期细菌性阴道病的治疗　由于本病与不良妊娠结局如绒毛膜羊膜炎、胎膜早破、早产有关，任何有症状的细菌性阴道病孕妇及无症状的高危孕妇（有胎膜早破、早产史）均需治疗。由于本病在妊娠期有合并上生殖道感染的可能，多选择口服用药，甲硝唑 200 mg，每日 3 次，连服 7 日；或克林霉素 300 mg，每日 2 次，连服 7 日。

5. 随访　治疗后无症状者不需常规随访。细菌性阴道病复发较常见，对症状持续或症状重复出现者，应告知患者复诊，接受治疗。可选择与初次治疗不同的药物。

（王凤梅）

第七节　萎缩性阴道炎

一、病因

萎缩性阴道炎（atrophic vaginitis）常见于自然绝经及卵巢去势后妇女，也可见于产后闭经或药物假绝经治疗的妇女。因卵巢功能衰退，雌激素水平降低，阴道壁萎缩，黏膜变薄，上皮细胞内糖原减少，阴道内 pH 值增高，多为 5.0～7.0，嗜酸性的乳杆菌不再为优势菌，局部抵抗力降低，其他致病菌过度繁殖或容易入侵引起炎症。

二、临床表现

主要症状为外阴灼热不适、瘙痒及阴道分泌物增多。阴道分泌物稀薄，呈淡黄色，感染严重者呈脓血性白带。由于阴道黏膜萎缩，可伴有性交痛。检查见阴道呈萎缩性改变，上皮皱襞消失，萎缩，菲薄。阴道黏膜充血，有散在小出血点或点状出血斑，有时见浅表溃疡。溃疡面可与对侧粘连，严重时造成狭窄甚至闭锁，炎症分泌物引流不畅形成阴道积脓或宫腔积脓。

三、诊断

根据绝经、卵巢手术史、盆腔放射治疗史或药物性闭经史及临床表现，诊断一般不难，但应排除其他疾病才能诊断。应取阴道分泌物检查，显微镜下见大量基底层细胞及白细胞而无滴虫及假丝酵母菌。对有血性白带者，应与子宫恶性肿瘤鉴别，需常规作宫颈刮片，必要时行分段诊刮术。对阴道壁肉芽组织及溃疡，需与阴道癌相鉴别，可行局部活组织检查。

四、治疗

治疗原则为抑制细菌生长，补充雌激素，增强阴道抵抗力。

1. 抑制细菌生长　阴道局部应用抗生素如甲硝唑 200 mg 或诺氟沙星 100 mg，放于阴道深部，每日 1 次，7～10 日为 1 疗程。对阴道局部干涩明显者，可应用润滑剂。

2. 增加阴道抵抗力　针对病因，补充雌激素是萎缩性阴道炎的主要治疗方法。雌激素制剂可局部给药，也可全身给药。可用 0.5% 己烯雌酚软膏，或结合雌激素软膏局部涂抹，每日 1～2 次，连用 14 日。全身用药可口服尼尔雌醇，首次 4 mg，以后每 2～4 周 1 次，每次 2 mg，维持 2～3 个月。对同时需要性激素替代治疗的患者，可给予结合雌激素 0.625 mg 和醋酸甲羟孕酮 2 mg，也可选用其他雌激素制剂。乳腺癌或子宫内膜癌患者，慎用雌激素制剂。

（王凤梅）

第八节　婴幼儿外阴阴道炎

一、病因及病原体

婴幼儿阴道炎(infantile vaginitis)常见于5岁以下幼女,多与外阴炎并存。由于婴幼儿的解剖、生理特点,容易发生炎症。①婴幼儿解剖特点为外阴发育差,不能遮盖尿道口及阴道前庭,细菌容易侵入。②婴幼儿的阴道环境与成人不同,新生儿出生后2～3周,母体来源的雌激素水平下降,雌激素水平低,阴道上皮薄,糖原少,pH升至6～8,乳杆菌为非优势菌,抵抗力低,易受其他细菌感染。③婴幼儿卫生习惯不良、外阴不洁、大便污染、外阴损伤或蛲虫感染,均可引起炎症。④阴道误放异物,婴幼儿好奇,在阴道内放置橡皮、铅笔头、纽扣等异物,造成继发感染。常见病原体有大肠埃希菌及葡萄球菌、链球菌等。目前,淋病奈瑟菌、阴道毛滴虫、白假丝酵母菌也成为常见病原体。病原体常通过患病母亲或保育员的手、衣物、毛巾、浴盆等间接传播。

二、临床表现

主要症状为阴道分泌物增多,呈脓性。临床上多由母亲发现婴幼儿内裤有脓性分泌物而就诊。大量分泌物刺激引起外阴痛痒,患儿哭闹、烦躁不安或用手搔抓外阴。部分患儿伴有下泌尿道感染,出现尿急、尿频、尿痛。若有小阴唇粘连,排尿时尿流变细、分道或尿不成线。检查可见外阴、阴蒂、尿道口、阴道口黏膜充血、水肿,有时可见脓性分泌物自阴道口流出。病变严重者,外阴表面可见溃疡,小阴唇可发生粘连,粘连的小阴唇有时遮盖阴道口及尿道口,粘连的上、下方可各有一裂隙,尿自裂隙排出。在检查时还应做肛诊排除阴道异物及肿瘤。对有小阴唇粘连者,应注意与外生殖器畸形鉴别。

三、诊断

婴幼儿语言表达能力差,采集病史常需详细询问女孩母亲,同时询问母亲有无阴道炎病史,结合症状及查体所见,通常可做出初步诊断。用细棉拭子或吸管取阴道分泌物找阴道毛滴虫、白假丝酵母菌或涂片行革兰染色作病原学检查,以明确病原体,必要时做细菌培养。

四、治疗

治疗原则为:①保持外阴清洁、干燥,减少摩擦。②针对病原体选择相应口服抗生素治疗,或用吸管将抗生素溶液滴入阴道。③对症处理:有蛲虫者,给予驱虫治疗;若阴道有异物,应及时取出;小阴唇粘连者外涂雌激素软膏后多可松解,严重者应分离粘连,并涂以抗生素软膏。

(王凤梅)

第二十章　绝经综合征

一、绝经综合征的概述

绝经综合征（climacteric syndrome）系指由于围绝经期精神心理、神经内分泌和代谢变化，所引起的各器官系统的症状和体片综合症候群。人类寿命的高龄化是现代社会的重要发展趋势。因此围绝经期和绝经后妇女的健康保健和疾病防治，则是妇产科医生乃至整个社会所面临的重要任务。

二、绝经综合征的病因

一方面，生理上的变化有卵巢功能的衰退，分泌雌激素和排卵逐渐减少并失去周期性，直至停止排卵；垂体分泌促卵泡激素和促黄体素过多。雌激素的靶器官如阴道、子宫、乳房、尿道等的结构和功能改变。从而在围绝经期出现月经不规则、潮热、多汗、心悸、尿频、尿失禁、阴道干燥、性欲减退、睡眠差、骨质疏松及身体发胖等一系列生理现象。随着生理的改变妇女还可出现一些心理上不适反应如情绪不稳定、记忆力下降、多疑、多虑和抑郁等。虽然围绝经期通常自然发生，但是它可能因卵巢外科切除手术引起（这叫作外科手术性围绝经期）。从癌症治疗造成的卵巢功能衰退也能引起围绝经期，例如化学疗法或者放射治疗。

另一方面，在社会关系方面，围绝经期妇女面临一些社会问题如职业困难、离婚、父母疾病或死亡、孩子长大离开身旁等，这一切都给她们带来精神压力，在一定成程度上干扰了围绝经期妇女的生活、工作及其与他人的关系。她们常觉得自己变老了，不喜欢参加公共活动，对家人容易发脾气。出现这些情况，如果得不到社会和家人的理解，很容易导致家庭矛盾，甚至危及妇女的健康。

血管舒缩综合征，系指因雌素匮乏、植物神经功能障碍，所引起以阵发性发作的轰热、潮红、自汗和心悸为特征的症候群。潮红先始于面、颈、前胸部，后波及下腹、躯干和四肢，皮肤血管扩张，片状红润充血，温度升高，伴头痛、头晕、心悸、烦躁、口干。为散热，患者多脱衣、袒臂、开窗、打扇或走向户外以驱热。潮红持续 3～4 分钟后继以出汗，血管收缩，体温恢复正常而结束。发作周期为 54±10 分钟。夜间发作时，多突从梦中惊醒，且已大汗淋漓，湿濡衣被，伴失眠和焦虑。次日神志恍惚、健忘，伴恶心、呕吐、眩晕等不适。

潮红发生机理：①下丘脑视前区 GnRH 神经元与相毗邻体温调节神经元（Thermoregulatory neurons）有直接地突触和神经连结，故 GnRH 神经元功能变化将波及后者；②绝经后雌素缺乏，反馈性地引起去甲肾上腺素活性增强，从而激发 GnRH 的释放活性经神经连结引起散热机能（heateoss mechanism）的活跃。潮红发作与 GnRH 波动性和去甲肾上腺素活性波动有关；③中枢神经系统和下丘脑内多巴胺和 β-内啡肽能活性降低。

三、绝经综合征的症状

【临床表现】

绝经早期主要表现为血管舒缩综合征；晚期（＞5 年）相继出现各器官系统衰老性疾病。

（一）雌激素缺乏相关的症状

1. 血管舒缩综合征

绝经后 1～5 年间发生率 75～85%。＜25 岁行双卵巢切除后，1～6 周的发生率 76%。

血管舒缩综合征，系指因雌素匮乏、植物神经功能障碍，所引起以阵发性发作的轰热、潮红、自汗和心悸为特征的症候群。潮红先始于面、颈、前胸部，后波及下腹、躯干和四肢，皮肤血管扩张，片状红润充血，温度升高，伴头痛、头晕、心悸、烦躁、口干。为散热，患者多脱衣、袒臂、开窗、打扇或走向户外以驱热。潮红持续 3～4 分钟后继以出汗，血管收缩，体温恢复正常而结束。发作周期为 54±10 分钟。夜间发作时，多突从梦中惊醒，且已大汗淋漓，湿濡衣被，伴失眠和焦虑。次日神志恍惚、健忘，伴恶心、呕吐、眩晕等不适。

潮红发生机理：①下丘脑视前区 GnRH 神经元与相毗邻体温调节神经元（Thermoregulatory neurons）有直接地突触和神经连结，故 GnRH 神经元功能变化将波及后者；②绝经后雌素缺乏，反馈性地引起去甲肾上腺素活性增强，从而激发 GnRH 的释放活性经神经连结引起散热机能（heateoss mechanism）的活跃。潮红发作与 GnRH 波动性和去甲肾上腺素活性波动有关；③中枢神经系统和下丘脑内多巴胺和 β - 内啡肽能活性降低。

2. 各器官系统衰老性疾病

1）性征退化和性器萎缩：外阴干枯、阴毛脱落、白色病损、外阴瘙痒、继发感染、性功能减退、膀胱、直肠膨出、子宫脱垂等。部分妇女出现多毛、脂溢、痤疮等男性化症象。

2）乳房萎缩、下垂，乳头乳晕色素减退：乳房坚挺性减弱，组织软塌。

3）皮肤粘膜：干枯、多皱、毛发脱落、色素沉着和老年斑、易发皮肤病。口干、咽峡炎和声音嘶哑。

4）心血管系统：包括高血压、动脉硬化和冠心病，栓塞性疾病发生率随绝经后年龄增长而增高。≤ 55 岁妇女冠心病发生率低于同龄男性 5～8 倍。

（二）精神、神经系统 围绝经期妇女易患精神抑郁症、健忘、强迫观念、偏执、情感倒错、情绪不稳、迫害妄想、焦虑、多疑、感觉异常、自觉无能和厌世感。部分呈躁狂、思维错乱和精神分裂症。

（三）肿瘤易发倾向 与免疫监视功能减退和衰老有关。据统计妇科肿瘤的发生率随年龄增长而升高，如 ≥ 40 岁为 219.93～245.39/10 万，≥ 50 岁 433.82～450.45/10 万，≥ 60 岁 770.84～782.14/10 万，≥ 70 岁 1120.71～1129.90/10 万，≥ 80 岁 1495.09～1657.08/10 万（纽约州 1960）。宫颈癌、宫体癌、卵巢癌发病高峰均处 40～60 岁。宫颈浸润癌介 41.8～48.7 岁之间（野田 1983）。泌尿系肿瘤性比：≤ 40 岁 M：F=1：0.6 40～60 岁 1：1。其中肾癌 2：1，尿道癌 1：3～5，尤见于 ≥ 50 岁之妇女。

（四）泌尿系统 尿频、尿急、张力性或尿急性尿失禁（urgemt incontineuce）尿道粘膜脱垂、尿道肉阜、肾下垂、肾盂—输尿管积水和易尿潴留及感染。

（五）骨骼肌肉系统 骨关节（腕、肘、肩、髋和腰）、韧带、肌肉萎缩、酸痛、功能障碍、骨质疏松症和易发骨折。详见骨质疏松症节。

（六）内分泌代谢变化

1. 高脂血症 表现为胆固醇、LDL、TG、VLDL 增高，而 HDL 和 HDL2 降低，故易致动脉粥样硬化和高血压。

2. 糖尿病倾向 β 细胞对胰岛素分泌减少和外周组织胰岛素拒抗作用增强所致。

3. 水肿 可为甲低引起粘液性水肿、血管神经性水肿，或低蛋白血症、营养不良性水肿。

4. 免疫功能减退 易并发感染和肿瘤。

（七）卵巢切除后 10～15 年心血管疾病发生率明显升高 如 45～55 岁心血管疾病性比例，女：男 =4.29：2.29；冠心病 3.78：2.73；脑血管病 3.89：0.32。女性明显高于同龄男性。骨质疏松症发生率则为同龄男性 4 倍（玉田太郎 1982）。自然绝经者，从 65 岁发生率两性无明显差异。小于 40 岁绝经者，冠心病发生时间提前，且发生率高于同龄未绝经者 2.4 倍。

（八）绝经前卵巢切除与围绝经期综合征 绝经前妇女切除双侧卵巢越早，卵巢脱落症状出现的时间早而频率高，且症状明显。< 25 岁卵巢切除者，术后 1～6 周即出现雌素缺乏症状，发生率 76%，≥ 40 岁切除者 6～18 月才出现症状。

保留一侧卵巢继发良性肿瘤机率 13.7%，恶性肿瘤 8.2%，平均见于术后 5.8 年。

绝经后妇女切除卵巢后血浆 T、A、E 也降低，但引起的激素脱落症状则不明显。基于以上分析无论绝经前抑或绝经后妇女，良性病变卵巢去留问题应取慎重态度。

【诊断】

（一）**病史** 仔细询问月经史、婚育史、绝经年龄、卵巢和子宫切除时间。有无绝经后流血既往史和家族史（心血管疾病、糖尿病、肿瘤）以及诊疗史（激素和药物）。

（二）**查体** 全身查体。注意有无心血管、肝肾疾病、肥胖、水肿、营养不良疾病及精神—神经系统功能状态。妇科查体应常规作宫颈细胞学检查，并注意有无性器官炎症、肿瘤。有绝经后流血者，应作分段诊刮和内膜病检。细胞学异常者，应作宫颈多点活检和颈管搔刮。卵巢增大者，应注意排除肿瘤。乳房常规检查。

（三）**特殊检查** 有指征时实行。

1. **激素测定** 包括 HPO 轴、肾上腺轴、甲状腺轴、胰腺功能的激素测定。

2. **血化学** 包括血钙、磷、血糖、血脂、BUN、肝肾功能。尿糖、尿蛋白。Ca^{++}/C，羟脯氨酸 /C 比值。

3. **医学影象学检查** 重点是确诊骨质疏松症。包括骨密度、骨皮质厚度单 / 多束光吸收测量、中子活性测定、CT 和 MRI 检查。

四、绝经综合征的检查

（一）**查体** 全身查体。注意有无心血管、肝肾疾病、肥胖、水肿、营养不良疾病及精神—神经系统功能状态。妇科查体应常规作宫颈细胞学检查，并注意有无性器官炎症、肿瘤。有绝经后流血者，应作分段诊刮和内膜病检。细胞学异常者，应作宫颈多点活检和颈管搔刮。卵巢增大者，应注意排除肿瘤。乳房常规检查。

（二）**特殊检查** 有指征时实行。

1. **激素测定** 包括 HPO 轴、肾上腺轴、甲状腺轴、胰腺功能的激素测定。

2. **血化学** 包括血钙、磷、血糖、血脂、BUN、肝肾功能。尿糖、尿蛋白。Ca^{++}/C，羟脯氨酸 /C 比值。

3. **医学影象学检查** 重点是确诊骨质疏松症。包括骨密度、骨皮质厚度单 / 多束光吸收测量、中子活性测定、CT 和 MRI 检查。

五、绝经综合征的预防

1. 提高围绝经期妇女自我保健知识水平及自我保健能力。

2. 自我调节情绪，保持健康的心理状态

3. 合理营养，养成良好的饮食习惯

4. 参加体育锻炼，增强体质

5. 维持和谐的性生活

六、绝经综合征的治疗与用药

（一）**性激素疗法即雌 / 孕激素替代治疗**

1. **指征** 血管舒缩综合征、骨质疏松症、萎缩性阴道炎、早绝经、复发或顽固性尿道膀胱炎；脂蛋白血症（Lipoproteinaemia）。

2. **禁忌症** 栓塞病史、慢性肝肾功能不全、性激素依赖性肿瘤（子宫肌瘤、内膜癌、乳房癌、卵巢癌）、吡咯紫质沉着症（prophyria）、严重高血压、糖尿病、严重静脉曲张、嗜烟、不能坚持长期随诊者。

3. **方法** 推荐口服用药，摒弃皮下埋植和肌注。局部用药仅限于老年性阴道炎，且不宜长期应用。

1）雌孕激素周期疗法：为规范的替代治疗。联结雌激素 0.625mg/ 25 天（或相当于该剂量其他雌激素）于第十六～二十五天辅加分泌化剂量孕激素共 10 天。3 ～ 6 周期为 1 疗程。凡有周期性撤血者，应继续辅加孕激素。若连续 3 个周期无撤血者，可停用孕激素。

2）单纯雌激素周期疗法：即以替代剂量雌激素每月服用 25 天。仅限于已行子宫切除而围绝经期症状明显者。未行子宫切除而孕酮撤血阴性者，虽也可试用单纯雌激素疗法，但每隔 2～3 月必行孕酮撤血 1 次。凡撤血阳性者，应改为雌孕激素周期疗法。若连续 3 次孕酮撤血阴性者，可继续单纯雌素周期疗法，但原则不超过 3～6 周期。

3）尼尔雌醇（Nylestriol）疗法：适合于所有围绝经期妇女。5mg，口服 1 月 1 次。俟症状改善后改 1～2mg 每月 1～2 次，总有效率 75.8～98.4%（陆湘云 1984）。优点是：简单、长效、内膜刺激小。老年阴道炎、尿道炎症状改善明显。

4）雌雄激素疗法：适用于伴乳痛、性功能减退妇女。雌素配伍甲基睾丸素 5～10mg/d。含化。且有遏制雌素促内膜增生过长之作用。

4. 疗效

1）雌孕激素治疗，可显著地改善精神躯体症状。总有效率 84～97%。遏制潮红有效率：单雌激素 96%，雌孕激素 95%，雌雄激素 91%，单孕激素 56%。头痛缓解率：雌激素或雌雄激素 93%。

2）雌激素治疗明显改善骨质疏松症：使其骨折率从 50～70% 降至 3%。而雄激素或同化类固醇治疗骨折率仍为 40%。然停用雌素治疗后，骨折率复又升至 25%。雌素治疗期间尿 Ca^{++}/C 和羟脯氨酸 /C 比值下降，辅以孕激素后比值进一步下降，说明雌孕激素疗法之重要性。

3）雌孕激素周期治疗：97% 妇女出现周期性出血并可持续至 60 岁。60～65 岁接受治疗者，仍有 60% 出现撤血，但经量日趋减少。也有坚持 17 年治疗撤血仍为正常者。

5. 副反应 胃肠道副反应与雌激素剂量和剂型有关。但妇女耐受性良好。为减少副反应，应遵循个体化原则，采用最小有效剂量，俟症状体征缓解后减量或停药。

6. 临测和随诊 重点是防止子宫内膜增生过长和癌变、乳腺增生反应和全身代谢异常变化。凡接受性激素替代治疗者，应每 3 个月门诊复查或信访 1 次。6 个月 1 次妇科检查，以及必要时的超声和内膜活检。乳房检查注意有无小叶增生或肿块，并注意心、肝、胆、血液功能的监测。

（二）药物疗法

包括受体激动剂、肾上腺素能阻断剂、镇静抗焦虑剂和抗抑郁剂等。可乐定（clonidine），系咪唑啉（lmidazoline）衍生物、受体激动剂、中枢性抗高血压药，并较好地遏制潮红发作，尤对夜间发作、褥汗失眠为佳。最初剂量 0.075mg/d，可逐渐增大剂量至 0.45～0.9mg/d。副反应为头晕、嗜睡和口干。

肾上腺素能阻断剂，如柳氨苄心定，可缓解心悸。镇静药如安定、苯巴比妥，以及抗抑郁药如丙咪嗪、多虑平仅在精神神经症状明显时应用。

钙剂、维生素 D、降钙素（calcitonin）和氟化物配伍性激素，可有效地遏制骨质疏松症的发展并降低骨折率。详见骨质疏松症节。

（三）精神心理保健和全身疾病的防治

围绝经期妇女心身保健是全社会的任务。应加强社会卫生宣教和保健措施，开设保健咨询门诊，定期查体，积极防治围绝经期易患的心身疾病，早期诊治心血管疾病、骨质疏松症、内分泌代谢疾病和肿瘤。组织围绝经期妇女自我保健，以降低围绝经期综合征发生率。

七、绝经综合征的鉴别

围绝经期是许多器质性疾病的好发年龄阶段，一些围绝经期综合征的症状也常常是某些器质性疾病的先兆症状。因此，认真地进行鉴别诊断是十分重要的。

围绝经期综合征应与下列疾病相鉴别。

1. 冠心病 围绝经期综合征由于植物神经功能紊乱使血管舒缩功能失调也会出现心前区疼痛、心悸等酷似冠心病心绞痛的症状，但根据以下方面不难鉴别：

（1）心绞痛的特点是胸前下段或心前区突发的压榨性或窒息性疼痛，且向左臂放射，持续时间很少超过 10 ～ 15 分钟，口服硝酸甘油后 1 ～ 2 分钟内疼痛可缓解或消失。围绝经期综合征心前区疼痛是持续性钝痛，口服硝酸甘油后疼痛不能缓解；

（2）心绞痛与体力活动和情绪激动有关，而围绝经期综合征与体力活动无关，仅与情绪、精神有关；

（3）心电图检查，冠心病多有改变，围绝经期综合征无变化。

2．高血压病　围绝经期综合征出现血压升高者为数不少，但与高血压病不同，其主要鉴别点在于：

（1）高血压病血压升高呈持续性，收缩压、舒张压都超过正常水平；围绝经期综合征仅收缩压升高，舒张压正常，一天中波动较大，睡眠后血压往往降至正常范围。

（2）高血压病常伴有头晕、头痛、心悸等心血管症状；而围绝经期综合征则伴有阵热潮红、多汗等植物神经功能紊乱的症状。

（3）高血压病常有胆固醇升高、眼底或心电图改变；围绝经期综合征则有雌激素（或睾酮）水平下降，眼底血管及心电图多无变化。

3．食管癌　有些围绝经期综合征的病人常常感到咽喉部有异物感，吞之不下，吐之不出，但不影响吞咽，虽经各种检查也找不到器质性病变，这种现象是由于内分泌功能紊乱，使中枢神经系统控制失调，造成植物神经功能紊乱而引起的咽部或食管上段肌肉异常收缩。此时应与食管癌相鉴别，食管癌的症状是进行性吞咽困难，病人多有进行性消瘦，食管钡餐 X 光检查、纤维食管镜或食管拉网检查等可发现病理改变。

4．宫颈及子宫肿瘤　女性围绝经期综合征多发生于绝经前期。此时又是宫颈癌和子宫肌瘤好发年龄，因此也应注意鉴别。只要定期做妇科检查，必要时做宫颈刮片活检和子宫内膜活检不难排除。

以上是常见的容易误诊的疾病，还有许多疾病如老年性精神病、神经官能症等不一一赘述。特别应该指出的是，围绝经期综合征往往与上述疾病同时存在，或开始是围绝经期综合征，以后又罹患了器质性疾病，对这些情况要高度警惕，定期全面检查是非常必要的。

八、围绝经期防病治病

1．年期自我保健　围绝经期是一个人心理变化较大和心理负担增加的时期，一些女性渐渐感觉到"力不从心"，"老了"，以致产生焦虑、悲观、抑郁等症状。大多妇女能够通过机体自主神经系统的自我调节，顺利度过围绝经期。但也有一部分会形成围绝经期综合征，影响健康。

预防围绝经期综合征，关键是学会自我保健。如保持适当的生活节奏，对多年养成的好习惯（如慢跑、不吸烟等）保持下去，不要　轻易改变。适当运动，可提高机体对各种不适症状的耐受能力，减少精神和心理负担的产生。

培养兴趣，使精神有所寄托。学习和思考，如著书立说、写回忆录、上老年大学等，可以改善脑血流的运行，推迟脑细胞萎缩，而且可以了解社会的各种变化，消除落伍的感觉。

处理好家庭关系，在现代家庭中，由于传统观念、生活方式的不同，难免会有矛盾产生。作为母亲，应该了解青年人的心理特点，经常和子女们聚聚，利用节假日一起出去尽兴游玩，使自己置身于青年人的蓬勃朝气中，使自己变得年轻起来。同时，置身于大自然让自己的心情好好放一个"假"。

丧偶者要节哀，条件成熟者可再婚，围绝经期女性丧偶，无疑是一个极大的刺激，此时可到子女处小住一段时间，暂时离开原来环境，以免引起伤感。

2．围绝经期谨防骨质疏松症　骨质疏松症是老年人尤其是老年妇女的常见病，也是威胁老年人健康的主要疾病，人体的骨钙含量是随着年龄的增长不断发生变化的，中年以后，体内骨钙明显丢失，骨质变得疏松发脆，负载功能降低，骨折危险性明显增加，称为 "老年性骨质疏松症"。

骨质疏松症的预防和治疗可以从以下几个方面采取措施：首先是加强体育锻炼。因为运动可能刺激骨钙形成，有益于提高骨钙沉积量。老年人应经常进行力所能及的锻炼，如慢跑步、打太极拳、舞剑、做操和适当的家务劳动等。其次就是注意饮食结构，保证摄人合理的营养成分。对大多数人来说，每日必须摄取 800 ～ 1 000 毫克钙，绝经后妇女钙的摄取量需达 1300 ～ 1500 毫克。食物中乳制品、豆制品、蔬菜、果物和鱼虾等含钙量较多。一个人如每日进食 250 毫升牛奶，200 克豆腐，250 克白菜或芹菜，100 ～ 200 克鱼或虾，1 个蛋和适量的主食及水果，基本可以满足钙量的需要。绝经后的妇女、孕妇、老人及进食量少者可每日加服 500 ～ 1000 毫克钙制剂。

3. 围绝经期尿频的治疗　随着年龄的增加，尤其到了围绝经期前 后，妇女尿频、尿急、尿失禁等症状的发生率很高。这些症状一旦出现，人们首先想到的就是尿路感染。然而，许多妇女反复的尿常规检查，尿液细菌培养都毫无异常，或存在尿路感染而经抗炎治疗效果不理想，这究竟是怎么一回事呢？

原来，妇女到了围绝经期前后，由于雌激素的缺乏可导致尿道周围组织、膀胱和尿道黏膜发生萎缩性变化，括约肌松弛，常常引起尿频、尿急，甚至尿失禁。在此基础上如有尿液外流受阻，使残尿增加，则有利于细菌生长。因此，会产生菌尿，引起尿频、尿急、尿痛，甚至出现发热、血尿和脓尿等尿路感染的症状。

对围绝经期尿频等症状，单纯的抗炎治疗虽可以暂时缓解，但不能完全消除病因。如为单纯的尿道、膀胱黏膜萎缩引起的尿频、尿急，则抗炎治疗无效。此时做阴道细菌涂片可显示雌激素极度低落，用雌激素治疗有明显效果。一般用尼尔雌醇 1 片口服，1 月 1 次，也可用补肾健脾之中药调治。如有感染并存，还应加用抗炎治疗。

此外，盆腔肿物压迫膀胱，自主神经功能紊乱等亦可引起尿频，临床应详加鉴别。

4. 围绝经期性生活失意　妇女进入围绝经期后，由于卵巢功能走向衰退，生殖器官萎缩，阴道分泌物枯竭，若未能采取适当的补救措施，将会使性生活失意，给晚年生活也带来失意。

女人在绝经后，由于卵巢功能衰退，体内缺乏雌激素，生殖器官萎缩，给性生活带来了一定的困难。不过，如在这个阶段仍能坚持适当频度的性生活，比如每月有 1 ～ 2 次的夫妻性生活，就可以防止阴道严重萎缩。因为女性生殖器官与其他器官一样，不用就会退化。

也可在性交前在阴道口及阴道内放置润滑剂，可防止由干涩引起的不适。如果患有老年性阴道炎，就必须进行治疗，可用温热药汤坐浴，每日 2 ～ 3 次，阴道内还可涂些雌氯软膏。若阴道萎缩严重，待阴道炎治愈后，再扩张已萎缩的阴道。

另外，在局部治疗的同时，应配合全身用药。比如口服维生素 E 100 毫克，每日 2 次，口服多种氨基酸 2 片，每日 3 次，必要时应在医生指导下可少量口服雌激素。通过上述的治疗，会消除这种烦恼，使黄昏暮年的妇女更加感受到生活的情趣。

5. 围绝经期反应可用针灸治疗　瑞典科研人员经试验发现，用中国针灸抑制妇女围绝经期反应效果良好。瑞典林雪平市医科大学与斯德哥尔摩卡罗琳医学院经对 24 名围绝经期反应较大的妇女进行了针灸治疗，实验表明，一组经普通针灸治疗的妇女围绝经期不适症状缓解了一半；另一组经电击针灸治疗的妇女症状缓解了 30%。此外，这种疗效在停止治疗后仍可维持 3 个月。

研究人员解释说，这可能是因为针灸释放了人体中的内啡呔，该物质可抑制雌激素作用。

6. 围绝经期宜吃黄豆　妇女进入绝经期后，体内雌性激素锐减，从而出现种种不适的症状，而多食黄豆及豆制品，则可缓解或减轻这些不适。这是医学研究人员经过调查后发现的。

九、绝经综合征的并发症

（一）性征退化和性器萎缩　外阴干枯、阴毛脱落、白色病损、外阴瘙痒、继发感染、性功能减退、膀胱、直肠膨出、子宫脱垂等。部分妇女出现多毛、脂溢、痤疮等男性化症象。

乳房萎缩、下垂，乳头乳晕色素减退：乳房坚挺性减弱，组织软塌。

皮肤粘膜：干枯、多皱、毛发脱落、色素沉着和老年斑、易发皮肤病。口干、咽峡炎和声音嘶哑。

心血管系统：包括高血压、动脉硬化和冠心病，栓塞性疾病发生率随绝经后年龄增长而增高。≤55岁妇女冠心病发生率低于同龄男性5～8倍。

（二）精神、神经系统　围绝经期妇女易患精神抑郁症、健忘、强迫观念、偏执、情感倒错、情绪不稳、迫害妄想、焦虑、多疑、感觉异常、自觉无能和厌世感。部分呈躁狂、思维错乱和精神分裂症。

（三）肿瘤易发倾向　与免疫监视功能减退和衰老有关。据统计妇科肿瘤的发生率随年龄增长而升高，如≥40岁为219.93～245.39/10万，≥50岁433.82～450.45/10万，≥60岁770.84～782.14/10万，≥70岁1120.71～1129.90/10万，≥80岁1495.09～1657.08/10万（纽约州1960）。宫颈癌、宫体癌、卵巢癌发病高峰均处40～60岁。宫颈浸润癌介41.8～48.7岁之间（野田1983）。泌尿系肿瘤性比：≤40岁M：F=1：0.6　40～60岁1：1。其中肾癌2：1，尿道癌1：3～5，尤见于≥50岁之妇女。

（四）泌尿系统　尿频、尿急、张力性或尿急性尿失禁（urgemt incontineuce）。尿道粘膜脱垂、尿道肉阜、肾下垂、肾盂—输尿管积水和易尿潴留及感染。

（五）骨骼肌肉系统　骨关节（腕、肘、肩、髋和腰）、韧带、肌肉萎缩、酸痛、功能障碍、骨质疏松症和易发骨折。详见骨质疏松症节。

（六）内分泌代谢变化

1．高脂血症　表现为胆固醇、LDL、TG、VLDL增高，而HDL和HDL2降低，故易致动脉粥样硬化和高血压。

2．糖尿病倾向　β细胞对胰岛素分泌减少和外周组织胰岛素拒抗作用增强所致。

3．水肿　可为甲低引起粘液性水肿、血管神经性水肿，或低蛋白血症、营养不良性水肿。

4．免疫功能减退　易并发感染和肿瘤。

十、围绝经期与癌症的关系

1．围绝经期易患癌症　癌症的发病率与人的年龄之间存在着十分密切的联系。统计资料表明，除中枢神经肿瘤与白血病在儿童期高发以外，大多数癌症的发病率有随年龄的增大而上升的趋势。从20岁起到60岁止，恶性肿瘤的发病率每隔IO岁上升2.7倍；65　岁以上的癌症患者，竟占癌症发病总人数的50%以上。

那么，癌症究竟为什么会在老年人中高发呢？专家们通过研究后，终于找到如下原因：

（1）**毒素的长期反复刺激**　80%～90%的人类癌症直接或间接起源于环境因素，其中60%～80%与各种化学物质有关。由于老年人与这些化学致癌物质接触时间很长，易感性明显增加，且癌症有很长的潜伏期，所以癌症发病率在老年人中相对增高。如长期大量吸烟、酗酒，嗜食某些食品，患某些慢性病时，长期服用有致癌物质的某些药物，日积月累，毒素更会侵蚀人体，而诱发癌症。

（2）**人体的体液免疫与细胞免疫功能**　随着人年龄的增长而减退专家认为，具有免疫功能的血清胸腺素水平，人自30岁开始便呈下降趋势；70岁以上，抗癌细胞绝对数减少。而人体的细胞在增殖过程中会经常发生突变细胞，进而发生癌变。当人处于青壮年时期时，免疫系统能够识别、杀伤并清除这些突变细胞，从而防止癌症的发生。但是，由于老年人的免疫功能衰退，免疫监测作用失效，所以致癌症发病率上升。

（3）老年性内分泌紊乱　　由于老年期内分泌失调，雌激素不平衡，这样可使某些激素持续作用于敏感组织，从而导致细胞的恶变。如女性乳房、子宫、卵巢易发生癌变。下丘脑一垂体区易发生神经内分泌障碍，也是一大因素。

（4）其他　　有学者认为人类某些肿瘤的发生可能与病毒感染有关。而老年人癌症的高发，则是因对肿瘤病毒的易感性增加所致。

另外，癌症是渐进的，有些良性肿瘤恶变就是例证，对多数癌症病人来说，从细胞癌变发展到出现症状并能通过检查手术做出诊断，一般 10 ～ 30 年，若一个人在 60 岁时查明患有癌症，实际上在 40 岁左右体内便有癌细胞潜伏，只不过机体尚未察觉罢了。

2．围绝经期应注意癌的四大征兆　　妇女围绝经期是妇科癌症发病的高峰期。当步入围绝经期之后，只须注意征兆出现，早期的肿瘤征　兆是可以治愈的。征兆特点可以概括为四个字：①带——即女性　阴道分泌物。正常为白色黏稠透明无异味的液体，故称白带。若颜色、性状和量发生异常，则是某些疾病的信号，如白带中混有血丝、咖啡色、血性白带甚至是粉红色、、洗肉样水，或米粥样液体，是癌肿的早期特征。②血——月经是妇女正常的生理现象，但绝经后出血，接触性出血，大小便用力时出血，或性交后出血，是癌症危险信号。③痛——主要是下腹部腰骶部疼痛。疼痛乃肿瘤的一大特征。腹胀不适，特别是饭后莫名其妙的胀饱难受、日渐消瘦等，也是癌症的信号。④块——即肿块。这是肿瘤的基本形式。但多与腹痛、子宫出廊、白带过多等同时发生，而早期的表现特别模糊，除自己经常注意外，多数病人会在偶然机会中被他人发现，而更重要的是请教医生做防癌检查。

如外阴瘙痒，无痛肿块，破溃出血，颜色异常，阴道流水等异常征象，也应及时请医生检查排癌。

（王凤梅）

第二十一章　妇女保健

第一节　妇女保健的意义与组织机构

一、妇女保健工作的意义

妇女保健以维护和促进妇女健康为目的，以群体为服务对象，以预防为主，以保健为中心，以基层为重点，开展以生殖健康为核心的妇女保健。做好妇女保健工作，保护妇女身心健康，为妇女儿童造福，有利于减少人口数量和提高人口素质，是富国强民的基础工程。

二、妇女保健工作的目的

妇女保健工作的目的，在于通过积极的预防、普查、监护和保健措施，作好妇女各期保健以降低患病率，消灭和控制某些疾病及遗传病的发生，控制性传播疾病的传播，降低孕产妇和围生儿死亡率，从而促进妇女身心健康。

三、妇女保健的服务范围

从年龄考虑，妇女保健服务范围是从出生到老死；从服务性质考虑，随着医学模式向社会－心理－物新模式转换，除身体保健外。还包括心理社会方面保健。

四、妇女保健与生殖健康

WHO给予"生殖健康"的定义为"在生命所有各个阶段的生殖功能和生命全过程中，身体、心理和社会适应的完好状态，而不仅仅是没有疾病和虚弱"。生殖健康与妇女保健的差别在于：①以人为中心，生殖健康把保护妇女健康提高到人权水平，把提高妇女地位作为先决条件；②以服务对象的需求为评价标准，保健工作不是单纯通过生物医学等技术手段，而是通过增强妇女权利和提高妇女地位，最终达到降低死亡率和人口出生率的目标；③强调性健康，生殖健康强调满意和安全的性生活；④强调社会参与和政府责任，生殖健康的落实需要人们的广泛参与，需要社会各团体、各部门的协调，政府要给予政策支持和保证；⑤涉及学科广，包括生物医学、心理学、社会学、人类学、伦理学等学科领域。

五、妇女保健工作的组织机构

1. 行政机构　①卫生部内设基层卫生与妇幼保健司，下设妇女保健、儿童保健等处室，领导全国妇幼保健工作；②省级（直辖市、自治区）卫生厅设基层卫生与妇幼保健处；③市（地）级卫生局内设妇幼卫生科或防保科。随着改革的深入，本着上下对口原则，将来均可能改为基层卫生与妇幼保健科；④县（市）级卫生局一部分设防保股，一部分设业务股，少数县由专人分管。

2. 专业机构妇幼卫生专业机构　包括各级妇幼保健机构，各级妇产科医院，儿童医院，综合医院妇产科、计划生育科、预防保健科、儿科，妇产科、儿科诊所，中医医疗机构中的妇科、儿科，不论其所有制关系（全民、集体、个体）均属妇幼卫生专业机构。各级妇幼保健机构情况如下：①国家级，目前尚无国家级妇幼保健机构，各项业务工作由几所部属院校妇幼系或京、津、沪直辖市级妇幼保健机构牵头；②省级设省妇幼保健院（所）；③市（地）级设市（地）级妇幼保健所（院）；④县级设县妇幼保健所（院）。

各级妇幼保健机构均属于业务实体，都必须接受同级卫生行政部门的领导，认真贯彻妇幼卫生工作方针。

六、妇女保健工作的方法

妇女保健工作是一个社会系统工作，应充分发挥各级妇幼保健专业机构及三级妇幼保健网的作用。要有计划地组织培训和继续教育，不断提高专业队伍的业务技能和水平；在调查研究基础上，制定工作计划和防治措施，做到群众保健与临床保健相结合，防与治相结合；同时开展广泛的社会宣传和健康教育，提高群众的自我保健意识；同时健全有关法律和法规，保障妇女和儿童的合法权利，加强管理和监督。

（王凤梅）

第二节　妇女保健工作的任务

一、妇女各期保健

1. **青春期保健**　青春期保健应重视健康与行为方面的问题，以加强一级预防为重点：①自我保健：加强健康教育，使青少年了解自己生理、心理上的特点，懂得自爱，学会保护自己，培养良好的个人生活习惯，合理安排生活和学习，有适当的运动与正常的娱乐，注意劳逸结合。②营养指导：注意营养成分的搭配，提供足够的热量，定时定量，三餐有度。③体育锻炼：对身体健康成长十分重要，注意运动负荷量，不宜过量，经期应避免剧烈的跑跳动作。④卫生指导：注意经期卫生，正确保护皮肤，防止痤疮，保护大脑，开发智力，远离烟酒。⑤性教育：通过性教育使少女了解基本性生理和性心理卫生知识，正确对待和处理性发育过程中的各种问题，以减少非意愿妊娠率，预防性传播疾病，二级预防包括早期发现疾病和行为偏导以及减少危险因素两个方面，通过学校保健等普及对青少年的体格检查，及早筛查出健康和行为问题；三级预防包括对女青年疾病的治疗与康复。

2. **婚前保健**　是为即将婚配的男女双方在结婚登记前所提供的保健服务，包括婚前医学检查、婚前卫生指导和婚前卫生咨询。婚前医学检查是通过医学检查手段发现有影响结婚和生育的疾病，给予及时治疗，并提出有利于健康和出生子代素质的医学意见。婚前卫生指导能促进服务对象掌握性保健、生育保健和新婚避孕知识，为个人达到生殖健康目的奠定良好基础。婚前卫生咨询能帮助服务对象改变不利于健康的行为，对促进健康、保障健康生育起到积极的保护作用。有3类问题需要通过耐心、细致的咨询服务，方能达到保护母婴健康和减少严重遗传性疾病患儿出生的目的，一是"暂缓结婚"，如精神病在发病期间，指定传染病在传染期期间，重要脏器疾病伴功能不全，患有生殖器官发育障碍或畸形；二是"不宜结婚"，双方为直系血亲或三代以内旁系血亲；三是"不宜生育"，严重遗传性疾病患者。总之，婚前保健保障个人和家庭幸福，减少遗传病蔓延，为优生优育打下良好基础，也为计划生育提供保证。

3. **生育期保健**　主要是维护生殖功能的正常，保证母婴安全，降低孕产妇死亡率和围生儿死亡率。应以加强一级预防为重点：普及孕产期保健和计划生育技术指导；二级预防：使妇女在生育期因孕育或节育导致的各种疾病，能做到早发现、早防治，提高防治质量；三级预防：提高对高危孕产妇的处理水平，降低孕产妇死亡率和围生儿死亡率。

4. **围生期保健（perinatal health care）**　是指一次妊娠从妊娠前、妊娠期、分娩期、产褥期、哺乳期为孕母和胎婴儿的健康所进行的一系列保健措施，从而保证母婴安全、降低孕产妇死亡率和围生儿死亡率。

（1）孕前期保健：选择最佳的受孕时机，减少许多危险因素和高危妊娠。女性<18岁或>35岁是妊娠危险因素，易造成难产及产科其他并发症，所以要选择适当的生育年龄。妊娠前健康的心理、社会环境也很重要，生活中发生不良事件与妊娠期高血压疾病、产后抑郁症的发生有关。积极治疗对妊娠有影响的疾病，如病毒性肝炎、心脏病等，在适宜妊娠时受孕。戒烟酒，避免接触有毒物质和放射线。药物避孕需改为工具避孕一段时间再受孕。若前次有不良孕产史者，此次受孕应向医师咨询，作好孕前准备，以减少高危妊娠和高危儿的发生。

（2）孕早期保健：孕早期是胚胎、胎儿分化发育阶段，易受外界因素及孕妇疾病的影响，导致胎儿畸形或发生流产，应注意防病、防致畸。应尽早确诊妊娠，确定基础血压、体重，进行高危妊娠初筛，了解有无不良孕产史、家族成员有无遗传病史，避免接触有害化学制剂和放射线、避免病毒感染、避免精神受刺激。患病时遵医嘱服药，并注意营养，保证充足睡眠，适当活动。

（3）孕中期保健：孕中期是胎儿生长发育较快的阶段。胎盘已形成，不易发生流产，孕晚期并发症尚未出现，但此阶段应仔细检查孕早期各种影响因素对胎儿是否有损伤，在孕中期进行产前诊断和产前治疗，妊娠晚期并发症的预防也需从孕中期开始。孕中期保健还包括加强营养，适当补充铁剂和钙剂，监测胎儿生长发育的各项指标，预防和及早发现胎儿发育异常。并预防和治疗生殖道感染，可以减少孕晚期、产时、产后的许多问题。

（4）孕晚期保健：孕晚期胎儿生长发育最快，体重明显增加。此时补充营养应注意热量、蛋白质、维生素、微量元素、矿物质等需要量，既要增加又要保持平衡。定期行产前检查，防止妊娠并发症，及早发现并矫正胎位异常，注意胎盘功能和胎儿宫内安危的监护，及时纠正胎儿缺氧。作好分娩前的心理准备，考虑对母儿合适的分娩方式。指导孕妇作好乳房准备，有利于产后哺乳。

（5）分娩期保健：是指分娩与接产时的各种保健和处理，这段时间虽短，但很重要且复杂，是保证母儿安全的关键。提倡住院分娩，高危孕妇应提前入院。近年我国卫生部针对分娩期保健提出"五防、一加强"，内容是：防出血（及时纠正宫缩乏力，及时娩出胎盘，注意产后 2 小时的出血量），防感染（严格执行无菌操作规程，推广破伤风类毒素注射，防产褥期感染），防滞产（注意胎儿大小、产道情况、产妇精神状态，密切观察宫缩定时了解宫颈扩张和胎先露部下降情况），防产伤（尽量减少不必要干预及不适当操作或暴力，提高接产质量），防窒息（及时处理胎儿窘迫，接产时作好新生儿抢救准备）；"一加强"是加强产时监护和产程处理。

（6）产褥期保健：产褥期保健均在初级保健单位进行，产后访视应在产后 3 日内、产后 14 日、产后 28 日进行。

（7）哺乳期保健：哺乳期是指产后产妇用自己乳汁喂养婴儿的时期，通常为 10 个月。为保护母婴健康，降低乳幼儿死亡率，保护、促进和支持母乳喂养是哺乳期保健的中心任务。母乳喂养的好处有：①母乳是婴儿最理想的营养食品，营养丰富，适合婴儿消化、吸收；②母乳喂养省时、省力，经济又方便；③母乳含丰富抗体、活性细胞和其他免疫活性物质，能增加婴儿抵抗力，预防疾病；④通过母乳喂养，母婴皮肤接触频繁，增加母子感情。

为提高母乳喂养率，WHO 提出"促进母乳喂养的十项措施"有：①向所有卫生保健人员常规传达母乳喂养政策；②培训所有保健人员，执行此方针；③向所有孕妇宣传母乳因素：表现在产后开奶延迟，开奶前使用过奶瓶和橡皮奶头，喂奶次数少，尤其夜间不喂，哺乳时间过短未吸空乳房；②母亲心理因素：信心不足，心情紧张、忧虑、疲劳，不愿哺乳；③母婴健康状况：产后母亲服用利尿药、避孕药，使乳量减少，婴儿生病或口腔畸形；④暂时性供需不足：生后 2 个月婴儿体重增长最快，需要营养相对增加，而乳汁分泌尚未随之增多。处理方法：①保健人员亲自观察母亲哺乳全过程，找出问题所在。②教会母亲判断婴儿是否获得足够奶量的方法：观察婴儿体重增长情况，正常情况下，婴儿体重增长每月应不少于 600 克；观察和记录婴儿排尿情况，通常婴儿昼夜至少排尿 6～8 次，尿外观色淡而无味。③提供有关母乳喂养知识和哺乳技巧，频繁、有效的吸吮会使乳汁越吸越多，并增强母亲哺乳信心，克服紧张、焦虑情绪。许多药物能通过乳汁进入婴儿体内，哺乳产妇用药需慎重，哺乳期最好采用工具避孕或产后 3～6 个月放置宫内节育器，不宜采用避孕药物和过分延长哺乳期。

5. **围经期保健**　围绝经期是指妇女 40 岁左右开始出现内分泌、生物学变化与临床表现直至绝经后 1 年。有部分妇女在此期前后出现因性激素减少所引发的一系列躯体和精神心理症状。围绝经期保健内容有：①合理安排生活，重视蛋白质、维生素及微量元素的摄入，保持心情舒畅，注意锻炼身体；②保持外阴部清洁，预防萎缩的生殖器发生感染；防治绝经过渡期月经失调，重视绝经后阴道流血；③体内支持组织及韧带松弛，容易发生子宫脱垂及压力性尿失禁，应行肛提肌锻炼，即用力做收缩肛门括约肌的动作，以加强盆底组织的支持力；④此期是妇科肿瘤的好发年龄，应每年定期体检；⑤采用激素替代治疗、补充钙剂等方法防治围绝经期综合征、骨质疏松、心血管疾病等发生；⑥虽然此期生育能力下降，仍应避孕至月经停止 12 个月以后。

6. **老年期保健**　国际老年学会规定 65 岁以上为老年期。老年期是一生中生理和心理上一个重大转折点，由于生理方面的明显变化所带来心理及生活的巨大变化，使处于老年期的妇女较易患各种身心疾病：萎缩性阴道炎、子宫脱垂和膀胱膨出、直肠膨出、妇科肿瘤、脂代谢混乱、老年性痴呆等。应定期体格检查，加强身体锻炼，合理应用激素类药物，以利于健康长寿。

二、定期进行妇女病和恶性肿瘤的普查普治

健全妇女防癌保健网，定期进行妇女疾病及恶性肿瘤的普查普治工作，35 岁以上妇女每 1～2 年普查一次。普查内容包括妇科检查（外阴、阴道、宫颈、双合诊、三合诊）、阴道分泌物检查、宫颈刮片检查、超声检查。当普查发现异常时，应时一步进行阴道镜检查、宫颈活组织检查、分段诊刮术、CT、MRI 等特殊检查。对恶性肿瘤要早发现、早诊断、早治疗，降低发病率，提高治愈率。

三、做好计划生育技术指导

开展计划生育技术咨询，普及节育科学知识，以妇女为中心，大力推广以避孕为主的综合节育措施。人工流产只能作为避孕失败后的最后补救手段，不应作为常规的避孕措施。指导育龄夫妇选择安全有效的节育方法，以降低人工流产率及中期妊娠引产率，而且屏障式避孕措施还能预防性病的传播。保证和提高节育手术质量，减少和防止手术并发症的发生，确保手术者安全与健康。

四、做好妇女劳动保护

采用法律手段，贯彻预防为主的方针，确保女职工在劳动工作中的安全与健康。目前我国已建立较为完善的妇女劳动保护和保健的法律，有关规定如下：

1. 月经期调干不调湿（不下水田），调轻不调重（不从事重体力劳动）。

2. 孕期妇女妊娠后在劳动时间内进行产前检查，可按劳动工时计算；不得在女职工妊娠期、分娩期、哺乳期降低其基本工资或解除劳动合同；对有两次以上自然流产史，现又无子女的女职工，应暂时调离有可能导致流产的工作岗位。

3. 产期　女职工产假为 90 日。其中产前休息 15 日，难产增加 15 日；妊娠流产应根据医务部门证明，给予一定时间的产假。

4. 哺乳期调近不调远，哺乳时间为 1 年，不得安排夜班及加班。

五、女性心理保健

健康的心理对妇女的身心健康有不可忽视的意义，尤其对女性度过一生中几个特定的时期更重要。

1. **月经期心理卫生**　月经初潮来临，身心发生的巨大变化会造成少女困惑、焦虑和烦躁，这需要对少女进行适当的性教育。月经周期中激素水平变化可能和相应的情绪变化有关，在经前期雌激素水平低时，情绪常消极；经期前后的乏力、烦躁不安、嗜睡、少动为常见的心理行为症状，需适当运动加以放松相反，生活方式改变、环境变迁、工作紧张等引起的情绪障碍，也可导致月经周期混乱和闭经。

2. **妊娠期和分娩期心理卫生**　妊娠期的心理状态分为 3 个时期：较难耐受期、适应期和过度负荷期。孕妇最常见心理问题为焦虑或抑郁状态：对妊娠、分娩、胎儿和产后等方面的关心或担心。这时的心理卫生保健重点是充分休息，进行心理咨询和心理疏导。分娩期常见的心理问题是不适应心理（对于环境陌生和对分娩的紧张）、焦虑紧张心理（担心新生儿有缺陷、分娩不顺利，会影响宫缩而难产）、恐惧心理（会加剧分娩的疼痛，大量消耗

体力和精力，导致宫缩乏力、产程延长）、依赖心理。因此，在分娩过程中，医护人员要耐心安慰孕妇，提倡开展家庭式产室，有丈夫或家人陪伴，以消除产妇的焦虑和恐惧。

3. 产褥期心理卫生　产妇在产后两周内特别敏感，情绪不稳定，具有易受暗示和依赖性强等特点。常见的心理问题是焦虑和产后抑郁症，而心理因素可直接兴奋或抑制大脑皮质，刺激或抑制催乳激素及缩宫素释放，影响母乳喂养。产褥期的心理保健要依靠家人和社区妇幼保健人员及时了解产妇的心理需要和心理问题，鼓励进行母乳喂养和产后锻炼，并进行心理疏导。

4. 辅助生育技术相关的心理卫生　人工授精解决男性不育问题，其中使用供体的精子前需经已婚夫妻双方同意，要求他们签署知情同意书。孩子出生后，应保护妇女和孩子的利益，不得歧视她们。体外受精解决妇女因输卵管堵塞而引起的不育问题，体外受精的成功率目前仍较低，可能导致多胎妊娠，导致孕妇的病患率和死亡率增加，而且这些妇女还承受着为丈夫传宗接代的心理压力，所以要密切观察她们的身心健康。

5. 围绝经期及老年期心理卫生　围绝经期及老年期妇女体内雌激素水平显著降低，引起神经体液调节紊乱，导致绝经前后的心理障碍。主要是抑郁、焦虑及情绪不稳定、身心疲劳、孤独、个性行为改变，随着机体逐步适应，内分泌环境重新建立平衡，这些心理反应也会逐渐消失。必要时加强心理咨询、健康教育和激素替代治疗，并鼓励从事力所能及的工作，增加社会文体活动。

6. 与妇科手术有关的心理问题

（1）行子宫、卵巢切除手术的心理问题：由于受术者对卵巢、子宫的功能认识不足，当因病需行子宫和（或）卵巢切除时容易产生许多顾虑，担心自己女性形象受损，自我完整感丧失，担心会影响夫妻性生活等，患者会表现出情绪低落、苦闷、抑郁。对子宫、卵巢切除的患者应重视术前心理咨询，医师应向患者说明手术的必要性及方法，告知术后不会影响夫妻性生活，也不会改变妇女形象，可定期补充适当的性激素类药物，还要作好患者丈夫和家属的工作，多方面减少患者的压力和精神负担。

（2）行输卵管结扎术的心理问题：绝育手术仅是结扎输卵管，使卵子与精子无法相遇，达到永久性避孕的目的，并不影响卵巢功能和夫妻间和性生活，不等同于"阉割"。但行绝育手术的女性多为健康个体，对手术容易产生恐惧、疼痛、怕出现手术后遗症的心理。因此，术前应仔细检查受术者有无神经衰弱、癔症等心理疾病，并告知手术原理，缓解其不良心理反应。

（王凤梅）

第三节　妇女保健统计指标

作好妇女保健统计可以客观地反映妇幼保健工作的水平，评价工作的质量和效果，并为制定妇幼保健工作计划、指导妇幼保健工作的开展和科研提供科学依据。

一、妇女病普查普治的常用统计指标

1. 妇女病普查率 = 期内（次）实查人数 / 期内（次）应查人数 ×100%

2. 妇女病患病率 = 期内患病人数 / 期内受检查人数 ×10 万 /10 万

3. 妇女病治愈率 = 治愈例数 / 患妇女病总例数 ×100%

二、孕产期保健指标

1. 孕产期保健工作统计指标

（1）产前检查覆盖率 = 期内接受一次及以上产前检查的孕妇数 / 期内孕妇总数 ×100%

（2）产前检查率 = 期内产前检查总人次 / 期内孕妇总数 ×100%

（3）产后访视率 = 期内产后访视产妇数 / 期内分娩的产妇总数 ×100%

（4）住院分娩数＝期内住院分娩产妇数／期内分娩产妇总数×100%

2. 孕产期保健质量指标

（1）高危孕妇发生率＝期内高危孕妇数／期内孕（产）妇总数×100%

（2）妊娠期高血压疾病发生率＝期内患病人数／期内孕妇总数×100%

（3）产后出血率＝期内产后出血人数／期内产妇总数×100%

（4）产褥感染率＝期内产褥感染人数／期内产妇总数×100%

（5）会阴破裂率＝期内会阴破裂人数／期内产妇总数×100%

3. 孕产期保健效果指标

（1）围生儿死亡率＝（孕28足周以上死胎、死产数＋生后7日内新生儿死亡数）／（孕28足周以上死胎、死产数＋活产数）×1000%

（2）孕产妇死亡率＝年内孕产妇死亡数／年内孕产妇总数×10万／10万

（3）新生儿死亡率＝期内生后28日内新生儿死亡数／期内活产数×1000%

（4）早期新生儿死亡率＝期内生后7日内新生儿死亡数／期内活产数×1000%

三、计划生育统计指标

1. 人口出生率＝某年出生人数／该年平均人口数×1000%

2. 人口死亡率＝某年死亡人数／该年平均人口数×1000%

3. 人口自然增长率＝年内人口自然增长数／同年平均人口数×1000%

4. 计划生育率＝符合计划生育的活胎数／同年活产总数×100%

5. 节育率＝落实节育措施的已婚育龄夫妇任一方人数／已婚育龄妇女数×100%

6. 绝育率＝男和女绝育数／已婚育龄妇女数×100%

（王凤梅）

第四节　女性生理解剖

1. 女性一生各时期的变化　人体是由细胞构成的。细胞形成组织、器官和系统，进而成为一个复杂的人体。女性表现在骨盆宽大（俗说"胯大"）、乳腺发达、皮下脂肪丰满、声调较高而尖细等。

（1）人生的重要时期——青春期　婴儿出生后，要经历一个更为复杂和漫长的生长发育过程，直到个体发育成熟。生长一般是指人体身高和体重的增加，发育是指人体的结构和功能由简单到复杂的过程，二者是密切联系的一个统一的生理过程。人的生长发育分为两个阶段：一是胚胎发育阶段，即从受精卵到胎儿成熟；二是胚后发育阶段，即从婴儿出生到个体成熟。个体成熟是指青春期后，生殖器官最后发育并逐步达到成熟，一般是22～24岁。在这个过程中，人经历了婴儿期（从出生至1岁）、幼儿期（1～3岁）、学龄前期（3～6岁）、学龄期（6～12岁）、青春发育期（12～18岁）以及青年期（18～25岁）。其中，青春期是人生的重要时期。

1）发育期：发育期即是青春发育期，又叫青春期。是儿童过渡　到成年的时期，是人生的重要时期。青春期的年龄范围因种族、地区、性别及个体差异而有很大不同。有的早熟型女孩可早到8～9岁就开始发育，晚熟型的女孩14岁才开始发育。一般是指从十一二岁到十八九岁这个阶段。进入青春期，人体在形态、功能、性别特征以及心理等方面都发生巨大的变化，变化的速度快、幅度大。进入青春期，人体最突出的变化是生殖器官开始迅速发育，并逐渐成熟，功能逐步完善。青春期结束，生殖器官发育成熟，即是性成熟。性成熟，标志着人体全部器官发育基本成熟，逐步进入成年。

2）青春期的生理发育：

①内分泌腺作为青春期首先发生改变的一个系统，支配和调节着全身各系统的变化，不少研究资料表明，青春期始于内分泌系统。青春期初期，内分泌腺分泌的各种激素的水平均升高。与青春期发育关系密切的有脑垂体、甲状腺，性腺及肾上腺等。在诸多激素的协同作用下，逐步出现青春期的一系列特征。

②形态发育通常以身高、体重、胸围、肩宽、盆宽等指标来反映形态发育状况。青春期，在大量激素的作用下，赋予人体形态以崭新的变化。就身高、体重、胸围的增长速度看，人的一生有两次快速生长期，也就是两个生长高峰：第一次生长高峰是从出生到 1 岁；第二次生长高峰进入青春期，身高可增长 30 ～ 50 厘米，平均年增 3 ～ 8 厘米；体重可增20 ～ 30 千克，平均年增 2 ～ 6 千克。5 ～ 6 年之后，增长速度逐渐缓慢，一直持续到 23 岁左右，生长发育基本结束。

③性发育。人的生殖系统是八大系统中最迟发育一个系统。生殖器官在出生后的十来年内几乎没有什么进展，青春期开始迅速发育。生殖器官的发育就是性发育。表现在生殖器官形态的变化、功能的行使以及第二性征的出现，这是青春期诸多变化中最显著的变化。从十一二岁开始，外生殖器开始发育，女性卵巢在 8 岁以前很小，8 ～ 10 岁加快发育，十三四岁卵巢开始第一次排卵，出现月经。男性首次遗精，女性首次来月经，意味着生殖器官行使功能的开始，但这只是青春期发育的一个标志，并不意味着性成熟。此时，生殖器官及其他各器官的功能尚未达到成人水平，还需要继续发育到青春期结束。所以，把首次月经作为性成熟的标志是片面的。

第二性征出现，是青春期性发育的突出特点。女性的乳部、臀部、股部以及整个体表均匀分布一层皮下脂肪，使女性具有丰满的轮廓，均匀的曲线，臀部和骨盆宽阔，为女性婚后生育创造了条件。骨盆比肩部较宽，恰呈底边朝下的三角形（△）。

3）青春期生理卫生：青春期，新陈代谢旺盛，生长发育迅猛，机体内各器官系统都在发生着巨大变化。因而，必须加强青春期卫生保健和锻炼，以促进青少年健康发育。青春期体育锻炼，比其他任何年龄阶段的锻炼都能获得最佳效果，因为人对运动刺激的效应，不仅同运动量的大小有关，而且与受刺激的组织器官的发育程度有关。青春期锻炼应注意以下几点：①每天不应少于 1 小时的锻炼。②贵在坚持，不能三天打鱼两天晒网。③适宜的运动项目和运动量，即根据不同年龄，因人制宜，进行不同形式的不同量的锻炼，循序渐进，不断加大运动量。

4）青春期营养：青春期生长发育迅速，新陈代谢旺盛，而且学习任务重、活动量大、思维活跃，要消耗大量养料和能量，所以要加强青春期营养。蛋白质是构成人体和维持生命的物质基础，要多吃含蛋白质丰富的食物，保证蛋白质的供给；青少年要养成良好的饮食习惯，全面摄取营养；要适当多吃一点含铁较丰富的食物，如猪肝、蛋类、豆类、胡萝卜、菠菜等以促进血红蛋白的合成；动植物油中含有青少年生长发育所需的多种营养素，不能只吃植物油，也应吃一些动物油。

青春期性心理特征：由于性激素的大量分泌，青少年在生理发生急剧变化的同时，心理上也产生了迅猛的、势不可挡的变化。青春期心理变化主要表现在：骤然增长的性心理、迅猛提高的智力水平、强烈而不稳定的自我意识以及急风暴雨式的情感变化等。在这些心理变化中，最突出的是性生理带来的性心理变化。其特征主要表现在对性知识的兴趣和好奇，对异性的向往和爱慕。对异性的好奇、向往，继而到爱慕和追求，这是青少年性心理、性意识发展的一般规律。儿童时期的孩子，并无男女界限，他（她）们无顾忌地在一起玩耍，这是无性意识期。青春期初期，是性意识萌动时期，由于明显地感受到男女性征的不同，心理上出现了明显的男女界限，羞于与异性接触，甚至有意疏远。

5）青春期性心理卫生：由于青少年缺乏性生理方面的知识，对自身出现的性生理现象毫无思想准备，产生一些不必要的忧虑和不安，例如女孩子对乳房发育大小的担心，对月经初潮的惊慌失措，认为月经是"倒霉"的事情等。

性教育包括性生理，性心理和性道德三个方面的教育。其主要内容如：①主要包括两性生殖器官的结构与功能。②性的心理知识，如与异性相处的正确认识等。③性卫生知识，如月经期卫生，性生活卫生及性病预防。④性的社会与道德知识。性教育不仅是对青少年的教育，也是一个全社会性的教育，是一个移风移俗、民族昌盛、社会文明和社会道德的问题。

2．女性生殖系统生理解剖

女性生殖系统可分为：外生殖器（阴阜、大阴唇、小阴唇、阴蒂、前庭大腺、尿道口、处女膜），内生殖器（阴道、子宫、卵巢、输卵管）。

（1）外生殖器 包括阴阜、大阴唇、小阴唇、阴道前庭、前庭大腺、阴道口等。它们合起来称为外阴。

1）阴阜：阴阜是盆腔下方、两大腿根部之间的前方，由脂肪组织形成的隆起部分，成年女性阴阜丛生阴毛。

2）阴唇：阴唇，作为女性外生殖器的一部分，它像两扇"门"护卫着阴道和尿道，不让细菌、病毒或其他有害微生物从此处入侵机体。

大阴唇为两个大的皮肤皱襞，内含丰富的脂肪。幼年时期，大阴唇紧紧相合，有缝隙。随着年龄的增长，缝隙不断加大。青春发育期后，大阴唇外侧开始长出阴毛，内侧变得湿润而平滑。小阴唇在大阴唇的内侧，幼儿期的小阴唇不明显，青春期开始增大，前方有尿道外口，后方为阴道口，小阴唇布满丰富的触觉神经束梢，是性敏感区之一。

进入青春期时，腺体开始发育，并不断分泌黏液，以滑润和保护阴道。在大阴唇内侧，有许多微突起的小点，医学上称为"油脂腺"。这些腺体分泌的油脂，也具有润滑和杀灭病菌、驱赶废物等保护功能。由于腺体的作用，大、小阴唇表面总是保持一定的湿度和酸碱度，使外界细菌、病毒或其他异物难以在此停留、生长和繁殖，也大大减轻大小阴唇与内裤的摩擦、牵拉。但是，如不注意讲究会阴部卫生，不仅会破坏周围正常的"生态环境"，还使阴唇直接遭受不良刺激。久而久之，便容易发生阴唇糜烂、出血、肥大及瘢痕的形成等，会使阴唇的防卫能力下降，生殖、泌尿及全身各系统的疾病接踵而来。

阴唇虽小，但它确是一个"多事地带"：每个女子都应注意爱护自己的阴唇，以保证其"青春活力"。同时，还要注意观察阴唇、如果出现白斑、溃疡、干枯、萎缩、肥大、湿疣、硬结、黑痣、疖肿、黑色 素沉着等异常现象时，应及时请医生检查，千万不可讳疾忌医。

3）阴蒂：它是女性生殖器中最敏感的部位，如果阴蒂发生炎症、肿瘤等疾病，就会影响正常的性生活。我国著名的性医学庄家吴阶平教授认为，阴蒂病变在性问题中是一个很值得重视的课题。因此，保护好阴蒂决不是一件小事。

4）前庭大腺：约如黄豆大小，位于阴道口两侧，在前庭球后方，亦被球海绵体肌覆盖，每一个腺体有一个很细的腺管，长 1.5～2 厘米，注入一个总腺管，总腺管外侧系由鳞状上皮覆盖，其内侧由转换鳞状上皮覆盖。开口于阴道前庭，相当于小阴唇中、下 1/3 交界处。当性欲冲动时，可分泌淡黄色碱性黏液以湿润阴道口。此腺在正常情况下不易触到，当遇有感染，会出现肿胀甚至形成脓肿，如单纯为腺管闭塞，分泌物聚集、增多，可形成囊肿。性病患者多有感染，且以淋病为最多。

5）尿道口：位于阴蒂下方及阴道口之上，为尿道开口处，呈椭圆形，尿道后壁近尿道外口处，有两个尿道旁腺开口，是淋病奈瑟菌容易潜伏的场所。

6）处女膜：是覆盖于阴道口的一层具有一定弹性的薄的黏膜，膜的中央有孔或裂口，经血即由此孔流出，同时也使性交成为可能。

（2）内生殖器

1）阴道：阴道为前后扁平，具有很大伸缩性的管道，是内外生殖器之间的通道。阴道的上端通子宫颈，下端（阴道外口）开口于体外。阴道是性交器官，是经血排出和胎儿生出的通道。阴道分泌一些酸性物质，有防止病菌在阴道内繁殖的作用。但是，在女性外阴部，阴道口的前方是尿道的开口，后方是肛门，三者相距甚近，容易引起相互感染，出现炎症。如尿道炎、阴道炎、膀胱炎、宫颈炎等。因而，女性要讲究阴部卫生，勤洗外阴，勤换内裤，注意经期卫生，不洗公共浴池而洗淋浴，预防阴部传染病。

女性阴道内生长着种类数量繁多的微生物，它们互相依存，相互拮抗，形成了阴道的生态平衡，并与人体相安无事。从阴道内可查出 19 种（属）微生物，有棒状杆菌等常驻菌，甚至有大肠杆菌和金黄色葡萄球菌。

妇女的生殖器官，在解剖和生理上都具有独特的防御结构和功能。外阴两侧的小阴唇经常合拢关闭、阴道上皮细胞含有不同程度的糖原，在雌激素的影响下，发生周期性变化并脱落，在阴道如果阴道生态平衡遭到破坏，阴道内的菌群就会失调，引起各种阴道疾病。导致阴道平衡失调的原因很多，贫血、营养不良、感染发热及过度疲劳等，可使身体免疫力降低，引起阴道微生物正常生理组合变化，细菌比例失调。滥用抗生素可引起阴道生态平衡失调，发生霉菌性阴道炎、葡萄球菌性阴道炎、绿脓杆菌性阴道炎。此外，用碱性洗涤剂清洗会阴，也可导致阴道内酸碱度变化，破坏阴道的生态平衡。

保护阴道生态平衡应增强体质，提高免疫力，及时治疗月经失调等疾病，但切忌滥用抗生素、激素、免疫抑制剂等药物。还应注意性生活卫生，忌用碱性洗涤剂冲洗阴道和外阴。患阴道炎时，应及时请医生检查，明确病原体，积极治疗。采取局部治疗时，应将药物放置在阴道的深处，因多数病原体易在此生长繁殖。

2）子宫颈：位于子宫的最下面，长 2.5～3 厘米，分为阴道上段及阴道段，其内腔呈梭形，称为子宫颈管，阴道上子宫颈前面及两侧与膀胱及主韧带相连，后面被盆腔腹膜覆盖。阴道内的子宫颈部，做窥镜检查时可以暴露，其中间为子宫颈外口，分为前后两唇，后唇略长。外口的形状，未产妇为平滑的圆孔，经产妇因分娩时裂伤而呈横裂形。

子宫颈主要是由纤维组织构成，其中含有平滑肌、血管及弹性纤维等。颈管黏膜坚实且紧，呈多数直行皱襞，表面为高柱状上皮细胞，有纤毛，细胞核常位于细胞底部。黏膜层有黏液腺，分支深入基底实质，能分泌少量碱性黏稠的液体，平时形成黏液栓，能防止细菌侵入，至排卵期则变为稀薄，有利于精子通过。阴道内子宫颈表面为复层鳞状上皮，与阴道的上皮相同。在正常情况下，这种鳞状上皮和颈管黏膜的柱状上皮，在子宫颈外口处分界，但老年妇女分界处往往向颈管内移行，萎缩，失去黏液栓保护，极易引发感染；炎症一旦发生，应及时治疗，若失治、误治，此处易发生恶性肿瘤——宫颈癌。

在体内雌激素水平不同的影响下，子宫黏膜腺体形状和分泌黏液的性状、酸碱度可有周期性变化，故临床上常以宫颈黏液检查，作为测定卵巢内分泌情况的一种方法。

3）子宫：子宫位于盆腔内、膀胱和直肠之间，是孕育胎儿的场所。子宫前后稍扁，形状像倒放的鸭梨。成人的子宫长 6.5～8 厘米、宽 4～5 厘米、厚 3 厘米。子宫壁为厚厚的肌肉层，有血管贯穿其间。内部为一空腔，称子宫腔。由上向下，子宫分为宫底、宫体和宫颈三部分。子宫底较肥厚，两侧连着输卵管。子宫壁的内表面叫子宫内膜，成人的子宫内膜随月经周期而变化。分娩时，子宫肌层强而有力的收缩成为胎儿娩出的动力，并使产后子宫逐渐复原。

子宫是女性的重要器官，也是人类生命的摇篮。因此，保护好子宫就是保护女性的健康和生命安全。其方法：①洁身自爱、杜绝婚外性生活。由于婚外性生活多在非常情况下进行，生殖器官尤其是子宫造成感染的机会显著增加。过早结婚和生育的妇女，由于子宫发育尚未完全成熟，使子宫难以承受起孕育胎儿的重任，容易引起多种疾病。②多次做人工流产，特别是两次间隔时间较短的妇女，容易引起子宫内膜炎，而且还会影响再次受孕，对将来的胎儿亦有害。③孕期是子宫负担最重和最容易出事的特殊时期，孕妇应节制性生活，尤其是妊娠晚期更要禁止。分娩期间是子宫的"高危"时期，不可有丝毫大意。必须采取科学的接生方法。④非正规私自摘取节育环，容易引起子宫损伤和宫内感染，甚至因子宫破裂，造成大出血而致死，必须引起人们的高度重视。⑤肥胖和吸烟可增加子宫颈癌的发病率。因此，妇女应注意饮食平衡，不多吃高脂肪、高热量食品。经常运动会使腹肌和骨盆肌肉结实有力，有助于顺利分娩。⑥子宫切除后不会变性，妇女的子宫不分泌任何激素，只是具有孕育胎儿和产生月经的功能。女性特征的维持靠的是卵巢分泌的女性激素，即雌激素和孕激素。卵巢分泌激素受下丘部——脑垂体——卵巢轴的调节，呈周期性变化。女性性器官的发育、副性器官的成熟，女性体形……都是卵巢分泌的女性激素作用的结果。子宫内膜则是卵巢激素最敏感的靶组织。月经是女性激素周期性变化的结果，并不是因为有了月经，才维持着女性特征。所以子宫切除后是绝对不会失去女性特征的。

4）卵巢：卵巢是一对如枣子大小的内分泌腺体，悬挂于子宫角上，深藏于骨盆腔内，青春发育期起，在脑垂体的唤醒下，开始发挥功能，主要功能有：

①生育。新生儿期两侧卵巢中共有10万多个卵细胞，开始时都处于冬眠状态，直至青春发育期起，每月有一只卵细胞能发育成熟并排出，为生育奠定基础，妇女一生中仅有400～500个卵细胞能发育成熟，其余的发育到一定程度后自行退化。

②内分泌。在卵细胞发育成熟的同时，周围的卵巢组织能分泌两种女性激素，即雌激素与孕激素，主宰子宫内膜的生长、剥离和脱落，子寓内膜脱落时伴有出血，向体外流出成为月经。女性激素中的雌激素还能促进女性体征的发育，使女孩在短短4～5年的青春期内发育得亭亭玉立、婀娜多姿。没有卵巢则不能发育成真正的女性，所以卵巢有女性宝库之美称。雌激素还能在一定程度上促使钙质储存在骨质中，预防老年时因骨质疏松所致脊柱压缩和股骨颈骨折。至于性功能，在初婚时由于缺乏性生活的经验，雌激素在激发性欲和促进性高潮中起一定作用，以后建立了正常的性生活，则性欲的激发和维持，主要通过感情、思维、体位及习惯如接触性敏感区域来完成，而不再依赖于雌激素了。

卵巢有功也有过，卵巢容易长肿瘤（良性和恶性），有的开始时为良性，数年后渐渐变成恶性，习称卵巢癌。据报道妇女一生中患卵巢癌的概率为 $1/100 \sim 1/70$，即 $1\% \sim 1.4\%$，并有遗传倾向，如果母系或姐妹患卵巢癌的，则概率增为 $4\% \sim 6\%$。卵巢癌在早期时都无不适，一旦因出现腹块或腹水而就医时，常已进入晚期阶段，治疗效果不佳，死亡率高居妇科恶性肿瘤的首位，女性癌肿中的第五位。卵巢与输卵管为近邻，月经期脱落的子宫内膜碎屑，有时可随月经血经输卵管逆流，散播在卵巢表面，使卵巢长出子宫内膜异位囊肿，因囊肿腔内充满稠厚的经血，状如巧克力糊，故俗称"巧克力囊肿"，出现剧烈痛经或性交痛，妇科检查时有块物或触痛结节；输卵管有炎症时也可波及卵巢成为输卵管卵巢脓肿或囊肿，此外卵巢所分泌的雌激素，对其反应器官如乳腺和子宫内膜，在一定程度上诱发乳腺癌或子宫内膜癌的作用。

防患于未然：①卵巢癌较多发生在40岁以后，故35岁以上的妇女，要每隔2年定期做妇科检查，有条件时辅以B超检查，阴道B超更好，如发现卵巢增大，直径超过6厘米，或绝经后妇女卵巢未见萎缩直径超过5厘米、或卵巢直径虽小但质地坚硬表面不规则者，应进行手术治疗，家属中母亲或姐妹曾患卵巢癌者，因有遗传顷向，更应提高警惕。②患子宫肌瘤需手术切除子宫，而年龄已在45岁以上时，卵巢功能常已渐行衰退，一般宜连同双侧卵巢同时切除，以防以后发生卵巢癌。因卵巢切除以后并不影响性功能体内肾上腺和脂肪细胞亦能产生和转化成少量雌激素孳，这些雌激素足以保持女性的魅力。③患有乳腺癌已行手术根治，而尚未绝经的，由于卵巢所分泌的雌激素有刺激乳腺生长的作用，对杜绝乳腺癌的复发不利，常择期做双侧卵巢切除术。④患有子宫内膜异位症，因症状剧烈或巧克力囊肿较大而需手术者，术时如发现盆腔内病灶广泛，由于卵巢所分泌的雌激素有刺激子宫内膜生长的作用，亦常需连同子宫一起切除，如勉强保留卵巢，则往往于 2～3 年内症状和肿块再现，徒增再次手术之苦。

有些妇女在双侧卵巢切除以后，在短期内可提早进入围绝经期，出现轰热、出汗、情绪不稳定等围绝经期综合征的表现，可用雌激素补充，如结合雌激素 0.625 毫克或炔雌醇片 0.025 毫克，每日 1 次，每月服 25 日左右，经 2～3 周后这些症状可消除或好转，也有入主张这种服法可连用 2～3 年，以防骨质疏松症，由于子宫都已连同卵巢一起切除，故不必担心由于雌激素所造成的子宫出血问题，仅需要 2～3 月自我检查乳房 1 次，检查时应注意用手掌或手指在乳房上紧贴胸壁，从内向外或从外向内进行触摸，发现有硬结、肿块等疑点时，再请医师做进一步检查，千万不可用手指大把抓摸，以免将乳腺组织误认为肿块。

5）输卵管：输卵管是一对外形像嗽叭的细长管子（长 8～14 厘米），细的一端和子宫腔相通，嗽叭口一端接近卵巢。输卵管的功能是输送卵细胞或受精卵入子宫。

（王凤梅）

第二十二章 妇产科内镜

第一节 宫腔镜取胚术

宫腔镜取胚术可取代传统的人工流产、药物流产和钳刮术（妊娠超过人流时限），尤其适合早早孕、未生育过的病人和习惯性流产（RSA）。对未生育者可避免人流术中"盲刮"而致的子宫内膜的损伤；对反复自然流产、胎停育者，可在取出胚胎的同时查找或排除胎停育的宫腔病因，为进一步治疗习惯性流产铺平道路。

一、主要功能

人工流产是一个令许多育龄妇女望而生畏的概念。针对手术中疼痛的恐惧，对手术的近期远期并发症的担忧，在手术前都是不可避免的。随着宫腔镜技术的开展，为发扬人道主义、满足以人为本的需求，妇科积极开展了新一代人流手术——宫腔镜下取胚术。宫腔镜下取胚术是在可靠的静脉麻醉下，先置入宫腔镜探查宫腔内膜情况，确定妊娠囊位置，再置入吸管进行吸宫，有针对性的吸取妊娠囊部位的蜕膜组织，最后再用宫腔镜检查并确保宫腔内胚胎组织已完全取出。

近年来，由于性观念的改变，婚前性行为已非常普遍。据调查，某城市女性有婚前性行为的比例高达60%。有关专家指出，由于婚前性行为增多，人流术越来越多。妇科专家指出，多次人流不但容易损伤子宫内膜，导致子宫穿孔，还有可能形成自然流产的危险。特别是有生育要求的女性一定三思而后行，现在不孕症的发病率太高，虽然不孕有150多种病因所引起，药流，人工流产术后并发症，临床统计占30～40%。

为避免和预防医源性不育症的发生，医院开展对多次流产或未育者流产采用宫腔镜取胚，减少宫腔损伤。医源性不育是指不正当或过度治疗而导致的不育，约占不育的40%。按比例依次为人工流产、药物流产、宫外孕保守治疗或切除输卵管的治疗、其他开腹手术、不适的超排卵、宫颈电熨、未及时治愈宫盆腔感染、反复宫腔操作和宫内节育器等。

专家表示，对于有生育要求或多次流产的女性，若不得不实施流产，建议最好选择宫腔镜取胚术。特别是那些曾经多次刮宫或短时间内做过两次以上流产的女性，她们的子宫壁已经比较薄了，更应该选择实施宫腔取胚术。如果因经济原因则可选择无痛人流术，尽量减少多种并发症。

二、手术特点

（一）优点

1. 安全 宫腔镜取胚术中，医生在可视系统下，可以清晰地看到子宫内膜，寻找附着在子宫内壁上的孕囊，找准了再吸，并能看到每一步操作情况，目的明确，避免了漏吸和大面积刮宫，使手术过程缩短，对女性身体的伤害就更小。

2. 解除女性早孕的烦恼 一般人流术的时间在60天左右，宫腔镜取胚术能把终止早早孕的时间提前10多天，安全解除意外怀孕女性的烦恼。

3. 无痛 宫腔镜取胚术，没有传统人流术的疼痛刺激，在可视系统下，采用软管吸取孕囊，能最大限度地避免对女性身体的创伤。

4. 微创 宫腔镜取胚术，采用高分子材料制成的软管，直径只有几毫米，不用扩宫即可进入宫腔，且软管进出宫颈时无负压，可以避免对宫颈的无辜伤害。

5. 术后恢复快 宫腔镜取胚术，起效迅速，镇痛效果好，术后恢复快又完全。而且药物能快速分解，迅速排泄出体外没有副作用和后遗症。

（二）亮点

1. 直视微创 变"吸"为"取"

该技术汲取了无痛可视人流术的优点，妇科医生借助于先进的可视系统可在直视下观察到子宫内膜情况及胚胎的植入位置，针对性地通过柔软的微管将胚囊取出。该手术直视、无痛、微创，集治疗与诊断为一体。

医生在整个手术过程中可以清楚地看到病人的子宫内情形，并看到自己的每一步操作，对孕囊附着点以外组织不造成任何损伤，即使手术很复杂，也不会发生漏取或胚胎残留，更不可能发生子宫穿孔或大出血等严重并发症，使手术的安全性大大提高。该技术术中及术后的出血量极少，身体恢复较快，将对女性的生理和心理伤害降到最低。

2．手术、检查，一步到位

在临床中有很多医生都会有这样发现，约 5% 的早孕妇女合并有子宫肌瘤、子宫息肉等病变，但由于以前人流是在盲视状态下进行，医生手术过程无法看清子宫病变情况，因此也导致了一些子宫疾病诊治的延缓。

而取胚术具有可视功能，该技术在进行早孕流产手术时，同时可以对宫腔进行检查，发现病变，亦可同步进行治疗，并根据需要取子宫内膜组织做病理检查，可谓一举多得。此技术特别适合早早孕和习惯性流产（胎停育）的处置，可在取出胚胎的同时查找或排除胎停育的宫腔病因，为习惯性流产进一步治疗铺平道路。

（三）方便选择

宫腔镜取胚术将终止妊娠的时间提前了 10 天，无需等到孕囊长大即可轻松完成人流手术。宫腔镜取胚术恰到好处地把人流手术对母体的损伤降到了最低程度。尤其对于一些未婚女性和早孕少女，发现怀孕后需要及时解决问题，宫腔镜取胚术的出现，为她们带来的方便。

（四）保宫选择

宫腔镜取胚术是与传统 B 超超导可视流产不同，宫腔镜可直接通过光纤将完全可视化信息实时传送到监视器下，子宫内影像直接呈现在眼前，是国际公认的微创可视技术。医生彻底摆脱盲视操作状态，依据高精度显示器进行操作，更加准确精细。该技术变传统操作的"吸"、"刮"为"取"，大大减少对子宫内膜的伤害。手术后专家将运用宫腔镜监视，对双侧输卵管进行冲洗，有效降低人流后的输卵管阻塞，大幅度降低不孕症发病几率。

（五）安全选择

如诊断发现宫外孕，那么建议选择宫腔镜取胚术，因为其他的无痛人流技术无法安全终止宫外孕。

（六）无痛选择

没有传统人流术的疼痛刺激，采用高分子材料制成的软管，直径只有几毫米，不用扩宫即可进入宫腔，且软管进出宫颈时无负压，可以避免对宫颈的无辜伤害。在可视系统下，采用软管吸取孕囊，能最大限度地避免对女性身体的创伤。

三、适应领域

1．习惯性流产、胚胎停止发育 可在取出胚胎的同时，查找到或排除了宫腔方面的病因，有利于指导进一步诊断和治疗。

2．早早孕要求流产者 为了防止漏吸和空吸，传统的人工流产要求达到一定的孕周方可施术。早早孕者需要等待 7～10 天，倍受早孕反应和精神紧张的痛苦和折磨，宫腔镜取胚术则可及时施术，免去等待之苦。

3．有生育要求的年轻女性 对未生育还有生育要求的年轻女性，可避免传统人工流产中的"盲刮"而致的子宫内膜不可逆损伤，利于保留内膜的正常功能。

四、主要禁忌

宫腔镜取胚术可取代传统的人工流产、药物流产和钳刮术（妊娠超过人流时限），尤其适合早早孕、未生育过的病人和习惯性流产（RSA）。对未生育者可避免人流术中"盲刮"

而致的子宫内膜的损伤；对反复自然流产、胎停育者，可在取出胚胎的同时查找或排除胎停育的宫腔病因，为进一步治疗习惯性流产铺平道路；同时，它也有着不可忽视的禁忌证：

1. 活动性子宫出血（少量出血或特殊指征者例外）。
2. 急性或亚急性生殖道感染者。
3. 近期有子宫穿孔或子宫手术史者（3个月内）。
4. 欲继续妊娠者。
5. 宫颈恶性肿瘤。
6. 生殖道结核，未经适当抗结核治疗者。
7. 宫腔过度狭小或宫颈过窄者。
8. 严重心、肺、肝、肾等脏器疾患，代谢性酸中毒等难以忍受者。
9. 术前测口腔体温不低于37.5度者，暂缓检查或手术。

五、注意事项

（一）最佳时间

宫腔镜取胚术最佳时间一般说来最好在6～10周都可以做的，因为这时子宫不太大，妊娠组织不太多胎儿也小容易吸净手术时间短出血少。不能过早和过迟做宫腔取胚术，如果过早的话会子宫内膜受损，其恢复需要一定的时间。过迟胎儿肢体已长大，骨骼不容易吸出，必须将宫颈再度扩得很大，才能用钳刮格夹出肢体各部分，甚至还需用括匙括。这样。不仅手术时间长，出血量多，而且子宫容易受损害，对孕妇危害极大。如在停经两个半月施行人工流产手术时，胚胎与子宫间的联系不太紧密，肢体较小，手术简单，出血量少孕妇较安全。

（二）宫腔镜取胚术术前注意

1. 在手术的当天早上要洗澡，特别注意对外阴的清洗，但是不能够让水进入阴道。
2. 要根据医生的嘱咐在人流前6小时要禁止吃任何事物，也不能喝水。
3. 要注意防寒保暖，即使是在炎热的夏天，患者朋友们也不要急于穿时尚的衣服。
4. 手术的前两三天不能有夫妻生活，以防止阴道感染而影响手术

（三）宫腔镜取胚术护理注意

1. **及早活动**　除高危患者外，术后6小时内可指导患者床上适当翻身活动，6～8小时后可下床活动，并逐渐增加活动量。
2. **疼痛的护理**　术后病人可出现不同程度的疼痛，嘱患者行放松术多可自行缓解，若不能缓解者可给予镇痛剂。
3. **观察排尿情况**　早期督促、指导和协助患者排尿，确实排尿困难者可诱导排尿，必要时给予导尿。
4. **饮食护理**　术后可进营养丰富的软食，减少刺激性食物的摄入。
5. **常规护理**　即去枕平卧6小时，以免过早抬高头部致使脑脊液自穿刺处渗出至脊膜腔外，造成脑压过低，牵张颅内静脉窦和脑膜等组织而引起头痛。
6. **会阴护理**　术后可用1/5 000高猛酸钾或0.1%洗必泰溶液擦洗会阴，每日两次，以免造成置管期间宫腔逆行感染。
7. **观察阴道出血**　对手术创面大、出血多的患者，多在术后放置宫腔气囊导尿管，向气囊内注入生理盐水8～10 ml。起到压迫止血作用。术后要注意观察阴道出血情况，如有大量鲜血流出，应及时报告医生，遵医嘱给予处理。如无异常一般术后24小时撤掉宫腔气囊导尿管。

（四）宫腔镜取胚术术前禁食

宫腔镜取胚术是一种在可靠的麻醉下经阴道将宫腔镜置入宫腔，形成可视状态的人工

流产手术。宫腔镜取胚术属于全麻手术，而手术麻醉又分全麻（全身麻醉）和局麻（局部麻醉）。局部麻醉一般不用禁食，而全麻则需要。

六、主要危害

一般来说，宫腔镜取胚可能存在的危害，主要有这样几点。

首先，假如不够正规，手术消毒不严格，把细菌带进宫腔，就可能引发手术感染，继而引发各种并发症，甚至是不孕症。

其次，可能出现闭经现象。主要原因是子宫内膜基底层受到损害。假如子宫内膜基底层全部受损，就会导致永久性闭经，假如部分受损可能会出现暂时性闭经。

有很多女性朋友由于工作原因在宫腔镜取胚后就直接上班了，实在这样对身体的伤害是很大的。宫腔镜取胚后受创伤的子宫需要一段时间修复，子宫内膜被剥脱以后也需要时间来重新增生、弥合。假如这个恢复的时间里患者不休息的话，就会影响到子宫的恢复，从而延长手术后阴道出血的时间，而出血时间一长，就很轻易发生感染和失血性贫血。甚至可能因此而引发盆腔炎、阴道炎等妇科炎症，甚至是引发不孕症。所以人流手术后的休息千万时不可小视的。

固然宫腔镜取胚术在不断的发展和进步，但是对身体多少还是有一些危害的。的专家指出，宫腔镜取胚术的危害与该技术的上风比较起来是微乎其微的。

（王凤梅）

第二节　阴道镜检查

阴道镜检查是利用将子宫颈或生殖器表皮组织放大的显微镜，配合光源及滤镜之作用，清楚的检查子宫颈、生殖器，让医生可以观察子宫颈上皮及血管的变化，以诊断是否有不正常产病变，同时判定病灶之严重程度。必要时经由阴道镜做切片检查，可以获得最精确的诊断，作为治疗的依据。在可疑部位进行定位活检，以提高宫颈疾病、生殖器病变的确诊率。阴道镜分为光学阴道镜和电子阴道镜两种。

一、适应症

1. 宫颈刮片细胞学检查巴氏 +++ 级或者以上。或者 tbs 提示 ags 阳性以上和（或）高位 HPV DNA 阳性者。

2. 有接触性出血，肉眼观察宫颈无明显病变者。

3. 肉眼观察可疑癌变，可疑病灶行定位活检。

4. 可疑下生殖器及生殖道尖锐湿疣。

5. 可疑阴道腺病、阴道恶性肿瘤。

6. 宫颈、阴道及外阴病变治疗后复查和评估。

二、阴道镜结构

1. 光学阴道镜　光学阴道镜主要有镜体、支架、光源和附件四大部分组成。

（1）镜体：位于支架的顶部，设有倾斜度调节和左右调节手柄，保证镜体可自由地转动。前方有两个物镜，光源出口及滤色镜片。后端有双目目镜，双目镜间距调节以检查者瞳孔间距为准，使双侧目镜的图像重叠，成一最佳的立体图像。

（2）支架：分陆地式和悬挂式两种。支架的选择主要取决于阴道镜诊室的条件。

（3）光源：有镜内光源和镜外冷光源两种。

（4）附件：包括照相系统（普通照相、立体照相和一次成像系统）、摄录像系统、打印系统和计算机图文信息管理系统等。

2. 电子阴道镜　电子阴道镜主要包括电子阴道镜头主体、支架和附件等。

三、应用范围

　　阴道镜在中国逐渐广泛应用于临床，已被公认对提高下生殖道病变诊断的质量，是不可缺少的一种手段。妇产科医师认识到单凭肉眼观察，细胞学筛查，有疑问时作活组织检查（活检）已不够全面，由于活检时无病灶定位措施属盲目性，往往影响阳性检出率，若在阴道镜定位下活检则可大大提高阳性检出率。随着光电技术、摄影技术和计算机应用的不断发展，使阴道镜不仅在子宫颈、阴道和外阴病变的诊断方面有一定的价值，而且为追踪随访治疗效果，以及为进一步研究癌瘤的病因、发病机制和肿瘤发生发展的病理过程有更大的作用。阴道镜检查也有它的局际性，不能看到子宫颈管内的病变，它在诊断绝经后萎缩的子宫颈管内的病变，或对鳞柱交界缩入子宫颈管内不易暴露时，则无法作阴道镜的评价。

　　阴道镜检查主要用于观察下生殖道的子宫颈、阴道、外阴和生殖器病变。由于阴道镜可将病灶放大 10～40 倍，借以观察肉眼看不到较微小的病变，又可在阴道镜定位下作活组织检查，从而提高阳性检出率，协助临床及早发现癌前病变和癌变。若采用细胞学方法配合阴道镜检查和镜下活检，以及必要时做子宫颈管搔刮术的综合措施，可提高癌前病变和早期浸润癌的诊断准确率达 92%，及早治疗的话可明显提高病人的存活率。因此阴道镜检查是早期诊断，早期治疗下生殖道癌瘤的重要手段。另外，电子阴道镜在临床上还可以用作赘生物的消融和切除术等。随着光电技术、摄影技术和计算机应用的不断发展，使阴道镜不仅在子宫颈、阴道和外阴病变的诊断方面有一定的价值，而且为追踪随访治疗效果，以及为进一步研究癌瘤的病因、发病机制和肿瘤发生发展的病理过程有更大的作用。阴道镜下还可鉴别一些良性病变，以避免不必要的活检，如炎症、息肉、孕妇子宫颈肥大增生等；阴道镜检查即可协助降低随道脱落细胞假阴性的漏诊机会，又可减少部分子宫颈锥形切除术。阴道镜检查不但可辅助诊断阴道腺病，有其特殊的鉴别价值，还可对下生殖道性病中的疣状增生予以鉴别。

　　四、阴道镜分类

　　1．按功能分类

　　（1）诊断型阴道镜又称标准型阴道镜：该阴道镜仅适用于作检查，而无特殊能源匹配供阴道镜下手术。

　　（2）诊断治疗型阴道镜：该型阴道镜则是将普通型阴道镜和特殊能源相结合，如激光联合型阴道镜等，该阴道镜可以在作阴道镜检查的同时配以同轴激光作局部的激光手术。

　　2．按成像系统分类

　　（1）光学阴道镜：即指通过光学透镜系统成像的阴道镜。

　　（2）电子阴道镜：即指通过 CCD 将光学信息转变为数字信息成像的阴道镜。

　　3．按资料储存方式分类

　　（1）普通型阴道镜：即指阴道镜附件中不含有计算机部分，阴道镜检查资料仍以传统的手写方式保存。图像采集以照相和摄录像为主。

　　（2）计算机化阴道镜：即指光学或电子阴道镜附件中包含有计算机图文信息管理系统部分，阴道镜资料以标准的计算机化语言和实时图像采集并存的方式储存于计算机中。

　　五、检查方法

　　阴道镜检查的步骤：

　　1．检查前应有阴道细胞涂片检查结果，除外阴道毛滴虫、念珠菌、淋菌等炎症。检查前 24 小时避免阴道冲洗、双合诊和性生活。

　　2．患者取膀胱截石位，用阴道窥器充分暴露宫颈阴道部，用棉球轻轻擦净宫颈分泌物。为避免出血，不可用力涂擦。

　　3．打开照明开头，将物镜调至与被检部位同一水平，调整好焦距（一般物镜距被检物约为20 cm），调至物像清晰为止。先在白光下用10倍低倍镜粗略观察被检部位。以宫颈为例，可粗略观察宫颈外形、颜色及血管等。

4. 用5%醋酸溶液棉球涂擦宫颈阴道部，使上皮净化并肿胀，对病变的境界及其表面形态观察更清楚，需长时间观察时，每3～5分钟应重复涂擦5%醋酸溶液一次。精密观察血管时应加绿色滤光镜片，并放大20倍。最后涂以复方碘液（10 g碘化钾加入100 ml蒸馏水中，慢慢加入5g碘，，摇动混合；滤过和存贮在棕色瓶中，拧紧），在碘试验阴性区或可疑病变部位，取活检送病理检查。

5. 必要时用绿色滤光镜片并放大20倍观察，可使血管图像更清晰。

6. 碘化验 成熟鳞状上皮细胞富含糖原，涂复方碘液（10 g碘化钾加入100 ml蒸馏水中，慢慢加入5 g碘，摇动混合；滤过和存贮在棕色瓶中，拧紧），糖原与碘结合呈深棕色，称为碘实验阳性；柱状上皮、未成熟化生上皮、角化上皮及不典型增生上皮不含糖原，涂碘后均不着色，称为碘实验阴性。观察不着色区域的分布，在异常图像部位或可疑病变部位取多点活检送病理检查。

六、作业步骤

检查时病人躺在内诊台上，双脚放松张开，会阴部及阴道不需特别消毒，医师将俗称鸭嘴的阴道窥视器放入阴道，将阴道撑开，以肉眼及低倍镜观察外阴部及阴道是否有发炎，溃疡，HPV感染或异常分泌物。小心将子宫颈显露出来，以免子宫颈上皮被磨擦掉。找到鳞状上皮与腺体柱状上皮间的转换带（transformation zone）或SCJ，视情况需要重覆一次抹片。将阴道镜在体外对准子宫颈，透过放大作用来诊断子宫颈的病情，子宫颈上若沾有黏液或分泌物，可以用棉枝沾生理食盐水将之抹去，以免影响检查。由低倍镜开始检视子宫颈，观察它的色泽，注意有无任何肉眼可见的病灶，特别脆弱处或溃疡。接著，转成高倍镜检视血管形态。为了显示病灶，用棉枝沾取3～5％醋酸溶液（5%醋酸溶液，配制方法：5 ml冰醋酸小心加入95 ml蒸馏水中充分混合），涂抹在子宫颈及上段阴道，并停留至少30秒，醋酸停留的时间愈长，其所凝结的蛋白质愈多，愈容易看到病灶。此时继续以低倍镜检视子宫颈，若转换带可完整看到，这个阴道镜检查便属满意的（satisfactory）。涂抹醋酸时病人会有一点轻微酸辣的感觉，但十分短暂。找寻acetowhite epithelium及atypical vessels，mosaicism，punctation等病灶，找寻acetowhite lesion的内缘及外缘，其内缘应仅止於SCJ。继续以绿光滤波器（green filter）检视子宫颈，可以更轻出看出acetowhite lesion的边界或异常血管。接著在阴道镜目视下进行子宫颈管扩括术（ECC），将括匙放在SCJ以内，有系统地搔括大约两公分长的子宫颈管。然后，以镊子夹取此时聚集於子宫外颈的黏液，凝固血液及子宫内颈上皮组织，将之送病理检验。这种手术不需麻醉，病人只感觉有一点酸痛，时间很短暂。

做完ECC之后再以醋酸清洗子宫颈，在阴道镜目视下进行切片，切片的数量视病灶数目及大小而定。阴道镜下进行的切片手术，夹取的组织很小，病人不需麻醉，伤口也很小，只有一点酸痛。为了伤口止血，有时会在阴道内塞一块纱布，病人晚上沐浴时即可取出。将阴道镜的发现，包括SCJ的位置及病灶位置清楚标示在报告上，切片处并以"X"表示。

七、结果判断

1. 正常宫颈阴道部鳞状上皮 上皮光滑呈粉红色。涂5%醋酸溶液后上皮不变色。碘试验阳性。

2. 宫颈阴道部柱状上皮 宫颈管内的柱状上皮下移，取代宫颈阴道部的鳞状上皮，临床称宫颈糜烂。肉眼见表面绒毛状，色红。涂5%醋酸溶液后迅速肿胀呈葡萄状。碘试验阴性。

3. 转化区 即鳞状上皮与柱状上皮交错的区域，含新生的鳞状上皮及尚未被鳞状上皮取代的柱状上皮。阴道镜下见树枝状毛细血管；由化生上皮环绕柱状上皮形成的葡萄岛；开口于化生上皮之中的腺体开口及被化生上皮遮盖的潴留囊肿（宫颈腺囊肿）。涂 5% 醋酸溶液后化生上皮与圈内的柱状上皮明显对比。涂碘后，碘着色深浅不一。病理学检查为鳞状上皮化生。

4. 不正常的阴道镜图像 碘试验均为阴性，包括：

（1）白色上皮：涂醋酸后色白，边界清楚，无血管。病理学检查可能为化生上皮、不典型增生。

（2）白斑：白色斑片，表面粗糙隆起且无血管。不涂 5% 醋酸溶液也可见。病理学检查为角化亢进或角化不全，有时为 HPV 感染。在白斑深层或周围可能有恶性病变，应常规取活检。

（3）点状结构：旧称白斑基底。涂 5% 醋酸溶液后发白，边界清楚，表面光滑且有极细的红点（点状毛细血管）。病理学检查可能有不典型增生。

（4）镶嵌（mosaic）：不规则的血管将涂 5% 醋酸溶液后增生的白色上皮分割成边界清楚、形态不规则的小块状，犹如红色细线镶嵌的花纹。若表面呈不规则突出，将血管推向四周，提示细胞增生过速，应注意癌变。病理学检查常为不典型增生。

（5）异型血管：指血管口径、大小、形态、分支、走向及排列极不规则，如螺旋形、逗点形、发夹形、树叶形、线球形、杨梅形等。病理学检查多为程度不等的癌变。

5. 早期宫颈癌 强光照射下表面结构不清，呈云雾、脑回、猪油状，表面稍高或稍凹陷。局部血管异常增生，管腔扩大，失去正常血管分枝状，相互距离变宽，走向紊乱形态特殊，可呈蝌蚪形、棍棒形、发夹形、螺旋形或绒球等改变。涂 5% 醋酸溶液后表面呈玻璃样水肿或熟肉状，常并有异形上皮。碘试验阴性或着色极浅。

八、注意事项

阴道脱落细胞学检查巴氏三级以上。细胞学检查虽然阳性，但肉眼观察疑癌。长期按宫颈炎治疗，但效果不好者。肉眼观察难以确定病变细胞的外形结构，需在阴道镜下放大倍数观察的病变。宫颈癌手术前，需在阴道镜下确定病变波及的部位，指导手术应切除的范围。下生殖道有严重急性、亚急性感染，应查明原因治疗后再查。生殖道有伤口或挫伤，应待上皮修复后再查。有活动出血时，止血后再查。

阴道镜可反复检查，且无创伤和副作用，但需注意检查前 3 天内要停止阴道冲洗及上药，禁止性生活，亦不能行阴道冲洗及阴道塞药。最好之前能向医生提供宫颈细胞涂片或 TCT 的结果，以帮助判断是否需要活检。阴道镜检查时间一般宜于月经干净后两周内进行。对怀疑宫颈癌或癌前病变者无时间限制。宫颈管内有病变者，宜于接近排卵期时检查。接受阴道镜检查的病人无须禁食，灌肠，剃毛，也不用住院。接受切片的病人阴道内的止血纱布在晚上沐浴时即可取出，若在这段时间内，感觉一直有血往外流或纱布取出后有大量出血，应立即至医院急诊室求诊。

（王凤梅）

第二十三章 产科门诊诊疗

第一节 产科门诊诊疗常规

1. 人员与职责：产科门诊由高年资产科医生及护士专门负责围产保健管理工作。工作内容包括医疗、各种卡片管理、孕妇随诊、产后随访、宣教及围产统计工作。

2. 产科门诊分类：产科门诊设有产前检查、产科初诊、产科复诊、高危门诊、产前咨询和产前诊断、产后随诊。

3. 检查时间：分产前检查、产前初诊和产前复诊三个部分。

（1）查尿 hCG(+) 或血 β-hCG > 20 mIU/ml，肯定妊娠诊断，并确定愿意继续妊娠，要求在本院产检并分娩者，进行产前检查。

（2）完成产前检查者，进行产前初诊检查，包括建卡、填写产科专用表格、全面查体并核对预产期。

（3）完成产前初诊者进入复诊阶段，正常情况下，妊娠 28 周以前每 4 周随诊一次，妊娠 28—36 周期间每 2 周随诊一次，36 周以后至住院每周随诊一次。

（4）产后检查在产后 42 ～ 50 天进行。

4. 产前讨论：每月末，由门诊及产科病房医师共同对下月预产期内伴有合并症或并发症的病历进行讨论，提出诊断、治疗意见，并对分娩方式提出建议或做出决定。

5. 宣教制度：孕期进行两次产前宣教，第一次于产前初检时，介绍孕妇须知并解答有关问题，第二次于妊娠 36 周左右进行，介绍产妇须知、如临产、分娩、产褥以及新生儿护理和喂养等问题。建议妊娠糖尿病或孕前糖尿病患者听一次妊娠期营养指导课。

（王凤梅）

第二节 产前检查

一、概论

1. 查尿 hCG(+) 或血 hcG > 25 u/L 为妊娠阳性，肯定妊娠诊断，并确定愿意继续妊娠，要求在本院产检并分娩者，进行产前检查。

2. 测量基础血压和体重。

3. 仔细询问月经史、既往史、家族史。

4. 对早孕有其他合并症者，应请相关科室会诊，确定能否继续妊娠，并讨论妊娠过程中合并症的处理，如不宜继续妊娠，应将继续妊娠的风险向孕妇交代清楚，由其在知情同意的原则上决定是否终止妊娠。

5. 在妊娠 11 ～ 13+6 周左右作超声检查，测量胎儿 CRL 以核对孕周，出入量 NT 值进行常染色体非整倍体的早孕超声筛查。NT ≥ 3 mm 者转诊至产前咨询门诊。

6. 妊娠 11 ～ 13+6 周超声检查正常者，继续产前检查。

（1）进行常规化验检查，包括血常规、尿常规、肝肾功、血型 +Rh 因子、输血全套。

（2）妊娠 15 ～ 20+6 周进行唐氏综合征母血清学筛查，筛查高危者，转产前咨询门诊。

（3）妊娠 20 ～ 24 周进行系统胎儿超声检查。

7. 有遗传病家族史或有产前诊断指征的孕妇应转至产前咨询门诊（上一级医院）。

二、产前初诊

1. 完成产前检查者，进入产前初诊检查。

2. 填写本院产前管理卡片一张，注明并发症、复诊日期、交产前管理归档。

3. 按产科初诊表内容，详细采集并记录月经史、生育史、个人既往史及家族史。进行全面查体、产科检查，并在系统胎儿超声检查除外胎盘低置状态的前提下进行骨盆测量。

4. 一年以内未进行过 TCT 检查者在系统胎儿超声检查除外胎盘低置状态的前提下，进行骨盆测量同时行 TCT 检查。

5. 妊娠 24～28 周期间行 50 g 或 75 g 糖筛查。

6. 发现妊娠并发症或合并症者转诊至高危门诊随诊。

7. 从妊娠 20 周开始，建议预防性服用铁剂。视孕妇具体情况决定是否预防性补充钙剂。

三、产前复诊

1. 询问孕妇上次检查后的一般健康状况，按复诊表格项目进行检查和填写。

2. 妊娠 32 周左右复查血常规。

3. 妊娠 30～32 周行超声检查，了解 FGR。

4. 孕 20 周后每次检查均应查尿常规、测血压及体重，结果异常者，应注意随访。

5. 妊娠 28 周起要求孕妇进行胎动计数，如发现胎动异常或听诊胎心异常应进行 NST 检查。

6. 妊娠 36 周作进行 NST 检查。

7. 妊娠 32 周时全面核对预产期、胎儿生长情况、孕妇并发症及合并症情况、各项化验结果、骨盆测量结果，对母亲胎儿进行评价。

8. 妊娠 38 周进行超声检查，确定胎位、估测胎儿体重、再次对母胎进行评估，决定分娩方式。

四、产科门诊医疗、保健注意事项

1. 孕妇第一次看产科门诊时就应核对预产期。

2. 预产期的核对应将临床推算与超声推算结合起来。

（1）如果通过 LMP 推算的预产期和超声检查推算的一致，且超声检查推算结果的误差在超声检查所允许的范围，则可以依据 LMP 来推算预产期。

（2）如果孕妇的月经不规律，或孕妇无法提供用于推算预产期的临床资料，则依据超声检查来推算预产期。用确定有清楚的超声检查以孕 11～13+6 周超声测量的 CRL 结果为主。

3. 当 20 周之后，每次产科门诊均应检查尿常规检查，注意有无尿蛋白出现，如两次尿蛋白阳性，应进一步行 24 小时尿蛋白定量以及其他相关检查。

4. 每次产科门诊均应测血压、体重。

5. 从 28 周之后每次门诊均应测宫高、腹围、，如增长不满意，应注意除外 FGR。

（王凤梅）

第三节　高危门诊

一、妊娠期高血压疾病

（一）慢些高血压

1. 晕早期应请心内科会诊，评估能否继续妊娠。不宜妊娠者，应将继续妊娠的风险向孕妇交代清楚，由其在知情同意的原则上决定是否终止妊娠。

2. 可以继续妊娠者，由心内科调整降压药剂量，并在心内科密切随诊。

3. 注意休息，低盐饮食。

4. 妊娠 20 周后密切监测血压、体重、尿蛋白情况，警惕慢性高血压合并子痫前期的可能。发现异常情况，及时收入院进一步治疗或转上级医院

5. 妊娠 28 周后每日行胎动计数，有异常者及时就诊。

6. 妊娠 32 周后酌情进行 NST 检查。

7. 妊娠 32 周超声检查注意有无 FGR，注意监测脐动脉 S/D 值，发现异常者及时住院

进一步治疗。

（二）子痫前期

1．血压≥140/90mmHg、尿蛋白（＋）者，入院进行病情评估并制定治疗方案。轻度子痫前期或病情稳定者可在门诊密切随诊。

2．密切监测血压、体重、尿蛋白情况，发现异常者及时入院进一步治疗。

3．注意休息，低盐饮食。

4．出现头痛、视力模糊、上腹痛、抽搐等情况应及时就诊。

5．妊娠28周后每日行胎动计数，有异常者及时就诊。

6．妊娠32周后酌情进行 NST 检查。

7．妊娠32周超声检查注意有无FGR，注意监测脐动脉S/D值，发现异常者及时住院进一步治疗。

8．病情稳定者，择期收入院终止妊娠。

二、多胎妊娠

1．在妊娠8～12周行超声检查，明确双胎的绒毛膜性，并根据绒毛膜性的结果向孕妇交代双胎的风险，充分履行知情同意原则。

2．在妊娠11～13+6周行超声检查测定各个胎儿的 CRL 及 NT 值。NT 值异常者转产前咨询门诊。

3．对于单绒毛膜性双羊膜囊性双胎者，至少每4周进行超声检查以评估胎儿状况。超声结果异常者转产前咨询门诊。

4．注意监测血压、体重和尿蛋白，及时发现和诊断子痫前期，并给予相应处理。

5．妊娠28周后可以给予适当休息，预防早产。

6．无特殊情况者，妊娠36～37周住院，择期行剖宫产。

三、羊水过多

1．指病理性羊水积聚，任何孕周的羊水量＞2 000 ml，或大于相应孕周的第95百分位，或足月时 AFI＞18 cm。

2．相对羊水过多指 AFI＞18cm，绝对羊水过多指 AFI≥24 cm。

3．行超声检查，除外胎儿畸形和多胎妊娠。

4．排除孕妇糖尿病、母儿血型不合等因素。

5．轻度羊水过多通常无需处理，多可采用期待疗法，等待自然临产或破膜。

6．呼吸困难、下腹疼痛、行动困难这，需要住院治疗。

四、羊水过少

1．指羊水两少于400 ml、或足月时 AFI＜8.0 cm，或 AFI 低于相应孕周的第5个百分位。

2．相对羊水过少是指 AFI＜8.0cm，绝对羊水过少是指 AFI≤5.0 cm。胎儿尿量减少通常是导致羊水过少的最终原因。

3．中孕期羊水过少：

（1）产生原因以胎儿肾脏发育不全和泌尿道梗阻较为突出。

（2）各种原因的羊水过少均可导致肺发育不良。

（3）通常围产儿预后差。

（4）临床处理原则：首先明确羊水过少的原因　详细询问孕妇的情况，有无胎膜早破的征象。检查是否发生胎膜早破，并留取阴道拭子培养。

行针对性超声检查：测量羊水量，判断胎儿的解剖结构是否正常，主要包括肾脏、膀胱、心脏，评估胎儿是否宫内生长受限。

4．孕晚期羊水过少：发现羊水过少应急诊入院进行评估并行针对性超声检查和NST检查。

五、胎儿宫内生长受限（FGR）

1. 认真核对孕产期。
2. 常规产前检查发现孕妇宫高、腹围、体重不增长或增长缓慢者应怀疑FGR。
3. 确认FGR者，应收入院进一步诊治。
4. 在门诊随着的FGR患者，应酌情行NST检查,NST结果异常者，应收入院进一步诊治。
5. 孕妇需要注意休息，左侧卧位，每日行胎动计数。
6. 孕妇应适当增加营养，必要时由专科医生制定食谱。

六、产前出血

1. 中孕期或晚孕期有阴道出血的孕妇应立即前往医院就诊。
2. 注意监察有无宫缩或宫压痛，胎心变化，并复习病历有无宫颈糜烂、宫颈息肉、妊娠期高血压疾病等。
3. 急查血常规、凝血时间和肝肾功等。
4. 行急诊超声检查，注意了解胎盘位置以及有无胎盘后血肿。如发现胎盘低置或前置或出现胎盘后血肿，应收入院进一步诊治。
5. 孕28周以后的孕妇应行胎心监护,注意胎心情况及有无宫缩，如胎心异常或有宫缩，应入院进一步诊治。
6. 如除外胎盘问题，应检查宫颈是否糜烂后有息肉，除外宫颈原因导致的阴道出血。
7. 仅有少量阴道出血、孕周尚小的前置胎盘孕妇，可在家卧床休息，定期随诊。嘱其每日行胎动计数，如阴道出血多或胎动异常应及时就诊。

七、母儿血型不合

1. 夫妇双方均应查血型及Rh因子。
2. 孕妇为Rh（−），丈夫为Rh（＋）者，每4周做一次间接coombs试验，阳性者应检查抗D抗体滴度，以估计新生儿溶血的可能性及严重性。
3. 如间接coombs试验均为阴性可在孕32周左右注射抗D球蛋白一支。
4. 应定期行超声检查，了解胎儿有无水肿、腹水，超声检查异常者，应住院进一步诊治。
5. 妊娠28周后每日胎动计数，妊娠32周后酌情行NST检查。
6. 妊娠36周左右向医务科申请备Rh（−）血或建议专上级医院生产。
7. 择期住院生产。

八、妊娠合并心脏病

1. 早孕时应请心内科会诊，决定能否继续妊娠。
2. 如可以继续妊娠，则应限制盐，预防感冒、防止劳累及情绪激动。
3. 每次检查均应注意有无早期心衰征象。
4. 心脏病孕妇除了在产科密切随诊外，还应定期去心内科就诊，进行适宜的治疗和监护。
5. 有心衰征象者立即这样治疗。
6. 心功能Ⅰ～Ⅱ级者，孕36周入院，多科会诊后择期终止妊娠。
7. 孕妇为先心病这，孕20～24周时应行超声心动图检查以排除胎儿心脏畸形。

九、甲状腺功能异常

1. 孕早期请内分泌科会诊，决定能否继续妊娠。
2. 孕期在产科和内分泌科共同随诊，调整治疗用药。
3. 妊娠32周后酌情行NST检查。
4. 择期入院生产。
5. 病情严重或胎儿情况异常者须及时住院治疗。

十、糖尿病

1. 所有非DM孕妇，应在孕24～28周常规进行50 g或75 g GCT筛查。

2．具有 GDM 高危因素的孕妇，首次孕期检查时及应行 50 g GCT 筛查，结果正常者，孕 24 周后复查 75 g GCT.

3．GDM 高危因素：

（1）孕妇方面"肥胖、高龄、多囊卵巢综合征患者。

（2）产科病史：巨大儿史、GDM 史、不明原因复发性流产史、胎儿畸形史、胎死宫内史、足月新生儿呼吸窘迫综合征分娩史。

（3）本次妊娠：早孕期空腹尿糖阳性、反复尿糖阳性、巨大儿、羊水过多、多次妊娠。

（4）DM 家族史。

（5）40%～50% 的 GDM 患者并没有明显的高危因素。

4．50g 血糖≥7.8 mmol/L(140 mg/dl) 为 50 g GCT 异常，应进一步行 75 g OGTT 试验明确是否为 GDM.

5．50 g 血糖≥710.6 mmol/L(190 mg/dl) 者，应收入院查血糖谱，血糖谱异常者诊断 GDM，血糖谱正常者行 75 g OGTT 试验明确是否为 GDM.

6．确诊 GDM 这，孕期应在营养科或内分泌科指导下控制饮食。

7．超声检查：孕 20～24 周行系统胎儿超声检查，除外胎儿畸形;孕 28 周之后每 4～6 周复查一次 B 超，监测胎儿发育、羊水指数、胎儿脐血管血流。血糖控制不满意者应行胎儿超声心动图检查，除外先天性心脏病。

8．注意子痫前期、羊水过多、巨大儿等并发症的发生并及时处理。

9．妊娠 28 周后每日行胎动计数，妊娠 32 周后酌情行 NST 检查。

10．所有 GDM 患者都应在预产期钱住院分娩。分娩时机的选择应权衡胎儿合并症和胎儿肺成熟情况而定。

11．产后评估：

（1）GDM 孕妇应在产后 6～8 周复查 FBG 和 2 小时的 75 g OGTT 试验，以除外显性糖尿病。

（2）如果达到或超过该界值，则可以诊断为 2 型糖尿病。

十一、妊娠合并系统性红斑狼疮

1．系统性红斑狼疮（SLE）患者在孕前应咨询免疫内科师能否妊娠。

2．首次就真时就应请免疫内科会诊，评估能否继续妊娠。

3．孕期在产科和免疫内科共同随诊，并调整治疗用药。

4．早孕期的实验室检查包括：血常规、尿常规、肝肾功全套、24 小时尿蛋白定量、SLE 相关的免疫指标检查。

5．中孕期应复查血常规、尿常规、肝肾功全套、24 小时尿蛋白定量。

6．每次产检均应注意有无狼疮活动的迹象。

7．孕 20 周后滴定期超声检查以监测 胎儿生长发育情况。

8．抗 SSA SSB 抗体阳性者，应行胎儿超声心电图检查，评估有无潜在心脏传导受阻。

9．晚孕期根据临床具体情况行胎儿监护，最早可以从孕 32 周开始酌情行 NST 检查。

10．如合并 FGR，应行胎儿多普勒检查，评估胎儿有无宫内缺氧。

11．妊娠 36 周入院会诊，适时终止妊娠。

12．病情严重或胎儿情况异常者，须立即住院或转院。

13．产后复查早孕期建议的实验室检查。

14．狼疮活动的诊断：大多数狼疮活动是依靠临床表现诊断的，如患者出现发热、不适合淋巴结病等。实验室检查发现补体 C3 和 C4 水平下降，尿常规出现红细胞，或白细胞多于 20 个 / 高倍视野或出现细胞管型，抗 ds DNA 抗体滴度升高、溶血性贫血、血小板和（或）白细胞减少。

（王凤梅）

第四节　产后检查

1．产后检查日期为产后 42～50 天内由产科和儿科医师对母婴分别进行检查。

2．详细逐项填写产后记录。

3．产后恶露不净的处理：

（1）外阴消毒后行盆腔检查，注意恶露性质，疑有感染者行宫颈细菌拭子培养检查。

（2）注意有无组织样物堵于宫口，如有则应取出送病理检查。

（3）检查子宫大小及宫旁有无压痛。

（4）子宫复旧差者应查血常规，疑似有炎症这给予抗生素。

（5）查血 β -hCG

（6）化验正常者可给予宫缩剂，如益母草膏，以及一般止血药。

（7）医嘱产妇 1～2 周后复查。

4．剖宫产后产妇，注意检查腹部伤口愈合情况。

5．妊娠高血压疾病患者，于产后 6 周随诊时建议于产后 12 周测量血压，明确最终诊断，如血压 ≥ 140/90 mmHg，则可诊断慢性高血压，应转内科治疗。

（王凤梅）

第五节　产科急诊接诊

一、先兆临产或临产

1．凡在本院行系统产检者，详细复习病史，注意有无妊娠并发症或合并症，询问产兆情况。

2．非本院产钱检查这，要详细理解妊娠经过和病理情况。

3．测量血压、脉搏，观察有无水肿，检查胎位、胎心音、胎先露及宫缩，妊娠 32 周以上者行胎心监护。除外产前阴道出血疑有胎盘前置，应行阴道检查，了解宫颈、宫口、胎膜及胎先露高低等。

4．超声检查，了解胎儿情况。

5．疑有胎膜早破者应行 Ph 试纸检测，无论结果如何，均应收入院处理，嘱孕妇保持平卧位。

6．凡属病理妊娠或有合并症的孕妇，病情重或母儿有危险的应住院或转上级医院。

7．确认临产者，应入院待产。

二、临近分娩

1．临近分娩者，接诊医师应陪同产妇尽快进入产房，并做好运送途中准备。

2．来不及送入产房分娩者，立即准备在急诊室内消毒接生，并通知上级医生和儿科医生到场协助。

三、来院前或来院途中分娩

1．于急诊室内用碘酒、酒精将脐带消毒后剪断，断端进行热处理。

2．胎盘未娩出者，外阴冲洗消毒后协助胎盘娩出，并按第三产程常规处理。

3．会阴撕裂者行修补术。

4．给予抗菌药物预防感染。

5．未经消毒即分娩者，给予破伤风抗毒素注射。

（王凤梅）

第二十四章　妇科门诊诊疗

第一节　妊娠诊断

一、早孕

怀孕开始至 12 周。

（一）临床表现

1. 停经史，育龄期月经正常妇女，有性生活史。

2. 早孕反应：胃肠功能紊乱、恶心、偏食、头晕、嗜睡、乏力、心慌气短。

3. 尿频。

4. 乳房胀痛，乳头，乳晕着色，周边深褐色小结节。

（二）体征

1. 阴道粘膜，充血着色，呈紫蓝色。

2. 宫颈着色变软，子宫峡部极软，出现 Hegar 氏征，子宫呈球型，饱满，变软；孕 12 周出盆腔，耻联上可及。

（三）辅助检查

1. 血、尿 HCG 阳性。

2. 黄体酮试验：黄体酮 20mg，肌肉注射一天一次 ×3 天，停药 7 天无流血，可能早孕。

3. 基础体温（BBT）测定，BBT 呈双相，高温相持续 18 日，早孕可能。

4. 宫颈粘液，无羊齿状结晶（但干扰多，准确性差）。

5. 超声检查：宫腔内见圆形光环，妊娠 6 周时可见胚芽及原始心管波动。

（四）诊断要点

1. 有停经史。

2. 尿妊娠试验（+）、血 HCG 升高。

3. 妇检子宫增大。

4. 超声检查宫内妊娠小于 13 周。

（五）鉴别诊断

无须鉴别。

（王凤梅）

二、中孕

妊娠第 13 ～ 27 周末活胎。

（一）临床表现

1. 停经史及早孕诊断。

2. 子宫随妊娠周数增大。

3. 胎动：妊娠 18 ～ 20 周后可自觉。

（二）体征

1. 胎心音：妊娠 18 ～ 20 周后，可经腹壁闻及胎心音。

2. 胎体：妊娠 20 周后，可以经腹壁触及胎体。

3. 妇检或腹部检查可发现子宫增大。

（三）辅助检查

1. 超声检查：A 超，B 超，超声多普勒。

2. 胎儿心电图。

（四）诊断要点

1. 有停经史。

2. 子宫增大。

3. 可闻及胎心。

4. 超声检查可示宫内妊娠 12-27 周。

（五）鉴别诊断

无须鉴别。

（王凤梅）

三、晚孕

妊娠 28 周后活胎。

（一）临床表现

1. 早期、中期的妊娠过程。

2. 乳房增大，初乳分泌。

3. 皮肤色素增加及腹纹出现。

（二）体征

子宫增大，可扪及胎方位，闻及胎心，胎动正常。

（三）辅助检查

1. B 超检查。

2. 胎儿心电图，胎监。

（四）诊断要点

1. 有停经史，并有胎动。

2. 腹部检查可扪及胎儿并可听到胎心。

3. 超声检查宫内妊娠大于 28 周。

（五）鉴别诊断

无须鉴别。

（王凤梅）

四、先兆流产

妊娠 28 周前，出现少量阴道流血，继而常出阵发性下腹痛或背痛。

（一）临床表现

1. 停经史。

2. 阴道少量流血，阵发性下腹隐痛。

（二）体征

妇检：宫颈口闭，未见组织物嵌顿，子宫增大与孕周相符。

（三）辅助检查

1. 门诊检查：

（1）尿妊娠试验（+）。

（2）B 超可见宫腔内孕囊或有时会发现有液性暗区。

2. 住院检查：三大常规、肝肾功、凝血机制、血 hcG 、RPR，建议检查致畸四项、血红蛋白分析、宫颈分泌物培养、G6PD 等，定期复查超声检查。

（四）诊断要点

1. 停经并阴道流血、腹痛。

2. 尿妊娠试验（+）。

3. 妇科检查示宫口闭，未见组织物嵌顿，子宫增大与孕周相符。

4. 超声检查结果。

（五）鉴别诊断

宫颈息肉应与异位妊娠、稽留流产、合并妊娠、宫颈癌合并妊娠、难免流产、不全流产鉴别。

（六）处理

1. 卧床休息，禁性生活，解除顾虑，加强营养。

2. 镇静，鲁米那 30 mg　每日 3 次。

3. HCG 500 ～ 1000 IU 肌肉注射一天一次；2000 IU 肌肉注射隔日一次；5000 IU 肌肉注射每周一次。

4. 黄体酮：适用于黄体功能不全及试管婴儿患者 20 mg 肌肉注射一天一次；必要时 40mg ～ 60 mg 肌肉注射一天两次。

5. VitE 50 mg 一天一次～一天三次，有类黄体酮作用。叶酸 0.4 mg 一天一次促胚胎发育。

6. 多力妈　1# 一天三次。

7. 观察血 HCG 变化，定期复查 B 超。

（王凤梅）

五、难免流产

难免流产：指先兆流产发展为不可避免的流产。

（一）临床表现

1. 先兆流产经过。

2. 流血增多，腹痛加剧，羊膜已破或未破。

（二）体征

1. 宫颈口扩张，宫口可见绒毛及羊膜囊堵塞。

2. 子宫与停经月份相符或略小。

（三）辅助检查

1. 门诊检查：尿妊娠试验（+）、B 超检查、血常规。

2. 住院检查：三大常规、肝肾功、凝血机制、RPR，建议检查致畸四项、血红蛋白分析、宫颈分泌物培养、G6PD 等。

（四）诊断要点

1. 停经并阴道流血、腹痛。

2. 尿妊娠试验（+）。

3. 妇科检查示宫口扩张，宫口见组织物嵌顿，子宫增大与孕周略小。

4. 超声检查结果。

（五）鉴别诊断

应与异位妊娠、稽留流产、宫颈息肉合并妊娠、宫颈癌合并妊娠、先兆流产、不全流产鉴别。

（六）处理

1. 尽早使胚胎，胎盘组织完全排出，清除宫腔内胚胎组织。

2. 出血多时，给予输血，输液，催产素应用。

3. 手术前后予抗菌素预防感染。

（王凤梅）

六、不全流产

指妊娠产物已部分排出体外，尚有部分残留于子宫腔内。

（一）临床表现

1. 难免流产经过，有部分组织物排出。

2. 阴道持续出血，阵发性腹痛。

（二）体征

宫口扩张见活动性出血，部分组织嵌顿于宫口，子宫小于妊娠月份。

（三）辅助检查

1. 宫腔镜下见残留组织物。

2. 血 HCG 下降缓慢。

3. 刮出物送检见绒毛及蜕膜。

（四）诊断要点

1. 停经并阴道流血、腹痛。

2. 妊娠试验（+）。

3. 妇科检查示宫口闭，未见组织物嵌顿，子宫增大与孕周不符。

4. 超声检查结果。

5. 诊刮后病理结果绒毛。

（五）鉴别诊断

应与异位妊娠、稽留流产、宫颈息肉合并妊娠、宫颈癌合并妊娠、先兆流产、完全流产鉴别。

（六）处理

1. 立即清宫；如合并感染，流血不多，可先控制炎症后再清宫，流产时间较长可加用雌激素 3 mg 一天三次 ×3 天；如流血多必须清宫时，尽量用卵圆钳钳夹大块组织，待流血减少时再抗炎治疗。

2. 必要时输血，输液，术后给予抗生素预防感染。

3. 组织物送病理。

（王凤梅）

七、完全流产

指妊娠产物已全部排出，阴道流血逐渐停止，腹痛逐渐消失。

（一）诊断依据

1. 先兆流产，难免流产经过。

2. 阴道出血逐渐停止，腹痛消失，有组织排出。

（二）体征

宫颈口闭合，子宫常大或略大。

（三）辅助检查

1. B 超复查宫内未见残留。

2. 监测血 HCG 下降明显。

（四）诊断要点

1. 停经并阴道流血、腹痛并组织物排出。

2. 尿妊娠试验（+）。

3. 妇科检查示宫口闭，子宫常大或较孕周略小。

4. 超声检查结果和血促绒毛性腺激素下降。

（五）鉴别诊断

应与异位妊娠、稽留流产、宫颈息肉合并妊娠、宫颈癌合并妊娠、先兆流产、不全流产鉴别。

（六）处理

1. 一般不需特殊处理或适当加用促宫缩药及抗菌素口服，促进子宫恢复及预防感染。

2. 组织物送病理。

（王凤梅）

八、稽留流产

指胚胎或胎儿在宫内已死亡，尚未自然排出者。

（一）临床表现

1. 停经史，早孕反应及妊娠诊断。

2. 早孕反应消失。

3. 可能有阴道流血症状。

4. 若已至中孕，不感腹部增大，胎动消失。

（二）体征

妇检：宫口未开，子宫较停经月份小，质地不软，未闻及胎心。

（三）辅助检查

1. 门诊检查：B超示：宫内妊娠胚胎停止发育。

2. 住院检查：三大常规、肝肾功、凝血机制、血HCG、RPR，建议检查致畸四项、血红蛋白分析、宫颈分泌物培养、G6PD、染色体等。

（四）诊断要点

1. 停经或和并阴道流血、腹痛。

2. 尿妊娠试验（+）。

3. 妇科检查示子宫较孕周略小。

4. 超声检查结果胚胎停止发育。

（五）鉴别诊断

应与异位妊娠、稽留流产、宫颈息肉合并妊娠、宫颈癌合并妊娠、先兆流产、不全流产鉴别。

（六）处理

1. 尽早排空子宫，刮宫或引产术。

2. 术前常规查血常规，血型，凝血机制，肝肾功能，心电图等。

3. 予口服雌激素3～5天，同时予米非司酮，米索促排胎或注射利凡诺引产，或服药后直接刮宫。

4. 如组织粘连紧密，一次不能刮净，可予5～7日后再刮宫。

5. 术前做好输血，输液准备，术中用催产素加强宫缩。

6. 如凝血功能异常待处理后得到改善再手术。

7. 术后可加用抗菌素预防感染。

8. 组织物须送病理。

（王凤梅）

九、习惯性流产

指自然流产连续发生3次或3次以上者，每次发生流产的时间在或不在同一妊娠月份。

[处理]

1. 孕前检查：测定双方血型，染色体，丈夫精液，女方卵巢功能，甲状腺功能，生殖道检查（有无肌瘤，宫腔粘连，子宫畸形，宫颈内口松弛），ACA，致畸四项，戒除烟酒嗜好，避免接触放射线等，查出原因，孕前治疗。

2. 孕期处理

（1）诊断妊娠后建议入院安胎，治疗至超过原流产月份。

（2）卧床休息，禁性生活，避免妇检。

（3）原因不明流产者，可按黄体功能不足治疗，予肌注HCG或黄体酮。

（4）宫颈口松弛者，妊娠前作宫颈内口修补术。已妊娠者，于14～16周行宫颈内口环扎术，提前住院，临产时拆除缝线。

（5）补充维生素 E，酌情甲状腺素 0.03 口服，一天一次。

（王凤梅）

第二节　女性生殖器炎症

一、滴虫性阴道炎

由阴道毛滴虫引起的常见阴道炎。

（一）临床表现

1. 阴道分泌物增多，呈稀薄的泡沫状，有异味。

2. 外阴搔痒、灼热、疼痛。

（二）体征

阴道粘膜充血，可见散在红色斑点。

（三）辅助检查

阴道分泌物悬液中可见滴虫。

（四）诊断要点

1. 阴道分泌物增多，呈稀薄的泡沫状，有异味。

2. 外阴搔痒、灼热、疼痛。

3. 阴道粘膜充血，可见散在红色斑点。

4. 阴道分泌物悬液中可见滴虫。

（五）鉴别诊断

与各种阴道炎鉴别。

（六）治疗

1. 方案：

1）1% 乳酸、0.5% 醋酸冲洗阴道或 1/5 000 p.p 粉水坐浴一天一次 ×7 d。

2）灭滴灵 0.2 g 放入阴道，一天一次 ×10 d。

3）滴维静 1# 放入阴道，一天一次 ×10 d。

4）替硝唑 2 g 口服，配偶服同等剂量。

5）灭滴灵 0.2 g ～ 0.4 g，一天三次，口服 ×7 d，配偶同服。

2. 转阴后，下次月经干净后继续治疗一疗程。每月检查白带，若经 3 次检查均为阴性，方可称为治愈。

（王凤梅）

二、念珠菌性阴道炎

当阴道糖原增加、酸性增高、局部细胞免疫力下降，念珠菌繁殖引起炎症。

（一）临床表现

1. 外阴、阴道搔痒、灼痛。

2. 白带增多、呈白色稠厚豆渣样。

（二）体征

1. 小阴唇内侧及阴道粘膜附有一层白色膜状物，粘膜充血红肿或表浅溃疡。

2. 阴道分泌物中可见白色念珠菌。

（三）辅助检查

白带检查发现念珠菌。

（四）诊断要点

1. 外阴、阴道搔痒、灼痛。

2. 白带增多、呈白色稠厚豆渣样。

3. 小阴唇内侧及阴道粘膜附有一层白色膜状物，粘膜充血红肿或者表浅溃疡。

4. 阴道分泌物中可见白色念珠菌。

（五）治疗

1. 去除诱因，注意外阴卫生，治疗期间禁止性生活。

2. 外用药物：

1）2～4%碳酸氢纳液冲洗外阴及阴道，一天一次×10 d；

2）克霉唑栓 1# 放入阴道 一天一次×7 d，睡前使用；

3）达克宁栓 1# 放入阴道一天一次×7 d 睡前使用；

4）制霉菌素栓或片剂 1# 放入阴道 一天一次×7～10 d，睡前使用；

5）凯妮订片 0.5 放入阴道 1次/3天，共1～2次；

6）达克宁软膏 1 支 外用 一天一次×7 d。

3. 全身用药：三维康胶囊 150 mg 口服，共1～2次；伊曲康唑 200 mg 1次/日，共3～5日；酮康唑 200～400 mg 1次/日，共5日。

4. 下次月经后复查，连续检查三次阴性为治愈。

（王凤梅）

三、老年性阴道炎

常见于绝经后的老年妇女，因卵巢功能衰退，雌激素水降低，阴道壁萎缩，黏膜变薄，上皮细胞内糖原减少，阴道局部抵抗力下降，致细菌容易入侵繁殖引炎症。

（一）临床表现

1. 阴道分泌物增多，呈黄水状或血样脓性白带。

2. 外阴搔痒、灼热感。

（二）体征

阴道粘膜菲薄、充血，散在出血点或表浅溃疡。

（三）诊断要点

1. 阴道分泌物增多，呈黄水状或血样脓性白带。

2. 外阴搔痒、灼热感。

3. 阴道粘膜菲薄、充血，散在出血点或表浅溃疡。

（四）鉴别诊断

应与其他炎症、子宫肿瘤、阴道癌鉴别。

（五）治疗

治疗原则为增加阴道抵抗力及抑制细菌生长。

1. 1%乳酸或0.5%醋酸液阴道冲洗 1次/日，冲洗后上药，甲硝唑或氟哌酸每次1片放入阴道，7～10 天为一疗程。

2. 雌激素局部或全身用药：已烯雌酚 0.125～0.25 mg，每晚放入阴道，7 天为一疗程。

3. 尼尔雌醇：口服，首次4 mg，以后每2～4周一次，每次2 mg，维持2～3个月。

4. 鱼肝油软膏30 g外用，1次/日。

5. 复方卵巢素软膏30 g外用，1次/日。

6. 孚舒达栓每晚一粒，塞阴道，第一个月一天一次×4，第二个月后，1枚隔日一次，连续4枚。

7. 雌三醇栓 第一个月 每晚1粒，塞阴道，一天一次×7，第二个月，每周一枚，塞阴道。

（王凤梅）

四、急性子宫颈炎

（一）临床表现

阴道分泌物增多，呈乳色或淡黄色，脓性或血性。

（二）体征

1．宫颈充血、水肿。

2．严重时上皮脱落、坏死、溃疡。

（三）辅助检查

宫颈分泌物涂片有 10 个以上的中性多核白细胞或培养出病原体。

（四）诊断要点

1．阴道分泌物增多，呈乳色或淡黄色，脓性或血性。

2．宫颈充血、水肿。

3．严重时上皮脱落、坏死、溃疡。

4．宫颈分泌物涂片或培养。

（五）鉴别诊断

与宫颈癌鉴别。

（六）治疗

1．禁止阴道冲洗及性生活。

2．全身用药，根据药敏试验选用敏感抗生素。治疗性伴侣。

（王凤梅）

五、慢性子宫颈炎

（一）临床表现

1．白带增多：呈粘稠、淡黄色脓性。

2．血性白带或接触性出血。

3．疼痛：腰、骶部疼痛，盆腔下坠感及痛经。

4．月经失调，不孕。

（二）体征

妇检可见宫颈糜烂、肥大、息肉、裂伤、外翻及腺体囊肿等。

（三）辅助检查

宫颈刮片、阴道镜检查。

（四）诊断要点

1．白带增多：呈粘稠、淡黄色脓性。

2．血性白带或接触性出血。

3．疼痛：腰、骶部疼痛，盆腔下坠感及痛经。

4．月经失调，不孕。

5．妇检可见宫颈糜烂、肥大、息肉、裂伤、外翻及腺体囊肿等。

（五）鉴别诊断

与宫颈癌鉴别。

（六）治疗

1．凡有宫颈糜烂者，治疗前常规行宫颈细胞学检查，必要时阴道镜检查及活体组织检查以排除 CIN 及宫颈癌。

2．物理疗法：包括波姆光、电烫、冷冻、激光、火烫等。

3．药物治疗：

① 1/5 000 p.p 水坐浴一天一次 ×10 d，局部中药治疗。

②奥平栓 1 枚隔日一次 ×6 d 阴道用，必要时重复使用。

③爱宝疗栓 1 枚隔日一次 ×6 d 阴道用，必要时重复使用。

4. 手术：宫颈息肉直径＜5 mm 者，门诊摘除，息肉较大者，收入院处理。（息肉摘除后须送病理检查）。

（王凤梅）

六、女性生殖器结核

由结核杆菌引起的女性生殖器炎症称生殖器结核。

（一）临床表现

1. 发病年龄：多发于 20 ～ 40 岁女性。

2. 结核病史：肺结核、结核性腹膜炎等。

3. 月经失调：月经稀少或闭经。

4. 下腹坠痛：经期加重。

5. 全身症状：低热、盗汗、乏力、食欲不振。

6. 不孕：原发不孕。

（二）体征

腹部柔韧感，子宫活动受限，附件区增厚或形状不规则肿块；呈结节或乳头状突起。

（三）辅助检查

1. 血常规：淋巴细胞增多，ESR 加快。

2. OT-test 阳性，经血或子宫内膜结核菌培养阳性。

3. X 线检查：胸部 X 线平片，盆腔 X 线平片，子宫输卵管碘油造影。

4. 子宫内膜病理检查：是诊断子宫内膜结核最可靠依据。

5. 腹腔镜检查。

（四）诊断要点

1. 发病年龄：多发于 20 ～ 40 岁女性。

2. 结核病史：肺结核、结核性腹膜炎等。

3. 月经失调：月经稀少或闭经。

4. 下腹坠痛：经期加重。

5. 全身症状：低热、盗汗、乏力、食欲不振。

6. 不孕：原发不孕。

7. 妇科检查：腹部柔韧感，子宫活动受限，附件区增厚或形状不规则肿块；呈结节或乳头状突起。

8. 辅助检查：

（1）血常规：淋巴细胞增多，ESR 加快。

（2）OT-test 阳性，经血或子宫内膜结核菌培养阳性。

（3）X 线检查：胸部 X 线平片，盆腔 X 线平片，子宫输卵管碘油造影。

（4）子宫内膜病理检查：是诊断子宫内膜结核最可靠依据。

（5）腹腔镜检查。

（五）鉴别诊断

与非特异性慢性盆腔炎、子宫内膜异位症、卵巢肿瘤、宫颈癌鉴别。

（六）治疗

1. 一般治疗：注意休息，加强营养，增强体质。

2. 抗结核治疗：（用药原则：①活动期：两种抗结核药物联合应用，病情严重时，三种药物联合应用。②如对第一线药物产生耐药或严重不良反应不能继续应用时，选用第二线药物）。

（1）第一线药物：

A. 链霉素：0.75 mg 肌肉注射一天一次，4～6 w 后改为每周 2 g，总量为 100 g，持续半年到一年。

B. 异烟肼：100 mg，一天三次，口服，2 年为一疗程。

C. 对氨基水扬酸钠：4 g，一天三次，口服，4～6 个月为一疗程。

（2）第二线药物：

A. 利福平：450～600 mg/ 日，饭前一小时顿服，半年一疗程。

B. 乙胺丁醇：15～25 mg/ 日 /kg，60 天后成为 15 mg/ 日 /kg，4～6 个月一疗程。

（3）方案：

A. 每日链霉素、异烟肼、利福平、吡嗪酰胺联合应用 2 个月，然后每周三次应用异烟肼、利福平、吡嗪酰胺 6 个月。

B. 每日链霉素、异烟肼、利福平、吡嗪酰胺联合应用 2 个月，然后 4 个月连续应用异烟肼、利福平；或后 4 个月连续应用异烟肼、利福平、吡嗪酰胺。

C. 每日链霉素、异烟肼、利福平、吡嗪酰胺联合应用 2 个月，然后每周三次应用异烟肼、利福平，连续 4 个月。

3. 手术治疗：以全子宫及双侧附件切除为宜，年轻妇女应尽量保留卵巢功能（术前抗痨治疗 1-2 个月，术后根据结核活动情况，病灶是否切净，继续用药 6-12 个月）。

（王凤梅）

七、淋病

由淋球菌感染引起的疾病称淋病。

（一）临床表现

1. 病史：性病接触史，潜伏期：1～10 天，平均 3～5 天。

2. 症状：急性尿道炎表现：尿痛、尿频、排尿困难；阴道分泌物增多、呈黄色脓性，外阴烧灼感、腰痛、腹痛。

3. 体征

（1）外阴、阴道外口、尿道口、宫颈、阴道壁粘膜充血、红肿。

（2）宫颈口及阴道内有脓性分泌物。

（3）压迫尿道时可见尿道旁腺开口处有脓液外溢，前庭大腺开口处红肿、溢脓。

（4）幼女有外阴阴道炎，外阴及肛门周围皮肤粘膜红肿，阴道溢脓。

（5）慢性淋病：可表现为慢性尿道炎、尿道旁腺炎、前庭大腺炎、慢性宫颈炎的症状。

（6）有合并症的淋病：输卵管炎、盆腔炎、严重时发生播散性感染。

（7）其它部位淋病：淋菌性眼结膜炎、淋菌性咽炎、直肠淋病。

（二）辅助检查

涂片检查：取尿道口、宫颈口处分泌物涂片，作革兰氏染色检查、分泌物培养，见革兰氏阴性双球菌。

（三）诊断要点

1. 病史：性病接触史，潜伏期：1～10 天，平均 3～5 天。

2. 症状：急性尿道炎表现：尿痛、尿频、排尿困难；阴道分泌物增多、呈黄色脓性，外阴烧灼感、腰痛、腹痛。

3. 体征：外阴、阴道外口、尿道口、宫颈、阴道壁粘膜充血、红肿，宫颈口及阴道内有脓性分泌物，压迫尿道时可见尿道旁腺开口处有脓液外溢，前庭大腺开口处红肿、溢脓。

幼女有外阴阴道炎，外阴及肛门周围皮肤粘膜红肿，阴道溢脓。

4. 慢性淋病：可表现为慢性尿道炎、尿道旁腺炎、前庭大腺炎、慢性宫颈炎的症状。

5. 有合并症的淋病：输卵管炎、盆腔炎、严重时发生播散性感染。

6. 其它部位淋病：淋菌性眼结膜炎、淋菌性咽炎、直肠淋病。

7. 实验室检查：涂片检查：取尿道口、宫颈口处分泌物涂片，作革兰氏染色检查、分泌物培养，见革兰氏阴性双球菌。

（四）治疗

1. 淋菌性尿道炎、宫颈炎、直肠炎。

1）水剂普鲁卡因青霉素：480 万 u，一次肌注，两侧臀部各 240 万 u，注射前 1 小时口服丙磺舒 1 g（少用）。

2）头孢曲松 250 mg，一次肌注。

3）壮观霉素 2 g（宫颈炎 4 g），一次肌注。

4）环丙沙星 500 mg，一次口服。

5）氧氟沙星 400 mg，一次口服。

6）头孢噻污钠 1 g，一次肌注。

2. 妊娠期淋病

1）头孢曲松 250 mg，一次肌注。

2）壮观霉素 4 g，一次肌注。

3. 儿童淋病

1）头孢曲松 125 mg，一次肌注。

2）壮观霉素 40 m/kg，一次肌注。

3）体重大于 45 kg 者按成人方案治疗。

4. 淋菌性盆腔炎

1）头孢曲松 500 mg，一次／日，肌注，连续 10 天。

2）壮观霉素 2 g，一次／日，肌注，连续 10 天。

3）应加服甲硝唑 400 mg，二次／日，口服，连续 10 天。

4）多西环素 100 mg，二次／日，口服，连续 10 天。

5. 治疗结束后 7 天复查分泌物，以后每月复查一次，连续三次阴性为治愈。

注意：性伴侣必须同时检查并治疗。

（王凤梅）

第三节　妇科门诊技术操作

一、子宫内膜活体组织检查

（一）适应症

1. 不孕检查，了解子宫内膜周期变化及卵巢黄体功能。

2. 怀疑子宫内膜结核，内膜不典型增生或内膜癌。

3. 各种妇科内分泌疾患。

（二）禁忌症

1. 生殖道急性、亚急性炎症期。

2. 不能排除已妊娠者。

（三）术前准备

1. 一般于月经来潮 6 小时内采取。取内膜前一个月避孕，不孕者最好禁性生活一个月，避免怀孕造成影响。

2．高度怀疑内膜结核者，术前 3 日给予链霉素治疗。

（四）术中注意

1．探宫腔后以取内膜匙按子宫方向进宫腔，自二侧宫角处各取内膜一条。操作时避免反复刮宫造成损伤。

2．操作若患者出现腹痛或虚脱情况，应立即停止操作，放低头部并皮下注射阿托品0.5mg．速向上级医师报告。

3．有严重全身疾患，如心脏病患者，术时要密切观察其反应。

（五）术后处理

1．低烧者术前后应给予抗生意。

2．标本固定并填写病理申请单（注明月经周期）。

3．术后避免盆浴及性生活 2 周。

（王凤梅）

二、诊断性刮宫

（一）适应症

1．了解子宫内膜病变。

2．子宫出血者经保守治疗无效或已贫血，须立即止血者。

3．宫外孕协诊。

（二）禁忌症

1．生殖道急性、亚急性炎症期。

2．贫血严重者术前应先改善贫血状况后再施行。

（三）术前准备

1．于月经周期中期后择时施行。

2．出血时间较长者术前后给予抗生素。

（四）术中注意

1．消毒宫颈后，先刮宫颈管，宫颈内膜标本分别来自颈管深度 1 cm、2 cm、3 cm 处，切勿过深入宫腔。

2．扩张宫颈。

3．搔刮子宫内膜，若怀疑结核，应着重于双宫角部取材；若怀疑内膜癌，应着重子宫底部、体部或两宫角部，并力求取得全面内膜组织；若为功能性子宫出血，应刮至干净以达到止血目的；若怀疑宫外孕，需用吸管吸宫干净，检查有无绒毛。

4．但当刮出物已高度怀疑为癌组织时，不应继续刮宫，以免引起子宫穿孔及癌组织扩散。

5．操作中注意宫颈、宫腔有否不平。

6．标本均分别置于 10％福尔马林液中固定。

（王凤梅）

三、宫颈活检

（一）适应症

1．各种慢性子宫颈炎及宫颈结核、宫颈息肉、宫颈湿疣等。

2．子宫颈细胞涂片阳性或阴道镜不正常发现。

（二）禁忌症

生殖道急性炎症。

（三）术中注意

1．多点取材。一般于宫颈鳞柱上皮交界处 3、6、9、12 点处取材，或碘染色不着色处取材，或醋酸试验白色上皮处取材，或阴道镜下取活检。所取标本宜包括部分健康组织，有明显病变处多取几块标本。

2．取材后应以棉球压迫止血。

3．如妊娠期须取宫颈活检，则应住院采取，以防流血，一般孕期不做此项检查。

（王凤梅）

四、输卵管通液术

（一）适应症

不孕症且符合下列条件者：

1．无妊娠禁忌症（如严重心肾疾患）。

2．男方精液正常。

3．子宫内膜无结核病变者。

4．输卵管成形术后须了解输卵管通畅情况。

（二）禁忌症

1．生殖道急性或亚急性炎症期。

2．确诊子宫内膜结核。

3．取内膜或诊刮术后末满1个月者。

4．疑有妊娠者。

（三）术前准备

1．时间在月经干净后3～7日，禁行房事。

2．盆腔检查后冲洗外阴阴道。

（四）术中注意

1．排空注射器中空气，注入生理盐水30ml。

2．接通液头要注意子宫方向，并使橡皮塞与颈管密切接触。

3．通液中要缓慢操作，以免因刺激引起输卵管痉挛。

4．可在通液中加入抗生素或溶解粘连制剂：庆大霉素8万U、地塞米松5mg、生理盐水20ml及透明质酸酶1500U（α－糜蛋白酶5mg）。

5．通液中发现阻力大或病人疼痛较重，应停止操作并于受检者臀部皮下注射阿托品0.5mg，片刻后继续操作。

6．操作中观察有无阻力、回流、漏液，并详细记录。

（五）术后处理

术后禁盆浴且免性生活两周，并酌情使用抗生素。

（王凤梅）

五、子宫输卵管碘油造影

（一）适应症

1．经输卵管通液检查示有阻塞，须进一步明确阻塞部位者。

2．判断输卵管成形手术效果。

3．检查子宫疾患如子宫畸形、内膜息肉、粘膜下肌瘤及子宫颈内口机能 不全等。

4．子宫输卵管结核。

5．盆腔肿物—了解肿物与子宫和输卵管之间的关系。

（二）术前准备

1．时间选在月经干净后4～5日，术前一周免性生活，术前白带正常。

2．术前晚服泻药（酚酞二片）。

3．碘过敏试验。

4．造影剂：40%碘化油20mL，造影用。30%泛影葡胺1ml，碘过敏试验用。

（三）术中注意

1. 通液头皮塞与宫颈口密切接触。

2. 缓慢推入碘油，子宫输卵管充盈后摄片。推入压力不宜过高，防碘剂逸入静脉。

3. 经净少于 4 日不宜施行，避免碘剂逸入静脉。

4. 碘剂一旦逸入静脉，须立即停止操作，密切观察病人血压、呼吸，如有气憋等异常，要摄胸片警惕肺拴塞并及时处理。

5. 24 小时后经阴道冲洗后再次摄片。

（四）术后处理

术后禁盆浴及性生活二周，可酌情给予抗生素。

（王凤梅）

六、阴道后穹窿穿刺术

（一）适应症

1. 确立子宫直肠陷凹内积液性质。

2. 超声介导下经后穹窿穿刺取卵。

3. 穿刺引流或注射药物等治疗。

（二）术前准备

经盆腔检查后令病员稍坐片刻，以便少量积液集中子宫直肠窝便于穿刺抽吸。

（三）术中注意

1. 穿刺点一般选择在后穹窿中点，否则易损伤宫旁血管造成阔韧带血肿。

2. 穿刺不宜过深，以免损伤子宫（尤其后位子宫）或损伤肠管。

3. 认真检查抽出物，必要时做显微镜下检查（如红细胞新鲜与陈旧、白细胞、脓细胞等）。

4. 子宫直肠窝粘连较严重者（如子宫内膜异位症）易获假阴性结果。

（四）术后处理

若穿刺孔出血可用棉球压迫止血。

（王凤梅）

七、前庭大腺脓（囊）肿造口（切除）术

（一）适应症

1. 囊肿直径大于 2cm。

2. 脓肿有被动感。

（二）住院检查

三大常规、肝肾功、凝血机制、心电图、凝血机制。

（三）术中注意

1. 切口深达囊腔，足够长度以便引流。

2. 于切口 3、6、9、12 点处各缝一针丝线或肠线（注意将皮肤或粘膜与囊壁一起外翻缝合）。

3. 囊腔内置引流条 24 后小时取。

（四）术后处理

1. 引流条每日或隔日换一次并冲洗外阴。

2. 丝线缝合术后 5 日拆线，肠线缝合可不拆线，予高锰酸钾（1：5 000）溶液坐浴。

3. 脓肿者术后酌情给予抗生素。

（王凤梅）

参考文献

[1] Mark H. Beers. 默克诊疗手册. 18 版. 北京：人民卫生出版社，2006.

[2] 谢幸，苟文丽. 妇产科学. 8 版. 北京：人民卫生出版社，2013.